U0294753

NEONATAL
PRIMARY CARE

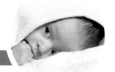

新生儿保健学

主 编 杨 杰 陈 超

副主编 陈冬梅 杨 凡 张雪峰

编 委（按姓氏拼音排序）

曹 蓓	湖南省妇幼保健院	宋燕燕	广州市妇女儿童医疗中心
陈 超	复旦大学附属儿科医院	孙建华	上海儿童医学中心
陈冬梅	福建省泉州市妇幼保健院	童笑梅	北京大学第三医院
韩树萍	江苏省南京市妇幼保健院	吴本清	深圳市人民医院
何少茹	广东省人民医院	吴婕翎	广东省妇幼保健院
巨 容	成都市妇女儿童中心医院	吴明远	浙江大学医学院附属妇产科医院
李占魁	陕西省西北妇女儿童医院	徐 韬	中国疾病预防控制中心妇幼保健中心
李志华	复旦大学附属儿科医院	杨 凡	四川大学华西第二医院
刘江勤	上海市第一妇婴保健院	杨 杰	广东省妇幼保健院
罗小平	华中科技大学同济医学院附属同济医院	叶秀桢	广东省妇幼保健院
		张 蓉	复旦大学附属儿科医院
潘新年	广西壮族自治区妇幼保健院	张雪峰	中国人民解放军第三〇二医院
裴 刚	上海市儿童医院	郑 军	天津市中心妇产科医院
盛晓阳	上海交通大学医学院附属新华医院	周文姬	广东省妇幼保健院
		庄思齐	中山大学附属第一医院
石文静	中国福利会国际和平妇婴保健院	朱 丽	复旦大学附属儿科医院
		朱小春	广东省妇幼保健院

人民卫生出版社

图书在版编目（CIP）数据

新生儿保健学 / 杨杰，陈超主编 . —北京：人民卫生出版社，
2017

ISBN 978-7-117-25338-3

Ⅰ.①新…　Ⅱ.①杨…　②陈…　Ⅲ.①新生儿 – 妇幼保健
Ⅳ.①R174

中国版本图书馆 CIP 数据核字（2017）第 256133 号

人卫智网	www.ipmph.com	医学教育、学术、考试、健康，
		购书智慧智能综合服务平台
人卫官网	www.pmph.com	人卫官方资讯发布平台

版权所有，侵权必究！

新生儿保健学

主　　编：杨　杰　陈　超

出版发行：人民卫生出版社（中继线 010-59780011）

地　　址：北京市朝阳区潘家园南里 19 号

邮　　编：100021

E - mail：pmph @ pmph.com

购书热线：010-59787592　010-59787584　010-65264830

印　　刷：廊坊一二〇六印刷厂

经　　销：新华书店

开　　本：889×1194　1/16　印张：24

字　　数：710 千字

版　　次：2017 年 11 月第 1 版　2023 年 9 月第 1 版第 4 次印刷

标准书号：ISBN 978-7-117-25338-3/R·25339

定　　价：158.00 元

打击盗版举报电话：010-59787491　E-mail：WQ @ pmph.com

（凡属印装质量问题请与本社市场营销中心联系退换）

序

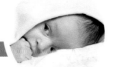

　　"没有全民健康，就没有全面小康"。儿童乃家庭之幸福、国家之未来、民族之希望。《中国儿童发展纲要（2001-2010)》把降低5岁以下儿童死亡率列为国家保护儿童考核的重要指标，而新生儿死亡率为儿童死亡的主要原因，可以说全民健康"起跑线"在于新生儿的健康。

　　《黄帝内经》曰："上医治未病，中医治欲病，下医治已病。"南宋刘昉在《幼幼新书》中就记载了新生儿保健、发育异常的症状及防治。长期以来，儿科医务人员将工作重心放在新生儿危重症救治上，常常忽略了新生儿生长发育特点、疾病预防、疾病管理、安全隐患等保健措施的重要性。近年随着新生儿学科专业的逐步细化，新生儿各亚专业日趋完善，其中新生儿保健内容已非常丰富，逐渐引起重视，新生儿保健学应运而生。

　　新生儿保健学既是新生儿学科的组成部分，又是儿童保健学科的一个分支，是新生儿科与儿童保健科的交叉学科。目前，国内新生儿保健相关书籍寥若晨星、屈指可数，《新生儿保健学》的出版让人眼前一亮。这本由中国妇幼保健协会新生儿保健专业委员会发起、全国新生儿及儿童保健学专家参与编写的专著，针对我国实际情况，博采专家们的经验、汇集新生儿学科之精髓，结合临床实践积累编撰的保健书籍，从保健学角度阐述了新生儿的生长发育、健康管理、病因及预防、安全防范、出院后随访等方面的理论与实践。本书提出的新生儿专科医师必须掌握新生儿学科的全面知识，既要重视疾病的"诊治"和"抢救"，又不能忽视预防和保健，强调预防重于治疗。诸多观点焕然一新。

　　随着国家"二孩"政策全面开放，高龄产妇显著增加，高危新生儿病例数随之上升，妇幼保健机构服务能力的提升迫在眉睫。因此，本书对于全社会而言具有针对性，对于医学生和医护人员具有实用性，对于儿童早教服务机构从业人员以及家长们具有普及性。观点鲜明、重点突出、实用性强乃其价值所在。

　　我向大家诚意地推荐这本好书！

霍泰辉

香港中文大学副校长，香港儿科学院前院长

新生儿及儿科讲座教授

香港特别行政区银紫荆星章获得者、太平绅士

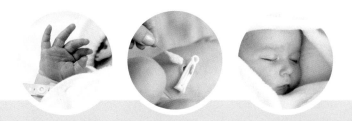

前言

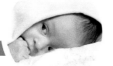

最近 20 多年来，国内外新生儿专业快速发展，临床规模迅速扩张，学科队伍显著增加，对新生儿和新生儿疾病的研究广泛和深入，新生儿学科内容和知识体系日益丰富和逐步细化。新生儿学科各亚专业应运而生，其中新生儿保健学内容已非常丰富，日趋完善。

新生儿保健学既是新生儿学科的组成部分，又是儿童保健学科的一个分支，是新生儿科与儿童保健科的交叉学科。《新生儿保健学》从保健学角度阐述了新生儿的生长发育、病因及预防、健康管理、安全防范、出院后随访等方面的理论与实践。

本书主要内容包括：①新生儿生长发育及影响因素，正常新生儿特点及保健；②高危新生儿和早产儿特点及保健；③新生儿喂养和营养支持；④新生儿主要疾病的病因及预防；⑤新生儿疾病筛查和预防接种；⑥新生儿意外伤害及安全管理，新生儿临床药理及用药安全；⑦新生儿健康管理及护理；⑧新生儿随访和出院后管理等。

本书重点主要聚焦新生儿疾病的预防和保健管理。新生儿专科医师必须全面掌握新生儿学科的知识，既要重视疾病的"诊治"和"抢救"，又不能忽视预防和保健，强调预防重于治疗。

本书主要供新生儿科、儿童保健科、妇幼保健系统等医务工作者使用。

虽然编写者尽了最大的努力，但由于水平局限，书中存在某些不足和缺陷在所难免，欢迎发送邮件至邮箱 *renweifuer@pmph.com*，或扫描封底二维码，关注"人卫儿科"，对我们的工作予以批评指正，以期再版修订时进一步完善，更好地为大家服务。

主编
2017 年 10 月

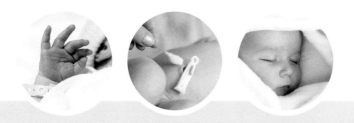

目录

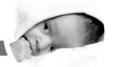

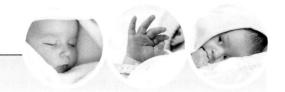

第一章 总 论

第一节 新生儿保健概述

5 岁以下儿童死亡率是衡量一个国家社会、经济和医疗保健发展水平的综合指标之一。全球 5 岁以下儿童死亡人数从 1990 年的每年 1200 万例降至 2011 年的 690 万例,减少率超过 40%,而新生儿死亡率的降低却相形见绌。全世界每年大约有 300 万新生儿死亡,占 5 岁以下儿童死亡的 43%。我国新生儿死亡人数占全世界新生儿死亡的 6.4%,占我国 5 岁以下儿童死亡总数的 45%。因此,降低新生儿死亡率是进一步降低 5 岁以下儿童死亡率的关键。目前,发达国家新生儿死亡原因主要为出生缺陷和早产。我国地域辽阔,地区之间经济医疗水平发展不均衡,新生儿死亡原因不尽相同。在沿海经济发达地区,出生缺陷和早产已经成为新生儿死亡的首要原因,与发达国家相似;在不发达地区,新生儿窒息和感染性疾病仍占重要地位。

传统观念认为新生儿保健需要高投入、高技术。事实上,大多数新生儿死亡可以通过较低成本的适宜新生儿保健措施来避免,而不需要依赖尖端的技术与设备。良好的营养与卫生条件、规范的预防接种、防治感染性疾病、孕期保健、早期诊治产科并发症、良好的新生儿保暖与脐带清洁、促进母乳喂养和早开奶、预防低血糖、及时新生儿复苏、家长教育以及合理家庭计划生育等常规卫生保健措施可避免大多数的新生儿死亡,保持新生儿健康。新生儿群体保健主要是通过有效的保障措施在新生儿家庭中普及这些常规新生儿保健措施,以保持和提高地区新生儿健康水平,降低新生儿死亡率。有效的新生儿群体保健可以通过较低的社会投入而达到较高的新生儿健康水平。1907 年,法国妇产科医师 Pierre Budin 实施了一项名为“照顾”的新生儿保健项目,通过破伤风抗毒素接种、熟练的助产技术、纯母乳喂养等低成本的常规保健措施推广有效避免了很多新生儿死亡。此外,有报告指出,通过普及应用 4 种成本仅为 13 美分 ~6 美元的产品,每年全球可避免 100 余万例新生儿的死亡。这 4 种可挽救婴儿生命的产品为:针对早产妇女的皮质类固醇注射剂,用于出生时呼吸困难婴儿的复苏设备,用于清洗脐带、预防脐带感染的醋酸氯己定溶液,用于治疗新生儿败血症和肺炎的抗生素注射剂。可见,降低新生儿死亡率并不只是要推广高、新新生儿诊治技术,而是要促进一些适宜、有效的常规新生儿保健技术的推广和普及。

我国降低新生儿死亡率所取得的成就为世界所瞩目。新中国成立后,逐步建立起县、乡、村三级医疗预防保健网,我国三级医疗预防保健工作的实施由政府主导,卫生行政管理部门的强化推广和监管,预防保健、临床医疗、健康教育和促进、项目管理、卫生经济、流行病和统计以及教育和社会管理等多学科和跨学科合作,保证三级预防策略和措施得以实施。一级预防措施是通过孕产妇保健、早期干预产科合并症,开展母乳喂养指导、新生儿预防接种,防患于未然,避免胎儿、新生儿健康问题的发生;二级预防措施是开展新生儿疾病筛查和随访干预、定期新生儿访视和指导,早期发现和干预新生儿疾病,早发现、早治疗,避免疾病的进一步发展。三级预防措施是通过及时诊治疾病、手术矫治和康复训练,防止并发症与后遗症,避免残疾发生。三级保健措施既面向群体,也面向个体。既管理健康新生儿,也诊治危重新生儿。通过三级预防保健,我国 2011 年新生儿死亡率降至 7.8‰,较 1990 年降低了 62%,现就重点新生儿群体保健措施分述如下:

一、新生儿窒息复苏

新生儿窒息是导致我国新生儿死亡和残疾的主要原因之一。为降低新生儿窒息的病死率和伤残率,我国原卫生部妇幼保健与社区卫生司于 2004 年开始实施了 2 个 5 年周期的"新生儿复苏项目"。在全国推广普及新生儿复苏技术,明确了政府部门组织管理、学会 / 协会技术指导、企业资金支持的多部门协作模式,在全国层面上推广新生儿复苏技术,取得了显著效果。第二周期项目自 2011 年实施,综合分析第一周期和第二周期的医院抽样调查数据,新生儿窒息发生率从 2003 年的 6.32% 下降到 2014 年的 1.79%,因出生窒息死于分娩现场的发生率从 2003 年的 7.55/ 万下降到 2014 年的 1.64/ 万,下降幅度分别为 71.7% 和 78.3%。结果表明,我国医疗行政管理部门以及儿童保健工作者对降低新生儿死亡率,提高新生儿群体保健水平所做的努力。

二、早产儿保健

早产已经成为全球重要的公共卫生问题,我国每年出生早产 / 极低体重儿约 150 万,发生率在 7.0% 左右,已成为我国婴儿死亡的首位死因。随着医疗水平的提高,出生体重 <1500g 的早产儿存活率已达 80%~90%,但存活的早产儿 10%~20% 留有不同残疾,其中 5%~12% 视觉障碍、6%~12% 听觉障碍、20%~60% 学龄期学习障碍,出生体重 <1000g 的早产儿脑瘫发生率是足月儿的 25.6 倍。如果未及时采取有效的综合干预,其生长发育和营养状况等都将明显落后于足月儿。为此,国家卫生计生委于 2017 年印发《早产儿保健工作规范》,明确了各级卫生计生行政部门、妇幼保健机构、基层医疗卫生机构及其他医疗机构的职责,以及早产儿保健管理内容;细化了早产儿随访过程中全身检查、体格生长监测与评价、神经心理行为

发育监测与评估、特殊检查、喂养咨询与指导、护理与疾病预防指导、早期发展促进指导等方面工作要求。同时,制定了早产儿出院后登记建档、转诊、结案等管理服务的具体流程。国家卫生计生委负责全国早产儿保健工作管理和质量控制,定期组织专家进行检查、督导和评价,并通报质量控制结果。各级卫生计生行政部门定期对辖区内医疗机构的早产儿保健工作进行质量检查与评价,每年至少进行 1 次早产儿保健工作质量抽查。各类医疗机构应当建立早产儿保健工作自查制度。同时规定了早产儿保健工作相关信息管理与上报要求。

三、新生儿筛查和出生缺陷防控

出生缺陷危害个体、家庭、社会乃至后代,降低国家人口素质,增加国家经济负担。近年来,由于医疗机构诊断能力提高,三级监测网络的健全,减少了漏报,使出生缺陷的发现率逐步上升。出生缺陷在我国新生儿死亡原因中所占比例逐年增加,发生率由 2000 年的 109.79/ 万上升至 2011 年的 153.23/ 万。为此,我国从 1985 年开始全面开展新生儿筛查,以早发现、早治疗先天性疾病。为规范新生儿疾病筛查工作,原卫生部经多次研讨并广泛征求有关专家、各省(区、市)卫生厅局及原卫生部相关司局意见,2004 年发布《新生儿疾病筛查技术规范》,后经进一步修订完善,形成了《新生儿疾病筛查技术规范(2010 年版)》。目的在于规范新生儿遗传代谢病筛查血片采集技术、实验室检测技术、筛查操作流程、苯丙酮尿症和先天性甲状腺功能减退症诊治技术、新生儿听力筛查操作流程。1985~2006 年共有 13 229 242 例新生儿参加了先天性甲状腺功能减退症的筛查,检出患儿 6505 例,患病率为 49.2/10 万,同时对 13 666 750 例新生儿进行了苯丙酮尿症筛查,检出患儿 1170 例,患病率为 8.6/10 万,收效显著。

听力障碍是影响儿童成长身心健康的先天缺陷之一。我国现有 0~7 岁聋儿 80 万人,每 1000 名出生的新生儿中,约有 1~3 名听力障碍。1994 年美国儿科学会要求至少在出生 3 个月内对所有新生儿或婴儿进行听力筛查。1995 年世界卫生组织专门成立了防聋机构,发起世界范围内的防聋运动。我国《新生儿疾病筛查技术规范(2010 版)》中明确指出:所有婴儿应该在出生 1 个月内进行听力筛查;所有筛查未通过的婴儿,最迟应该在 3 个月内接受全面的听力评估;所有确诊为永

久性听力损失的婴儿都应该诊断之后尽快接受干预服务,最迟不超过 6 月龄(1-3-6 月龄模式)。截至 2010 年,除西藏自治区外,我国 30 个省、自治区、直辖市均已开展不同程度的新生儿听力筛查工作,部分省市的听力筛查水平已接近国际水准。2007~2010 年北京市平均初筛率达 91.2%,复筛率 72.1%,转诊率 0.97%。2005 年上海市的初筛率达 97.98%,复筛率 70.04%,转诊率 0.89%。受经济发展相对滞后、医疗保健网络不够健全等多种不利因素影响的农村和偏远地区,新生儿听力筛查工作开展得还不够理想,筛查率、干预率明显低于发达地区。

今后,从国家层面急需增加遗传代谢病检测设备投入,研发科学、简便易行和廉价的检测方法,降低检测成本,提高新生儿筛查的覆盖率、筛查率和治疗率,积极研发遗传代谢疾病干预治疗方法,加强与多领域、多学科合作,进行交叉性预防干预、效果评价、疾病经济负担等方面的研究。

四、母乳喂养

母乳是婴儿最理想的天然食物。母乳喂养可以明显减少疾病的发生,如呼吸道感染降低 72%,消化道感染降低 64%,并降低医源性感染的发生率以及严重程度。我国母乳喂养率存在明显的地域性,农村母乳喂养率高于城市。2002 年中国疾病预防控制中心采用多阶段分层整群随机抽样的方法,在全国 31 个省、市、自治区开展的中国居民膳食营养调查结果中,中国 4 个月内婴儿母乳喂养率 71.6%,其中城市 65.5%,农村 74.4%。但与《中国儿童发展纲要(2001-2010)》中提出 2001~2010 年以省、市、自治区为单位,产后 4~6 个月母乳喂养率达到 85% 的目标有差距,还需要家庭、社会、医护人员的共同努力。

母乳喂养率在国内外均逐年上升,不适当或不充足的母乳喂养与高胆的关系早已被证实。生后第 1 天母乳喂养的频率为 8~12 次时,可显著降低高胆的发生率。美国儿科学会(American Academy of Pediatrics,AAP)在 2004 年、加拿大儿科学会在 2007 年分别发表了足月儿和晚期早产儿高胆管理指南,均强调了促进和支持成功的母乳喂养的重要性。

五、母婴传播疾病阻断及计划免疫

母婴传播是儿童感染艾滋病、梅毒和乙肝的主要途径,直接威胁我国出生人口素质和儿童健康水平。开展预防艾滋病、梅毒和乙肝母婴传播工作是预防、控制和消除传染病的发生与流行、消除儿童新发感染、保障儿童健康的重要服务措施之一。2011 年 2 月,我国启动预防艾滋病、梅毒和乙肝母婴传播重大公共卫生项目,原卫生部办公厅下发了关于印发《预防艾滋病、梅毒和乙肝母婴传播工作实施方案》的通知,正式开始实施三种疾病的母婴阻断工作。实施方案中要求各级医疗卫生机构要结合孕产期保健和助产服务,为孕妇进行 HIV、梅毒血清学及 HBsAg 检测。

统计显示,30%~50% 的慢性乙型肝炎(hepatitis B virus,HBV)患者通过母婴传播途径感染。新生儿期感染 HBV 慢性化转归比例为 80%~90%,明显高于青少年和成年时期的 5%~10%。因此,阻断母婴传播是控制乙型肝炎流行和降低 HBV 感染后危害的必要手段。乙肝疫苗是唯一的国内外均在新生儿出生时就常规接种的疫苗。1992 年起,我国对所有健康足月儿按 0、1、6 个月方案接种乙肝疫苗,乙肝疫苗已被列入法定预防接种项目。对 HBsAg 阳性产妇的新生儿,在出生后 24 小时内接种 HBIG(100IU)。新生儿普遍乙肝疫苗接种,结合乙肝母亲婴儿联合免疫阻断,我国人群总的 HBV 表面抗原(HBsAg)携带率已降至 7.18%。2012 年,防控项目省孕妇乙肝检测率为 97.1%,已覆盖全国 1604 个(约 50%)县(市、区),2014 年筛查率覆盖 >70%。

我国自 2001 年开展预防艾滋病母婴传播试点工作以来,各级政府、卫生部门以及广大医疗保健机构和医务工作者团结合作,辛勤努力,成绩卓著。截至 2012 年底,我国预防母婴传播工作覆盖地区约 3500 万名孕产妇接受了艾滋病检测服务,孕产妇抗体检测率达 90.7%。累计报告艾滋病感染孕产妇约 2.5 万名。阳性孕产妇抗病毒药物应用率达到 80.9%。绝大多数分娩的感染孕产妇及所生新生儿接受了抗病毒用药、安全分娩和人工喂养等综合干预措施,艾滋病母婴传播率由未采取任何干预措施时的 34.8% 下降到 7.1%,减少了约 80% 的母婴传播,避免了近 4500 名新生儿感染艾滋病,有效保护了妇女儿童健康。

尽管如此,我国艾滋病、梅毒和乙肝流行形势依然严峻,预防母婴传播工作面临着许多新的问题与巨大挑战。目前经济落后的偏远地区,孕妇 HBsAg 筛查仍是薄弱环节。我国艾滋病感染孕产妇母婴传播率为 7.1%，与国际、国内 2015 年消除艾滋病母婴传播（即母婴传播率低于 5%）的目标还有一定差距。2011 年，我国先天梅毒发生率达 79．12/10 万，距离实现《中国预防与控制梅毒规划（2010-2020 年）》《中国妇女儿童发展纲要》提出的 2015 年消除先天梅毒的目标，还存在较大挑战。

六、健康教育

新生儿保健工作内容包括新生儿访视、新生儿生长发育评估、高危儿管理、计划免疫、母乳喂养、新生儿疾病筛查、常见病预防与管理。这些工作能否有效实施，有赖于人民群众主动参与和社会的广泛支持。健康教育有利于提高家长对新生儿筛查的认知度，利于新生儿筛查工作的顺利开展；健康教育可减少社会对艾滋病、梅毒和乙肝感染者存在的偏见和歧视，增加感染孕产妇寻求医疗保健服务帮助；健康教育可促进母乳喂养知识及喂养技巧，提高母乳喂养质量；健康教育能增加家长的新生儿护理知识，了解高危新生儿特别是早产儿随访的重要性，从而提高高危新生儿随访率；健康教育对母亲情绪的改善有着重要作用。

总之，我国新生儿保健在取得巨大成绩的同时，面临着挑战。未来的挑战是降低偏远地区新生儿死亡率。由政府主导，儿童保健科和新生儿科医护人员共同协作，在采取防病治疗手段的同时，应用创新模式，推动新生儿群体保健措施实施。通过互联网医院、云医院、大数据，向城乡居民统一提供疾病预防控制、妇幼保健、健康教育等基本卫生服务迈进。新生儿保健涌现出如早产儿家庭护理模式、基于智能手机拍照监测新生儿黄疸、基于云数据开展家长健康教育等创新项目。机遇与挑战并存，新生儿保健工作者任重道远，需要多部门、多学科、合作，优势互补，从而拓宽新生儿保健工作内涵。

附：评价新生儿保健工作的主要指标：

1. 围产儿、新生儿死亡率

围产儿死亡率 = 某年围产儿死亡数（死胎、死产和 7 天内死亡）/ 同年围产儿总数 ×1000‰

新生儿死亡率 = 某年不满 28 天新生儿死亡数 / 同期活产数 ×1000‰

2. 低出生体重和早产发病率

低出生体重发病率 = 出生体重低于 2500g 的新生儿数 / 同期活产数 ×100%

早产发病率 =37 孕周前出生新生儿数 / 同期活产数 ×100%

3. 围产儿和新生儿出生缺陷发生率

围产儿出生缺陷发生率 = 满 28 孕周出生缺陷胎儿（含死胎和死产）和新生儿总数 / 同期围产儿数 ×1000‰

新生儿出生缺陷发生率 = 活产新生儿中出生缺陷儿数 / 同期活产儿数 ×1000‰

4. 新生儿访视率

新生儿访视率 = 年度辖区内接受 1 次及以上的新生儿人数 / 年度辖区内活产数 ×100%

5. 6 个月内纯母乳喂养率

6 个月内纯母乳喂养率 =≤6 个月婴儿纯母乳喂养数 /≤6 个月婴儿调查总数 ×100%

6. 新生儿疾病筛查率

新生儿遗传代谢病筛查率 = 接受法定遗传代谢病筛查新生儿数 / 同期活产数 ×100%

新生儿听力障碍筛查率 = 接受听力障碍筛查新生儿数 / 同期活产数 ×100%

（杨　杰）

参 考 文 献

1. The United Nations Children's Fund（UNICEF）Regional Office for South Asia. What works for children in south asia newborn care：an overview. 2004.

2. Chiruvolu A，Tolia VN，Qin H，et al. Effect of delayed cord clamping on very preterm infants. Am J Obstet Gynecol，2015，213（5）：676.e1-e7.

3. Singhal N，McMillan DD，Yee WH，et al. Evaluation of the effectiveness of the standardized neonatal resuscitation program. J Perinatol，2001，21（6）：388-392.

4. 中华人民共和国卫生部. 中国出生缺陷防治报告（2012），2012，09.

5. 陈婉珍，舒强，杜立中，等. 20 年间住院患儿出生缺陷救治状况及干预成效分析. 中华急诊医学杂志，2014，23：1400-1403.

6. 冯江，袁秀琴，朱军，等. 中国 2000-2010 年 5 岁以下儿童死亡率和死亡原因分析. 中华流行病学杂志，2012，33（6）：558-561.

7. 王雪莲，陈超. 中国新生儿死亡原因变迁. 中华围产医学杂志,2014,17:425-427.

8. 徐韬,岳青,王惠珊,等.第二周期中国新生儿复苏项目实施效果评价.中华围产医学杂志,2017,20:346-351.

9. 宋莉.预防艾滋病、梅毒和乙肝母婴传播的成效、挑战与展望.中国健康教育,2013,29:675-676.

10. 容志惠,罗芳,马丽亚,等.基于智能手机应用软件拍照监测对新生儿高胆红素血症随访的意义.中华儿科杂志,2016,54:597-600.

第二节 孕期胎儿保健

孕期胎儿保健是儿童保健的重要内容,是产儿科协作的关键,也是保障新生儿健康的重要环节。提高人口素质应从大力开展出生缺陷的监测与防治做起。发育中的胎儿和婴儿是环境暴露的脆弱人群,环境污染是引起基因突变、导致遗传代谢病发病率上升的主要原因之一。过早、过晚生育可能增加出生畸形儿的风险,母亲某些药物和环境中有毒物质的影响,会干扰胎、婴儿的生长发育。另外,父亲从事暴露于有机溶剂的职业如油漆工、印刷工等也增加出生畸形儿的风险。

我国 2016 年全面实行"二孩政策"后出生人数增加,且有部分是大龄孕妇,发生出生缺陷的几率和风险更高。尽管应用基因和代谢组学新技术可以预防部分遗传代谢性疾病,但由于费用过高(140 亿 / 年),政策难以推行。

近 10 年来,在党和政府的领导下,卫生部门为推进出生缺陷综合防治做出了不懈努力。出生缺陷综合防治体系逐步健全,不断完善相关法律法规政策,加大经费投入,不断提高出生缺陷的预防控制、医疗救治和医疗保障能力,干预资源利用成效显著。特别是深化医疗改革以来,国家实施了农村育龄妇女免费增补叶酸预防神经管缺陷项目,近 3 年神经管缺陷发生率明显下降,经济社会效益显著。科学研究为出生缺陷防治提供了技术支持,把出生缺陷研究列为发展重点,推动适宜干预技术的转化应用,开展危险因素识别、风险评估、监测预警以及早期干预等关键技术综合研究等。

本节重点介绍孕期胎儿保健的重点内容和时机。

一、动态监测胎儿宫内生长状况

动态监测胎儿宫内生长状况是孕期保健的重要内容,其中尤为重要的内容是发现胎儿结构异常。结构异常(胎儿畸形)指胚胎发育阶段受到各种有害因素的影响使细胞染色体发生畸变,或有害物质抑制细胞的有丝分裂,妨碍了胎儿器官的正常分化与发育而产生畸形。

怀孕早期(孕 3 个月内)是对致畸因素的作用最敏感的时期,称为致畸敏感期。因为此时期器官分化发育迅速,对外界致畸因素最敏感。不同的器官系统还有相应的致畸敏感期,例如神经系统为受精后 15~77 天,脑为受精后 20~40 天,眼为受精后 24~39 天,四肢为受精后 24~46 天,外生殖器为受精后 36~98 天等。受精后 8 周胚胎完成了除神经系统和生殖器官以外的器官的分化进入胎儿期,对外界致畸因素的敏感性相对降低。到孕后 12 周,外界致畸因素的影响就更小一些。

致畸剂是对常见的致畸因素的总称,包括微生物(如病毒)、药物和某些化学制剂、某些金属和放射性物质等,各主要类型致畸剂有:

1. 病毒感染 弓形虫、巨细胞病毒、风疹病毒、细小病毒等。在这些病毒感染中,以风疹病毒对胎儿影响最大,常引起多种畸形,主要导致白内障、耳聋和心脏畸形,感染越早,发生畸形的机会越大。而先天性巨细胞病毒主要损害中枢神经系统产生小头畸形或脑积水。

2. 药物 己烯雌酚与阴道腺癌有关;反应停可导致胎儿肢体缺陷;有致畸风险的抗生素类包括:喹诺酮类、左氧氟沙星、四环素类、氨基糖苷类等。

3. 化学制剂 接触铅、苯、汞、二硫化碳可引起中毒。如橡胶、油漆。每天化妆的孕妇,化妆品中含的砷、铅、汞等有毒物质,这些物质被孕妇的皮肤和黏膜吸收后,进入胎血液循环,影响胎儿的正常发育。

4. 物理因素 缺氧、低温、高热、噪声等均会影响胎儿的发育。因此,孕早期严禁肺部透视、腹部透视。

5. 孕期精神紧张 人的情绪受中枢神经和内分泌系统的控制,内分泌之一的肾上腺皮质激素与人的情绪变化有密切关系。孕妇情绪紧张时,肾上腺皮质激素可能阻碍胚胎某种组织的融汇作用,如果发生在妊娠期间的前 3 个月,就会造成胎儿唇裂或腭裂等畸形。

二、适时提供产前咨询和筛查服务

内容包括:

1. 产前咨询内容 评估影响胎儿健康、发育或导致胎儿缺陷的危险因素，重点对于孕妇进行环境和劳动保护指导。为孕妇及丈夫提供合理膳食、良好生活环境和心理状态、优生优育的指导，保障胎儿生长发育的需要，避免或减少孕期有害因素对胎儿的影响。

2. 对高危孕产妇进行针对性的遗传/生育咨询和产前筛查服务　高危孕产妇包括：35岁以上（包括35岁）高龄孕妇；生过一胎先天畸形儿者；有原因不明流产史、死胎史及新生儿死亡史的夫妇；先天性智力低下者及其血缘亲属；有遗传病家族史的夫妇；有致畸因素接触史的孕妇；原发性闭经和原因不明的继发性闭经；生育过母儿血型不合引起新生儿核黄疸致死亡者；近亲婚配者。

3. 产前筛查内容　包括：孕妇外周血生化免疫筛查、胎儿体表及重要脏器的超声筛查和相关的产前咨询。孕妇外周血生化免疫筛查主要针对遗传、代谢、免疫性疾病和部分先天畸形/缺陷。超声筛查主要包括Ⅰ级和Ⅱ级产前超声检查，Ⅰ级产前超声检查包括早期妊娠和中、晚期妊娠一般超声检查；Ⅱ级产前超声检查：包括中、晚期妊娠胎儿超声检查（即超声产前筛查），主要在妊娠16~24周进行，按原卫生部《产前诊断技术管理办法》（卫基妇发[2002]307号）规定，初步筛查六大类畸形：无脑儿、严重脑膨出、严重开放性脊柱裂、严重胸腹壁缺损伴内脏外翻、单腔心、致死性软骨发育不良。

三、提供适宜的产前诊断服务

1. 对象　35岁以上（包括35岁）的高龄孕妇；产前筛查后的高危人群；生育过染色体病患儿的孕妇；夫妇一方为染色体异常携带者；孕妇可能为某种X连锁遗传病基因携带者；产前检查怀疑胎儿患染色体病的孕妇；有不明原因的反复流产或有死胎、死产等情况者；生育过不明原因智力低下或多发畸形儿的孕妇；有明确遗传病家族史者；夫妇双方为地中海贫血基因携带者。

2. 产前诊断技术项目　包括遗传咨询、医学影像、生化免疫、细胞遗传和分子遗传等技术服务。对于染色体异常主要有21-三体综合征（唐氏综合征）、13-三体综合征、18-三体综合征、Turner综合征、三倍体（69XXY，69XXX，69XYY）等。主要通过：①血清标志物筛查：在孕中期（15~20周之间）测血清甲胎蛋白（AFP）及绒毛膜促性腺激素（hCG）。根据AFP值、hCG值以及孕妇的年龄推测唐氏综合征的危险性。如果胎儿患病的危险性较高，应进一步做羊膜穿刺检查或绒毛检查。可筛检出60%~70%的唐氏综合征患儿。同时可以筛查出神经管缺损，13、18-三体综合征高危孕妇，当孕妇为神经管缺损高危时，其AFP明显高于正常孕妇，而13、18-三体高危时，则hCG浓度偏低。②颈项透明层（NT）厚度：在孕11~13^{+6}周之间，测量颈椎上方的皮肤和软组织之间皮下积液的最宽处。NT>3mm为高危，就需要行染色体核型检查。唐氏综合征胎儿检出率为80%。

3. 产前诊断技术　由获得相应产前诊断资质的医疗保健机构提供。产前诊断宜在孕24周以前进行。早孕绒毛采样检查宜在孕8~11周进行；羊水穿刺检查宜在孕16~21周进行；脐静脉穿刺检查宜在孕18~24周进行。

4. 产前超声诊断　主要指Ⅲ级产前超声检查：包括中、晚期妊娠系统胎儿超声检查（即超声产前诊断）和针对性（特定目的）超声检查。要明确告知孕妇产科超声检查不能发现所有胎儿畸形。妊娠18~24周时超声应当检查出的致命胎儿畸形包括无脑儿、严重脑膨出、严重开放性脊柱裂、严重腹壁缺损及内脏外翻、单腔心、致命性软骨发育不良。

5. 对于不具备资质或相应条件的基层医疗保健机构，根据医学需要提供转诊指导并跟踪转诊后的诊断及处理结局。

（杨　杰）

参 考 文 献

1. 中华医学会妇产科学分会产科学组. 孕前和孕期保健指南（第1版）. 中华妇产科杂志，2011，46（2）：150-153.
2. 袁雨，漆洪波. 结合中国实践谈WHO 2016年孕期保健指南. 中国实用妇科与产科杂志，2017，33（6）：567-571.

第三节　孕期保健对新生儿的影响

母体和胎儿健康与新生儿健康息息相关。胎儿通过脐带胎盘与母体相连，从母体获得营养与氧气;另一方面,如母体存在病理情况,其病理代谢产物也会影响胎儿发育,从而直接影响新生儿健康。因此,孕期保健保证孕妇和胎儿的健康与安全,进而保证新生儿健康与安全。孕妇产前接受至少4次检查,可通过检查可发现如体重过轻、贫血或感染这些孕期并发症,对孕妇给予营养和卫生的指引与建议,从而更好监测胎儿发育。

一、孕期健康教育

母亲最佳的围产环境是孩子健康的基础。母亲提供健康的环境对胚胎/胎儿妊娠和分娩后对其健康至关重要。因此,对孕妇进行宣教,以保证胎儿健康,是新生儿健康的重要保证。宣教包括以下几方面:

1. 远离致畸剂 如果孩子暴露在"致畸"环境因素中,容易导致死亡、器官畸形及远期认知发育不良。"致畸"因素是指任何潜在地导致出生缺陷或改变后代认知和行为的结果。药物剂量、遗传易感性和暴露时间与胚胎或胎儿的致畸程度相关。药物包括减肥药,抗生素如链霉素、四环素,抗抑郁药,孕激素,合成的雌激素,维A酸等等。此外,有报道大剂量的阿司匹林可导致孕产妇和胎儿出血。母亲在妊娠期间使用海洛因,孩子在出生时会出现戒断症状,造成远期注意力以及健康问题。在怀孕期间使用兴奋剂甲基苯丙胺和可卡因与低出生体重、小头围、成年后运动和认知发育迟缓相关。怀孕期间,母亲病毒感染(如艾滋病毒/艾滋病)可以通过胎盘将病毒传给围产期胚胎/胎儿,导致后代感染。

2. 不抽烟、不喝酒 怀孕期间抽烟对后代早产、低出生体重、胎儿和新生儿的死亡、呼吸道问题、婴儿猝死综合征有着的极为不利的影响,以及认知功能障碍、注意缺陷多动障碍(ADHD)和其他行为问题的风险增加。此外,母亲孕期吸烟增加22%非霍奇金淋巴瘤风险。孕期过度饮酒会导致胎儿酒精紊乱症,引起面部畸形、四肢缺陷、异常认知和学习上的问题,与低智力和精神障碍相关。医师不建议孕期饮酒。

二、营养饮食指导

因为胚胎或胎儿的营养来源于孕妇的蛋白质、维生素、矿物质及总的热量摄入,良好的营养保证胎儿及婴儿生长发育的需求。营养不良的母亲所生婴儿是更有可能表现出畸形。营养过剩易

发展成为糖尿病、高血压、高脂血症、动脉粥样硬化等慢性疾病。胎儿易发展为巨大儿,分娩过程中出现难产,增加新生儿窒息率,易造成产伤(锁骨骨折,臂丛神经损伤,面瘫、颅内出血)。而妊娠期糖尿病与巨大儿、子代的青春期肥胖、2型糖尿病直接相关。如体重增加过快过多,则应在营养医师指导下,调节饮食,在保证营养素摄入的前提下,限制高糖、高脂食物,控制和减缓体重的增加。

三、孕期宫内感染防控

B组链球菌(GBS)被认为是小于3月龄的新生儿致命性感染的一种重要致病菌。在孕期普遍筛查及预防性治疗策略实施之前,GBS是出生1周内新生儿感染的最常见的致病菌。在分娩或胎膜破裂时GBS感染可导致流产、死胎、早产或新生儿侵袭性疾病,1992年,美国儿科学会为减低新生儿GBS感染而提出了对孕期GBS感染进行预防性治疗的建议。1996年,美国疾病控制中心(CDC)联合美国妇产科学会及美国儿科学会提出在孕35~37周对所有孕产妇进行普遍筛查和对确诊GBS感染或存在GBS感染的高危高危因素(胎龄<37周、产时体温≥38℃、破膜时间≥18小时)的孕产妇进行产时静脉滴注抗生素的预防策略。随后的研究显示,这种基于风险因素的预防措施使GBS早发型败血症的发生率下降了50%。1993~1998年的一个多中心研究显示早发型GBS败血症的发生率下降了65%,证实了孕期普遍筛查策略的有效性。同期美国疾病控制与预防中心对1250万病例的研究也反映了GBS预防措施的有效性。孕期普遍筛查措施显著地降低了GBS早发型败血症的发病率,但这种预防措施并非万无一失的,早发型GBS感染仍是一个备受瞩目的公共卫生问题。预防性免疫接种是目前最具前景的新生儿GBS疾病预防策略。另外,使用氯己定阴道消毒法具有成本低、不会造成细菌耐药性增加等优点,也是GBS疾病的有效防治方法之一。

四、产前使用激素

文献和临床实践表明,有先兆早产风险的孕母使用产前激素能促进胎儿成熟,大大降低生后48小时早产儿死亡率以及呼吸窘迫综合征、脑室内出血、坏死性小肠结肠炎和全身性感染的发生

率;产前激素为新生儿医师抢救早产儿争取了宝贵救治时机,同时并不增加母亲死亡率和绒毛膜羊膜炎或产后败血症风险。

五、胎儿治疗

根据治疗的手段可以分为胎儿药物治疗、胎儿手术治疗、胎儿基因治疗等。其中胎儿手术可以分为开放性宫内手术,微创性胎儿手术(包括胎儿镜手术、引流术、宫内输血术等)。目前较为广泛应用的分类依据是按照胎儿治疗作用的部位进行分类。

1. 作用于胎儿附属物(胎盘、胎膜及脐)的治疗 例如对双胎输血综合征的胎盘吻合血管进行胎儿镜下的激光电凝;针对羊膜带综合征胎儿的松解粘连术以避免胎儿肢端发育不良;对胎盘绒毛膜管瘤的胎儿进行脐静脉穿刺行宫内输血术等。

2. 作用于胎儿的治疗 例如针对先天性膈疝胎儿进行的胎儿镜下支气管堵塞术;针对下尿路梗阻胎儿进行膀胱 - 羊膜腔分流术;对胸腔占位胎儿进行胸腔占位性病变的切除;对开放性神经管缺陷胎儿进行手术修补;对心律失常胎儿进行药物复律避免胎儿出现水肿。

(杨 杰)

参 考 文 献

1. ACOG Committee Opinion No. 475: Antenatal corticosteroid therapy for fetal maturation. ACOG Committee on Obstetric Practice. Obstet Gynecol, 2011, 117(2 Pt 1): 422-444.
2. 崔珍珍, 于盼, 赵艾, 等. 孕期贫血对出生结局及婴幼儿贫血、生长发育的影响. 中国儿童保健杂志, 2016, 11: 1132-1134.
3. 陈欣妍, 辛秀梅, 王学涵, 等. 孕期营养状况对母子代谢相关结局的影响. 中国妇幼保健, 2017, 4: 654-657.
4. 夏波, 俞钢. 气管堵塞术治疗先天性膈疝的研究进展. 中华围产医学杂志, 2016, 7: 487-490.
5. 储晨, 桂永浩. 先天性心脏病产前诊断对围产儿结局的影响. 中华围产医学杂志, 2014, 10: 706-710.

第四节 新生儿保健体系的内容和组织管理

完善的新生儿保健体系是普及新生儿保健服务的基础保障,在行政辖区内建立完善的新生儿保健体系并保障该体系有效运行是当地政府和卫生计生行政管理部门的职责。

一、新生儿保健体系的组织管理

我国新生儿保健体系是整个妇幼保健体系的重要组成部分,是在各级卫生计生行政管理部门的领导下,由三级妇幼保健机构负责业务指导和具体实施,乡镇卫生院和社区卫生服务中心作为服务网底,以及综合医院、专科医院新生儿科和儿科、高等院校等共同参与。各参与主体分工明确、统筹协作。

1. 卫生行政部门 各级卫生行政部门是新生儿保健工作的行政主管部门。

(1) 负责制定儿童保健工作方针政策、发展规划、技术规范与标准,并组织实施。

(2) 根据当地区域卫生规划,建立健全儿童保健服务机构和服务网络,提供专业人员、经费、房屋和设备等必要的服务条件。

(3) 建立完善的质量控制、信息管理和绩效评估制度,定期对辖区内儿童保健工作进行评价和监督管理。

(4) 负责辖区母婴保健技术准入和人员考核的行政管理。

2. 妇幼保健机构 妇幼保健机构是政府举办的提供妇幼保健服务的专业公共卫生机构,分为省、市、县(区)三级,按行政区划设置,承担辖区妇幼保健业务技术指导中心职能,上级妇幼保健机构同时承担对下级妇幼保健机构业务指导的任务。

(1) 在卫生行政部门领导下,制订并实施辖区儿童保健工作计划。

(2) 制订健康教育工作计划,开展有针对性的健康教育和健康促进活动。定期对健康教育效果进行评估,不断探索适宜不同人群的健康教育方式,提高健康教育质量。

(3) 承担对下级妇幼保健机构的技术指导、业务培训和工作评估,协助开展儿童保健服务。

(4) 负责对社区卫生服务机构、乡(镇)卫生院和其他医疗机构的儿童保健工作进行技术指导和业务培训,推广儿童保健适宜技术。

(5) 按照《托儿所幼儿园卫生保健管理办法》的要求,对辖区托幼机构卫生保健工作进行业务管理、技术指导、人员培训和考核评估。

（6）做好儿童保健信息的收集、汇总、上报、分析、反馈和交流等管理工作，做好信息统计工作的质量控制，确保资料的准确性。

（7）建立健全婴儿及5岁以下儿童死亡和出生缺陷监测系统，建立残疾儿童筛查和报告制度，开展儿童死亡评审工作。

（8）对危害儿童健康的主要问题开展调查与科学研究，为卫生行政部门提供决策依据。

（9）根据当地儿童保健工作规划，有计划、有重点地开展儿童保健服务。

（10）完成卫生行政部门交办的其他任务。

3. 乡（镇）卫生院、社区卫生服务中心

（1）开展与机构职责、功能相适应的儿童保健健康教育和技术服务。

（2）掌握辖区内儿童健康基本情况，完成辖区内各项儿童保健服务与健康状况数据的收集、上报和反馈；对村卫生室、社区卫生服务站的儿童保健服务、信息收集、相关监测等工作进行指导和质量控制。

（3）接受妇幼保健机构的技术指导、培训和工作评估。

4. 村卫生室和社区卫生服务站 在乡（镇）卫生院或社区卫生服务中心指导下，开展或协助开展儿童保健健康教育和服务，收集和上报儿童保健服务与健康状况数据。

5. 其他 医疗卫生机构开展儿童保健服务，参与辖区儿童工作技术指导、业务培训、考核评估，应遵循本规范。开展儿童保健服务的医疗卫生机构应接受妇幼保健机构的技术指导、服务管理与工作评估。

二、从事新生儿保健工作的要求

1. 专业机构 开展儿童保健服务的机构必须为卫生行政部门已颁发医疗机构执业许可证的医疗保健机构。

2. 专业人员 从事儿童保健工作的人员应取得相应的执业资格，并接受儿童保健专业技术培训，考核合格；在岗人员需定期接受儿童保健专业知识与技能的继续医学教育培训。

三、新生儿保健体系建设主要内容

新生儿保健体系建设是体现政府履行公共卫生职责的重要方面，是妇幼保健体系建设的重要组成部分，其主要内容包括：

1. 服务机构建设 重点是妇幼保健机构建设以及保健门诊建设和新生儿科建设。以保证提供新生儿保健服务的用房、设备和设施、健教场所以及办公用地。

2. 人才队伍建设 建立适宜的新生儿保健服务人才培养、考核和继续教育机制和模式，以保证新生儿保健专业技术人才队伍的稳定和可持续发展。

3. 制度规范建设 建立新生儿保健服务体系运行和质控相关制度和规范，明确相关主体的职责分工，并对制度规范的执行情况定期开展评估、督导和整改，以保证新生儿保健体系的运行效率和质量。

4. 新生儿保健管理信息化建设 信息化建设是在当今互联网技术高度发展的背景下，进行新生儿保健管理的重要手段。通过区域信息系统为辖区新生儿建立规范和共享的保健健康档案，既可以规范新生儿保健服务，也可以为辖区新生儿保健工作的评价提供及时和准确的原始数据，还未开展相关科学研究积累了宝贵的基础大数据。

5. 开展新生儿保健体系交流活动 通过工作例会、学术交流、考核评比、文体交流、协作网和医联体建设等多种形式，促进各级新生儿保健体系的交流融合，相互学习，取长补短，优势互补。

四、新生儿保健服务的内容

1. 胎儿保健 动态监测胎儿发育状况，为孕妇提供合理膳食、良好生活环境和心理状态的指导，避免或减少孕期有害因素对胎儿的影响，开展产前筛查和诊断。

2. 新生儿保健 规范新生儿窒息复苏技术、提倡母乳喂养、生长发育监测、喂养与营养指导、实施预防接种与新生儿疾病筛查、高危儿随访、早期综合发展、常见疾病防治、健康安全保护、家长健康教育与健康促进等。

（1）规范新生儿窒息复苏技术：新生儿窒息（asphyxia）是指由于分娩过程中的各种原因使新生儿出生后不能建立正常呼吸，引起缺氧、酸中毒，严重时可导致全身多脏器损害的一种病理生理状况，是围产期新生儿死亡和致残的主要原因之一，正确复苏是降低新生儿窒息死亡率和伤残率的主要手段。2004年7月由我国原卫生部、中华医学会围产医学分会、中华护理学会妇产科学组与美国儿科学会、强生儿科研究院共同建立了中国新生儿复苏项目,并成立复苏专家委员会,结合国际新生儿复苏指南先后3次制定及修改中国新生儿复苏指南,在全国范围内开展了的新生儿复苏培训工作。自2004年7月开始,先后举办了项目的国家级师资培训班、省级师资培训班,地、市、县培训班。培训工作已普及到县级。共有16万余名参与分娩的医务人员(包括产科医师、儿科医师、助产士、麻醉人员等)接受了培训。降低了新生儿窒息的死亡率和发生率,新生儿窒息发生率从2003年的6.32%下降到2008年的2.94%,下降了53%;新生儿窒息死于分娩现场的发生率从2003年的7.55/10 000下降到2008年的3.41/10 000,下降了55%。促进了新生儿复苏技术的规范化培训和推广,提高了我国新生儿复苏技术水平,降低了新生儿窒息的发生率和死亡率。

(2) 喂养与营养指导:促进母乳喂养开展,创建爱婴医院。

(3) 生长发育监测:新生儿出院前,由助产单位医务人员进行预防接种和健康评估,根据结果提出相应的指导意见。开展新生儿访视,访视次数不少于2次,首次访视应在出院7天之内进行,对高危新生儿酌情增加访视次数。访视内容包括全面健康检查、母乳喂养和科学育儿指导,发现异常,应指导及时就诊。

(4) 实施预防接种。

(5) 实施新生儿疾病筛查:新生儿疾病筛查是提高出生人口素质,减少出生缺陷的预防措施之一。原卫生部负责全国新生儿疾病筛查的监督管理工作,根据医疗需求、技术发展状况、组织与管理的需要等实际情况制定全国新生儿疾病筛查工作规划和技术规范。2008年,原卫生部为早期诊断并治疗新生儿期严重危害新生儿健康的先天性、遗传性疾病发生,依据《中华人民共和国母婴保健法》和《中华人民共和国母婴保健法实施办法》,制定并发布了《新生儿疾病筛查管理办法》,规定全国新生儿需进行先天性甲状腺功能减退症、苯丙酮尿症等新生儿遗传代谢病和听力障碍疾病筛查。新生儿遗传代谢病筛查程序包括血片采集、送检、实验室检测、阳性病例确诊和治疗。新生儿听力筛查程序包括初筛、复筛、阳性病例确诊和治疗。省、自治区、直辖市人民政府卫生行政部门负责本行政区域新生儿疾病筛查的监督管理工作,建立新生儿疾病筛查管理网络,组织医疗机构开展新生儿疾病筛查工作。各级各类医疗机构和医务人员应当在工作中开展新生儿疾病筛查的宣传教育工作。

(6) 高危儿随访:对早产儿、低出生体重儿、中重度营养不良、单纯性肥胖、中重度贫血、活动期佝偻病、先心病等高危儿童进行专案管理。

(7) 常见疾病防治:规范新生儿疾病诊疗,实施临床路径。

(8) 家长健康教育与健康促进。

(杨　杰)

参 考 文 献

1. Bhutta ZA.. Effective interventions to reduce neonatal mortality and morbidity from perinatal infection//Costello A, Manandhar D, editors. Improving new born infant health in developing countries. London:Imperial college Press, 2000.
2. Save the Children (2001). the State of the World's Newborns. Washington DC, Save the Children Fund.
3. Geneva, WHO. Managing complications of pregnancy and childbirth. Geneva, WHO, 2001.

第五节　新生儿死亡评审规范

我国新生儿死亡占5岁以下儿童死亡的半数以上,降低直至避免可预防的新生儿死亡是未来新生儿保健的工作重点之一。新生儿死亡评审是通过组织专家和相关人员对死亡新生儿病例的诊断、治疗、转诊、喂养及护理等环节进行系统回顾和分析,发现在管理和技术方面存在的问题,提出有针对性的干预措施。本节主要叙述我国现行的新生儿死亡评审范围、内容和程序。

一、新生儿死亡评审目的、原则和范围

1. 评审目的　新生儿死亡评审的目的是明确新生儿死亡的原因,分析导致新生儿死亡的相关因素;促进产科与儿科的合作,提高产科和儿科的医疗保健服务质量;发现在医疗保健服务过程中存在的问题,总结经验教训,提出降低新生儿死亡率的干预措施。

2. 评审原则　新生儿死亡评审应依照原卫生部《医疗机构病历管理规定》,遵循以下原则:

(1) 保密原则:评审结论不对社会公布;评审人员不得将评审相关资料、评审经过与结论对外

披露。所提供的病历应隐去评审对象的个人和家庭等信息。

(2) 少数服从多数原则:根据多数人意见确定评审结论。

(3) 相关学科参评原则:死亡原因涉及其他相关学科时,应邀请相关学科专家参加评审。

(4) 评审结论不作为医疗事故鉴定的依据。

3. 评审范围 对县级及以上医疗保健机构内死亡的新生儿病例。

(1) 县(市、区)级评审:对发生在本辖区内各级医疗保健机构的全部新生儿死亡病例进行评审。

(2) 市(地)级评审:对发生在辖区内各级医疗保健机构的疑难、典型及有共性的病例进行评审。

(3) 省级评审:进行专题和疑难病例评审。

二、新生儿死亡评审的各级部门职责

1. 卫生计生行政部门职责 各级卫生计生行政部门负责组织管理新生儿死亡评审工作。成立本辖区内新生儿死亡评审组;提供和保障新生儿死亡评审所需的专项经费;及时反馈评审结果,并向上级卫生行政部门提交新生儿死亡评审总结报告;组织制定相应的管理制度,并监督、指导技术服务规范的实施。

2. 各级妇幼保健机构职责 各级妇幼保健机构在卫生计生行政部门的领导下,负责新生儿死亡评审工作的具体组织和实施。

(1) 县(市、区)级妇幼保健机构:

1) 按照属地化管理的原则,收集和管理本辖区内医疗保健机构填写的《医疗保健机构新生儿死亡调查表》(以下简称"死亡调查表")和《儿童死亡报告卡》(以下简称"死亡报告卡")。

2) 组织评审组专家对本辖区内医疗保健机构所有新生儿死亡病例进行评审,并收集评审组负责完成的"新生儿死亡评审分析报告",完成县(市、区)级"新生儿死亡评审总结报告"。

向同级卫生行政部门和市(地)级妇幼保健机构上报"新生儿死亡评审分析报告"和"新生儿死亡评审总结报告",同时将所有"死亡调查表"和"死亡报告卡"上报到市(地)级妇幼保健机构。

(2) 市(地)级妇幼保健机构:

1) 组织市(地)级评审组成员参加县(市、区)级评审。

2) 审核本辖区内县(市、区)级各妇幼保健机构上报的"死亡调查表"、"死亡报告卡"及"新生儿死亡评审分析报告"。

3) 组织评审组专家对疑难、典型或有共性的病例进行评审及专题培训,并收集评审组负责完成的"新生儿死亡评审分析报告"。完成市(地)级"新生儿死亡评审总结报告"。

4) 收集省级评审要求的新生儿死亡病例资料,并上报到省级妇幼保健机构。

5) 向同级卫生行政部门和省级妇幼保健机构上报市(地)级"新生儿死亡评审分析报告"和"新生儿死亡评审总结报告"。

(3) 省级妇幼保健机构:

1) 组织省级评审组成员参加或指导市(地)级评审。

2) 针对全省新生儿死亡的重点问题,组织相应的专题和疑难病例评审及培训。

3) 组织省级年度新生儿死亡评审报告会,及时反馈各级评审工作结果、存在的问题和改进意见。

4) 完成省级"新生儿死亡评审年度总结报告"并报同级卫生计生行政部门和中国疾病预防控制中心妇幼保健中心。

(4) 国家级专家组:负责对省和市(地)级评审工作进行监督指导。

3. 医疗保健机构职责

(1) 对发生在本机构的所有新生儿死亡及时填写"死亡调查表"及"死亡报告卡",并在规定时间内交至辖区内县(市、区)级妇幼保健机构,同时完成院内新生儿死亡病例讨论。

(2) 选派了解死亡新生儿诊治情况的相关人员参加新生儿死亡评审会,并提供死亡新生儿相关产、儿科病历(包括转诊病历)原件或复印件。

三、新生儿死亡评审的程序

1. 组建新生儿死亡评审组

(1) 评审组构成:卫生计生行政部门、新生儿或儿科、产科、妇幼保健等相关专家与管理人员。评审组应至少由11~15人组成(县级评审组成员至少7~9人)。每次评审会时评审组人数应为单数,至少有7人及以上参加,其中新生儿/儿科医师及产科医师应各不少于2人。

（2）评审组专业技术人员职称要求:省级评审组成员应具有副主任医师或以上职称,其中主任医师应占 70% 以上。市(地)级评审组成员 70% 以上应具有副主任医师或以上职称。县(市、区)级评审组成员应具有中级或以上职称。

（3）评审组职责:评审组负责对医疗保健机构提供的新生儿死亡病例进行分析,明确死亡原因,做出死亡诊断或推断;根据评审结果,找出在医疗、保健和管理中存在的问题并提出改进意见或干预措施;完成"新生儿死亡评审分析报告"。国家、省、市(地)级评审组成员应参与或指导下一级组织的新生儿死亡评审工作。

2. 评审频率　原则上省级评审至少每年一次,市(地)级至少每 6 个月一次,县(市、区)级每季度一次,或根据辖区内新生儿死亡的数量来确定。

3. 评审内容及程序

（1）资料收集:各级医疗保健机构在新生儿死亡发生后的 7 天内组织院内死亡新生儿病例讨论;由产、新生儿 / 儿科医师负责填写"死亡调查表"及"死亡报告卡",并报至辖区内县(市、区)级妇幼保健机构。

（2）召开评审会:

1）各级妇幼保健机构受卫生计生行政部门委托,组织召开新生儿死亡评审会。

2）了解死亡新生儿诊治情况的相关人员汇报"死亡调查表"(需携带隐去个人和家庭信息的原始病历或复印件到会,以备专家询问)。

3）评审组专家针对死亡病例进行提问并讨论。

4）评审组专家针对新生儿死前诊治过程中存在的问题提出改进意见,并对每例死亡新生儿完成"新生儿死亡评审分析报告"。

（3）完成"新生儿死亡评审总结报告"。

妇幼保健机构对每次评审的所有"新生儿死亡评审分析报告"进行归纳总结,并在评审后 2 周内完成"新生儿死亡评审总结报告"。

（4）各级妇幼保健机构将"新生儿死亡评审总结报告"报至同级卫生行政部门及上级妇幼保健机构。

（5）各级卫生行政部门将评审结果反馈给辖区内各级医疗保健机构,将有典型意义的评审结果逐级向下级卫生行政部门通报。

新生儿死亡评审流程见图 1-5-1。

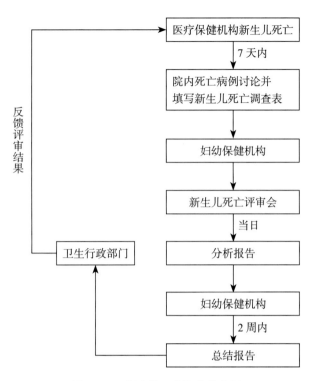

图 1-5-1　新生儿死亡评审流程图

4. 评审结果分析与报告

（1）分析新生儿死亡的影响因素:根据评审结果分析新生儿死亡的影响因素,内容应包括诊断与处理、辅助检查、护理、操作、病历记录、技术人员及相关人员、设备、药品、规章制度、科室协调、仪器设备维修、设备运转、病历管理、重症抢救组织等方面。

（2）评审结果分类

1）可避免死亡:根据当地医疗保健设施、技术水平及个人身心状况是可以避免的死亡,但因某一环节处理不当或失误而造成的死亡。

2）创造条件可避免的死亡:由于当地医疗保健设施、技术水平尚未达到应有的水平,或因个人、家庭经济困难或缺乏基本卫生知识而未能及时寻求帮助造成的死亡,这些死亡可因改善上述条件而避免发生。

3）不可避免死亡:当前医疗保健技术水平尚无法避免的死亡。

（3）提出干预措施:根据评审发现的问题,提出相应的干预措施。干预措施应符合当地的实际,具有可操作性,能够通过当地政府、卫生计生行政部门、医疗保健系统的努力得以实现。

四、我国新生儿死亡评审工作现状

为提高产科和新生儿科医疗保健服务水平,

降低新生儿和婴儿死亡率,2007 年原卫生部妇社司(现国家卫生计生委妇幼司)组织专家研究制订了《新生儿死亡评审规范(试行)》,并在浙江省、湖南省、山西省、四川省及宁夏回族自治区的 12 个区县进行了试点。试点显示开展新生儿死亡评审可有效提高医疗保健服务质量,加强产儿科合作,对降低新生儿死亡率起到积极作用。2009 年原卫生部妇社司正式印发《新生儿死亡评审规范(试行)》。

自 2009 年起,各地参照国家规范,根据自身实际制定了本地区的新生儿死亡评审制度。但是,由于各地妇幼健康工作发展水平不均衡,新生儿死亡评审工作开展的范围和质量也存在差异。我国妇幼卫生"三网监测"(孕产妇死亡监测、5 岁以下儿童死亡监测和出生缺陷监测)的监测地区将新生儿死亡评审工作与 5 岁以下儿童死亡监测工作相结合,通过"三网监测"管理体系进行质量控制。其他地区则将新生儿死亡评审纳入妇幼健康工作的常规管理。

新生儿死亡评审工作面临的挑战主要有以下几个方面:首先是县区级评审病例难以做到全覆盖。除外放弃治疗、死于途中或家中等情况,还有一部分新生儿死亡病例未纳入评审中。其次是部分区县级评审资料不规范,分析报告过于简单,达不到评审目的。再次是各级评审专家在死因诊断及评审结论的判断上存在差异,特别是欠发达地区的评审技术能力有待提高。

未来一段时间,新生儿死亡评审工作需要在以下方面进行加强:首先是落实新生儿评审规范,提供更多的政策保障和经费支持。其次是定期进行评审业务培训,提高各级新生儿死因诊断的准确性,确定根本死因。此外,还应制定考核标准,从评审数量、专家组的选择、资料准备、评审分析报告质量、评审结果反馈等方面定期考核,提高评审质量和内涵。总之,新生儿死亡评审可以发现导致新生儿死亡的原因,因此应该作为妇幼健康工作的重要内容之一在全国普遍开展,为制定有针对性的干预策略提供科学性依据。

(徐 韬)

参 考 文 献

1. 卫生部妇社司 . 新生儿死亡评审规范(试行). 中国生育健康杂志,2009,20(6):326-328.
2. 郝波,赵更力,冯琪,等 . 医疗保健机构新生儿死亡评审的可行性研究 . 中国儿童保健杂志,2011,19(4):321-323.
3. 徐龙昌,李兵,赵庆国 . 广东省新生儿死亡评审实施情况调查 . 中国妇幼保健,2010,25:4232-4234.
4. 刘静,曲红明 .2009-2014 年南京市新生儿死亡情况分析 . 现代预防医学,2015,42(22):4081-4083.

第六节 新生儿死亡监测与出生缺陷监测系统

新生儿死亡监测与出生缺陷监测均属于我国妇幼卫生"三网监测"系统(图 1-6-1)。20 世纪 80 年代以来,我国先后开展了出生缺陷监测、孕产妇死亡监测和 5 岁以下儿童死亡监测,并于 1996 年合并实施"三网合一"监测系统。"三网监测"系统经过数次调整和完善,目前在全国 31 个省、自治区、直辖市的 334 个区县开展监测和上报工作,对全国和不同类型地区有一定代表性。

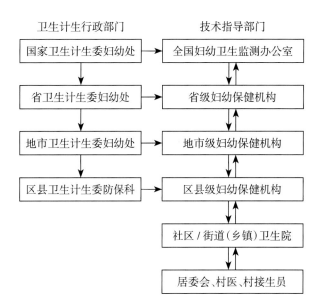

图 1-6-1 全国妇幼卫生"三网监测"组织管理流程

一、新生儿死亡监测系统

新生儿死亡监测属于 5 岁以下儿童死亡监测系统的内容之一,没有单独的新生儿死亡监测系统。开展儿童死亡监测的目的,在于获得准确、可靠的儿童死亡资料,观察动态变化,为提出和制定改善儿童保健服务对策提供依据。

1. 监测范围、对象和内容

(1)监测范围:在全国 31 个省、自治区、直辖市的 334 个区县选择有全国代表性的 176 个区县作为监测点,以区县为监测单位,对全部5岁以下儿童进行监测。

(2) 监测对象:监测地区妊娠满28周(如孕周不清楚,可参考出生体重达1000g及其以上),娩出后有心跳、呼吸、脐带搏动、随意肌收缩4项生命指标之一,而后死亡的5岁以下儿童均报告死亡和原因。

(3) 监测内容:5岁以下儿童死亡监测内容包括活产数,1~4岁儿童数和总人口数,5岁以下儿童死亡数和死亡原因,5岁以下儿童死亡时间、地区、人群分布,5岁以下儿童卫生保健服务基本情况。

2. 资料收集与上报

(1) 资料收集工具:儿童死亡监测资料主要用一册、一卡、一表进行收集。

1) 5岁以下儿童花名册:以村(社区)为单位由村医(社区医师)填写,监测期间每出生1例新生儿(或新迁入的儿童)随时填写。每季度对本村(社区)5岁以下儿童进行核查,如存活,在5岁以下儿童花名册的相应时间空格内画√;有死亡、迁出等情况记录在备注中。5岁以下儿童花名册存放在村卫生室(社区卫生服务站)、乡镇卫生院(社区卫生服务中心)。每年将各村(社区)超龄儿童的花名册集中存放在县区妇幼保健机构。

2) 儿童死亡报告卡:每例5岁以下儿童死亡由村医(社区医师)10天内上报乡镇卫生院(社区卫生服务中心)妇幼医师,乡镇卫生院(社区卫生服务中心)妇幼医师在7天内进村入户核实,如儿童未住院治疗,在家或就医途中死亡,采用《非医疗机构死亡儿童调查表》进行问卷调查,推断死因,填报"儿童死亡报告卡";如果在医院死亡的儿童,以医院的死亡诊断为准,填报"儿童死亡报告卡",并记录在5岁以下儿童花名册及儿童死亡登记册上。此外,要求监测地区的各级医疗保健机构及时填报来自监测点的5岁以下儿童死亡报告卡,每季度交县区级妇幼保健机构,并在例会上核对,解决重卡、漏卡、死因诊断错误等问题。

监测县区每年11月将本年度全部死亡卡报送地市级、省级妇幼保健机构;同时应将全部死亡卡内容转抄到"儿童死亡登记册"上,作为原始资料保存。"儿童死亡登记册"上所有项目应与"儿童死亡报告卡"一致。

3) 5岁以下儿童死亡监测报表:乡镇卫生院

(社区卫生服务中心)每季度填报1张,交县区级妇幼保健机构,由县区级妇幼保健机构汇总成1张。每年10月,县区级妇幼保健机构还要填报1张本年度全年的汇总表上报(包括全年的补漏数)。报表中活产数要分男、女、性别不明分别填写,死亡数按新生儿、婴儿和1~4岁儿童年龄组分别统计填写。

(2) 资料收集方法:

1) 城市建立社区卫生服务站→社区卫生服务中心→区,农村建立村→乡镇→县,以妇幼保健机构为中心的三级儿童死亡报告网及相应的监测系统,各级均有专人负责监测资料的收集、整理和保存。

2) 村医(社区卫生服务站医师)每个月通过例会上报活产数。乡镇卫生院(社区卫生服务中心)的妇幼医师汇总各村(社区/街道)的活产数和死亡数,填报本乡镇(社区社区/街道)的5岁以下儿童死亡监测报表,然后将5岁以下儿童死亡监测表及死亡卡上报县区级妇幼保健机构(例会),与综合医院(县医院、县级妇幼保健机构或儿童医院等)报告的属监测地区的儿童死亡报告卡进行核对,检查、核实各乡镇(社区/街道)婴儿出生和5岁以下儿童死亡数和表卡填写情况。认真检查每张卡片的完整性、正确性,若有重卡,应及时纠正;若有漏卡、漏项,应及时补填;对不符合要求的卡片应及时改正。

3) 监测县区的综合医院、具有产科执业许可证的医院建立5岁以下儿童死亡报告制度。医院内任何科室每发生1例5岁以下儿童死亡均应填报死亡卡,并上报医院医务科(保健科),医院每季度报当地的县或区妇幼保健机构。在城市建立各区的死亡报告卡交换制度。

4) 各级妇幼保健机构负责组织专家进行新生儿死亡评审,确定导致新生儿死亡的原因,并明确根本死因,同时根据评审结果及时修改儿童死亡报告卡的死因诊断。县区级每6个月进行一次评审,对无法确定死因的疑难病例,写出初步意见及可能的死因推断,每年11月上报地市级妇幼保健机构。地市级妇幼保健机构每年进行一次评审,对无法确定死因的疑难病例,写出初步意见及可能的死因推断,上报省级妇幼保健机构。省级妇幼保健机构进行专题或疑难病例评审,每年进行一次评审。

5) 县区级妇幼保健机构,每季度向地市级、省级妇幼保健机构上报上一季度5岁以下儿童死亡监测表。每年10月将本年度监测地区儿童死亡监测年报表、死亡报告卡、县区儿童生命监测质量调查表,上报地市级、省级妇幼保健机构。省级妇幼保健机构负责收集整理各级的新生儿死亡评审材料,并于每年2月25日前将上一年度各级的评审材料上报至全国妇幼卫生监测办公室。

(3) 资料报送方式:5岁以下儿童死亡监测报表、死亡报告卡和新生儿死亡评审材料均采用纸质报告和网络直报并行的方式。

二、质量控制

儿童死亡监测关键是解决漏报问题,减少漏报率是高质量做好儿童死亡监测的关键。漏报的重点是婴儿,尤其是新生儿,特别是不能报户籍的计划外出生儿童。因此,全国5岁以下儿童死亡监测系统在资料的填写、收集、处理、分析的各个环节进行严格的质量控制。

1. 建立逐级质量检查制度　乡镇卫生院(社区卫生服务中心)利用每季度的例会,每季度进行质量检查。县区级每年抽查本县区4~5个监测乡镇(社区/街道),每一监测乡镇(社区/街道)抽查4~5个村委会(居委会)。地市级每年抽查本地市所有监测县区,每一监测县区抽查3~4个监测乡镇(社区/街道),每一监测乡镇(社区/街道)3~4个村委会(居委会)。省级每年至少随机抽查本省4~6个监测县区(要求质控的县区数占全部监测县区的30%以上,其中城市监测点占1/3,农村监测点占2/3),每一监测县区抽查2~3个监测乡镇(社区/街道),每一监测乡镇(社区/街道)2~3个村委会(居委会)。

2. 漏报调查　采用多种形式,如座谈会、走访、查询医院原始记录和各种登记如出生登记、孕产妇登记、计划生育登记、公安部门登记、预防接种卡等,相互核对,相互补漏。在死亡儿童中,还要注意死胎、死产和活产的区别,既要注意防止将死胎、死产作为活产和新生儿死亡上报,使死亡数增加,也要防止将活产作为死胎、死产上报,使死亡数减少。补漏时应查阅死胎、死产病历,查看母亲分娩记录及 Apgar 评分等情况。

3. 表卡质量检查　检查各种数据资料,从各种原始表卡,到计算机录入的各个环节数据资料的完整性和每一份表卡中各项目填写的完整性。

检查死因诊断、死因分类的正确性,各种表卡填写方法的正确性,以及各项目数据范围和逻辑关系的正确性。

检查各种卡片和表格,要求相互数据一致。死亡报告卡数与儿童死亡登记册中死亡儿童数,上报活产数与5岁以下儿童花名册登记的活产数应完全一致。若质量检查发现各种表卡或漏报率未达到质量指标,应责成该地区迅速纠正或重新调查,直到符合质量标准为止。

各级妇幼保健机构应将监测区域内的新生儿死亡评审资料与其死亡报告卡进行相互核对,如两者信息不一致或死因有变动,及时进行核实修改,提高死亡报告卡的准确性。

三、出生缺陷医院监测系统

出生缺陷指出生时就存在的结构和功能(代谢)方面的异常,往往是导致流产、死胎、死产、新生儿死亡和婴幼儿夭折的重要原因。通过开展出生缺陷监测,可以获得准确、可靠并能反映全国水平的出生缺陷资料,动态观察出生缺陷发生的消长情况,及时发现影响出生缺陷的可疑因素,为病因学研究提供线索,为制定出生缺陷的预防措施以及评价其效果提供依据。

1. 监测范围、对象和内容

(1) 监测范围:在全国31个省(区、市)范围内,抽取334个区县和15个省会城市作为监测点。采用以医院为基础的监测方法,在抽取的监测点选择县级及县级以上医院、妇幼保健机构作为监测医院。目前全国共有730所监测医院。

(2) 监测对象:在监测医院内出生的妊娠满28周至出生后7天的围产儿,包括活产儿、死胎死产儿。凡在监测医院内出生或引产的出生缺陷儿,无论孕周大小均需上报。

(3) 监测内容:监测医院内出生的妊娠满28周至出生后7天的围产儿的有关资料,主要出生缺陷的时间、地区和人群分布以及临床资料,出生缺陷的可疑危险因素。

2. 出生缺陷的诊断　目前监测的出生缺陷以体表先天畸形和先天性心脏病为主,分类标准参考国际疾病分类(ICD-10),包括:无脑畸形、脊柱裂、脑膨出、先天性脑积水、腭裂、单发唇裂、唇裂合并腭裂、小耳(包括无耳)、外耳其他畸形(小耳、无耳除外)、食管闭锁或狭窄、直肠、肛门闭锁或狭窄(包括无肛)、尿道下裂、膀胱外翻、先天性马蹄内翻足、多指(趾)、并指(趾)、肢体缩畸形、先天性膈疝、脐膨出、腹裂、联体双胎、21-三体综合征(唐氏综合征)、先天性心脏病。

出生缺陷的诊断涉及产科、计划生育科、儿科、病理科、检验科以及物理诊断科(如 B 型超声检查室)等科室的业务人员。具体负责监测工作的人员应努力掌握有关出生缺陷的知识,如诊断标准等。对每一例畸形儿都应请相关科室的有关专家进行确认,以保证监测质量,避免误诊、漏诊。尸体解剖、病理检查以及染色体检查均有助于进一步明确诊断,有条件的医院应大力开展。B 型超声检查、母血或羊水甲胎蛋白的测定等有助于产前诊断。

3. 资料收集与上报 在每个监测医院,每一例新生儿出生,由一位受过培训的专业人员进行检查。如发现畸形儿,即将有关内容填入出生缺陷儿登记卡。监测医院每季度分月份将所有围产儿有关数据填入围产儿数季报表。

每个监测医院于每季度第二个月 20 日前将上一季度的报表报区县级妇幼保健机构,经区县级、地市级妇幼保健机构核实后,上报省级妇幼保健机构;省级妇幼保健机构复核后于每一季度第三个月 10 日前将上一季度的报表寄全国妇幼卫生监测办公室。监测办公室审核资料后,将数据等录入计算机并进行统计分析。

4. 质量控制 提供准确、可靠的出生缺陷监测的资料,是做好出生缺陷监测工作的关键。需要对表卡的填写、数据收集、整理、录入、统计分析的各个环节进行严格的质量控制。

(1)质量控制系统:为避免漏报、重报,监测医院在新生儿出生、查体、洗澡等关键时期,反复检查有无畸形漏诊,做好监测资料的自查工作。区县级妇幼保健机构对收集的表卡进行审核,每年进行本地区监测医院的质量抽查和评审。地市级妇幼保健机构审核本辖区各监测医院的表卡,有疑问的表卡退回更正。每年进行一次本辖区监测医院的监测质量抽查和评审。省级妇幼保健机构审核各监测医院的表卡,有疑问的表卡退回更正。每年进行一次本省监测医院的监测质量抽查和评审。全国妇幼卫生监测办公室每年对部分省(区、市)进行监测质量抽查和评审,发现问题返回省级妇幼保健机构更正。

(2)质量检查内容:质量检查内容包括漏报调查和监测表卡的质量检查。

1)漏报调查方法:漏报包括出生漏报和出生缺陷漏报。在质量抽查中,对被抽查的监测医院进行检查。检查其产房记录,并将其与上报的表卡核对,即可得到漏报数。检查新生儿科病房出入院记录本,了解有无出生缺陷儿漏报。

2)表卡质量检查:检查各种数据资料,从各种原始表卡到计算机录入各个环节检查其数据资料的完整性和每一份表卡中各种项目填写的完整性。检查各种表卡填写方法的正确性以及各项目数据范围和逻辑关系的正确性。

(3)质量检查方法:数据资料的检查采用手工和计算机检查。手工检查包括自我检查和抽样检查。计算机检查包括数值范围检查和逻辑关系检查。

自我检查:专业人员在填写原始表卡后,应认真核查,对所发现的错误及时更正。

抽样检查:区县级、地市级省级每年自行抽查一次,进行漏报和表卡质量检查,并将检查结果上报全国妇幼卫生监测办公室。监测办公室对部分省(区、市)进行抽查。

四、出生缺陷人群监测系统

我国出生缺陷监测从 20 世纪 80 年代以来一直采用以医院为基础的监测方法,监测对象为住院分娩的围产儿。以医院为基础的出生缺陷监测存在一定的选择偏移,所获得的监测结果具有一定的局限性。以人群为基础的出生缺陷监测,可比较全面地了解某地区出生缺陷的发生状况。自 2006 年起,原卫生部妇幼保健与社区卫生司(现国家卫生计生委妇幼司)决定补充开展出生缺陷监测人群监测。

1. 监测范围、对象和内容

(1)监测范围:在出生缺陷医院监测系统的基础上,在全国 30 个省(区、市)选择 64 个区县开展出生缺陷监测人群。

(2)监测对象:居住在监测地区的产妇(包括本地户籍以及非本地户籍在监测地区居住一年以上的产妇)所分娩的胎婴儿。监测期限为妊娠满 28 周(如孕周不清楚,可参考出生体重达 1000g 及其以上)至生后 42 天,在此期间首次确诊的主要出生缺陷均需报告。

(3)监测内容:出生人群的相关资料,主要出生缺陷发生的时间、地区和人群分布及临床资料。

2. 出生缺陷的诊断 出生缺陷人群监测系

统所采用的诊断方法与医院监测系统相同。

3. 资料收集与上报

（1）建立逐级报告制度：逐级报告制度的管理流程为：村级→街道（乡镇）级→区县级妇幼保健机构→地市级妇幼保健机构→省级妇幼保健机构→全国妇幼卫生监测办公室。

城市监测点由社区卫生服务中心（站）或街道卫生院的妇幼保健人员负责本辖区内所有孕满28周分娩的胎婴儿相关信息的收集，填报《出生情况及婴儿随访登记表》，利用产后访视对婴儿进行随访至生后42天，并将随访结果记录到《出生情况及婴儿随访登记表》。

农村监测点由村医或村保健员负责本村所有孕满28周分娩的胎婴儿相关信息的收集，填报《出生情况及婴儿随访登记表》，利用产后访视对婴儿进行随访至生后42天，并将随访结果记录到《出生情况及婴儿随访登记表》。

（2）各级机构的报告职责：首次确诊的出生缺陷胎婴儿，无论在家中或在医院分娩，均由社区卫生服务中心或街道（乡镇）卫生院妇幼保健人员负责收集相关信息，并填写《出生缺陷儿登记表》，逐级上报。

1）在家庭分娩的胎婴儿，应由接生人员和本辖区负责产后访视的保健人员进行体格检查。发现可疑病例，立即报告社区卫生服务中心或街道（乡镇）卫生院妇幼保健人员，由乡级妇幼保健人员在24小时内入户调查。对不能诊断的病例，报告上级医疗保健机构或建议到上级医疗保健机构进行确诊，并随访诊断结果，一旦确诊，社区卫生服务中心或街道（乡镇）卫生院妇幼保健人员要填报《出生缺陷儿登记表》。

2）在医院分娩的胎婴儿，社区卫生服务中心或街道（乡镇）卫生院妇幼保健人员，村医或村保健员应入户询问出生时情况，对医院确诊的出生缺陷病例填报《出生缺陷儿登记表》。

3）社区卫生服务中心或街道（乡镇）卫生院妇幼保健人员，村医或村保健员在产后访视中若发现未报告的确诊出生缺陷病例，填报《出生缺陷儿登记表》。

4. 质量控制 出生缺陷人群监测系统所采用的质量控制方法与医院监测系统相同。

（徐 韬）

参 考 文 献

1. 国家卫生计生委妇幼司. 中国妇幼卫生监测工作手册. 北京：2013.
2. 陈桂霞, 曾国章, 陈筱铮, 等. 2001至2010年全国5岁以下儿童死亡监测文献分析. 中国优生优育杂志, 2013；19（8）：619-621.
3. 肖文霞, 陈燕杰. 出生缺陷监测的研究进展. 中国优生与遗传杂志, 2016, 24（4）：9-11.
4. 李文静, 杜忠东. 出生缺陷监测系统现状. 中国妇幼卫生杂志, 2016, 7（5）：63-66.

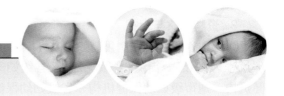

第二章 新生儿生长发育

第一节 新生儿分类

不同胎龄和出生体重新生儿的发育特点和生理状况明显不同,根据胎龄、出生体重、胎龄与体重关系、出生后时间、是否存在高危因素等进行分类,根据各类新生儿的生理特点分别进行医疗护理和保健。

一、根据出生时胎龄分类

根据出生时胎龄,分为足月儿(term infant)、早产儿(preterm infant)和过期产儿(postterm infant)。足月儿是指出生时胎龄在37^{+0}~41^{+6}周(260~293天)的新生儿;早产儿是指出生时胎龄<37周(<260天);过期产儿是指出生时胎龄≥42周(≥294天)。也有提出将足月儿再分类:胎龄37^{+0}~38^{+6}周者为早期足月儿(early term infant),胎龄39^{+0}~40^{+6}周者为完全足月儿(full term infant),胎龄41^{+0}~41^{+6}周者为晚期足月儿(late term infant)。将早产儿再分为:胎龄34^{+0}~36^{+6}周者为晚期早产儿(late preterm infant),胎龄32^{+0}~33^{+6}周者为中期早产儿(moderate preterm infant),胎龄28^{+0}~31^{+6}周者为极早产儿(very preterm infant),胎龄<28周者为超早产儿(extremely preterm infant)(表2-1-1)。

二、根据出生体重分类

根据出生体重,分为正常出生体重儿、低出生体重儿(LBW)、极低出生体重儿(VLBW)、超低出

表 2-1-1 新生儿胎龄分类及定义

分类名称	英文名称	胎龄定义(周)
足月儿	term infant	37^{+0}~41^{+6}(260~293天)
早期足月儿	early term infant	37^{+0}~38^{+6}
完全足月儿	full term infant	39^{+0}~40^{+6}
晚期足月儿	late term infant	41^{+0}~41^{+6}
早产儿	preterm infant	<37(<260天)
晚期早产儿	late preterm infant	34^{+0}~36^{+6}
中期早产儿	moderate preterm infant	32^{+0}~33^{+6}
极早产儿	very preterm infant	28^{+0}~31^{+6}
超早产儿	extremely preterm infant	<28
过期产儿	postterm infant	≥42^{+0}(≥294天)

生体重儿（ELBW）和巨大儿（表2-1-2）。

三、根据出生体重与胎龄关系分类

根据出生体重与胎龄关系,分为适于胎龄儿（appropriate for gestational age, AGA）、小于胎龄儿（small for gestational age, SGA）和大于胎龄儿（large for gestational age, LGA）（表2-1-3）。在不同国家和种族、不同时代,相同胎龄平均出生体重有所差别,1986年我国曾制定不同胎龄出生体重曲线,但已不适用于现在的状况。2015年朱丽等发表了我国不同胎龄新生儿出生体重及百分位数曲线（表2-1-4、表2-1-5,图2-1-1、图2-1-2）,这是我国迄今为止样本量最大（16万例）、地域分布最广（25个省市自治区）的新生儿出生体重及百分位数曲线研究。

表 2-1-2　新生儿出生体重分类及定义

分类名称	英文名称	出生体重（g）
正常出生体重儿	normal birth weight	2500~3999
低出生体重儿	low birth weight	<2500
极低出生体重儿	very low birth weight	<1500
超低出生体重儿	extremely low birth weight	<1000
巨大儿	macrosomia	≥4000

表 2-1-3　根据出生体重与胎龄关系分类

分类	出生体重与胎龄
适于胎龄儿（AGA）	出生体重在同胎龄平均体重的第10~90百分位
小于胎龄儿（SGA） 足月小样儿	出生体重在同胎龄平均体重的第10百分位以下 胎龄已足月,但出生体重<2500g
大于胎龄儿（LGA）	出生体重在同胎龄平均体重的第90百分位以上

表 2-1-4　中国不同胎龄男性新生儿出生体重百分位数参考值（g）

出生胎龄（周）	P_3	P_{10}	P_{25}	P_{50}	P_{75}	P_{90}	P_{97}
24	356	434	520	624	737	846	962
25	444	538	642	766	901	1031	1166
26	534	645	765	909	1064	1212	1366
27	628	753	890	1053	1226	1390	1561
28	724	865	1017	1196	1387	1566	1752
29	825	980	1147	1343	1549	1742	1941
30	935	1105	1286	1497	1718	1925	2136
31	1059	1244	1440	1666	1902	2122	2346
32	1205	1404	1614	1857	2108	2341	2578
33	1376	1590	1814	2071	2337	2584	2830
34	1576	1801	2036	2306	2585	2843	3104
35	1803	2035	2279	2558	2847	3114	3384
36	2053	2289	2536	2820	3114	3386	3662
37	2308	2543	2790	3073	3366	3637	3912
38	2515	2749	2993	3273	3562	3828	4098
39	2643	2877	3121	3399	3685	3949	4215
40	2723	2959	3203	3482	3767	4030	4294
41	2784	3021	3266	3545	3830	4092	4355
42	2839	3077	3323	3602	3887	4148	4410

引自:朱丽,张蓉,张淑莲,等.中国不同胎龄新生儿出生体重曲线研制.中华儿科杂志,2015,53(2):97-103.

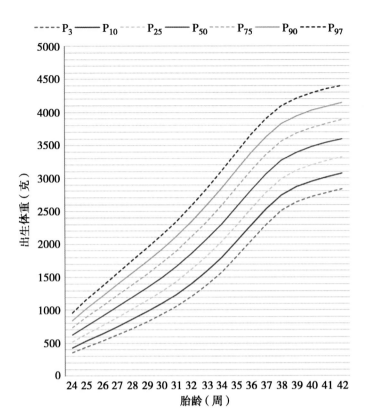

图 2-1-1　中国不同胎龄男性新生儿出生体重曲线

表 2-1-5　中国不同胎龄女性新生儿出生体重百分位数参考值(g)

出生胎龄(周)	P_3	P_{10}	P_{25}	P_{50}	P_{75}	P_{90}	P_{97}
24	304	359	425	513	622	740	880
25	395	466	550	662	796	939	1105
26	487	575	677	811	968	1132	1319
27	582	686	806	960	1138	1321	1525
28	680	799	936	1109	1306	1504	1723
29	781	917	1070	1261	1474	1686	1916
30	890	1042	1212	1419	1648	1872	2112
31	1012	1181	1367	1591	1835	2071	2319
32	1152	1338	1541	1782	2039	2285	2541
33	1314	1518	1737	1993	2264	2519	2781
34	1503	1722	1955	2225	2506	2768	3036
35	1719	1951	2193	2472	2760	3028	3298
36	1960	2197	2445	2727	3018	3286	3556
37	2204	2439	2685	2964	3251	3515	3782
38	2409	2640	2879	3153	3433	3691	3950
39	2543	2770	3006	3275	3550	3803	4058
40	2623	2849	3083	3349	3621	3872	4124
41	2681	2905	3138	3402	3673	3921	4171
42	2731	2954	3185	3448	3717	3963	4212

引自:朱丽,张蓉,张淑莲,等.中国不同胎龄新生儿出生体重曲线研制.中华儿科杂志,2015,53(2):97-103.

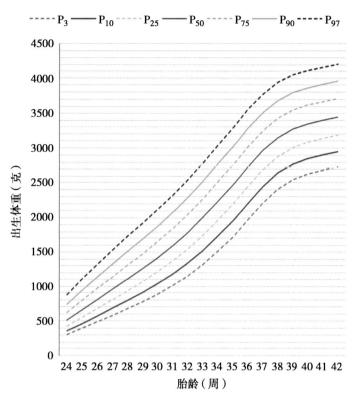

图 2-1-2　中国不同胎龄女性新生儿出生体重曲线

四、根据生后周龄分类

1. 早期新生儿　指出生 1 周以内的新生儿。

2. 晚期新生儿　指出生第 2~4 周的新生儿。

五、高危新生儿

将存在高危因素的新生儿分类为高危新生儿。高危新生儿(high risk infant)指已发生或可能发生危重情况的新生儿,高危新生儿需密切观察和监护。符合下列条件的可定为高危儿:①孕母存在高危因素,如年龄超过 40 岁或小于 16 岁;合并疾病如糖尿病、肾脏疾病、心脏疾病、肺脏疾病、高血压、贫血、血小板减少症、出血等。②出生过程存在高危因素,如羊水过多或过少;胎儿胎位不正,臀位产;早产或过期产,急产或滞产;羊水被胎粪污染,胎膜早破和感染;脐带过长(>70cm)或过短(<30cm)或被压迫;剖宫产等。③胎儿和新生儿存在高危因素,如:多胎,宫内窒迫,胎儿心率或节律异常,有严重先天畸形,窒息,新生儿出生时面色苍白或青紫,呼吸异常,低血压等。

（陈　超）

参 考 文 献

1. Spong CY. Defining "Term" Pregnancy Recommendations From the Defining "Term" Pregnancy Workgroup. JAMA, 2013, 309(23): 2445-2446.

2. World Health Organization. Born Too Soon. The Global Action Report on Preterm Birth. Bull World Health Organ, 2012, 5.

3. 朱丽, 张蓉, 张淑莲, 等. 中国不同胎龄新生儿出生体重曲线研制. 中华儿科杂志, 2015, 53(2): 97-103.

第二节　新生儿体格检查

新生儿出生后 2 小时要进行最初体格检查,以及时发现问题,并为以后的检查提供最初的情况。理想的检查时间是进食以后,还没有困倦的时候,新生儿在进食后不会哭闹。

新生儿体格检查应在温暖明亮的环境中进行,维持室温在 25℃以上。新生儿应全身裸露,便于观察皮肤颜色、肢体活动和反应等,但每次暴露时间不应超过 2 分钟。检查前医务人员须先洗手,并使手温暖,必要时戴口罩,检查时动作轻柔,速度要快。

检查者必须熟悉新生儿特点,全面细致地检查新生儿,灵活安排检查顺序。尽量在啼哭前把一些需要安静时检查的项目检查完毕,例如,首先听诊心脏和肺部,然后触诊腹部,再进行其他系统检查。应该鼓励父母尽可能参与检查,包括脱去孩子的衣物,握住孩子的膝盖或者把孩子固定在床上,并且让孩子抓住他们的手指以稳定情绪。

一、外表观察

新生儿体检时,先检查外观,快速观察一下外表情况,评估孩子的基本情况。

1. 观察表情神态是否自然、舒适,是否痛苦、淡漠、昏睡等。

2. 观察皮下脂肪丰满度,皮肤是否光滑,有无脱屑及皱褶等。

3. 观察身体大概比例,正常新生儿头部与全身的比例为 1:4,胸部多呈圆柱形,腹部呈桶状,四肢常呈屈曲状。

4. 观察体表是否有明显的畸形或者异常。

二、生长发育指标测量

对每个新生儿都必须准确测量体重、身长、头围,必要时测量胸围和腹围,判断新生儿的成熟度和营养状态。

1. **体重测量**　健康足月儿体重约 3000~3500g,通过与胎龄相关的体重增长评估新生儿的营养状况。

2. **身长测量**　准确测量身长需要有效固定的测量工具,新生儿保持仰卧位,头部接触固定的挡板,躯体和双腿尽量伸展,保持平直,记录结果,正常新生儿身长约 50~52cm。将体重、身长和头围绘制在性别合适的生长图上,观察是否在正常胎龄的范围内和头围、身长、体重的比例是否均衡。用卷尺量身高或在新生儿的身体下面放纸张做记号都是错误的。

新生儿身体中点在肚脐,头顶到耻骨联合的长度和耻骨联合到脚跟的长度比率约 1.7:1,测量这些数值可以帮助发现软骨发育不良等生长障碍疾病。

3. **头围测量**　用卷尺测量从枕骨到额骨的最大直径,绕过前额,在眼睛上面,经过枕骨最突出的部位。足月儿头围约 33~34cm。如果头围稍微大于或者小于标准值,应重新核对头围的测量。脑积水是头围增大的常见原因,考虑脑积水时要定期监测头围。

4. **胸围测量**　一般胸围没有作为常规测量,但它是评价身体比例指标。在新生儿仰卧位环绕乳头进行测量。足月新生儿胸围约 30~32cm,并在前 6 个月内比头围小 1~2cm。

三、皮肤检查

应仔细检查全身皮肤,观察皮肤是否存在青紫、黄疸、红斑、水肿等,正常新生儿皮肤红润。但新生儿有些皮肤现象属于正常生理状态。

1. **胎脂**　出生时,皮肤覆盖一层灰白色胎脂,生后数小时渐被吸收,胎脂若呈黄色,提示有黄疸、宫内窘迫或过期产。

2. **新生儿红斑**　正常新生儿生后 1~2 天内皮肤出现红斑,皮疹呈大小不等、边缘不清的斑丘疹,散布于头面部、躯干及四肢,皮疹多在 1~2 天内迅速消退。

3. **生理性红斑**　正常新生儿刚出生时皮肤呈粉红色,接触外界空气后,皮肤很快变成红色,生后第 2 天周身皮肤更红,5~6 天后逐渐消退,伴有脱屑。

4. **粟粒疹**　在鼻尖、鼻翼、颊、颜面等处,常可见到因皮脂腺堆积形成针头样黄白色的粟粒疹,脱皮后自然消失。

5. **橙红斑**　为新生儿微血管痣,常分布于前额和眼睑上,数月内可消失。

6. **水肿**　生后 3~5 天,在手、足、小腿、耻骨区及眼窝等处易出现水肿,2~3 天后消失,与新生儿水代谢不稳定有关。

7. **黄疸**　生理性黄疸多在生后 2~3 天后出现(图 2-2-1),一般持续一周后消失。

8. **青记**　为蓝绿色色斑,系特殊色素沉着所致,常分布于背部、臀部,俗称青记或胎生青痣。随年龄增长而消退。

9. **病理性皮肤异常**　皮肤苍白见于缺氧、酸中毒、贫血(图 2-2-2)、休克或水肿时。皮肤和黏膜均呈深红色应考虑红细胞增多症。宫内窘迫时,胎粪污染羊水,新生儿娩出后可见指(趾)甲、脐带被染成黄色。许多新生儿生后 2~3 天在胸腹部及四肢可见边缘不清多形性红斑,约米粒大或豆粒大,中央有黄白色针尖大突起,称为中毒性红斑

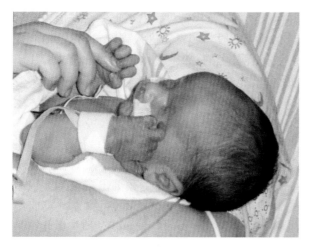

图 2-2-1　新生儿皮肤黄染

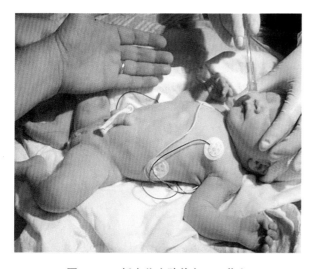

图 2-2-2　新生儿皮肤苍白——贫血

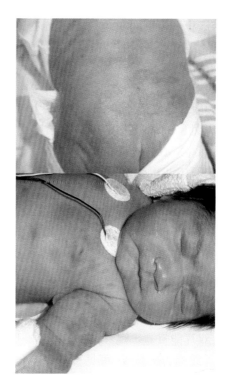

图 2-2-3　新生儿毒性红斑

（图 2-2-3），约 24 小时后自行消退，是因皮肤对外界刺激过敏所致。检查皮肤时要注意颈部、腋窝及腹股沟皱褶处有无糜烂或脓疱；新生儿皮下坏疽常见于尾骶部，易被遗漏。

仔细检查是否存在血肿、血管瘤、瘀斑、瘀点等，这些症状与分娩时血管内压力增加、血小板减少症或先天性感染相关联。血管瘤比较常见，出生后很小但在生后数周或数月会生长发展，过后多数自发消退。

四、头颈部

1. 头颅　新生儿头颅外形常有明显变化，与分娩时在子宫内的位置、压力相关，臀位分娩和剖宫产新生儿头颅外形呈典型的圆形和对称，经阴道分娩新生儿头颅呈狭长变形，伴有骨缝重叠，可能存在头皮水肿或头颅血肿。

（1）头皮水肿：经过产道时压力的压缩使液体聚集头皮下形成头皮水肿，通常在生后数天内消退。顶先露分娩新生儿头部外形狭长，先露部位经常见到水肿和瘀块，数天内可消退。

（2）头颅血肿：骨膜下的血液被骨膜局限于头盖骨上的区域内形成头颅血肿，有波动感和弹性感，常持续数周，逐渐缩小，完全消退通常需 2~3 个月。在消退过程中，头颅血肿边缘可出现钙化，触诊时感觉颅骨中心凹陷伴有易碎的突出的边缘。

（3）颅骨：新生儿颅骨软，骨缝未闭合，有前囟和后囟，有时在前后囟之间可触到第三囟门。前囟菱形直径通常 2~3cm，直立姿势安静时，前囟比较平坦或者稍微凹陷，后囟一般只能容纳指尖。出生时因颅骨受产道挤压，常有不同程度的变形，骨缝可重叠。囟门过大、饱满，或骨缝若明显裂开常见于颅压增高或脑积水。

2. 眼睛　新生儿生后数天每天约有 20 小时处于睡眠状态，有时一睁一闭，与眼运动功能尚未协调有关。清醒时目光会随着检查者脸旋转至少 90° 的弧度。正常新生儿可见轻度眼球水平震颤，频繁水平震颤或垂直震颤提示脑干损伤。眼球直视或凝视见于颅内出血或其他颅内器质性疾患。头先露者可见沿着角膜边缘的弯月形球结膜出血,有难产史者有时可见球结膜下出血或虹膜边缘一圈呈红紫色,多因毛细血管淤血或破裂所致,可在数天后吸收。

双眼上斜或内眦赘皮反应常见于21-三体综合征。大面积角膜混浊伴有高眼球张力常见于先天性青光眼。正常瞳孔反射呈红色,若呈白色者提示有白内障、肿瘤或视网膜病可能。

少数新生儿出生时,鼻泪管下端出口被一层薄膜封闭或因上皮碎屑堵住了泪道,造成泪腺不通,一般3~4周自行破裂,鼻泪管通畅。少数新生儿鼻泪管下端出口的薄膜始终不破裂,泪液在鼻泪管积聚,刺激管壁黏膜而导致泪囊炎,多影响单侧眼睛,除流泪外,还可出现脓性分泌物。

3. 耳　耳外形、大小、结构、坚硬度与成熟度有关,愈成熟耳软骨愈硬。足月儿耳廓软骨发育已完善,双耳能直立。观察是否有外耳畸形,耳轮低于眦耳线称为低位耳,可见于一些综合征。外形或结构畸形、皮赘、窦道也可能是其他特殊综合征的表现,如耳前乳头状赘生物提示可能有先天畸形。

4. 鼻　新生儿鼻道狭窄,鼻腔常因分泌物堆积而堵塞,影响呼吸和哺乳。双侧后鼻孔闭锁者常表现为呼吸困难和青紫,张口呼吸或张口哭时,呼吸困难和青紫可以得到一定程度的缓解。鼻梁低,因鼻骨软而易弯,可见歪斜,但以后不留畸形。新生儿用鼻呼吸。先天性梅毒患儿出生后可表现鼻塞、张口呼吸,鼻前庭皮肤湿疹样溃疡。

5. 口腔　新生儿口腔黏膜薄,黏膜下毛细血管丰富,并且血红蛋白含量高,故口腔黏膜呈红色,若为浅红色与成人接近,提示贫血。口唇可见纵形皱襞形成唇胼胝,便于吮乳时固定在乳头上。

牙龈可见白色较硬的小块,俗称"马牙子",数天后可自行脱落,不必处理。新生儿唾液分泌少,舌相对较大,口腔黏膜较干燥。检查上腭是否完整性,注意悬雍垂外形,如悬雍垂裂开是黏膜下(隐藏)上腭裂的迹象。沿着牙床和上腭可见偶尔被白色外皮包裹的囊肿,数天后消失。硬腭中线可见大小不等(约2~4mm)的黄色小结节,数周后消退。舌系带有个体差异,薄厚和紧松不同。两侧颊部各有一个隆起的脂肪垫,俗称"螳螂嘴",有利于吸吮乳汁,不可挑破。

以下情况应怀疑食管阻塞:

(1) 黏液和口水过多。

(2) 经口插胃管很难到达胃部,胃管看起来好像已经下了足够深度,应该到达胃部,但胃管盘蜷在梗阻盲段。如胃管进入胃部,从胃管抽取少许液体,测定pH,如果液体是从胃部出来,pH呈酸性。

巨舌症提示先天性甲状腺功能减退,或Beckwith Pierre Robin综合征。

6. 颈部　新生儿颈部比较短,臀牵引或产钳助产的新生儿,颈部因被牵拉而变细长。颈部皱褶深而潮湿,易糜烂。一侧颈部出现花生大或橄榄大肿块,见于胸锁乳突肌血肿、胸锁乳突肌纤维瘤,面部不对称,头向一侧倾斜。检查甲状腺是否增大,尤其是母亲在孕期服用碘剂,或者有甲状腺疾病的家族史。颈后皮肤过度折叠呈颈蹼,为Turner综合征体征。

新生儿应常规触诊锁骨,分娩过程中易发生锁骨骨折,巨大儿锁骨骨折危险性增加,常表现为一侧肢体假瘫,可以移动胳膊,但移动会导致疼痛而哭闹。生后数天,触诊锁骨会出现捻发音。不久之后,骨折处会出现一个变硬的肿块,数月内逐渐消退,可通过X线检查确诊,一般无需特殊治疗(图2-2-4)。

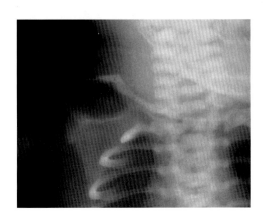

图 2-2-4　新生儿锁骨骨折

五、胸部

1. 胸廓　新生儿胸廓多呈圆柱形或桶状,两侧扁平,是因宫内受上肢压迫所致。剑突尖,有时上翘,在肋软骨交接处可触及串珠。由于肋骨水平位,新生儿呈膈肌型呼吸,有时可见潮式呼吸,呼吸以腹式为主。如出现明显的胸式呼吸,或胸廓吸气性凹陷,应考虑肺部疾病所致的呼吸困难。生后4~7天可见乳腺增大,如蚕豆或核桃大小,或见黑色乳晕区及泌乳,2~3周可消退,是由于母体激素影响所致,不可挤压以防感染。

2. 肺　足月儿安静时呼吸频率 30~40 次 / 分，若持续超过 60 次 / 分，则为呼吸增快。早产儿呼吸频率波动较大，可出现呼吸暂停或周期性呼吸。若出现呼吸窘迫，如肋下、肋间、胸骨明显凹陷，提示呼吸系统疾病较严重。对新生儿进行肺部叩诊时动作要轻，仅用一个手指放在胸部即可，主要凭手指感觉来判断，叩诊有助于区别肺不张和肺气肿。新生儿期肺部听诊，在生后数小时水泡音和喘息声可能是生理性的，肺炎早期的细湿啰音，只有在啼哭或深吸气时才能听到。听诊器胸件要小，以免接触不严或造成摩擦音。

3. 心脏　生后第 1 天，约 80% 新生儿可听到暂时性杂音，数天后消失。窒息新生儿因三尖瓣乳头肌功能不良，引起三尖瓣关闭不全，在胸骨左缘三四肋间或剑突下偏左可听到 3~4 级收缩期杂音，生后 2~3 天可消失。新生儿缺氧时，在胸骨左缘第 2~3 肋间可听到暂时性杂音，系动脉导管开放所致，缺氧纠正后便消失。足月儿心率平均 140 次 / 分，睡眠时可降至 70 次 / 分，活动时可增至 180 次 / 分。心脏叩诊可判定右位心和心脏移位，生后数天心脏显著扩大见于心内膜弹力纤维增生症和心脏糖原累积症。

六、腹部

1. 视诊　正常新生儿腹部稍微隆起，早产儿腹壁薄，可见到肠型。腹部平坦见于膈疝，也可见于某些消化道畸形如食管闭锁或肠闭锁，因闭锁部位不同而腹部外形各异。因肠壁平滑肌发育不完善，发生肠梗阻时以腹胀为主，很少见到肠型。生后数天内突然出现明显腹胀，应考虑胃穿孔。早产儿腹胀应考虑坏死性小肠结肠炎。

2. 触诊　在安静和放松时用温暖的双手进行触诊。大部分新生儿右上腹肝脏下缘可触及 1~2cm。新生儿脾脏一般触不到，偶尔在左侧肋缘可触及。左肾通常比较容易触及，右肾下极也可以在肝脏下缘被触及。腹部触诊注意是否触及包块。

3. 脐部检查　生后脐带经无菌结扎后，一般 1~7 天脱落，脱落前应检查纱布有无渗血，脱落后脐部应保持干燥。有时可见到脐疝。脐带包括 2 条脐动脉、1 条脐静脉，旋转下降至胎盘。如果在夹钳下面只有 3~4cm 的脐带，仅仅脐带残端是很难分清 3 条血管是否存在。大约 1% 新生儿只有一条脐动脉，这些婴儿中 10% 伴有先天性畸形。

七、生殖器及肛门

1. 外生殖器　重点检查解剖结构是否正常，有无先天畸形如尿道上裂、尿道下裂等。仔细检查生殖器可帮助评估胎龄，生后阴囊或阴阜可见水肿，数天后消退。由于受母体激素影响，女婴阴道可见白带样分泌物，有时可见血性分泌物，称假月经，持续数天消退。足月男婴阴囊下垂和有皱褶，颜色较深。睾丸完全下降，正常睾丸长 1~2cm，如果检查者手较冷，或婴儿烦躁，睾丸会很快缩进阴囊高处，甚至腹股沟内。检查阴囊时应该在婴儿安静时，并且保持手的温暖。有时可见一侧或双侧鞘膜积液，常于生后 2 个月内吸收。

男婴生殖系统常见异常是尿道下裂，尿道下裂一般单独存在，也有与肾脏异常相关联，需要做肾脏彩超明确诊断。男婴阴囊相对较大，如果发现有疝囊存在，确定是否容易回缩，如果难以回缩，需请外科医师会诊。性别难辨的婴儿需进行染色体鉴定，激素测定，超声检查。

2. 肛门　仔细观察胎粪排出情况，必要时做肛指诊检查。有时可见肛门闭锁。如已经排出正常胎粪，说明肛门通畅，但存在直肠瘘管时，单靠胎粪排出不能确定肛门是否通畅，需进行仔细的肛门检查。需进行指检时，一般用第五根手指，涂润滑油，轻柔检查。

八、四肢和脊柱

重点观察有无外伤和畸形。分娩时造成的骨折和损伤，通过观察婴儿的主动活动和被动运动，可及时发现损伤部位。

1. 四肢　检查四肢是否存在畸形和功能异常。多指(趾)畸形较为常见，锁骨骨折时一侧拥抱反射消失，肱骨和股骨骨折表现哭闹、局部肿胀和运动障碍，臂丛神经损伤可见患侧上肢瘫痪、肘关节伸直、前臂旋前、指腕关节屈曲。指趾细长见于马方(Marfan)综合征，指趾短小见于先天性克汀病。

先天性髋关节脱位如能早期诊断，可避免不良预后，检查大腿 - 臀部对称的褶皱部分，非对称可能显示由于先天髋部脱臼而导致的腿短的早期征兆。可让婴儿放松仰卧在结实的表面，向腹部弯曲大腿成 90° 角，膝盖弯曲成 90° 角。然后用食指沿着大腿的外轴抓住每一条腿，中指放在大转子上，拇指居中。在婴儿休息时，首先让股骨完全内收,然后再向床面推,如感到股骨头离开髋关节,提示脱位。将腿从内收状态轻轻外展,使膝盖处于床垫上。在诱导期间,用手指把大转子向中间推。如在外展或者内收过程中听到"咔哒"声,如在膝盖外展时遇到抵抗,或者大腿肌肉内收、不适,可能患有先天性髋关节脱位或者半脱位,需要整形外科评估。

2. 脊柱 注意脊柱中线有无肿物,如脑脊髓膜膨出(图2-2-5)、脊柱裂。有无异常毛发以发现隐性脊柱裂。

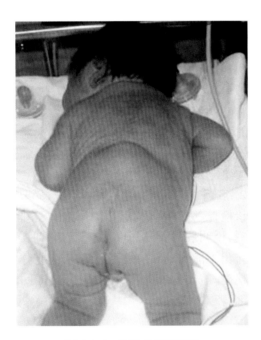

图 2-2-5 新生儿脊膜膨出

九、神经系统

新生儿神经系统检查目的是评价新生儿成熟度和及早发现神经系统器质性疾病。主要检查运动功能、对刺激的反应和某些原始反射。

1. 观察哭声 仔细聆听新生儿哭声,正常新生儿哭声响亮,嘶哑、虚弱、不正常高音或低音哭声,可能提示喉部或神经异常。反复不能被安慰的哭声也不正常。例如高音调的"脑病"哭声,先天性甲减的低沉的嘶哑的哭声,猫叫综合征典型的像猫一样的哭声。

2. 观察姿势和自发动作 正常足月儿肢体以屈肌张力占优势,四肢保持屈曲状态,两手手指紧握拳,只是在睡眠时稍放松。观察自然姿势时要注意两侧肢体是否对称。正常足月儿在打开包被时,由于受到寒冷刺激,四肢出现有力、粗大震颤样动作,有时可见腕、踝、下颏阵挛(抖动)。安静状态时易见徐缓、不规则的抽搐样手足徐动。这些由皮层下中枢支配的无意识、不规则动作在新生儿时期是正常生理现象。突然出现的肌张力改变,持续性伸肌强直和阵发性痉挛是神经系统损害的症状。肢体不活动见于正常睡眠的松弛状态,也可见于疾病或药物引起的抑制。

3. 观察意识状态 新生儿意识状态的判定需要给予一定的刺激,观察对刺激反应。刺激方法通常用食指弹足底,用拇指和食指抓住婴儿胸部,轻轻摇动。检查意识状态时应先唤醒婴儿,使其保持觉醒状态,然后再按规定给予刺激。

新生儿意识状态可分以下几种:①清醒:弹足2~3次后哭,哭声响亮,持续时间较长,肢体自发动作有力;②激惹:弹足1次即哭,哭声响亮,有时声调平直,持续时间长,肢体活动多;③嗜睡:弹足3次哭,哭声弱,持续时间短,很快又入睡,肢体活动少,无力;④迟钝:弹足5次或以上哭声,或不哭仅脸部出现表情,很快又入睡,无肢体活动;⑤昏睡(浅昏迷):弹足10次无反应,针刺有反应,哭声或面部出现表情;⑥昏迷:对任何刺激均无反应。

4. 肢体张力 肢体张力受新生儿成熟度影响,足月儿肌张力表现主要有以下6种:

(1) 腘窝角试验:髋关节向前弯曲成90°时,轻拉膝关节,腘窝角在90°~110°之间。

(2) 举腿碰耳试验:向前弯曲髋关节,骨盆不抬起,足跟不能碰到耳朵。

(3) 下肢屈肌张力试验:分开两大腿时有阻力,两大腿之间角度小于60°。

(4) 围巾试验:手经前胸放至对侧肩部,肘关节不超过躯干中线。

(5) 前臂回缩试验:拉开肘关节使处于伸直位,手松开后,肘关节迅速屈曲回复原位。

(6) 颈牵拉反应:抓住双手,使上半身抬起成坐位,头部可与躯干维持在一直线上达数秒钟。

5. 原始反射 正常足月儿应出现各项原始反射,如不出现或两侧不对称,应考虑为病理状态。新生儿原始反射主要有以下3种:

(1) 握持反射:手指放在婴儿手掌中,婴儿手指紧握拳。

(2) 拥抱反射:拉住婴儿双腕,向上提起使双肩离开床面,头不离床,突然放开双腕,婴儿双臂先外展,后内收,手指伸开。

（3）觅食反射：手指触碰婴儿一侧口角,婴儿头部向同侧转,口唇出现动作。

（朱丽 陈超）

参考文献

1. 朱丽,张蓉,张淑莲,等.中国不同胎龄新生儿出生体重曲线研制.中华儿科杂志,2015,53（2）:97-103.

2. Cross JH. Differential diagnosis of epileptic seizures in infancy including the neonatal period. Seminars in Fetal & Neonatal Medicine,2013,18:192-195.

3. 中国妇幼保健协会新生儿保健专业委员会,中国医师协会新生儿科医师分会.产科母婴同室新生儿管理专家建议.中华新生儿科杂志,2017,32（2）:1-5.

第三节 新生儿胎龄评估

胎龄是指胎儿在宫内生长发育的周龄或日龄,新生儿胎龄评估（assessment of gestational age）是指根据新生儿出生后48小时内的外表特征和神经系统检查估计新生儿的胎龄。由于对新生儿分类的进展,早产儿、足月儿和过期产儿是根据出生时的胎龄而定,小于胎龄、适于胎龄和大于胎龄是根据胎龄与体重的关系而定,胎儿生长受限也需要知道胎龄,因此胎龄评估非常重要。

新生儿胎龄评估有多种方法,最准确的方法是胎儿超声检查,但在许多情况并不能做得到。如果孕妇月经周期规则,以最后一次月经的第一天算起至出生时的一段时间作为胎龄比较准确。也可采用家庭日历表法准确记录月经时间。但如果母亲月经周期不规则或因其他原因不易计算。新生儿出生后则需通过胎龄评估进行确定。

一、胎龄评估检查方法

1. 评估时间 新生儿胎龄评估应在出生后12~48小时进行,刚出生时易受母亲用药的影响,足底水肿,足纹较少,由于产程的影响,头不容易竖立,这些因素会影响胎龄评分的准确性,需要一定时间才能恢复稳定。另外,如过了48小时,新生儿发育较快,使评分结果发生误差。曾有研究显示生后32小时左右评分最准确。

2. 新生儿状态 应在新生儿清醒安静、不烦躁时检查,最好在喂奶后2小时进行,要注意保暖。

3. 体位 将新生儿放在检查台上,取仰卧位,保持安静观察新生儿体位。

4. 方窗 检查者用拇指将新生儿的手向前臂屈曲,测定小鱼际与前臂侧所成的角度,操作时勿旋转新生儿手腕。

5. 踝背曲 将新生儿足向小腿背侧屈曲,检查者拇指放在足后跟,其余手指放在小腿背后,测量足背与小腿之间的角度。

6. 上肢退缩 将上臂贴胸,检查者用双手将新生儿两前臂压向上臂,使肘部弯曲,5秒钟后拉回前臂,使之伸直,随即放手,按新生儿前臂弹回的位置评分。

7. 下肢退缩 将髋与膝充分屈曲5秒钟后,牵引双足使伸直,随即放手,按髋与膝弹回的位置评分。

8. 腘窝成角 检查者在新生儿右侧以左手拇指和食指抵住膝部,使之与身体成60°角,然后检查者以右手拇指和食指抬起踝后方,使小腿充分伸展,测量在腘窝处所形成的角度。

9. 足跟至耳 将新生儿足拉至头部,测量足与头之间距离,肌张力极低者足可拉至耳部。

10. 围巾征 将新生儿一侧手牵引至对侧肩部,尽可能放在对肩后方,观察肘部的位置,是否超过躯干中心线（胸骨中线）。

11. 头部后退 检查者抓住新生儿双手或上臂,慢慢拉至坐位,注意头与躯干位置的关系。

12. 腹部悬吊 置新生儿于胸腹卧位即俯卧位,检查者用一只手伸入新生儿下腹部将新生儿抬起离开检查台,观察新生儿:①背部弯曲程度:肌张力强者背部较平,弱者背部弯曲;②下肢屈曲度:肌张力强者下肢稍向背部伸直,弱者荡向下方;③头与躯干的关系:肌张力强者头向上抬起,稍高于躯干,弱者头向下弯曲。

二、胎龄评估常用量表

胎龄评估主要根据新生儿外表特征及神经系统检查,外表特征包括皮肤、胎毛、足底纹、乳头乳房、耳廓和外生殖器等,神经系统主要检查新生儿的肌肉张力,与胎龄相关性比较密切。

胎龄评估量表比较多,有Dubowitz量表、Finnstrom量表和简易评估量表。评估时按新生儿的发育程度逐项评分,合计总分后查相应表格或直线图得出胎龄。

1. Dubowitz胎龄评估量表 采用11个体

表特征和 10 个神经肌肉成熟度指标相结合判断胎龄,是比较全面的胎龄评估量表,但是需要检查21 项体征,比较复杂,不易执行,评分操作时对新生儿干扰比较大。因该量表比较可靠准确,仍被有些医院采用,北美各医院大多采用该量表(表2-3-1~ 表 2-3-3)。

外表体征评分和神经估计分都合计一起,根据表 2-3-3 查出胎龄。

表 2-3-1 Dubowitz 胎龄评估量表外表特征评分表

外观表现	评分				
	0	1	2	3	4
水肿	手足明显水肿(胫骨压痕)	手足无明显水肿(胫骨压痕)	无水肿		
皮肤结构	很薄,滑黏感	薄而光滑	光滑,中等厚度皮肤或表皮脱屑	轻度增厚,表皮皲裂及脱屑,以手足部位为著	厚,羊皮纸样,伴皲裂深浅不一
皮肤色泽(婴儿安静不哭时观察)	暗红	粉红色,全身一样	浅粉红色,全身深浅不一	灰色,仅在耳唇手掌及足跟部位呈粉红色	
皮肤透亮度(躯干)	静脉及毛细血管清晰可见,尤其在腹部	可见静脉及其分支	在腹部可见少数大静脉	少数大静脉隐约可见(腹部)	看不到静脉
胎毛(背部)		整个背部覆满长而密的胎毛	胎毛稀疏分布,尤其在下背部	有少量胎毛间以光亮区	大部分无胎毛
足底纹	无皮肤皱褶	足掌前半部可见浅红色皱褶	足掌前 <3/4 区域可见较明显的红色折痕	>3/4 足掌前区可见折痕	>3/4 足掌区见明显深折痕
乳头发育	乳头隐约可见无乳晕	乳头清晰,乳晕淡而平,直径 <0.75cm	乳晕清晰,边缘部高起,直径 <0.75cm	乳晕清晰,边缘不高起,直径 >0.75cm	
乳房大小	扪不到乳腺组织	在一侧或两侧扪到乳腺组织直径 <0.5cm	两侧乳腺组织皆可扪到,直径 0.5~1cm	两侧乳腺组织皆可扪到,直径 >1cm	
耳廓	平如翼无固定形状,边缘轻度或无卷折	部分边缘卷曲	耳廓发育较好上半边缘卷曲		
耳的稳定性	耳翼柔软,易于弯折,不易复位	耳翼柔软,易于弯折,缓慢回位	耳翼边缘软骨已发育,但柔软,易回位	耳廓发育良好,边缘软骨形成,回位快速	
生殖器 男性	阴囊内无睾丸	至少有一睾丸位于阴囊高位	至少有一个睾丸位于阴囊位		
生殖器 女性	大阴唇明显分开,小阴唇突出	大阴唇大部分覆盖小阴唇	大阴唇完全覆盖小阴唇		

表 2-3-2 Dubowitz 胎龄评估量表神经系统评分表

神经系体征	得分					
	0	1	2	3	4	5
体位	软,伸直	软,稍屈	稍有张力,屈	有张力,屈	更有张力,屈	
方格	90°	60°	45°	30°	0°	
踝背曲	90°	75°	45°	20°	0°	
上肢退缩反射	180°	90°~180°	<90°			
下肢退缩反射	180°	90°~180°	<90°			
腘窝成角	180°	160°	130°	110	90°	<90°
足跟至耳	至耳	接近耳	稍近耳	不至耳	远离耳	
围巾征	肘至前腋线外	肘至前腋线和中线之间	肘在中线上	肘不至中线		
头部后退	头软后退	头呈水平位	头稍向前	头向前		
腹部悬吊	头软下垂	头稍高但在水平位下	头呈水平位	头稍抬起	头抬起	

表 2-3-3 Dubowitz 量表总分与胎龄的关系查对表

总分	胎龄(日)	胎龄(周+日)
10	191	27+2
15	202	28+6
20	210	30
25	221	31+4
30	230	32+6
35	240	34+2
40	248	35+3
45	259	37
50	267	38+1
55	277	39+4
60	287	41
65	296	42+2
70	306	43+5

2. Finnstrom 评估量表 采用 7 个体表体征评估胎龄,比 Dubowitz 量表简化,评分操作时对新生儿干扰较少,欧洲国家多采用该量表。但该量表准确性不如 Dubowitz 量表,对小胎龄早产儿的评分结果可能比实际胎龄要高,而对过期产新生儿的评分可能比实际胎龄小(表 2-3-4、表 2-3-5)。

3. 简易评估量表 检查项目少,操作简便,该量表参考国外几种量表,经过 4000 多例新生儿实践后,经电子计算机采用逐步回归分析,筛选出足底纹理、乳头形成、指甲、皮肤组织 4 项体征最重要,使之变成极为方便的简易评估量表,即总分加上常数 27 就是该新生儿的胎龄周数,不必查表。评估的胎龄与 Dubowitz 法相仿,而较国外几种简易评估量表为优。其误差多数在 1 周以内,仅少数会达到 2 周以上。该评估量表只要 2~3 分钟即可完成,不受检查者用力大小和婴儿重度窒息、颅内外伤等疾病的影响,也不受保暖等条件限制,便于推广(表 2-3-6)。

表 2-3-4 Finnstrom 胎龄评估量表

表现	1	2	3	4
皮肤	静脉多,腹部小静脉清楚可见	静脉及其支流可见	腹部大血管清楚可见	腹部少数大血管可见或看不见血管
耳廓	耳屏无软骨	耳屏有软骨感	耳轮有软骨	软骨发育已完成
足底纹	无	仅见前横沟	足底前 2/3 有纹	足底至足跟部有纹
乳房大小	<5mm	5~10mm	>10mm	
乳头	无乳头,无乳晕	有乳头和乳晕但晕不高起	有乳头,乳晕高起	
指甲	未达到指尖	已达指尖	指甲顶较硬	
头发	细软,不易分清	粗,易分清		

表 2-3-5　Finnstrom 胎龄评估量表总分与胎龄的关系查对表

分数	胎龄（日）	胎龄（周＋日）	分数	胎龄（日）	胎龄（周＋日）
7	191	27^{+2}	16	250	35^{+5}
8	198	28^{+2}	17	256	36^{+4}
9	204	29^{+1}	18	263	37^{+4}
10	211	30^{+1}	19	269	38^{+3}
11	217	31	20	276	39^{+3}
12	224	32	21	282	40^{+2}
13	230	32^{+6}	22	289	41^{+2}
14	237	33^{+6}	23	295	42^{+1}
15	243	34^{+5}			

注：将评分分数加在一起，根据该表查出胎龄

表 2-3-6　简易胎龄评估量表（胎龄周数 ＝ 总分 +27）

体征	0分	1分	2分	3分	4分
足底纹理	无	前半部红痕不明显	红痕 > 前半部褶痕 < 前 1/3	褶痕 > 前 2/3	明显深的褶痕 > 前 2/3
乳头	难认，无乳晕	明显可见，乳晕淡、平，直径 <0.75cm	乳晕呈点状，边缘突起，直径 <0.75cm	乳晕呈点状，边缘突起，直径 >0.75cm	……
指甲	……	未达指尖	已达指尖	超过指尖	……
皮肤组织	很薄，胶陈状	薄而光滑	光滑，中等厚度，皮疹或表皮翘起	稍厚，表皮皱裂翘起，以手足为最明显	厚，羊皮纸样，皱裂深浅不一

各体征的评分如介于两者之间，可用其均数

（陈　超）

参 考 文 献

1. Lynch CD，Zhang J. The research implications of the selection of a gestational age estimation method. Paediatr Perinat Epidemiol，2007，21（Suppl 2）：86-96.

2. Hoffman CS，Messer LC，Mendola P，et al. Comparison of gestational age at birth based on last menstrual period and ultrasound during the first trimester. Paediatr Perinat Epidemiol，2008，22：587-596.

3. Papageorghiou AT，Kennedy SH，Salomon LJ，et al. International standards for early fetal size and pregnancy dating based on ultrasound measurement of crown-rump length in the first trimester of pregnancy. Ultrasound Obstet Gynecol，2014，44：641-648.

4. Gernand AD，Paul RR，Ullah B，et al. A home calendar and recall method of last menstrual period for estimating gestational age in rural Bangladesh：a validation study J Health Population Nutrition，2016，35：34.

5. Dubowitz LM，Dubowitz V，Goldberg C，et al. Clinical assessment of gestational age in the newborn infant. J Pediatr，1970，77（1）：1-5.

6. Finnstrom O. Studies on maturity in newborn infants：I. external characteristics. Acta Pediatr Scand，1972，61：24-26.

7. Finnstrom O. Studies on maturity in newborn infants：IX. Further observations on the use of external characteristics in estimating gestational age. Acta Pediatr Scand，1977，66：601-605.

8. 钱倩 . 一种简易的新生儿胎龄评分法 . 中国妇幼保健，1990，5（5）：46-48.

9. 杨弘伟，石树中，娄爱丽，等 . 两种胎龄评估方法的比较 . 临床儿科杂志，1993，11：7.

第四节　宫外生长发育迟缓

宫外生长发育迟缓（extrauterine growth restriction，EUGR）是指早产儿出生后生长发育计量指标（体重、头围、身长）在相应宫内生长速率

期望值的第 10 百分位水平以下。早产儿出生时由于身体各器官未完全发育成熟，在母体外生存能力较弱，特别是体内能量储存不足，出生后除要面对可能的疾病，还要完成追赶生长，故早产儿 EUGR 已成为全球公认的新问题。EUGR 不仅影响婴儿期和儿童期的体格发育，更重要的是引起神经系统发育迟缓以及远期发生心血管疾病和代谢综合征的风险。

【病因】

1. **母亲因素**　母亲孕期合并症如妊娠期高血压疾病、慢性高血压、慢性肾炎、严重贫血、糖尿病以及慢性消耗性疾病均可引起胎盘循环障碍及胎儿营养物质供给不足，是小于胎龄儿（small for gestational age，SGA）产生的重要原因之一，从而导致胎儿出生后容易出现喂养不耐受及新生儿期疾病，更容易呈现生长迟缓的状态。同时，患妊娠合并症的孕妇通常在孕晚期出现症状恶化需提前终止妊娠，造成早产及低出生体重儿。

2. **胎盘因素**　胎膜早破、胎盘早剥、绒毛膜羊膜炎等早产的主要原因均可增加早产儿窒息、感染、呼吸障碍等并发症的发生，导致患儿营养供给不足、消耗增加、生长发育进一步落后，从而导致 EUGR。

3. **宫内生长发育迟缓（intrauterine growth restriction，IUGR）**　IUGR 是导致早产儿生后出现 EUGR 的高危因素之一。IUGR 患儿宫内发育累积的落后将直接导致其生后的生长发育处于落后状态，这种落后将持续到出院后，要完成追赶性生长则需要相当长的一段时间。

4. **胎龄与体重**　早产儿各种营养物质储备显著不足，双胎或多胎儿尤为突出，出生胎龄越小、出生体重越轻，其器官发育越不成熟，出生后早期出现喂养不耐受或合并其他严重疾病的情况越多，导致能量、营养素摄入明显不足。且早产儿能量代谢旺盛，代谢多处于负平衡状态，营养缺乏严重，使生后体重下降幅度加大，恢复出生体重时间延长，从而直接影响到其生长速度。

研究显示，EUGR 的发生率随胎龄和出生体重的降低而上升。胎龄 <27 周的早产儿 EUGR 的发生率为 100%，胎龄 27~31 周的早产儿 EUGR 的发生率为 50%~70%，胎龄 32~34 周的早产儿 EUGR 的发生率为 30%~40%。出生体重 <1000g 的早产儿 EUGR 的发生率为 100%，1000~1499g 的早产儿 EUGR 的发生率为 70%~90%，1500~1999g 的早产儿 EUGR 的发生率为 30%~60%，≥2000g 的早产儿 EUGR 的发生率为 <20%。

5. **疾病因素**　早产儿出生时身体各器官未完全发育成熟，在母体外生活能力较弱，出生后将面临各种疾病的威胁，易发生感染、呼吸暂停、支气管肺发育不良、贫血、坏死性小肠结肠炎等，使机体处于高分解状态，能量消耗增加，出现负氮平衡，导致患儿体重增长缓慢。同时，疾病状态使早产儿有更高的代谢需要，对能量和蛋白质的需求增加，营养需求更难得到满足，从而造成了营养不良和生长缓慢。此外，严重感染、炎症或应激状态会增加代谢性酸中毒、呼吸暂停的发生，使肠内及肠外营养的实施变得困难，甚至导致长时间的喂养不耐受，影响患儿的生长发育。疾病时类固醇类药物、呼吸机的使用也是导致早产儿发生 EUGR 的主要原因之一。

6. **营养因素**　早产儿要达到推荐的营养摄取量很困难，特别是患严重疾病的早产儿，累积营养缺乏越来越严重。EUGR 早产儿能量摄入、蛋白质摄入持续低于非 EUGR 早产儿。此外，首次肠道喂养时间晚也是早产儿发生 EUGR 的危险因素之一。推迟胃肠道喂养可对早产儿胃肠道的发育成熟产生一定的影响，导致喂养不耐受，进一步影响患儿住院期间的营养摄入，加重生后的累积营养损失量，增加出院时 EUGR 的发生率。

【临床特点】

EUGR 患儿由于营养不良及各系统脏器发育相对落后，常合并一些并发症，如呼吸暂停、呼吸窘迫综合征、败血症、坏死性小肠结肠炎、喂养不耐受、酸中毒、低血糖、低体温等，尤其是严重 EUGR 患儿，并发症的发生率明显增高。由于 EUGR 患儿肺血管发育受到影响，呼吸系统疾病治疗难度较高，应用辅助通气的比例也较高，时间较长。同时，EUGR 可能导致早产儿骨矿物质密度减少，影响患儿骨骼发育。EUGR 患儿住院时间也相对较久，除了并发症原因外，还可能与营养摄入不足、疾病严重及体重达不到出院标准有关。

【诊断】

早产儿出生至校正胎龄 40 周以 2013 版 Fenton 曲线为评判标准（图 2-4-1）；胎龄 40 周后以 WHO 0~2 岁儿童体格生长曲线为评判标准（图 2-4-2），出院时生长指标低于同龄同性别儿生长曲线第 10 百分位（P_{10}），诊断为 EUGR。若出院体重低于相应同龄同性别儿第 3 个百分位则诊断为严

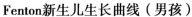

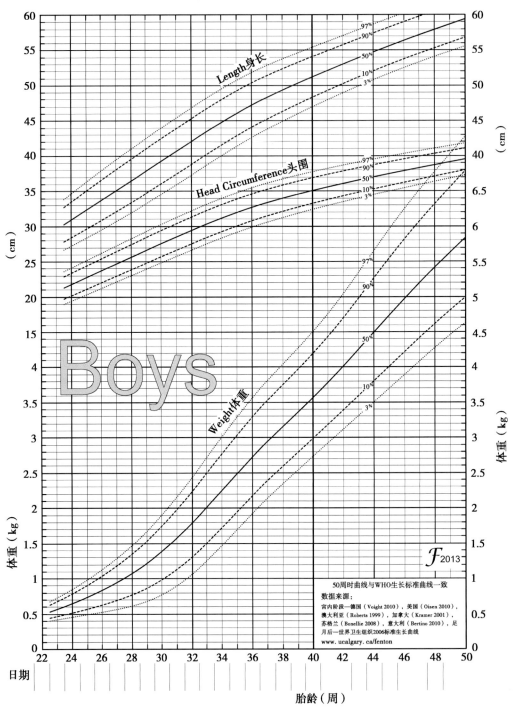

A

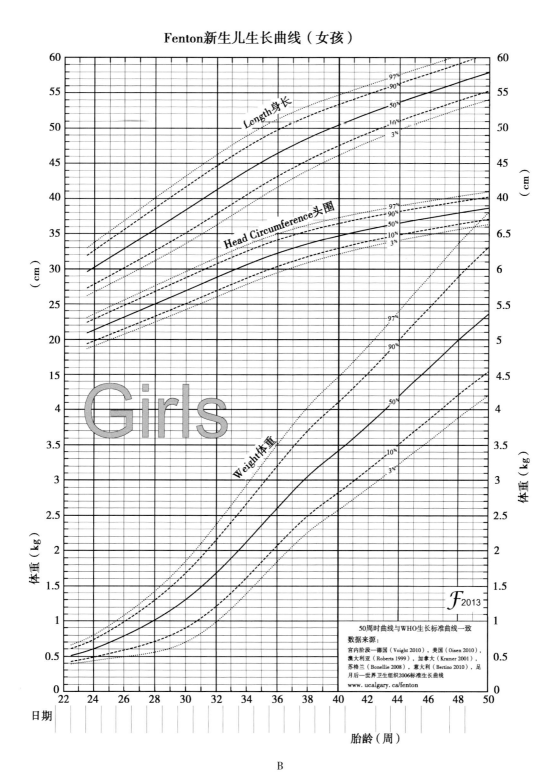

图 2-4-1　新生儿生长曲线(2013 版 Fenton 曲线)

A. 男孩;B. 女孩

男孩体重 - 年龄曲线图

0~2 岁（percentiles）

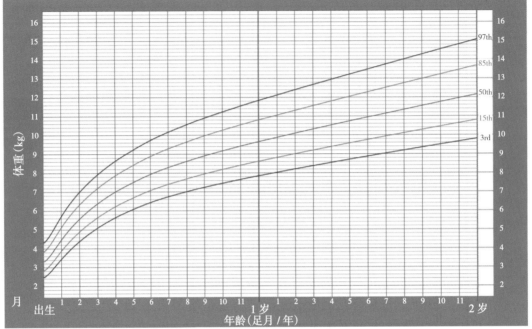

女孩体重 - 年龄曲线图

0~2 岁（percentiles）

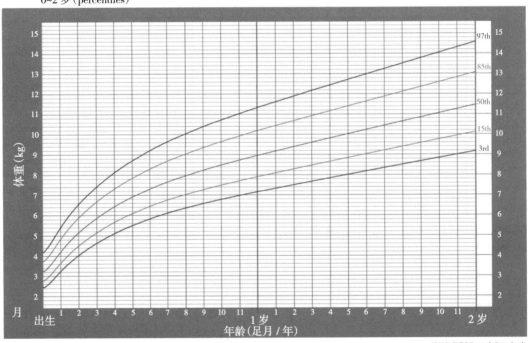

图 2-4-2　WHO 0~2 岁儿童体格生长曲线

（上图：男孩；下图：女孩）

重 EUGR。其中,出院胎龄(周)= 入院胎龄 + 住院天数 /7。

【保健与护理】

1. **孕期保健**　加强产前检查,加强对高危产妇的管理,积极防治妊娠期产科疾病对降低 IUGR 的发生率有重大意义,从而减少 EUGR 的发生。早期明确 SGA,并给予合理的产前治疗,阻止低体重儿及 SGA 的发生,是避免 EUGR 的重要措施。

2. **营养支持**　合理的营养保障十分重要,EUGR 早产儿的体重下降时间、恢复出生体重时间、住院时间均显著延长,体重下降幅度加大,日均体重增长减少。因此,应当尽早给予早产儿适当的喂养以及足够的热量,缩短生理性体重下降的时间及幅度,进而减少 EUGR 的发生。早产儿存在自身特点,在不同的生理阶段对各种营养素的需求不同,应针对每个婴儿、每个阶段的不同特点来进行调整和规划。

(1) 母乳喂养:提倡母乳喂养,母乳营养丰富、易于消化吸收,有利于体格发育及大脑的发育,并且能减少喂养不耐受的发生,降低坏死性小肠结肠炎、院内感染等风险及青春期以后代谢综合征性疾病发生的机会。

(2) 静脉营养:早期足量肠外营养能够提供充足的热量和蛋白质,防止高分解代谢状态和负氮平衡,能够使低出生体重儿生后体重下降幅度减少、体重增长加快、生活能力增强、并发症减少从而明显改善生长发育。

(3) 肠内营养:在病情允许的情况下尽早开始喂养,选择优化和个体化的营养方案,促进胃肠动力和胃肠激素分泌,有助于胃肠道组织结构的完整及消化功能的成熟,从而减少坏死性小肠结肠炎及晚发型败血症的发生率。多项研究表明早期微量喂养能促进胃肠激素分泌和胃肠动力,促进胃肠成熟,缩短肠外营养过渡到肠内营养的时间,从而减少 EUGR 发生率,为日后实现追赶生长打下良好基础。

(4) 出院后营养管理:出院之后的继续强化营养,出院时指导家长母乳喂养,适度母乳强化,提供较高的蛋白质及充足的热量。但也有相关研究显示过度的追赶性生长与早产儿成年后肥胖、高血压及胰岛素抵抗等代谢综合征相关。目前出院后营养指导原则为体重 >1800g 且生长参数达到相应胎龄的第 25 百分位者(P_{25}),可转换为 73kcal/L 的出院后配方或半量强化的母乳;当

校正月龄 4~6 个月且生长参数均达到相应月龄的第 25 百分位者,可转换为 67kcal/L 的婴儿配方或母乳。

3. **积极防治并发症**　加强危重早产儿的早期识别,减少生后各种并发症的发生,从而减少 EUGR 的发生,以提高早产儿远期的生存质量。

4. **随访**　加强对生长发育指标及并发症的随访,给予个体化的治疗方案。

【预后】

EUGR 不仅影响了体质量、身长和头围的增长,早期生长发育的迟滞可能影响后期的生长发育的潜力。有研究显示,青春期阶段,早产儿出生的婴儿较足月儿出生的同龄人仍表现为身高、体重上的矮小,个别严重生长迟缓的早产儿生长发育迟缓可持续至儿童时期,甚至到成年后早产儿出生人群较正常同龄人体重偏轻。

生后早期的体重增长与早产儿神经系统预后密切相关,EUGR 对远期神经系统发育的影响也不容忽视,长期的蛋白及能量缺乏将会影响大脑的发育,生后 2 年内尤为显著,EUGR 患儿更容易出现运动落后、智力缺陷,且存在更多视力、行为及语言问题。

EUGR 患儿住院期间体重的增长与远期预后有明显的相关性,体重增长 17g/(kg·d) 以上的患儿发生脑瘫的危险性显著低于体重增长低于 12g/(kg·d) 的婴儿。出院后,大部分早产儿能够在校正月龄 3 个月内实现不同程度的追赶生长。追赶性生长的最佳时期是生后第一年,尤其是前半年,早产儿出院后矫正月龄 2~3 个月内存在一个生长发育的机会窗,在这个“机会窗”里,生长发育水平与未来的成长状态相关。

此外,EUGR 患儿可能存在高胰岛素血症、高胰岛素样生长因子等代谢紊乱,成年后易患心血管疾病、糖尿病等。低出生体重加上后期的追赶生长,会增加患代谢综合征的危险。因此有必要为他们提供特殊而又合适的营养供给,既能促进早产儿的生长发育、减少 EUGR 的发生,又不增加其患代谢综合征的危险。

(陈　超　朱　丽)

参 考 文 献

1. 曹玮,张永红,赵冬莹,等 . 34 周以下早产儿宫外生长发育迟缓发生的影响因素 . 中国当代儿科杂志,2015,

17（5）：453-458.

2. 全美盈，王长燕，王丹华．50例超低出生体重儿追赶生长的临床研究．中国儿童保健杂志，2015，23（11）：1149-1152.

3. 邬方彦，周鸣，赵玮婷，等．高危早产儿宫外生长迟缓的危险因素分析．中国新生儿科杂志，2015，30（1）：43-47.

4. 单红梅，蔡威，陶晔璇，等．早产儿宫外生长发育迟缓的评价．中国临床营养杂志，2005，13（3）：150-153.

5. 林佳君，汤庆娅．早产儿宫外生长发育迟缓原因剖析及营养摄入现状．临床儿科杂志，2016，34（9）：712-715.

6. 胡劲涛，谢宗德，陈平洋．早产儿宫外生长发育迟缓状况调查研究．中国实用儿科杂志，2009，24（2）：129-131.

7. Fenton TR，Nasser R，Eliasziw M，et al. Validating the weight gain of preterm infants between the reference growth curve of the fetus and the term infant. BMC Pediatr，2013，13：92.

8. Guellec I，Lapillonne A，Marret S，et al. Effect of Intra- and Extrauterine Growth on Long-Term Neurologic Outcomes of Very Preterm Infants. J Pediatr，2016，175：93-99.

9. Pampanini V，Boiani A，De Marchis C，et al. Preterm infants with severe extrauterine growth retardation（EUGR）are at high risk of growth impairment during childhood. Eur J Pediatr，2015，174（1）：33-41.

10. Ortiz-Espejo M，Gil-Campos M，Mesa MD，et al. Alterations in the antioxidant defense system in prepubertal children with a history of extrauterine growth restriction. Eur J Nutr，2014，53（2）：607-615.

第五节　新生儿视觉发育

视觉（vision）是人类最重要的感觉。在个体的生长发育以及生存过程中需要的各种外界信息，约80%以上是经视觉获得的。光作用于人体的视觉器官（眼），使其感受细胞兴奋，捕获的信息经视觉神经系统加工后产生视觉。通过视觉，人才能感知外界环境中物体的大小、颜色、明暗、远近和活动等。

视觉是各个感觉系统中发育最晚的。胎儿的眼睛在孕27周前是紧闭的，之后才可以观察到睁眼与眨眼的动作。孕33周后，胎儿的瞳孔开始具有放大和缩小的能力，隐约可以辨认物体的性状了。

婴儿的视觉功能在出生后至1岁间的发展极为迅速，特别是在生后的头4个月尤为重要。视觉发育的里程碑和各阶段的保健措施如下：

一、1月龄

1. 发育特点　因为视网膜和脑的视觉中枢发育不完善，刚出生时视力很弱，仅能看到黑白或灰色的影像。新生儿眼睛的调节能力尚差，因此不能聚焦近的物体。尽管在视觉发育上有一定的局限，但研究显示在生后几天，新生儿也已经表现出在妈妈的脸和陌生人的脸之间，更喜欢看妈妈的脸。在生后1周，新生儿可以看见红、橙、黄和绿色。因为人类视网膜的蓝光受体数目较少，蓝光波长较短，因此婴儿需要更长的时间识别蓝色。

生后头一个月婴儿的眼睛对光不是很敏感。他的光感阈值（感知光线存在的光的强度）是成人的50倍。尽管如此，他们对光线还是有反应，在光线由暗突然转强时，瞳孔会收缩，眼皮会眯起来。如果光线太强太亮，他们会把头转向另一侧。他们的焦距大约在20~25cm左右。新生儿出生时多数是轻微远视，7岁以前都趋向远视，之后则向近视方面发展。

2. 保健措施　可以用颜色鲜艳、明快的颜色装饰宝宝的房间以帮助他的视觉发育。可以采用颜色、形状对比明显的物品或玩具等。尽量选择多种颜色和不同形状。

二、2~3月龄

1. 发育特点　2~3月龄时，婴儿的视觉发育有了很大的进步，有更清晰的视觉敏度，双眼更协调的运动；双眼能跟随运动的物体。在此阶段，眼睛能够从一个物体转移到另一个物体而不需要移动头。此时对光线的敏感较前有所增强，光感阈值下降至成人的10倍。

2. 保健措施　为促进此阶段的婴儿的视觉发育，美国眼科学会（The American Optometric Association，AOA）建议如下：

（1）经常增加房间里的物品或变换原有物品的位置。

（2）当你在房间里走动的时候和宝宝说话。

（3）在婴儿房间里亮一盏夜灯，当他们醒来时有一定的视觉刺激。

（4）在你的密切监护下，小婴儿清醒时可以让他们俯卧，这对于提供他们重要的视觉和运动经历很重要。

三、4~6月龄

1. 发育特点　婴儿6个月时，大脑的视觉中枢有了很大的发展，此时他们能够看得更清楚，能够更快、更准确地移动眼睛跟随运动的物体。大约 5 月龄时,双眼的运动进一步协调,这样视物有了一定的立体感,能够感知深度。视敏度从出生时的大约 20/400 到 6 月龄时的 20/25。色觉也发展至接近成人的水平。4~6 月龄时,婴儿有了更进一步的手眼协调运动,这让他们可以很快地定位物体并抓取。比如他们能够很准确地抓起奶瓶塞到嘴里。

保健措施 6 月龄是婴儿视觉发展的重要里程碑,建议做第一次眼睛检查。评估视敏度、远视、近视、散光和双眼协调以及双眼远近视的协调。尽管这些问题不多见,早期发现,早期干预效果更好。

四、7~12 月龄

1. **发育特点** 这个年龄段的婴儿大运动功能有了很大进步,他们能够匍行和爬;同时对自己的身体有了进一步的认识,能够协调视觉和身体的运动,眼睛对远近的判断更准确,这让他们能抓住物体并把它扔出去。

2. **保健措施** 为了促进婴儿眼-手-身体协调运动,可以多训练爬,在离婴儿一定距离的地方放一个能吸引注意的玩具,鼓励其爬着去拿玩具,并提供一些能够拆装的玩具。

五、1~2 岁

1. **发育特点** 满 1 岁时,拥有了大致相当于成人 1.0 的视力。2 岁时眼-手协调功能以及深度视觉已经发育很好。他们能够认识书中熟悉的物品和图片并能用蜡笔或铅笔乱画。

2. **保健措施** 来回地扔球,让孩子的眼睛跟随球运动。给孩子积木和各种形状和大小的球,以提高精细运动技能和小肌肉的发展。阅读或讲故事来激发孩子的想象能力,为以后的学习和阅读技能奠定基础。

六、学龄前期和学龄期

定位、追视、视线转移、立体知觉(depth perception)和视觉功能的其他方面持续发育和成熟。双眼聚合(convergence)即同时聚焦于同一物体的能力,在 7 岁时发育完善,这也是有眼位异常和焦距异常的儿童应该在此年龄前治疗的原因。

婴幼儿视觉发育异常一般比较隐匿,从外观难以辨别。因此需要特别细心的观察。如果发现宝宝对强光没有反应、目光不能追视、视物时斜眼或歪头、发育迟缓等,均需要做进一步的检查。

(杨 凡)

参 考 文 献

1. Robison D Harley, Leonard B Nelson, Scott E Olitsky. Harley's Pediatric Ophthalmology. Lippincott Williams & Wilkins, 2005.
2. 美国眼科学会,中华医学会眼科学分会. 眼科临床指南. 第 2 版. 北京:人民卫生出版社,2012.

第六节 新生儿听觉发育

听觉(audition)是指声源的振动所引起的声波,通过声音传导系统传递到内耳,内耳将声波的机械能转变为听觉神经上的神经冲动,再传送到大脑皮层听觉中枢而产生的主观感觉。听觉对于人类有重要意义,它是语言和社会交往功能的基础。

一、听觉发育特点和保健措施

听觉系统的基本功能是感受声音和辨别声音,通常把感受声音的能力叫做听力。听力发育的物质基础是听觉通路的正常与外界环境的声音刺激。实际早在孕期,听觉的发育已经开始。不同孕期胎儿的听觉发育见表 2-6-1。

表 2-6-1 不同孕期胎儿的听觉发育

孕周	发育
4~5	内耳发生
9	中耳发生
18	开始对声音有反应
24	对声音更敏感
25~26	对子宫内的声音有反应

足月新生儿的听觉灵敏度已相当好,50~90dB 的声响可引起呼吸改变。声音可引起新生儿惊吓反射,眨眼或表现为啼哭;若啼哭时听到声音也可能表现为啼哭停止,有时表现为呼吸暂停。

出生后听觉发育的里程碑和各阶段的保健措施如下:

1. 1 月龄

(1)发育特点:宝宝已有了听觉,大部分的宝宝在出生 24 小时后对听刺激 1~2 次就能引起反应,对说话的声音很敏感。一周后,听力发育渐趋成熟,他会密切注意人的声音,特别是父母的声音。对音乐有特殊的兴趣,也会对噪声比较敏感。在宝宝身旁说话,宝宝将头转向熟悉的声音和语言。

(2)保健措施:生后早期是大脑接受语言及听觉刺激最敏感、可塑性最强的时期。这一时期如果出现听力问题,会影响孩子的语言、智力及心理等多方面。因此,早期监测非常重要。即使通过了新生儿听力筛查,在以后仍要观察其对声音的反应。对于这个月龄的宝宝,一般听到60dB以上的声音如关门声、音乐声音等,他的双臂会突然向内屈曲;如果睡觉时突然遇到较大声响会觉醒、睁开眼睛,这就是医学上所谓的觉醒反射。

2. 2月龄

(1)发育特点:听力发育更加成熟,能够辨别不同声调和强度的声音。对人们的谈话很有兴趣,能够注意到听和说之间的顺序转换;对熟悉或陌生的声音会有不同的反应。会发声并等待大人的反应。此时婴儿能倾听音乐的声音,对轻快、柔和、优美的旋律表示出愉悦的情绪,而对噪声表示不快,或用哭表示拒绝。

(2)保健措施:大人可以轻声和宝宝说话,或放一些轻柔的音乐,在宝宝的不同方向发出声音,宝宝会向声源处转动头部。

3. 3~4月龄

(1)发育特点:3个月的婴儿在活动中听到声音时,常常表现为停止活动然后出现定向反应,慢慢将头转向声源方向。4月龄时能区分大人的讲话声,能辨别不同音色,区分男女声,听到妈妈的声音会很高兴。对语言中表达的情感很敏感,温柔好听的声音会引起宝宝微笑、手脚晃动等积极反应。

(2)保健措施:可以继续之前的听力训练措施。值得注意的是,部分听力初筛没有通过,42天复查仍没有通过的婴儿,要在3月龄时进行听力诊断性检查。

4. 5~6月龄

(1)发育特点:对各种新奇的声音都很好奇,会定位声源,听到声音时,能"咿咿呀呀"地回应,对音量的变化有反应。若声响在一侧耳朵的下方,头先转向声响一侧,然后再低头朝下。若声音在一侧耳朵的上方,头先转向声音的一侧,然后再向上看。

(2)保健措施:6月龄是进行听力保健的重要时间之一。如果发现该年龄的婴儿不会寻找声源,提示可能存在听力损伤,需进一步检查。

5. 7~8月龄

(1)发育特点:倾听自己发出的声音和别人发出的声音,逐渐能把声音和声音的内容建立联系。叫名字有反应,能区别熟人与生人的声音,听到妈妈的声音会笑,会主动发音;而听到陌生人的声音就会很紧张,甚至哭起来。8月龄时大致能辨别出友好和愤怒的说话声;能通过视觉和听觉的整合来模仿人的动作或活动。

(2)保健措施:可以录制各种声音如汽车喇叭声、流水声、敲门声、动物的叫声等,在播放声音的同时让宝宝观看实物或相应的画面,帮助他认识不同物品发出的不同声音。可以听节奏鲜明的乐曲,让宝宝的身体随节拍运动。

6. 9月龄

(1)发育特点:已能区分音的高低,如在玩耍时,宝宝有时会用玩具专门敲击高音或专门敲击低音。

(2)保健措施:对不同玩具发出的声音有强烈的兴趣,可用不同的动作使各种不同的发声的玩具发出声响,不仅发展手的技巧,同时增进手、眼、耳的相互协调。

7. 10~12月龄

(1)发育特点:宝宝的声音定位能力已发育很好,基本接近或达到成人的水平。具备了辨别声音方向的能力,可以将头直接转向声源方向。能听懂几个字,包括对家庭成员的称呼,逐渐可以根据声音来调节、控制自己的行动,对说话的注意力日渐增加。

(2)保健措施:这时宝宝能够理解更多的语言了,你与他的交流具有了新的意义。尽可能多地与孩子说话,有助于增进其理解能力。语言简单而特别,密切结合生活的场景;对熟悉的玩具和物品的称谓尽可能保持一致。

总之,0~1岁是婴儿利用听觉来促进认知发育的最重要时期,家长应不失时机地多跟孩子说话,给孩子听各种各样柔和的声音,如音乐、自然界的声音来刺激他的听觉器官,为以后语言的发展打下基础。

二、新生儿听力筛查

新生儿出生后都应按照国家卫生计生委《新

生儿听力筛查技术规范》进行听力筛查。大约1‰~3‰的新生儿出生时有听力损失,常见的高危因素有:早产;NICU 住院时间;高胆红素血症需要血液置换治疗;使用耳毒性药物;阳性家族史;反复耳部感染和脑膜炎等。随着新生儿抢救技术的不断进步,越来越多的超低出生体重、极低出生体重和低出生体重的早产儿存活。他们是听力损伤的高危人群,应定期在专门机构进行听力评估。

听力筛查的目的在于早期发现听力的异常并进行早期干预,防止更严重的听力损伤和语言功能受损。目前我国使用的听力筛查方式主要有耳声发射(otoacoustic emissions,OAE)和自动听性脑干反应(automated auditory brainstem response,AABR)两种。正常新生儿和有高危因素的新生儿应采用不同的筛查方案进行初筛和复筛。未通过复筛的婴儿,都应在 3 月龄时接受听力学和医学评估,确保在 6 月龄内诊断是否存在先天性或永久性听力损失,以便及早实施干预。

(杨 凡)

参 考 文 献

1. Jane R Madell,Carol Flexer. Pediatric Audiology:Diagnosis,Technology,and Management. New York:Thieme,2013.
2. Frederick N Martin,John Greer Clark. Introduction to Audiology:Global Edition. Pearson Schweiz Ag,2014.
3. 金星明,静进. 发育与行为儿科学. 北京:人民卫生出版社,2014.

第七节 新生儿神经行为发育

一、胎儿期不同孕周大脑发育特点

大脑是神经行为发育的物质基础,在胎儿期它的发育经历了脑部形成期、脑细胞增殖期和脑成长活跃期三个关键时期。

1. 脑细胞形成期(怀孕前 8 周) 人类胚胎的最早期是一个简单两层结构的盘。在胚胎约两周时,盘的背侧出现限局性外皮增厚,即神经板。胚胎 18 天左右,神经板内凹,形成神经沟。神经沟的两外侧增生,增厚形成一对隆起,即神经褶(neural folds)。这些褶的边缘向内延伸,逐渐相互靠拢,最后连接,形成神经管(neural tube)。神经

管近端的 2/3 形成未来的脑;末端的 1/3 形成未来的脊髓。神经管的腔将变为脑室系统和脊髓的中央管。最初大脑的表面是平滑的,到第 13 周(孕中期初期)时,出现了复杂的沟和回。大脑皮层内不同功能的神经细胞主要在妊娠第 15~18 周时(孕中期)分化发育完成。孕期第 5 周,细胞大量分裂,形成大脑半球且迅速增大、生长。孕期第 7 周,前脑形成两个如豌豆大小的脑。其细胞壁只有两层,薄如发丝。在两个脑泡之间,尚未长成的神经细胞上下游移,然后分裂形成两种新的细胞,其中一些新细胞形成树突和轴突,其余的形成起支撑作用的神经节。通常情况下,孕第 15 周时,大脑才明显地分成了 6 个区:2 个前脑区,1 个中脑区和 3 个后脑区,这些区域形成大脑的基本框架,帮助大脑正常分化成各种结构:脑膜、神经、纤维、细胞核、神经节等。

2. 脑细胞增殖期(怀孕 20 周左右) 正常脑的髓鞘化自胚胎 20 周开始,而后按一定顺序发生。新生儿脑的大部分尚未髓鞘化,灰质和白质的分化较差。髓鞘化区域较小,包括延髓、中脑背侧、下和上小脑脚和内囊后肢,出生后髓鞘化持续进行并发展迅速。8 月龄婴儿脑已大部髓鞘化。在怀孕 20 周左右,胎儿的听觉、视觉等神经系统便陆续发展。20 周后脑细胞的发育会变得愈来愈复杂,而这个时期也是胎动开始出现的时候,此时,胎儿会随着自身神经系统的发育与外界的刺激,逐步形成神经回路,为以后进一步的发展打下基础。

3. 脑成长活跃期(怀孕 30 周左右到出生后) 孕后期和生后的早期是中枢神经系统高速发展的时期,包括神经元的分裂增殖和突触(synapse)的形成。突触是神经元与神经元之间或神经元与效应器细胞之间的特异性功能接触部位。它是神经元之间的联系和进行生理活动的关键性结构。至出生时,脑的重量约 400g,神经细胞约有 1000 亿个。此后,神经细胞数量不再增加,为了传递信息,突触形成和髓鞘化不断进行,在突触形成高峰时,每秒可形成 40 000 个神经突触连接。这些突触的形成和发展,正是视觉、听觉、触觉、味觉、嗅觉、前庭觉、运动觉等功能的基础。

胎儿期大脑的发育和功能的获得奠定了新生儿神经行为的物质基础。

二、新生儿神经行为发育状况

新生儿神经行为是指新生儿对周围事物的感

知和认知能力。神经行为发育是一个渐进的过程，新生儿阶段是发育的初级阶段。随着年龄的递增，神经行为的发育通过更丰富多样的运动、语言、认知、社会交往和生活、情感、气质等表现出来。

1. 神经行为发育的物质基础　神经行为发育的物质基础是神经系统特别是中枢神经系统——脑。脑的功能在于通过感觉系统从外界环境中有效地获取信息，利用这些信息做出适宜的反应。脑发育的关键时期是妊娠后期3个月至生后2岁。出生时脑重量350~400g，占体重的1/9~1/8，约为成人脑重的25%；1岁时约为750g，达成人脑重的50%；2岁时为成人脑重的75%，从脑的重量变化也可见生后头2年是发育的高峰时期或关键时期。出生时，从解剖上，新生儿已具备了成人脑所具有的沟和回，但比成人的浅；组织学上也已具备了大脑皮层的六层基本结构。生后，在多种因素的共同作用下结构和功能进一步完善。出生时神经细胞数目已与成人接近，脑重量的增加主要源于轴突与树突的形成和神经胶质细胞的分裂增生，并逐步形成大脑各区间复杂的网络交织，同时伴随功能的成熟。

2. 神经行为发育的影响因素　和其他所有器官系统一样，神经行为的发育受遗传和环境的共同影响。曾经有研究试图找出在基因和环境中更主要的决定因素，结果表明，遗传和环境具有同等的效力，两者紧密结合共同作用，影响神经行为的发育。新生儿神经行为发育受多种因素影响：

（1）营养：全面均衡的营养是保证脑发育的基础。孕期和生命早期的营养不良，包括宏量和微量营养素的营养不良，都会影响高速发育的神经系统，不利于神经行为的发育。铁是人体含量较多的微量元素之一，是血红蛋白、肌红蛋白、细胞色素酶以及某些呼吸酶的成分，在体内参与重要的生理功能如氧、二氧化碳的转运、交换和组织呼吸过程等。铁缺乏可引起贫血、生长迟缓、免疫功能紊乱等。近来，众多的研究显示铁营养状态影响中枢神经系统的正常发育和功能。有学者发现，铁缺乏的大鼠在水迷宫试验和水迷津试验中表现较对照组差，且学习能力缺失的程度与铁缺乏的轻重具有正相关性，组织学研究显示与认知功能密切相关的海马区域受影响最大。最新的研究发现，妊娠、泌乳期的铁缺乏对幼大鼠纹状体神经代谢有显著影响，而纹状体是认知和情绪的功能执行区。同时缺铁还影响髓鞘形成。髓鞘化的

异常可导致神经冲动的传导速度减慢，阻碍神经网络的形成，从而影响认知行为的发育。

（2）疾病：孕期母亲的疾病和(或)生命早期的某些疾病均可影响神经行为的发育。有研究显示妊娠高血压可影响新生儿的行为能力、主动肌张力与原始反射。由于神经系统发育不良及后天的疾病导致的各种神经性疾病如脑瘫、脑发育不全、21-三体综合征等也是影响神经行为发育的重要原因。

（3）情绪：孕期良好的情绪等有利于新生儿神经行为发育，反之，负面情绪可使胎儿出生后表现为对环境适应差、体重低、好动、爱哭闹、睡眠不良和学习困难等行为问题。

（4）有害物质：随着社会经济的发展，环境污染对儿童健康的威胁不容忽视。环境污染物如铅、汞等可以通过某些途径进入母亲体内影响胎儿或直接影响发育中的婴幼儿，造成神经系统的不可逆损害，进而阻碍新生儿神经行为的正常发育。

3. 神经行为的发育特点

（1）神经行为发育的关键期：神经行为的发育不是一个均衡匀速向前的过程。在某一特定时期，学习、获取某些方面的知识、技能、行为较容易些，称为发育的关键期。有研究报道，1岁前是听觉发育关键期；2~5岁是语言发育关键期，先是口语，然后是书面语言。在发育的关键期给予科学合理的干预，可促使儿童的潜能得到最大程度的发挥。

（2）运动发育特点：运动发育涉及中枢神经系统、脊髓和肌肉的发育。遵循从上到下、从粗到细、从正面到反面、由进及远、由不协调到协调的发展规律。

（3）语言发育特点：语言是人类特有的，进行思想交流、情感表达的高级神经活动。语言的发育必须在听觉、构音器官及大脑功能正常的基础上，通过后天在语言环境(生活实践)中反复学习和练习而获得。包括语言准备期、理解期和表达期。通常表现为先发音，后词法、句法；先理解后表达。

（4）认知发育的特点：认知或认识（cognition）在心理学中是指通过形成概念、知觉、判断或想象等心理活动来获取知识的复杂的过程。需要感知、注意、记忆、思维和语言等的共同参与。婴幼儿以无意注意为主，随着年龄的增加逐渐出现有意注

意。婴儿的记忆先是重现,然后是机械记忆和逻辑记忆。思维的发育也是从形象思维到抽象思维再到有独立思考判断的能力。新生儿无想象能力,学龄前儿童以无意想象为主,学龄期有意想象和创造性想象才得以快速发展。

(5)社会行为发育特点:包括生活能力和社会交往功能。是神经行为发育综合能力的表现之一。

(6)神经行为发育的里程碑:随着年龄的增长,儿童发展出的特定能力,称为发育的里程碑(milestone)。联合国儿童基金会和中华人民共和国教育部的"早期儿童养育与发展"合作项目:0~6岁儿童发展的里程碑(Developmental Milestone for Children 0-6 Years)采用浅显易懂的文字,图文并茂地详细讲解了不同年龄阶段儿童神经行为发育的里程碑。尽管每个儿童获得发育里程碑的时间可以有差异,但是如果儿童的发育出现偏离,应引起重视及时就诊。

(杨 凡)

参 考 文 献

1. Dan H Sanes,Thomas A Reh,William A Harris. Development of the Nervous System. 3rd Edition. Elsvier,2012.
2. 金星明,静进. 发育与行为儿科学. 北京:人民卫生出版社,2014.

第八节 新生儿早期智力开发

新生儿早期智力开发(early intelligence development)实际上是儿童早期综合发展(integrated early child development,IECD)的一部分。即针对新生儿的生长发育特点,因地制宜地创造适宜环境,开展科学的综合性干预活动,使其体格、心理、认知、情感和社会适应性达到健康完美状态,以促进儿童早期整体素质的提升。

对于新生儿的早期综合发展应该贯穿于日常生活中,包括运动、认知和社会适应能力等方面。

一、运动发育

1. 粗运动(gross motor) 俯卧抬头训练:婴儿自出生后几天就可以俯卧,但新生儿俯卧时还不能将头抬起,只能将面部转向一侧。小儿空腹时,可以将宝宝俯卧放在家长胸腹前,用双手放在孩子的背部轻轻按摩,并用轻柔的语言或音乐逗引小儿抬头的趋势。随着月龄的增加,逐渐开始真正意义上的俯卧抬头的训练。俯卧抬头训练,对宝宝有很多益处:俯卧抬头时,视野范围较仰卧位时明显扩大,有利于宝宝从不同角度观察事物,有利于智力的发育;对颈部、胸背部的肌肉起到锻炼的作用;还能增加肺活量对有效地预防呼吸道疾病有一定益处。

2. 细运动(fine motor) 手功能训练:新生儿握拳时拇指在内,其余四指在外。人类区别于其他灵长类动物就是对工具的利用,而拇指与其他四指的对握,是保证手功能的重要一步。为了促进手功能的逐步完善,从出生起就应开始训练宝宝手部的活动能力。可以经常摸按手掌,让宝宝的手指逐渐张开,能够抓住你的手指或细柄的玩具。

二、感知觉训练

1. 视觉发育训练

(1)新生儿在出生时,视觉距离大致约20cm但并不十分清楚,可以在距离宝宝眼睛20cm远的地方,让宝宝看图形简单、对比鲜明的图片或东西,如黑白相间、轮廓清晰的图案。

(2)用颜色鲜艳如红色的玩具逗引宝宝并在水平方向左右移动,让孩子的视线随着玩具而移动。

2. 听觉发育训练

(1)声音定向训练:在宝宝清醒、情绪好的时候,用拨浪鼓、摇铃等发声玩具,在宝宝视线之外发声引起宝宝的注意,并变换方位,训练其追寻声音、定向声音的能力。

(2)播放舒缓优美的轻音乐或播放录有自然界中各种声音的磁带,如下雨的声音、小河流水的声音、大海的波涛声、小鸟鸣叫的声音以及小猫、小狗的叫声等。

3. 触觉发育训练 出生后外界环境的刺激是促进脑和神经系统发育的重要因素之一。皮肤是人体接受外界刺激的最大感觉器官,是神经系统的外在感受器。早期适宜地给予皮肤不同的刺激,有益于婴儿神经系统发育。

(1)不同的触觉体验:洗浴后用不同质地的毛巾进行擦拭;或者用不同质地(粗细、软硬、光滑粗糙)的织物、有温度差异的物体接触宝宝的皮肤等,让其体会不同的触觉和温度感受。

新生儿抚触：坚持每天做抚触，并可一直持续至以后的婴儿期。

（杨　凡）

参 考 文 献

1. Dan H Sanes，Thomas A Reh，William A. Harris. Development of the Nervous System，3rd Edition. Elsevier，2012.

第九节　健康与疾病的发育起源

近十余年来，国内外学者已开展了大量有关孕期营养、出生体重等生命早期发育状况与成人期血压、血脂、血糖及胰岛素敏感性，以及肥胖、骨质疏松乃至肿瘤等疾病发生率的相关性研究，并基于循证研究的结果提出了关于人类疾病起源的新概念，即都哈（DOHaD）概念，意指"健康和疾病的发育起源（Developmental Origins of Health and Disease）"学说。提出都哈概念的目的在于提高高危人群的早期诊断及改善治疗方案，并为预防此类疾病制定政策提供科学依据。

一、DOHaD 概念的提出

早在 1986 年，英国南安普顿大学流行病学家 Barker 教授调查研究英国冠心病死亡率与婴儿死亡率在地理分布上的差异，结果发现，1968~1978 年的成人冠心病死亡率与其 1921~1925 年的早期婴儿死亡率分布高度一致，发现低出生体重和 1 岁时体重低于正常标准的男性死于缺血性心脏病的人数较多，由此推测，生命早期，即胎儿期或婴儿期的不良因素使人群冠心病易感性增加。后来通过许多流行病学调查显示，胎儿宫内生长发育状况与某些成人疾病的发生存在一定的关系。

根据这些研究结果，1995 年 Barker 提出了"成人疾病的胎儿起源"（fetal origins of adult disease，FOAD）假说，即著名的"Barker 假说"（Barker hypothesis）。这一假说认为胎儿在孕中晚期营养不良，会引起生长发育失调，从而导致成年后易患冠心病。并进一步提出，人的生长发育在胎儿期就已规划好了，又称"胎儿规划"（fetal programme）。研究还发现与低出生体重相关的疾病还包括动脉粥样硬化、冠心病、2 型糖尿病、脑卒中、慢性支气管炎、骨质疏松以及胰岛素抵抗和"X 综合征"（包括 2 型糖尿病、高血压和高血脂）等。

此外，不仅是出生时体格小，即使孕妇体型异常（消瘦或超重、肥胖）、孕妇的饮食、代谢和内分泌状态异常、出生后早期的发育问题等，都会引起胎儿和新生儿的生理功能改变，进而增加成年期发生慢性疾病的几率。于是，"成人疾病的胎儿起源"概念渐渐过渡到了"健康和疾病的发育起源（DOHaD）"的理论。

DOHaD 概念的提出引起许多流行病专家和研究学者的极大兴趣，展开了大量研究，20 多年过去了，大量的研究结果从一定程度上证实了这一假说。

二、从"胎儿起源"到"发育起源"

1995 年，Barker 提出的胎儿起源假说认为，胎儿在孕中晚期营养不良会引起生长发育失调，从而导致成年期易患冠心病，FOAD 假说成功解释了宫内环境在成年慢性疾病发生发展中的作用。随着研究的深入和扩展，目前该领域已经从单纯强调胎儿期环境因素的影响发展到关注生命发育的全过程。在人类，生后早期营养主要决定于喂养方式和能量摄入量。目前普遍认为，母乳喂养对子代远期健康起一定保护作用，特别是与子代儿童期肥胖的发生率密切相关。荟萃分析显示，与配方奶喂养学龄儿童比较，母乳喂养学龄儿童肥胖发生率降低 15%~25%。基于上述研究，形成 DOHaD 假说：人类在早期发育过程中（包括胎儿、婴儿、儿童时期）经历不利因素（营养不良、营养过剩、激素暴露等），组织器官在结构和功能上会发生永久性或程序性改变，影响成年期糖尿病、代谢综合征、心血管疾病、精神行为异常等慢性非传染性疾病的发生发展，成为成年期慢性非传染性疾病病因研究的重要组成部分。

现在，早期提出的"成人疾病的胎儿起源（fetal origins of adult disease，FOAD）"概念，已发展成为"健康和疾病的发育起源（developmental origins of health and disease，DOHaD）"概念。这个转变有 2 个重要的原因：第一，大量的实验结果显示生命早期经历了不利因素，成为后来一些疾病的风险，这不仅仅特异性的发生在胎儿期，而是发生在整个发育的可塑期。使用"发育（development）"概念可更准确地表明这种效应不仅发生在胎儿阶段，还包括出生早期的新生儿和婴幼儿期。第二，DOHaD 概念强调研究领域不仅仅是疾病和预防,也包括促进健康(health promotion),这对世界各地的公共卫生和教育计划非常重要。提出"发育起源(developmental origins)"概念,说明人类在促进健康和疾病发生发展方式的思考上发生了根本性的转变。

早期 FOAD 倡导者认为产前的因素是最重要的,这种观点支持胎儿期的变化是一些慢性病如冠心病、2 型糖尿病以及骨质疏松的病因,这种早期生命的变化有遗传倾向和影响成年人生活方式,而且会影响随后的生物学行为。与此同时,另一些临床和基础研究者则强调生后婴儿期和儿童期的环境对于健康和疾病的重要性。那时,这两种学术观点相持不下,理论分歧也使他们难以意识到共同研究这一领域的重要性。发育是一个连续的过程,涉及出生前后。最近,进化发育生物学(evolutionary developmental biology,"evo-devo")的研究能更广泛地理解发育这一过程,而 DOHaD 现象的研究也为进化发育生物学引入新的概念。这些学术观点的更新和新的研究结果使我们达成了共识:产前和产后的环境因素都发挥了重要作用,对于这些环境的匹配/不匹配程度也非常重要。因此,"发育(development)"概念更强调这种连续性。

虽然这一领域的大部分研究集中在代谢性疾病或心血管疾病,然而 DOHaD 新的研究方向已扩展到其他一些慢性疾病如骨质疏松、认知能力下降、行为异常、肥胖和肿瘤等。这为慢性疾病的研究提供了一个全新的视角。

三、国际都哈研究的发展

自 1995 年 Barker 提出成人疾病的胎儿起源(fetal origins of adult disease,FOAD)假说以来,引起许多科学家和临床医师的极大兴趣,越来越多的研究者投入到这领域,使国际都哈(DOHaD)研究得到迅速发展。

国际 DOHaD 研究快速发展的标志是,在 Barker 等一批学者的大力推动下,成立世界 DOHaD 学术组织、举办世界 DOHaD 学术大会、创办 DOHaD 杂志、建立 DOHaD 研究中心等,使 DOHaD 研究得到实质性发展。

1. 建立国际 DOHaD 学术组织 2003 年,Barker 等教授发起成立"国际健康和疾病的发育起源学会"(The International Society for Developmental Origins of Health and Disease),简称国际 DOHaD

学会(International Society of DOHaD)。学会总部设在英国南安普顿大学总医院。学会在全世界发展会员,目前已有来自 35 个国家和地区的 500 多名会员,31 名委员。国际都哈学会将从事基础医学研究的科学家与临床专家联系在一起,积极开展多学科不同专业的合作和交流,深入研究生命早期发育与远期健康和疾病之间的关系,寻找相互之间的规律性,以应对新的公共卫生挑战,为制定公共卫生政策提供依据。学会的使命是促进国际健康和疾病的发育起源的研究,促进该领域的学术交流和合作。学会与其他国际组织开展合作,如联合国、世界卫生组织、联合国儿童基金会、世界银行、美国 NICHD 等,争取更多支持,促进国际都哈领域的发展。

此外,世界许多国家和地区也相继建立了 DOHaD 学术组织,促进当地开展 DOHaD 研究及学术交流,传播 DOHaD 学术理念。2007 年,我国也成立了"中国 DOHaD 联盟"。

2. 举办世界 DOHaD 大会 2001 年举行第一届世界 DOHaD 大会,现在每两年举办一次。定期举办世界 DOHaD 大会有力地促进了国际 DOHaD 研究的发展,促进国际 DOHaD 领域的合作和交流。

第一届世界 DOHaD 大会于 2001 年 2 月在印度孟买举行,当时会议的正式名称是:第一届世界"成人疾病的胎儿起源"大会(The 1st World Congress on the Fetal Origins of Adult Disease),David Barker 教授是大会的主要组织者,502 名来自世界各地的代表参加会议。

第二届世界 DOHaD 大会于 2003 年 6 月在英国 Brighton 举行,这次大会的名称仍然是"成人疾病的胎儿起源"(The 2nd World Congress on Fetal Origins of Adult Disease),但讨论的议题更加广泛。会议决定成立相应的国际性学术组织,定名为"国际健康和疾病发育起源学会"(The International Society for Developmental Origins of Health and Disease)。

第三届世界 DOHaD 大会于 2005 年 11 月在加拿大多伦多举行,这次大会正式名称为"第三届国际健康与疾病发育起源大会"(The 3rd International Congress on Developmental Origins of Health and Disease),大会名称从"胎儿起源"改为"发育起源",从 FOAD 到 DOHaD 体现大家对该领域的认识更加深入和扩展。

第四届世界 DOHaD 大会于 2006 年 9 月在荷兰举行,会议对表观遗传学调控在 DOHaD 研究领域的应用进行深入讨论。

第五届世界 DOHaD 大会于 2007 年 11 月在澳大利亚佩斯(Perth)举行,大会正式名称为"第五届国际健康与疾病发育起源大会"(The 5th International Congress on Developmental Origins of Health and Disease)。

第六届世界 DOHaD 大会于 2009 年 11 月在智利首都圣地亚哥举行,大会正式名称为"第六届世界健康与疾病发育起源大会"(The 6th World　Congress on Developmental Origins of Health and Disease)。内容主要涉及营养、发育和健康;人类发育与疾病发生的表观遗传学机制;DOHAD 研究中适宜的动物模型选择。

第七届世界 DOHaD 大会(The 7th World Congress on Developmental Origins of Health and Disease)于 2011 年 9 月在美国波特兰举行,全球 47 个国家和地区涉及儿科、产科、营养、内分泌、心血管、肿瘤、遗传代谢、公共卫生等 50 多个专业领域的 700 多名代表参加会议。都哈理论创始人 David Barker 教授大会发言强调都哈研究涉及众多专业领域,应更好地合作与交流,他在发言中强调了"百年理论",即成人疾病发生的影响因素作用开始于孕前配子的生长发育环境(配子质量取决于其祖父母的营养状况)、孕期(胚胎、胎儿的生长发育受到母体多方面的影响)、生后 2 年内的快速生长阶段(营养供给和生长环境因素),一直持续至成年,这一过程长达近百年。

第八届世界 DOHaD 大会于 2013 年在新加坡举行。第九届世界 DOHaD 大会于 2015 年在南非举行。

3. **创办 DOHaD 杂志**　为更好地促进 DOHaD 领域的学术交流,DOHaD 研究领域的学术期刊应运而生,2009 年创办了一本全新的 DOHaD 杂志(*Journal of Developmental Origins of Health and Disease*, *J DOHaD*),由英国剑桥大学出版社出版发行。DOHaD 杂志主要发表都哈领域的研究论文,主要聚焦领域是:动物和人类早期发育过程中的环境因素,环境因素与遗传的关系,对后期健康的影响,及后期发生疾病的危险因素。DOHaD 杂志涉及的学科和相应专家有:生理学、人类生物学、分子生物学、遗传学、表观遗传学、营养科学、内分泌与代谢、人类学、进化发育生物学

等,及临床专家、营养专家、流行病学家、社会学家、公共卫生专家、政策制定者等。

4. **建立 DOHaD 研究中心**　为更好地开展 DOHaD 研究,2000 年 1 月在英国南安普顿大学建立"DOHaD 研究中心",后来世界其他国家也建立了一些类似的 DOHaD 研究机构。DOHaD 研究机构的建立使多学科专家集中研究 DOHaD,使 DOHaD 研究队伍进一步发展壮大。

四、DOHaD 假说的理论基础

1. **发育的可塑性**(developmental plasticity)发育过程中,在不同的环境条件下,一个基因型能够产生许多不同的生理和形态学状态的现象称为"发育可塑性"。这种改变能够使胎儿更好地应对宫内环境的改变。一般认为从妊娠第 9 周开始胎儿迅速生长,对外界环境变化敏感,并且有适应环境变化的能力,这种能力称为"可塑性",此期称为"可塑期"。人体许多组织和器官存在这样的可塑期,大部分是在宫内,并且随后逐渐减弱,人体不同组织可塑期的时间不同。胎儿发育可塑性使胎儿通过自身稳态系统对环境做出适应性调整,以达到生存的目的。人类发育的可塑性存在于宫内、婴儿期和儿童早期,其中任何一个环节受到干扰都可能为成年疾病的发生埋下隐患。在发育可塑期,不利环境干扰器官发育过程中细胞增殖和分化,改变细胞数量和类型,引发组织重建,不仅影响器官特有功能单位的形成,还可能改变组织中基因的表达,影响细胞信号通路,激素的生成和细胞对激素的敏感性也随之改变。不同脏器发育的关键可塑期存在差异。

2. **适应性反应**　正因为发育可塑性的存在,机体在面对环境干扰时,才能做出适应性的反应,机体对环境做出的适应性反应包括即刻的适应性反应(immediately adaptive responses, IAPs)和预测的适应性反应(predictive adaptive responses, PARs)。宫内发育不良时最明显的 IAPs 是胎儿减慢生长,胎儿生长受限(FGR)。FGR 产生的主要原因是胎盘传递给胎儿的营养减少,胎儿通过减少其代谢需求(降低胰岛素、胰岛素样生长因子 I 的浓度)适应不良的营养供给,或者重新分配胎儿血流保护重要脏器(脑)的发育,导致不对称的生长受限。这种降低胎儿生长虽然保证了胎儿存活,但是却导致低出生体重、新生儿合并症和死亡风险增加,成年疾病易感性也随之增加。IAPs 虽然

带来暂时的存活优势,但却为远期健康埋下了祸根。发育中的器官对其代谢环境很敏感,根据所预测生后环境调节其内环境自稳调定点,选择发育轨迹,这一机制组成了PARs。PARs主要发生在可塑期,分为适当和不适当两种,适当的PARs所预测的环境引发的表型与未来实际环境相"匹配(match)",发育成熟的器官适应能力强,机体保持健康,具有进化优势;反之,不适当的PARs所预测的环境引发的表型与实际环境"不匹配",发育成熟的器官不能适应可塑期以外的环境,导致成年疾病的发生。

3. 节约基因型假说 1962年,Neel引入节约基因假说解释肥胖和糖尿病的流行,这是最早应用"节约基因型"理论。Neel提出,在远古时期,由于食物供应的不确定性和食物不能被长期保留,人类的食物摄入形式基本上是"饱一顿,饥一顿",那些能够在最大程度上有效利用食物的个体具有生存的优势。在经历了反复的饥荒选择之后,那些具有生存优势(即在利用能量上最"节俭")的个体被自然选择保留下来。在这些被保留下来的个体基因组中调节胰岛素分泌的基因(节俭基因)具有在饱餐后大量分泌胰岛素的能力。因此,在这些个体摄入的大量食物所造成的高血糖可以被转化利用,减省了能量(葡萄糖)在尿中的丢失。在人类进化的近期,由于食物的供应基本有了保证,在进化上曾经显示出优势的节俭基因型对生存而言虽无明显作用,但却仍然被保存下来,其结果是餐后的高胰岛素血症导致继发的胰岛素抵抗,并随之出现的细胞的功能衰竭和糖尿病。

4. 节约表型假说(thrifty phenotype hypothesis) Barker和Hales解释低出生体重和成年后2型糖尿病危险性增加之间的关联时,引入"节约表型"这一概念,认为暴露于宫内营养不良环境,胎儿对这种不良环境做出的调节或适应,优化其能量供给,选择合适的生长轨迹,保持重要脏器的发育,使机体得以存活,这样的个体对生活方式的改变更加敏感,引发成年期代谢疾病,并提出了成人疾病的胎儿起源假说。胎儿在发育过程中,遇到不利的生长环境,如营养不良,将改变其发育轨道,改变新陈代谢方式,即胎儿变得"节俭",以分解代谢为主,通过消耗自身物质而降低生长速度,与此同时,流经肝脏和其他腹部器官的血液量减少,以保证心血管和神经系统的发育,这种改变持续很长时间,甚至是永久性的。节约表型假说认为

胎儿通过最大限度地利用匮乏的营养供应来适应宫内不良环境以保证生存,而保证生存需要的某些器官的顺利发育可能会导致其他组织永久性的发育和功能方面的改变。

5. 基因环境的相互作用(gene-environment interaction) 传统观点认为,基因与环境之间的相互作用控制疾病的易感性,现在可以扩大到表观遗传作为一个重要的决定人类疾病起源的因素。表观遗传过程是由生物体的基因与环境相互作用,产生其表型,并提供一个框架以解释个体差异和细胞、组织或器官的独特性,尽管它们具有相同的遗传信息。表观遗传的主要调控包括蛋白修饰、DNA甲基化和非编码RNA。它们调节关键细胞的功能,如基因组稳定、X染色体失活、基因印迹、对非印迹基因重新编程以及运转发育可塑性。通常,DNA甲基化、组蛋白甲基化、染色质的固缩、DNA的不可接近性以及基因处于抑制与静息状态有关。而DNA的去甲基化、组蛋白的乙酰化和染色质固缩的开启,则与转录的启动、基因活化和行使功能有关。这意味着,不用改变基因本身的结构,而是改变基因转录的微环境就可以决定基因的活性,令其静息或者使其激活。越来越多的研究显示,父母的饮食和其他危险因素能影响胎儿DNA的甲基化模式,并对以后的健康产生永久性影响。此外,环境引起的DNA甲基化模式的变化甚至会跨代遗传。

6. 匹配/不匹配、PARs及DOHaD概念趋于统一 PARs分为适当和不适当两种,适当的PARs所预测的环境引发的表型与实际环境相"匹配(match)",机体保持健康;反之,不适当的PARs所预测的环境引发的表型与实际环境"不匹配",导致成年疾病的发生,表型与环境不匹配度决定了个体对慢性疾病的易感性,即"匹配/不匹配模型(match-mismatch model)"。这一模型解释了与生活方式相关疾病在经济转型国家流行的原因,如FGR的胎儿生后可获得的营养增加。还解释了出生体重与成年疾病的危险性受到生后环境的影响:随着全球营养环境的改变,即使是早期正常发育个体,出生后体重快速增加,因不匹配导致疾病易感性也在不断增加。在现代生活模式下,过度的高脂饮食妊娠妇女其子代出生后,仍然暴露于高脂环境,尽管出生前后生活环境极可能"匹配",但子代失调的代谢表型却进一步加剧。最近的研究认为,高脂饮食导致发育中脂肪异位(生殖

腺和肝脏)沉积的启动,断乳后仍接受高脂饮食的刺激,脂肪异位沉积加重。因此,匹配学说不适用于这种极端营养状态。

总之,环境因素作用于发育可塑期和基因变异相互作用改变了器官的适应性,与未来生活环境相适应。生后的环境变化很大,相对来说,宫内环境稳定些,因此,人类处于一个超越进化的环境中。DOHaD 概念能解释人类疾病的生态模式,认识成人疾病不能忽视生命早期的发育阶段。

五、关注生命早期一千天

不良生命开端的组成:良好的开端对整个生命的健康很重要。出生体重是反映宫内生长的一个简易的指标,但仅使用出生体重不能预测未来健康,因为它不能说明整个孕期生长是否合适,同时它也不能反映表观遗传的效应或对其他影响发育因素的干扰。当然,全面的指标还包括母亲体格、孕期长短、婴儿期的发育和发病情况。在不同人群、种族出生时可能存在差异,因此其他一些影响胎儿生长的因素也很重要。

不良生命开端的后果:流行病学、生物学和表观遗传学研究数据均说明宫内和早期生命健康状况与后来的健康结局存在联系。因此,公共卫生权威机构倾向于关注出生体重的异常,研究也表明相对于出生体重正常的婴儿,体重偏小和偏大都会损害健康,但目前还无法确定哪个体重区间使患病风险增加或更安全。另外,有很多不影响出生体重的因素也会影响整个生命的健康和发育。宫内发育不良和早期生命的健康的状况,以及母亲和新生儿患病会改变经济和营养转变的阶段。各国都会面对经济与营养转变的问题,经济的因素会造成营养失衡和人类资金的减少,而后者又会严重影响经济的发展,从而使经济发展与营养问题处于一个恶性循环中。早期营养缺乏会影响生长、肌肉的发育、认知,易于患慢性疾病,而这又会严重限制劳动生产力,影响经济的发展。发展中国家也面对同样的问题,它们国家不稳定的经济状况进一步受人群健康危机的限制,特别是那些年轻时营养不良或过剩引起成年肥胖会带来很大的经济负担。而发达国家对健康的成本 - 效益的关注点就是如何减少慢性疾病的花费。

新的早期健康干预的观点认识到孕期和胎儿期发育对于成人健康和社会安宁的重要性,以及出生时和整个生命阶段的结果不单是一个生物学起源。相反,不断优化的健康策略认为孕期的社会环境和经济状况与遗传易患病体质和生物学环境共同决定了出生时的结局,而孕期这些经济 -生物方面的相互作用所带来的后果将持续整个人生甚至影响下一代,它们也会给个人和国家带来经济负担。评价新的健康策略的有效性需要一些量化的指标如减少国家卫生健康的投入和减少其他经济资源如失业和社会支持等。

(陈　超)

参 考 文 献

1. Barker D, Osmond C. Infant mortality, children nutrition, and ischemic heart disease in England and Wales. Lancet, 1986, 8489(1):1077-1081.
2. Barker D. Fetal origins of coronary heart disease. Br Med J, 1995, 311:171-174.
3. Gluckman PD, Hanson MA. The developmental origins of health and disease: an overview. In Developmental Origins of Health and Disease, 2006, 1-5.
4. 曾婵娟,杨慧霞. 健康和疾病的发育起源研究现状. 国际妇产科学杂志, 2011, 38(1):3-7.
5. Hales CN, Barker DJ. The thrifty phenotype hypothesis. British Medical Bulletin, 2001, 60:5-20.
6. 徐吉雯,林建华. DOHaD 的起源和目的、研究现况及其产科相关性. 中华围产医学杂志, 2007, 10(4):279-280.
7. Barker D, Osmond C. Infant mortality, children nutrition, and ischemic heart disease in England and Wales. Lancet, 1986, 8489(1):1077-1081.
8. Barker D. Fetal origins of coronary heart disease. Br Med J, 1995, 311:171-174.
9. Gluckman PD, Hanson MA. The developmental origins of health and disease: an overview. In Developmental Origins of Health and Disease, 2006, 1-5.
10. Sayer AA. Report on the First World Congress on the Fetal Oringins of Adult Disease. J Pediatr Endocrinol Metabolism, 2001, 14:921-924.

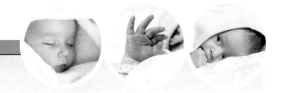

第三章 正常新生儿特点与保健

第一节 正常新生儿特点

正常新生儿（normal newborn）是指出生时胎龄 $37^{+0}\sim41^{+6}$ 周，出生体重在 2500~3999g，无病理状况的新生儿。正常新生儿有许多特点，了解正常新生儿特点有助于做好新生儿保健。

一、正常新生儿特点

1. 外观特点 正常新生儿外貌足月成熟，神态自若，详见表 3-1-1。

表 3-1-1 正常新生儿外观特点

部位	特点
皮肤	红润、皮下脂肪丰满和毳毛少细
头发	分条清楚
耳廓	软骨发育好、耳舟成形
指、趾甲	达到或超过指、趾端
足纹	足纹遍及整个足底
乳腺	结节 >4mm
外生殖器	男婴睾丸已降至阴囊，阴囊皱纹多；女婴大阴唇遮盖小阴唇

2. 呼吸系统 正常足月儿出生时，呼吸系统已具备建立和维持呼吸活动的条件，在胎儿12周时已有微小的呼吸运动，32周时已具有类似于成熟肺泡的结构，肺表面活性物质在34~35周胎龄时显著增多，到足月时更为丰富。胎儿肺内充满肺液，肺液对肺泡的发育十分重要。足月儿肺液约 30~60ml/kg，出生时经产道挤压，约 1/3 肺液由口鼻排出，肺内遗留的液体有利于在第一次呼吸时使肺泡容易张开，然后肺液在生后数小时内由肺血管及淋巴系统吸收和转运。正常新生儿呼吸频率较快，约为 40~50 次 / 分，主要靠膈肌运动，呈腹式呼吸。

3. 循环系统 正常新生儿出生后血液循环发生显著变化：①脐带结扎后，胎盘 - 脐血循环终止；②随着呼吸建立和肺膨胀，肺循环阻力下降，肺血流增加；③从肺静脉回流到左心房的血量显著增加，压力增高，使卵圆孔关闭；④由于 PaO_2 增高，动脉导管收缩，继而关闭，完成胎儿循环向成人循环的转变。正常新生儿心率比较快，波动范围比较大，通常为 100~150 次 / 分。足月儿血压平均为 70/50mmHg。新生儿心肌储备力低，代偿能力不足，故新生儿补液过量，易致心衰。

4. 消化系统 足月儿吞咽功能已经完善，但食管下端括约肌较松弛，胃呈水平位，幽门括约肌较发达，易发生溢乳。肠管壁较薄、通透性高，有利于吸收母乳中的免疫球蛋白，但肠腔内毒素也容易进入血液循环，引起中毒症状。足月儿消化道已能分泌大部分消化酶，只是淀粉酶在生后 4 个月才达到成人水平，不宜过早喂淀粉类食物。生后 10~12 小时内开始排胎粪，约 2~3 天排完。胎粪呈糊状，墨绿色。若生后 24 小时仍不排胎粪，应检查是否有肛门闭锁或其他消化道畸形。因肝内尿苷二磷酸葡萄糖醛酸转移酶的活性不足，生后常出现生理性黄疸，同时肝脏对多种药物处理能力低下，易发生药物中毒。

5. **泌尿系统**　足月儿出生时肾小球滤过功能低下，肾小球滤过率（GFR）仅为成人的1/2~1/4，约20ml/（min·1.73m²），到1周岁可达成人水平。肾小管容积不足。肾稀释功能虽与成人相似，但其浓缩功能较差，最大浓缩能力仅为500~700mOsm/L（成人为1400mOsm/L）。新生儿肾脏浓缩与稀释功能无昼夜差异。新生儿远端肾小管上皮细胞钠钾ATP酶活力低和小管内外钠钾交换机制未完善，故排钾能力较低，使新生儿有高钾血症倾向。新生儿肾排磷功能差、牛乳含磷高、钙磷比例失调，故牛乳喂养儿易发生血磷偏高和低钙血症。新生儿葡萄糖肾阈值低，故输注或口服大量葡萄糖，若浓度过高或输液过快，极易发生高血糖并出现尿糖阳性。氨基酸的排泄和回吸收率均较差，可出现生理性高氨基酸尿。新生儿肾脏调节酸碱平衡功能有限，易发生代谢性酸中毒。生后24小时内开始排尿，少数在48小时内排尿，如48小时仍不排尿应进一步检查。

6. **血液系统**　足月儿血容量平均为85ml/kg。出生时红细胞、网织红细胞和血红蛋白含量较高，血红蛋白中胎儿血红蛋白占70%~80%（成人<2%），5周后降到55%，随后逐渐被成人型血红蛋白取代。白细胞总数生后第1天为15~20×10⁹/L，3天后明显下降，5天后接近婴儿值；分类以中性粒细胞为主，4~6天与淋巴细胞相近，以后淋巴细胞占优势。血小板出生时已达成人水平。由于胎儿肝脏维生素K储存量少，凝血因子Ⅱ、Ⅶ、Ⅸ、Ⅹ活性低，故生后应常规注射维生素K_1。

7. **神经系统**　足月儿大脑皮层兴奋性低，睡眠时间长，觉醒时间一昼夜仅为2~3小时。大脑对下级中枢抑制较弱，且锥体束、纹状体发育不全，常出现不自主和不协调动作。出生时已具备多种暂时性的原始反射，主要有：

（1）拥抱反射（Moro reflex）：新生儿仰卧位，拍打床面后其双臂伸直外展，双手张开，作拥抱状姿势。

（2）觅食反射（rooting reflex）：用手指触摸新生儿口角周围皮肤，头部转向刺激侧并张口将手指含入。

（3）吸吮反射（sucking reflex）：将乳头或奶嘴放入新生儿口内，出现有力的吸吮动作。

（4）握持反射（grasp reflex）：将物品或手指放入新生儿手心，会立即将其握紧。

如新生儿期这些反射减弱或消失常提示有神经系统疾病。

此外，正常足月儿也可出现年长儿的病理性反射如克氏征（Kernig 征）、巴宾斯基征（Babinski 征）和佛斯特征（Chvostek 征）等，腹壁和提睾反射不稳定。由于前囟和颅缝尚未闭合，有颅内病变时脑膜刺激征多不明显。新生儿脑相对较大，脊髓相对较长，其末端约在3、4腰椎下缘，故腰穿时应在第4、5腰椎间隙进针。

8. **免疫系统**　新生儿非特异性免疫功能不成熟，皮肤黏膜薄嫩，出生后脐部开放，细菌易进入血液。血中补体水平低，缺乏趋化因子，IgA和IgM不能通过胎盘，易患细菌感染，尤其是革兰阴性杆菌，同时分泌型IgA缺乏，易发生呼吸道和消化道感染。

9. **体温调节**　足月儿体温调节中枢功能尚不完善，皮下脂肪薄，体表面积相对较大，容易散热。寒冷时主要靠棕色脂肪代偿产热。生后环境温度显著低于宫内温度，散热增加，如不及时保暖，可发生低体温，如环境温度过高、进水少及散热不足，可发生脱水热。适宜的环境温度（适中温度）对新生儿至关重要。适中温度（neutral temperature）是指使机体代谢、氧及能量消耗最低并能维持正常体温的环境温度。足月儿包被时为24℃，生后2天内裸体为33℃，以后逐渐降低。适宜的环境湿度为50%~60%。

10. **能量及体液代谢**　足月儿基础热量消耗为50kcal/kg，加之活动、食物特殊动力作用、大便丢失和生长需要等，每天共需热量约100~120kcal/kg（表3-1-2）。体内含水量占体重的70%~80%，随日龄增加逐渐减少。由于每天经呼吸和皮肤丢失的水分（不显性失水）20~30ml/kg，尿量25~65ml/kg，生后头几天液体生理需要量见表3-1-6。由于生后体内水分丢失较多，导致体重逐渐下降，第5~6天降到最低点（小于出生体重的9%），一般7~10天后恢复到出生体重，称为生理性体重下降（physiological loss of body weight）。

表 3-1-2　足月新生儿能量和液体需要量

日龄	能量需要量 [kCal/（kg·d）]	液体需要量 [ml/（kg·d）]
第1天	50~80	60~80
第2天	80~100	80~100
第3天及以后	100~120	100~120

二、正常新生儿保健

出生后新生儿从宫内转变为宫外环境,需要一个过渡和适应的过程,各器官系统也都需要发生相应的变化和适应,帮助婴儿成功地过渡和适应是新生儿护理的主要目的。

1. 出生时护理　出生时应立即吸清婴儿口鼻分泌物,进行 Apgar 评分,需要复苏者应立即进行复苏。可延迟 30~60 秒结扎脐带,以减少新生儿后期贫血。正常新生儿生后可立即放在母亲怀里。

2. 保暖　出生时新生儿从宫内温暖环境来到宫外较冷的环境,可将新生儿置于辐射保暖床,尽快用预热的毛巾擦干和包裹,对低体温者要放在保暖箱中,设定腹壁温度为 36.5℃,温箱可自动调节内部环境温度,保持新生儿皮温 36.5℃。新生儿室的室温应维持 26~28℃,空气湿度 50%~60%。但也应避免因保暖过度而致新生儿发热,如体温升高,可打开包被散热,并补充水分,体温则可下降,一般不用退热药。

3. 喂养　正常足月儿生后 1 小时即可哺母乳,以防止新生儿低血糖,并促进母乳分泌。提倡母乳喂养,按需喂奶,每次喂奶 15~30 分钟。无条件进行母乳喂养者可在生命体征稳定后开始人工喂养。开奶前先试喂几口蒸馏水,以防吞咽和吸吮反射不协调而致吸入。人工喂养第 1 天每次 15ml,每 3 小时一次,然后逐渐增加,至 5~6 天可达每次 90ml。喂奶后将婴儿竖立抱起、轻拍背部,以排出咽下的空气,防止溢奶。

4. 预防感染　洗手是预防感染的最主要的措施,所有人员在接触新生儿之前都应规范洗刷双手、前臂直至肘部,在处理每个新生儿和接触任何有污染可能的物品后也都应洗手。

5. 皮肤护理　刚出生时可用毛巾或纱布擦去血迹、胎脂和胎粪,24 小时后可每天洗澡。脐部应保持干燥,每天用酒精清洁脐带残端和周围皮肤。一般生后 3~7 天残端脱落,脱落后如有严重渗血,应局部消毒并重新结扎。如 10 天后仍不脱落,则提示可能存在脐部感染。

6. 预防新生儿出血症　由于胎盘不能转运维生素 K 和刚出生的新生儿肠道菌群缺乏,容易发生新生儿出血症,生后应注射一次维生素 K_1,剂量 1mg,以预防新生儿出血症。个别新生儿在日龄 20 多天到婴儿期 3 个月会发生严重的晚发性维生素 K 缺乏颅内出血,多见于纯母乳喂养的新生儿。因此,乳母适当补充维生素 K,多吃蔬菜水果,纯母乳喂养的新生儿生后 2 周应补充维生素 K_1,以避免新生儿或婴儿发生晚发性维生素 K 缺乏颅内出血。

7. 预防接种　新生儿期免疫接种主要有 2 项:乙肝疫苗和卡介苗。阻断母婴传播是防治乙型肝炎的关键措施,《中国慢性乙型肝炎防治指南》规定,对 HbsAg 阳性或 HbsAg 和 HbeAg 双阳性母亲的新生儿,应在生后 24 小时内尽早(最好 12 小时内)肌内注射乙肝免疫球蛋白(HBIG)≥100IU,同时在不同部位注射 10μg 重组酵母乙型肝炎疫苗或 20μg 中国仓鼠卵巢母细胞(CHO)乙型肝炎疫苗,并在生后 1 和 6 个月各注射 10μg 重组酵母或 20μgCHO 乙型肝炎疫苗,可使 85%~93% 婴儿得到保护。对 HBsAg 阴性母亲的婴儿,在生后 24 小时内、1 个月、6 个月各注射乙肝疫苗,剂量 5μg 或 10μg 重组酵母或 10μg CHO 乙型肝炎疫苗。

8. 新生儿筛查　主要筛查项目有先天性代谢性疾病如苯丙酮尿症、先天性甲状腺功能减退、先天性肾上腺皮质增生症和半乳糖血症等,其他有听力筛查等。

(陈　超)

参 考 文 献

1. 中华医学会肝病学分会,中华医学会感染病学分会. 慢性乙型肝炎防治指南(2010 年版). 中华传染病杂志,2011,29(2):65-80.

2. Mihatsch WA,Braegger C,Bronsky J,et al. Prevention of vitamin K deficiency bleeding in newborn infants:A position paper by the ESPGHAN Committee on Nutrition. JPGN,2016,63:123-129.

第二节　新生儿特殊生理现象

正常新生儿出生后可出现一些特殊生理现象和状态。多数新生儿只出现这些特殊表现中的一种或几种,多属于正常范围。正常新生儿的这些表现可短时期内存在,也可持续终生,并不影响孩子的正常生长发育。但在临床工作中必须注意评估这些特殊生理现象与病理之间的关系。

一、生理性体重下降

新生儿出生后由于脱离了浸泡在羊水中的湿环境,皮肤上的水分逐渐挥发,呼吸时的水分损失和胎粪小便的排出,而且早期喂奶较少,所以体重非但不增加,反而有所减轻。这种现象称为生理性体重下降。一般在生后 3~4 天最明显,但不超过出生体重的 10%,5 天左右可恢复到出生体重。低出生体重的早产儿生理体重下降持续时间较长,恢复到出生体重需要 2~3 周或更长。在出生体重恢复后,新生儿体重就应该逐渐增长。

二、生理性黄疸

新生儿易发生黄疸,其中大部分黄疸是生理性的,其发生与新生儿胆红素代谢特点密切相关,但有不少因素可致病理性黄疸。因此,对新生儿黄疸应区别是生理性或病理性黄疸。足月儿生理性黄疸多在生后 2~3 天出现,第 4~6 天达高峰,血清总胆红素 (TSB)<204μmol/L(12mg/dl),结合胆红素 <25μmol/L(1.5mg/dl),生后 2 周内消退。一般情况好,食欲好。如黄疸在生后 24 小时内出现,黄疸程度超过生理性黄疸范围,每天 TSB 上升值 >85μmol/L(5mg/dl),黄疸消退时间延迟,结合胆红素增高等,应视为病理性黄疸(参见第十七章,新生儿黄疸的预防和保健)。

三、皮肤特殊表现

1. 胎脂 刚出生新生儿皮肤被一层灰白色胎脂覆盖,胎脂是由胎儿皮脂腺分泌的脂性物质,以保护皮肤免受羊水浸软。一般早产儿胎脂最多,足月儿次之,过期产儿最少。生后胎脂有保护皮肤免受感染和保暖作用,但皱褶处胎脂可刺激皮肤引起褶烂,对腋下、腹股沟、颈下等皱褶处积聚较多的乳白色黏稠胎脂要用消毒纱布蘸油或撒粉揩去,生后数小时胎脂能被皮肤吸收。

2. 生理性红斑 正常新生儿刚出生时皮肤呈粉红色,接触外界空气后,皮肤很快变成红色,生后第 2 天周身皮肤更红,称为生理性红斑。5~6 天后逐渐消退,伴有脱屑。过期产儿不出现生理性红斑。

3. 新生儿红斑 正常新生儿生后 1~2 天内皮肤出现红斑,原因不明。皮疹呈大小不等、边缘不清的斑丘疹,散布于头面部、躯干及四肢,皮疹多在 1~2 天内迅速消退。无不适感。

4. 过敏红斑 部分新生儿对光线、空气或肥皂、毛巾、温度等刺激都会出现短暂的过敏而产生红斑,面部和躯干四肢都可以有,其中以躯干部较为多见,严重者红斑可融合成片,一般 2~3 小时自然消失,但亦有此起彼伏,多数过敏红斑发生在洗澡之后,这种现象大约生后 1 周左右消失,无需特殊治疗。

5. 粟粒疹 是较常见的皮肤疹象,生后 1~2 天出现,最多见于鼻尖,面部和躯干上偶尔也会看到,但往往比鼻尖上的大。粟粒疹主要是皮脂腺分泌不畅,形成黄白色针尖大到粟米大的小点,可以高于皮肤,但周围无红晕(假使是小脓疱,周围有红晕)。数天后自然消失。

6. 青记 一些新生儿在背部、臀部、腰部及大腿部常见青蓝色或蓝绿色斑,皮肤白皙者呈蓝色称为青记,青记的大小可以是数几厘米,也可融合成片,此为正常新生儿的一种先天性皮肤色素沉着。源于神经嵴的黑色素细胞在向表皮移行时,未能穿过表皮与真皮之交界,潴留在真皮中延迟消失所致。东亚、非洲、西印度及地中海民族多见,白种人发生率仅有 1%~4%,因而青记被认为是一种民族特有的标记。多数在 2~3 岁消退,个别 7~8 岁自然消失。

7. 毛细血管瘤 又称草莓状血管瘤,正常新生儿可以发生,也可发生在 2~3 个月的小婴儿期。血管瘤大小如米粒或草莓状,突出皮肤,色鲜红,常分布于头、面、颈、肩、躯干及四肢,呈单个或多发性。在 1 岁内有逐渐增大趋势,1 岁后多稳定,如无外来损伤,一般 6~7 岁内均可消退。斑状血管瘤是最多见的一种毛细血管瘤,发生率可达 50%,出生时即存在。多发于后颈部、前额中央及上眼皮处。直径约数厘米。又称松红,大多在数月后逐渐消退。

8. 太田痣 因由太田在 1938 年首先描述而得名。为有色痣中的一种,类似青记,有人认为其病因与青记相同。痣呈暗蓝色成片色斑,多分布于三叉神经第一、二支分布区如上下眼睑、额部、颞部,有时可波及睑、球结膜、口及鼻黏膜。出生时即存在,也有至青春期才发生,终生不退,极少数可恶变。多见于我国和东亚民族的女性中。

9. 色素痣 新生儿黑痣出生时即存在,大小不一,从 1~2cm 至大片,即所谓巨型带毛色素痣,亦可多发于各处皮肤,常伴有毛发。新生儿黑痣多为良性,一般不延伸,久不消退,极少转化为恶性。但巨型带毛色素痣恶型程度较高。

10. Harleguin 色变 即当变动体位时,体位上下的肤色变化可交界分明。正常新生儿有时可出现 Harleguin 色变,如左侧卧时,上方即右侧肤色呈少血的苍白色,下方即左侧的肤色则呈多血的鲜红色。当向相反方向侧卧时,肤色又交换过来。这种变色情况是由于新生儿血管调节功能不成熟,受重力吸引出现暂时性血管舒缩失调所致。3 周之内,这种变色情况可逐渐消失。

11. 腮裂原残余 腮裂原是胚胎期所遗留的腮裂缝原始组织残余,常见部位在耳前鬂角以及胸锁乳突肌的前缘处,多呈乳头样小型赘生物;有时仅见局部皮肤微凹。少见呈囊、窦、瘘管等表现,后者需手术处理。

12. 脱屑 皮肤鳞形上皮的最外表为角化层,胎儿在宫内即有角化细胞脱落在羊水中。生后从浸在羊水中的湿润环境转变为干燥环境,新陈代谢旺盛的新生儿,表皮角化层也不例外而成为皮屑脱落。由于新生儿表皮与真皮之间的组织不够紧密,腕关节、踝关节等皱褶部以及躯干部在生 2~3 天后还可出现脱皮现象。在胎盘功能不全的过期产儿更为明显。若出生时即有鱼鳞状脱皮就非生理现象。

13. 生理性脱发 一些新生儿在生后数周可出现脱发现象,多数为隐匿性脱发,头发绵细色浅,少数表现为突然出现明显头发脱落,均属于生理性脱发。多数脱发数月后可复原,有时可持续数年,但最终均能长出正常的头发,原因未明。

四、眼部特殊表现

1. 内眦赘皮 是指眼内眦表层的皱襞覆盖了下面的眼角,因有时如斗鸡眼样貌,又称为假性斜视。内眦赘皮在我国及东亚民族是很普遍的正常现象,尤其在鼻梁低、眼距宽的新生儿中更多见。随鼻梁的隆起而逐渐消失。

2. 小眼裂 是指眼睛横径短,两眼距离增宽,鼻梁低,眼睑下垂。常伴有小型上额骨。小眼裂为家族显性遗传,较多见于日本人,亦可见于中国人。嗜酒母亲新生儿可见这些征象。

3. 视网膜出血 头先露娩出的新生儿视网膜可有出血点,有时还伴眼结合膜出血、上眼睑出血等,一般认为属于正常现象。

五、口腔特殊表现

1. "马牙" 新生儿上腭中线和齿龈部位,由上皮细胞增生和角化堆积或黏液腺分泌物积留形成浅黄白色的小颗粒,大小如芝麻。民间俗称"马牙"或称"板牙","马牙"不影响吃奶,不需要治疗,数周后可自然消退。有些家长认为这是新生儿不爱吃奶的原因而错误地去用针挑,一旦牙龈黏膜破损,细菌侵入可引起感染,甚至发生败血症而危及生命。

2. "螳螂嘴" 新生儿口腔两侧颊黏膜部各有一隆起的脂肪垫,俗称"螳螂嘴",该脂肪垫可以促使口腔负压增加,有利于吸吮乳汁,这是正常现象,不可擦拭及挑破,以免发生感染。

3. 额外齿 正常新生儿可出现额外齿,常在乳牙的下门牙位置上萌出 1 个或多个易位切牙,该牙松动易落,无轴质。自行不能脱落者,如喂养困难可以拔出。

4. 舌系带 舌系带在正常新生儿有个体差异,可薄可厚,可紧或松。有时舌系带虽然过短过厚,但一般并不影响吸乳动作,部分新生儿日后可逐渐延长。不能延长者在婴儿开始说话时,采用手术方式延长舌系带。

六、心脏杂音

据统计,约有 60% 正常新生儿于生后 1~2 天内在心前区可听到 Ⅱ 级以下柔和收缩性杂音。是由于生后胎儿循环过渡阶段,卵圆孔生理性关闭而造成。有时此区还可闻及持续性或逐渐加强的杂音,系动脉导管未完全关闭所致。杂音一般在 2~4 周内消失。

七、形态变异

新生儿出生后有时表现为特殊的形态,主要因胎位不正,或在产前一段时期内经受母亲骨盆及子宫的强力压迫,或羊水过少、羊水渗漏等因素所致。

新生儿形态变异有如下特点:①正常足月新生儿或过期产儿多见;②先天性(胎生)为主;③单侧居多;④常单纯性发生,无合并其他先天畸形;⑤常数天或 2~3 周后自然消退,也可稍晚些,遗留有终生痕迹者少见;⑥早产儿罕见发生;存在形态变异新生儿,因习惯于胎内的某种姿势,出生后一旦给予变换姿势,则呈不舒服感或哭闹,直至恢复胎内姿态,即能安然入睡。

较常见的新生儿形态变异有以下几种类型:

1. 足上翻 足背贴于腹部,偏向腓侧,因宫内位置压迫所致,发生率约1‰,多见于第一胎,女性发生率较男性高4倍。可能女性关节的结缔组织较男性更疏松之故。

2. 足底内翻 足底偏向内侧,但踝关节和足跟位置可正常。严重者可形成马蹄足样,发生率1.2%,其中80%为男性。后者可以在新生儿晚期进行矫形。

3. 足趾弯曲重叠 当双下肢在胎内呈盘膝交叉时,常可引起第3、4、5足趾的弯曲重叠。

4. 外耳异常 常见有上耳轮或耳廓折叠,外展紧贴于头部等。常在生后数周内恢复正常,但宫内受压时间过长者可致双耳生长不对称。

5. 头颅骨缝闭锁 少数胎儿经产道分娩时,因受骨盆压迫,可造成头颅变形,骨缝闭锁轻者随生长发育头颅可变圆整,重者可致头颅异常。

6. 颅骨局部凹陷 分娩时胎儿头部紧卡在骨盘某些骨突处,久之则使胎头局部凹陷。

7. 乒乓头 即颅骨软化,多见于初孕胎儿。当胎儿较早入盆时,因头大、骨盆小,头部受压,因而抑制了颅骨的钙化,生后在顶、枕骨可出现范围不一的颅骨软化区,与佝偻病无关,颅骨的钙化时间早晚不一。

8. 膝部伸直 臀位产的胎儿生后常表现为髋部屈曲,膝部伸直,此为宫内的舒适位。当将其髋部伸直时常出现哭闹。

八、乳腺肿大和泌乳

新生儿出生后来自母体的雌激素中断,生后4~7天可有乳腺增大,如蚕豆或核桃大小,无红、痛、热,大小不一,有的可以大似胡桃,男女新生儿都可出现,单侧或双侧,有的甚至还会有少许乳汁分泌。这主要是受母体内分泌的影响所致,生后大约1~2周,新生儿体内激素水平逐渐降低,最后全部分泌并排出体外,乳房肿大现象会自然消退。无需治疗,切忌挤压,以免损伤局部软组织,细菌进入引起感染,可能引起乳腺组织发炎。

新生儿泌乳(neonatal lactation)是由于在出生前胎儿通过胎盘得到母体给予的相应激素所造成的生理现象。从母体中得到黄体酮,能刺激新生儿乳房增大充盈,泌乳素可促进新生儿乳房泌乳。新生儿出生后数天,因为母体激素还会在新生儿体内存留一段时间,所以新生儿的乳房肿大,甚至还可以分泌乳汁。

九、假月经

新生儿假月经(pseudomenstruation)是指新生女婴生后5~7天阴道有少量血性分泌物。这是新生儿的一种生理现象,称为"假月经"。

发生这种现象的原因是因为母亲在妊娠末期将雌激素传给胎儿,雌激素刺激女婴生殖道黏膜增殖、充血。出生后,由于从母体获得雌激素的来源中断,女婴体内雌激素浓度也随之急剧下降,3~5天后已降至很低的程度,雌激素对生殖黏膜增殖、充血的支持作用也随之中断,于是,原来增殖充血的子宫内膜就随之脱落,致使女婴从阴道里排出少量血液和一些血性分泌物,出现了类似"月经"的表现。由于出血量很少,一般经过2~4天后即可自行消失。对于阴道流出的少量血液和分泌物,可用消毒纱布或棉签轻轻拭去。而不需要局部贴敷料或敷药,这样反而会引起刺激和感染。如果阴道出血量较多、持续时间较长,应考虑是否为新生儿出血性疾病。

十、肠绞痛

肠绞痛(colic)是指营养状况良好的健康婴儿,每天哭闹至少3小时,每周哭闹至少3天,发作超过3周的情况定义为婴儿肠绞痛,也称为"婴儿哭吵"。肠绞痛一般发生在生后2~3周,主要表现为高声哭闹且难以安抚,并伴有握拳踢腿和夜啼等。新生儿由于消化道尚未完全发育,肠蠕动的快慢不规则,当肠蠕动过快,肠管壁肌肉发生痉挛,发生哭吵。因此,新生儿出现肠绞痛不是疾病,不影响生长发育。据统计,大约20%~40%婴儿在生长发育过程中会出现不同程度的肠绞痛,随着消化系统和神经系统的逐步完善,通常在出生3~4个月后逐渐缓解,所以父母不必过于紧张。

十一、新生儿大小便

1. 新生儿小便 新生儿出生时肾脏已具有与成人数量相同的肾单位,但功能上发育还不成熟,肾功能较差,易发生新生儿水肿、低血钙症等。生后数小时开始排尿,每天尿10~20次,尿中可有微量蛋白,尿酸较多时尿液可呈粉红色。出生第一天尿量较少,约10ml,生后36小时内都很正常。随着哺乳摄入量增加,新生儿尿量会逐渐增多,每天可达 10 次以上,日总量可达 100~300ml,满月前后可达 250~450ml。

红色尿:生后 2~5 天新生儿可于排尿时啼哭并见尿液染红尿布,这与白细胞分解较多使尿酸盐排泄增加以及小便较少有关。持续数天后消失。

2. 胎便　胎儿在母体羊膜囊中有吞咽羊水动作,新生儿出生时就有胎便。胎便是胎儿消化道内的羊水内容物包括角化上皮细胞、胎毛、胎脂等,和羊腺分泌物、胆汁等混合成墨绿色的胎粪,此粪便质黏稠、无臭味,随着吃奶逐渐增加和胎粪的排空,大便的颜色即由墨绿色转为棕色,然后再逐步转为黄色。一般在出生后 1~3 天排空,持续排胎便长达 1 周以上者要排除消化道畸形。

3. 新生儿正常大便　母乳喂养的新生儿多是金黄色的糊状便,有的有少量白色的奶瓣。每天排便次数多少不一,有时一天 1~4 次,有时一天 5~6 次,甚至更多些。有的新生儿与之相反,经常 2~3 天或 4~5 天才排便 1 次,但粪便并不干结,仍为软便或呈糊状,排便时用力屏气,脸会涨得红红的,好似排便困难,这是母乳喂养常有的现象,俗称"攒肚"。人工喂养的新生儿大便呈黄色或淡黄色,且多为成型便,每天 1~2 次,或 1~3 天排 1 次。每个新生儿的大便规律都是不一样的,只要食欲好,精神状态好,体重在恢复生理性体重下降后逐渐增加,就不用太担心大便次数多或性状。一次或少一次,也不用过多地担心大便是糊状的还是条状。

(陈　超)

参 考 文 献

1. Cross JH. Differential diagnosis of epileptic seizures in infancy including the neonatal period. Seminars in Fetal & Neonatal Medicine,2013,18:192-195.

2. 中国妇幼保健协会新生儿保健专业委员会,中国医师协会新生儿科医师分会.产科母婴同室新生儿管理专家建议.中华新生儿科杂志,2017,32(2):1-5.

第三节　新生儿神经行为评估

新生儿行为能力的初始发现、新生儿行为神经评估测定的建立及广泛应用在全球新生儿领域已发展 30 余年。新生儿行为神经的评估测定能早期较全面反映大脑的功能状态,通过评估测定既可发现因各种有害因素造成的轻微脑损伤,成为评估治疗效果和反映康复程度的敏感指标;有助于智力的早期开发。脑部科学是当前国际科技前沿的热点领域,大脑的发育经过一个漫长的过程,起点在于宫内,重要的发育里程碑集中在出生后的第一年。因此,对于大脑发育早期的认识以及其损伤后的康复,如能从新生儿期开始早期良好育儿刺激,可能最大限度挖掘大脑潜能,开发智力,促进脑损伤后代偿性康复,对预防心理社会因素和围产损伤所致的智力低下等神经系统伤残,可起到事半功倍的效果,对于人的一生有十分重要的意义。

一、布雷寿顿新生儿行为估价评分

布雷寿顿(Brazelton)新生儿行为估价评分(neonatal behavioral assessment scale,NBAS) 于 1966 年由 Brazelton 首先提出,内容包括行为项目 27 个和神经反射 20 个,行为项目主要包括相互作用、运动能力、状态控制和生理应激,是一种综合性行为和神经检查法。此方法对新生儿的行为特征能进行较好的评估,但评估项目多,耗时长,熟练者评估需持续 20~30 分钟,评估结果内容多,分析复杂,不适合于在我国推广。

查阅相关国外文献,近年来国外许多不同神经行为测定方法均取得不同程度和亚学科方面的疗效,Prechtl 等提出全身运动质量(GMs)概念,评估方法主要用于新生儿至校正年龄为 4~5 个月的婴儿,内容为观察全身运动的复杂性、可变性和连贯性。Rapisanli 在前人的基础上整合出一套较为实用的、客观的和全面的婴儿神经发育评估法,主要用于智力低下和脑瘫的早期评估、诊断和早期干预,推动了本领域里的传统概念和思路的发展。Peabody 运动发育量表(Pea-body developmental motor scale,PDMS-2)主要作为 0~72 个月的新生儿、婴儿运动发育评估工具,目前在国际上被广泛应用,通过评估结果可了解此期儿童某阶段的神经运动发育水平,同时此量表无论从评测内容的详细性还是评测得分的客观性方面均优于 Gesell 量表,具有很好的信度和效度,得到很多本专业领域专家的认可。

二、新生儿 20 项行为神经测定

新生儿 20 项行为神经测定(neonatal behavioral neurological assessment,NBNA)是我国鲍秀兰教授

在吸取了美国布雷寿顿的 NBAS 和法国阿米尔 - 梯桑（Amiel-Tison）神经运动评估方法的优点上建立的（表 3-3-1）。测定内容：包括 5 个部分，行为能力（包括对光刺激反应减弱、对格格声反应减弱、非生物听定向反应、非生物视定向反应、生物性视听定向反应、安慰等 6 项）；被动肌张力（包括围巾征、前臂弹回、下肢弹回、腘窝角 4 项）；主动肌张力（包括颈屈、伸肌主动收缩、手握持、牵拉反应、支持反应等 4 项）；原始反射（包括自动踏步和放置反应、拥抱反射、吸吮反射等 3 项）；一般估价（包括觉醒度、哭声、活动度等 3 项）。每项评分为三个分度，即 0 分、1 分和 2 分，及格

分为 35 分，满分为 40 分。

NBNA 是一种信度和效度可靠的新生儿临床神经行为评估测定方法，反复测查对新生儿无害。测查的方法和评估易掌握，工具简便经济。适合我国的现实需求，易于在城乡中推广，适合于我国儿科医师和妇幼保健工作者在临床和科研中的应用（见表 3-3-1）。

1. 适用范围　NBNA 方法只适用于足月新生儿，早产儿需要矫正胎龄满 40 周后再测定评估，因为早产儿肌张力较低，NBNA 评分低下不能反映其正常与否。足月窒息儿可以生后 3 天开始评估测定，如果评分低于 35 分，7 天后应重复评

表 3-3-1　NBNA 评分表

项目	检查时状态	评分标准			得分日龄（天）		
		0	1	2	2~3	12~14	26~28
行为							
1. 对光习惯形成	睡眠	≥11 次	7~10 次	≤6 次			
2. 对声音习惯形成	睡眠	≥11 次	7~10 次	≤6 次			
3. 对格格声反应	安静觉醒	头眼不转动	转动≥60°	转动≥60°			
4. 对说话人脸的反应	安静觉醒	同上	同上	同上			
5. 对红球反应	安静觉醒	同上	同上	同上			
6. 安慰	哭	不能	困难	容易或自动			
被动肌张力							
7. 围巾征	安静觉醒	环绕颈部	肘略过中线	肘未到中线			
8. 前臂弹回	安静觉醒	无	慢弱 >3 秒	活跃≤3 秒			
9. 腘窝角	安静觉醒	>110°	90°~100°	≤90°			
10. 下肢弹回	安静觉醒	无	慢弱				
主动肌张力							
11. 头竖立	安静觉醒	不能	困难，有	1~2 秒以上			
12. 手握持	安静觉醒	无	弱	好，可重复			
13. 牵拉反应	安静觉醒	无	提起部分身体	提起全部身体			
14. 直持反应（直立位）	安静觉醒	无	不完全，短暂	支持全部身体			
原始反射							
15. 踏步或放置	安静觉醒	无	引出困难	好，可重复			
16. 拥抱反射	安静觉醒	无	弱	好，安全			
17. 吸吮反射	安静觉醒	无	弱	好，与吞咽同步			
一般情况							
18. 觉醒度	觉醒	昏迷	嗜睡	正常			
19. 哭	哭	无	微弱或过多	正常			
20. 活动度	活动觉醒	缺或过多	减少或增多	正常			

估测定,仍不正常者 12~14 天后再评估测定,此时该日龄评估值有预测预后的意义。

2. 对检查者的要求　评估者不可能单靠阅读资料或看录像学会合格的 NBNA 检查方法,掌握此方法必须通过相关经验丰富专家指导传授,自己测查 10~20 个新生儿,并接受数次辅导,最后通过合格检验,才能达到测查合格标准。总分误差不应超过 2 分。

3. 评估测定程序　将新生儿放置于光线半暗、安静、室温 24~28℃ 的环境中 30 分钟,在两次喂奶中间进行测试,喂奶后一小时睡眠状态开始为佳,先测光和格格声反应减弱项目,然后观察四肢活动情况(围巾征、前臂弹回、下肢弹回、腘窝角等),接着拉成坐位观察竖头能力,扶起做直立支持反应、踏步和放置反应,平放呈仰卧位做握持、牵拉反应和拥抱反射。哭闹时观察安慰的反应,安静时做试、听定向反应。检查将在 10 分钟内完成,检查后立即做评分记录,除光刺激和格格声反应减弱的检查外,其他检查均要一次完成,不能分次检查和评分。

4. 测定内容及其注意事项　包括 5 个部分:

(1) 行为能力共 6 项:对光刺激反应减弱、对格格声反应减弱这两项是在睡眠状态下测查新生儿对光和声反复刺激形成习惯而反应减退的能力;非生物听定向反应、非生物视定向反应、生物性视听定向反应是在安静觉醒状态下测查新生儿对视、听及视听联合的定向能力,这是 20 项行为神经测查中的难点,也是最重要的部分,是新生儿与测查者相互配合的表演能力,同时也要求测查者准确的手法和对新生儿反应的敏感性;安慰是指哭闹的新生儿对外界安慰的反应。

(2) 被动肌张力共 4 项:围巾征、前臂弹回、下肢弹回、腘窝角,要求新生儿在觉醒状态,呈仰卧头在正中位,以免引出不对称的错误结果。

(3) 主动肌张力共 4 项:颈屈、伸肌主动收缩(头竖立)、手握持、牵拉反应、支持反应,均在觉醒状态下测查,观察新生儿在不同体位下的主动肌张力。

(4) 原始反射共 3 项:自动踏步和放置反应、拥抱反射、吸吮反射。

(5) 一般估价共 3 项:觉醒度、哭声、活动度。

5. 结果解读　每项评分为三个分度,即 0 分、1 分和 2 分,及格分为 35 分,满分为 40 分。

一周内新生儿获 37 分以上为正常,37 分以下尤在 2 周内 ≤37 分者需长期随访。

6. 新生儿神经行为评估测定的意义

(1) 作为新生儿出生检查的一部分。在做新生儿一般体格检查的同时加以新生儿神经行为检查,可以全面了解新生儿体格发育、视听感知能力和神经系统情况。

(2) 在家长的陪同下进行新生儿检查,可使家长进一步了解新生儿的能力,学会和新生儿交往,良好密切的亲子关系有利于优育和智力的开发。

(3) 早期发现轻微脑损伤,充分利用早期中枢神经系统可塑性强的时机,通过早期干预,促进代偿性康复,防治伤残。

(4) 作为围产高危儿因素对新生儿影响的检查评估手段。

(宋燕燕　何龙楷)

参 考 文 献

1. Phagava H,Muratori F,Einspieler C,et al. General movements in infants with autism spectrum disorders. Georgian Med News,2008,156:100-105.

2. Maring JR,L Elbaum. Concurrent validity of the Early Intervention Developmental Profile and the Peabody Developmental Motor Scale-2. Pediatr Phys Ther,2007,19 (2):116-120.

3. Adde L,Rygg M,Lossius K,et al. General movement assessment:predicting cerebral palsy in clinical practise. Early Hum Dev,2007,83(1):13-18.

4. Vitale MG. Assessment of health status in patients with cerebral palsy:what is the role of quality-of-life measures? J Pediatr Orthop,2005,25(6):792-797.

5. Ferrari F,Cioni G,Einspieler C,et al. Cramped synchronized general movements in preterm infants as an early marker for cerebral palsy. Arch Pediatr Adolesc Med,2002,156(5): 460-467.

6. Levene MI,chercenak FA,whittle M,et al. Amiel-Tison C.Clinical assessment of the infant nervous system. Fetal and neonatal neurology and neurosurgery,3rd ed. London: Churchill livingstone,2001:99-120.

7. 吴卫红,鲍秀兰,席冰玉,等. 0~1 岁 52 项神经运动检查和简化 20 项相关性研究. 中国儿童保健杂志,2014, 03:310-312.

8. 鲍秀兰. 新生儿行为能力和测查方法. 实用诊断与治疗杂志,2003,06:第 441-443.

第四节　正常新生儿的保健

新生儿期保健的重点是预防出生时缺氧、窒息、低体温、寒冷损伤综合征和感染,同时促进新生儿母乳喂养,按时预防接种,以及保暖、脐带、皮肤护理等。新生儿期保健包括:出生时的即刻处理和评估,出生后的院内保健,以及新生儿出院后的居家保健。

一、出生时的即刻处理和评估

新生儿娩出的产房温度应维持在 25~28℃,备有完善的复苏抢救设备,吸引器、氧气、清洁干爽的毛巾毯、新生儿衣物、预热辐射床。

1. 保持呼吸道通畅　胎儿娩出后迅速清理口腔内黏液,保证呼吸道通畅。生后数小时内继续严密观察。新生儿取仰卧位,并将头转向一侧,有利于呼吸道内残存黏液的流出。

2. 注意保暖　尽快擦干新生儿头部和全身皮肤,并以毛巾毯包裹。

3. 脐带处理及感染预防　严格消毒、结扎脐带;保持脐带残端清洁干燥;及时点眼药水,防治分娩时的感染性眼病;口鼻腔用消毒棉签蘸等渗盐水或温开水轻轻擦拭。

4. 快速评估　通过对皮肤颜色、呼吸、心率、反应和肌张力的快速评估,记录出生时的 Apgar 评分;如新生儿 Apgar 评分 8~10 分,则继续测量和记录体温、体重、身长等。

5. 早期母乳喂养　正常新生儿生后 30 分钟就应该开始母乳喂养,此时新生儿吸吮母乳只能获取极少量的初乳,但有刺激母亲分泌母乳的作用,有利于母乳喂养的建立。

6. 注射维生素 K_1　正常新生儿出生后即应肌内注射一剂维生素 K_1,1mg。

7. 预防接种　正常新生儿出生后应即刻注射首剂乙肝疫苗。母亲为乙肝表面抗原阳性者,其新生儿应在出生时同时注射乙肝抗体。

8. 观察　新生儿出生后观察 6 小时,无异常者进入母婴室。

二、新生儿院内保健

正常新生儿出生后应母婴同室,以促进母乳喂养和加强母婴联结。新生儿出生后与母亲至少在医院住院观察 24 小时,我国一般住院 3~5 天。

1. 注意保暖　母婴同室的房间温度应维持在 22~24℃,以保持新生儿体温在 36.5℃左右;母婴住院期间应定时测量体温。新生儿衣着、包裹合适,特别注意头部保暖,戴上帽子。

2. 母乳喂养　按需哺乳,根据新生儿的需要随时哺乳。无论白天或夜间,只要新生儿需要就让其吸吮母乳。帮助妈妈选择舒适的喂养位置,传授母乳喂养知识,保证新生儿正确衔接乳头。正确的衔接姿势可使新生儿有效地吸吮母乳,更好地刺激母乳分泌,并避免产妇乳头疼痛、破裂等。产妇分娩后 2~3 天内分泌的乳汁为初乳。分娩后第一天母乳的分泌量仅为 40~50ml,但已足够新生儿所需。在新生儿出生早期应尽量避免喂以糖水、配方奶等。新生儿住院期间应每天定时测量体重,注意新生儿"生理性体重下降"的程度和速度。新生儿体重下降过快、过多时,必须评估喂养状况。

3. 脐部、皮肤护理及感染预防　新生儿出生第 2 天可沐浴。沐浴后脐带局部用 75% 酒精棉签擦拭脐带残端和脐窝。新生儿沐浴后常规滴眼药水以预防感染性眼病。住院期间观察新生儿黄疸,注意新生儿黄疸出现的时间、程度。

4. 预防接种　正常新生儿出生第 2 天应注射卡介苗。

5. 新生儿疾病筛查　正常新生儿于出生 72 小时后至 7 天内,在充分哺乳后,采集足跟血制作血片,进行遗传代谢病筛查。正常新生儿于出生 48 小时后至出院前完成听力筛查的初筛,未通过者及漏筛者应在 42 天内完成筛查。

三、新生儿居家保健

1. 保持适宜的环境温度　新生儿居室的温度和湿度应随不同气候的温度变化而调节。有条件的家庭,冬季应使室内温度保持在 20~22℃左右,湿度以 55% 为宜。也可使用热水袋为新生儿保暖;夏季应避免室内温度过高。

2. 喂养　指导产妇正确的哺乳方法,鼓励纯母乳喂养。母乳确实不足或无法进行母乳喂养的婴儿,指导家长选用适当的配方奶粉喂养。

3. 补充维生素 D　正常新生儿出生几天内就应补充维生素 D 400IU/d,即在新生儿出院时就建议家长开始为新生儿补充维生素 D。

4. 脐带和皮肤护理　在新生儿脐带未脱落前,建议以擦洗的方法清洁皮肤,保持脐带残端干燥。如需洗澡时,尽量不弄湿脐部,如有浸湿应用干毛巾吸干,必要时以 75% 酒精棉签擦拭。选用宽松的衣服,特制的前端有凹口的新生儿纸尿裤,或将尿布、纸尿裤前部边缘翻下,避免衣服、尿布或纸尿裤摩擦脐带残端。

5. 预防感染　新生儿居室应保持空气新鲜,并可根据季节和新生儿个体状况逐渐增加户外活动时间。避免交叉感染,家人在接触新生儿前应正确、彻底洗手。

6. 疾病观察及处理　不需要特别处理新生儿痤疮、"马牙"、"上皮珠"、乳房肿大、"假月经"、红斑、粟粒疹等。避免给新生儿挤乳头、擦口腔,以免发生新生儿乳腺炎和口腔黏膜感染。观察新生儿黄疸情况,出生 2 周黄疸仍未消退,或黄疸加重应及时就诊。

7. 促进新生儿发育　父母及家人应多与新生儿有眼与眼交流、皮肤与皮肤接触等。让新生儿多看鲜艳的玩具,听优美的音乐。衣服宽松,四肢活动自如,双手外露触摸物体。2~3 周后的新生儿可每天尝试俯卧 1~2 次,训练抬头。

(盛晓阳)

参 考 文 献

1. World Health Organization. WHO recommendations on postnatal care of the mother and newborn. 2014.
2. WHO guidelines review committee.Recommendations on newborn health. Guidelines on maternal,newborn,child and adolescent health approved. World Health Organization.

第五节　正常新生儿的访视和管理

一、新生儿访视的目的

新生儿访视的目的是早期发现新生儿的健康问题和异常,包括病理性黄疸、感染、神经系统损伤、先天畸形(眼、耳、口腔、心脏、四肢)、腹部肿块等,并给予及时的处理,必要时转诊上级医院;同时宣传科学育儿知识,指导家长做好新生儿喂养、护理和疾病预防,以降低新生儿的发病率和死亡率,促进新生儿生长发育。

二、新生儿访视次数

按照世界卫生组织推荐,新生儿出生后应至

少与母亲在医疗机构住院观察 24 小时以上,如果新生儿出生在家中,应尽可能早地在 24 小时内进行首次产后检查;新生儿出生第 3 天(48~72 小时)、第 7~14 天,以及出生 6 周时应再次对母亲和新生儿进行产后检查。同时,在新生儿出生第一周内应进行家庭家访。目前我国除少数边远地区产妇可能在家中分娩以外,绝大多数产妇都在不同的医疗机构分娩,并住院观察至少 3 天。因此,按照国家卫生与计划生育委员会 2012 年新生儿访视技术规范要求,由乡镇卫生院、社区卫生服务中心经过培训的人员对出院后的新生儿进行访视。正常新生儿访视次数应不少于 2 次,第一次在新生儿出院后 7 天内,第二次在新生儿出生后的 28~30 天。第二次访视可结合乙肝疫苗接种第 2 针,在乡镇卫生院、社区卫生服务中心完成。如在新生儿访视中发现问题,应相应增加访视次数,必要时转诊上级医院。

三、新生儿访视的内容

新生儿访视内容包括:询问新生儿的出生情况,生后生活状态,预防接种情况,喂养与护理情况;观察新生儿的一般情况,重点注意有无产伤、黄疸、畸形、皮肤与脐部感染等;观察新生儿的居住环境,产妇精神状态以及家庭环境;对新生儿进行全身的体格检查,头颅、前囟、心肺腹、四肢(外展试验)、外生殖器;测量体重、头围;指导母乳喂养和(或)配方奶喂养,新生儿脐带及皮肤护理等。

每次访视时,医护人员应与产妇及家属有良好的沟通,倾听产妇及家属的陈述和疑问,尽力向产妇及家属解释新生儿喂养、护理以及疾病预防的各种疑问,与产妇及家属有良好的互动。访视人员在接触新生儿前,应用肥皂和清水洗手,戴好口罩。访视过程中如发现问题应告知产妇和家属,并给予改进意见和指导;如发现严重问题,应向产妇和家属说明情况,并立即转诊上级医院。完成访视后应记录访视结果。

1. 第一次访视　在新生儿出院后 7 天内进行。访视内容为:

(1) 观察新生儿居室条件和卫生状况,如室温、湿度、通风状况,新生儿用具是否安全、清洁,新生儿衣被、尿布或纸尿裤是否合适等。

(2) 询问新生儿出生情况,如出生体重和身长,分娩方式,分娩时有无窒息或其他异常情况。

(3) 询问新生儿出院前是否完成乙肝疫苗和

卡介苗接种,是否已完成新生儿疾病筛查和听力筛查。

(4) 询问新生儿的喂养情况,母乳喂养和(或)配方奶喂养、喂养次数、喂养量。

(5) 询问新生儿的睡眠、大小便等,有无惊厥、呕吐、呼吸困难等异常情况。

(6) 询问和观察产妇的精神状况,有无抑郁、焦虑,以及异常的家庭关系等。

(7) 观察新生儿一般情况,如呼吸、面色和皮肤颜色,有无黄疸及黄疸程度等。

(8) 新生儿全身体格检查,特别注意脐部有无局部红肿,有无异常分泌物或感染征象,注意颈部、腋窝、腹股沟等处有无皮肤糜烂,有无红臀或尿布皮炎,身体各部位有无畸形,观察新生儿四肢活动情况,注意有无心脏杂音或异常呼吸音。

(9) 测量体重和头围,如新生儿体重仍低于出生体重,应重点询问新生儿喂养情况,并指导喂养。

(10) 宣传指导母乳喂养以及新生儿护理和预防感染方法。第一次访视中如发现存在问题应酌情增加访视次数至每周访视 1~2 次。

2. 第二次访视　在新生儿出生后 28~30 天进行。访视内容同第一次访视。完成乙肝疫苗第二针接种。如新生儿满月时体重相比出生体重增加不足 600g,应积极寻找原因,指导喂养。

四、新生儿访视中需要转诊的情况

在新生儿访视过程中,访视人员发现任何不能处理的情况,均应转诊上级医院。

1. 如新生儿出现下列情况之一,应立即紧急转诊至上级医疗保健机构住院。

(1) 新生儿体温≥37.5℃或≤35.5℃。

(2) 新生儿反应差,伴面色发灰、吸吮无力。

(3) 新生儿呼吸频率 <20 次 / 分或 >60 次 / 分,呼吸困难(鼻翼扇动、呼气性呻吟、胸凹陷),呼吸暂停伴发绀。

(4) 心率 <100 次 / 分或 >160 次 / 分,有明显的心律不齐。

(5) 皮肤严重黄染(手掌或足跖),苍白、发绀和厥冷,有出血点和瘀斑,皮肤硬肿,皮肤脓疱达到 5 个或很严重。

(6) 惊厥(反复眨眼、凝视、面部肌肉抽动、四肢痉挛性抽动或强直、角弓反张、牙关紧闭等),囟门张力高。

(7) 四肢无自主运动,双下肢 / 双上肢活动不对称;肌张力消失或无法引出握持反射等原始反射。

(8) 眼窝或前囟凹陷、皮肤弹性差、尿少等脱水征象。

(9) 眼睑高度肿胀,结膜重度充血,有大量脓性分泌物;耳部有脓性分泌物。

(10) 腹胀明显伴呕吐;

(11) 脐部脓性分泌物多,有肉芽或黏膜样物,脐轮周围皮肤发红和肿胀。

2. 如新生儿出现下列情况之一,建议转诊至上级医疗保健机构就诊。

(1) 喂养困难。

(2) 躯干或四肢皮肤明显黄染、皮疹,指、趾甲周红肿。

(3) 单眼或双眼溢泪,黏性分泌物增多或红肿。

(4) 颈部有包块。

(5) 心脏杂音。

(6) 肝脾大。

(7) 首次发现五官、胸廓、脊柱、四肢畸形并未到医院就诊者。

(盛晓阳)

参 考 文 献

1. Bertini G,Breschi R,Dani C. Physiological weight loss chart helps to identify high-risk infants who need breastfeeding support. Acta Pediatrica,2015,104:1024-1027.

2. Muchowski KE. Evaluation and treatment of neonatal hyperbilirubinemia. Am Fam Physician,2014,89(11):873-878.

3. 刘湘云,陈荣华,赵正言．儿童保健学．第 4 版．南京:凤凰出版传媒集团江苏科学技术出版社,2011.

4. 卫生部．新生儿访视规范．2012.

第六节　新生儿睡眠

新生儿睡眠(newborn babies sleep)涉及睡眠节律(sleep rhythm)、睡眠调控(sleep regulation)、睡眠影响因素、睡眠障碍(sleep disorders)的分类及其处理办法。新生儿期的睡眠有其独特的特点,但仍存在着巨大的个体差异,由其生理特征、社会、家庭、心理及环境等因素的相互作用共同决定的。因此，在临床工作中，解决新生儿的睡眠问题应当综合多方面的原因进行研究分析，提出具有个体化的治疗方案。

一、新生儿睡眠节律

1957 年，美国 Kleitman 和 Aserinsky 发现人类的睡眠不是一个均一的节律，有两个不同的时相周期交替，他们第一次观察并描述了眼快动睡眠（rapid eye movement sleep，REM），即一种深度睡眠伴有眼球快速水平运动的状态。进一步研究又发现，除眼球快速运动外，REM 期的内容更为复杂。在此睡眠期间，各种感觉功能进一步减退，以致较难唤醒；骨骼肌反射活动和肌紧张进一步减弱，肌肉几乎完全松弛；自主神经功能下降但不稳定，同时伴有血压升高、心率增快、呼吸加快和不规则等情况。新生儿的睡眠节律有自身的特点。

足月新生儿一天中的睡眠时间为 14~20 小时，平均为 16 小时，早产儿根据胎龄大小不同其总睡眠时间有所差异（图 3-8-1）。依据多导睡眠图（polysomnography，PSG）显示的脑电图模式、肌张力和眼球运动的特征，新生儿睡眠结构分为活跃睡眠（active sleep，AS）、安静睡眠（quiet sleep，QS）和不确定睡眠（indeterminate sleep，IS）。在出生后 6 个月内，新生儿的活跃睡眠类似于成年人的快速动眼睡眠，安静睡眠则类似于成年人的非快速动眼睡眠，不能确定是活跃睡眠或安静睡眠的时期则被称为不确定睡眠。足月新生儿从安静

睡眠的开始到活跃睡眠的结束可作为一个睡眠周期，一个睡眠周期的平均时间为 45 分钟，安静睡眠和活跃睡眠各占 1/2，睡眠呈多周期性不断反复进行。新生儿几乎没有昼夜节律，即白天和夜晚的睡眠时间基本相等。受规律性胃排空的影响，睡眠 - 觉醒周期以 3~4 小时 1 个循环进行。随着月龄的增加，每天总睡眠量逐渐减少，单个睡眠周期不断延长，日间睡眠时间减少，夜间睡眠时间增加。

1. **睡眠周期**　睡眠周期（sleep cycle）是指 NREM 和 REM 睡眠在夜间以超日节律（ultradian rhythm）交替出现。胎龄 30 周以下的早产儿无明确的睡眠周期，早产儿自 32 周开始出现初步的睡眠周期，37 周后可明确地区分各睡眠周期。新生儿的 AS 和 QS 以超日节律交替出现（图 3-8-2），两时期在总睡眠时间中所占比例相当（1∶1），入睡后首先进入 AS 期；大约在 3 个月以后逐渐变为首先进入 QS 期，之后逐渐与成人一致。在出生后 6~12 个月间，AS 逐渐成熟转变为 REM，REM 睡眠占总睡眠时间的比例逐渐降至 30%，2~5 岁与成人水平一致，约占 20%~25%。此外，REM 睡眠的一致性和持续时间也随着年龄增长逐渐出现变化，夜间第一个睡眠周期逐渐变短，之后的几个 REM 在接近凌晨时出现，其持续时间和强度逐渐增强。

$$觉醒 \rightarrow AS 期 I \rightarrow IS \rightarrow QS 期 I \rightarrow IS \rightarrow QS 期 II \rightarrow IS \rightarrow AS 期 II$$

图 3-8-2　足月新生儿的睡眠进程示意图

2. **AS 与 QS 睡眠期的特点**　AS 与 REM 睡眠期的特点类似，表现为低压、去同步化及混合频率的脑电图（electroencephalographic，EEG）活动，大脑活动水平高，此期常伴有肌张力缺失、心跳和呼吸节律不规则、体温调节能力减弱、阶段性眼动暴发及梦境等。QS 与 NREM 睡眠期的特点类似，表现为高压、同步化及低频率的 EEG 活动，大脑活动水平低，此期肌张力减弱，心跳和呼吸较规律。

二、新生儿睡眠节律的建立

新生儿期睡眠节律的调控机制是由 Borbély 提出的双程模型（two-process model）构成，包括睡眠内稳态过程（homeostatic sleep process），又称 S

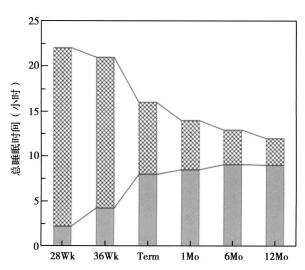

图 3-8-1　新生儿及婴儿期活跃睡眠和安静睡眠占总睡眠时间比例

（引自：Weerd A，2003，网状线部分为 AS；阴影部分为 QS，按其比例已减去 IS 所占时间）

过程;睡眠生物节律过程(circadian sleep process),又称 C 过程。两过程彼此独立,协同调控睡眠的开始、强度、持续时间及结束。

1. **S 过程**　S 过程主要受觉醒和睡眠持续时间的影响,觉醒持续时间越长,越容易启动并维持睡眠,睡眠的内稳态压力逐渐增加;相反,睡眠持续时间越长,越容易诱发觉醒;睡眠的内稳态压力逐渐减弱。在这一阶段催眠物质(如腺苷素和细胞因子等)随觉醒持续时间增加而累积,随睡眠持续时间延长而消散。在此过程,咖啡因可以阻断腺苷素的分泌,促进觉醒,所以新生儿在晚间或睡前摄入咖啡因会干扰其夜间睡眠。

2. **C 过程**　C 过程主要影响睡眠 - 觉醒进程和 24 小时睡眠的节律。不同于 S 过程,C 过程不依赖于觉醒和睡眠持续时间,主要受内在生物钟(circadian clock),即位于下丘脑(hypothalamus)的视交叉上核(suprachiasmatic nucleus,SCN)支配,同时与多种激素分泌和基因表达有关。C 过程需要外界环境的界定来维持生物节律,例如光线明暗是睡眠生物节律的界定因素之一,光信号通过影响视网膜上的成像系统,将信号传送至视交叉上核,控制松果体开启或停止褪黑素的分泌,从而起到影响睡眠节律的作用。其他生物节律界定因素包括声音、进食及社会信号等。

3. **两过程交互作用**　虽然 S 和 C 过程彼此独立,但也以复杂的方式相互作用,共同调控着睡眠与觉醒。觉醒时,促进觉醒的生物节律(C 过程)与驱动和维持睡眠发展的内稳态压力(S 过程)拮抗,使个体维持一定水平的觉醒状态;相反,睡眠时,驱动睡眠的生物节律(C 过程)与不断减弱的维持睡眠发展的内稳态压力(S 过程)相拮抗,使个体维持一定水平的睡眠状态(图 3-8-3)。新生儿期,睡眠主要由 S 过程调控,新生儿

对睡眠内稳态压力改变的耐受性较低,难以长时间的保持觉醒,即短暂的睡眠剥夺,就会导致新生儿睡眠的时间和深度的补偿性增加。此外,新生儿睡眠内稳态压力改变的速率(随觉醒持续时长而增加、随睡眠持续时间延长而减弱)明显快于年长儿和成年人。这解释了为何新生儿及婴幼儿相对于年长儿需要更频繁、更长时间的日间睡眠。

新生儿刚出生时,24 小时睡眠生物节律性不明显,睡眠和觉醒在日间和夜间无序分布且日间和夜间睡眠时间大致相等。在 1 月龄时生物节律系统迅速发展,24 小时体温调节节律不断完善;2 月龄时,夜间睡眠逐渐延长且更为连贯,日间睡眠逐渐减少;3 月龄时生物节律驱动褪黑色素以 24 小时节律周期分泌。总之,S 过程和 C 过程交互作用于新生儿期的睡眠与觉醒,两种睡眠调控过程的失调是引起新生儿期睡眠障碍(如:睡眠延迟和频繁夜醒等)最常见的原因。

三、影响新生儿睡眠常见因素及应对

睡眠是新生儿期大脑的基本活动,充足和优质的睡眠对新生儿体格生长、大脑发育、机体免疫、认知发展及情绪行为表现等都至关重要。睡眠问题长期得不到改善与儿童各时期内机体的多种损害密切相关,如肥胖、神经发育问题、气质行为问题、疲劳及学业不良等。睡眠问题不仅对儿童及其家庭(如父母睡眠、生活质量及心理健康等)造成巨大的负面影响,而且会大大增加社会医疗保健的负担。

1. **睡眠障碍的分类**　根据《国际睡眠障碍分类》- 第 3 版(ICSD-3)分类,睡眠障碍主要分为 8 类:失眠(insomnia)、睡眠相关呼吸障碍(sleep related breathing disorder)、非睡眠障碍所致的过度

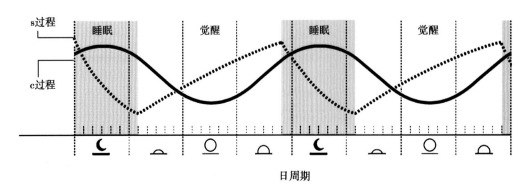

图 3-8-3　睡眠调控的双程模型(Glickman,2010)

睡眠(hypesomnisa)、昼夜睡眠节律障碍(circadian rhythm sleep disorders)、异态睡眠(parasomnias)、与运动相关的睡眠障碍(sleep related movement disorders)、单独综合征,正常变异和尚未定义的项目(isolated symptoms,apparently normal variants,& unresolved issues)以及其他睡眠障碍(other sleep disorder)。

2. 影响新生儿睡眠的常见因素 新生儿睡眠障碍受生理、心理、家庭、环境、社会和文化等多因素交互作用,其影响众多,在此我们无法穷尽。现就对临床上常见影响因素进行阐述分析。

(1) 环境因素:对于新生儿来说,嘈杂、温度过低或过高及过于明亮的环境都将影响其睡眠质量。

(2) 新生儿自身因素:

1) 早产低出生体重儿:上海儿童医学中心儿童保健科数据显示,在低出生体重儿中(<2500g),80.95% 的儿童有睡眠障碍,其分析原因可能是早产、低出生体重儿及小于胎龄儿的窒息指数偏高,氧饱和度偏低和中枢神经系统的发育滞后有关。

2) 气质类型:难养型气质的新生儿,易发生夜醒,易激惹和哭闹,较难建立规律的睡眠节律,难以培养独自安抚入睡能力,在夜醒后更易出现睡眠抵抗,难以安抚再次入睡。

3) 神经发育障碍:如注意力缺陷综合征、脑瘫、多动症、孤独症及儿童秽语综合征及其他神经发育性疾病,容易发生睡眠障碍,可表现为入睡困难、频繁夜间觉醒和早晨过早觉醒。

4) 生理功能障碍:一些生理上的疾病可导致新生儿出现睡眠障碍,如营养不良、维生素 D 缺乏、上呼吸道感染、扁桃体炎、呼吸暂停综合征、胃炎、蛲虫病、乳糖不耐受综合征、胃食管反流和疼痛等。

(3) 父母的因素:

1) 睡前行为:父母在新生儿睡前给予过多的关注,如摇晃、搂抱和陪伴入睡等,容易让新生儿对此类行为产生依赖,当此类行为缺乏时,可直接导致婴幼儿的情绪低落,出现入睡抵抗或夜间觉醒后难以再次入睡。同时睡前过多的体力活动和刺激性活动(如:恐吓等)也可导致新生儿出现睡眠障碍。

2) 共同入睡:父母与新生儿的睡眠方式一般分为独立入睡、同床入睡和同室不同床入睡,据相关文献报道,同床入睡和同室不同床入睡(co-sleeping)的新生儿睡眠障碍发生率明显高于独自在房间入睡的新生儿,其原因主要因为父母的睡眠行为(如:打鼾或起夜等)可干扰或唤醒新生儿的睡眠,同时当新生儿出现夜间觉醒或伴哭闹时,双亲容易给予新生儿过多的关注,不利于其独立睡眠及自我安抚入睡能力的形成。

3) 睡眠中不良的干预:父母夜间对新生儿的喂养过于频繁,总量超过自身需要量,可导致新生儿在夜间对进食产生依赖而频繁夜醒。新生儿期受胃排空的影响,夜间隔 3~4 小时需进行一次喂养,随着月龄的不断增加,夜间喂养的间隔时间不断增加,次数逐渐减少,达 6 月龄时,发育正常的婴儿应停止夜间喂养。

4) 喂养方式:据 Nathan 等报道,母乳喂养的新生儿睡眠障碍的发生率明显高于人工喂养的新生儿,这并不表明人乳的营养价值低于配方奶,其分析主要原因为人乳比配方奶消化快,使婴儿的饥饿感提前。据江帆等人报道,在上海地区人工喂养的新生儿睡眠障碍的发生率明显高于母乳喂养,其分析主要原因为牛乳糖不耐受所导致新生儿频繁夜醒。

5) 母亲的情绪:母亲在孕后期伴随睡眠障碍或母亲患有产后抑郁症的新生儿,其睡眠障碍的发生率明显高于其他新生儿。分析其主要原因为母亲的情绪因素对胎儿及新生儿的神经行为发育造成一定的影响。

3. 美国儿科学会关于新生儿睡眠障碍的建议 新生儿期的睡眠障碍主要见于失眠,失眠是指在睡眠条件允许的情况下,睡眠的发起、持续时间及质量存在困难,并造成不同程度的日间功能损害。其表现形式主要为入睡拖延和抵抗、入睡困难、难以独立入睡、频繁或长时间夜醒、过早晨醒和日间困倦等。查阅相关文献,2007 年英国伦敦一项调查研究显示新生儿睡眠障碍的发生率男童为 26.45%,女童为 28.31%,现我国暂无新生儿期睡眠障碍的数据报道。

一定程度上的新生儿的夜间觉醒是一个新生儿的正常表现,新生儿生物节律还未成熟,夜间的喂养也是必不可少的。据调查,无睡眠障碍的新生儿,睡眠脑电图显示其夜间平均每晚觉醒 2 次。当夜间觉醒得过于频繁、觉醒时间过长、伴哭闹、严重影响到其他家庭成员的休息或对双亲及新生儿自己的精神状态造成极大的影响时,需进行干预治疗。在治疗新生儿睡眠前需区分睡眠障碍的发生原因,即行为性、生理性或是其他器质性疾病所导致,睡眠问题的发病机制、时间、频次和严重性也是选择治疗方案的主要依据。生理性或其他器质性疾病(如呼吸暂停综合征、营养不良及维生素D缺乏等)所导致的睡眠障碍的治疗方案在相关专科章节进行阐述,在此我们主要对美国儿科学会在行为性睡眠障碍的干预治疗建议进行总结。

(1)促进睡眠卫生的形成:睡眠卫生(sleep hygiene)是指干扰或促进睡眠的环境和行为因素。良好的睡眠卫生应包括:

1)养成规律的睡眠模式及适当的睡眠时间。

2)舒适的睡眠环境,如适宜的温度、安静和黑暗,对于害怕黑暗的儿童来说,相比黑暗的睡眠环境,昏暗的灯光更有助于儿童入睡。

3)合理的睡前活动,如进行简短、愉快和规律一致的就寝程序,在适当的时间进行体力活动,避免睡前让新生儿进行过度兴奋活动等。建立一个良好的睡眠卫生是改善新生儿睡眠问题的前提,若新生儿睡眠卫生持续不良,其他治疗手段难以起效。

(2)诱导睡眠节律的建立:诱导睡眠节律建立的主要方法为行为干预(behavioral treatments,BT),是指应用刺激-反应引起行为改变的治疗方法。行为干预主要适用于言语能力有限的新生儿及婴幼儿。入睡困难及夜醒是新生儿期最常见的睡眠问题,行为干预为这类睡眠问题的一线治疗手段。美国睡眠医学会公布一项对52篇0~4岁11个月儿童睡眠障碍行为干预治疗效果文献的统计数据,发现94%的研究结果表明行为干预治疗有效,超过80%的研究结果显示有明显的临床症状的改善,且好转可持续3~6个月。据文献报道经过2~4周的行为干预治疗,新生儿及婴幼儿可逐渐形成良好睡眠习惯。在训练过程中,还需要更多的关注新生儿家长的心理问题的形成、引导及疏导,放松心情,正确解决孩子睡眠问题。

1)标准或非修正消退:标准或非修正消退(standard/unmodified extinction),又称"任由哭闹"(cry it out),是指双亲在固定的入睡时间安置新生儿入睡,除了出于安全和健康的考虑,直至清晨唤醒之前,忽视新生儿的一切不适行为(如哭闹、尖叫或发脾气)。此治疗方案的目的在于减少新生儿为了增加父母的注意力而产生的不适行为,同时培养新生儿睡眠时的自我安抚能力,让其在就寝或夜醒时不出现不适行为下独自入睡。标准或非修正消退方案的有效性在国外得到了大量的循证医学支持,目前被认为是最有效且能引起持久睡眠问题好转的行为干预治疗方案。

2)渐进或修正消退:渐进或修正消退(graduated/modified extinction),是指比较标准或非修正消退,不要求家长一直忽视新生儿的不适反应,允许家长等待一段时间后,对孩子进行简短的察看。等待时间可采用固定间隔时间(如:每隔5分钟)或渐进式时间(如:5分钟/次、10分钟/次至15分钟/次),具体可根据孩子的年龄、气质和家长的忍受度制定。察看只包括对新生儿进行1分钟以内的安抚,尽量限制在此过程中与新生儿的互动,以免强化孩子寻求注意的行为。此方案的治疗目的同标准或非修正消退。

3)刺激控制:刺激控制(stimulus control)是指尽量限制新生儿清醒时在床上的时间或进行睡眠以外的活动(如听音乐、进食、玩玩具和讲故事等)。其目的在于用以强化睡眠与其他线索(如特定的就寝时刻、场所、床、物品和程序)的联结。

4)规律唤醒:规律唤醒(scheduling/scheduled awakening)是指家长根据新生儿通常的自发性夜醒时间,在发生前15~30分钟将其唤醒,然后逐渐适当增加唤醒时间间隔,直至最终停止唤醒。其目的在于减少新生儿至儿童期自发性夜醒的频率,对儿童期夜惊及遗尿的干预效果较好。

5)入睡程序:入睡程序(bedtime routine)是指引导新生儿做好入睡准备,并帮助其快速入睡的相关睡前活动。入睡程序应简短,维持时间在30分钟以内,内容可包括若干放松且有趣的活动(如儿歌、讲故事和洗澡等),而且逐渐向孩子卧室转移进行并结束。同时,为了给予孩子足够的暗示,家长可向孩子提供听觉线索(如"5分钟或1分钟后就要睡觉了"),让孩子明确家长制定的入睡信息。此干预性治疗的目的在于减少新生儿入睡相关不良行为反应(如哭闹、尖叫、发脾气、拒绝和拖延入睡等)和家长的焦虑。

(3)药物治疗:使用药物治疗新生儿及婴幼儿时期睡眠障碍的报道较少,查阅相关文献,临床上有报道使用巴比妥类、苯二氮䓬类和佐匹克隆等药物治疗此期的睡眠障碍,但缺乏药物疗效、用药剂量、安全性和耐受性等相关性研究,故在此我们不做过多的阐述。

4. 其他注意的问题

(1)睡眠相关行为:良好的睡眠是新生儿健

康成长的重要保障,睡眠障碍可引起新生儿体格、智力及心理行为发育方面的障碍,健康的睡眠相关行为可以减少睡眠障碍的发生。因此,睡眠相关行为逐步成为我国儿童早期发展关注的新领域。

1)呼吸暂停:主要表现为新生儿睡眠时呼吸短时间的加快后暂停,然后恢复正常呼吸节奏,暂停时间可长达15秒。此时若新生儿无明显缺氧,暂不需特殊处理。

2)打鼾:睡眠中打鼾是由于吸气时口咽壁软组织振动产生的噪声,提示上呼吸道存在阻塞,新生儿时期打鼾的主要病因是咽喉局部的堵塞即腺样体肥大和扁桃体肿大,打鼾可导致新生儿因缺氧和睡眠片段化造成大脑前皮质神经化学物质的传递异常。如果发现新生儿睡眠时打鼾,先注意鼻腔是否有分泌物,清理后仍不畅,建议到耳鼻喉科检查腺样体、鼻道及鼻中隔等是否有生理性或占位性病变。

3)睡姿:既往文献报道俯卧位睡姿和婴儿猝死综合征高度相关,俯卧位睡姿的新生儿容易重复呼吸呼出的气体产生通气不足,且面部紧贴着的床容易造成窒息,这些均可能提高新生儿的觉醒能力或降低其自我苏醒的能力,从而提高睡眠障碍的发生率。

(2)养育知识:在资讯发达的当今社会,新生儿父母可从不同的途径获取更多的养育知识,宝宝的吃、睡、排泄及可能发生的问题均可查询,少数家长的过多担忧左右了对宝宝养育的正确判断,一听到宝宝啼哭或看到宝宝睡眠时身体动一下则马上拍打或抱起安抚,使宝宝无法养成正常的睡眠习惯,放下后又会再次重复以上的过程,时间一长则引起睡眠障碍。因此,啼哭是宝宝表达思想最多的方式,双亲应更多观察,采取正确的养育方式才能有助于新生儿养成良好的睡眠习惯。

(3)产后抑郁:各种因素可使少部分产妇出现产后抑郁症,由于性激素、社会角色及心理变化所带来的身体、情绪、心理等一系列变化,使得夫妻间关系紧张,遇事老向坏处想,主诉多而易变,思维能力减退或注意力涣散,严重影响对新生儿状况的判断,短时间无法胜任养育新生儿的工作,时刻担忧宝宝患病,严重影响新生儿正常睡眠习惯的养成。家人需要更多地给予产妇关爱、理解、疏导,帮助其正确认识疾病状况,减少产妇心理压力,帮助其更快地康复。

(宋燕燕　何龙楷)

参 考 文 献

1. Pitt M,Berger J,Sheehan K. Compliance of Parenting Magazines Advertisements with American Academy of Pediatrics Recommendations. Children,2016,3,23.

2. Byars KC,Simon SL. American Academy of Pediatrics 2016 Safe Sleep Practices:Implications for Pediatric Behavioral Sleep Medicine. Behav Sleep Med,2017,15:175-179.

3. Lewandowski AS,Toliversokol M,Palermo TM. Evidence-Based Review of Subjective Pediatric Sleep Measures. Journal of Pediatric Psychology,2011,36(7):780-793.

4. Jenni OG,Carskadon MA. Sleep Behavior and Sleep Regulation from Infancy Through Adolescence:Normative Aspects. Sleep Medicine Clinics,2012,2:327-329.

5. Hoban TF. Sleep disorders in children. New York Academy of Sciences,2010,1184:1-14.

6. Weerd A,Bossche R. The development of sleep during the first months of life. Sleep Medicine Reviews,2003,7(2):179-191.

7. Blum NJ,Carey WB. Sleep problems among infants and young children. Pediatr Rev,1996,17(3):87-92,93.

8. Hall WA,Clauson M,Carty EM,et al. Effects on parents of an intervention to resolve infant behavioral sleep problems. Pediatr Nurs,2006,32(3):243-250.

9. Bueno C,Menna-Barreto L. Development of sleep/wake, activity and temperature rhythms in newborns maintained in a neonatal intensive care unit and the impact of feeding schedules. Infant Behav Dev,2016,44:21-28.

10. Jiang F,Shen X,Yan C,et al. Epidemiological study of sleep characteristics in Chinese children 1-23 months of age. Pediatr Int,2007,49(6):811-816.

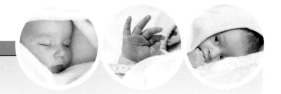

第四章　高危新生儿的特点与保健

高危新生儿（high risk newborn）是指已发生和可能发生危重情况的新生儿，对新生儿出生后要进行评估，如存在高危因素，需密切观察和监护。凡存在下列情况者都可定为高危新生儿：孕母存在高危因素、出生过程存在高危因素、出生后存在高危因素。必须了解高危新生儿的基本特点，给予监护和密切观察，做好各方面的保健工作。

第一节　小于胎龄儿和宫内生长迟缓的特点与保健

小于胎龄儿（small for gestational age，SGA）是指出生体重小于同胎龄儿平均体重第10百分位的新生儿，可分早产、足月、过期产小于胎龄儿。SGA发生率国内报道在5.16%~22.2%，足月儿SGA发生率6.05%，早产儿SGA发生率13.10%，其中晚期早产儿SGA发生率17.4%。日本东京SGA发生率为8.4%。SGA因各种因素在宫内生长发育受到抑制，在出生时体重和身长落后于正常新生儿。出生后虽然有追赶生长，但部分SGA 2岁时身长仍不能达到正常身长，甚至有15%SGA在4岁时仍有矮身材，7.9%在18岁时仍为矮身材。SGA在成年后糖耐量异常、糖尿病、高脂血症和高血压的发病率均显著高于正常新生儿。

宫内生长发育迟缓（intrauterine growth restriction，IUGR）是指由于各种不利因素导致胎儿在宫内生长偏离或低于预期的生长模式，其出生体重低于其兄弟、家族以及自身生长势能的预期生长模式。又称胎儿生长受限（fetal growth restriction，FGR）。一般认为超声检查评估的胎儿体重（estimated fetal weight，EFW）低于正常胎龄体重预期的第10百分位即可诊断IUGR。也有以EFW低于平均胎龄的2SD或新生儿体重标准指数（体重/身高^2）低于第10百分位或胎儿腹围低于2SD为诊断标准。因此，IUGR胎儿涵盖胎龄—体重生长标准曲线图中适于胎龄儿（AGA）的临界区域和全部小于胎龄儿。IUGR主要用于描述宫内胎儿生长与正常预期模式间的偏离度，适于胎龄儿和小于胎龄儿则是一类基于出生体重回顾判断胎儿生长的临床指标。

【病因】

胎儿宫内发育关键期若遭受不利因素影响，则会导致婴儿在胎儿期生长速度下降，生长曲线偏离原来的轨道，即发生胎儿生长受限，机体将发生适应性编程，引发机体生理和代谢两方面永久性的改变。当出生后这些不良因素被纠正，婴儿生长速度可能较同龄儿童加快，生长曲线又回到受损之前或遗传所确定的生长轨道上，这亦是"追赶生长"理论。是否出现"追赶生长"及出现时间的早晚，将直接影响儿童的整体生长发育水平。

1. 孕母因素　①孕母患病：妊娠期高血压疾病、慢性肾炎、原发性高血压病、慢性心力衰竭等慢性疾病，胎盘功能不全，供给胎儿的营养和氧均不足，是引起小于胎龄儿的常见原因。②孕母年龄过大或过小，母亲身高<155cm是SGA危险因素。③孕期营养摄入不足，体重增长少是SGA的危险因素，孕期增重是孕期营养的一个重要指标，

母亲营养不良会影响胎盘功能,胎盘绒毛广泛损伤和毛细血管狭窄的可能性增高,进而影响胎儿血液灌注,导致胎儿宫内营养供给不足、慢性宫内缺氧。④孕前 BMI<18,孕妇的胎盘重量和表面积比较小,影响向胎儿转运营养物质,进一步影响胎儿的生长发育。⑤不良生活习惯:吸烟、吸毒、嗜酒等。孕期被动吸烟导致 SGA 的风险增高,我国孕妇主动吸烟的发生率较低,但被动吸烟却成为一个越来越严重的问题。香烟中的有害物质可通过胎盘屏障进入血液循环影响胎儿,造成生长发育迟缓。被动吸烟者吸入的主要是侧流烟雾,与主流烟雾相比,侧流烟雾由于燃烧不全,所含的致癌物水平更高。孕期暴露于吸烟环境是 SGA 单独危险因素。

2. 胎盘因素 孕妇许多病理因素都可影响胎盘功能,导致胎盘功能不全,影响胎儿生长发育。妊娠期高血压疾病孕妇的全身小动脉痉挛,导致子宫、胎盘血流量减少及胎盘功能障碍,影响胎儿对营养物质和氧气的吸收,从而影响胎儿发育,导致 SGA 发生。

3. 胎儿因素 胎儿发生各种疾病都可以影响胎儿生长发育:①多胎;②先天性疾病,染色体病,如三倍体综合征、Turner 综合征、多发畸形;③宫内感染,如巨细胞、疱疹、风疹等病毒感染及胎儿梅毒。

【临床特点】

1. 类型 根据病因发生的早晚、病理生理特点、重量指数将小于胎龄儿分为 3 种类型。重量指数 = 出生体重(g)× 出生身长 ^{3}(cm³)。

(1) 匀称型:病因常发生在妊娠早期,即发生在妊娠 32 周以前,如胎儿染色体病和孕妇慢性疾病影响胎儿的全身生长发育,不但体重轻,而且身长也短小,常伴先天畸形或脑发育障碍,各器官细胞数目减少,但仍保持正常体积。重量指数 >2.0(胎龄≤37 周)或 >2.2(胎龄 >37 周),身长与头围比值 >1.36。

(2) 非匀称型:病因常发生在妊娠晚期,即妊娠 32 周以后,此时胎儿正处于迅速生长和储备营养物质的阶段,如胎儿发生营养不良和宫内窘迫,对体重影响较大,对身长和头围影响较少,故体重和身长不相称。在组织细胞学上各器官细胞数正常或仅轻度减少,但细胞体积小。重量指数 <2.0(胎龄≤37 周)或 <2.2(胎龄 >37 周),身长与头围比值 <1.36。

(3) 混合型:介于匀称型和非匀称型两者之间。

2. 合并症 SGA 由于各器官系统发育不完善或损伤,常出现一些并发症,如窒息、MAS、肺出血、呼吸暂停、颅内出血、胃潴留、消化道出血、NEC、免疫功能低下、感染、酸中毒、低血糖、低体温、凝血障碍、寒冷损伤综合征、先天畸形等发生率高于 AGA 和 LGA。有报道 SGA 患儿窒息、喂养不耐受、颅内出血、低血糖和红细胞增多症的发生率明显高于 AGA 组(12.8% 比 7.9%,7.8% 比 3.1%,6.1% 比 2.6%,27.4% 比 21.4%,3.4% 比 0.2%,P 均 <0.05)。

(1) 窒息:由于宫内慢性缺氧,胎盘功能障碍常引起胎儿在分娩前或分娩时存在缺氧,导致新生儿窒息。SGA 窒息发生率达 25%,发生率高于 AGA 和 LGA。

(2) 吸入性肺炎:如羊水、胎粪吸入综合征。

(3) 红细胞增多症:多由于宫内缺氧引起。

(4) 低血糖:重度 SGA 肝糖原储量不足,缺氧时无氧糖酵解增加,胰岛素分泌不协调,同时早产儿还存在糖异生作用减弱等因素,使得重度 SGA 易发生低血糖。低血糖发生率分别为 27.4%。

(5) 低血钙:由于体内储存量不足引起,发生率明显高于足月胎龄儿。

3. 生长发育落后 SGA 患儿体格和智力发育落后。虽然 SGA 存在"追赶生长"情况,但仍然有部分 SGA 在成年时身材矮小。美国一项研究对 194 例新生儿进行了 12 年的追踪调查,发现 8 岁时足月儿身高和体重超过早产儿和 SGA,到 12 岁时,早产儿的身高和体重均能赶上足月儿,而 SGA 身高和体重则未能追赶到足月儿的水平。在神经系统发育过程中,SGA 不仅在宫内脑的发育受到影响,出生后神经系统发育也会落后。随访到 12 个月时 SGA 神经发育仍然落后于 AGA。李松等对 305 263 名 1~6 岁儿童进行研究,发现 SGA 脑瘫发生率为 AGA 的 4.34 倍,提示 SGA 是小儿脑性瘫痪的危险因素。

【诊断】

1. SGA 的诊断 根据出生体重小于同胎龄儿平均体重第 10 百分位,可以诊断 SGA。

2. FGR 的诊断 依据妊娠病史(高危因素)、物理检查指标和生化检查指标变化综合诊断,一般认为超声检查评估胎儿体重(estimated fetal weight,EFW)低于正常胎龄体重预期的第 10 百分位即可诊断 FGR,也有以 EFW 低于平均胎龄的 2SD 或新生儿体重标准指数(体重 / 身高 ^{2})低于第 10 百分位或胎儿腹围低于 2SD 为诊断标准。因此,FGR 胎儿涵盖胎龄 - 体重生长标准曲线图中适于胎龄儿(AGA)的临界区域和全部 SGA。

(1) 病史:筛查妊娠高危因素包括母体因素和胎儿因素两部分。高龄妊娠、吸烟、既往 FGR 或死胎史、凝血倾向、吸食毒品、孕期不当服药是母体方面的主要原因;而染色体异常、先天畸形、双胎、多胎、宫内感染等是胎儿方面的主要原因。

(2) 物理学检测依据:①超声检查:直接测量胎头、躯体、四肢等部位大小、长短,主要依据估测体重、腹围、双顶径、头围、股骨长、全子宫容积、头围与腹围的比值等指标进行临床诊断。对于高危妊娠产妇,腹围低于平均标准值的 10% 对于预测 SGA 敏感性 80% 及特异性 70%。多参数测量可准确分析胎儿生长情况,应每 2 周对各项指标重新评定。也可以采用多普勒超声技术检测子宫动脉、脐动脉及大脑中动脉血流,有助于区别 SGA 及 FGR。多血管参数评估可以评价胎盘及胎儿受损害程度。②磁共振(MRI):可以提高胎儿在宫内的三维影像,发现软组织细微结构发育及畸形,国外一项研究数据显示,MRI 能发现高达 82% 的 FGR,敏感性 67%,特异性达 89%。

【保健与护理】

SGA 容易发生多种合并症,应对 SGA 提高警惕,严密监测其生命体征,积极防治各种并发症。

1. 孕前、孕期保健　积极做好孕妇孕前、孕期保健和监测,严格定期做好胎儿监测,进行相应治疗,以有利胎儿发育。

2. 原发病治疗　积极治疗影响胎儿生长发育的各种孕妇疾病。早期发现高危孕妇人群,早期干预、降低 FGR 患儿出生率。

阿司匹林(aspirin)可抑制血小板聚集,阻止血栓形成,虽其在孕早期对胎儿有致畸作用,但在中期使用小剂量 aspirin 及低分子肝素(LMWH),可降低围产期发病率及死亡率。在国外,一旦 FGR 诊断明确,早期筛查静脉血流,紧密监测胎儿状态,防止血栓形成,影响胎儿血供。

3. 营养支持　对于营养不良所致的胎儿生长受限,加强母体的营养供给,通常采用葡萄糖、复方氨基酸、维生素 C、肌苷等制剂,促进胎儿在宫内生长发育。中医药学研究发现,中药丹参具有活血化瘀、降低血液黏度、减少血流阻力、扩张血管、提高红细胞携氧能力等作用,联合治疗可改善胎盘微循环,增加胎儿营养及氧的供给,从而治疗 FGR。

4. 出生后监测　SGA 出生后密切监测血糖和血钙,发现异常及时处理。

5. 各种并发症处理　早期喂养预防低血糖。并发红细胞增多症者若出现呼吸增快、抽搐,可作部分换血,换血量约 10~20ml/kg。可检查是否存在宫内感染和先天疾病。

6. SGA　1 岁内的保健重点应是促进追赶生长,最大限度地发挥其生长潜力,但也要关注体重过度增长问题,1 岁后 SGA 的保健重点应是防止体重追赶生长过程中的过度增长,减少超重和肥胖的发生,以降低其患代谢综合征的危险。

【预后】

SGA 在围产期病死率明显高于 AGA,是围产期死亡的主要因素之一。我国部分医院报道住院新生儿中 SGA 病死率为 2.74%~11.58%,明显高于 AGA 和 LGA。

远期可能通过表观遗传学方式影响成人期学习记忆障碍、导致神经行为异常,并显著增加罹患冠心病、肥胖、肾病、高血压病及非胰岛素依赖性糖尿病的风险,其危险度与出生体重密切相关。

FGR 的围产期死亡率显著高于适于胎龄儿(AGA),它近期导致胎儿出生窒息、低体温、低血糖、红细胞增多症以及持续胎儿循环;远期可能通过表观遗传学方式影响成人期学习记忆障碍、导致神经行为异常,并显著增加罹患冠心病、肥胖、肾病、高血压病及非胰岛素依赖性糖尿病的风险,其危险度与出生体重密切相关。

(陈　超)

参 考 文 献

1. 熊菲,霍亭竹,杨凡,等 . 2000-2009 年小于胎龄儿 0~2 岁体格生长趋势变化的单中心回顾性研究 . 中国儿童保健杂志,2013,21(5):473-476.

2. 黎萍,钟鑫琪,梁少珍 . 小于胎龄儿危险因素 550 例分析 . 中国儿童保健杂志,2014,22(7):773-775.

3. 李婷婷,陈津津 . 上海市 0~6 岁小于胎龄儿健康及生长发育状况普查 . 中国儿童保健杂志,2013,21(11):1169-1172.

4. 朱丽,张蓉,张淑莲,等 . 中国不同胎龄新生儿出生体重曲线研制 . 中华儿科杂志,2015,53(2):97-103.

5. 孔祥永,董建英,池婧涵,等 . 晚期早产儿中小于胎龄儿的临床特点.中国新生儿科杂志,2012,27(1):28-31.

6. 中华医学会儿科学分会新生儿学组.我国小于胎龄儿现状分析.中国实用儿科杂志,2009,24(3):177-180.

7. 徐颖,何帆,郑大同.宫内发育迟缓的早期诊断与治疗进展.中国优生与遗传杂志,2012,20(6):4-6.

8. Unterscheider J,Daly S,Geary MP,et al.Optimizing the Definition of Intrauterine Growth Restriction:The Multicenter Prospective PORTO Study. Am J Obstet Gynecol,2013,208:290.e1-290.e6

第二节　大于胎龄儿和巨大儿的特点与保健

大于胎龄儿(LGA)是指出生体重大于同胎龄出生体重的第 90 百分位的新生儿。巨大儿是指出生体重大于 4000g 的新生儿。近年由于围产期保健改善、孕母营养摄入增多等因素,胎儿体重偏重,大于胎龄儿或巨大儿发生率增加。2006 年全国 14 省巨大儿发生率抽样调查研究报告巨大儿发生率 6.8%,东部、中部、西部地区巨大儿发生率依次为 8.1%、6.7% 和 5.8%,城市和农村巨大儿发生率分别为 7.2% 和 6.1%。2003~2004 年上海市巨大儿发生率 10%。2000 年美国巨大儿发生率达 10%。大于胎龄儿或巨大儿易发生许多临床问题,围产期病死率较高,需密切监护和正确处理。

【病因】

1. **母亲疾病**　母亲患原发性糖尿病,如血糖控制不稳定,导致胎儿体重过大。母亲肥胖者,胎儿体重常偏大。

2. **孕期母亲营养过剩**　孕期营养摄入过量是胎儿体重过大的主要因素,母亲孕早期 BMI>24、孕期增重 >12.5kg,患妊娠糖尿病者,胎儿体重常偏大。

3. **胎儿疾病因素**　患 Rh 溶血病、Beckwith 综合征、大血管错位等病理状况出生体重亦往往较重。

【临床特点】

1. **外貌**　体型大,比较胖,满月脸。

2. **产伤**　因胎儿巨大,常发生产程延长,新生儿易发生骨折、颅内出血、内脏出血、神经损伤等,肩难产发生率增高 10%~20%,肩难产常并发臂丛神经损伤。剖宫产率增加,有报道巨大儿剖宫产率达 79%。

3. **围产期窒息**　大于胎龄儿或巨大儿分娩过程并发症较多,窒息发生率明显高于正常体重儿。窒息可发生在产前、产时和产后。

4. **低血糖症**　糖尿病母亲血糖高,大量葡萄糖通过胎盘进入胎儿,刺激胎儿胰岛 β 细胞增生,胰岛素分泌增加,发生高胰岛素血症。出生后葡萄糖来源突然中断,而胰岛素水平仍然较高,易发生低血糖,发生率可达 70%~80%,在生后数小时最易发生。

5. **低钙血症和低镁血症**　低钙血症发生率可达 50%~60%,主要与甲状旁腺功能低下有关。糖尿病母亲肾小管镁吸收较差,易发生低镁血症,导致胎儿低镁。低钙血症和低镁血症患儿易发生惊厥。

6. **红细胞增多症**　因高胰岛素血症、高血糖症、慢性宫内缺氧,易发生红细胞增多症,静脉血血细胞比容 >65%,表现为高黏滞综合征、嗜睡、呼吸暂停、发绀、搐搦等。易发生血栓形成和栓塞,如脑、肾血栓形成。

7. **呼吸窘迫综合征**　胰岛素可抑制糖皮质激素的分泌,而糖皮质激素能促进肺表面活性物质的合成和分泌,因此糖尿病母亲新生儿肺表面活性物质合成分泌减少,尽管已足月或是巨大儿,但肺发育未成熟,易发生呼吸窘迫综合征。

8. **心脏问题**　胎儿高胰岛素血症和高血糖可促使糖原、蛋白质、脂肪合成增加,导致心肌细胞增生和肥厚,肥厚性心肌病发生率可达 10%~20%,以室间隔肥厚为主,有报道糖尿病母亲婴儿非对称性室间隔肥厚发生率达 38.8%。

9. **对生长的影响**　胰岛素能促进胎儿生长,糖尿病母亲新生儿多为大于胎龄儿,其中巨大儿发生率高达 40%,患儿肥胖、满月脸、面色潮红。如在妊娠期母亲糖尿病得到适当控制,巨大儿发生率可减少。但在糖尿病母亲新生儿中有 10% 为小于胎龄儿,可能与糖尿病母亲发生血管硬化、胎儿宫内生长不良有关。

10. **先天性畸形**　糖尿病母亲婴儿先天性畸形发生率比正常新生儿高 3 倍,主要为先天性心脏病和中枢神经系统异常,常见畸形有神经管缺损、脊椎缺损、股骨发育不良、颅面畸形、大血管错位。Beckwith 综合征患儿体形大,表现为突眼、大舌、脐疝、先天性畸形、低血糖。

【保健和护理】

1. **孕前和孕期保健**　加强孕期母亲营养干预,可降低 LGA 和巨大儿发生率。加强孕前和孕期健康教育,控制孕前体重是降低巨大儿的重要措施。开设营养门诊,对孕妇进行营养和饮食指导,可以控制孕期体重过度增长,降低 LGA 和巨大儿发生率。孕期尽早进行糖筛查,及时对孕妇进行血糖控制,可以降低孕期糖尿病患者的巨大儿发生率。

2. 出生时监护　大于胎龄儿或巨大儿分娩时要防止产伤,防止吸入,发生窒息者应积极复苏。出生后应放在监护病房观察,监测呼吸、心率、血压、血氧饱和度,同时检查血常规、血细胞比容、血黏度、血气分析、血糖、血钙、胆红素等。

3. 合并症的处理　纠正低血糖,要密切监测血糖,维持血糖在正常范围,用 10% 葡萄糖静脉滴注,不可用高渗葡萄糖,以免再度发生高胰岛素血症。及时纠正低钙血症、低镁血症、代谢性酸中毒等。红细胞增多症的处理:红细胞增多症易导致脑缺氧,发生呼吸暂停暂停和惊厥,应积极处理,如静脉血血细胞比容 >65%,要考虑部分换血,如血细胞比容未超过 65%,但患儿出现症状或血黏度高于正常,也要考虑部分换血。

4. 出生后的营养指导　早期母乳喂养对 2 岁以内儿童超重及肥胖的发生有保护作用;在出生后 4~6 个月添加辅食的关键时期,过度喂养与婴儿的体质指数 Z 评分呈正相关。出生巨大儿作为高危儿监测群体中超重肥胖的重点防治对象,应针对喂养者进行健康教育,纠正错误喂养观念和行为,如担心喂食过少、喂食时间小于 10 分钟等,并建议母乳喂养时间不少于 6 个月。研究显示,LGA 患儿 BMI 峰值提前到 3 个月,而 AGA 在 6 个月,说明 LGA 生后 3 个月内肥胖发生率增大。对 LGA 应重视在出生后即给予医疗干预,使儿童及成人肥胖发生率减少。

儿童单纯性肥胖中近半数来自生后 3 个月内发生的肥胖,生后第 1 年脂肪加速发育,脂肪细胞数目增加从胎儿中期开始到 1 岁末达高峰,以后呈减速增加,脂肪细胞体积的增大从胎儿后期至出生增加 1 倍,以后减慢,所以在 1 岁内干预尤其重要,是控制学龄前期肥胖的第一道防线。且早期干预更易使小儿养成良好的饮食习惯与生活习惯,健康的心理,从而促进正常的体格发育。

【预后】

1. 肥胖　LGA 和巨大儿到成年期容易发生肥胖,是肥胖的高危人群。研究显示,LGA BMI 值除生后 1 个月外,其余各个时点均较 AGA 儿高,且体型肥胖为多,说明 LGA 身体密度和充实度均

较 AGA 增高,脂肪重聚可能更早,儿童及成人肥胖的危险性增大。2009 年一项队列研究表明,出生体重 >4500g 婴儿,青春期肥胖的风险增加。一项哈佛多中心纵向研究表明,出生后 6 个月内按身长的体重向上增长 2 个以上百分位区间的儿童,在 5 岁和 10 岁时的肥胖发生率最高。美国近期在对 2~10 岁儿童的回顾性研究中发现,近半数的超重和肥胖儿童在 2 岁前就已经发生超重。而波士顿健康中心研究人员在对 559 例婴儿从出生到 3 岁的前瞻性观察研究中发现,出生时和 6 月龄时按身长的体重 Z 评分最高的婴儿,其 3 岁时肥胖风险达到 40%,而 Z 评分最低的婴儿,只有 1% 的风险。2008 年一项回顾性研究表明,出生巨大儿是上海 1~3 岁儿童按身长的体重 Z 评分增高的重要预示因子。因此,有必要对出生巨大儿这一特殊人群进行长期的观察和必要的干预。

对 18 月龄出生巨大儿超重因素的多因素相关性分析显示,出生体重、0~6 个月体重增长、7~12 个月体重增长、13~18 个月体重增长,与 18 月龄出生巨大儿按身长的体重 Z 评分呈正相关,其中与 0~6 个月体重增长的相关性最为显著。男婴体重增长速度领先于女婴,两者 Z 评分差异在 18 月龄时有统计学意义,男婴的超重比例也显著高于女婴。显示部分出生巨大儿在出生后其生长仍然保持快速,并以男婴更明显。出生后 6 个月内体重快速生长是导致出生巨大儿 18 月龄时超重的重要风险因素。男婴超重比例高于女婴的原因,可能是男性与女性的性别差异,但也可能与家长的喂养观念有关,父母更容易接受男婴的超重肥胖。

2. 研究显示,LGA 组均较 AGA 组胰岛素抵抗指数高,胰岛素敏感指数低,表明无论母亲有无妊娠期糖尿病,LGA 在出生后即存在胰岛素抵抗。不论母亲有无妊娠期糖尿病,LGA 宫内代谢程序发生了变化,出生后即存在胰岛素敏感性下降,易在后天环境因素的作用下出现肥胖和代谢综合征。对此类儿童进行胰岛素敏感性的动态监测可以为我们尽早实施必要的干预提供依据。

(陈　超)

参 考 文 献

1. 朱丽,张蓉,张淑莲,等 . 中国不同胎龄新生儿出生体重曲线研制 . 中华儿科杂志,2015,53(2):97-103.
2. 林红,刘秀芹 . 大于胎龄儿体格发育的纵向研究 . 中国

儿童保健杂志,2007,15(3):305-306.

3. 邹宁,王金元,刘莹,等.大于胎龄儿胰岛素敏感性的临床研究.中国妇幼保健,2014,29:3094-3096.

4. 许厚琴,杜莉,秦敏,等.上海市巨大儿影响因素及妊娠结局.中国妇幼保健,2010,25:1184-1188.

5. Xie CB, Wang YF, Li XH, et al. Childhood Growth Trajectories of Etiological Subgroups of Large for Gestational Age Newborns. J Pediatr,2016,170:60-66.

6. 孙洁,胡湘英,钟岭,等.巨大儿0~18月龄生长随访分析.中国当代儿科杂志,2012,14(6):409-412.

第三节　多胎新生儿的特点与保健

在20世纪70年代以前,自然妊娠多胎发生率比较稳定,Hellin根据大样本统计,多胎妊娠的自然发生率为 $1:89^{n-1}$,n代表一次妊娠的胎儿数,按照此公式计算,双胎发生率为1.12%,三胎发生率12.6/10万,四胎发生率0.142/10万,这一计算公式一直沿用多年。但近年来由于促排卵药物及人工授精、体外受精-胚胎移植等辅助生育技术的应用,多胎妊娠的发生率呈上升趋势,Hellin计算公式已不再适用。美国国家健康中心统计,1980年双胎率1.89%,2003年上升至3.15%。瑞士报道2005~2008年三胎率35.3/10万,四胎率0.7/10万。1993~2003年上海双胎发生率0.66%,三胎发生率19.01/10万,四胎发生率0.95/10万。2013~2015年北京多胎率达2.52%。

多胎妊娠与单胎妊娠相比,妊娠期各项并发症的发生率显著增高。多胎妊娠由于子宫腔过大,子宫胎盘循环受阻造成胎盘缺血缺氧,容易发生妊娠期高血压疾病。多胎孕母供给多个胎儿生长发育所需,从母体摄取的铁、叶酸等营养物质的量较多,易引起缺铁性贫血或巨幼红细胞性贫血。多胎妊娠宫腔较大,可诱发频繁宫缩,发生胎膜早破。单卵双胎的胎盘血管吻合导致两个胎儿供血、受血不一致,发生胎-胎输血及羊水过多。同时,妊娠肝内胆汁淤积综合征、前置胎盘的发生率也增高。以上各项妊娠期合并症可进一步引起胎儿生长受限、宫内窘迫甚至死胎,早产的发生率增加,新生儿期各系统的合并症发生率也显著上升。因此,多胎儿生后应积极监护,及时防治可能发生的各种问题。

一、产时问题

1. 剖宫产率增加　多胎儿由于产科并发症比较多,常发生多种危急情况,需要紧急剖宫产,多数报道,多胎新生儿剖宫产率达60%~80%。

2. 新生儿窒息　多胎妊娠的并发症明显高于单胎妊娠,如妊娠期高血压疾病、胎膜早破、前置胎盘等,多胎儿出生时由于胎儿之间的互相影响,易发生胎盘剥离、脐带脱垂等并发症,因此,多胎儿窒息发生率明显增加,可达20%~30%。在双胎儿,第二个出生者易发生窒息,在三胞胎、四胞胎,后出生者窒息发生率增高。窒息可导致全身缺氧损伤,是引起多胎儿死亡的重要原因,在产程中应严密监护胎心,及时了解胎儿有否宫内窘迫,出生时立即进行复苏。

二、早产儿问题

由于多胎,容易发生早产和出生体重较低,早产发生率65.26%,低体重儿发生率48.20%,小于胎龄儿的发生率也很高。据统计,双胞胎新生儿平均胎龄为37.1周,平均出生体重为2390g,三胞胎新生儿平均胎龄为33周,平均出生体重为1720g,而四胞胎者平均胎龄31.4周,平均出生体重1482g,四胞胎出生体重常<1000g,因此多胎新生儿常发生早产儿所常见的问题,需密切监护和积极处理。

1. 低体温　早产儿因产热少、散热多、体温调节功能差,易发生低体温。低体温可导致硬肿症、肺出血。生后即予保暖,产房温度应保持26℃,湿度55%~60%,出生后迅速将全身擦干,放在预热棉毯中,不让患儿裸露,经过必要的复苏处理后立即放在预热的暖箱中,暖箱温度根据体重不同在33~35℃左右。各种操作在暖箱中进行,如暂时离开暖箱亦应保暖。

2. 低血糖　早产儿低血糖发生率很高,可达30%~50%,易引起脑细胞损伤,可留后遗症。血糖<2.6mmol/L(47mg/dl)应给10%葡萄糖5mg/(kg·min)静脉滴注,维持血糖在正常范围。

3. 动脉导管开放(PDA)　早产儿动脉导管肌肉发育未成熟,不易关闭,如补液过多过快更易发生,发生率可达30%~50%。患儿发生呼吸困难、心力衰竭、肺水肿。

4. 呼吸问题　早产儿容易发生呼吸窘迫综合征(RDS)、呼吸暂停、肺出血、支气管肺发育不良(BPD)等。早产儿呼吸暂停发生率约20%~30%,极低出生体重儿可达50%。反复呼吸暂停可致脑损伤或猝死,应及时处理。

5. 早产儿视网膜病（ROP）　早产儿胎龄体重越小 ROP 发生率越高，也有报道多胎极低出生体重儿 ROP 发生率较单胎儿高。必须严格控制吸入氧浓度，积极治疗早产儿各种并发症，及时接受眼底 ROP 筛查。

三、神经系统问题

多胎儿脑瘫、智能发育障碍等神经系统问题发生率较高，主要与多胎儿易发生早产、窒息、颅内出血、脑白质病变、缺氧缺血性脑病等有关。

1. 颅内出血　早产儿脑室管膜下生发层组织毛细血管丰富，结构疏松，缺乏结缔组织支持，对缺氧、酸中毒非常敏感，易发生坏死、崩解、出血，血压波动大、输液过快过多、渗透压过高、$PaCO_2$ 太高、机械通气等可诱发脑室内出血，出血量较多时可突然死亡。CT 检查极低出生体重儿脑室内出血发生率可达 30%~40%，多发生在生后 3~4 天内。临床表现不典型，可有肌张力低、呼吸暂停、抽搐等，出血程度轻者可无临床表现。颅内出血是早产儿死亡及发生后遗症的主要原因，应积极防治。

2. 脑白质病变　与早产、缺氧、炎症和感染、血压不稳定等因素有关，多发生在极低出生体重儿，临床症状不多，可表现为抑制、反应淡漠、肌张力低下，常发生后遗症。治疗非常困难，重在预防。

3. 脑瘫发生率增加　多胎新生儿中枢神经损伤的危险性、脑瘫的发病率明显升高，多胎儿脑瘫发生率远较单胎儿高 5~10 倍。脑瘫患儿中多胎儿为 5%~10%。胎数与脑瘫发病率成正相关，Tavlor 等报道双胎脑瘫儿中双胎之一为死胎或生后死亡者，存活儿脑瘫发生率为 3%。Inqram 报道双胎之一胎死宫内，存活的另一胎脑瘫的发生风险大约增高 10%。Pharoah 等发现如果双胎之一婴儿期死亡，另一胎脑瘫的发生率更高。Yokoyama 等在对多胎妊娠进行流行病学调查时发现，双胎儿中发生脑瘫的危险是 1.5%，三胎是 8%，四胎接近 50%。三胎、四胎妊娠脑瘫的发生率明显高于双胎妊娠，且与早产及窒息密切相关。Petterson 等研究显示，在单胎、双胎、三胎妊娠中，围产儿脑瘫发生风险分别为 0.2%、1.3% 和 7.6%。在双胎或三胎之一宫内死亡时，则存活儿脑瘫的发生风险分别升高到 10% 和 29%。

多胎儿发生脑瘫的主要原因为：①多胎妊娠时胎盘功能相对不足，胎儿生长受限，大脑发育也相应受到损害；②TTTs 增加了胎儿中枢神经损伤的危险性，导致小头畸形，孔洞脑畸形，脑性麻痹，多囊脑软化；③多胎妊娠易合并羊水过多、胎膜早破，使宫内感染率增高，感染是引起脑白质损伤导致脑瘫的重要因素；④出生后如发生呼吸循环衰竭、窒息、颅内出血等可致新生儿脑损伤；⑤早产、低体重儿发生率高。

四、感染问题

多胎妊娠新生儿易发生感染，原因主要有两方面，一是多胎妊娠因子宫过度膨胀，宫腔内压力增高，易发生胎膜早破，导致感染；二是因早产儿免疫功能差，侵袭性操作多，易发生感染。感染部位有眼炎、皮肤感染、败血症、感染性肺炎、尿路感染等。病原主要有大肠埃希菌、葡萄球菌、溶血性链球菌、厌氧菌、解脲支原体、衣原体、病毒等。早产儿感染临床表现不典型，常有反应差、不哭、不吃、体温不升等非特异性表现，须仔细观察。如出现黄疸加重、酸中毒、腹胀、呕吐、呼吸暂停、硬肿症，提示病情比较严重，少数患儿可迅速发展为呼吸循环衰竭、DIC 而死亡。

五、双胎并发症

1. 双胎输血综合征　双胎输血综合征（TTTs）是指单卵单绒毛膜的双胎时，一胎儿的血液通过胎盘吻合血管输给另一个胎儿，双胎之间发生明显的血流动力学差异，引起一系列病理生理变化和临床表现。TTTs 是单卵单绒毛膜双胎的重要并发症，双胎妊娠中约 20% 是单卵单绒毛膜双胎，其 TTTs 发生率为 10%~20%。如果未进行干预，TTTs 围产儿死亡率高达 40%~80%，严重者达 80%~100%。

TTTs 临床表现与双胎之间血液分流的发生时间、分流量等因素有关，发生分流的时间越早，分流量越大，临床表现越严重，甚至发生死胎。供血者主要表现为出生后即发生贫血，严重者可出现休克，供血者体重较轻，生长发育迟缓。受血者主要发生红细胞增多症，循环血量过多，严重者可发生心力衰竭、高血压、血栓形成、栓塞、呼吸暂停等，供血者体重较重。

供血者贫血严重时应予输血，发生休克时须抗休克治疗。受血者发生红细胞增多症时应放血，同时输入等量血浆或 5%~10% 葡萄糖液，以免发生心力衰竭、血栓形成、呼吸暂停等严重后果。

2. 双胎选择性胎儿生长受限（selective

intrauterine growth restriction,sIUGR） 对胎儿进行定期超声检查,评估各项生物学指标,对胎儿体重进行估测。如双胎中一胎儿体重与同孕期胎儿体重比较,低于第 10 百分位数,且两胎儿体重相差≥25%,可诊断为选择性胎儿生长受限。单绒毛双胎选择性胎儿生长受限的发生率为 10%~15%,发生机制与脐带异常及胎盘份额分配不等相关。sIUGR 易发生许多并发症,预后较差。

3. 双胎贫血多血质序列征(TAPS)　是指双胎新生儿发生血红蛋白差异,导致贫血和多血。TAPS 发生的原因多由于残留的较细的胎盘血管动静脉吻合血管(<1mm)。TAPS 产前诊断标准为受血儿大脑中动脉最大血流速度(MCA-PSV)<1.0MoM,供血儿 MCA-PSV>1.5MoM。出生后诊断标准为双胎新生儿血红蛋白差异 >80g/L,并且符合以下任一条件:供血儿/受血儿的网织红细胞计数比值 >1.7 或胎盘灌注发现仅 <1mm 的动静脉血管吻合支。供血儿临床表现以贫血为主,可以对贫血胎儿进行一次或多次宫内输血,预防疾病进一步恶化致胎死宫内,并尽可能延长孕周,但尚无法确定是否能降低或预防脑损伤的发生,也可使用激光手术电凝残留的吻合血管。

4. 双胎反向动脉灌注序列征(twin reversed arterial perfusion,TRAP)　是双胎新生儿的并发症之一,容易发生许多临床问题,预后较差。

5. 双胎一胎宫内死亡对另一胎的影响　如双胎一胎胎死宫内(single intrauterine death in twin pregnancy,sIUD)对存活胎儿产生严重影响。Hillman 等总结分析多中心 1384 例双胎一胎胎死宫内病例,一胎死亡后存活儿发生死亡的在单绒双胎中占 15%,而在双绒双胎中占 3%;存活胎儿出生后发生神经系统损伤的在单绒毛中占 26%,而在双绒毛双胎中仅占 2%,差异明显。双胎一胎停孕或胎死宫内发生孕周集中在 7~8 周和 12~13 周两个时段,双胎一胎停孕在早孕期发生率为 36%,而在中孕及晚孕期发生率为 5%。

双卵双胎的一个胎儿死亡对于另一个胎儿的存活影响较小,死亡的胎儿可以完全被吸收或变成纸样儿。而单卵单绒毛膜双胎,一个胎儿的死亡严重影响另一个存活胎儿的生存,使其发生胎死宫内、多器官系统的衰竭、血栓形成、远端肢体坏死、胎盘早剥和早产,有报道 20%~40% 存活胎儿的神经系统会发生损伤(多囊脑软化征)。有报道一个胎儿死亡时间超过 3 周,约有 20%~25%

的孕妇发生弥散性血管内凝血,严重影响孕妇及存活胎儿的生命,应定期检测母亲凝血功能,严密监测存活胎儿。

6. 不同绒毛膜性的双胎预后　根据绒毛膜性不同,将双胎分为单绒毛膜双羊膜囊双胎(monochorionic diamniotic twin,MCDA)和双绒毛膜双羊膜囊双胎(dichorionic diamniotic twin,DCDA)。不同绒毛膜性的双胎新生儿结局不同,MCDA 新生儿结局更差,早产发生率更高,新生儿出生体质量更低,胎儿生长受限和新生儿窒息等更常见。MCDA 的自然受孕率和胎儿畸形率(84.38%、7.03%) 明显高于 DCDA 组(38.76%、3.91%,P 均 <0.05),差异有统计学意义。MCDA 组分娩孕周明显小于 DCDA 组(33.17 ± 5.25 vs.35.39 ± 3.32,P<0.001),其急诊剖宫产率明显高于 DCDA 组(36.19% vs. 19.86%,P<0.05)。MCDA 组新生儿出生体重明显小于 DCDA 组,新生儿轻度、重度窒息率,流产率、胎死宫内发生率均高于 DCDA 组。MCDA 组特殊并发症的发生率明显高于 DCDA 组。

双胎妊娠的绒毛膜性判断对于双胎的产前管理及预后可起到关键作用,如果能够根据绒毛膜性的不同加以区分,可以更有针对性和临床意义更大的预警信息。

六、先天畸形

多胎儿先天畸形发生率较高,其中以单卵双胎儿最为多见,常见畸形有连体、无脑儿、脑室扩大、小头畸形、肠闭锁、肢端畸形等。其他如颜面部异常、胃肠道畸形、骨骼异常及生殖系统异常等均比较常见。研究发现在单绒毛膜(MC)双胎(MCT)妊娠中先心病的发生率增高 9 倍。

七、病死率增加

多胎妊娠新生儿易发生许多临床问题,病死率较高,多胎儿总的围产儿死亡率达 27.46‰,双胎儿死亡率比单胎儿高 4 倍,达 15%~30%,三胎儿和四胎儿死亡率更高。因此对多胎儿应密切监护,及时处理。

(陈 超)

参 考 文 献

1. 崔其亮,吴繁,张慧,等. 单胎与多胎极低出生体重儿生后早期生长发育状况比较. 中国实用儿科杂志,2013,

28(1):18-22.

2. 孙路明.双胎输血综合征的治疗进展与妊娠结局.中国实用妇科与产科杂志,2015,31(7):592-597.

3. 陈敦金,李志华.重视多胎妊娠胎儿畸形筛查与诊断.中国实用妇科与产科杂志,2015,31(7):582-586.

4. 原婷,张婷,王艳艳,等.不同绒毛膜性双胎合并新生儿不良结局的危险因素分析.实用妇产科杂志,2016,32(12):917-921.

5. 余海燕,刘子建,Sahota DS,等.单绒毛膜双胎妊娠的围产结局分析.中华妇产科杂志,2013,48(6):405-410.

6. 刘新秀,刘子建,王秀美,等.激光凝固胎盘吻合血管术治疗单绒毛膜双羊膜囊双胎并发选择性胎儿生长受限的临床效果分析.中华妇产科杂志,2014,49(3):183-187.

7. Hillman SC,Morris RK,Kilby MD. Co-twin prognosis after single fetal death:a systematic review and meta-analysis: a systematic review and meta-analysis. Obstet Gynecol, 2011,118:928-940.

8. Taylor CL,Groot J,Blair EM,et al. The risk of cerebral palsy in survivors of multiple pregnancies with cofetal loss or death. Amer J Obstet Gynecol,2009,201(1):41-46.

第四节 糖尿病母亲新生儿的特点与保健

糖尿病母亲新生儿(infants of diabetic mothers, IDM)是指患胰岛素依赖性糖尿病或妊娠糖尿病(GDM)母亲所生的新生儿。近年我国糖尿病发病率明显上升,根据人群调查,孕妇血糖异常发生率达3~8%。糖尿病母亲新生儿易发生许多临床问题,与胎龄对照组相比,发生严重产伤的危险性增加2倍,剖宫产率增加3倍,需要进入 NICU 监护的比例增加4倍,围产期病死率也明显增加。因此,糖尿病母亲新生儿需要特别保健和管理。

【病理生理】

高血糖-高胰岛素学说认为,糖尿病母亲血糖高,大量葡萄糖通过胎盘进入胎儿,刺激胎儿胰岛β细胞增生肥大,胰岛素分泌增加,发生高胰岛素血症。高胰岛素血症和高血糖促进氨基酸摄取、蛋白合成,并抑制脂肪分解,促使组织增生,对胎儿各脏器的生长发育及内分泌代谢产生严重影响,引发一系列的临床问题。胎儿高血糖使易感组织的线粒体产生氧自由基,导致氢过氧化物的形成,限制前列环素的作用,使血栓素及其他前列腺素过度生成,干扰发育中组织的血管形成。高胰岛素血症可拮抗胎儿器官的成熟。

【临床特点】

1. 对体格生长的影响 高胰岛素血症和高血糖能促进胎儿过度生长,导致巨大儿发生。糖尿病母亲新生儿多为大于胎龄儿或巨大儿,其中巨大儿发生率高达 25%~40%,如孕期空腹血糖升高、血脂高、孕期体重增加、有糖尿病家族史,巨大儿发生率更高。如母亲孕期糖尿病得到适当控制,巨大儿发生率可减少。与代谢正常母亲新生儿相比,糖尿病母亲新生儿脂肪量增加 50%,脂肪分布于皮下、腹部以及肝脏。巨大儿表现为肥胖、面色潮红、满月脸、四肢粗大。

研究显示,胰岛素是促使胎儿生长的主要因素,即使血糖控制平稳,由于高胰岛素血症,糖尿病母亲新生儿巨大儿发生率仍较正常高。营养物质-胰岛素-胰岛素样生长因子(IGF)代谢轴是调节胎儿生长的中心环节,IGF 与胰岛素的结构类似,IGF-2 主要调节胚胎生长,而 IGF-1 主要调节孕后期胎儿及新生儿生后早期的生长。研究发现,糖尿病母亲新生儿脐血 IGF-1 明显高于非糖尿病母亲新生儿,且 IGF-1 水平与新生儿出生体重呈正相关,因此,IGF 参与糖尿病母亲新生儿巨大儿发生机制。

糖尿病母亲新生儿中有 10% 为小于胎龄儿,可能与糖尿病母亲过分控制饮食导致营养摄入不足有关。在严重糖尿病孕妇,由于糖尿病引起血管硬化影响与胎儿进行足够的物质交换和能量输送,从而发生胎儿生长受限。由于胎儿在胰岛素的刺激下,从 25~28 周脂肪细胞才开始增生肥大,因此糖尿病母亲新生儿胎龄较小者,大于胎龄儿或巨大儿发生率并不高。

2. 产科并发症和产伤 糖尿病产妇前置胎盘、羊水增多症发生率较高。因胎儿巨大,分娩过程中易发生产程延长,新生儿窒息、骨折、内脏出血、肩难产、神经损伤发生率较高,剖宫产发生率高。

肩难产是指胎头娩出后,胎儿躯体和肢体娩出困难,是产科急症,正常妊娠阴道分娩中肩难产发生率 0.3%~0.5%。由于胰岛素主要刺激胎儿脂肪组织,糖尿病母亲新生儿躯体较大,而大脑生长正常,躯干比胎头生长迅速,脂肪易分布于肩背部,头肩比例失调,胎儿体型不匀称,分娩时肩难产发生率增高 2~4 倍,在出生体重 >4000g 新生儿肩难产发生率增加 10 倍(5%~7%)。由于体型不对称,即使体重正常仍有可能发生肩难产。肩难产增加产道撕裂、产后出血发生率,造成新生儿窒息、臂丛神经损伤、锁骨骨折及颅内出血。

3. 对糖代谢的影响和低血糖症　IDM出生后葡萄糖来源突然中断,而胰岛素水平仍然较高,低血糖发生率显著增加,在生后数小时最易发生。由于高胰岛素血症持续1~2周,糖原异生和糖原分解减少,肝葡萄糖生成减少,使低血糖加重和时间延长。另外,糖尿病母亲婴儿早产、围产期窘迫及胎儿生长障碍(巨大儿及生长迟缓儿)发生率较高,也是新生儿低血糖重要原因。

糖尿病母亲体内相关抗体可以通过胎盘传给胎儿,如胰岛素抗体(IA)、谷氨酸脱羧酶抗体(GADA)等,这些抗体在新生儿出生时可检测到,大多在婴儿早期降到正常,但少数病例一直保持着较高水平。对出现胰岛素依赖型糖尿病子代检测结果发现,部分患者自身免疫抗体阳性。

4. 低钙血症和低镁血症　糖尿病母亲新生儿低钙血症发生率可达50%~60%,低钙血症是由于母体高血糖环境引起胎儿肾脏丢失镁增加、新生儿甲状旁腺激素分泌延迟所致。糖尿病母亲肾小管镁吸收较差,易发生低镁血症,导致胎儿低镁。IDM患低钙血症后可能无症状,或伴有轻微抖动,很少引起惊厥。

5. 红细胞增多症　因高胰岛素血症、高糖血症、慢性宫内缺氧,易发生红细胞增多症,表现为高黏滞综合征、嗜睡、呼吸暂停、发绀、搐搦等。Widness研究显示高血糖可能通过降低胎儿氧分压刺激红细胞生成素产生增加。新生儿红细胞增多症如不予治疗,可引起血流瘀滞、缺氧,可引起肾静脉栓塞、脑梗死及其他器官损害。胎儿高胰岛素血症和血糖水平不稳定会影响胎儿对氧的利用,从而促进体内红细胞生成。

6. 高胆红素血症　糖尿病母亲新生儿易发生高胆红素血症,主要原因有早产、肝酶发育未成熟、低血糖、红细胞增多症等,其中早产和红细胞增多症是主要原因。红细胞破坏增多,黄疸及核黄疸的危险性增加。通常需要光疗,必要时需要换血治疗。

7. 呼吸窘迫综合征　胰岛素可抑制糖皮质激素的分泌,而糖皮质激素能促进肺表面活性物质的合成和分泌,因此糖尿病母亲新生儿肺表面活性物质合成分泌减少,尽管已足月或是巨大儿,但肺发育未成熟,易发生RDS。此外,剖宫产率高、易发生窒息,也是发生呼吸窘迫综合征的因素。

如母亲孕期管理改善和分娩时间控制,RDS发生率从31%降至3%。Kjos等报道526例糖尿病母亲新生儿中有18例发生RDS(3.4%)。如孕期糖尿病控制比较好,产前普遍应用糖皮质激素促肺成熟,RDS发生率可明显减少。

8. 心脏问题　胎儿高胰岛素血症和高血糖可促使糖原、蛋白质、脂肪合成增加,导致心肌细胞增生和肥厚,肥厚性心肌病发生率可达20%~30%,以室间隔肥厚为主,大多数在1岁时心肌肥厚可逐渐恢复。肥厚性心肌病的发病原因目前不清楚,以前认为与糖原沉积有关,现在认为与胰岛素、生长激素、内源性儿茶酚胺、神经性生长因子及母孕期血糖控制有关。研究显示胎儿心肌对胰岛素别敏感,心肌肥厚是由于胎儿胰岛素分泌刺激心肌生长的结果。

心肌及室间隔肥厚新生儿表现为心脏增大,可有心肌酶异常。多数临床无症状,严重者可引起心功能低下,发生心衰,少数主动脉流出道受阻可导致左心衰竭,心功能需要数月才恢复正常。有些IDM新生儿心肌功能异常,发生呼吸困难,被误诊为RDS。心超显示心肌过度伸展和收缩不良,心肌肥厚、与心室壁不成比例的纵隔肥厚、心室腔变小、左房室瓣收缩前运动导致左室流出道梗阻。

IDM也可发生不伴心肌肥大的充血性心肌病,在新生儿低血糖、低血钙及红细胞增多症纠正后,这种病变迅速恢复。地高辛、利尿剂或两者联合应用均有效。对肥厚性心肌病患者,正性肌力药或利尿剂使心室腔变小,导致流出道梗阻。对IDM都应进行心超检查,以发现和治疗无症状的心肌病。

研究显示,母亲糖尿病与后代先天性心脏病发生风险相关,但两者因果关系尚不清楚,丹麦国家队列研究,纳入1978~2011年出生的受试者2 025 727例,糖尿病母亲新生儿先心病患病率为31.8‰(n=232),RR值4.000(95%CI 3.51-4.53),明显高于正常人群的8‰,且不受出生年份、糖尿病发生时的产妇年龄、糖尿病病程的影响。

9. 对神经系统的影响　糖尿病母亲婴儿在新生儿期或以后出现神经精神方面并发症,母亲糖尿病对新生儿神经系统的影响日趋增多。

(1) 血糖水平异常与脑损伤:糖尿病母亲新生儿低血糖发生率31.1%,反复发作性低血糖占12.8%。胰岛素水平越高,低血糖持续时间越长,反复发作性、顽固性低血糖,严重低血糖常造成不同程度的脑损伤。低血糖持续时间越长,脑损伤越严重。血糖水平过高也可导致脑损伤,在急性期因渗透压增高诱发脑水肿,严重者可危及生命,高血糖可破坏血-脑屏障功能、减少脑血流,造成后期脑皮层萎缩。

(2) 缺氧性脑损伤:母亲孕期高血糖状态可通过多种途径使胎儿、新生儿缺氧,导致不同类型、不同程度的新生儿脑损伤,包括缺氧缺血性脑病,早产儿脑室周围白质损伤。母亲糖尿病时血液中的糖化血红蛋白增高,这种红细胞携带氧及释放氧的能力均不及正常红细胞,因此胎儿通过胎盘所获得的氧量可能受影响。胎盘病理研究显示,糖尿病孕妇胎盘由于缺氧体积代偿性变大,如发生血管病变时,胎盘可发生广泛梗死。组织学检查,50%~60% 胎盘绒毛发育不成熟,绒毛小动脉管壁增厚、管腔狭窄,合体细胞结节增多。高胰岛素血症促使血管平滑肌细胞增生导致血管壁变窄、血液阻力增加、血压升高。慢性缺氧可诱发胎儿红细胞生成素过多地形成,出生后表现为红细胞增多症,由于血液黏稠、血流缓慢,不断加重组织缺氧缺血性损伤。糖尿病母亲新生儿可发生脑梗死,与血液黏滞度有关,1 型糖尿病母亲新生儿双侧肾上腺因静脉血栓形成发生坏死。

(3) 脑成熟障碍:糖尿病母亲新生儿脑不成熟现象更为多见,影像学检查表现为脑回增宽、脑室大、脑实质含水量多等,脑成熟度低于实际胎龄,似早产儿脑。脑整体影像背景体现了脑发育过程中脑实质有形成分的变化,包括神经突起、突触增加,髓鞘化过程和血管的发育,及脑内水分逐渐减少、磷脂、DNA 含量增加。采用光学灰度测定法对脑的这一发育过程作出量的分析,发现足月糖尿病母亲新生儿丘脑基底核、额叶白质、枕叶白质平均灰度值均低于非糖尿病母亲新生儿。糖尿病母亲新生儿脑室大者占 31.25%。

(4) 脑发育畸形:糖尿病母亲新生儿脑发育畸形发生率高于非糖尿病母亲新生儿,主要为神经管畸形。高糖环境影响下,在妊娠 8~10 周左右双侧脑半球分化不完全或完全未分化,严重者在影像学检查时显示脑中线消失,双侧脑室及脉络丛融合。

(5) 脑功能活动减弱:糖尿病母亲新生儿运动过程及反射落后于对照组,听觉识别记忆轻度异常。在高糖条件下,机体可以出现氧化应激,自

由基产生过多,抗氧化能力相对减弱,脑是受损伤器官之一。糖尿病母亲新生儿脑氧化反应强烈,胰岛细胞增生组免疫反应强度是对照组的 1.6 倍,在有脑结构异常者,胰岛细胞增生组免疫反应强度是对照组的 1.8 倍,显示高血糖与脑过氧化损伤密切相关。

10. 先天畸形　研究显示糖尿病母亲新生儿先天性畸形发生率比正常新生儿高 3 倍,多发生于糖尿病合并妊娠,与母亲孕早期血糖增高的程度有关,影响胚胎正常发育。主要为先天性心脏病和中枢神经系统异常,其他还有泌尿生殖系统及肢体缺陷。消化道畸形有肛门直肠闭锁及内脏错位,泌尿系畸形有多囊肾、双重输尿管等,一些少见的畸形如拇指多指畸形、胸腺发育不良、先天性隐睾等可能也与 GDM 有关。

糖尿病父亲、非糖尿病孕妇及在孕中期后发生妊娠糖尿病的后代中出生缺陷发生率没有增加,这提示胚胎发生期的血糖控制与先天畸形发生相关,孕妇血糖水平越高,胎儿畸形发生率越高。Miller 等研究发现,先天异常发生率与糖化血红蛋白(HbA_{1C})水平相关,HbA_{1C}<8.5%,异常发生率 3.4%,HbA_{1C}>8.5%,发生率 22.4%。Lucas 等报道 105 例糖尿病患者,后代畸形发生率 13.3%,其中 HbA_{1C}<7.1% 时,无 1 例发生畸形,HbA_{1C} 介于 7.2%~9.1%,畸形发生率 14%,HbA_{1C} 介于 9.2%~11.1%,发生率 23%,当 HbA_{1C}>11.2% 时,畸形发生率为 25%。

【保健和护理】

1. 预防　对母亲孕期出现糖尿病,必须早期诊断及时治疗,加强孕期对空腹血糖、血脂水平及孕期体重增加的监测,严格控制血糖。如血糖得到良好控制,可明显减轻对胎儿新生儿的影响,孕期血糖控制越好,分娩时发生新生儿低血糖的可能性越小。

过去对糖尿病母亲血糖的控制偏重于空腹血糖,现在逐渐认识到糖尿病母亲餐后高血糖对胎儿的危害,导致孕母胰岛素抵抗和胰岛 β 细胞分泌功能缺陷,直接损害终末器官,导致各种不良妊娠结局的发生。研究显示,妊娠期糖尿病母亲餐后 1 小时血糖与胎儿发育和新生儿预后密切相关。DeVeciana 等随机分组,控制餐后 1 小时血糖<7.8mmol/L,餐前血糖控制在 3.3~5.9mmol/L,两组孕妇分娩新生儿在出生体重及低血糖等并发症方面有着明显差异,餐后 1 小时血糖控制组明显优

于餐前血糖控制组。

2. 出生时处理　要防止产伤,有窒息者应积极复苏。

3. 监护　出生后应密切观察和监护病变,监测心率、呼吸、血氧饱和度、血气分析、血糖、血钙、血细胞比容等。

4. 新生儿期各种并发症的处理　①纠正低血糖:要密切监测血糖,维持血糖在正常范围,用10%葡萄糖静脉滴注,不可用高渗葡萄糖,以免再度发生高胰岛素血症;②纠正代谢紊乱:及时纠正低钙血症、低镁血症、代谢性酸中毒等;③如发生呼吸窘迫综合征,应行机械通气,给肺表面活性物质治疗;④如发生严重红细胞增多症,考虑换血。

【预后】

1. 病死率增加　糖尿病母亲新生儿围产期病死率增加,孕妇高血糖状态影响胎儿及胎盘血氧供应,胎儿高血糖及高胰岛素血症增加机体氧耗,引起胎儿宫内缺氧,严重者致胎儿死亡。若血糖控制不佳并发酮症酸中毒,胎儿病死率高达50%。GDM孕妇发病过程、高血糖水平、持续时间及波动情况、分娩时机均影响围生儿预后,孕39周终止妊娠者可明显降低死产率和新生儿死亡率。

2. 远期影响　20世纪90年代,Barker通过一系列流行病学研究指出,孕期营养状况将对后代心血管异常、糖代谢异常、肥胖等疾病的发生产生重要影响,即"成人疾病胎儿起源学说(DOHaD)"。随该领域研究逐渐深入,证实遗传、宫内环境等因素不仅影响胎儿宫内发育,并且可产生持续的功能及结构改变,导致一系列成年期疾病的发生。

(1)肥胖:GDM母体子代发生肥胖风险增加,从出生到成年平均BMI明显升高,Lowlor等对280 866名男性单胎进行研究发现,与非GDM母体子代相比,母亲患GDM导致男性子代在18岁时平均BMI增加,且同胞兄弟间差异同样存在,说明GDM对子代BMI的影响主要与宫内高血糖有关,与生活环境关系不大。轻度GDM治疗后虽能降低巨大儿发生率,但并不能改善子代4~5岁时的BMI。

(2)2型糖尿病:糖尿病母亲新生儿在儿童甚至成年期,更易出现糖耐量异常和2型糖尿病,在19~27岁时糖尿病患病风险为正常孕妇子代的8倍。胰岛素抵抗指数高于正常孕妇的子代,说明

即使后代未发生糖耐量异常,也可能合并胰岛素功能障碍,导致子代糖代谢异常的机制可能与宫内高血糖环境导致的胰岛素抵抗及子代B细胞受损有关。部分患者具有糖尿病遗传易感性,在婴幼儿期出现胰岛细胞抗原耐受丧失,发生自身免疫反应,产生自身抗体,这可能是糖尿病母亲子代远期发生糖耐量异常、糖尿病的基础。

(3)心血管疾病:与非GDM孕妇子代相比,GDM孕妇的子代收缩压较高,可能与GDM子代更易发生肥胖有关,也可能是由于子代的高血糖和高胰岛素血症状态影响了肾脏,导致肾源性高血压的发生率增加。大样本流行病学研究显示,糖尿病母亲子代冠心病发病率明显增高。

(4)运动及神经功能障碍:有报道糖尿病母亲新生儿远期神经、精神发育异常,在婴儿期、学龄前期、学龄期,甚至青春期,常发现智能和精神发育轻度缺陷,脑微小功能障碍,语言落后,社会适应能力差,注意力、整合能力不佳。有报道IDM智力低下发生率21%。Deregnier等发现糖尿病母亲婴儿听觉识别记忆存在轻度损害。Ornoy等通过系列研究发现,糖尿病母亲婴儿在学龄期常会出现注意力不集中,认知能力较低,精细运动能力差,这些表现在年龄小的儿童中比较明显,随着年龄的增加可以通过代偿方式弥补这些缺陷。

(陈　超)

参 考 文 献

1. Cai SR,Qiu AQ,Broekman BFP,et al.The Influence of Gestational Diabetes on Neurodevelopment of Children in the First Two Years of Life:A Prospective Study. Plos One,2016,11(9):e0162113.

2. Thaware PK,McKenna S,Patterson CC,et al. Untreated Mild Hyperglycemia During Pregnancy and Anthropometric Measures of Obesity in Offspring at Age 5-7 Years. Diabetes Care,2015,38:1701-1706.

3. Torres-Espinola FJ,Berglund SK,García-Valdés LM,et al. Maternal Obesity,Overweight and Gestational Diabetes Affect the Offspring Neurodevelopment at 6 and 18 Months of Age - A Follow Up from the PREOBE Cohort. PLoS ONE,2015,10(7):e0133010.

4. Zhu YY,Olsen SF,Mendola P,et al. Growth and obesity through the first 7 y of life in association with levels of maternal glycemia during pregnancy:a prospective cohort study. Am J Clin Nutr,2016,103:794-800.

5. Baptiste-Roberts K, Nicholson WK, Wang NY, et al. Gestational Diabetes and Subsequent Growth Patterns of Offspring: The National Collaborative Perinatal Project. Matern Child Health J, 2012, 16(1): 125-132.

6. 韩欢, 应豪. 妊娠期糖尿病对母儿影响. 中国实用妇科与产科杂志, 2013, 29(4): 244-246.

7. 蒋新液, 郭冰冰, 卫雅蓉, 等. 妊娠期糖尿病对子代体格发育的影响分析. 中国儿童保健杂志, 2016, 24(7): 709-711.

8. 王华, 张巍. 糖尿病母亲婴儿的研究现状. 中国新生儿科杂志, 2009, 24(6): 378-380.

第五节　高危新生儿的安全管理

高危新生儿存在各类影响身体健康的或者可能引起疾病的状况, 需要更多细致的照顾和规范的随访, 以降低发生严重疾病、后遗症或死亡的风险。同时, 这个阶段的婴儿不具备交流的语言, 没有行为能力, 没有自我保护意识, 完全依赖家人。他们的家庭需要能满足婴儿身体、心理和认知功能发育的需要。如果其家庭不能提供足够的保障, 高危新生儿有发生疾病、意外伤害或者家庭暴力的危险。国家应有相应的法律和法规以保障高危新生儿的权益, 对于已发生的安全问题或者存在安全隐患时, 社区和社会团体应尽早介入, 确保婴儿的安全。

一、影响高危新生儿安全的危险因素

高危新生儿因为前述的多种风险, 使其发生多种安全隐患的危险高于健康新生儿。导致这些安全隐患有许多因素, 包括其家庭、婴儿自身和社会。

1. 婴儿家庭的危险因素

(1) 父母的年龄: 文献报道西方国家年龄小于 20 岁父母更容易发生对高危婴儿的虐待和忽视, 由于我国婚姻法规定男性的结婚年龄是 22 周岁以上, 女性为 20 周岁以上, 与西方国家稍有不同。但是刚进入社会的年轻父母缺乏为人父母的责任, 或者未做好准备而意外怀孕生产, 以及未预期到高危新生儿的各种疾病状况, 缺乏照顾高危儿的信心, 生产后导致的焦虑, 容易发生对高危儿的忽视照顾甚至虐待。

(2) 缺乏养育婴儿的经验: 由于缺乏养育婴儿的经验, 容易发生各种事故, 包括忽视疾病、误服药物、跌伤或闷被综合征等等, 特别是初产妇。

(3) 药物滥用: 家庭成员存在酗酒、吸毒或药物滥用时, 高危新生儿的安全会受到严重威胁。药物滥用经常与一些负面的影响伴随, 包括贫穷、低龄父母、营养不良、家庭暴力、慢性疾病、精神类疾病、犯罪、未完成基础教育等。虽然我国围产期妇女的药物滥用并不明显, 但针对这个问题的调研远不如西方国家充分。

(4) 家庭暴力: 家庭暴力与药物滥用一样, 会严重威胁高危新生儿的安全与健康。

(5) 父母在儿童期有被虐待史: 调查显示, 父母在儿童期被虐待, 会显著增加父母责任缺失或家庭暴力的风险。

(6) 未完成基础教育: 文献报道, 父母接受教育少于 12 年者, 会显著增加虐待婴儿的风险。

(7) 精神疾患: 如果父母亲存在抑郁或焦虑, 或有自杀倾向, 会显著增加虐待高危新生儿的风险。

(8) 残疾: 父母存在智力障碍时, 其婴儿受到身体伤害的危险显著增高。

(9) 父母情绪和冲动控制不良: 研究显示, 冲动的父母、没有耐心或容易激怒容易虐待婴儿, 这类人群缺乏管理情绪的能力。

2. 高危新生儿自身的危险因素

(1) 早产和低出生体重儿: 这类婴儿是高危新生儿的主要人群, 由于可能存在多种健康问题, 相比健康新生儿需要父母更多耐心细致的照顾。同时, 可能存在多种疾病隐患, 如果没有及时发现和进行处理, 会危害他们的健康。

(2) 新生儿阶段的慢性疾病: 如早产儿支气管肺发育不良、早产儿视网膜病、颅内出血或脑积水、坏死性小肠结肠炎术后、胆汁瘀滞、甲状腺功能减退等等。这些疾病均需要长期的管理。调查显示, 对于存在支气管肺发育不良的超早产儿, 出院后 1 岁以内死亡的最常见原因为重症肺炎。另外, 早产儿骨病容易发生病理性骨折; 高胆红素血症可能引起听力损害。

(3) 服药或接受治疗: 高危新生儿在出院后可能需要继续接受多种治疗, 如氧疗、甲状腺功能减退需要服用左甲状腺素钠片、胆汁瘀滞需要补充多种脂溶性维生素、早产儿贫血需要补铁等等。此外还需要眼科、耳鼻喉科、心脏、肝脏等专科定期随访。容易发生误服或者错服药物、遗漏随访。

(4) 喂养问题: 早产儿或低出生体重儿常常伴有喂养不耐受, 或者需要特殊配方喂养, 添加母乳强化剂等等, 不合理的喂养可能使婴儿不能正常生长,严重时导致营养不良。

3. 环境因素

（1）缺乏其他家庭成员和成熟社区的支持:由于抚养高危新生儿需要更多的付出,良好的支持能缓解父母的压力,增强养育婴儿的信心。相反,缺乏家庭和社区支持的父母会感觉孤独,会更少地寻求支持。此外,对于外来人口也需要社会的支持。

（2）经济收入低下:处于家庭收入低下的高危儿,其父母处于社会和经济的压力,更容易被忽视,被寄养的风险更高。在经济不发达地区成为留守儿童的可能性大,发生疾病或者意外伤害时也不容易获得医疗救助。

（3）家庭中的安全隐患:如过于拥挤、吸烟、卫生条件差等。

4. 高危新生儿的保护性因素

（1）社会的支持:社会对于高危儿家庭的支持,会减少其家庭的经济和社会压力,减少安全隐患,营造更为积极的社会氛围和家庭环境。

（2）良好的健康和营养支持:规律的产检、母亲健康的身体和对婴儿的营养支持,会显著降低早产儿和低出生体重儿发生疾病的危险。

（3）父母维持良好的夫妻关系:父母良好的家庭关系会缓冲婴儿发生疾病带来的多种压力,降低忽视或虐待婴儿的危险。

（4）父母良好的抚养孩子的技术和知识:父母良好的育儿知识储备有助于重视高危新生儿的各种危险,及早发现和处理疾病,合理安排随访和监测。

二、高危新生儿的安全问题及管理

1. 婴儿猝死综合征　婴儿猝死综合征（sudden infant death syndrome,SIDS）是指1岁以内婴儿在睡眠中突然发生预料之外的死亡,在其后的调查和尸体解剖中没有发现直接的死亡原因。在美国,SIDS是1岁以内婴儿死亡的首要原因。1969年,美国国家卫生研究院第一次定义了SIDS:"sudden death of an infant or young child,which is unexpected by history,and in which a thorough post mortem examination fails to demonstrate an adequate cause of death"。

（1）SIDS的流行病学:此前对于婴儿突发的死亡定义为婴儿猝死或意料外死亡（sudden and unexpected infant death）,包含了所有原因引起的

死亡。在充分的临床调查和尸检后仍找不到原因,则诊断为SIDS。SIDS占婴儿猝死的80%,大约20%的婴儿猝死有比较明确的原因,包括严重的感染、窒息、遗传代谢性疾病等。SIDS具有独特的特征,如在生后2~4个月高发,男性为主,冬天高发,婴儿胸廓内常见紫癜。但SIDS发生在深度睡眠期,还是发生在睡眠与清醒的过渡期,目前没有明确的认识。日本的SIDS发生率最低,为0.09/1000活产婴儿;新西兰最高,为0.8/1000活产婴儿;美国为0.57/1000活产婴儿。SIDS的发生率有种族特异性,美国的原住民和黑人SIDS的发生率比平均水平高2~7倍。近十几年SIDS有了显著的下降（40%~83%）,其原因有两个方面,其一为发达国家推行的婴儿安全睡眠和同房睡眠指导;其二为诊断手段的提高,一些病因被找到而确诊。尽管如此,美国的原住民SIDS的发生率仍然较高。

表 4-5-1　新生儿 SIDS 的高危因素

父母因素	
吸烟	低龄父母
药物滥用	频繁妊娠
基础教育水平低下	不规则产检
婴儿因素	
早产或低出生体重	男性
多胎	新生儿疾病
环境因素	
俯卧睡眠	被褥过软
与父母同床	襁褓包裹过紧过厚
冬天	家庭暴力
收入低下	

（2）婴儿猝死综合征的预防保健措施:虽然SIDS发生率低,但发生时较为意外,为家庭带来深重的痛苦。欧美等发达国家对SIDS进行了深入的调查研究,并采取预防措施后,使SIDS的发生率有了显著的下降。由于SIDS的病因不明,目前没有针对性的治疗和预防措施。但调查发现,仰卧位、采用偏硬的被褥、使用安抚奶嘴、与父母同房但不同床等措施可以降低SIDS的风险。而俯卧、过热、与父母同床睡眠、过软的床褥、母亲吸烟等则增加SIDS的危险。1990年前后开始的"Back to Sleep"运动,使SIDS发生率至少下降了50%。说明大多数SIDS可以通过措施进行预防。

以下是美国儿科学会关于降低SIDS的风险,

健康睡眠的建议：

1）采取仰卧位睡眠；

2）采用偏硬的床垫；

3）与父母同房睡眠但不同床；

4）床上避免柔软寝具或物品；

5）孕妇要定期产检；

6）孕期及哺乳期不要吸烟,其他家庭成员也不要吸烟；

7）孕期及哺乳期不要饮酒或使用兴奋类药物；

8）母乳喂养；

9）使用安抚奶嘴；

10）包裹不要太严或过热；

11）不建议使用宣称能预防SIDS的商品；

12）不建议使用心电监护设备,即便是在新生儿病房,心电监护仪也不能避免SIDS；

13）按计划完成免疫接种；

14）如果婴儿放在俯卧位,必须有人看护；

15）增强对SIDS防范的意识。

2. 体格生长缓慢　高危新生儿由于存在基础疾病,发生营养不良或体重增长缓慢的风险高于健康新生儿。体格生长缓慢(failure to thrive)的定义是体格生长指标(体重和身长)减速或停止增长持续低于第三个百分位,伴有发育异常。其主要原因是营养不足,曾经将体格生长缓慢分类存在基础疾病和没有基础疾病两大类,由于导致营养不良的原因多样化,目前已不再采用。

体格生长缓慢有多种原因,最常见原因之一为营养摄取障碍,如供应的热卡不足、没有食欲、频繁呕吐等。另一个常见原因为营养吸收障碍,如慢性腹泻、严重过敏、短肠综合征、囊性纤维化等。此外,还有一些遗传代谢性疾病以及虐待和忽视导致婴儿生长停滞。

体格生长缓慢的症状包括:体重增长停滞或缓慢,低于正常人群第三个百分位。易激惹或睡眠过多、哭声低微、缺少与父母的交流等。

体格生长缓慢的预防保健：

（1）对于高危新生儿,应进行详细的医学记录和随访,定期评估体格生长；

（2）记录和监测婴儿已存在的基础疾病,目前服用的药物和接受的手术或操作；

（3）详细记录婴儿喂养的状况,给予充分的指导,对家庭成员进行教育。如避免配方奶配制错误；

（4）医师应根据现有的临床依据,充分考虑治疗的利弊后,对生长缓慢的婴儿给予营养学治疗；

（5）在医师指导下喂养仍生长缓慢的婴儿,应完成重要脏器功能的检查,排除各系统疾病；

（6）不明原因的生长缓慢应完善代谢性疾病筛查,给予遗传学咨询。

3. 虐待或意外伤害　虐待性伤害(abusive trauma)旧称为"shaken baby syndrome",是导致高危新生儿死亡或者严重颅脑损伤的重要原因之一。由于新生儿的头部与躯体重量不成比例,颈部肌肉薄弱,大脑缺少颅骨的保护但生长迅速,且新生儿不具备控制头部和颈部的能力。剧烈的摇晃会导致严重的颅脑损害。表现为嗜睡、呕吐、易激惹,甚至导致婴儿死亡。美国报道的婴儿死亡中,10%~12%为虐待性致死;每年大约报道5万例家庭虐待,1/4为致死性。在美国,65%~90%的施虐者为男性,通常为婴儿父亲或者母亲的男朋友。超过60%的受虐者为男性。在我国意外伤害是高危新生儿出院后死亡或致残的重要原因,社会和保健部门应对高危新生儿的父母或者照顾者进行家庭教育,预防虐待和意外伤害的发生。

预防虐待的措施包括：

（1）对婴儿施暴或者剧烈摇晃婴儿的严重后果；

（2）照顾高危新生儿的技术；

（3）处理各种问题的技术；

（4）缓解焦虑和生活压力；

（5）帮助其父母控制情绪。

三、高危新生儿的安全防护

需要遵循以下原则：

1. 婴儿的人身安全需要得到全社会、家庭和医院的高度重视。

2. 在评估婴儿的安全时,需要特别考虑高危婴儿的独特需求。

3. 判断高危新生儿的安全需要根据高质量和全面的评估,并考虑婴儿自身、其家庭和社会的实际情况。

4. 确保其家庭获得充分的宣教,并提供持续的支持,是高危新生儿长期进行安全管理的保障。

5. 社会应设立高危新生儿安全管理机构,由专业人员和医学专家参与,与各部门协作,管理高危新生儿的安全。

6. 高危新生儿安全管理机构应设立发展计

划,逐步实施各项安全管理措施,促进高危新生儿的健康。

(刘江勤)

参 考 文 献

1. Moon R Y. SIDS and Other Sleep-Related Infant Deaths: Evidence Base for 2016 Updated Recommendations for a Safe Infant Sleeping Environment. Pediatrics, 2016, 138(5): e20162940-e20162940.

2. Vasquez EP, Pitts K, Mejia NE. A model program: neonatal nurse practitioners providing community health care for high-risk infants. Neonatal Netw, 2008, 27(3): 163-169.

第六节　高危新生儿的家长教育

作为高危新生儿的监护人,父母对婴儿的照顾能力直接影响婴儿的健康。对婴儿父母进行家长教育(parent education),能有力地促进家庭和社会关注高危新生儿,降低发生各类疾病或者事故的风险,预防家庭暴力、虐待和忽视。美国由于家庭暴力和虐待为婴儿死亡的重要原因,对此进行了大量调查研究,开发了多个家长教育课程,并在2010年成立了儿童虐待的预防与处理法案(The Child Abuse Prevention and Treatment Act, CAPTA),联邦政府设立了专门的资金资助家长教育项目,调查和研究预防儿童意外伤害和虐待的措施。

一、家长教育的定义

帮助婴儿父母获取知识和技术,提高照顾婴儿的能力,减少儿童发生意外伤害和虐待的任何训练、项目或措施,均属于家长教育。家长教育可以面对个体化宣教,也可以通过设置课程进行。既可以通过网络课程开展,也能通过面对面的直接指导、讨论、观看视频、模拟或者其他形式进行。

成功的家长教育可以帮助高危新生儿的家长获得照顾婴儿的知识,解决日常面临的各类养育问题,促进婴儿的健康。研究表明,有效的家长教育和训练,可以改变家长在照顾婴儿时的态度、行为,促进保护婴儿的环境形成,避免意外伤害的发生,引导积极的父母与婴儿之间的良好关系。保护性环境包括婴儿的合理营养、父母与婴儿的接触和良性互动、照顾婴儿的知识分享以及社会对家庭的支持等等。此外还包括父母自我的情绪调节、处理家庭关系等。

二、家长教育的原则

家长教育通常由妇幼机构、医院和保健机构开展,各中心在开展家长教育时根据自身的特点和人群,开展针对性教育,促进了高危新生儿的健康和安全防护。在设立家长教育时,应遵循一定的原则,以保障家长教育的合理开展。此外,随着网络化教育和自媒体的盛行,各类教育机构和团体如雨后春笋般涌现,海量的信息呈现在家长面前。虽然为高危新生儿家长带来前所未有的便利,但良莠不齐的信息质量,需要各类保健机构进行甄别,也需要通过专业协会进行管理,确保家长获得信息的准确性。

家长教育的原则如下:

1. 强化优点(strength based focus)　在家长教育中,应重点强化家长的优点和婴儿安全的保护性因素,而不是解决家长的弱点和存在的问题。如对于重要疾病的管理应由医疗保健机构通过随访完成,而不应该由家长主导。而家长在养护方面的先天优势应强化。大量的研究显示,强化家长的优点有助于预防婴儿虐待和忽视的发生。

2. 以家庭为中心(family-centered practice)　家长教育应以家庭为中心,提高家庭照顾婴儿的技术和知识,促进家庭成员的交流、加强家庭的活动、积极面对困难和获取社会的支持。家长的教育要尊重家庭的传统和习俗,尊重婴儿父母的生活方式、喜好以及宗教信仰。

3. 个体和团体相结合　有许多因素决定了家长教育的方式,包括经费、教师、项目的目标等决定了家长教育采取以家庭为单位的个体教育,还是面对社区的团体教育。在传授知识上,以家庭为单位的教育通常比团体教育更有效。但研究显示,两者的结合能更有效地改变家长的照顾婴儿的方式和态度。

4. 培养优秀教师　优秀的教师是成功进行家长教育的保证。优秀的教师既具备较强的理论知识,又有丰富的教学和照顾婴儿的经验,以及与高危新生儿家庭交流的技巧。优秀的教师还需要理解不同家庭的价值观和宗教信仰,并为不同的家庭提供相适应的教学。

5. 针对性教学　当教育的对象有较多的共同点和相同的需求时,学习效率大大提高,家长教育具有这种特征。掌握家长的特殊需求、习惯、生活背景和文化特征,能有效提高教学效率。

6. 营造家长学习抚养婴儿新知识的氛围
家长教育应在社区、学校、家庭的外部环境、工作场所、医院等营造学习新知识的环境,促使家长接受和应用科学的育儿知识,吸收旧有育儿经中的精华,并摒弃糟粕。

7. 同伴教育　高危新生儿家庭之间的同伴教育有助于分享正确的育儿知识,促进形成婴儿安全的保护性环境。良好的榜样作用可以很好地向高危儿家庭示范良性的照顾婴儿的方式和行为、家庭氛围以及知识分享。

8. 明确的教学目标和持续的评估　家长教育应有明确的教学目的,并对教学效果进行持续的评估,不断改进教学质量,改善教学方式。

三、家长教育的方式

家长教育可以采用多种方式,不同的方式适用于不同的家庭、环境或者教学目的。这些方式均应促进婴儿保护性环境的形成,能满足教学和参与者的需要。

1. 促进积极的家庭氛围形成　如果积极的家庭氛围已经形成,家长教育中要加强这种良性的环境,减少父母之间的训斥和命令式交流。调查发现,这是成功进行家长教育的关键环节。

2. 父亲的参与度　研究显示父亲参与家长教育能更好地促进家庭的和睦和合作,更好地照顾高危新生儿,而将父亲排除在家长教育之外会降低教育的效率。

3. 互动式教学　研究显示,积极主动的学习比被动学习更好地掌握照顾婴儿的技术。互动的教学方式包括分组讨论、角色扮演、情景模拟、家务练习、观看优秀的育儿视频等。互动式教学对于有残疾的父母更为有效。

4. 对新的育儿技术进行反复练习　在教学新的育儿技术时,要提供给家长与婴儿当场反复练习的机会,这种方式使技术更容易掌握。这种反复练习的学习方式很好地促进家长掌握照顾孩子的技巧,同时更有利于家长掌握与婴儿的感情交流,并观察婴儿的行为。这种教学方式适用于教学一些处理问题的技巧,并能促进婴儿的认知、学习和社会交流发育。

5. 情感交流技巧教学　家长教育中应包含情感交流技巧,包括积极聆听、自我反馈、识别自身的感受和情绪等等。情感交流技巧能很好地促进家庭内和睦氛围的形成,减少父母间负面的评价。

6. 同伴互助　家长教育应鼓励和引导同伴互助,这种方式对高危婴儿的发育有积极的影响。家长之间的互助也有助于增强家庭之间的联系,促进育儿知识的传播和分享,形成家长与社会之间的良性互动。

目前在各级妇幼和保健机构,以及社会团体、媒体参与了家长教育,支持高危新生儿的家庭。家长教育应根据临床依据(evidence-based),对其效果也应进行客观的评价,在政府机构的主导下有序进行。家长教育应遵循及时、有效、可持续性以及以临床依据为基础等原则,宣传教育的知识和技术应具有良好的适用性和容易掌握,指导家庭提高高危新生儿的健康状况和生活质量。

参 考 文 献

1. Center for the Study of Social Policy. Levers for change: Implementing and sustaining strengthening families in states and counties. 2012。
2. Centers for Disease Control and Prevention. Parent training programs: Insight for practitioners. 2009.

第七节　高危新生儿的随访

围产医学和新生儿重症医学的发展显著地提高了高危新生儿,特别是超早产儿的存活率,但并没有降低这些婴儿的各种并发症,因此高危新生儿出院后需要长期的随访和指导,以提高他们的生存质量。

随访有两个重要的目的:监测婴儿的生长发育和科学研究。许多高危新生儿的临床问题需要长期的观察才能获得准确的答案,因此需要对婴儿进行长期的追踪和随访,管理和处理并发症,提高高危新生儿的生存质量。监测婴儿的生长发育需要从住院期间开始,其作用包括:①审查和验证新生儿住院期间的各项治疗措施;②监测 NICU 各项管理指标的质量;③统计某种并发症的各中心的发生率或结局;④汇总每年的数据,指导高危儿管理的政策制定,以及为公共健康机构设计政策和项目提供参考数据。这些数据包括高危儿的死亡率以及生长落后、脑瘫、智力障碍、听力损害、视力损害、孤独症;出院后需要各种医疗支持如吸氧、呼吸支持、气管造瘘、胃肠造瘘、特殊教育等的发生率。这些数据的统计与分析可以为新生儿期的诊断与治疗提供非常有价值的反馈,同时为家庭和社区医疗机构提供合理的咨询、支持和转诊,以改善高危新生儿出院后的健康维护。

临床科学研究同样需要对高危新生儿进行长远期的随访监测。多种临床队列研究、临床实践、随机化对照研究均需要对高危新生儿结局进行长期的随访,以观察这些研究对婴儿长远期的影响。由于各种疾病、各中心采取的随访策略差异较大,使得一些数据不具有可比性,耗费大量人力物力以及宝贵的研究周期,因此有必要对高危新生儿的长远期随访进行规范,制定规范的随访评估和数据采集方法、合理的随访策略,掌握高危新生儿长远期发育中的神经结局。

一、高危新生儿随访的对象

确定高危新生儿随访的对象,在于确定高危因素。表 4-7-1 列出了常见高危因素,具备这些

表 4-7-1　高危新生儿随访原因分类

婴儿	早产儿	足月儿
疾病因素	极低出生体重儿	新生儿脑病
	超低出生体重儿	脑膜炎
	超声发现颅内病变	神经发育异常
	其他神经系统问题,如惊厥、脑水肿	
	NEC	小于胎龄儿
	支气管肺发育不良	
	复杂的医学问题	出生缺陷
	小于胎龄儿	代谢性疾病
	多胎妊娠	
	双胎输血综合征	双胎输血综合征
	复杂先天性畸形	复杂先天性畸形
	频繁呼吸暂停或心动过缓	
	需要换血的新生儿高胆红素血症	需要换血的新生儿高胆红素血症
	宫外生长受限	宫外生长受限
	败血症、脑膜炎、院内感染	新生儿败血症/院内感染
	高胎次分娩	高胎次分娩
	出院前发现异常神经系统表现	出院前发现异常神经系统表现
治疗措施	复苏	复苏
	出生后糖皮质激素治疗	出生后糖皮质激素治疗
	高频通气	高频通气
	呼吸机治疗超过 7 天	呼吸机治疗超过 7 天
	全静脉营养	全静脉营养
	长期氧疗	长期氧疗
	特殊营养措施	特殊营养措施
	特定药物治疗	特定药物治疗
	NEC 或者 PDA 外科治疗	NEC 或者 PDA 外科治疗
		体外膜肺
社会/环境因素	低龄、教育程度低的母亲	低龄、教育程度低的母亲
	低收入	低收入
	单亲	单亲
	没有医疗保险	没有医疗保险
	药物滥用	药物滥用
	不规则或缺少产检	不规则或缺少产检
	社会经济压力	社会经济压力

高危因素的新生儿均需要不同程度的随访(随访级别见表4-7-2)。新生儿在围产期疾病的严重程度、在NICU住院时接受的诊断和治疗措施、婴儿家庭的人口学危险因素、不同NICU的特点等等都会决定婴儿是否需要随访,以及需要不同级别的随访。另外,特定疾病的人群随访需要根据疾病或者人群的特点确定随访范围。最小范围的随访应包含出生体重小于1000g和(或)出生孕周小于28周的婴儿以及有缺氧缺血性脑病或需要换血的足月儿。

二、高危新生儿随访时间

随访的时间根据不同的随访人群、目的、研究方法而有所不同,最好的时间是使高危新生儿的最终功能得到充分的评价,以判断产前和围产期各种治疗措施对婴儿整体健康的实际影响。但是受限于随访的巨大花费、长期随访中失访的风险增加以及干扰因素的增多等,大多数随访为时间较短的2年。随访时间的选择受到这些因素的影响:功能发育完善的平均年龄、评估措施的适用年龄、同类研究中大多数采用的时间、随访的经费。还有一些决定因素,如果极低出生体重儿某项脏器功能检查需要在12个月前判断是否需要转诊,则随访的时间为预产期后6~8个月;如果设立一个超低出生体重儿的队列研究,纳入病人需要5年,则随访的时间最好为5年,在这个周期后正好可以建立新的队列。尽管对于是否采用纠正月龄有较多争议,目前在2~2.5岁前普遍采用纠正月龄。

表 4-7-2　高危新生儿随访的具体内容

内容	纠正 3~4 和 6~8 个月	纠正 12 月龄	纠正 18~24 月龄	3~5 岁	6~8 岁
体格生长和营养	测量体重、身长和头围,计算 BMI 和热卡	测量体重、身长和头围,计算 BMI 和热卡	测量体重、身长和头围,计算 BMI 和热卡	测量体重、身长和头围,计算 BMI 和热卡	测量体重、身长和头围,计算 BMI 和热卡
神经系统检查	体检包括状态、姿态、深浅反射、肌张力、发育里程碑、神经影像学检查如 MRI 或者 CT,有条件进行 fMR	体检包括状态、姿态、深浅反射、肌张力、发育里程碑、神经影像学检查如 MRI 或者 CT,有条件进行 fMR	体检包括状态、姿态、深浅反射、肌张力、发育里程碑、神经影像学检查如 MRI 或者 CT,有条件进行 fMR	体检包括状态、姿态、深浅反射、肌张力、神经影像学检查如 MRI 或者 CT,有条件进行 fMR	体检包括状态、姿态、深浅反射、肌张力、神经影像学检查如 MRI 或者 CT,有条件进行 fMR
视力和听力检查	听觉脑干诱发电位	听觉脑干诱发电位、视力筛查、眼底检查	视力筛查、眼底检查	视力检查	视力检查
大运动发育	Bayley PDI	Bayley PDI	Bayley PDI	GMFCS、IQ、视觉-运动统合、AD/HD	GMFCS、IQ、视觉-运动统合、AD/HD、执行功能、思维
认知	Bayley MDI 和 PDI	Bayley MDI 和 PDI	Bayley MDI 和 PDI	Bayley MDI 和 PDI	学习成绩、执行功能
语言	父母描述或者问卷	父母描述或者问卷	父母描述或者问卷	PPVT	PPVT,语法测试
行为		WeeFIM、PEDI、CBCL	WeeFIM、PEDI、CBCL	WeeFIM、PEDI、CBCL	WeeFIM、PEDI、CBCL
生活质量		健康状况评价,健康相关的生活质量评估	健康状况评价,健康相关的生活质量评估	健康状况评价,健康相关的生活质量评估	健康状况评价,健康相关的生活质量评估

　　BMI:body mass index,体质指数;fMR:功能磁共振成像;GMFCS:发育运动功能分级系统;Bayley:Bayley 发育量表;IQ:智力发育商;PPVT:peabody picture vocabulary test;WeeFIM:functional independence measure for children;PEDI:pediatric evaluation of disabilities inventory;CBCL:children behavior check list

表 4-7-3　高危新生儿随访强度分级

方法	电话随访	门诊单次随访	多次门诊随访	多次门诊随访
内容	筛查体格生长和发育问题	体格生长、神经系统检查、发育评估	体格生长、神经系统检查、发育评估、行为评估、影像学检查	体格生长、神经系统检查、发育评估、行为评估、影像学检查、生化指标和遗传咨询
适用范围	临床	临床	临床和研究	临床和研究
适用人群	风险程度低，疾病单一的人群，如GDM婴儿等	疾病风险单一人群，如近足月儿、缺氧缺血性脑病、外科术后	极低出生体重儿，极早早产儿、外科术后、长期慢性疾病	超低出生体重儿、显著宫外生长受限、长期慢性病、神经功能障碍、遗传代谢性疾病复杂畸形

三、各年龄随访的内容及特点

1. 纠正 12 月龄　这个阶段主要受围产期医学措施的影响，如给氧和机械通气对支气管肺发育不良的影响。此时并不需要较多的设备进行功能评估。到纠正 12 月龄时，已经可以观察到高危婴儿的多种行为、认知、语言等功能，可以进行评估和测试。当然需要注意，这个时间点婴儿的运动和智力发育并没有完成，变异较大，并不能很好地判断运动和智力发育的障碍。而且有一些功能在第 1 年可能有暂时的改善，但到第 2 年可能出现发育停滞。

2. 纠正 18~24 月龄　许多临床研究和队列分析采用纠正 18~24 月龄作为标准的随访时间。在这个阶段，婴儿的家庭和社会环境开始影响神经系统的发育，婴儿的认知、运动、语言和各项思维技能已经初步发育，可能进行评估并预测到学龄期的表现。但是，这个年龄采用的各种评估量表的准确性不高，容易低估或者高估婴儿的神经行为发育，因此评估的结果参考价值有限。

3. 3~4 岁　这个年龄可以比较准确地评估智力、概念、学习能力等，同时能较好地评价婴儿的执行功能（executive function）、视觉 - 运动统合能力。语言的发育也能较好地进行评价。同时可以预测婴儿的智商，初步评价环境因素对婴儿发育的影响。

4. 6 岁　到这个年龄，有多种工具可用于评价高危儿的发育状况，同时可以开始评估其注意力问题、学习能力等等。同时初步的行为和情绪控制能力也可以进行评价。

5. 8 岁　这个年龄是评价高危儿智商、神经精神功能、学习障碍、行为调整、情绪控制和心理问题的最佳时机。对成年后智商的预测也较为准确。

四、随访中存在的问题

由于许多疾病发生率较低，研究常常采用多中心协作。全球各国均有由多家新生儿中心协作的网络，在随访中会面临各种问题。

1. 研究的标准、疾病的定义、临床的管理、地域的差别、经济的差异。

2. 获得较高比例的随访率存在巨大的困难。通常对于长期的随访要求达到小于 20% 的失访率。

3. 随访需要巨大的经费、人员投入。

4. 未知的医学科学发展。如追赶生长的时机和范围、慢性疾病对长期健康的影响。

5. 社会和经济地位对随访存在巨大的影响。

（刘江勤）

参 考 文 献

1. Follow-up Care of High-Risk Infants. Pediatrics, 2004, 114: 1377.

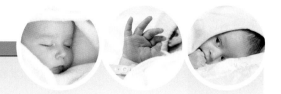

第五章　早产儿的特点和保健

第一节　早产的病因及预防

早产是指妊娠不足 37 周的分娩。分为自发性早产和治疗性早产，自发性早产是指无明确原因出现过早过强宫缩引起的早产，包括未足月分娩和未足月胎膜早破，治疗性早产为妊娠并发症或合并症而需要提前终止妊娠者。

全世界范围内，早产发生率约为 11%（从欧洲部分地区 5%，到非洲部分地区 18%），每年约有 1500 万早产儿出生。国内早产占分娩总数的 5%~15%。约 15% 早产儿死于新生儿期。早产是围生儿死亡的重要原因之一，75% 以上的围生儿死亡与早产有关，约有 25% 的存活早产儿会遗留智力障碍或神经系统后遗症。因此，防治早产是降低围生儿死亡率和患病率的关键。近年来，由于早产儿治疗和监护手段的进步，其生存率明显提高，后遗症发生率下降。

【病因】

早产儿各器官发育不成熟，新生儿呼吸窘迫综合征（RDS）、坏死性小肠结肠炎（NEC）、高胆红素血症、脑室内出血、动脉导管开放、早产儿视网膜病（ROP）及脑瘫等发病率增高。分娩孕周越小，出生体重越低，预后越差。

30% 早产的发生是原因不明的，大多数的早产病因明确。早产的明确病因可分为母体因素、胎儿因素、子宫胎盘因素及其他因素等。比如，早产与孕妇年龄、流产史、胎位、孕妇疾病、生活方式、妊娠后期性生活、双胎或多胎妊娠、宫内感染、

子宫胎盘状态及其他情况密切相关。

1. **孕妇年龄**　孕妇年龄小于 18 岁或大于 40 岁，或体重小于 45kg，或身高小于 150cm 发生早产的可能性明显增高，尤其是小于 18 岁者，早产发生率是 20~34 岁年龄组的 11 倍。文献报道，母亲年龄与早产发生率之间呈"U"型关系，与年龄在 21~24 岁的女性相比，年龄小于 16 岁和大于 35 岁女性的早产发生率高出 2%~4%。孕妇社会经济状况低下也与早产发生相关。如美国黑人社会经济状况较白人低下，黑人早产发生率比白人高一倍。

2. **流产史**　孕妇流产史尤其是晚期流产史、反复流产、人工流产、引产或流产后不足一年又再次怀孕，这些情况对孕妇影响最大。因流产对宫颈均有不同程度的损伤，导致宫颈功能不全，使早产发生率增高。

3. **胎儿因素**　胎位异常容易引起胎膜早破而致早产，尤其以 32 周以后的胎位异常，如臀位、横位等为常见胎位异常。臀位早产的发生率为 20.4%，是一般胎位正常的产妇早产率的 7 倍。

4. **孕妇疾病**　孕妇的各种疾病容易引起早产，五类疾病如下：①妊娠合并急性传染病和某些内外科疾病，如风疹、流感、急性传染性肝炎、急性肾盂肾炎、急性胆囊炎、急性阑尾炎、妊娠高血压综合征、心脏病等容易导致早产；②孕妇内分泌失调、孕酮或雌激素不足、严重甲亢、糖尿病等，均可引起早产；③严重贫血的孕妇，由于组织缺氧，子宫、胎盘供氧不足，也可发生早产；④孕妇营养营养不良，特别是蛋白质不足以及维生素 E、叶酸缺

乏,也是导致早产的原因之一;⑤妊娠并发症,如高血压等也能引起早产。

5. 孕妇生活方式 孕妇从事体力劳动、工作时间过长、过累,可使早产儿率明显增高。情绪经常波动或精神过度紧张,可使大脑皮层功能紊乱,儿茶酚胺分泌增加,交感神经兴奋和血管收缩,易致早产。孕妇吸烟和过度饮酒,也与早产密切相关。

6. 性生活 妊娠后期频繁的性生活,易引起胎膜早破,是导致早产的较常见原因。

7. 双胎或多胎妊娠 由于子宫过度伸展,最常导致分娩提前,早产发生率是一般妊娠的10~15倍。前置胎盘、胎盘早剥是妊娠末期的严重并发症,可引起子宫内外出血,提前终止妊娠造成早产,并可危及孕母的生命。

8. 孕妇阴道感染 如果孕妇在妊娠期间发生阴道感染(亦称阴道炎),婴儿发生早产的危险就会增加。如果阴道感染发生在妊娠期前20周的早期阶段,早产危险性增加4倍;如果是发生在16周前,则增加8倍;如果是细菌感染的阴道炎,危险性将增加10倍。

9. 子宫胎盘因素 子宫胎盘异常或胎盘种植部位异常可引起早产。包括子宫胎盘局部缺血、子宫畸形、宫颈功能不全及前置胎盘或胎盘早剥等。子宫颈是女性子宫的管状口部,分隔子宫和阴道。妇女怀孕时,子宫颈变长,以保护胚胎。子宫颈在分娩之前会显著变短,预示着胎儿即将出生。怀孕16~18周孕妇,如子宫颈的长度不到2.5cm,早产的可能性要比子宫颈长度正常的孕妇大3倍。

10. 其他情况 孕妇心理因素可能也是早产的重要原因之一,如家庭不和睦、经济条件差等均可严重影响孕妇的情绪。羊水过多或羊水过少也容易引起早产。孕妇腹部的受创、摔倒、不良刺激等都有可能引起早产。子宫发育不良、宫腔过小以及子宫肌瘤等,都可能会导致早产。

【发病机制】

约80%的早产为早产临产(50%)或胎膜早破(30%)导致的自发性早产,其余20%为因母亲或胎儿问题而进行干预导致。导致早产临产和早产的4个主要原因如:母亲或胎儿的下丘脑-垂体-肾上腺皮质轴激活,感染,蜕膜出血,子宫病理性扩张。

【预防】

早产的原因是多方面的,积极防治已知的各种危险因素,并根据病因做好重点防治,可望降低早产的发生率。

1. 孕前预防 孕妇提前补充含有叶酸的微量元素,合理营养,注意休息,尽量避免低龄或高龄妊娠(如 <18 岁或 >35 岁);戒掉不良嗜好,如吸烟、酗酒、吸毒等;完成疫苗接种如风疹、乙肝疫苗;防治生殖道感染,如有内科疾病进行相关的咨询和治疗,同时避免服用可能致畸的药物。

2. 孕期预防

(1)精确核对孕周,可以通过早孕期超声检查确定胎龄,了解早产高危因素,避免长时间站立和过长时间工作,在保健中及时发现新出现的早产高危因素并及时处理,如监测宫缩鉴别生理性和病理性宫缩、监测宫颈长度、诊治生殖道炎症等。积极预防各种妊娠并发症的恶化及并发症的发生。妊娠晚期节制性生活,预防胎膜早破。

(2)自发性早产的发生可能与感染、宫颈功能不全及内分泌调节失衡有关。曾经认为,对于有习惯性流产、早产、诊断宫颈功能不全的孕妇可考虑于妊娠14~16周行宫颈结扎术,可减少其早产的发生。但系统综述认为缺乏证据支持预防性宫颈结扎术可减少早产发生率,且预防性宫颈结扎本身也存在增加胎膜早破、早产、绒毛膜羊膜炎等并发症的潜在危险,建议对高危孕妇注意加强阴道超声检查随访,而不需要过多的其他干预。

(3)控制生殖道感染:国内报道,早产的首位因素是胎膜早破。可由感染、创伤、多胎妊娠、胎位不正、羊水过多等多方面原因引起。目前认为,胎膜感染是胎膜早破的重要因素,胎龄越小,由宫内感染引起的早产几率越高。因此,妊娠前及妊娠期要做好宣教和体检(如婚前体检、妊娠前体检),妊娠前发现感染需积极治愈后再妊娠,妊娠期发现感染则积极抗感染、使用宫缩抑制剂延长孕周、促进胎肺成熟,可减少早产的出生,改善其预后。

3. 双/多胎妊娠 大约50%的双胎和几乎全部的三胎以上的妊娠均在37周前分娩,近年辅助生殖技术的广泛开展,导致多胎发生率越来越高。通过规范管理辅助生殖技术,减少多胎妊娠。

4. 妊娠期高血压疾病 考虑与高龄孕妇的增多有关,是医源性早产的重要原因。积极做好妊娠期保健,防治妊娠期高血压疾病,有望减少早产的出生。

5. 胎盘因素及其他因素　胎盘因素亦是导致早产的重要原因。前置胎盘与人工流产史有关,加强避孕宣传,可减少前置胎盘的发生。

6. 积极治疗内科合并症　妊娠期糖尿病、内科合并症(心、肾功能不全和重度贫血等),也是导致医源性早产的原因,积极治疗可减少相关早产的发生。

(陈冬梅)

参 考 文 献

1. Goldenberg RL,Culhane JF,Iams JD,et al. Epidemiology and causes of preterm birth. Lancet,2008,371(9606): 75-84.

2. Martin JA,Hamilton BE,Osterman MJ,et al.　Births:final data for 2013. Natl Vital Stat Rep,2015,64(1):1-65.

3. 丰有吉,沈铿,主编. 妇产科学(第2版). 北京:人民卫生出版社,2010:93-96.

4. 封志纯,钟梅,主编. 实用早产与早产儿学. 北京:军事医学科学出版社,2010:6-11.

5. 李东至,黄婉 早产发生机理的研究进展. 国外医学妇幼保健分册,2002,13(1):1-3.

6. 金镇,王伟. 早产的定义及诊断. 中国实用妇科与产科杂志,2003,19(2):65-66.

7. 吴连方. 预防早产,改善围产儿近远期质量. 中国实用妇科与产科杂志,2008,24(5):321-323.

第二节　早产儿特点

早产儿(premature infants)又称未成熟儿,是指胎龄不足37周的新生儿。出生体重小于2500g的新生儿称为低出生体重儿(LBW)。此外,将出生体重在1000~1499g之间的早产儿称为极低出生体重儿(VLBW),出生体重小于1000g者称为超低出生体重儿(EVLBW)。小于胎龄儿(SGA)又称宫内生长迟缓儿或小样儿,是指出生体重低于同胎龄平均体重的第10百分位数,或低于同胎龄平均体重的2个标准差的新生儿。部分早产儿因胎盘功能不足等因素为小于胎龄儿。

早产儿死亡的主要原因依次为:围产期窒息、颅内出血、先天性畸形、早产儿呼吸窘迫综合征、肺出血、硬肿症、呼吸暂停、新生儿坏死性小肠炎以及各种感染。

近年来,由于新生儿重症监护病房(NICU)的普遍建立,危重症新生儿救治技术得到显著提高,早产儿的死亡率逐年降低。发生早产的原因有许多不明之处,有些是可预防的,故产前定期检查非常重要。早产儿的组织器官的成熟度和功能较足月儿差,因此,更需耐心仔细护理,以降低早产儿的死亡率。

一、外观特点

早产儿的出生体重一般在2500g以下,身长大多数不足47cm。早产儿哭声较弱,皮肤红嫩、水肿发亮,胎毛、胎脂多,皮下脂肪少,指(趾)甲软,不超过指(趾)端,颈肌软弱,肌张力低下。早产儿头相对较大,头长为身长的1/3,囟门宽大,颅缝可分开,头发呈短绒样,耳壳软,缺乏软骨,耳周不清楚,乳晕隐约可见。足底光滑,纹理少,仅在足前部见到1~2条足纹。男婴睾丸未降或未完全下降,女婴大阴唇不能盖住小阴唇。

二、体温调节特点

早产儿体温中枢发育不成熟,不能稳定维持正常的体温,容易出现低体温。由于基础代谢低,肌肉活动少,而使分解代谢降低。早产儿糖原和皮下脂肪少,体表面积相对大,使散热机会增加。此外,早产儿缺乏寒冷发抖反应,汗腺发育不全,因此,早产儿易随环境温度的高低而左右其体温的变化,且常因寒冷而导致硬肿症的发生。因此,合理的保暖可以提高早产儿的存活率。

三、各系统生理特点

1. 呼吸系统　早产儿的呼吸中枢相对不成熟,呼吸不规则,常发生呼吸暂停。呼吸暂停是指呼吸停止时间达15~20秒,或虽不到15秒,但伴有心率减慢(<100次/分)和出现发绀。

早产儿的肺发育不成熟,肺表面活性物质(PS)少或缺乏,容易发生新生儿呼吸窘迫综合征(NRDS),胎龄越小,NRDS发生率越高。早产儿易发生呼吸暂停,约有30%~40%的早产儿呈现间歇性呼吸暂停及喂奶后暂时性青紫。

2. 消化系统　早产儿的吞咽反射弱,胃贲门括约肌松弛、胃容量小,易溢乳。小于32周的早产儿,呼吸、吸吮、吞咽三者不能协调统一,容易出现呼吸暂停、误吸、心率下降,早产儿消化系统的发育成熟与胎龄呈正相关。

早产儿胃酸 pH 低,蛋白酶活性低,分泌型免疫球蛋白 A(SIgA)水平低,肠黏膜渗透性高和动力障碍,早产儿容易发生坏死性小肠结肠炎(NEC),喂养时乳汁的渗透压不宜过高。动物实验表明,早期微量喂养,能降低早产儿 NEC 的发生。研究显示,出生体重≤1500g,早产儿喂养不耐受率 11.73%;出生体重>1500g,早产儿喂养不耐受率为 8.51%,提示早产儿出生体重越低,胃肠功能成熟程度越低,早产儿喂养不耐受率愈高。

3. 神经系统　早产儿神经系统的功能和胎龄密切相关,胎龄越小,各种反射越差。如吞咽、觅食、吸吮、对光、眨眼反射等均不敏感,觉醒程度低,嗜睡、拥抱反射不完全,肌张力低。

早产儿易发生缺氧,导致缺氧缺血性脑病(HIE)。早产儿脑室管膜下有着发达的胚层生发组织,易导致脑室管膜下及脑室内出血,有时伴有脑实质或蛛网膜下腔出血。由于脑血管及血流动力学的解剖特点及功能未成熟,早产儿中枢神经系统易出现异常,主要表现为脑室内出血(IVH)及脑室周围白质软化(PVL)两种类型。

4. 心血管系统　早产儿常有动脉导管未闭(PDA)及动脉导管关闭延迟,可导致心肺负荷增加,引起充血性心力衰竭、肾脏损害以及坏死性小肠结肠炎。由于血容量不足或心肌功能障碍,容易导致低血压。因此,早产儿需要定期监测血压,包括有创动脉血液监测和无创血流动力学的监测。

5. 肝脏及血液系统　早产儿的肝脏及造血系统发育不成熟。其葡萄糖醛酸转移酶不足,对胆红素代谢不完全,生理性黄疸持续时间长且较重,常引起高胆红素血症,严重的甚至发生高胆红素脑病。因肝功能不全及开奶延迟等因素,致体内维生素 K 缺乏而使凝血因子 Ⅱ、Ⅶ、Ⅸ、Ⅹ 合成障碍,易致出血。因肝糖原转变为血糖的功能低,易发生低血糖。此外,肝合成蛋白质的功能不足,易致水肿,增加感染和高胆红素脑病的危险性。初生几天后,外周血红细胞及血红蛋白迅速下降,有核红细胞可在外周血中持续较长时间,血小板数略低于足月儿,血管脆弱,易出血,部分早产儿因维生素 E 缺乏引起溶血。

6. 水、电解质和酸碱调节功能　早产儿含液量相对足月儿多,由于体表面积相对大和皮肤的不成熟,从其皮肤蒸发的水量与其体重和胎龄成反比。从呼吸道的不显性失水和大小便丢失的水分,以及新陈代谢活动增加、环境温度高等,均可增加早产儿的不显性失水量,使体重明显降低。

早产儿对体内酸碱平衡的调节功能差。在生后几天内,大约 2/3 的早产儿可呈现代谢性酸中毒,1/3 呈现呼吸性酸中毒或呼吸性碱中毒。

(陈冬梅)

参 考 文 献

1. 邵肖梅,叶鸿瑁,丘小汕,主编. 实用新生儿学(第 4 版). 北京:人民卫生出版社,2011:59-64.
2. 邵肖梅. 早产儿消化系统的特点及喂养. 中国实用儿科杂志,2000,15(12):716-718.
3. 封志纯,钟梅,主编. 实用早产与早产儿学. 北京:军事医学科学出版社,2010:109-110.
4. 中华儿科杂志编辑部,中华医学会儿科学分会新生儿学组. 早产儿管理指南. 中国儿科杂志,2006,44:188-191.
5. Howson CP,Kinney MV,McDougall L,et al. Born Too Soon Preterm Birth Action Group Born too soon:preterm birth matters. Reprod Health,2013,10(Suppl 1):S1.

第三节　早产儿喂养

足够的营养是早产儿生长发育和健康成长的必要条件。营养方案首选肠内营养,早期肠外营养也非常重要,是肠内营养的补充。早产儿营养支持的首要目标是在最短时间内达到全肠内营养,通过提供充足的热量和营养素来达到宫内生长速度以及营养素储积,维持最好的生长和营养状态,并避免喂养速度过快导致的不良并发症。

一、开始喂养的时间

出生早期微量喂养开奶时间为出生体重>1000g、病情相对稳定者可于出生后 12 小时内开始喂养。VLBW 最好在生后 24 小时以内开始喂养。微量喂养定义为 10~15ml/(kg·d),有严重围产期窒息(Apgar 评分 5 分钟<4 分)、脐动脉插管或出生体质量<1000g 可适当延迟至 24~48 小时开奶。对于不同出生体重的早产儿,达到全胃肠内喂养的时间亦不同。出生体重<1000g 的早产儿喂养目标是生后 2 周内达到全胃肠内喂养

150~180ml/（kg·d），1000~1500g 早产儿目标是生后 1 周内达到全胃肠内喂养。个别早产儿特别是 1000g 以下早产儿不能耐受大量肠内喂养，因此，本目标需要个体化评估。建议 1250g 以上早产儿每 3 小时喂奶一次。1250g 以下早产儿尚无足够证据决定选择每隔 3 小时喂奶还是每隔 2 小时喂奶。

开展肠外营养使许多不能耐受肠内喂养的早产儿得以存活，但是实验表明，肠内营养在肠道结构和功能的成熟过程中起到重要作用，全静脉营养的小鼠仅禁食 3 天就会出现肠黏膜萎缩和乳糖酶缺乏。因此，若在静脉营养的同时早期加用肠内微量喂养（minimal enteral nutrition，MEN），有助于促进早产儿胃肠动力成熟和改善对喂养的耐受性。早期 MEN 提高胃排空率，缩短达到全量肠内喂养时间和拔除胃管时间。

二、喂养的方法

早产儿出生后即开始肠外输注营养液，以满足早产儿当时对液体和能量的需求，直到建立肠内喂养。肠外营养液（葡萄糖、氨基酸、钙、维生素及脂质）应尽可能早地开始给予，以解决能量和营养素的需求。早产儿喂养方式的选择取决于吸吮、吞咽、呼吸和三者间协调的发育成熟度。经口喂养是最好的营养途径，但对于吸吮、吞咽不协调的早产儿则需要胃管喂养（管饲）。

1. **经口喂养**　适用于胎龄 >34 周、吸吮和吞咽功能较好、病情稳定、呼吸 <60 次 /min 的早产儿。

2. **管饲喂养**　适用于 <34 周、吸吮和吞咽功能不协调或由于疾病因素不能直接喂养的早产儿。包括间歇管饲法和持续管饲法，多采用前者，后者用于严重胃食管反流。首选的方法为胃管，应选择经口腔插入胃管；经胃十二指（空）肠置管仅应用于胃食管反流严重的早产儿。

比较早产儿持续喂养与间歇性推注喂养的研究结果并没有确定最佳的喂养方式。一篇系统评价针对 7 项试验涉及 511 例出生体重小于 1500g 早产儿，比较持续喂养或间歇性推注喂养；该评价阐明上述观点，得到的研究结果如下：总体而言，这两种喂养方法在达到完全肠内喂养所需时间方面没有差异。针对 4 项研究的一篇 Meta 分析表明，这两种喂养方法在恢复出生体重所需时间或生长速度（体重、身长和头围）方面没有差异。在亚组分析中，一项研究表明，出生体重小于 1250g 的早产儿采用持续喂养时体重增长速度比采用间歇性推注喂养时更快。两种喂养方式的 NEC 发生率没有差异。

3. **微量喂养**　适用于极（超）低出生体重儿和病情较危重的早产儿在转变期的喂养。每天小于 10~20ml/kg 的奶量均匀分成 q4h~q3h，母乳或早产配方奶喂养，奶液不必稀释。如能耐受则逐渐加量，大约在 5~7 天内（即转变期结束时）加到 20ml/（kg·d）。这种微量喂养方式是以促进胃肠道功能成熟、帮助尽早从肠外营养过渡到经口喂养为目标。

4. **非营养性吸吮**　早产儿在管饲喂养期间采用非营养性吸吮，有助于促进胃肠动力和胃肠功能的成熟，缩短管饲喂养到经口喂养的时间；促进早产儿胃肠激素和胃酸的分泌，帮助消化；改善早产儿的生理行为，增加安静睡眠时间，减少激惹和能量消耗，加快临床状态改善的进程。

5. **增加奶量**　在稳定生长期应循序渐进地增加奶量，以不超过 20ml/（kg·d）为宜，否则容易发生喂养不耐受或 NEC。每天增加的奶量均匀分成 q4h~q3h，视耐受情况每 1~2 天增加一次，大多至出院时喂养量可达 160~180ml/（kg·d），能量摄入为 128~144kcal/（kg·d）。

三、乳类的选择

早产儿喂养乳类选择原则，首选亲母母乳，次选捐赠母乳。若均无法获得，则可选用早产儿专用奶粉。

母乳喂养对早产儿无论在免疫、营养和生理方面都更为有利，研究表明，早产儿母乳比足月儿母乳有较高的蛋白质、热量、钙和钠的含量，但是，早产儿尤其是极低体重儿，以未强化的母乳喂养可能有缓慢的生长速率和较高的低钠血症及代谢性骨病的发生率。因此，对母乳喂养的 VLBW 早产儿，还需要另外补充母乳强化剂（每 100ml 母乳全量强化可达到 81kcal，每 100ml 母乳半量强化可达到 74kcal，和钙、磷及钠的摄入）。对无法母乳喂养的早产儿，可选用早产儿配方乳。

四、早产儿喂养耐受性的评估

目前尚没有一致认同的标准来判断早产儿喂养耐受情况。喂养不耐受临床标准可能包括以下几点：体格检查发现腹部膨隆和腹部压痛，肠鸣音增多或消失,及肠鸣音性质;呕吐;胃潴留液——液体量的改变(通常是量增多)及外观的改变,即在即将给予下一次喂养前从喂养管中抽吸出绿色(胆汁)或红色(血)液体;排便——排便频率的任何改变及便中带血。还有一些相关征象可提示喂养不耐受,包括呼吸暂停和心动过缓的发作次数增多,血氧饱和度下降及嗜睡。

早产儿喂养过程中不必常规检查胃内潴留物。只在达到每餐最小喂养量时检查餐前胃内储留量。2015 年加拿大极低出生体重儿喂养指南建议,出生体重 <500、500~749、750~1000 和 >1000g 的早产儿每餐最小喂养量分别为 2、3、4 和 5ml。不必常规测量腹围。单纯的绿色或黄色胃潴留物并不重要。呕吐胆汁样物提示可能存在肠梗阻。有血性胃潴留物时需要禁食。

五、早产儿胃潴留的处理

早产儿胃潴留量异常的定义如下:每次喂养前潴留量大于 2ml/kg,或者潴留量大于最末 3 小时喂养量的 50%。如果潴留量不超过 5ml/kg 或前次喂养量的 50%(取两者的较高值),则可将潴留物注回胃内。如果下餐仍有潴留,喂养量需减去潴留量。如果潴留量超过 5ml/kg 及前次喂养量的 50%,则回注前次喂养量的 50%,并禁食一餐。如果下餐仍有潴留,则根据情况减慢喂奶速度或禁食。

如果早产儿减慢喂奶速度后仍存在胃潴留,则把喂奶量减少到可耐受的无不良反应的量。检查胃潴留时使用小号注射器,抽吸时注意轻柔操作。喂奶后把新生儿置于俯卧位 30 分钟,有助于缓解胃潴留。

六、早产儿出院后的喂养方案

1. 早产儿出院时营养风险的评估与分类

早产儿出院前应进行喂养和生长的评估,根据出生胎龄、出生体重、喂养状况、生长评估以及并发症将营养风险的程度分为高危、中危和低危三类(表 5-3-1)。

2. 早产、低出生体重儿出院后喂养方案(图 5-3-1)

根据早产儿营养风险程度的分类制订方案,出院后需通过定期随访监测,进行连续评估来调整喂养方案。

3. 乳类选择

(1)人乳:出院后母乳仍为早产儿的首选喂养方式,并至少应持续母乳喂养至 6 月龄以上。

(2)强化人乳:因早产儿摄入量的限制和人乳中蛋白质和主要营养素含量随泌乳时间延长而逐渐减少,使早产儿难以达到理想的生长状态,特别是极(超)低出生体重儿。对于胎龄 <34 周、出生体重 <2000g 的早产儿,采用人乳强化剂(HMF)加入早产母乳可增加人乳中蛋白质、能量、矿物质和维生素含量,确保其营养需求。强化后人乳中主要营养素含量见表 5-3-2。

(3)早产儿出院后配方奶(PDF):是早产儿配方奶与普通婴儿配方之间的过渡配方,早产儿出院后配方(post discharge formulas,PDF),以满足早产儿继续追赶生长的营养需要。

(4)婴儿配方:以牛乳等为基础的配方可满足一般婴儿生长发育需要,用于无法进行人乳喂养的婴儿。

(5)其他特殊医学用途配方:如去乳糖配方、水解蛋白配方、氨基酸配方等,特殊情况时应在医师指导下应用。

4. 个体化喂养方案

根据出院时营养风险程度评估选择喂养方案强化营养的时间和乳类转换:强化营养是指出院后采用强化人乳、早产儿配方或早产儿过渡配方喂养的方法,主要对象是中危、高危的早产儿,强化营养的时间有个体差异。一般来说,中危、生长速率满意的早产儿需强化喂养至校正月

表 5-3-1　早产儿出院时营养风险程度的分类

早产儿分级	胎龄(周)	出生体重(g)	胎儿生长受限	经口喂养	奶量 ml/(kg·d)	体重增长(g/d)	宫外生长迟缓	并发症
高危	<32	<1500	有	欠协调	<150	<25	有	有
中危	32~34	1500~2000	无	顺利	>150	>25	无	无
低危	>34	>2000	无	顺利	>150	>25	无	无

注:并发症包括支气管肺发育不良、坏死性小肠结肠炎、消化道结构或功能异常、代谢性骨病、贫血、严重神经系统损伤等任一条

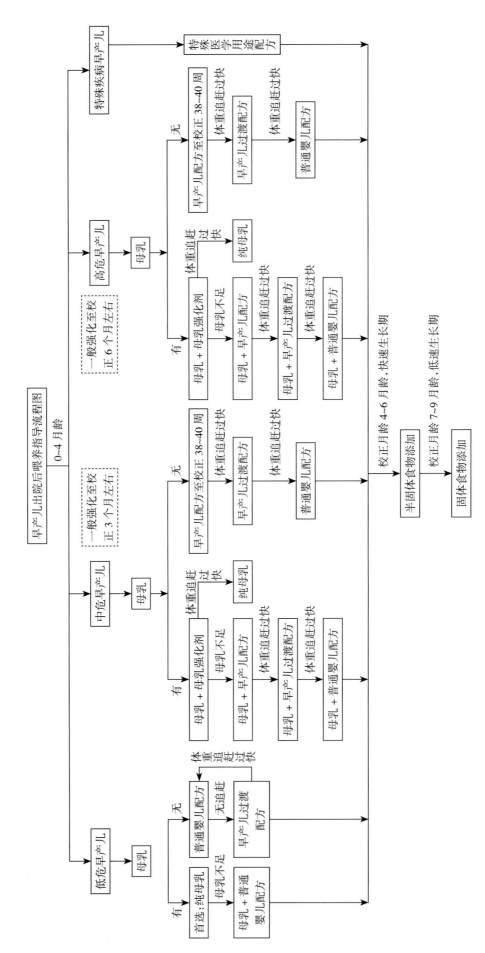

图 5-3-1 早产儿出院后喂养指导流程图

表 5-3-2　不同乳类主要营养素成分表（每100ml的含量）

乳类	能量（kJ）	蛋白质（g）	脂肪（g）	碳水化合物（g）	钙（mg）	磷（mg）	铁（mg）	维生素A（U）	维生素D（U）	维生素E（U）	维生素K（μg）
早产母乳	280	1.6	3.5	7.3	25	14.5	0.09	48	8.0	0.39	2.0
强化后人乳	334~355	2.5~2.8	4.1~4.3	7.9~9.6	112~138	60.0~78.0	0.46~1.36	983~1210	120.0~304.0	4.20~6.00	7.7~11.0
早产儿配方	334~343	2.8~3.5	4.1~4.3	9.7~11.0	135~180	75.0~100.0	1.80~1.90	750~1500	150.0~240.0	4.00~6.50	7.5~12.0
早产儿过渡配方	305~309	2.6~2.8	3.4~4.1	9.9~10.5	100~120	58.0~66.0	1.60~1.80	350~460	70.0~91.0	3.10~4.40	8.0~11.0
婴儿配方	281~284	1.4~1.6	3.5~3.6	7.3~7.6	51~53	28.0~36.0	1.00~1.20	200~204	40.5~41.0	1.35~1.36	5.4~5.5

注：1kal=4.18kJ

龄 3 个月左右；而高危、并发症较多和有宫内外生长迟缓的早产儿需强化的时间较长，可至校正月龄 6 个月左右，个别早产儿可至 1 岁。但需要注意的是，即使营养风险程度相同的早产儿其强化营养的时间也存在个体差异，要根据体格生长各项指标在校正同月龄的百分位数决定是否继续或停止强化营养，最好达到 P_{25}~P_{50}，小于胎龄儿 >P_{10}，再参考个体增长速率的情况，注意避免体重 / 身长 >P_{90}。达到追赶目标，则可逐渐终止强化喂养。准备停止强化喂养时应逐渐降低配方的能量密度至 280kJ/100ml，即转换为纯母乳或普通婴儿配方。

（陈冬梅）

参 考 文 献

1. Dutta S, Singh B, Chessell L, et al. Guidelines for feeding very low birth weight infants. Nutrients, 2015, 7 (1): 423-442.

2. 中华医学会肠外肠内营养学分会儿科协作组，中华医学会儿科分会新生儿学组，中华医学会小儿外科学分会新生儿学组. 中国新生儿营养支持临床应用指南. 临床儿科杂志, 2013, 31 (12): 1177-1181.

3. 王丹华. 早产儿喂养的新理念. 中华新生儿科杂志, 2010, 25 (5): 257-259.

4. 《中华儿科杂志》编辑委员会，中华医学会儿科学分会新生儿学组，中华医学会儿科学分会儿童保健学组. 早产 / 低出生体重儿喂养建议. 中华儿科杂志, 2009, 47 (7): 508-510.

5. Bhatia J. Human Milk for Preterm Infants and Fortification. Nestle Nutr Inst Workshop Ser, 2016, 86: 109-119.

6. Lima AM, Goulart AL, Bortoluzzo AB, et al. Nutritional practices and postnatal growth restriction in preterm newborns. Rev Assoc Med Bras (1992), 2015, 61 (6): 500-506.

7. Schanler RJ, Shulman RJ, Lau C, et al. Feeding strategies for premature infants: randomized trial of gastrointestinal priming and tube-feeding method. Pediatrics, 1999, 103 (6 Pt 1): 1150-1157.

8. Premji S, Chessell L. Continuous nasogastric milk feeding versus intermittent bolus milk feeding for premature infants less than 1500 grams. Cochrane Database Syst Rev, 2011, 9 (11): CD001819.

9. ESPGHAN Committee on Nutrition. J Pediatr Gastroenterol Nutr, 2010, 50: 85-91.

10. 早产、低出生体重儿出院后喂养建议. 中华儿科杂志, 2016, 54 (1): 6-12.

第四节　早产儿神经行为随访

近年来，随着围生医学迅速发展，早产儿存活率明显提高，早产儿各个器官发育不成熟，早产儿神经系统发育、行为及认知障碍所导致的早产儿神经系统后遗症的问题日益突出。早产儿出生时的发育越不成熟，发生并发症的风险越高，远期神经发育障碍及慢性健康问题的发生率越高。因此，早期发现和识别神经系统损伤的早产儿，进行早期有针对性的干预措施，避免或最大限度地降低早产儿神经系统损伤，改善早产儿预后。

早产儿出院后必须定期随访,到专科门诊制定个体化的生长发育及神经行为随访。早产儿随访的重点是神经系统及生长发育评估,如行为测试、头颅B超影像学、脑电图等检查,随访过程中发现问题,应及时将患儿转给相关科室采取干预措施。

一、早产儿神经行为损伤的高危因素

1. 早产 早产儿容易发生神经行为损伤,除与围产期脑损伤的高度易感性有关外,近年来,研究资料提示,早产儿认知和行为问题也可发生在无脑损伤的VLBW中,与早产扰乱了发育关键期脑发育的程序。早产儿出生时神经元的迁移过程还没有完成,而出生后的环境与出生前宫内环境极不相同,不利于早产儿脑的继续发育。

2. 基底节和海马的易损性 近年来,文献报道特别强调早产儿和VLBW儿基底节中纹状体与海马的选择性脆弱性,尤其对反复缺氧缺血。基底节非常容易受到损伤。缺氧缺血可导致基底节中胶质和突触前单元重摄取谷氨酸机制的破坏,谷氨酸局部堆积并结合于突触后谷氨酸受体,引起纹状体神经元损伤。

海马对缺氧特别敏感,是应激激素的靶器官。VLBW儿谷氨酸识别点增加、对甲状腺素的高度依赖性和过多地暴露于糖皮质激素类,致使海马更加容易受损。临床研究证明,与足月儿组比较时,胎龄<30周的早产儿在青春期用磁共振成像和神经心理学测验检查,其头围相似,神经学检查正常,但海马体积较小,在记忆和数学学习能力方面存在缺陷。

3. 临床和环境致病因素 早产儿尤其VLBW儿易发生支气管肺发育不良(BPD)、呼吸暂停、心动过缓、暂时性低甲状腺素血症、高胆红素血症和营养缺乏。此外,这些早产儿通常需要多种药物治疗。胎龄<28周或体重<1000g的VLBW儿住院时间较长。药物并发症、治疗性干预疼痛刺激,以及诸如噪音、强光等NICU紧张的环境影响与漫长住院过程的共同作用对早产儿脑发育会产生不利的影响。

二、早产儿神经行为随访的内容和方法

1. 头围的增长 头围是反映脑容量的客观指标,早产儿出生时头围异常、新生儿期头围增长缓慢和缺乏后期的追赶性生长,均可能表示存在脑损伤并预示神经发育预后不良。早产儿随访期的智力运动发育情况以Gesell或者贝利发育诊断量表评价,由儿童神经康复科专人负责评估,分为适应性、大运动、精细运动、语言和个人社交五个能区,单个能区发育商(DQ)≥86.0分为正常,75.0~85.9为边缘,55.0~74.9为轻度落后,40.0~54.9为中度落后,25~39.9为重度落后,<25为极重度落后。

2. 新生儿20项行为神经测定(NBNA) 新生儿20项行为神经测定,又称鲍氏新生儿20项行为神经测查法,简称NBNA,是鲍秀兰教授根据美国布雷寿顿新生儿行为评估评分(NBAS)和法国阿米系梯桑(Amict-ti-son)新生儿神经运动测定方法结合自己经验创立,适用于足月新生儿及矫正胎龄满40周的早产儿。其评分全国标准化,有统一的正常范围,对早期发现新生儿脑功能异常敏感性和特异性高,近年来,该评分还被用于判断多种高危因素对新生儿脑发育的影响以及干预效果的随访。

早产儿于纠正胎龄40周时进行NBNA评估。NBNA评估均由经过专项培训的儿童保健医师完成。NBNA测查项目共20项,分为行为能力、被动肌张力、主动肌张力、原始反射和一般估价5个部分。每1项评分有3个分度:0分,未能引出和显著不正常;1分,轻微不正常;2分,完全正常。满分为40分,35分以下为异常。

3. 全身运动(general movements,GMs)质量评估 GMs质量评估是近年来发展起来的针对高危早产儿神经运动行为的一种评估方法,与传统的神经学检查方法相比,具有很高的敏感性和特异性,能帮助临床医师超早期预测神经发育结局。

GMs的评估方法:①定性评估:Gestalt知觉是定性分析全身运动的工具,采用整体视觉,避免过分注意细节,一般应当首先区分正常GMs和异常GMs。如属异常,应进一步区分属于何种亚类。②半定量评估:包括动作的幅度、速度、运动特征、顺序、空间范围、流畅性、起止,每项得分0~2分,将这种评估方法用于异常脑功能的早产儿的评估。近年来,一些以计算机为基础的运动评估工具,使用光学流量计或电磁跟踪系统来定量分析全身运动,记录时将早产儿置于特殊的床垫,随

着时间的推移,通过反射标记信号或显示器二维表现全身运动,从而更客观区分正常与异常运动模式。

三、早产儿神经行为随访的时间

6个月以内的早产儿一般每月随访1次,6~12个月每2个月1次,12~24个月每6个月1次,然后可以1年1次。以下是随访的几个关键的时刻:

1. 出院后7~10天　评估早产儿疾病恢复情况和是否适应家庭的环境。

2. 矫正年龄4~6个月　证实有无追赶性生长和需要早期干预的神经学异常。

3. 矫正年龄12个月　证实是否存在脑瘫(CP)或其他神经学异常的可能性。

4. 矫正年龄18~24个月　大多数暂时性神经学异常都消失,大多数可能的追赶性生长也都发生,可作出儿童最终生长发育的预测,和确诊重大伤残如CP的存在。

5. 3岁　可更好地进行认知和语言功能的评估,进一步了解儿童的认知功能。

(陈冬梅)

参 考 文 献

1. 楚冬梅,高心静,高冬梅,等.脑损伤早产儿神经行为发育随访研究.临床儿科杂志,2013,31(3):298.
2. 黎江,薄涛,陈铁强,等.181例早产儿神经行为发育的回顾性研究.中国当代儿科杂志,2014,16(7):696-700.
3. 鲍秀兰.新生儿行为能力和测查方法.实用诊断与治疗杂志,2003,17(6):441-443.
4. 刘世新,鲍秀兰.早产儿神经行为缺陷的危险因素.国外医学儿科学分册,2003,30(3):441-443.
5. 桑田,王颖,胡秀丽,等.极低出生体重儿体格发育与神经发育关系的研究.中国新生儿科杂志,2016,31(3):161-167.
6. 徐豆豆,王杨.早产儿全身运动质量评估的研究进展.中华行为医学与脑科学杂志,2014,23(6):572-574.
7. 邵肖梅,叶鸿瑁,丘小汕,主编.实用新生儿学.第4版.北京:人民卫生出版社,2011:210-216.

第五节　早产儿生长发育随访

随着新生儿重症监护病房(NICU)和营养支持技术的迅速进展,越来越多的早产儿得到救治,小胎龄、低体重早产儿存活率逐年增高。然而,早产儿早期体重增长往往落后于相应胎龄宫内生长曲线,随后大部分早产儿在婴儿期至幼儿期会实现追赶性生长,但这种追赶性生长往往并不完全,从而使早产儿在儿童期、青少年期及成年期身高和体重仍可能落后于同龄足月儿。

与足月出生的儿童相比,早期早产儿还更可能表现出生长不良。一项包括241例极低出生体重儿(ELBW)的随访研究证实,ELBW的生长不良可持续至学龄期;在该研究中,这些儿童在中值年龄为6岁4个月时接受生长及血压评估。与足月出生的正常儿童的标准生长数据相比,出生时为ELBW的体重更轻、身高更矮、体质指数更低且头围更小。

早产儿适应能力及各器官功能比足月儿差,易感染各种疾病,生活能力较弱,死亡率较高。国外研究显示,低体重早产儿尤其是伴有产前生长问题者,其8岁时认知能力、身材大小和学习成绩均较同龄孩子低。因此,降低早产儿疾病感染率,促进早产儿生长发育,提高早产儿的生存质量直接关系到每个早产儿的家庭幸福。

早产儿生长参数包括体重、身长和头围,出院后的前4~6周内检测频率应为每周1次至每2周1次。经过这个初期阶段的严密观察,能够正常生长的早产儿可以按月随访,再以后可以每2个月随访1次。通常,按纠正年龄,身长、体重应随访至纠正年龄24~36个月,而头围应随访至纠正年龄18个月。对于早产儿生长发育,必须采用矫正年龄(月)=[实际年龄(月)-(40-出生孕周)/4]来计算。

一、早产儿的体重与身长随访

美国国家儿童健康协会和新生儿发展研究网(NICHD)的一项4438例早产儿研究显示,99%适于胎龄的超低出生体重儿及97%适于胎龄的VLBW,在纠正胎龄36周时体重仍低于P_{10}。可见,早产儿的生长发育监测随访显得非常重要。

一项多中心包含382例早产儿(胎龄30~35周,平均出生体重2024g)的研究证明,其体重的增长速度小于在子宫内生长的标准。在382例早产儿中,从7天起到出院的平均增长速度为13.3g/(kg·d),只有2%的早产儿达到15.0g/(kg·d)的宫内生长速率。一旦早产儿恢复出生体重,早产儿的生长就以追赶宫内生长为目标。宫内生长为目标是依据不同孕周活产婴儿的队列研究所获得的。体重 15.0g/(kg·d)，身长 1cm/周，头围 0.7cm/周。然而，按照这个标准，大多数低出生体重儿在出院时体重仍低于第 10 百分位（P_{10}）。

此外，早产儿在住院期间感染或喂养不耐受，导致生长发育缓慢，需要通过加速生长进行补偿。虽然大多数中心用 15.0g/(kg·d) 的最低生长目标，通常早产儿出院时体重依然不足，这表明需要更高的目标要求。

生长发育低于 Fenton 早产儿生长曲线的早产儿，应进行评估；如确认生长迟缓，应立即治疗；延误治疗会恶化生长迟缓的程度，并增加追赶正常生长速度的难度。身长非常短的生长发育迟缓（EUGR）婴儿可能需要进一步的评估，包括咨询小儿科内分泌专家。

因此，早产儿出院后需要追赶性生长。要按照 Fenton 早产儿生长发育曲线（见图 2-4-1）对早产儿进行生长发育的随访。

二、早产儿头围

头围大小与大脑发育相关，胎儿脑的发育在全身处于领先地位，故出生时头相对得大。头部的发育与体重、身高相似，年龄越小，发育越快。正常足月儿的大脑发育情况如下，出生时头围约 34cm，前半年增长较快，约 8~10cm，后半年约增加 3cm。到 1 岁时头围一般 46cm，2 岁时 48cm，5 岁时可达 50cm，15 岁时可基本接近成人水平，平均 54~58cm。早产儿的大脑发育要依据纠正月龄参照足月儿大脑发育标准。

头围测量方法为，头围用一条软尺，前面经过眉间，后面经过枕骨粗隆最高处（后脑勺最突出的一点）绕头一周所得的数据，即是头围大小。头围可反映脑和颅骨的发育程度，头围过小见于大脑发育不全及头小畸形。而头围过大则见于脑积水。

早产儿头部缓慢增长与发育迟缓有关，在一项报告中，VLBW 在纠正胎龄 8 个月时头围仍低于正常的婴儿会在 8 岁时体现出认知功能较差，学习成绩不理想。头围的快速增加可能预示后期出血性脑积水。婴儿头部异常增长应该进行脑部影像学检查，以评估原因。

三、早产儿眼科随访

早产儿视网膜病变（ROP）因其终末期表现曾

被称为晶体后纤维增生症，是一种发育性血管增殖性病变，发生于视网膜血管化不完全的早产儿的视网膜。早产儿 ROP 其未血管化的视网膜发生纤维血管增生、收缩，并进一步引起牵拉性视网膜脱离和失明。

ROP 随访对象，筛查标准，对出生体重 <2000g，或出生胎龄 <32 周的早产儿和低体重儿，患有严重疾病或有明确较长时间吸氧史的早产儿进行眼底病变筛查，随诊直至周边视网膜血管化。筛查起始时间，首次检查应在生后 4~6 周或矫正胎龄 32~34 周开始。检查由具有足够经验和相关知识的眼科医师进行，早产儿眼科终止随访的条件：满足以下条件之一即可终止随诊：①视网膜血管化（鼻侧已达锯齿缘，颞侧距锯齿缘 1 个视乳头直径）；②矫正胎龄 45 周，无阈值前病变或阈值病变，视网膜血管已发育到Ⅲ区；③视网膜病变退行。具体筛查方法参照《中国早产儿视网膜病变筛查指南》进行。

四、听力随访

国外研究报道，先天性听力障碍在新生儿的发病率约为 0.1%~0.3%，在 NICU 中的发病率为 2%~4%。由于早产儿具有听力障碍的高危因素如极低出生体质量、高胆红素血症、感染和窒息等，早产儿出院后听力随访，亦是早产儿随访的一个重要内容。早产儿属于听力障碍高危人群，应在出院前进行快速听性脑干反应（AABR）检测。听力筛查未通过的早产儿，应在出生后 3 个月内，转至儿童听力诊断中心进行听力综合评估。确诊为永久性听力障碍的早产儿，应在出生后 6 个月内进行相应的临床医学和听力学干预。

具有听力损失高危因素的早产儿，即使通过新生儿听力筛查，仍应在 3 年内每年至少进行 1 次听力筛查；在随访过程中怀疑有听力损失时，应及时转至儿童听力诊断中心进行听力综合评估。具体方法参照《新生儿听力筛查技术规范》进行。

五、早产儿出院后随访的实验室检查

评估离开 NICU 的生长不良早产儿时，生化监测（如血清钙、磷和碱性磷酸酶）通常帮助不大。而血清碱性磷酸酶升高则是一个例外，与日后出现身材矮小相关。为血清碱性磷酸酶升高（>600U）的早产儿采取针对性干预措施（补充磷、钙或维生素D)能否改善儿童期或成年期身高,目前仍不确定。

(陈冬梅)

参 考 文 献

1. 江雯,邱双燕,蒋雪明,等.不同出生胎龄早产儿生长发育趋势分析.中国儿童保健杂志,2016,24(7):742-745.
2. 刘颖钏,贲晓明.早产儿生长监测与随访.中华实用儿科临床杂志,2015,30(2):92-96.
3. Backwell MT,Eichenwald EC,McAlmon K,et al. Interneonatal intensive care unit variation in growth rates and feeding practices in healthy moderately premature infants. J Perinatol,2005,25(7):478-485.
4. 杨仙姬,陈敬国,郑铠军,等.不同喂养方式对早产儿出院后追赶性生长的影响.中国民族民间医药,2016,25(4):154-155.
5. 程亚颖,冯琪,王颖,等.三级医院早产儿出院后随访现状及影响因素分析.中国新生儿科杂志,2015,30(6):401-407.
6. 李小燕,王慧琴,柴竹青,等.早产儿出院后生长发育监测与随访.中国儿童保健杂志,2016,24(7):749-752.
7. 中华医学会眼科学分会眼底病学组.中国早产儿视网膜病变筛查指南(2014年).中华眼科杂志,2014,50(12):933-935.
8. Bracewell MA,Hennessy EM,Wolke D,et al. The EPICure study:growth and blood pressure at 6 years of age following extremely preterm birth. Arch Dis Child Fetal Neonatal Ed,2008,93(2):F108-114.
9. 国家卫生和计划生育委员会.早产儿保健服务指南.2017.

第六节　早产儿家庭护理

早产儿组织器官发育不成熟,各器官功能不健全,生活能力差。从NICU出院后,早产儿仍然存在早期死亡的风险。来自NICHHD的一项回顾性研究中,截止18~22个月的校正月龄,有2%的ELBW儿从NICU出院后死亡。多变量logistic回归分析显示,非洲裔美国人、母亲保险未知以及新生儿住院时间超过120天早产儿出院后死亡的预测因素。

早产儿因出生胎龄、出生体重不一,出生后生活能力亦不同。VLBW和ELBW出院后尤其需要特需护理。为促进早产儿行为和智能的发展,早在20世纪80年代,专业人员就开始对早产儿实施发育支持护理,并将该理念逐步延伸至早产儿的家庭护理。早产儿家庭护理包括:一般日常护理、保暖、家庭氧疗、喂养、维生素与铁剂的供给、预防感染及抚触等。

一、一般日常护理

早产儿出院后应由自己父母或专业护理人员进行家庭护理,应具有高度责任心,且具有丰富的学识与经验,对早产儿喂奶、穿衣及换尿布等工作要求相当熟练及迅速,要动作轻柔,避免不必要的检查及搬动,尽可能减少不必要刺激。每4~6小时测量体温一次,体温应保持恒定(皮肤温度36~37℃,肛温36.5~37.5℃)。每天在固定时间称一次体重,最好在喂奶前进行称体重。早产儿生理性体重减轻的幅度和恢复至出生体重的时间可随出生体重不同而有不同。一般都在生后第5~6天开始逐渐回升,<1500g的早产儿也可延迟至2~3周才恢复至出生体重。早产儿恢复出生体重后每天增加体重10~30g为宜。

早产儿脐带脱落前应保持干燥,不可洗盆浴,尿布也不要盖住脐部,被尿浸湿容易患脐部感染(即脐炎)。一旦脐部有分泌物或脐轮发红,可用75%酒精或碘伏消毒液涂抹,晾干后盖上消毒纱布。脐带脱落前每天用毛巾或海绵揩去身上汗液,脐带脱落后每天洗澡,至少一天一次,以保护皮肤清洁。

早产儿皮肤娇嫩,每次大便后以温水洗臀部,以免发生红臀。早产儿衣服要用棉布制作以宽松柔软为宜,易穿易脱、干燥清洁。早产儿包裹不宜过紧,更不宜用带子捆绑,夜间一定要松开褛褓,使早产儿手足伸屈方便,有利于血液循环。早产儿睡觉最好选择侧卧,这样是因为如果早产儿有溢奶情况发生时,溢出的奶可顺嘴角流出,减少早产儿发生窒息的机会。

二、早产儿保暖

早产儿由于组织器官发育不成熟,功能不全,生活能力差,抵抗力低。因此,早产儿出院回家后,要加强对早产儿的保暖护理。

首先,要保温,早产儿居住的室温一般应保持在24~26℃,早产儿体重越轻,所需要的室内环境温度也就越高。如发现早产儿四肢冰凉,可加盖棉被,或用热水袋放置于小被之外,或把小儿紧贴于母亲胸怀使其保暖。

其次,要维持一定的环境湿度,将有助维持早产儿的体温,一般室内湿度保持在 55%~65%,在合适的湿度环境下,可减少早产儿在较低环境温度下的热量丢失,可防止呼吸道内膜的干燥和刺激,可稀释呼吸道的分泌物,减少肺部的不显性失水。

三、早产儿家庭氧疗

早产儿最适氧疗策略是获得充分的组织氧合又避免氧化应激损伤。临床上无发绀、无呼吸窘迫、氧分压(PaO_2)或经皮血氧饱和度($TcSO_2$)在其胎龄和生后日龄目标范围内的早产儿不必常规吸氧。

早产儿出院后尽可能避免带氧回家,最好不要进行家庭氧疗。需要特别强调的是,对于长期需要吸氧并且氧浓度不能下调甚至增加的早产儿,应积极查找病因,并给予相应治疗。但是,部分早产儿家长因经济困难无法承担较多住院费用要带氧回家,对早产儿尤其是极低出生体重儿家庭用氧时,一定要告知家长早产儿血管不成熟的特点,用氧的必要性和可能的危害性。

凡是必须经过家庭氧疗的早产儿,在家里一定要备有便捷式经皮氧饱和度监测仪,时时监测早产儿经皮氧饱和度情况,避免出现低氧血症或过高浓度氧气的暴露引起组织氧化损伤。同时,要做好早产儿家庭氧疗时氧气的湿化。凡是符合眼科筛查标准的早产儿,如经过氧疗的出生体重 <2kg、胎龄 <32 周早产儿,应在出生后 4~6 周或纠正胎龄 32~34 周时进行眼科 ROP 筛查,以便早期发现、早期治疗。

四、早产儿家庭喂养

由于早产儿出生后需要追赶性生长,正确的足够喂养比足月儿更重要。出院后早产儿喂奶间隔时间为,可根据不同体重安排如下:≤1500g 早产儿要求在 NICU 住院治疗喂养,1501~2000g 早产儿 2 小时 1 次,2001~2500g 早产儿每 3 小时 1 次。夜间均可适当延长。如遇到摄入量不足,一般情况欠佳,吮吸力差,胃纳欠佳易吐的早产儿,白天、晚间均以少量多次为宜。

喂奶方法按早产儿的个体具体情况而定。①直接哺喂母奶:适用于出生体重较大已有比较好吮吸能力的早产儿。②奶瓶喂养:也只能用于体重较大的并已有吮吸力的早产儿。用小号奶瓶,奶液不易变冷。橡皮奶头要软,开孔 2~3 个,大小以倒置时奶液能滴出为度。奶液流过快,来不及吞咽,易致窒息;奶液流过慢,吮吸费力,易使疲倦而拒食。③胃管喂养:适用于吮吸吞咽能力不全,体重较低的早产儿。

喂哺早产儿以母乳最为宜,应尽量鼓励维持母奶喂养。在无早产母乳或人乳库供给人乳的情况下,也可考虑用早产儿配方奶人工喂养。早产儿对糖的消化吸收最好,其次为蛋白质,对脂肪的消化吸收能力最差。如果母乳不足或没有,可食用专门针对早产儿的配方奶粉,补充早产儿所需要的各类营养。

母乳是早产儿最理想的天然营养食品。早产儿生理功能发育不很完善,要尽一切可能用亲母母乳喂养(特别是初乳)。母乳内蛋白质含乳白蛋白较多,母乳的氨基酸易于促进早产儿的生长发育,且初乳含有多种抗体,这些对早产儿尤为重要。亲母母乳喂养的早产儿发生消化不良性腹泻和其他感染的机会较少,早产儿体重会逐渐增加。在用代乳品喂养的过程中,要密切注意早产儿有无呕吐、腹泻、便秘以及腹胀等消化不良的症状。

母乳喂养或人工喂养的早产儿应该每周称体重 2 次,观察早产儿体重的增加情况,这是判断喂养是否合理及充足的重要指标。早产儿体重的维持及增长至关重要,要重视出生后的早期喂养,设法防止早产儿体重的下降。

五、早产儿出院后维生素及铁剂的供给

由于早产儿体内各种维生素及铁的贮量少,生长发育快,容易导致缺乏,因而完全用母乳喂养或人乳喂养的早产儿需要额外补充维生素、矿物质及铁剂。生后一次性注射 1mg 维生素 K_1,可预防因维生素 K 缺乏所引起的新生儿出血症。为预防 B 族维生素及维生素 C 的缺乏,可给予口服复合维生素 B 半片和维生素 C 50mg,每天 2 次。早产儿一般缺乏维生素 E,可给服用维生素 E 5~10mg/d。因维生素 D 的贮存量少,生后第 10 天起需要给予早产儿服用浓缩鱼肝油滴剂,由每天一滴(约 100IU/d)逐步增加到每天 3~4 滴(约 300~400IU/d)。

早产儿体内铁的贮存量一般只能维持生后 8 周,为防治发生缺铁性贫血,生后 6 周左右应给予补充铁剂,可予以 10% 枸橼酸铁铵 1~2ml/

(kg·d)，分三次口服，或予以葡萄糖酸亚铁糖浆(10ml/0.3g)，1ml/(kg·d)，分三次口服，持续 12~15 个月，可以定期复查血红蛋白含量了解早产儿贫血情况。

六、早产儿感染预防

早产儿从母体获得抗体少、其自身合成抗体能力低，导致早产儿出生后抵抗力较低。因此，预防感染为早产儿家庭护理的重要环节之一。早产儿家庭护理就要求应处于相对无菌的环境。家庭照顾早产儿，需要选择卫生条件较好的房间，通风、向阳，注意保持房间的清洁。护理早产儿的人员一定要有相关护理知识或经验，而且应有良好的卫生习惯，勤换干净的衣服，勤洗手等。

除专门护理早产儿的人员外，最好不要让其他人走进早产儿的房间，更不要把早产儿抱给外人看，尽可能减少探视早产儿的次数和人员。早产儿母亲患感冒时应戴口罩哺乳，哺乳前应用肥皂及热水洗手，避免直接用手擦拭孩子的眼、鼻及口腔。早产儿使用的用具应严格消毒，如食具、衣物、尿布、玩具等。重点护理容易感染的部位，如皮肤、脐部、眼部、口腔等。

七、早产儿抚触

抚触带来触觉上的刺激会在早产儿大脑形成一种反射，这时早产儿的眼睛、手脚跟着活动起来，当这种脑细胞之间的联系和活动较多时，就促进早产儿智力的发育。

有研究报道，早产儿出生后 24 小时即开始抚触疗法，经过一定时间按摩，可以使早产儿的摄入奶量明显增加，头围、身长、血红蛋白、体重均明显增高。儿童保健专家认为，早期抚触对早产儿生长能带来诸多益处，可作为早产儿时期综合干预措施之一。原因是抚触有助于调节婴儿神经、内分泌及免疫系统，增加迷走神经紧张性，使胃泌素、胰岛素分泌增加，早产儿摄取奶量增加，同时又减少早产儿焦虑情绪，增加睡眠时间，这也有利于体重增加。同时，抚触也有利于促进早产儿 β-内啡肽、5-羟色胺、肾上腺皮质激素、血清素等分泌，从而增加免疫功能，提高健康水平，促进生长发育。

八、早期发展促进指导

根据早产儿发育水平，给予适度的视、听、触

表 5-6-1 早产儿不同年龄段早期发展促进内容

年龄	内容
矫正 1 月龄内	以发育支持性护理为主，护理时间要集中，动作要轻柔，及时安抚情绪并满足其需求
矫正 1 月龄 ~	鼓励适度抗重力体位控制，如竖头、俯卧位肘支撑下抬头；以面对面交流的方式，用鲜艳的物品或发声玩具进行视觉和听觉刺激
矫正 3 月龄 ~	诱导上肢在不同方向够取物品，双手抓握不同形状和质地的物品；练习翻身、支撑坐位；常与其说话、逗笑
矫正 6 月龄 ~	练习双手传递、敲打和扔安全的物品或玩具；练习坐位平衡、翻滚、爬行；模仿动作，如学习拍手；言语理解练习，如叫其名字等
矫正 9 月龄 ~	学习用拇、食指捏取小物品；通过环境设计练习独站、扶站、躯体平衡和扶物走；学习指认家人、物品，增加模仿性游戏；给予丰富的语言刺激，用清晰的发音与其多说话，通过模仿和及时鼓励促进语言发育
矫正 1 岁 ~	学习翻书、涂鸦、搭积木、自主进食，锻炼手眼协调能力；练习独自行走、跑和扶栏上下楼梯。玩亲子互动游戏，如认五官；引导其有意识的语言表达
实际 2~3 岁	模仿画画；练习双脚跳、单脚站立；培养自己洗手、脱穿衣和如厕等生活能力；多与其讲故事、念儿歌，叙述简单的事情；学认颜色、形状、大小；与小朋友做游戏，学会等待、顺序、分享、同情等社会规则

觉等感知觉刺激，提供丰富的语言环境和练习主动运动的机会，进行适合年龄特点的游戏活动，鼓励亲子间的情感交流及同伴关系的建立，避免违背发育规律的过度干预。

（陈冬梅）

参 考 文 献

1. 邵肖梅,叶鸿瑁,丘小汕,. 实用新生儿学. 第 4 版. 北京:人民卫生出版社,2011:59-64.
2. 常立文. 早产儿用氧 中国实用儿科杂志,2015,30(2):81-82.
3. 吴庭枝. 家庭护理干预对早产儿生长发育的影响. 中国卫生产业,2012,(11):1832-1833.
4. 刘颖,卢晓春,魏红艳,等. 家长参与式护理指导对早产儿家庭护理的效果观察. 护理实践与研究,2013,10

（22）：18-20.

5. 董丽，董敏. 早产儿家庭护理指导. 中国实用医药，2012，7（9）：222-223.

6. Lawn JE，Wilczynska-Ketende K，Cousens SN. Estimating the causes of 4 million neonatal deaths in the year 2000. Int J Epidemiol，2006，35（3）：706-718.

7. 国家卫生和计划生育委员会. 早产儿保健服务指南. 2017.

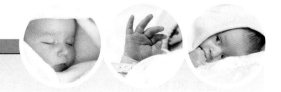

第六章　新生儿产房处理与复苏

第一节　新生儿早期基本保健

新生儿早期基本保健(early essential newborn care,EENC)是世界卫生组织(WHO)制定并在全球推广的降低新生儿死亡、改善新生儿保健质量的适宜技术,旨在提高医务人员在分娩过程和新生儿早期保健工作中的技能。内容涵盖了正常新生儿、早产儿以及患病新生儿从出生时刻开始的基本临床保健技术,重点关注分娩时和出生后24小时内的新生儿保健质量。本节主要叙述新生儿从出生时至生后2小时在产房内的保健和处理措施。

一、分娩前准备

1. 环境与物品准备　保持产房温度在25~28℃,确保分娩室内无空气流动。助产人员接生时对面墙上悬挂带有秒针的钟表。助产人员用清洁的水和皂液或手消毒剂洗手,准备新生儿复苏区域,并检查复苏气囊、面罩和吸引装置是否在功能状态。准备产后宫缩剂,抽取缩宫素10U备用,准备产包及助产相应的器械及物品。

2. 分娩的体位　第一产程鼓励产妇选择自己喜欢和舒适的体位,如坐位、站位、蹲位、跪位、手膝位、卧位,鼓励产妇行走活动。若助产人员有自由体位接生的经验,第二产程鼓励产妇选择自由体位分娩;若助产人员尚未掌握此技能,产妇可采取仰卧半坐卧的姿势分娩。鼓励家属陪伴分娩,向产妇介绍产后即刻需要进行的处理措施(包括

对产妇和新生儿)。

3. 准备产台　助产人员打开产包,放入两双无菌手套,穿隔离衣,将产单的近端铺于产妇臀下。在产妇腹部放置一块干毛巾,在方便取到的地方(如产妇肩上)放置另外一块干毛巾和小帽子。接生者再次消毒双手,戴两副手套,将处理脐带的两把止血钳、剪刀、脐带夹按使用顺序摆放在接近产床一端的工作台,准备接生(图6-1-1)。

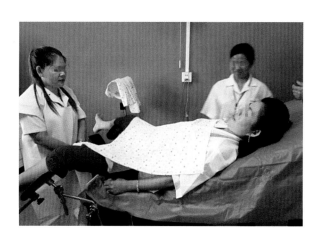

图 6-1-1　分娩前在母亲腹部放置干毛巾用于擦干新生儿
(图片来源:World Health Organization. Action plan for healthy newborn infants in the Western Pacific Region (2014-2020). 2014:5-8.)

4. 产程监测及处置　使用产程图监测产妇和胎儿,评估产程进展及母儿安危。当宫口开至10cm后,产妇随着宫缩向下用力时会阴膨隆、胎先露拨露(第二产程),立即开始接生。严格会阴切开指征,控制胎头娩出速度。对有合

并症或并发症的产妇,按照相关指南和规程及时处理。

二、出生至 90 分钟的即刻新生儿保健

1. 出生 30 秒内的措施 大声说出新生儿出生时间(时、分、秒)和新生儿性别。立即将新生儿放置于预先铺好干毛巾的母亲腹部,在 5 秒钟内开始彻底擦干新生儿(彻底擦干 20~30 秒)。擦干顺序为眼睛、面部、头、躯干、四肢及背部。擦干的过程中快速评估新生儿的呼吸状况(图 6-1-2)。

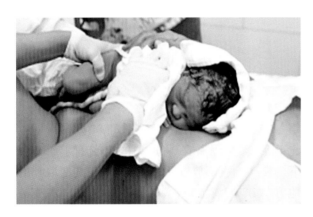

图 6-1-2 新生儿出生后立即擦干和延迟脐带结扎(图片来源:World Health Organization. Action plan for healthy newborn infants in the Western Pacific Region (2014-2020). 2014:5-8.)

彻底擦干刺激之后,若新生儿有呼吸或哭声,撤除湿毛巾,将婴儿腹部向下头偏向一侧,与母亲开始皮肤接触。取另一清洁已预热的干毛巾覆盖婴儿,给婴儿戴上帽子。

彻底擦干刺激之后,若新生儿出现喘息或不能呼吸,应立即寻求帮助。脱掉第一副手套,用无菌钳夹住并用无菌剪刀剪断脐带。迅速移至预热的复苏抢救区域开始复苏。新生儿复苏实施参见本章第二、三节和《中国新生儿复苏指南(2016年版)》。

注意:出生 30 秒内不要常规进行口鼻吸引,除非有胎粪污染且新生儿无活力时才进行气管内插管吸引胎粪。见本章第二、三节和《中国新生儿复苏指南(2016 年版)》。

2. 出生 30 秒 ~3 分钟的措施

(1) 皮肤接触:检查是否多胎妊娠,在 1 分钟之内给母亲注射缩宫素(首选肌内注射)。若新生儿状况良好,不要将新生儿与母亲分开。除非出现以下情况:严重胸廓凹陷、喘息或呼吸暂停、严重畸形、母亲出现紧急医疗状况的处理(如急症子宫切除术)。不要擦掉新生儿胎脂,出生后 24 小时内不要给新生儿洗澡。如果新生儿必须和母亲分开,剪断脐带后将婴儿放在母亲附近安全温暖的地方。

(2) 脐带处理:确保接触或处理脐带的手套是无菌的。若只有一人参与分娩,在接触或处理脐带之前摘掉被污染的第一副手套。如果有其他医护人员在场,需洗手戴无菌手套处理脐带。等待脐带搏动停止后(1~3 分钟),在距脐带根部 2cm的位置断脐。WHO 建议不在脐带周围使用消毒剂,不包扎脐带。

3. 出生 90 分钟内的措施 推迟任何常规操作,如测量体重和身长、常规查体、注射疫苗等,让新生儿与母亲保持不间断的持续皮肤接触至少90 分钟(图 6-1-3)。观察新生儿,只有当出现觅乳征象(如流口水、张大嘴、舔舌 / 嘴唇、寻找 / 爬行动作、咬手指)时,才指导母亲开始母乳喂养。母乳喂养是母亲和新生儿都要学习的过程。新生儿将经过多次尝试才能成功母乳喂养。新生儿出生后 15~90 分钟后才会出现觅乳征象,因此不应强迫新生儿和母亲进行母乳喂养。医护人员应该及时进行指导,确保正确的姿势和含接方法,但应避免过多干扰。

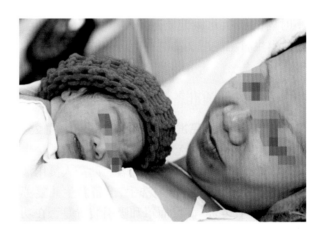

图 6-1-3 新生儿出生后与母亲皮肤接触至少 90 分钟(图片来源:World Health Organization. Action plan for healthy newborn infants in the Western Pacific Region (2014-2020). 2014:5-8.)

皮肤接触过程中不要单独将母亲和新生儿留下,应每隔 15 分钟监测新生儿的呼吸和体温。若新生儿出现疾病症状或不表现出觅乳需求,则需给新生儿进行检查并及时处理。

四、出生 90 分钟~6 小时的新生儿保健

在婴儿完成第一次母乳喂养之后进行以下保健内容。可在母亲旁边完成，不计先后顺序，操作前应洗手，并向母亲解释内容和结果。

1. 新生儿体检　确定婴儿是否健康状况良好或者是否存在任何问题。检查内容包括呼吸情况（包括有无呻吟、胸廓凹陷、呼吸急促或缓慢等呼吸困难）、活动和肌张力、皮肤颜色、脐带外观、有无产伤和畸形等。将体检结果告诉母亲并回答母亲的询问。

此时应鼓励母亲与新生儿持续进行皮肤接触。如果母亲由于并发症等不能和新生儿进行皮肤接触，应教会另外一名家庭成员（祖母或父亲）如何去做。不要擦掉胎脂。不要立即给新生儿洗澡，应在出生 24 小时之后洗澡或用湿布给婴儿擦洗。每隔 6 小时给新生儿测量一次体温。检查结束后，给新生儿戴上有身份标识的腕带（也可在脚踝）。

2. 测量体重和身长　与母亲核实婴儿性别、戴腕带、量身长，开始称体重。将体重计拿到母亲身边，确保使用的婴儿体重计是清洁的，使用前先将体重计重置为零。将婴儿衣物、帽子、袜子及尿布脱去称重，或穿戴称重后去皮。称重结束后清洁体重秤，告知母亲和家长体重结果。出生体重 <2500g 的婴儿需要特殊护理来预防低体温（加强保暖或袋鼠护理）。出生体重 ≤1500g 的婴儿应当尽可能被转诊接受进一步救护。

3. 测量体温　识别需要特殊护理的婴儿。低体温可以导致死亡，在早产儿和低出生体重儿中较常见，通过改变护理实践可以预防低体温的发生。使用水银体温计，将体温计的尖端夹在婴儿的腋窝下，握紧婴儿的胳膊以夹紧体温计，持续 5 分钟查看结果。新生儿的正常体温范围是 36.5~37.5℃。体温在 35.5~36.4℃ 之间时属低体温，需要改善保暖（袋鼠式护理）。体温低于 35.5℃ 是危险体征（体温不升）。体温超过 37.5℃ 也是危险体征，除非由于过度保暖（例如置于直接光照下）。通过触摸面部、腹部或足部皮肤可以估计体温，不过测量体温更为准确。测量腋温要比测量肛温更安全。测量婴儿体温时，体温计必须能够测量 35.5℃ 以下的体温。每次测量完毕酒精消毒体温计。

4. 眼部护理　常规进行新生儿眼部护理可以预防严重的眼部感染，特别是在生殖道感染和性传播疾病流行率高的地区。可应用预防眼部感染的药物。根据当地医疗机构批准和推荐的药物使用。WHO 推荐新生儿出生后一次性使用红霉素眼药膏或 2.5% 的聚维酮碘滴眼液。使用药膏通常约 1cm 或眼药水从下眼睑鼻侧一端开始，扩展至眼睑的另一端。重复动作给另一只眼睛应用。如果眼睑发红、肿胀或眼睛流脓，需就诊专科治疗。

5. 脐部护理　不要给脐带断端外敷任何药物，包括草药或其他物质。不要在脐带上缠绷带、盖上纸尿裤或紧紧系上其他东西。脐带暴露在空气中并保持干燥有利于促进其脱落。

如果脐带被粪便或尿液污染，可用清水清洗后用干棉签沾干，保持断端干燥。如果脐带断端出血，重新结扎脐带。如果脐带红肿或流脓，每天护理感染部位 3 次，用干净的棉签沾干。如果流脓和红肿 2 天内无好转，应进行转诊。

6. 给予维生素 K_1　常规给予维生素 K_1 可以预防出血。向母亲解释注射维生素 K_1 的必要性以及如何注射维生素 K_1。使用剂量是 1mg。按标准确定注射部位（大腿中部正面靠外侧），消毒后进行肌内注射。有产伤、早产、在宫内时母亲有干扰维生素 K 的治疗、需要外科手术的婴儿有出血危险的，必须肌内注射维生素 K_1 1mg。

7. 预防接种　具体接种的疫苗在不同地区会有差异，应遵循当地卫生计生行政部门的规定。新生儿出生后 24 小时内接种的常见疫苗包括卡介苗和乙肝疫苗。乙肝疫苗通常是通过肌内注射接种（0.5ml 右侧上臂外侧肌内注射），卡介苗是在上臂外侧皮内注射（0.05ml 左侧上臂外侧皮下注射）。接种疫苗期间的无菌状况非常重要，并不要求接种时戴无菌手套，但必须洗手。确保在注射结束时没有出血的情况。注射后填写注射记录。

（徐　韬）

参 考 文 献

1. WHO. Action Plan for Healthy Newborn Infants in the Western Pacific Region (2014-2020). Manila：World Health Organization，2013.

2. WHO. Early essential newborn care：clinical practice pocket guide. Manila：World Health Organization，2014.

3. 中国新生儿复苏项目专家组 . 中国新生儿复苏指南

(2016 年北京修订). 中华围产医学杂志, 2016, 19 (7)：4810-486.

4. WHO. Introducing and sustaining Early Essential Newborn Care in Hospitals：Routine Childbirth and Newborn Care. Manila：World Health Organization, 2015.

5. WHO. Guideline：Delayed umbilical cord clamping for improved maternal and infant health and nutrition outcomes. Geneva：World Health Organization, 2014.

6. WHO. WHO recommendations on postnatal care of the mother and newborn. Geneva：World Health Organization, 2014.

第二节　新生儿窒息与复苏

新生儿窒息（neonatal asphyxia）是围产期医学的重要课题。在我国，新生儿窒息至今仍是围生儿死亡和致残的重要原因。做好本病防治，对降低围生儿死亡率和优生优育具有重要意义。我国结合国际新生儿复苏指南先后制定及修改中国新生儿复苏指南，促进新生儿复苏技术的规范性培训及推广，提高了我国新生儿复苏技术水平。

新生儿窒息系指由于分娩过程中的各种原因使新生儿出生后不能建立正常呼吸，引起缺氧、酸中毒，严重时可导致全身多脏器损害的一种病理生理状况。迄今，关于新生儿窒息，国内外无一个普遍认可的诊断标准。

1996 年美国儿科学会联合美国妇产科医师学会更改了新生儿窒息的诊断标准，即必须同时具备以下 4 条：①生后严重代谢性酸中毒（脐动脉血 pH<7）；② Apgar 评分 0~3 分持续 >5 分钟；③有神经系统症状如惊厥、昏迷及肌张力低下等；④有多器官损害。并明确指出：低 Apgar 评分并不等同于窒息，如将 Apgar 评分作为诊断窒息的唯一标准，则是对 Apgar 评分的误解和滥用。但也有研究认为该诊断标准太苛刻。结合我国国情考虑，以上诊断标准太过严格，不适合我国推广。

2013 年中国医师协会新生儿专业委员会制定了新生儿窒息诊断和分度标准建议：①产前具有可能导致窒息的高危因素；②1 或 5 分钟 Apgar 评分≤7 分，仍未建立有效自主呼吸；③脐动脉血 pH<7.15；④排除其他引起低 Apgar 评分的病因。以上②～④为必要条件，①为参考指标。

2016 年中华医学会围产医学分会新生儿复苏学组提出关于结合 Apgar 评分及脐动脉血气 pH 诊断新生儿窒息的具体方案如下：

1. 新生儿生后仍做 Apgar 评分，在二级及以上或有条件的医院生后即刻应做脐动脉血气分析，Apgar 评分要结合血气结果作出窒息的诊断。①轻度窒息：Apgar 评分 1 分钟≤7 分，或 5 分钟≤7 分，伴脐动脉血 pH<7.2；②重度窒息：Apgar 评分 1 分钟≤3 分或 5 分钟≤5 分，伴脐动脉血 pH<7.0。

2. 未取得脐动脉血气分析结果的，Apgar 评分异常，可称之为"低 Apgar 评分"。

3. 应重视围产期缺氧病史，尤其强调胎儿窘迫及胎心率异常，在有条件的医院常规定时做胎心监护，呈现不同程度胎心减慢、可变减速、晚期减速、胎心变异消失等，可作为新生儿窒息的辅助诊断标准，尤其是对于没有条件做脐动脉血气的单位，可作为诊断的辅助条件。

新生儿复苏技术强调生后立即进行快速评估，对评估结果不理想的新生儿立即开始复苏，使这部分新生儿顺利完成出生过渡，从而有效减少了窒息、特别是重度窒息的发生。本项目通过开展全国范围的新生儿复苏技术培训，提高了医务人员对新生儿窒息的认识和重视程度，提高了医务人员早期识别和快速处理新生儿窒息的技术水平，使复苏成功率进一步提高，有助于进一步降低新生儿窒息的发生和死亡率。

一、复苏准备与基本程序

1. **人员准备**　每次分娩时至少有 1 名熟练掌握新生儿复苏技术的医护人员在场，多胎妊娠孕妇分娩时，每名新生儿都应有专人负责。

2. **物品准备**　新生儿复苏设备和药品齐全，功能良好。

3. **基本程序**　评估 - 决策 - 措施的程序在整个复苏中不断重复。评估主要基于以下 3 个体征：呼吸、心率、脉搏血氧饱和度。其中，心率对于决定进入下一步骤是最重要的。

二、复苏流程

我国 2016 版新生儿复苏具体流程见图 6-2-1。

新版流程图表达简洁，设计科学、层次感强，易学易记，便于学习和推广。突出黄金 1 分钟。流程图箭头清楚表达了复苏动作的顺序。

三、复苏步骤技术要点

1. **快速评估**　出生后立即用几秒钟的时间

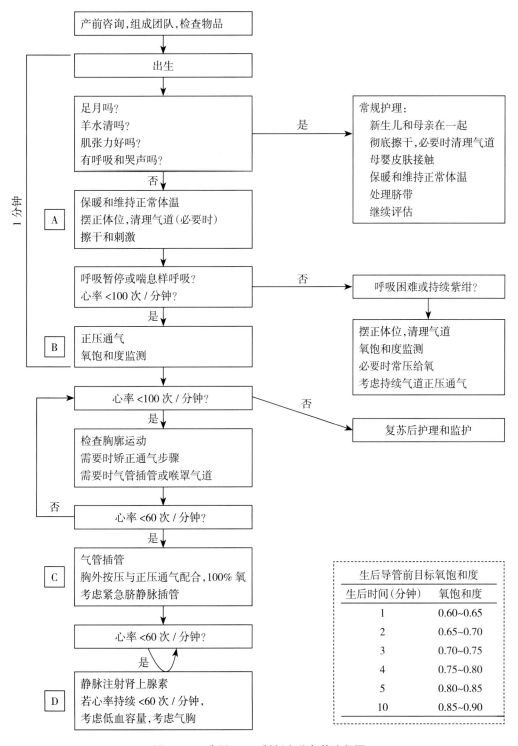

图 6-2-1　我国 2016 版新生儿复苏流程图

快速评估 4 项指标:①是否为足月产? ②羊水清吗? ③是否有哭声或呼吸? ④肌张力好吗?

2. 初步复苏

（1）保暖:产房温度设置为 25~28℃。足月儿辐射保暖台温度设置为 32~34℃。

（2）体位:置新生儿头轻度仰伸位。

（3）吸引:必要时用吸球或吸管（12F 或 14F）

先口咽后鼻清理分泌物。

（4）羊水胎粪污染时的处理:2015 年美国新生儿复苏指南不再推荐羊水胎粪污染时常规气管内吸引胎粪（无论有无活力）。根据我国国情和实践经验,仍推荐根据新生儿有无活力采取不同的措施,见图 6-2-2。

（5）擦干和刺激:快速彻底擦干头部、躯干和

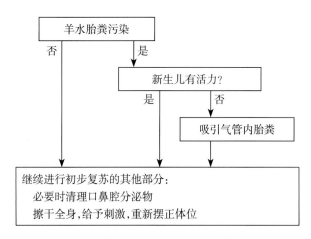

图 6-2-2　羊水胎粪污染新生儿复苏流程图

四肢,拿掉湿毛巾。

3. 正压通气　新生儿复苏成功的关键是建立充分的通气。

(1) 指征:①呼吸暂停或喘息样呼吸;②心率 <100 次 /min。

(2) 气囊面罩正压通气:

1) 压力:通气压力需要 20~25cmH₂O(1cmH₂O= 0.098kPa)。

2) 频率:40~60 次 /min。

3) 用氧:创造条件在产房添置空氧混合仪、空气压缩器及脉搏血氧饱和度仪。足月儿开始用空气进行复苏,早产儿开始给 21%~40% 浓度的氧,用空氧混合仪根据血氧饱和度调整给氧浓度,使氧饱和度达到目标值。

4) 评估心率:用听诊器听诊新生儿心跳。也可以脉搏血氧饱和度仪测量心率。有条件的单位可以试用三导联心电图评估心率。

5) 判断有效通气:有效的正压通气表现为胸廓起伏良好,心率迅速增快。

(3) T- 组合复苏器(T-Piece 复苏器):T- 组合复苏器是一种由气流控制、有压力限制的机械装置,能提供恒定的吸气峰压及呼气末正压。推荐县及县以上医疗单位尤其是三级医院使用,对早产儿的复苏更能提高效率和安全性。

4. 喉镜下经口气管插管

(1) 指征:①需要气管内吸引清除胎粪时;②气囊面罩正压通气无效或要延长时;③胸外按压时;④经气管注入药物时;⑤需气管内给予肺表面活性物质;⑥特殊复苏情况,如先天性膈疝或超低出生体重儿。

(2) 方法:关键在于暴露声门,并要强调小指

的用处。

(3) 确定插管成功的方法:①胸廓起伏对称;②听诊双肺呼吸音一致,尤其是腋下,且胃部无呼吸音;③无胃部扩张;④心率、血氧饱和度和新生儿反应好转。

5. 喉罩气道　喉罩气道是一个用于正压通气的气道装置。适应证:①新生儿复苏时如气囊 - 面罩通气无效,气管插管失败或不可行时;②小下颌或相对大的舌,如 Pierre-Robin 综合征和唐氏综合征;③多用于出生体重 ≥2000g 的新生儿。方法:采用"盲插"法,用食指将喉罩罩体开口向前插入新生儿口腔,并沿硬腭滑入至不能推进为止,使喉罩气囊环安放在声门上方。

6. 胸外按压

(1) 指征:有效正压通气 30 秒后心率 <60 次 /min。

(2) 要求:此时应气管插管正压通气配合胸外按压,以使通气更有效。胸外按压时给氧浓度增加至 100%。

(3) 方法:胸外按压的位置为胸骨下 1/3(两乳头连线中点下方),避开剑突。按压深度约为胸廓前后径的 1/3。有拇指法和双指法,首选拇指法。

(4) 胸外按压和正压通气的配合:胸外按压和正压通气的比例应为 3∶1。

7. 药物　新生儿复苏时,很少需要用药。新生儿心动过缓通常是由于肺部通气不足或严重缺氧,纠正心动过缓的最重要步骤是充分的正压通气。

(1) 肾上腺素:①指征:45~60 秒的正压通气和胸外按压后,心率持续 <60 次 /min。②剂量:新生儿复苏应使用 1∶10 000 的肾上腺素。静脉用量 0.1~0.3ml/kg;气管内用量 0.5~1ml/kg。必要时 3~5 分钟重复 1 次。③给药途径:首选脐静脉给药。如脐静脉插管操作尚未完成或没有条件做脐静脉插管时,可气管内快速注入,若需重复给药,则应选择静脉途径。

(2) 扩容剂:①指征:有低血容量、怀疑失血或休克的新生儿在对其他复苏措施无反应时。②扩容剂:推荐生理盐水。③方法:首次剂量为 10ml/kg,经脐静脉或外周静脉 5~10 分钟缓慢推入。必要时可重复扩容 1 次。

(3) 其他药物:分娩现场新生儿复苏时一般不推荐使用碳酸氢钠。

(吴本清　徐韬)

参 考 文 献

1. Use and abuse of the Apgar score. Committee on Fetus and Newborn, American Academy of Pediatrics, and Committee on Obstetric Practice, American College of Obstetricians and Gynecologists. Pediatrics, 1996, 98 (1): 141-142.
2. 中华医学会围产医学分会新生儿复苏学组. 新生儿窒息诊断的专家共识. 中华围产医学杂志, 2016, 19 (01): 3-6.
3. 徐韬, 王惠珊, 宫丽敏, 等. 中国新生儿窒息复苏培训项目中期效果评价. 中华围产医学杂志, 2009, 12 (6): 409-412.
4. 徐韬. 新生儿复苏培训降低新生儿死亡率的效能分析: 文献综述, meta 分析与 Delphi 法的应用. 中国妇幼卫生杂志, 2012, 3 (2): 85-98.

第三节　早产儿复苏

美国儿科学会自第 5 版《新生儿复苏指南》开始, 逐渐重视早产儿复苏的问题, 对复苏设备的配备提出了新的要求, 推荐对早产儿复苏使用 T- 组合复苏器和空氧混合仪, 并推荐使用脉搏氧饱和度仪监测血氧浓度, 以指导正确用氧, 避免不当用氧对早产儿造成的不良影响。但在我国, 早产儿复苏能力需要加强, 这些设备的配备率仍较低。特别是在区县级医院, T- 组合复苏器和空氧混合仪的配备率均低于 10%, 地市级医院的配备率也低于 50%。

一、与复苏相关的早产儿病理生理特点

1. 早产儿热丢失迅速　早产儿体温调节中枢发育不成熟, 体温调节功能差。在应用常规的保暖措施后, 极低出生体重儿仍易发生低体温。

2. 早产儿抗氧化能力弱, 易受高氧损害　新生儿抗氧化活性与出生体重成正比, 胎龄 29~34 周早产儿红细胞超氧化物歧化酶活性比足月儿低。

3. 肺不成熟和呼吸驱动能力低下　早产儿由于呼吸中枢发育未成熟, 呼吸肌力量薄弱, 胸廓活动度差, 吸气无力; 加之肺泡数量少, 肺微血管与肺泡间隙距离大, 使气体交换差。同时, 早产儿咳嗽反射弱, 肺表面活性物质 (pulmonary surfactant, PS) 少。且人工通气更困难, 更易受正压通气的损伤。

4. 易发生感染及出血　早产儿由于全身各脏器及免疫系统发育不成熟, 白细胞吞噬能力差, 血浆丙种球蛋白含量低, 故对各种感染的免疫力不足。另外, 早产儿脑发育不成熟, 易受缺氧等各种侵害, 脑室生发层基质毛细血管易破裂出血, 同时全身血容量有限, 代偿能力差, 一旦出血易导致低血容量休克。

二、早产儿复苏需关注的问题

早产儿复苏除遵循新生儿复苏的基本流程和步骤外, 我国 2016 版《新生儿复苏指南》指出早产儿复苏需关注以下问题:

1. 体温管理　早产儿易发生低体温, 保暖是首要。早产儿根据其中性温度设置。用预热毛巾包裹新生儿放在辐射保暖台上, 注意头部擦干和保暖。有条件的医疗单位复苏胎龄 <32 周的早产儿时, 可将其头部以下躯体和四肢放在清洁的塑料袋内, 或盖以塑料薄膜置于辐射保暖台上, 摆好体位后继续初步复苏的其他步骤。避免高温, 防止引发呼吸抑制。

2. 正压通气时控制压力　早产儿由于肺发育不成熟, 通气阻力大, 不稳定的间歇正压给氧易使其受伤害。生后立即使用正压通气时, 应用 PEEP 能防止肺损伤, 并改善肺顺应性和气体交换。正压通气需要恒定的吸气峰压及呼气末正压, 推荐使用 T- 组合复苏器进行正压通气。

3. 避免肺泡萎陷　胎龄 <30 周、有自主呼吸, 或呼吸困难的早产儿, 产房内尽早使用持续气道正压通气。根据病情选择性使用肺表面活性物质。

4. 维持血流动力学稳定　由于早产儿生发层基质的存在, 易造成室管膜下 - 脑室内出血。心肺复苏时要特别注意保温、避免使用高渗药物、注意操作轻柔、维持颅压稳定。

5. 缺氧后器官功能监测　围产期窒息的早产儿因缺氧缺血易发生坏死性小肠结肠炎, 应密切观察, 延迟或微量喂养。注意尿量、心率和心律。

6. 减少氧损伤　早产儿对高动脉氧分压非常敏感, 易发生氧损害。指南强烈推荐复苏时应使用脉搏血氧饱和度仪, 尤其对于早产儿。需要规范用氧, 复苏开始时给氧浓度应低于 65%, 并进

行脉搏血氧饱和度或血气的动态监测,使血氧饱和度维持在目标值,复苏后应使血氧饱和度维持在 0.90~0.95。定期眼底检查随访。

(吴本清 徐韬)

参 考 文 献

1. 徐韬,岳青,王惠珊,等.第二周期中国新生儿复苏项目实施效果评价.中华围产医学杂志,2017,20(5):346-351.
2. 中国新生儿复苏项目专家组.中国新生儿复苏指南.中华围产医学杂志,2016,19(07):481-486.

第四节 新生儿复苏培训

2004 年以前,我国各地已经陆续开展了新生儿复苏培训。一些医学院校、学会／协会以及国际非政府组织在我国少数省份通过组织小规模的培训班或向贫困地区捐赠新生儿复苏设备等形式,推广新生儿复苏技术。然而,这些培训在覆盖面和持续性方面存在局限,新生儿复苏技术并未真正引起重视。2004 年 7 月,我国原卫生部开始实施新生儿复苏项目,明确了政府部门组织管理、学会／协会技术指导、企业资金支持的多部门协作模式,在全国层面上推广新生儿复苏技术,取得了显著效果。第二周期项目自 2011 年实施以来,抽样调查医院新生儿窒息的发生率下降了 23.2%,因出生窒息死于分娩现场的发生率下降了 32..0%。新生儿窒息发生率从 2003 年的 6.32% 下降到 2014 年的 1.79%,因出生窒息死于分娩现场的发生率从 2003 年的 7.55/ 万,下降到 2014 年的 1.64/ 万,下降幅度分别为 71.7% 和 78.3%。这些结果表明,第二周期的工作进一步降低了新生儿窒息的发生率和死亡率。

项目实施过程中存在的不足和挑战:①部分培训重理论、轻操作,培训质量有待改进;②技术细节掌握不熟练,团队培训需要加强训练。中国新生儿复苏项目实施 2 个周期以来,促进了我国新生儿复苏技术的推广,提高了医务人员的复苏技术水平,进一步降低了新生儿窒息的发生率和死亡率。本项目今后将针对薄弱环节进行强化培训和复训,加强团队合作,提高培训质量,并加大对早产儿复苏设备投入和设备应用的培训力度。

一、成立新生儿复苏培训组织

在卫生行政部门领导及参与下将新生儿复苏技能培训制度化,以进行不断的培训、复训、定期考核,并配备复苏器械;各级医院须建立由行政管理人员、产科、儿科医师、助产士(师)及麻醉师组成的院内新生儿复苏领导小组。

1. 医院培训小组职责 建立新生儿复苏工作制度;承担院内新生儿复苏培训和复训工作;对新生儿复苏人员的操作技术、设备和药品的使用进行考核评估;对新生儿窒息案例进行评审;负责新生儿复苏相关信息的收集和上报;做好新生儿复苏人员、设备等方面协调和保障。

2. 培训小组工作制度 ①建立新生儿复苏培训与复训制度,确保每位参与新生儿复苏抢救的医务人员均接受培训。②产房、手术室均应配备新生儿复苏抢救设备,设备必须专人负责,单独放置,保持设备无损,处于功能状态。③产房、手术室均应配备新生儿复苏抢救药品,药品必须专人负责,单独放置,并注明药品的名称、规格、数量、有效期,短缺时应及时补全。④产房、手术室均张贴新生儿复苏抢救流程图。⑤产、儿科密切协作,新生儿娩出前做好各项准备工作;抢救过程中分工明确、有条不紊;抢救结束后及时转诊和治疗。

3. 培训内容 培训内容包括理论学习和实践操作,以实践操作为主。模拟工作中可能出现的各种新生儿窒息情况,对相关人员进行理论知识和操作技能考核。

二、理论学习

以最新版指南为基础进行专题讲座,使每位参加培训人员掌握新生儿窒息发生的病因、病理生理、评分标准、抢救流程、用药指征、监护、护理。培训后组织相关理论考试。

三、操作技能培训

1. 组织模拟抢救训练与考核 新生儿窒息的发生有可预见性和不可预见性,所以每个新生儿出生时,都必须有至少一名熟练掌握初步复苏技能的医务人员在场专门负责新生儿。此人或另一位在需要时能立即到场的医务人员要掌握全套的复苏技术。所以要求医护人员掌握单人如何复苏和呼救,两人在场时如何分工合作,发生重度窒息时各科怎么配合及相关职责;产程中发现胎儿宫内窘迫,预计可能发生新生儿窒息时,抢救人员、物品、药品等如何准备等。医护人员根据自己的工作岗位,模拟训练不同的角色。传统观摩和视频讲解等,造成学员动手实践机会少,难以短期内快速掌握复苏技术,影响教学效果。案例模拟学习是一种简单、有效的教学方法,既能够为少见但后果严重事件的发生作准备,也可以改善对诊疗过程有较大影响的行为技巧。案例模拟及参与式反馈教学法关注了学员的操作与沟通能力,用视频进行参与式反馈可对学员的操作提供更真实的评估,辅助讨论,总结所学课程及讨论内容,可确保达到学习目标,值得在新生儿复苏培训中广泛推广应用。

2. 新生儿窒息抢救案例的分析和总结 建立新生儿复苏病例抢救常规记录制度,详细记录抢救过程;科室每季度对重度新生儿窒息抢救病例进行评审,分析原因,评价抢救过程,总结经验教训。

(吴本清 徐韬)

参 考 文 献

1. 中国医师协会新生儿专业委员会. 新生儿窒息诊断和分度标准建议. 中国当代儿科杂志,2013,15(1):1.
2. 石永言,富建华. 2015年美国儿科学会新生儿复苏指南解读. 中国实用儿科杂志,2016,31(6):401-404.
3. American Heart Association, 2015 American Heart Association Guidelines Update for Cardiopulmonary Resuscitation and Emergency Cardiovascular Care. Circulation, 2015, 132(2): S315-S589.

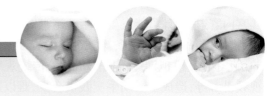

第七章　新生儿体温调节与保暖

第一节　新生儿体温调节

新生儿体温调节中枢发育尚未成熟,皮下脂肪薄,体表面积较大,容易散热,棕色脂肪少,产热低,靠自身很难维持正常,因此,加强新生儿的病情观察,及时发现异常变化,要采取及时的治疗与护理,能有效地降低新生儿发病率和死亡率。

一、新生儿体温调节特点

1. **产热**　机体产热由基础代谢、食物的特殊动力作用及寒冷刺激反应四部分组成,在温度低的环境中,新生儿常无颤抖等产热活动。新生儿刚娩出时靠糖原及脂肪代谢产热,但生后不久机体的糖原大部分被消耗,如未能及时进食,则依赖于脂肪代谢产热。棕色脂肪组织是新生儿产热的重要部位,主要分布于肩胛间区、颈部、腋窝及胸、腹部大血管及肾上腺周围神经末梢及血流供应丰富处,棕色脂肪耗氧量较白色脂肪高,受寒冷刺激,去甲肾上腺素、甲状腺素释放,经第二信使环磷酸腺苷激活脂肪酶使甘油三酯分解为游离脂肪酸和甘油。

2. **散热**　新生儿主要的散热途径有对流、蒸发、辐射和传导。由于新生儿体表面积相对较大,容易向周围环境散热,并且皮下脂肪较薄,故新生儿易发生低体温。

3. **适中温度**　适中温度是指在环境温度下机体耗氧、代谢率最低,蒸发散热量亦最少,而能保持正常体温。成人与新生儿的适中温度不一样,早产儿与足月儿的适中温度也不一样,同一新生儿随着日龄的增长其适中温度逐渐降低。新生儿适中温度较成人高,胎龄越小者适中温度越高。

二、新生儿体温测量

保持恒定的体温,是人体进行正常新陈代谢和生命活动的必要条件。所以,体温不但是生命的重要体征,也是观察新生儿病情变化的重要参考指标之一。准确地为新生儿测量体温,不但可以协助医师对其病情作出正确诊断,并能为其疾病的预防、治疗和护理提供可靠的临床依据。

1. **体温计**

(1) 水银体温计:传统的体温计为水银体温计,使用方便,目前普遍采用肛表(肛门用水银体温计)为新生儿测量直肠的温度,但有一定的危险性,故随着研究进展,出现了电子体温计及红外线耳温计。

(2) 电子体温计:工作原理为通过热敏电阻来测量体温,近年来,电子体温计在临床上应用广泛,但较少应用在新生儿身上。

(3) 红外线耳温计:该仪器是通过测量人体的耳道或鼓膜的热辐射来测定体温的,操作简单便捷,故适合新生儿使用。

(4) 以上三种测温仪器比较:首先,安全性方面,水银体温计测温时间长,消毒繁琐,易破碎,还有发生汞中毒的危险。许多研究证实,电子体温计及耳温测量法可避免上述危险,且缩短测温时间,另外耳温计测量时使用一次性耳温套,保证清洁卫生,防止交叉感染。其次,稳定性方面,林颖等所做的一项临床研究得出,在新生儿病房的实践中,电子体温计、耳温计与水银体温计有同样的准确性和稳定性,且使用方便,故可根据实际情况使用耳温计或电子体温计测量新生儿体温。

2. 常用体温测量方法

(1)腋下测量方法:人体腋窝下有丰富的血管,在此处测得的温度接近人体血液的温度,也是目前国内最常见的体温测量方法。腋温测量法简单易行。腋温测量方法是:新生儿取仰卧位或侧卧位,松解新生儿衣服露出腋窝,将腋窝下的汗液擦干,将体温表水银端放在腋窝中央,屈臂过胸,将其固定,持续测温 5~10 分钟,所测得温度一般较口表所测温度略低。

(2)颈部测温方法:新生儿颈部皮肤较薄,而且周围聚集着许多大血管,新生儿平卧位时,将其头部偏向一侧时,就可在颈部与锁骨之间形成一个密闭的测温环境,方法是将电子体温计测温头端横放于颈部皮肤皱褶处,调整头部位置,至少测温 5 分钟。颈部测量法的优点是,新生儿颈部短,皮肤皱褶深,再加上包被的固定,一方面减少热量流失和新生儿损伤,另一方面测量体温时不需护理人员的看守,该法存在不足之处,只要新生儿的头部、肢体稍有抖动,体温计就容易滑落,且受气温高低影响较大,从而影响体温测量数值的准确性。

(3)背部肩胛区:新生儿身体主要是靠棕色脂肪产生热量,而棕色脂肪主要分布在新生儿的背部肩胛区、颈部、腋窝和胸腹部的大血管周围,因此,在背部肩胛区可测得新生儿的体温,尤其是低体重儿的体温。

(4)肛温:直肠温度接近机体的中心温度,因其不受室温影响,又有来自痔动脉的丰富血液供应,因此直肠温度能准确了解新生儿体温,测量方法:医务人员将肛温表电子测温头端轻轻插入新生儿肛门内 3~4cm,手扶肛表,测量 3 分钟。有综述表明,由于新生儿直肠较短,肛表插入深度不易掌握,加上新生儿直肠壁薄,易造成直肠黏膜损伤甚至直肠穿孔。

(5)鼓膜温:有文献指出,鼓膜温具有无创、无不适感、方便、清洁等特点,非常适合新生儿,测量方法为一侧耳道轻轻拉直后插入电子测温头,在耳道停留 1 秒钟,即可测得。

(6)特殊治疗的体温测定:如亚低温治疗,新生儿亚低温治疗主要有全身降温、选择性头部降温联合全身轻度降温两种方式,降温的措施包括专业的亚低温治疗仪和简易降温方法如风扇、冰袋、降温垫和自然降温等。目前没有临床证据支持将温度进一步降低对患儿有益,因此临床应用过程中应尽量避免过度降温,治疗过程中维持直肠温度在 33~34℃。

三、维持新生儿体温稳定

1. 环境　新生儿应放置在阳光充足,空气流畅的朝南区域,室内最好有空调和空气净化设备,保持室内合适的温度和适度,一般足月儿在穿衣、盖被的情况下,室温维持在 2~24℃,相对湿度在 55%~65%。

2. 出生时保暖　新生儿出生后就应注意保暖,应用温暖的消毒巾擦干身上的羊水,并放入暖包,对体温过低者可采取不同的保暖措施,如热水袋、添加包被、头戴绒布帽、母体胸前怀抱和母亲"袋鼠"怀抱保暖,有条件的可置于暖箱中。

3. 暖箱　暖箱为新生儿尤其为早产儿提供了一个适宜的小环境。一个理想的婴儿暖箱应该做到:箱温可以根据临床要求加以调节,能保持适当的温度,有隔离作用。

使用暖箱时需注意下列几点:暖箱温度需根据婴儿出生体重及日龄大小来决定,体重愈小,日龄愈小,箱温愈高,超低出生体重儿暖箱温度和湿度(表格 7-1-1)。暖箱应在使用前预热到需要温度,并逐渐调节,不能在短时间内使箱温急剧升降,箱内相对湿度应维持在 50%~55% 之间,出暖箱前宜逐渐降低箱温,过渡到穿衣,并在身旁加暖瓶,新生儿如果能保持体温在 36.5℃,即可出暖箱。

表 7-1-1　超低出生体重儿的暖箱温度和湿度

日龄	1~10	11~20	21~30	>30
温度	35℃	34℃	33℃	32℃
湿度	100%	90%	80%	70%

四、新生儿体温异常的处理

1. 新生儿发热　首先需确定引起体温升高的原因,明确体温增高是环境温度过高的结果还是内源性物质产生过多所致如感染,新生儿降温措施包括物理降温如散开包被,头部枕冰水枕,体温超过 39℃,可用温水浴或温水擦浴,慎用退热药物,禁用酒精擦浴。

2. 新生儿低体温 体温低于 35℃,病因主要是以下几个:寒冷刺激;新生儿产热效率低;肝脏糖原储存少,棕色脂肪分解需要有完善的神经系统功能和充分的氧供应;疾病影响。复温处理原则:循序复温,将新生儿置于 26~28℃暖箱,每小时提高 1℃,直至中性温度,在 12~24 小时内体温恢复正常;积极治疗原发病。

(石文静　田 方)

参 考 文 献

1. 金琳琳,童笑梅,Benitz WE. 美国儿科学会关于足月健康新生儿留院观察的实践指南介绍. 中国新生儿科杂志,2016,31(06):480.
2. 沈洁. 关于新生儿体温测量方法的研究进展. 当代医药论丛,2014,3:298-299.
3. 叶洪. 红外耳温计在新生儿体温测量中的应用. 护士进修杂志,2012,27(10):955-956.
4. 王晓颖. 红外耳温计与普通水银体温计的对比研究. 中国保健营养,2012,22(6):1736-1737.
5. 张鹏,程国强. 亚低温治疗新生儿缺氧缺血性脑病的研究进展. 中国当代儿科杂志,2013(10):918-922.

第二节　新生儿保暖设备

由于新生儿,尤其是早产儿,其体温调节中枢发育不完善,因此使用各种医疗手段保持体温稳定在适中范围是每一个医护人员的重要责任。当前医院中都有暖箱、辐射台、多功能暖箱等多种保暖设备,医护人员在使用这些设备前应接受厂家正规培训,熟悉设备的性能,并制定相关问题应急预案,这是保证新生儿安全以及有效维持新生儿体温稳定的重要前提。

一、新生儿保暖设备的使用

1. 保暖设备的选择

(1) 孕周小于 32 周或体重小于 1250g 的新生儿应首选已预热的多功能暖箱。

(2) 孕周 32~35 周或体重在 1250~1700g 的新生儿首选已预热的暖箱。

(3) 孕周大于 35 周或体重大于 1700g 的新生儿可选择已预热的辐射台或暖箱。

2. 暖箱 暖箱一般采用对流加热的方式为新生儿保暖,因此可使用双层壁暖箱,以减少热

量的丧失。同时还可采用暖箱罩覆盖暖箱,以减少暖箱壁的热量丧失。尤其在转运的过程中,可以减少寒冷天气时的热量丧失,或减少炎热天气时暖箱壁过热的情况。暖箱的使用可分为箱温模式、肤温模式(伺服控制),以下将做详细介绍。

(1) 箱温模式(manual control):箱温模式为医护人员按新生儿的适中温度人工调节的箱内温度,然后根据新生儿的实际体温情况再判断设定值是否适宜。所调节的温度值见表 7-2-1。

表 7-2-1　不同出生体重新生儿适中温度(暖箱)

出生体重(kg)	暖箱温度			
	35℃	34℃	33℃	32℃
1.0	初生 10 天内	10 天	3 周	5 周
1.5	—	初生 10 天	10 天	4 周
2.0	—	初生 2 天	2 天	3 周

使用箱温模式的目的是为新生儿提供其适中温度环境,在适中温度下新生儿能维持核心温度稳定,并减少代谢需要及氧消耗。另外,使用箱温模式时箱内空气的温度较肤温模式(伺服控制)时更加稳定。在此模式下医护人员要定时记录新生儿体温、温度设定值以及箱内温度实际值。

(2) 肤温模式(伺服控制)(servo control):肤温模式即根据新生儿皮肤温度来控制调节暖箱内温度。使用此模式时,医护人员将肤温传感器的金属面紧贴新生儿皮肤(可选上腹部或腋下),并调节希望该新生儿皮肤达到的温度值,暖箱的加热装置会根据传感器测得的皮肤温度与设定值的差异而供热。如测得皮肤温度低于设定值,则供热增加,反之减少。

使用肤温模式的目的是维持新生儿皮肤温度在稳定的范围内。在使用此模式时应注意肤温传感器的金属面紧贴新生儿皮肤,并固定牢靠。同时医护人员要定时记录新生儿体温、肤温设定值以及箱内温度实际值。

(3) 暖箱操作基本流程:见表 7-2-2。

3. 辐射台 辐射台为开放式的保暖设备,便于医护人员进行抢救或其他操作,其顶端有辐射加热装置,以达到供暖目的。辐射台一般有预热模式、手控模式和肤温模式三种温度控制模式,以下将做详细介绍。

表 7-2-2 新生儿暖箱使用流程

流程	具体说明
评估与准备	1. 评估
	1.1 了解新生儿出生史——孕周、出生体重、Apgar 评分等情况
	1.2 暖箱是否已做好消毒处于备用状态,工作运行状况正常与否,暖箱门是否完好并固定
	2. 准备
	2.1 洗手,戴口罩
	2.2 物品:工作运行状态正常,处于备用状态的暖箱(提前 30 分钟预热)
	2.3 铺好床单位
实施	3. 实施
	3.1 开机:接通电源,打开电源开关
	3.2 根据要求选用箱温模式 / 肤温模式。选择肤温模式一定要将温度传感器金属面紧贴新生儿皮肤
	3.3 设置温度:根据胎龄、体重、日龄设定温度,可按"+ '键或"-"键直到显示器上的数值与所需一致为止
	3.4 注意安全,锁好箱门,开关箱门动作轻柔。治疗护理集中进行,尽可能减少开门时间
	3.5 定时检查新生儿体温,每 2 小时记录 1 次实际箱温,至少 4 小时测量记录 1 次体温
保养	4. 保养
	4.1 保养做到"三防四定":即防尘、防潮、防震;定人管理、定期保养、定位存放、定期校验,保证仪器设备经常处于良好的技术状态
	4.2 每天检查仪器性能,每月定期统计使用、维修、保养及工作情况
	4.3 清洁及消毒:使用中的暖箱每天用清水擦洗 1 次,每 2 周暖箱要彻底更换消毒,或每一新生儿停止使用后须彻底清洗、消毒。禁用酒精擦洗、紫外线照射暖箱罩
	4.4 一旦设备的某项功能丧失或设备发生故障时,应立即关机,为新生儿保暖、更换暖箱,并请专业维修人员进行维修

(1)预热模式:该模式用于辐射台预热,在新生儿使用以前,应开启预热模式提高床面温度,一旦新生儿进入辐射台后,应改用其他模式。开启预热模式后,设备会按预定的程序输出热量,运行一段时间后,设备按一定的加热比例输出热量以维持床面温度。具体加热比例以设备说明书为准。

(2)手控模式:手控模式是辐射台按设定的加热比例固定输出热量的模式,该模式用于对新生儿做短时处理或急救。医护人员应尽量避免使用该模式,因为该模式有加热过度的危险。在此模式下,医护人员不得离开辐射台,设定的加热量不得超过 75%,同时需实时检查新生儿体温。

(3)肤温模式:肤温模式是一种使新生儿皮肤温度维持在设定温度值的运行模式。在此模式下,设备根据肤温传感器检测到的温度与设定温度之间的差异来调节热量输出,如测得皮肤温度低于设定值,则供热增加,反之减少。

肤温模式的目的在于维持新生儿皮肤温度稳定。使用此模式时应注意肤温传感器金属面紧贴新生儿皮肤(一般为上腹部或腋下),并固定牢靠,同时定时测量并记录新生儿体温以及肤温设定值。此外应注意在使用辐射台时,新生儿的不显性失水增加,可使用保鲜膜覆盖新生儿头部以下皮肤,以减少不显性失水。

(4)辐射台操作基本流程:见表 7-2-3。

表 7-2-3 新生儿辐射台使用流程

流程	具体说明

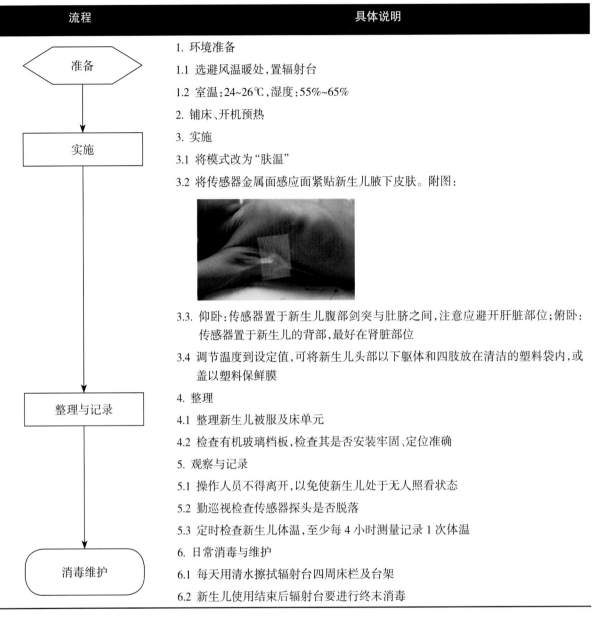

准备
1. 环境准备
1.1 选避风温暖处,置辐射台
1.2 室温:24~26℃,湿度:55%~65%

实施
2. 铺床、开机预热
3. 实施
3.1 将模式改为"肤温"
3.2 将传感器金属面感应面紧贴新生儿腋下皮肤。附图:

3.3. 仰卧:传感器置于新生儿腹部剑突与肚脐之间,注意应避开肝脏部位;俯卧:传感器置于新生儿的背部,最好在肾脏部位
3.4 调节温度到设定值,可将新生儿头部以下躯体和四肢放在清洁的塑料袋内,或盖以塑料保鲜膜

整理与记录
4. 整理
4.1 整理新生儿被服及床单元
4.2 检查有机玻璃挡板,检查其是否安装牢固、定位准确
5. 观察与记录
5.1 操作人员不得离开,以免使新生儿处于无人照看状态
5.2 勤巡视检查传感器探头是否脱落
5.3 定时检查新生儿体温,至少每4小时测量记录1次体温

消毒维护
6. 日常消毒与维护
6.1 每天用清水擦拭辐射台四周床栏及台架
6.2 新生儿使用结束后辐射台要进行终末消毒

4. 多功能暖箱 多功能暖箱或其他类似暖箱适用于孕周小于 32 周或体重小于 1250g 的新生儿。多功能暖箱具有普通暖箱和辐射台的双重功能,其顶棚打开后可做辐射台使用。多功能暖箱同时具有良好的湿化功能,可减少新生儿不显性失水以及热量丧失。多功能暖箱内置体重计,便于新生儿液量及营养管理。多功能暖箱的控制模式一般分为手控模式、箱温模式和肤温模式,其原理同暖箱和辐射台的使用,具体操作内容应以设备说明书为准。

二、保暖设备使用时的补充说明

1. 湿化 对于极低出生体重儿来说湿化可以减少经皮蒸发失水量。由于暴露的体表面积增加、皮肤通透性增加以及细胞外液量增加等原因,蒸发性热量丧失是新生儿生后头几周体温不稳定的主要因素。

(1) 使用湿化可减少新生儿液体需要。对于孕周小于 29 周或体重小于 1250g 的新生儿在生后的 14 天内均应提供湿化。

生后 7 天内其初始湿化可在 70% 以上,但要避免箱内形成冷凝水。

生后 14 天内可逐渐降低湿化至 50%。新生儿皮肤屏障成熟的时间一般需要 2~4 周,极早产儿可能需要更长的时间。

应注意高度吸水性尿片在高湿度环境下会吸

收水分,可能会影响尿量的准确评估。

(2) 当前的多功能暖箱一般采用加热水的方式提供湿化,水加热至一定温度可杀灭大部分微生物,水以水蒸气的形式而非以水滴的形式进入暖箱环境,因为水滴形式会携带细菌。但医护人员仍然要保持暖箱及湿化水的清洁。湿化水宜选择无菌水,且定时更换。

(3) 没有湿化装置的暖箱或辐射台可使用塑料袋或保鲜膜覆盖包裹新生儿头部以下裸露的皮肤,并为新生儿戴帽子,以减少不显性失水和热量丧失。

2. 保暖设备使用异常应急处理措施　见图 7-2-1。

新生儿的体温调节管理是新生儿医护人员的重要责任。医护人员在使用保暖设备前应接受正规培训,熟悉设备性能,掌握设备异常的应急处理流程,才能保证新生儿安全康复。

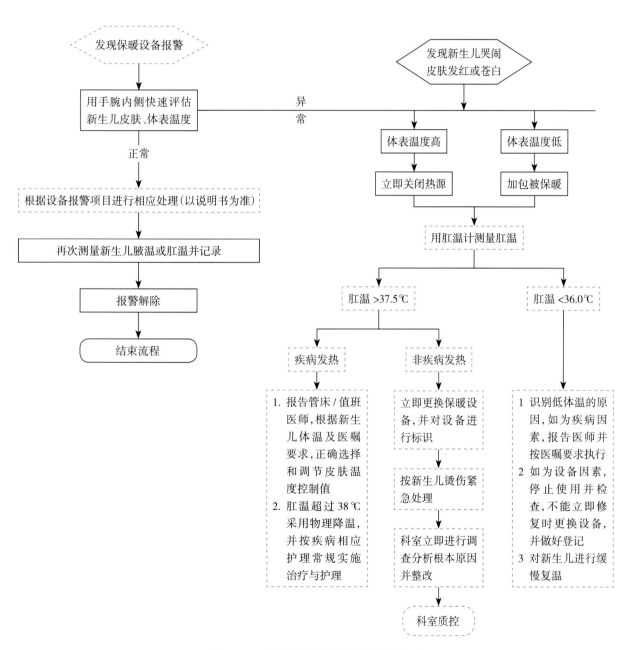

图 7-2-1　保暖设备使用异常应急处理措施

(周文姬　林倩清　黄晓睿)

参 考 文 献

1. Adams JM, Fernandes CJ. Guidelines for acute care of the neonate. USA: Baylor College of Medicine, Texas Children's Hospital, 2014: 40-42.
2. Verklan MT, Walden M. Core curriculum for neonatal intensive care nursing. USA: Association of Women's Health, Obstetric, and Neonatal Nurses, American Association of Critical-Care Nurses, National Association of Neonatal Nurses. Elsevier Saunders, 2013: 103-107.
3. 彭刚艺, 刘雪琴. 临床护理技术规范. 广东: 广东科技出版社, 2013: 9-10.
4. 吴欣娟, 谢鑑辉, 高红梅, 等. 儿科护理工作标准流程图表. 湖南: 湖南科学技术出版社, 2015: 564.

第三节　新生儿低体温和寒冷损伤

新生儿体温维持是依靠机体产热、散热的调节以及外界供热来平衡的, 新生儿出生时体温调节中枢已基本发育成熟, 但由于外周的体温调节机制尚不完善, 当外界供热不足时新生儿体温易降低, 当核心体温(肛温)低于36.5℃即为低体温。体温显著降低或持续时间过长, 或者合并有其他基础疾病(如感染等)时, 就可能造成新生儿寒冷损伤甚至重要脏器(心、肺、脑、肝、肾等)功能衰竭。随着WHO新生儿护理指南的推出和推广, 新生儿体温管理已取得很大进步, 但在一些国家和地区寒冷损伤仍是新生儿死亡的一大原因, 早产儿、低体重儿的体温维持以及他们在转运途中的保暖也是需要医务人员重视的问题。

【病因】

1. 新生儿解剖与生理特点　易散热而产热能力弱。

新生儿体表面积与体重比值大, 皮肤和皮下脂肪层薄, 皮下血管丰富, 因此较成人更容易散发热量。

另一方面, 新生儿产热能力较弱, 新生儿肌肉不发达, 活动力小, 寒冷时不似成人可通过寒战物理产热, 需通过分解棕色脂肪和消耗葡萄糖来化学产热, 棕色脂肪一般分布于中心动脉、两肩胛之间、眼眶后以及肾脏周围等处, 以保证重要脏器的温度维持, 当寒冷持续消耗棕色脂肪及糖原储备, 化学产热能力剧降, 体温调节难以维持平衡。

早产儿、低体重儿皮肤更薄, 棕色脂肪生成和糖原储备不足, 生后摄食能力弱, 能量摄取不足, 机体应激调节功能不成熟, 更易发生低体温, 甚至并发寒冷损伤。

2. 环境因素　环境温度对体温维持有重要影响。

在适中环境温度(又称中性温度)下, 机体代谢率最低, 仅基础代谢率水平, 机体处于能量低消耗状态。环境温度降低使散热量增加, 机体通过调动产热机制以维持体温, 当热量丢失明显大于机体产热能力时, 体温就会降低。新生儿产热代偿能力低下, 比成人耐受环境温度的范围窄。

新生儿经环境丢失热量通过对流、蒸发、传导、辐射四种方式。出生前胎儿在宫内时的体温高于母亲体温, 出生时离开母体暴露于温度较低的室温即经历"对流"散热过程。同时新生儿出生后全身残留羊水, 经"蒸发"可带走大量体表热量, 尤其是头部毛发不易擦干而蓄积较多水分, 可导致持续散热。将新生儿置于冷床面或体重秤上, 热量经"传导"方式流失, 甚至放置在较冷物体的附近也会经"辐射"丢失热量。若环境中有空气流动也会增加热量丢失, 即使在一个室温30℃的有气流房间内, 新生儿也会有受凉风险。一般经及时擦干、提高局部环境温度、软预热毛巾包裹等保暖处理后, 新生儿体温将于12~24小时内逐渐回升至36℃以上。而未经保暖的新生儿体温可在生后10~20分钟内降低2~4℃, 若在之后几小时中仍未得到适当护理, 体温还将进一步降低。

经皮肤的水分丢失也会带走身体热量, 尤其是体表面积与体重比例较高、皮肤屏障不成熟的早产儿, 胎龄25周的早产儿经皮肤丢失的水分是足月儿的15倍, 一个湿润的环境不仅可以减少体液丢失, 也可以降低对环境温度的要求, 因此早产儿需要暖箱来保持一定的温度及湿度。

3. 热量摄入不足　新生儿代谢活跃, 能量需经喂养摄入补充, 当母乳不足、新生儿吸吮能力弱或未及时补充代乳品, 产热来源受限, 食物特殊动力作用产热减少, 可导致低体温。

4. 疾病因素　新生儿受窒息、颅脑损伤、感染、呼吸窘迫综合征、坏死性小肠结肠炎、失血、畸形等疾病影响, 能量消耗增加, 摄入不充分, 热量生成不足, 休克、酸中毒、缺氧状态下棕色脂肪产热受抑制, 能量代谢紊乱, 均可导致体温下降, 严重感染常可并发硬肿症, 病死率高。

【预防】

1997 年 WHO 提出了"保暖链"（warm chain），列出了分娩时和生后数小时及数天的 10 条干预措施，来尽可能降低新生儿低体温的发生，这十项措施适用于足月儿及早产儿，也适用于医疗条件发达及不发达的地区。

1. **温暖的产房**　如果新生儿生后能立即擦干并接受母亲皮肤接触并包裹，产房室温应维持在 25~28℃。同时产房应该减少空气对流，关闭冷空调及风扇。提供给新生儿保暖的用具应事先准备，至少需要 2 条足够覆盖婴儿身体和头部的擦干毛巾，一顶帽子，一条覆盖母亲和婴儿的毯子，柔软的婴儿衣物和床铺。

2. **生后立即擦干**　婴儿出生后在脐带未断时就应立即擦干，包括头部，擦干时应置于母亲胸腹部或放有预热布料的床上，擦干后丢弃湿毛巾，用另一块干毛巾包裹婴儿并戴上帽子。

3. **皮肤早接触**　生后无并发症的新生儿应在生后 1 小时内与母亲保持皮肤接触以维持体温，并同时促进母乳喂养。对于出生体重 >1200g 的病情稳定早产儿，也应在生后全身擦干羊水之后即开始亲子早接触。若母亲不接受皮肤接触，可将婴儿擦干后包裹，并置于母亲怀抱中。对于体重小于 2000g 的临床稳定的低出生体重儿，生后 1 周内应给予母亲袋鼠式护理。

4. **母乳喂养**　母乳喂养生后尽早开始，最好在生后 1 小时之内进行，早期的充足母乳可以提供热量产热，同时初乳富含营养物质及抗体，满足婴儿营养及液体需求。

5. **延迟沐浴及称重**　出生时新生儿身上的血、羊水及部分胎儿皮脂已被擦拭掉，剩下的胎脂可帮助保持体温并会在几天内经皮肤吸收，因此沐浴应在生后 24 小时之后。若有传统文化要求，沐浴最早也应 6 小时之后。沐浴方式宜选用温水浸浴，湿毛巾擦浴易使体温流失，沐浴后尽快以温热干毛巾擦干，快速穿衣后放于母亲身旁。称重应延迟到生后数小时进行，称重时应包裹好新生儿避免接触体重秤的冰冷表面，然后以读数减去包裹物重量得到体重值。

6. **适当的衣着和寝具**　新生儿应穿着适于室温的衣服和寝具，比成人多 1~2 层衣物即可，生后 1 小时内应戴帽子。衣物和寝具不能过紧，布料间的空气层是很有效的隔热体。

7. **母婴同室**　新生儿应一天 24 小时与母亲在一起，最好能同一张床，室温至少 25℃，这样方便保持婴儿体温以及按需喂养。

8. **转运途中的保暖**　当新生儿需要转运至其他医院，或从医院的产房转运至产后病房或新生儿病房，体温维持仍应得到重视，即使出生时采取了很好的保暖措施，转运途中仍可使新生儿体温降低，最简单安全的方法是转运时通过母亲皮肤接触保持热量。

9. **窒息复苏中的保暖**　窒息新生儿不能有效产热，因此复苏过程中更应加强保暖措施，复苏时应将新生儿包裹于预热的干毛毯中，仅露出面部及上胸部以便复苏操作，放置在温暖干燥的平台上，尽可能通过辐射保暖设备保暖。胎龄小于 28 周的早产儿还可通过包覆塑料薄膜减少热量流失。

10. **培训及提高认知**　分娩过程中及其后新生儿护理中的所有相关医护人员，均应接受保暖链的培训，掌握其原理及步骤，掌握相关仪器设备如辐射保暖床、暖箱等的使用和保养。同时应做好家属宣教，提高对保持新生儿体温的重要性的认识并教授如何操作。

【临床特点与诊断】

WHO 定义新生儿低体温为体温 <36.5℃，36~36.5℃为轻度，32~36℃为中度，<32℃为重度。多发生在寒冷季节及北方寒冷地区，刚出生新生儿或生后 7~10 天新生儿常见。表现与低温的严重程度或原发疾病有关。

1. **病史**　有暴露于寒冷环境、保暖不当、喂养不足史，可有严重感染、窒息、产伤、早产等病史。

2. **临床表现**　全身凉，心率、呼吸加快，哭声低，动作少，肤色暗红或伴黄疸，可有硬肿或多脏器损害表现，如心率、呼吸减慢，反应低下，尿少，微循环障碍，严重时可有肺出血、心力衰竭、休克、肾衰竭、DIC 等表现。

3. **辅助检查**　需检测血气分析、血糖、电解质、血常规、尿素氮、肌酐、凝血功能、DIC、心电图、X 线片等检查。

【治疗原则】

1. **复温**　及时复温治疗，但复温速度不能过快，因可能导致末梢血管扩张，有效循环血流量不足，加重重要脏器缺血缺氧，造成休克、抽搐或呼吸暂停。复温可通过暖箱或辐射床等方式保暖。

复温首先要将冷的衣物更换为预热的衣

物并戴上帽子，室温应至少保持在25℃。复温的方式应根据其严重程度来选择。轻度低体温(36.0~36.4℃)，可通过皮肤接触升高体温。中度低体温(32~35.9℃)，可通过辐射床、暖箱(35~36℃)、加热的充水床垫、室温32~34℃的房间或经暖水瓶预热的小床等方式进行复温，若新生儿临床稳定且无以上设施可利用，也可在室温25℃以上的房间内由母亲进行皮肤接触来恢复体温。监测体温应每小时一次，当婴儿体温达到正常温度时保暖措施应持续下去。重度低体温(<32℃)，应在几个小时之内恢复正常体温，利用可控恒温的加热床设定温度至37~38℃，或设定温度35~36℃的暖箱，使体温升至正常，期间检测体温。

2. **热量与液体供给**　复温开展的同时即应予能量供给，因为低体温状态下糖原储备已大量消耗，复温时组织代谢加速，葡萄糖消耗增加，易导致低血糖。供给途径不宜经口，因为寒冷损伤可导致消化酶活性降低、胃肠道供血供氧减少、消化功能紊乱，易发生坏死性小肠结肠炎，或因胃食管反流导致误吸。热量供给以50kcal/(kg·d)开始，较快增至100~120kcal/(kg·d)，早产儿、低体重儿适当增加热量。伴有肾功能损害或心力衰竭者应严格限制输液量。

3. **控制感染**　低体温可能是感染症状之一，因此需要检测患儿是否患有感染，并积极控制感染，病原学检查及药敏结果尚不明确时可予广谱抗菌药物，明确细菌培养和药敏结果或根据临床转归情况，使用敏感抗菌药或更换药物使用。

4. **纠正器官功能紊乱**　呼吸衰竭应给予呼吸支持，尤其是肺出血患儿，一旦确诊就应气管插管行正压通气治疗，同时积极治疗肺出血病因，如DIC、心功能衰竭、肾衰竭等。有休克体征时应及时予扩容治疗，血管活性药物应用，有酸中毒者纠酸治疗。

【保健与管理】

1. 新生儿生后立即擦干并接受母亲皮肤接触并包裹，产房室温应维持在25~28℃。

2. 生后尽早开始母乳喂养，熟练掌握，分娩过程中及其后新生儿护理中的所有相关医护人员，均应接受新生儿复苏技术的培训。

3. 同时应做好家属宣教，提高对保持新生儿体温的重要性的认识并教授如何操作。

（石文静　王翼）

参 考 文 献

1. World Health Organization. Recommendations for management of common childhood conditions. World Health Organization, 2013.
2. World Health Organization. Thermal Protection of the Newborn: a Practical
Guide. Geneva, Switzerland: World Health Organization, 1997.
3. Helen Chitty, Jonathan Wyllie. Importance of maintaining the newly born temperature in the normal range from delivery to admission. Seminars in Fetal & Neonatal Medicine, 2013, 18: 362-368.
4. 邵肖梅. 实用新生儿科学. 第4版. 北京: 人民卫生出版社, 2011: 241-243.
5. R Tunell. Prevention of neonatal cold injury in preterm infants. Actapaediatrica, 2004, 93(3): 308.
6. 张家骧. 新生儿急救学. 北京: 人民卫生出版社, 2000: 144-167.
7. 冯泽康. 中华新生儿学. 南昌: 江西科学技术出版社, 1998: 197-200.

第四节　新生儿发热

新生儿发热是指新生儿的核心体温(肛温)超过37.5℃，即为发热。正常新生儿肛温在36.5~37.5℃之间，腋下温度在36~37℃之间。

新生儿发热机制还不完全清楚，它们是由产热与散热之间的复杂关系的紊乱造成的。由于新生儿体温中枢调节功能不成熟，汗腺组织发育也不完善，无论产热和散热功能都不成熟，调节能力较差，体温容易波动。加上新生儿皮下脂肪薄，体表面积相对较大，体温易受周围环境温度影响，易出现体温升高。

因此，新生儿发热可以由很多因素引起，但并非都是病理状态。常见有环境因素、感染。新生儿高热可引起全身代谢紊乱及器官功能变化，如心动过速、呼吸急促、呼吸暂停等，严重可引起惊厥，需及时处理。

【病因】

1. **环境因素引起**　室温过高、新生儿包裹过严过多，体热散失过少，引起新生儿体温迅速升高。这类患儿一般状态较好，当环境温度恢复正常，婴儿发热也较快恢复。

2. **新生儿脱水热**　大多发生在生后3~4天正常母乳喂养的新生儿，发病原因是摄入水分不足。因为新生儿出生后经呼吸、皮肤蒸发以及排出大小便等丢失相当量的水分,而生后3~4天内母乳量较少,如果未及时补充,可造成体内水分丢失过多,导致新生儿血液浓缩而发热,此时患儿可有烦躁、哭吵、尿少,新生儿体重下降多>10%,全身皮肤潮红,心率增快。若不注意补充水分可引起高钠血症、血液浓缩时红细胞破坏增多,进而可引起高胆红素血症。若及时补充水分及降低环境温度,发热即可缓解。

3. 新生儿感染　新生儿各类感染性疾病均可引起发热,包括:肺炎、脐炎、败血症、化脓性脑膜炎以及各种病毒感染性疾病等,病毒感染引起的高热可持续数天不退。新生儿感染时除了发热,还表现为全身状态较差,肢端发凉,有感染病灶。但是要注意,不是新生儿感染都会有发热,有些严重感染的新生儿并不表现发热而是低体温。

4. 颅内病变　缺氧缺血性疾病或出血、肿瘤、颅发育异常等影响体温调节中心也可以导致体温升高,大多伴有神经系统的症状和体征。

5. 其他　新生儿体温升高也可由新生儿代谢率升高引起,如骨骼肌强直和癫痫持续状态。先天性外胚叶发育不良的患儿,因汗腺缺乏,散热障碍,可引起发热。母亲分娩时接受硬膜外麻醉也可引起母亲和新生儿发热(表7-4-1)。

表 7-4-1　新生儿发热常见原因的简易鉴别

保暖过度	感染发热
手、足热	手、足凉
腹壁皮肤温度低于足部皮肤温度(<2℃)	腹壁皮肤温度超过足部皮肤温度(>3℃)
皮肤红色	皮肤较苍白
姿势伸展	精神萎靡
外观健康	一般状态欠佳

【预防】

1. 保证适当的环境温度,勿包裹过严过多。

2. 保证母乳喂养,充足的母乳,是摄入水分的保证,预防新生儿脱水热。

3. 预防新生儿感染。

4. 做好孕期保健,预防先天性外胚叶发育不良。

【处理】

强调病因治疗,确定引起体温升高的根本原因。

1. 检查环境温度是否过高,衣物及包裹是否过多或过紧,予适当调整,降低环境温度、通风、松开衣物或包裹,观察体温是否下降。

2. 了解母乳量及喂养量是否足够,可以用每天尿量或更换尿布的频次和体重增长的情况来评估摄入的奶量是否充足,摄入量不足应增加喂母乳次数,体重下降明显者可酌情补液,观察体温是否下降。

3. 经上述处理仍有发热的新生儿应及时到医院请医师做全面体检,检查有无感染病灶并做血常规检测,针对病情和检测结果决定是否给予抗生素治疗。

4. 新生儿发热以物理降温为主,用冷水袋枕于新生儿枕部。体温过高超过39℃,可以温水洗澡或温水擦浴。水温控制在33~36℃为宜,擦浴部位为前额、枕部、颈部、四肢、腋下和腹股沟处。不建议使用酒精为新生儿擦浴。

5. 体温过高者应该在医师指导下谨慎使用退热药,对乙酰氨基酚(每次5~10mg/kg,口服或灌肠,每4小时1次)。

(石文静　周　静)

参 考 文 献

1. 邵肖梅,叶鸿瑁,丘小汕,主编.实用新生儿学.第4版.北京:人民卫生出版社,2011;240-241.
2. 张家骧,魏克伦,薛辛东,主编.新生儿急救学.北京:人民卫生出版社,2000:167-168.

第五节　出院后新生儿保暖

保暖是新生儿出院后重要的护理环节,不可疏忽。维持正常体温,对于维持正常的生理代谢非常重要。高危儿尤其是早产儿在医院可通过暖箱、远红外辐射台等来保暖,普通的足月新生儿在医院里也有专业的护士指导穿衣,待到可出院返家时,就需要父母在不同环境温度下,需适当地增减衣物、调整包裹厚薄来进行保暖。

家庭保暖的措施有很多。室内保暖非常重要。适宜的室温冬季一般为22~24℃,夏季一般为24~28℃,新生儿居室需注意空气流通,不能关闭过严。环境湿度对于保暖也很重要,湿度越低,空气中热传导越慢,不利于保暖。适宜的环境湿度在50%~60%左右,湿度过高,过于闷热。洗澡时,脱穿衣物亦会加快散热,故需注意动作要快,及时擦干,适当提高室内温度,且周围不要有空气对流。衣物要保持清洁干燥,通常选择柔软透气的棉质衣物,穿戴应松紧适宜,根据实际情况增减衣物及调整包被厚度。熟睡时勿捂盖过眼过多,勿捂盖头部。如果必须外出,可戴帽子、穿袜子以加强保暖与保护,天冷时需加穿厚衣物,必要时可使用毯子包裹好宝宝,尽量减少皮肤暴露在冷空气中的体表面积,但必须注意不要蒙住鼻孔,以免引发窒息。

需要注意的是:既不能保暖过度,又不能保暖不足。过度保暖可致体温升高,体温升高而未及时补充水分可致血液浓缩、高钠血症、脱水,还可引起呼吸暂停、惊厥发作。保暖不足可致机体动用较多的热量来维持体温,从而影响体重与身高的增长。长时间环境温度低可引起寒冷损伤,机体出现体温降低、代谢紊乱、皮下硬肿,重者可引发休克、心力衰竭、DIC、肾衰竭及肺出血等多器官功能衰竭。

细心的家长可以通过观察宝宝的面色、吃奶的情况、触摸皮肤来粗略估计保暖是否足够。在家中无需时时监测体温,家长可以通过摸一下宝宝的手脚冷暖来粗略估计,如果宝宝面色正常、四肢温度且全身无汗,则说明不需另外再采取保暖措施了。如果热而出汗,且有不安、烦躁等异常现象,说明体温可能升高;如果手脚发凉,体温降低,这时候就需要测体温了。新生儿体温测量传统的部位有直肠、腋窝,目前也有将颌下、背部、耳道作为测量部位。经腋下、颌下、背部测温正常值为 36~37℃,测量时间需 10 分钟;肛温正常范围为 36.5~37.5℃,测量时间需 3~5 分钟;耳温正常范围为 36.4~38℃,测量时间仅需数秒。在家可用以下方法初步处理:体温高了,可以通过解开包被散热,温水擦身等物理降温的方式来散热;体温低了,可戴上毛织帽,戴上手套,穿上袜子,同时多加 1 条包被,85%~95% 的患儿在 1~2 小时后,体温可上升 0.5~0.6℃。温水浴也是在家可以做到的简便有效的升温措施,水温无需太高,40℃左右即可,温水可以解除血管痉挛,疏通微循环,最大限度地将热量带入体内。

然而,新生儿发热可以是保暖过度,也可能是感染致产热增加所致;新生儿低体温,可能是保暖不足,亦可能是严重感染、脑损害、缺氧或低血糖等的一种临床表现。因此,若经初步处理,肛温持续高于 38℃ 或低于 36℃,建议及时至医院就诊。

(石文静　朱丹)

参 考 文 献

1. 王文静,贾小芳. 新生儿捂热综合征 649 例临床分析. 中国儿童保健杂志,2014,12(2):170-171.
2. 韦艳姬. 温水浴在新生儿寒冷损伤综合征中的效果观察. 护理实践与研究,2011,8(6):24-25.

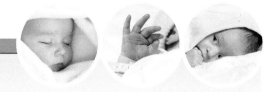

第八章　新生儿喂养与营养

第一节　新生儿营养

一、概述

新生儿尤其早产儿营养需要量高，但消化吸收和代谢功能相对有限，在疾病情况下易发生胃肠道功能障碍，许多重症患儿甚至不能经口进食。通过饲管或静脉提供机体所需的全部营养素，使患儿能达到正常的生长发育，是新生儿营养治疗学、新生儿保健学方面的一个重要进步。新生儿患病者由于入量不足，体内组织破坏，分解代谢旺盛及糖原消耗，极易造成负氮平衡，致使血浆蛋白降低，抗体形成减少，甚至出现恶病质，严重影响疾病恢复与生长发育，在早产儿、小于胎龄儿还可影响脑细胞发育，导致永久性脑损伤，因此新生儿期对上述高危儿的营养支持，包括喂养种类和喂养方式，都特别重要。

二、新生儿能量和营养素需求

小儿机体对能量的需要可分为5个方面：基础代谢、食物热力作用、活动消耗、排泄损失作用、生长所需。其中生长发育所需一项为小儿所特有，患病小儿活动耗能则明显低于正常。一般来说，年龄越小，相对总能量需要越大，1岁以内婴儿包括足月新生儿每天每千克体重约需460kJ（110kcal），以后按每3岁减去42kJ（10kcal）计算，至15岁时大约达成人需要量209~251kJ（50~60kcal），注意个体之间有较大差异，不能一概而论。早产儿所需总热量相对要更高些，在恢复期可达到约502.1~627.5kJ（120~150kcal）/（kg·d）。因早产儿多需"追赶生长"达到宫内生长速度，以弥补胎龄不足、生后营养不足所致的宫外生长迟缓（EUGR）。无论足月儿或早产儿，在寒冷环境、感染、手术等应激状态时需增加热能供给，以补充额外的能量损失。在计算小儿所需能量时应考虑主要供能营养素即蛋白质、脂肪和碳水化合物之间的比例必须适宜，一般来说，蛋白质约占12%~15%，脂肪约占30%~35%，碳水化合物约占50%~60%，年龄越小，生长发育越快，其所需蛋白质的量也越多，如早产儿追赶生长时的蛋白质可达3.5~4.5g/（kg·d）。在调配营养供给时尚须注意必需氨基酸、必需脂肪酸的种类和数量，以及蛋白质总量和蛋白质能量比，如极早产儿的蛋白质能量比PER=3.3~3.4g:100kcal，较足月儿明显为高，以达到优质供能，并注意维生素和矿物质的补充。

限制体重增长的两种营养成分是蛋白质和能量，两者中任一种没有充分摄入都会导致生长缺陷，为能达到最佳生长，两者的摄入必须都是充足的，而且需要两者的比例合适。参见表8-1-1~表8-1-4。

表 8-1-1 国内外指南推荐的能量和蛋白质摄入

	AAP 指南推荐	ESPGHAN 指南推荐		中国新生儿营养支持指南推荐			
能量摄入 kcal/(kg·d)	105~130	110~135		110~135			
		体重 <1000g	体重 1000~1800g	足月儿	早产儿	<1kg	1~1.8kg
蛋白质量 g/(kg·d)	3.0~4.0	4.0~4.5	3.5~4.0	2.0~3.0	3.5~4.5	4.0~4.5	3.5~4.0
		(3.6~4.1g/100kcal)	(3.2~3.6g/100kcal)				

注:SGA 比 AGA 需要更多的能量(但要避免过快生长)

表 8-1-2 新生儿营养的能量和蛋白质推荐

	肠外营养		肠内营养	
	早产儿	足月儿	早产儿	足月儿
能量[kcal/(kg·d)]	85~115	85~100	110~130*	100~115*
蛋白质[g/(kg·d)]	3~4	2.4~2.8	3.5~4.0	2.8~3.5

表 8-1-3 早产儿蛋白质推荐摄入量和蛋白质能量比

孕周 GA	不需追赶生长	需要追赶生长
26~30wks	3.8~4.2g/(kg·d)	4.4g/(kg·d)
	PER:3.3g:100kcal	PER:3.4g:100kcal
30~36wks	3.4~3.6g/(kg·d)	3.8~4.2g/(kg·d)
	PER:2.8g:100kcal	PER:3.3g:100kcal
36~40wks	2.8~3.2g/(kg·d)	3.0~3.4g/(kg·d)
	PER:2.4~2.6g:100kcal	PER:2.6~2.8g:100kcal

表 8-1-4 早产儿营养风险程度的分类

项目分类	高危	中危	低危
GA(W)	<32	32~34	>34
BW(g)	<1500	1500~2000	>2000
FGR	有	无	无
经口喂养	欠协调	顺利	顺利
奶量[ml/(kg·d)]	<150	>150	>150
体重增长(g/d)	<25	>25	>25
EUGR	有	无	无
并发症	有	无	无

三、营养监测

为了保证新生儿喂养的连续性和合理性,包括不同疾病和生长时段各种喂养奶方的转换,营养治疗期间应定时测量身长、体重、头围、皮下脂肪厚度、上臂围等重要生长发育指标,一般每周测体重和头围 2 次,身长 1 次,以评估营养与生长指标的关系,对早产儿尤为重要。因早期营养物质不足时尚未导致生长发育障碍,如单纯蛋白质营养不良时多不影响患儿外观及体重,却可能影响远期的身长和头围增长,故测定血中营养素含量及其代谢产物来评定患儿营养状况及调整喂养方案更为可靠。

新生儿特别是早产儿生后早期,供给的营养多不能满足机体需求,故经常出现所谓的"生理性体重下降",此时处于营养代谢不稳定的状态。为避免过多的早期体重下降,尤其早产儿会影响后期的"追赶性生长"不足,直接导致远期生长障碍和各种合并症的增加,在足月儿应提倡生后尽早开始喂养,首选母乳喂养,保证足够的奶量摄入;在早产儿不能经口摄入足够奶量甚至不能经胃肠道喂养时,应先给予胃肠道外营养(PN),保证生后早期的各种营养素和液体需求,同时尽快开始微量喂养(MEF),根据病情及时调节液体、营养素及电解质的输入量,逐步递进到经口喂养。应定期检测血糖、血生化(血糖、钾、钠、钙、BUN、Cr、TCO$_2$ 等),开始阶段最好每天或者隔天监测,代谢稳定后可每周测 1 次,并同时测磷、镁、碱性磷酸酶、总蛋白 / 白蛋白、血脂、胆红素及肝酶等。有条件的单位可检测血氨基酸、脂肪酸、血氨及锌、铁等微量元素,1~2 周 1 次。必要时做出凝血功能及除外感染的检查,并定期查免疫功能如血免疫球蛋白水平、CD4/CD8 比值等,及时纠正可能存在的与营养相关的并发症。注意反复抽血可造成医源性贫血,必要时给予输血,尤其是早产儿和低出生体重儿。各项检查不能一概而定,主要靠临床密切观察。

四、新生儿营养策略

有效的新生儿营养策略包括以下几个方面:

1. **优化蛋白质 / 能量供应** 准确评估不同分类新生儿的蛋白质 / 能量需求,注意营养供给不足或过度。

2. 优化肠内营养的开始时间和目标　尽早开始,规范性加量,尽快达到全肠道喂养。

3. 个体化供给营养素　根据患儿胎龄、生长和疾病情况供应,注意有无消化吸收障碍。

4. 团队合作/长期随访研究　多学科联合的营养治疗队伍对结局有积极影响,是新生儿营养支持的方向。有条件的医疗单位应成立营养支持团队—NST,包括有新生儿科、儿保科、营养科、消化科、小儿外科、药学部和护理部的各方医护人员,才能做好统一规范的营养程序化管理工作。

附:有关新生儿/早产儿营养的权威指南介绍

国际公认的指南有美国儿科学会 AAP 发布的营养指南和欧洲小儿胃肠肝病和营养学会发布的指南(每隔数年就更新一版,目前 AAP 是 2009年版,ESPGHAN 是 2010 年版);国内有"中国新生儿营养支持临床应用指南",2006 年发布第 1 版、2013 年发布更新的第 2 版,基本与国际指南和各类专家共识接轨。

(庄思齐)

参 考 文 献

1. 中华儿科杂志编辑部,中华医学会儿科学分会儿童保健学组,中华医学会儿科学分会新生儿学组.早产、低出生体重儿出院后喂养建议.中华儿科杂志,2016,54(1):6-12.

2. 中华医学会肠外肠内营养学分会儿科学组,中华医学会儿科学分会新生儿学组,中华医学会小儿外科学分会新生儿外科学组.中国新生儿营养支持临床应用指南.中华小儿外科杂志,2013,34(10):782-787.

3. Koletzko B,Poindexter B,Uauy R,et al. Nutrition care of preterm infants,scientific basis and practical guidelines. Germany:S Karger Pub,2014.

4. 庄思齐.中国新生儿营养支持临床应用指南(2013年更新版)解读.临床儿科杂志,2014,32(9):801-804.

5. 庄思齐.早产、低出生体重儿出院后管理.中国儿童保健杂志,2016,24(2):113-115.

6. 王丹华.超早产儿的喂养策略与临床实践.中国新生儿科杂志,2015,30(3):164-166.

第二节　新生儿喂养

新生儿喂养包括喂养奶方选择和喂养方式选择,本节主要阐述喂养方式,母乳喂养和替代喂养参见本章其他章节。

一、喂养奶方概述

喂养奶方必须保证营养供给,根据营养程序化的学说,生后早期应用的喂养奶方和喂养方式,对婴儿的一生都具有深远的影响。所有的权威指引,包括官方指南和专家共识都强烈建议:新生儿喂养首选生后立即开始纯母乳喂养,包括早产儿在内,至少纯母乳喂养到 6 个月,并可持续至 2 岁(添加必要的辅助食品),对小儿的体格生长和智力发育乃至远期健康,都有着不可估量的促进作用。早产儿也应提倡并鼓励母乳喂养,但小早产儿单纯母乳喂养不能满足其快速生长对蛋白质和多种营养素的需求,应采用母乳+母乳强化剂的方式喂养。

经专业医师评估、实在无法母乳喂养的新生儿,可以选用不同的配方粉(奶液)进行喂养,以保证有足够的营养摄入。如标准/普通婴儿配方、早产儿院内配方、早产儿出院后配方或早产儿过渡配方、水解蛋白配方、氨基酸配方、无乳糖/低乳糖配方,以及专供代谢性疾病患儿的其他特殊配方。

二、喂养方式

1. 经口喂养　是正常新生儿的喂养方式,新生儿能经口进食者应鼓励直接经口喂养,对保持消化系统生理功能有极大好处。经口喂养适用于胎龄≥32~34 周的新生儿,>37 周的足月儿除严重疾患者均可接受经口足量喂养;34~36^{+6} 周的新生儿称为晚期早产儿,基本上可以直接经口喂养,特殊情况不能直接经口喂养者,可以采用下面所述的管饲法进行辅助喂养;32~34 周之间的新生儿需要视其活力和吸吮-吞咽-呼吸协调的情况,选择安全可靠的喂养方式,不可一概而论;<32 周的早产儿生后早期吸吮吞咽功能较差,胃肠动力不足,易发生反流、呛奶、吸入甚至缺氧青紫,造成窒息,多需要管饲喂养,辅以口腔按摩、非营养性吸吮等方法,锻炼其进食功能,逐渐过渡到经口喂养。

能直接吸吮母乳的新生儿可按需哺乳,不能

直接喂养者可让母亲挤出或泵出奶汁,以滴管、小匙喂入;无母乳者可选用各种配方奶喂养。

2. 管饲喂养 不能经口喂养但胃肠道消化吸收功能尚好者如早产儿、口咽部畸形、食管气管瘘、气管插管机械通气、中枢神经系统病变致频发惊厥或昏迷的患者可采用饲管法喂养。

(1) 管饲通道及方式:

1) 胃管饲喂:从口腔或鼻腔插入胃管后,将奶类经胃管注入。注意每次注奶前先抽吸胃液,观察是否有胃潴留,如有较多胃潴留应减少饲喂量或停喂一餐,也有认为无明显腹胀者不需每次回抽残奶量而增加对胃部的刺激甚至造成胃黏膜损伤。早产儿喂食后可适当抬高床头、左侧卧位,减少因呕吐或胃食管反流所造成的误吸。如胃管入量的热卡不能满足营养需要,可加用部分胃肠道外营养(partical parenteral nutrition,PPN)。

2) 肠管饲喂:又称为经幽门 / 幽门后喂养,常用于极低 / 超低出生体重儿,胃动力不足、排空时间过长、反流明显者,或用胃管法易引起反流、呼吸困难、呼吸暂停和明显缺氧者。将饲管插入胃部后,置患儿于右侧卧位,以轻柔的动作逐渐将管送过幽门再进入十二指肠至空肠,此时可抽到胆汁或碱性肠液,还可作 X 线腹部摄片以证实管子在正确位置。固定体外肠管后头 2~3 小时每小时抽液查酸碱度(pH 试纸法)1 次,确证为肠液后开始经管注入奶液。此法优点是减少呕吐和吸入,但置管时间过长可能引起局部肠黏膜坏死甚至肠穿孔,所以应用时要经常检查插管位置和腹部体征,置管时间不宜太长。

3) 造瘘管饲喂:胃造瘘 / 经皮穿刺胃造瘘术(PEG),空肠造瘘 / 经皮空肠造瘘术,主要用于先天性消化道畸形术前术后的营养供给,减少消化道器质性问题导致的生长迟缓。

4) 管饲喂养的注意事项:反复发作呼吸暂停、疑有严重反流吸入,或其他暂时不宜经胃肠道喂养的早产儿应慎用饲管法喂养,可先采用胃肠道外营养(PN)法,待病情稳定后再逐渐改用部分经口喂养加 PPN,然后过渡到完全经口喂养。暂时不能经胃肠道喂养的早产儿也应经常用棉签、乳头等刺激口腔产生吸吮动作,提倡对极小早产儿生后早期进行"非营养性吸吮"(即给予安慰奶嘴刺激),然后使用微量喂养法(MEF);非营养性吸吮和 MEF 有助于促进胃肠道结构和功能发育成熟并利于早日开奶,锻炼早产儿吸吮能力,协调其吸吮、吞咽和呼吸运动,帮助尽快过渡到正常喂养。

(2) 管饲输注方法:

1) 推注法(bolus):适用于胎龄较成熟、胃肠道耐受性较好、经胃管喂养的新生儿;不宜用于胃食管反流明显和胃排空时间延长的婴儿。将装好奶液的注射器连接饲管,数分钟内将奶液推送至胃内,注意推注速度不要太快,早期以 1ml/(kg·min)为宜。

2) 间歇输注法(intermittent infusion):适用于胃食管反流和胃排空时间延长、有呛奶吸入高风险的婴儿,每次输注时间约 30 分钟 ~2 小时,应使用输液泵匀速输注。

3) 持续输注法(continue infusion):适用于上述两种方法均不能耐受的新生儿,如严重呕吐反流、呼吸困难或缺氧症状者,特别是极低、超低出生体重儿。可将全日奶量 20~24 小时用输液泵输注,但需每隔 3 小时更换输液器包括管道里面的奶液。注意母乳不宜用于持续输注法,因母乳久置易分层,影响其营养质量。

三、喂养的适应证和禁忌证

1. 适应证 无先天性消化道畸形、严重疾患、血流动力学较为稳定者,应在生后尽早开始喂养;出生体重 >1000g 的早产儿,无喂养禁忌证者可在生后 12 小时内开始喂养;<1000g 的早产儿、出生时严重窒息(Apgar 评分 5 分钟 <4 分)、脐动脉插管等,应延迟喂养时间至生后 24~48 小时,根据病情考虑开始喂养时间,不可操之过急,以免造成并发症。

2. 禁忌证 先天性消化道畸形、各种原因造成的消化道梗阻、NEC 高风险、低血容量性休克、呼吸循环衰竭、多器官功能障碍等,在原发病未纠正前,应暂缓喂养。

对早期胃肠道营养的新生儿尤其早产儿应记录每次喂奶量、回抽残奶量、胃液性状,有无呕吐、腹胀、呼吸暂停或青紫出现,必要时做大便潜血试验,强阳性者应暂停喂奶 1~2 次;如发生消化道出血或坏死性小肠结肠炎,需立即停止胃肠道营养,改为全胃肠道外营养。有些早产儿在加奶到一定量的过程中会出现类似喂养不耐受的症状,包括呕吐、腹胀、明显胃潴留,甚至 NEC 的血便、肠型等,需减量或者暂停喂养,摄腹部 X 线片,根据影像学证据和临床症状考虑何时恢复正常喂养。具体请参见表 8-2-1。

表 8-2-1　早产儿喂养方法的推荐

	ELBW	VLBW
首选乳类	母乳（≥50~80~100ml/（kg·d）时给予强化）	
首次喂养	出生后 6~48 小时开始	生后即可试喂
初期喂养（MEF）	0.5ml/（kg·h）或 1ml/kg q2~6h	1ml/（kg·h）或 2ml/kg q2h
MEF 时间段	1~4 天或更长时间	1~4 天
喂养量增加	15~25ml/（kg·d）	20~30ml/（kg·d）
如果持续喂养	+0.5ml/（kg·h）q12h	+1ml/（kg·h）q8h
如果间断喂养	+1ml/kg q12h	+1ml/kg q8h
检查胃潴留 *	>3ml/kg 或相比之前喂养量 >50%，需要评估并减量	
能量摄入目标	110~135kcal/（kg·d）	
蛋白质摄入目标	4~4.5g/（kg·d）	3.5~4.0g/（kg·d）
生长目标	体重 15~20g/（kg·d），身长 1.1~1.7cm/ 周，头围 0.9~1.1cm/ 周	

四、喂养不耐受的处理

1. 喂养不耐受的临床表现和病因　喂养不耐受（feeding intolerance，FI）是新生儿时期常见的疾患，临床表现为呕吐、腹胀、胃潴留等，严重地影响了患儿的营养摄入，并可导致生长迟缓，进而影响神经发育和智力运动功能。早产儿由于胃肠道结构功能和激素调控机制未发育成熟等原因，其喂养不耐受的发生率较足月儿明显为高，是宫外生长迟缓（EUGR）的高危因素。喂养不耐受意味着经胃肠道摄入能量热卡不足，导致胃肠道外营养即静脉营养时间的延长，而长期的胃肠道外营养会引起严重的有时甚至是致命的并发症，包括胆汁瘀积症、肝肾功能损害、必需营养素缺乏、导管相关性感染等。因此，临床上很有必要探求改善早产儿喂养不耐受的有效方法。

早产儿容易出现 FI 的主要原因分为生理性和病理性两个方面：生理性原因主要是早产儿胃肠道功能和激素调控机制的不成熟；病理性原因则很多，早产儿的各种合并症均可影响胃肠道结构和功能而导致 FI 的发生，如感染败血症、严重缺氧、反复呼吸暂停、RDS、BPD、NEC、PDA、HIBD，等等，均明显阻碍肠道喂养的建立，或延缓达至全胃肠道喂养的时间。

2. 喂养不耐受的处理原则

（1）评估患儿的病因和风险程度：对诊断为 FI 的患儿进行病因分析，包括根据临床症状的主观决策和客观评价，后者可使用先进的检查方法如胃电图、腔内测压了解胃肠道动力、远红外光谱监测消化道血流动力学、腹部超声波探查等，有助于指导临床决策。

（2）一般处理：

1）调整体位：在 NICU 的患儿喂养后可取头高 30° 的左侧卧位，减少反流和误吸；在母婴同室的患儿喂养后可竖起拍背（拍嗝），把喂养时可能带入的空气排出。

2）腹部按摩：可增加胃肠道动力，应由有经验的医护人员进行并教会看护者，在喂养后 1 小时左右，以脐部为中心，用涂抹了润滑油的手掌顺时针方向在腹部做轻柔的按摩，可帮助胎粪排出和增强胃肠道蠕动。

3）防范可引起 FI 的医疗措施：如 nCPAP 容易引起腹胀、胃潴留，条件允许下尽快改为 HHHFNC；各种药物如麻醉镇静剂（苯二氮䓬类、肌松剂）、呼吸兴奋剂（氨茶碱、咖啡因）均有松弛消化道平滑肌的作用，应控制用药的剂量和疗程。

4）改变喂养方案：尽量使用母乳或捐赠乳喂养新生儿尤其早产儿，部分需要添加母乳强化剂（HFN）的早产儿应在喂养量达到 50% 全胃肠道 RDI（推荐摄入量）后才使用，并遵循从 1/4 到半量强化逐渐过渡到全量强化的措施，因过早过快添加 HFN 也容易发生 FI 而使喂养倒退。无法获得人乳时应采用接近母乳成分的配方奶喂养，有报道使用低乳糖配方或者水解蛋白配方可以减少 FI 的发生或严重程度。

（3）药物治疗：

1）维生素 B_1 和 B_6：两者均有调节神经、促进胃肠张力的作用，可使用维生素 B_1 每天 50mg 肌注,连续三天;维生素 B$_6$ 每天 50~100mg 与维生素 C 等加入葡萄糖液静脉输注。

2)益生菌:有较多研究显示益生菌对减少早产儿 NEC 或 FI 有帮助,但是也有文献认为在 <1000g 的 ELBW 不建议使用益生菌(安全性的问题尚未解决);尤其是益生菌的种类虽然繁多,经临床验证确实对改善胃肠道功能有效的益生菌株却仅仅是几种,集中在双歧杆菌、乳酸杆菌和布拉酵母菌方面。尽管临床上常常对 FI 的患儿应用益生菌,但益生菌对 FI 的作用和疗效尚不明确,也没有指南推荐的菌株、剂量和疗程。

3)促胃肠动力药物:氯贝胆碱是最早使用于促胃肠动力方面的药物,现已基本摒弃。甲氧氯普胺及多潘立酮均为多巴胺受体拮抗剂,可进入中枢作用于多巴胺受体引起锥体外系副作用,有引起心律失常甚至心源性猝死的风险。西沙比利或莫沙必利对胃食管反流、胃肠动力不足、食管炎和慢性便秘均有较好的疗效,但也有不良反应的报道,包括引起腹部痉挛、腹泻、过敏、肝功能异常或胆汁淤积的可能,甚至影响中枢神经系统和心血管系统,尤其是这类药物存在可能的心脏毒性,如延长 QT 间期及导致严重的甚至致命的心律失常,极大地限制了其在促胃肠动力方面的应用,之前在新生儿应用较多的西沙比利混悬液,临床已逐渐停用。红霉素是目前主要关注的促胃肠动力药物,其价格低廉、安全性相对较高,无明显不良反应,而且还有减少 PNAC 的作用。但众多研究的疗效报道不一,可能与纳入对象的胎龄、生后日龄、剂量和疗程等有关,目前仍未见指南或专家共识对红霉素治疗 FI 有一致的推荐意见。

(庄思齐)

参 考 文 献

1. 中华儿科杂志编辑部,中华医学会儿科学分会儿童保健学组,中华医学会儿科学分会新生儿学组.早产、低出生体重儿出院后喂养建议.中华儿科杂志,2016,54(1):6-12.

2. 中华医学会肠外肠内营养学分会儿科学组,中华医学会儿科学分会新生儿学组,中华医学会小儿外科学分会新生儿外科学组.中国新生儿营养支持临床应用指南.中华小儿外科杂志,2013,34(10):782-787.

3. Koletzko B,Poindexter B,Uauy R,et al. Nutrition care of preterm infants,scientific basis and practical guidelines.

Germany:S Karger Pub,2014.

4. 庄思齐.中国新生儿营养支持临床应用指南(2013 年更新版)解读.临床儿科杂志,2014,32(9):801-804.

5. 庄思齐.早产、低出生体重儿出院后管理.中国儿童保健杂志,2016,24(2):113-115.

6. 韩树萍.母乳喂养对新生儿重症监护病房早产儿的益处.中国新生儿科杂志,2015,30(3):161-163.

7. 杨伊琳,庄思齐.口服红霉素治疗早产儿喂养不耐受的多中心临床对照研究.中国新生儿科杂志,2012,27(5):302-307.

8. Fanaro S. Feeding intolerance in the preterm infants. Early Hum Dev,2013,89:S13-20.

9. Ng PC,Lee CH,Wong SP,et al. High-dose oral erythromycin decreased the Incidence of parenteral nutrition-associated cholestasis in preterm infants. Gastroenterology,2007,132(5):1726-1739.

第三节　特殊营养需求新生儿的营养干预策略

很多新生儿有着特殊的营养需求,尤其是患有疾病或出生缺陷的婴儿,常见的如小于胎龄儿(SGA)、大于胎龄儿(LGA)、宫外生长迟缓(EUGR)、先天性心脏病、慢性肺部病变(主要为支气管肺发育不良 -BPD)、先天性消化道畸形或后天获得性消化系统病变(如 NEC、短肠综合征、胆汁淤积综合征)、肝肾功能不良、严重贫血、内分泌遗传代谢性疾病等。这些患儿在不同的疾病阶段都有不同的针对性营养干预方案,由于篇幅所限,本节仅就 SGA、LGA、EUGR 以及总的特殊营养策略做一简述。

一、小于胎龄儿的营养策略

1. SGA 的分类及营养问题　小于胎龄儿(SGA)有早产、足月、过期产 SGA 之分,国内主要以出生体重低于同胎龄平均出生体重的第 10 百分位或 <2SD 为诊断标准,国外的评估表格还分别做了体重、身长、头围的曲线标区,更能直观评估 SGA 的分类、了解其生长不足主要发生在哪一指标。如匀称型或非匀称型 SGA,发生在孕期的不同阶段,前者见于孕早期,因细胞分裂数目减少,生后以补充营养促生长追赶较为困难;后者发生于孕晚期,只有体重小于预期胎龄,而身长头围不受影响,这部分患儿主要因后期宫内营养供应受限造成,积极的营养干预有较好效果。

由于 SGA 大多数存在胎儿生长受限的问题，生后的营养干预虽然应该采取积极的措施以避免进一步的营养缺失，但也需要注意防止过多过快的营养供给、导致后期代谢综合征的发生。国际早产儿喂养共识关于 SGA 的营养推荐指出：SGA 婴儿追赶性生长和神经发育取决于其 FGR 的程度和胎龄，宫内生长越慢，胎龄越小，预后越差。出生后 SGA 的喂养策略与 AGA 早产儿不同，更需要权衡利弊，既要促进适度生长，尤其线性生长，以保证良好的神经系统结局，又要避免过度喂养，减少脂肪储积，降低远期代谢综合征的风险。

2. SGA 的喂养策略

(1) 不能将出生体重相似的足月低体重儿和早产儿相提并论，因为他们的成熟度、生长轨迹和营养需求有很大差异，不推荐在足月低体重儿使用早产配方奶来促进生长。

(2) 对 SGA 首选母乳喂养，同时积极防治其早期并发症，如低血糖、低体温、喂养不耐受、感染及 NEC；由于生长不足和多种营养素缺乏，在早产 SGA 母乳喂养时需根据情况适当使用强化剂、补充铁和其他微量元素。>34 周的 SGA 婴儿无特殊病理情况，生后 30 分钟内即可开始母乳喂养，如有必要可采用其他喂养方式。注意不要促进过快的体重增加，因脂肪组织尤其内脏脂肪的储积会增加后期代谢综合征的风险。

(3) 每个 SGA 患儿的营养管理策略应当是个体化的，需要全面考虑其胎龄、出生体重、有无宫内外生长受限及并发症的综合影响。不仅要达到推荐的生理需要量，还要补充生后早期营养累积缺失的部分，即满足正常生长还要满足追赶性生长这两方面的需求。小早产 SGA 患儿有追赶性生长需求者应适当增加蛋白质和热卡的供应，包括使用母乳强化剂，以保证其生长曲线回复到正常。

(4) SGA 的喂养特点：根据胎龄而不是体重制定喂养策略，既要促进适度生长以保证良好的神经系统结局，又要避免过度生长以降低远期代谢综合征的风险。母乳喂养的同时注意补充重要营养素，促进合理的追赶生长，期望在 2~3 年内达到正常水平。SGA 的追赶生长目标为 > 生长曲线的第 10 百分位，即回到正常生长范围下限，但是达到生长曲线的什么位置作为上限并未见指南或者文献推荐，鉴于正常 AGA 早产儿的追赶生长可以达到第 25~50 百分位，SGA 的生长在第 10~25 百分位之间是可以接受的。

二、大于胎龄儿的营养策略

1. LGA 的分类及营养问题 大于胎龄儿（LGA）与 SGA 一样有早产、足月、过期产 LGA 之分，国内主要以出生体重大于同胎龄平均出生体重的第 90 百分位或 >2SD 为诊断标准，国外的评估表格也分别做了体重、身长、头围的曲线标区，可以直观评估 LGA 的分类、了解其生长过度主要发生在哪一指标。有些 LGA 是健康儿如遗传因素所致，有些则是病理因素导致的，常见如糖尿病母亲、胰岛细胞增生症等。大多数 LGA 由于营养过剩、生长过快，远期易发生肥胖、2 型糖尿病、"三高"等代谢疾患，值得重视。

2. LGA 的喂养策略 首选母乳喂养，实在无法母乳喂养者选用普通配方奶，各奶方热卡在 65~67kcal/100ml 之间，蛋白质在 1.5~2.0g/(kg·d) 左右。可适当减少喂哺次数和(或)哺乳时间，尤其是减少夜奶的次数及奶量，以吃饱为度，避免过量喂养，以控制体重增长过快的趋势。

三、早产儿 EUGR 的营养策略

1. 对 EUGR 进行营养支持的意义 我国早产儿成活率逐年上升，但由于宫内营养储备少、生后早期生活能力差且多有能量及各种营养素的供给不足、加之各种并发症的影响，常导致其生长发育落后。许多早产儿在出院时存在累积营养缺乏及随之而来的生长不良，即宫外生长迟缓（EUGR），这已成为早产儿研究领域的一个新热点。大量研究证实，EUGR 患儿在婴幼儿期体重、身长和头围增长较差，这种生长发育迟缓与远期体格生长不良、代谢性骨病、大脑发育不全及精神运动发育迟缓、语言困难 / 认知能力低下等智力问题均密切相关，而不合理的过度营养又可造成 EUGR 患儿远期代谢综合征的高风险。因此，了解与 EUGR 发生的相关因素，探讨如何避免 EUGR，早期积极合理应用肠外营养与肠内营养，对于减少 EUGR 的发生、促进早产儿正常生长发育，具有重要的临床意义。

2. EUGR 的诊治 EUGR 最早是由 Clark 和 Thomas 等提出：它是相对于 FGR 而言的，其定义是出生后的体重、身长或头围低于相应胎龄的第 10 百分位，一般在出院时进行测量和评估。后来的临床实践认为早产儿出院时间有很大差异（PCA 自 35~50 周甚至更大范围均有可能），以出院时的不同纠正胎龄所做的测量数据进行 EUGR 评估和诊断难免会有偏倚，因此目前也有很多单位改用 PGR（postnatal growth restriction）的定义，以纠正胎龄 36 周时体重低于生长曲线第 10 百分位作为 EUGR 的诊断标准，这样比较客观，不受住院时间的影响。

防治 EUGR 的主要措施包括：①预防和处理与 EUGR 相关的高危因素；②合理应用院内院外营养治疗技术，分为不同阶段（过渡转变期、稳定生长期、出院后时期），根据个体情况制订针对性的营养方案，促进 EUGR 患儿适当较快的生长以恢复到正常生长指标；③做好早产儿出院后的回访评估和营养指导。

3. EUGR 的追赶性生长　大多数专家共识和文献指南都认为 EUGR 应该适度追赶，理由是 EUGR 导致生长落后和神经系统发育迟缓，预后不良。目前也有专家提出不需要强调追赶，理由是宫内外生长有区别，宫内生长曲线应用于新生儿可能存在问题；无证据显示所有的宫外生长迟缓都会对严重神经性损害的发病率造成影响；通过营养量的增加人为造成追赶性生长和体重增长过快的做法不应成为早产儿临床营养干预的推荐和普遍实践措施。中华医学会儿科学分会儿童保健学组和新生儿学组共同发布的"早产、低出生体重儿出院后喂养建议"所提出的追赶目标为各项体格发育指标都匀称增长，AGA 达到校正月（年）龄的 P_{25}~P_{50}，SGA 达到 >P_{10}。

四、特殊疾病新生儿的营养策略

新生儿尤其早产儿生后合并很多疾患，如患病率最高的呼吸系统，早期常见的 RDS、呼吸暂停、肺出血、肺部感染，后期的 BPD、慢性肺心病；神经系统常见的 ICH、PVL、HIBD、CP；消化系统的喂养不耐受、牛奶蛋白过敏/乳糖不耐受、NEC；血液系统的贫血和造血不良；眼部发育不良的 ROP、弱视；内分泌代谢障碍引起的甲状腺功能减退、皮质功能不全、代谢性骨病，都会影响营养的吸收利用或者增加对营养的需求，进而导致生长不良，EUGR 和 MR 的发生率高。

国内外很多指南和专家共识都强调了早产儿在院内和出院后均应根据其生长曲线选择个体化喂养方案，在专业医师指导下使用不同喂养配方，如母乳 + 营养强化剂、早产儿院内配方、早产儿出院后配方（PDF）或过渡配方（PTF），待其生长指标达到生长曲线的第 25~50 百分位，或回到其出生时的生长曲线位点（LGA 和 SGA 除外），再逐步转换为普通配方。患有疾病的新生儿更是推荐根据个体情况制定营养策略：如 BPD 恢复期需要使用高热卡高蛋白配方；NEC 早期禁食、开奶使用母乳或者水解配方，后期再过渡到正常配方；注意添加对神经系统发育和眼部发育有促进作用的 DHA 和叶黄素；补充维生素 D、铁剂和各种微量元素，防治贫血和代谢性骨病。

五、重视早期营养缺乏的防治

1. 加强围产期管理，减少早产和 FGR/PGR 的发生。

2. 完善产房管理和复苏团队建设，避免分娩时严重窒息缺氧及相关并发症、导致延缓开奶。

3. 做好人工机械通气的管理，及时调整 CPAP 和其他呼吸支持模式的转换，避免长期 nCPAP 引致的 FI。

4. 对极早产儿生后早期通过脐静脉、PICC 和深静脉置管行肠外营养支持，保证过渡期的营养供应，尽快实现 PN 向 EN 的转换，有助于减少 EUGR 发生。

5. 根据胎龄制订个体化的喂养方案，选择适当的喂养方式和喂养奶方。

6. 避免非必要的禁食和延迟开奶，尽早开始肠道营养和喂养，逐步增加奶量达到全胃肠道喂养。

7. 防治感染，综合调配早产儿治疗和用药，减少药物副作用对喂养的影响。

（庄思齐）

参 考 文 献

1. Tudehope D，Vento M，Bhutta Z，et al. Nutritional Requirements and Feeding Recommendations for Small for Gestational Age Infant. J Pediatr，2013，162：S81-89.

2. RH Clark，P Thomas，J Peabody. Extrauterine Growth Restriction Remains a Serious Problem in Prematurely Born Neonates. J Pediatr，2003，111：986-990.

3.《中华儿科杂志》编辑委员会，中华医学会儿科学分会儿童保健学组，中华医学会儿科学分会新生儿学组 . 早产/低出生体重儿出院后喂养建议 . 中华儿科杂志，2016，54（1）：6-12.

4. 王丹华 . 关注早产儿的营养与健康—国际早产儿喂养共识解读 . 中国当代儿科杂志，2014，16（7）：664-669.

5. Oregon Pediatric Nutrition Practice Group. Nutrition Practice Care Guidelines for Preterm Infants in the Community.2013.

6. Reali A, Greco F, Fanaro S, et al. Fortification of maternal milk for very low birth weight (VLBW) preterm neonates. Early Hum Dev,2010,86:33-37.

7. 中国医师协会新生儿科医师分会营养专业委员会,中国医师协会儿童健康专业委员会母乳库学组,《中华儿科杂志》编辑委员会. 新生儿重症监护病房推行早产儿母乳喂养的建议. 中华儿科杂志,2016,54:13-16.

8. 中华医学会肠外肠内营养学分会儿科学组,中华医学会儿科学分会新生儿学组,中华医学会小儿外科学分会新生儿外科学组. 中国新生儿营养支持临床应用指南. 中华小儿外科杂志,2013,34(10):782-787.

第四节　新生儿母乳喂养

母乳被公认为是所有婴儿最好的食品,母乳喂养已被证明对婴儿及母亲自身的健康均有益处。世界卫生组织(World Health Organization,WHO)、美国儿科学会(American Academy of Pediatrics,AAP)、美国妇产科医师学会(American College of Obstetricians and Gynecologists,ACOG)及美国预防服务工作组均推荐在婴儿出生后头 6 个月坚持母乳喂养。美国 2020 年健康人群目标(Goals for Healthy People 2020)中包含使新生婴儿出生后的母乳喂养率达到82%,6 个月时的持续母乳喂养率达到61%。成功达到此目标有赖于卫生保健工作者提供产前及产后母乳喂养教育及支持。分娩和在医院的经历尤其应促进并支持母乳喂养的启动,从而提高母乳喂养成功率。

一、母乳喂养宣教及支持

母乳喂养的成功,有赖于专业人员提供父母教育及支持,特别是有益于促进开始母乳喂养的生育环境。应在住院前和住院期间以及出院后为父母提供促进母乳喂养的教育和支持项目评估母乳喂养是否充足,以及识别任何与母乳喂养相关的问题。在怀孕、分娩及分娩后住院期间,实行倡导母乳喂养临床实践政策的医疗机构中开始母乳喂养的比例更高。WHO 及联合国儿童基金会(United Nations Children's Fund,UNICEF)制定的"成功母乳喂养十项措施"对上述政策做了最好的总结,这也是爱婴医院的政策标准。为了提高母乳喂养率,AAP 及 ACOG 推荐所有分娩中心实施与 WHO/UNICEF 爱婴医院标准相似的诊疗实践,即包括书面的政策(推荐早期开始并维持母乳喂养,限制添加食品及安抚奶嘴的使用),以及实施这些政策所需的专业人员教育和培训。

二、母乳喂养的启动

1. 产房　婴儿出生后应立即与母亲进行皮肤接触,除非存在医学上不允许的情况。产后立即进行母婴身体接触,尤其是婴儿的嘴唇与母亲乳头接触,这可促进母乳喂养启动并延长哺乳时间。出生后应尽快开始母乳喂养,最好是在出生后 1 小时内开始。应有专业医护人员在旁指导母亲进行母乳喂养。应在完成首次母乳喂养后再对婴儿进行称重、测量以及常规护理。从出生后还在产房中开始婴儿就应一直待在母亲身边,并采取母婴同室来增强母婴联系和促进随后的母乳喂养(应按需喂养)。

2. 剖宫产　有证据表明剖宫产婴儿的母乳喂养启动率比经阴道产婴儿低。一项 meta 分析显示,剖宫产婴儿的母乳喂养启动率低于经阴道产婴儿(OR 0.57,95%CI 0.50-0.64)。在 6 月龄时,两种分娩方式的婴儿在母乳喂养率上没有差异。在这项系统回顾中,亚组分析表明早期母乳喂养的减少主要是由于进行了择期剖宫产,而急诊剖宫产婴儿的母乳喂养率则与经阴道分娩婴儿相近。意大利的一项多中心研究也得到了相似的结果,该研究报道,经阴道分娩婴儿、急诊剖宫产婴儿及择期剖宫产婴儿的纯婴儿配方奶粉喂养率分别为 7%、8% 和 19%。相比之下,加拿大安大略省的一项人群研究发现,择期剖宫产(50%)及非择期剖宫产(48%)婴儿的母乳喂养率均低于经阴道分娩的婴儿(68%)。行剖宫产时的全身麻醉及一些类型的镇痛治疗可能会降低婴儿的反应性,影响护理程序的启动,但这是一个罕见问题,因为大部分剖宫产是在区域麻醉下进行的。大多数经剖宫产的婴儿可在手术室内进行与母亲的皮肤接触。接受了剖宫产的母亲可能需要临床人员的额外帮助,以便能够采取正确且舒适的哺乳姿势。

3. 分娩后住院期间　可通过评估母亲的乳汁生成进程及婴儿的摄入情况来监测母乳喂养的启动。指导并评估母亲对婴儿哺乳的姿势是否正确、婴儿衔乳和乳汁排出是否充足、能否识别婴儿发出的喂养提示及饱足信号,并评估其婴儿的摄入情况。按需喂养需要持续的母婴同室,即让婴儿全天候地待在母亲身边。住院期间发现的问题应及时处理,并且应将记录的处理方案与婴儿父母及初级保健医护人员沟通。出院时,应预约好初级保健门诊,并提供出院后母乳喂养所需资源。

三、母乳喂养实施

1. 喂养技巧 首次生育的女性,尤其是从未进行过母乳喂养的女性,应接受经过训练的专业人员的指导,了解包括婴儿的正确姿势、衔乳及乳汁排出在内的母乳喂养技巧。住院期间,医护人员每轮班中都应由经过培训的相关人员对母乳喂养的多种技巧进行观察并监测乳汁生成进程,并将这些评估内容记录下来[12]。

2. 哺乳姿势 母乳喂养时母亲应保持舒适的姿势。为保证婴儿能适当地衔乳,应将其面向母亲的身体,这样可使婴儿的嘴巴正对着母亲的乳头,同时颈部稍伸展,头部、肩部和臀部在一条直线上。对于剖宫产术后母亲,采取橄榄球式(也称为侧抱法)或侧卧式哺乳可避免婴儿接触到手术切口,可能是更好的方法。橄榄球式哺乳也常用于早产儿,因为这样可以更好地控制婴儿头部,并且能观察到婴儿的衔乳情况。

3. 衔乳 衔乳是指婴儿的嘴唇紧紧包裹住母亲的乳头及足够的相邻乳腺组织,这样可以在哺乳时有效地吸出乳汁。母亲将一只手的大拇指置于乳房上部,其余四指在乳房下部托住乳房可帮助婴儿衔乳[13]。婴儿必须张大嘴,含住整个乳头以及尽可能多的乳晕(在舒适的范围内)。正确衔乳时,婴儿的舌头可将乳头拉长,并用其硬腭压迫乳晕下面的输乳管窦,这样可促进乳头基底部以外的泌乳管道排出乳汁。母亲在婴儿每次吸吮时应感觉到轻柔有起伏的无痛性运动。

充分衔乳的表现包括:

(1) 婴儿上下唇的角度约为 120°。

(2) 下唇向外朝乳房方向外翻(上唇外翻程度较轻)。

(3) 下巴和鼻子贴近乳房。

(4) 面颊饱满。

(5) 舌伸出越过下牙龈,下拉下唇可见舌与乳房接触。

衔乳不良的征象包括:

(1) 上下唇在嘴角处接触。

(2) 面颊凹陷。

(3) 与吸吮中断同步的"咔哒"声。

(4) 下拉下唇时在乳头下方观察不到舌。

(5) 吸吮后乳头皱起。

衔乳不良的原因包括乳房肿胀或乳头异常,导致婴儿不能将足够的周围组织含入嘴中。可促成衔乳不良的婴儿因素包括舌系带过短(即舌系带过紧)、吸吮或吞咽困难,以及神经系统并发症。有病例报道母亲乳头穿环可能也会引起衔乳困难。

4. 舌系带过短 舌系带过短是指连接舌与口腔底部的系带过短,限制了舌的伸展。这种现象在新生儿中相对常见,大多数这类婴儿能够无困难地进行母乳喂养。然而,舌系带过短婴儿的母乳喂养问题(如:衔乳不良、母亲乳头疼痛)发生率要高于无舌系带过短的婴儿。在泌乳建立后存在母乳喂养问题的婴儿应接受检查是否存在舌系带过短。

5. 乳头内陷 需要着重注意的一点是不要假定明显内陷或其他方面不规则的乳头会影响母乳喂养,因为即使是形状最不规则的乳头,婴儿一般也能够很好地衔乳。如果在产前发现了乳头异常,母亲应在产后立即向有资格的哺乳顾问进行哺乳咨询,以便处理任何衔乳问题,进而成功地开始母乳喂养。

可帮助这类患者的婴儿衔乳的技术有:

(1) 调整婴儿的哺乳姿势,使其更容易吸吮。

(2) 即将衔乳前使用吸奶器或其他装置将乳头向外拉出。

(3) 在部分或整个哺乳过程中使用薄壁的乳头罩可能会促进乳汁的排出,并有助于婴儿持续衔乳。

6. 乳汁排出 乳汁的有效排出需要婴儿吸吮和吞咽动作的协调。对于大多数婴儿而言,闻及吞咽声是一个令人安心的征象,表明排乳成功。然而,这种吞咽声有时也具有误导性,特别是对于存在神经系统损伤和喂养习惯混乱的婴儿。评估婴儿摄食情况的唯一可靠方法是比较进食前后婴儿体重的变化,以及婴儿在一段时间内的生长情况。如果婴儿未能充分刺激乳房,则难以维持正常泌乳。吸吮不当可导致婴儿生长情况不良。吸吮不当的征象包括过早松开乳头、哺乳时乳汁从婴儿嘴中溢出、咳嗽或作呕。

7. 乳汁生成 乳汁生成分为 2 个阶段,第一阶段为泌乳发动期(I期),发生在妊娠的后半阶段,第二阶段为泌乳活化期(Ⅱ期),发生在分娩后2~4天,标志为母亲乳房肿胀和开始有大量乳汁生成。如果婴儿得到有效哺乳,乳汁生成Ⅱ期开始后很快会出现胎便排空,婴儿大便转为典型的芥末黄色。某些女性的乳汁生成Ⅱ期可能会延迟到产后7~10天,造成因乳汁生成减少导致的婴儿体重持续下降,其母乳喂养失败的风险也增加[15]。如果乳汁生成延迟超过产后第4天,则应严密监测母婴双方的状况并给予额外支持。一般来说,会增加哺乳频率来促进乳汁生成。临床医师必须支持母亲继续努力以达到成功母乳喂养的必要性与保障其婴儿健康和生长之间进行权衡。如果因为摄入不充足而影响了婴儿的健康,并且改善乳汁生成的方法并未起效,可能有必要为婴儿提供补充乳汁(如:奶库中储存的捐赠母乳或婴儿配方奶粉)。

8. 按需喂养　按需喂养是指在婴儿表现出饥饿征象时进行喂哺。父母必须学会识别婴儿的饥饿或饱足征象,以及婴儿是否做好了进食准备。掌握这些技能所需的时间因人而异。每次哺乳时母亲的双侧乳房都需要进行喂哺,一侧乳房喂哺一定时间后交换另一侧,这样可以保证双侧乳房接受同样的泌乳刺激和乳汁排出。

9. 喂养频率　不同婴儿的喂养频率存在差异,有可能高达每小时1次。决定婴儿进食需求频率的因素包括母亲的乳汁供应量、排乳效率和婴儿调节行为状态的能力。产后1~2周时,母乳喂养的平均频率为每天8~12次。对于健康足月婴儿,如果母亲能够观察到其饥饿和饱足的征象并做出回应,则其可以调节喂养频率及每次的持续时间。乳房彻底排空有利于增加后乳的分泌,后乳中脂肪含量高,可促进婴儿快速生长。乳房彻底排空对促进乳汁生成同样至关重要。在产后第1周内或在母乳喂养建立好之前,如果距离上次哺乳已4小时,母亲应唤醒睡眠中的婴儿为其哺乳。这对没有表现出强烈饥饿信号的婴儿是一种安全保障。

10. 喂养信号　喂养信号是指在饥饿时发生的一些行为变化。典型的进展模式包括把手放向嘴边、吸吮拳头或手指易激怒、激越、四肢摆动,以及最终转变为大声的持续哭闹。这个过程可持续45分钟。婴儿出现早期喂养信号时应进行喂养,包括把手放向嘴边、咂嘴、觅食动作以及在睡眠时的眼及四肢活动。在婴儿发出早期喂养信号时即

对其进行喂养是最好的,尤其是在出生后第1周,因为这有助于母亲对早期饥饿信号形成溢乳反射,并有时间在孩子出现激越状态之前练习衔乳和哺乳技巧。这也有助于避免婴儿过度激越和哭闹,从而尽量减少婴儿早期体重丢失,并防止母亲产生焦虑。缺乏必要的能量贮备,或是缺乏神经肌肉协调能力的早产或患病婴儿可能不会出现晚期饥饿信号(如激越状态、四肢摆动和哭闹)。在饥饿时不容易觉醒和通过发声来表达的婴儿有生长迟滞的风险。睡眠时间长并且很少哭闹的"乖"新生儿可能会在数周内表现出体重增长不良。

11. 饱足征象　婴儿饱足的表现通常为主动松开乳头以及面部肌肉及手部放松。2~3月龄以下的婴儿通常会睡着。母乳喂养的催眠(睡眠)作用、婴儿口腔对乳头的敏感性以及乳汁对胃动力的刺激可能会影响父母对婴儿是否饱足的评估,使其变得更为复杂。

母乳喂养具有催眠作用,新生儿几乎在含住乳头后可能就会立即睡着。婴儿可能需要数天至数周才能维持一个足够获取充足乳汁的持续觉醒状态。对于这类婴儿,不能通过行为评估来确认摄入是否充足,必须通过体重增长及水合状态良好的体征来评估。当乳头从婴儿嘴中滑出时会引起自主吸吮反射。对于饱足的婴儿这种反射会迅速消失,婴儿会再次入睡。如果婴儿没有吃饱,则其吸吮动作会加强,紧接着会出现觅食行为,呈现饥饿信号进展。

四、母乳喂养评估

摄入量的评估　充足的摄入取决于喂养频率及每次喂养的持续时间、尿量及大便量,以及婴儿体重。

(1)喂养频率和每次喂养持续时间:产后第1周内或在母乳喂养建立好之前,只要婴儿显示出饥饿征象或是距离上一次喂养已4小时,母亲就应进行喂养。按这样的方法,24小时通常需要喂养8~12次。出生1周以后,随着母亲及婴儿的哺乳技能提高以及乳汁量增多,到4周龄时喂养频率可减少至每天7~9次。一项报告中,纯母乳喂养的婴儿在2月龄时的每天喂养次数平均为7次。每次喂养的持续时间在一定程度上也取决于喂养效率。不同的婴儿在摄入等量乳汁时所需的时间为5~20分钟。单侧乳房的喂养持续时间随孩子的成长而逐渐缩短,通常会从婴儿出生后不久的

10~15 分钟下降为约 1 月龄时的 8~10 分钟。不同母亲的母乳喂养技能和舒适度以及不同新生儿的哺乳能力存在很大差异。因此，评估一对母婴的喂养频率及每次喂养持续时间是否适当，取决于婴儿的期望体重以及摄入充分的征象，而不是采用固定的喂养方案和定时喂养。一般来说，如果乳汁产生不足和（或）婴儿生长欠佳，首要措施是增加喂养次数，而这通常会取得成功。

（2）体重减轻：婴儿出生后体重减轻是正常现象，预计下降比例为出生体重的 5%~7%。正常婴儿到出生后 5 天时会停止体重下降，到 1~2 周龄是体重通常会恢复其出生时的水平。在母乳喂养建立好之后，婴儿体重每天可增长 15~40g。一项研究纳入了 Kaiser Permanente 医疗系统中的 100 000 多例采取纯母乳喂养的新生儿，绘制了其出生后头 3 天的体重减轻模式曲线图，在网站 www.newbornweight.org 上可以获取一个对照上述百分位曲线检测个体新生儿体重变化情况的临床工具。出生后 48 小时，约有 5% 的经阴道产婴儿和约 10% 的剖宫产婴儿的体重减轻会超过出生体重的 10%。体重减轻超过正常范围提示摄入不足，需要医疗关注和干预。AAP 推荐如果婴儿体重减轻超过出生体重的 7%，就应立即评估母婴情况。这类婴儿有发生高钠血症（血钠 >150mEq/L）和（或）黄疸的风险。尽管母乳喂养婴儿因脱水而再次入院的发生率较低，为每 10 万例母乳喂养婴儿中有 25~71 例，但高钠性脱水可引起致命性并发症，在体重减轻超过出生体重 12% 的罕见极端病例中，可能出现例如急性肾衰竭、血管栓塞、休克或惊厥等致命性并发症。因此，对于体重过度减轻的婴儿（>7% 出生体重），推荐由具备专业知识的医务人员立即对其进行评估。评估内容应包括：

1）病史，包括喂养史、尿量和大便量。

2）婴儿的体格检查（如：有无黄疸或低血容量的体征）。

3）母亲乳房的体格检查（如：有无如乳房肿胀的体征）。

4）观察喂养情况（如：衔乳是否充分），确定母乳量是否充足，或是否存在乳汁排出不足。

5）确定是否应在监测下继续母乳喂养，或是否有必要进行补充喂养。

如果婴儿表现情况良好，且在过去 24~48 小时内母乳生成量和（或）婴儿体重有所增长，则可以继续观察而暂不进行补充喂养。这样做避免了不必要地引入婴儿配方奶粉。然而，如果母亲的乳汁产生情况没有改善或是婴儿体重未增加，则可能需要添加婴儿配方奶粉。如果在哺乳后母亲感觉乳房并未充分排空，可在每次哺乳后用吸奶器将残留乳汁吸出。吸出的乳汁也可以用来喂养婴儿。严重状况下，初始可能需要静脉补液来纠正高钠血症及严重的低血容量。一项回顾性研究阐明了这个问题，该研究纳入了 3718 例于 1997~2001 年在一家三级医院住院的婴儿（<29 日龄）。有母乳摄入不足造成的母乳喂养相关高钠性低血容量的发生率为 1.9%。其中 3/4 的患儿体重下降超过出生体重 10%。90% 的母亲为初产妇，并在分娩后 48 小时内出院。在开始和完成医学评估及干预（如有必要）的同时，应由具备专业知识的医护人员对母亲进行教导并提供支持，以确保之后能够成功哺乳。

（1）尿量：根据每天排尿次数及尿液性质可判断婴儿的水合状态和摄入情况。一般出生后第 1 个 24 小时中排尿 1 次，之后 24 小时中增加至 2~3 次，第 3 天和第 4 天为 4~6 次 / 天，第 5 天及之后为 6~8 次 / 天。排尿次数减少，尿液呈深黄色或橙色，或尿布中有砖红色尿酸盐晶体通常表明婴儿摄入不足，应接受进一步评估。

（2）排便：如果婴儿喂养适当，则应当在出生后约 3 天内排空胎便，并逐渐转为正常大便，此过程与乳汁生成 II 期（乳汁分泌增加）的开始在时间上正好吻合。出生 4 天后，大多数婴儿每天排便 3 次或更多，且排便时间通常与哺乳时间同步。到出生后第 5 天，大便应为浅黄色并有颗粒物。胎便排出延迟表明乳汁生成延迟或无乳汁生成、哺乳管理不佳、乳汁排出不畅，罕见情况下可能有与囊性纤维化相关的肠梗阻。如果母亲的乳汁量很大，并且在一侧乳房还有很多后乳未被完全吸出时将婴儿换至另一侧乳房吸吮，则有时婴儿的大便可呈绿色泡沫样。这是因为后乳的脂肪含量高，通常可充分减缓肠蠕动，使得大部分乳汁中的乳糖在小肠被消化。如果后乳摄入不足，肠道运动就会加快，高浓度的乳糖进入大肠，经过大肠菌群的作用产生过多气体并出现泡沫样便。应告诫母亲在哺乳时让婴儿先将一侧乳房吸吮完再换另一侧，即便婴儿不再吸吮另一侧。

（3）补充喂养：应避免补充婴儿配方奶粉，因为这会影响母乳喂养的启动并缩短母乳喂养的持续时间。只有当婴儿在出生后 5~10 天体重下降超过出生体重的 7% 以上时,婴儿表现出脱水征象(如尿量减少),或每天大便排出次数少于 3 次且量较少,同时母乳供应量仍然有限的情况下,才推荐补充库存的母乳或市售婴儿配方奶粉,不应给婴儿喂葡萄糖水或灭菌水,因为这类液体并不能提供充足的营养。补充的乳汁可用杯子、奶瓶、注射器或其他辅助喂养系统给予。乳房排空频率的任何降低都会减少乳汁生成和乳汁量。因此,如果母亲计划继续母乳喂养,则应鼓励其在每次哺乳后以及使用补充喂养后都用吸奶器排空乳房。吸出的乳汁都应用于喂养婴儿。乳房受到的额外刺激会增加乳汁量,提高母乳喂养的成功率。一项针对有强烈母乳喂养意愿女性的小型研究显示,在早期可将限制性婴儿配方奶粉补充与母乳喂养联合进行,不会对之后的纯母乳喂养造成影响。有评论对此提出了一些问题,认为该研究不具普遍适用性,但仍然得出结论认为这类人群最终的母乳喂养目标并未受到影响。然而,补充婴儿配方奶粉的同时未充分排空乳房会导致乳汁量减少,应当避免。

(4) 维生素 D:推荐所有母乳喂养的婴儿从出院时开始补充维生素 D(400U/d)。

(5) 安抚奶嘴的使用:虽然在母乳喂养开始阶段鼓励使用安抚奶嘴,但其能降低婴儿猝死综合征的风险。一项系统评价(2012 更新)结果显示,使用和未使用安抚奶嘴的婴儿在 3 月龄或 4 月龄时的纯母乳喂养率或部分母乳喂养率没有差异。这些结果支持使用安抚奶嘴,前提是在不影响母乳喂养建立的情况下。AAP 推荐可以在母乳喂养成功建立后使用安抚奶嘴,但不要早于 3 周龄。继 AAP 的此项推荐后,一项研究显示,限制安抚奶嘴的使用并不能提高纯母乳喂养率。在该研究中,在限制使用安抚奶嘴后,新生儿住院期间的纯母乳喂养率从 79% 下降至 68%。同时期内,母乳喂养婴儿的配方奶粉补充喂养率从 18% 上升至 28%。该研究的作者认为,在新生儿住院期间,如果限制使用安抚奶嘴,同时也应该禁止补充婴儿配方奶粉。

(6) 出院后评估:应在出院后 24~48 小时对母婴整体情况进行评估。此次就诊的评估内容应包括:婴儿体重测量、检查有无任何黄疸或脱水的证据、评估婴儿摄入情况(即大小便排出情况,哺乳频率及每次的持续时间)、母亲乳房是否出现过问题(如乳房疼痛),并根据需要为婴儿父母提供其他哺乳支持和(或)资源。在条件允许的情况下可观察母乳喂养,内容包括婴儿姿势、衔乳情况和乳汁排出情况,而在担心可能存在哺乳不足的情况下则应该进行观察。

五、早产儿母乳喂养实施建议

对于 NICU 早产儿及危重儿来说,母乳喂养不仅有促生长、促成熟和保护作用,同时还具有减少肠道喂养不耐受,减少迟发型败血症,减少新生儿坏死性小肠结肠炎,预防早产儿视网膜病,促进神经系统发育,促进脑白质发育等应用价值。国内一项多中心研究表明我国 NICU 中开展早产儿母乳喂养的单位不到 10%。因此,加强早产儿母乳喂养实施尤为重要,就我院促进早产儿母乳喂养实施十条建议如下,供大家参考。

1. 发放母乳喂养知识手册及宣教　虽然大多数人都知道母乳对婴儿来说是最好的,但缺乏非母乳喂养对婴儿可能带来的危害。分娩前要对所有的孕妇进行母乳喂养好处的宣教,特别是有早产风险的孕妇,更要进行特殊的宣教。早产儿入院后发放母乳喂养知识手册,并告知母乳喂养好处及母乳收集、储存与运送方法,家长亦可通过微信平台进一步学习母乳喂养相关知识。

2. 母亲尽早开始吸乳　正常情况下生后 1 小时内母亲开始母乳喂养,但对于母婴分离的情况下,也建议母亲尽早挤奶,一般于生后 6~12 小时开始挤奶,可选用医用电动挤奶器泵奶。刚开始泵出的初乳非常少,很多母亲就丧失信心,这时需给她们更多的支持,让母亲知道初乳对早产儿来说是最珍贵的。是哺乳动物宫内营养 - 宫外营养的过渡,由母乳库护士进行床旁宣教和指导,帮助母亲挤奶。

3. 提供提高母亲吸乳量的方法　选择合适的吸乳器,如果妈妈需要频繁挤奶,可考虑使用电动吸乳器。吸乳前要心情舒适、放松,尤其是第一次吸乳时,不要让自己觉得是被迫做什么,或者对自己预设了一个很高的预期泌乳量。吸乳是一个条件反射,一开始用吸乳器时可能有一个磨合的过程,越熟悉越放松,吸乳效果就越好。调节适当的吸力,吸力大不表示妈妈肯定会吸出更多的奶。定期让妈妈到 NICU 探视,鼓励母亲每 2~3 小时挤奶一次,并填写母乳日志。以了解母亲每天挤奶情况,并给予评估,奶量少的母亲可给予相应的干预措施,以促进奶量增长。

4. 初乳口腔护理　从早产儿出生可获得亲母母乳开始,应用初乳涂抹于早产儿的口腔,每 6 小时 1 次。

5. NICU 袋鼠式护理　无创呼吸支持的患儿均可间断进行袋鼠护理,进行皮肤 - 皮肤接触,每周 1 次以上,每次 1 小时以上。具体方法如下:父母依靠在椅子上,调整为舒适坐姿,护士将婴儿抱至母亲或父亲胸前,以直立或 60° 角趴在胸前肌肤相贴。用毯子盖在婴儿的背部,也可以给早产儿戴上帽子。首次袋鼠式护理以 30 分钟为宜,若生命体征稳定可以延长至 1 小时。袋鼠式护理时父母可以对婴儿轻声说话或唱歌。如果早产儿出现寻觅反射,可以在医护人员指导下尝试哺乳。医护人员可定时观察婴儿的状况,若出现肤色改变、皮肤温度下降、呼吸暂停或节奏改变时应立即处理。

6. 奶嘴、乳房上的非营养性吸吮　禁食或不能经口喂养的患儿,鼻饲喂养前给予安抚奶嘴吸吮 3~5 分钟。

7. 母乳的管理　亲母母乳运送至母乳库时,在核对信息、奶量后冷藏或冷冻储存。

8. 捐赠奶、母乳强化剂规范使用　优选亲母母乳,亲母母乳不能供给时选择捐献母乳。优选新鲜母乳,新鲜母乳不能满足时给予冻存母乳。奶量达每天 80~100ml/kg 时添加母乳强化剂。

9. 以家庭为中心的家庭化病房　允许患儿父母进入 NICU 或转入以家庭为中心的陪护病房,教家长为患儿提供部分护理操作,如喂奶、换尿布等。学习喂养与护理,为出院作准备。

10. 出院前母乳喂养的再宣教　告知按需喂养及如何增加奶量及母乳强化剂,设立母乳喂养门诊咨询。

(韩树萍)

参 考 文 献

1. World Health Organization. Global Strategy for Infant and Young Child Feeding.2003.

2. Section on Breastfeeding. Breastfeeding and the use of human milk. Pediatrics,2012,129:e827.

3. Healthy People maternal,infant and child health 2020 goals.2011.

4. World Health Organization and UNICEF. Baby-friendly hospital initiative:Revised,updated and expanded for integrated care. 2009.

5. Flaherman VJ,Schaefer EW,Kuzniewicz MW,et al. Early weight loss nomograms for exclusively breastfed newborns. Pediatrics,2015,135:e16.

6. Becker GE,Remmington T. Early additional food and fluids for healthy breastfed full-term infants. Cochrane Database Syst Rev,2014:CD006462.

7. Jaafar SH,Jahanfar S,Angolkar M,et al. Pacifier use versus no pacifier use in breastfeeding term infants for increasing duration of breastfeeding. Cochrane Database Syst Rev,2011,:CD007202.

8. Zhou J,Shukla VV,John D,et al. Human Milk Feeding as a Protective Factor for Retinopathy of Prematurity:A Meta-analysis. Pediatrics,2015,136(6):e1576-e1586.

9. 中国医师协会新生儿专业委员会 - 营养专家委员会协作组 . 极低出生体质量早产儿院内营养现状多中心调查 . 临床儿科杂志,2015,33(1):32-37.

第五节　母乳库的建立与管理

母乳含有早期婴儿成长所需要的所有营养成分和重要抗体,是婴儿生长的最佳营养品。它能促进早产儿消化系统的成熟、减少相关疾病的发生,对于提高喂养耐受性、减少感染、促进神经系统发育、改善远期预后具有重要意义。目前,住院新生儿母乳喂养是我国新生儿重症监护病房(NICU)工作的薄弱环节之一,推进住院早产儿或危重儿母乳喂养更是意义重大。美国儿科协会建议,在无法选用自身母乳喂养时,使用捐助者母乳为次优选择。大量的文献资料显示在 NICU 中使用捐献母乳显著降低了早产儿的喂养不耐受;缩短了住院时间;减少了败血症的发生;使早产儿坏死性小肠结肠炎的发生风险降低了 6 倍,并减轻了严重程度。同时,提高了这些早产儿 2 岁时的智力和运动商,从而显著改善了危重儿及早产儿的预后。

德国在 1910 年成立了世界最早的捐献母乳库,在亚洲,中国台湾省及日本也早在 20 世纪建立了自己的母乳库。1985 年,北美母乳库协会(The Human Milk Banking Association of North America,HMBANA)成立,是一家推进母乳库的建立和运行的非营利性组织,到 2013 年已经有 17 家母乳库已经加入 HMBANA,使得这些医院的 NICU 已广泛使用母乳库捐献母乳喂养早产儿尤其是极低和超低出生体重儿,并显著改善了这些患儿的预后,大大节省了开支。HMBANA 为母乳库工作人员和医疗专业人士的密切合作提供了平台,鼓励和促进母乳特点和临床应用的相关研究,促进、保护和支持母乳喂养。

一、母乳库概述

1. 母乳库　母乳库(donor human milk bank)是招募母乳捐献者、收集捐献母乳,并负责母乳的加工、筛查、储存、分配工作的专业机构,以满足医疗需要,且必须由有相关执业资格的医师开具处方。

2. 捐献母乳　捐献母乳(donor human milk)是由哺乳期女性吸出并免费捐赠的母乳,经过Holder 巴氏消毒法消毒,并分配给他人婴儿使用。

(1) 新鲜未加工母乳:吸乳并储存在不超过4℃环境下的 72 小时内的母乳。

(2) 新鲜冰冻母乳:新鲜母乳冰冻在 -20℃不超过 12 个月。

(3) Holder 巴氏消毒母乳:新鲜未加工 / 新鲜冰冻母乳在 62.5~63℃温度内消毒 30 分钟的母乳。

(4) 混合母乳:将多个捐献者的母乳混合后的母乳。

(5) 早产儿母乳:分娩孕周不超过 36 周的产妇分娩后 4 周内的母乳。

(6) 足月母乳:分娩孕周满 36 周或早产儿母亲产后 4 周后吸出的母乳。

二、母乳库的组织结构

1. 管理部门结构　母乳库运作应由有资质的护士、医师或母乳库操作人员监督,这些人员接受专业培训,获得正确信息以确保母乳库操作的安全性。母乳库监督人员可以由医院相关部门、项目经理、医师或者高年资执业护士担任,或者由一个医疗专业人士的顾问委员会进行监督。

2. 捐献者筛查　候选捐献者应当是健康的哺乳期女性,有充足的母乳满足自身需要。

(1) 对候选捐献者进行口头和书面筛查:母乳库提供宣教资料,告知可能感染血液传染疾病的高危人群或危险行为的特征。

(2) 健康 / 医疗风险声明:候选捐献者需要提供由她和婴儿的责任医师(除非婴儿不在:如死亡或由他人收养等)签署的健康 / 医疗风险声明。

(3) 候选捐献者在首次捐献前 6 个月内经过血清学检查:项目包括:人类免疫缺陷病毒 -0

(HIV-0),HIV-1,HIV-2,人类 T 细胞白血病病毒1/2 型(HTLV1/2),丙肝、乙肝、梅毒。血清检查应由有资质的专业实验室进行,血清检验结果在捐献期都有效。

(4) 捐献母乳无须暂停使用的药物:①远离乳房区域的皮肤局部用药,使用乳房区域的局部用药应在吸乳前清洁乳房;②母亲口服用药,无法直接吸收的药物;③吸入途径给药如·哮喘、感冒或过敏所用药物;④非镇静抗组胺药;⑤眼药水。

(5) 需要停用 72 小时药物方可采集捐赠母乳的情况:①全身性抗菌或抗病毒药物(下列药物除外:氟康唑和阿奇霉素);②阿司匹林和 NSAIDs(布洛芬除外);③感冒和过敏的药物;④影像学诊断(含碘)和 MRI(含钆)造影剂;⑤草药类补充剂和保健品;⑥镇痛剂,全身或局部注射;⑦间断使用抗偏头痛药物;⑧药物类催奶剂;⑨用于缓解疼痛的短期麻醉剂;⑩H_2 受体阻滞剂及以上未列出的质子泵抑制剂。

(6) 捐献者使用药物的其他注意事项:捐献者不可使用尼古丁。这包括频繁或偶尔吸烟者;捐献者短时使用其他药物时,只要严格按照用药后暂停一定的时间即可。对于大多数的药物来说,暂停时间为 5 个半衰期。

3. 排除标准　如果出现下述医学情况,将禁止母乳的捐献,包括与母乳、婴儿相关的问题。

(1) 过去 4 个月内接受输血或者血液制品者。如果曾经接受血液制品或输血,应在输血 4 个月左右时进行血清检测。

(2) 过去 12 个月内接受器官 / 组织移植。

(3) 过去 12 个月内,用多人反复使用器械进行过耳朵或其他身体部位穿刺,在非正规机构进行刺青、用针进行纹绣,或者被不净的针刺破等状况时。

(4) 过去 24 小时内一天饮用超过 2 盎司或相当量烈性酒时。

(5) 每天使用不适合进行母乳喂养的 OTC 或全身性处方药者。

(6) 经常使用大剂量维生素和(或)用作药物的草药产品,包括维生素 / 草药组合。

(7) 不补充维生素 B_{12} 的全素食者。

(8) 过去 12 个月内使用成瘾药物。

(9) 常规或偶尔抽烟或尼古丁产品包括口胶和贴片。

(10) 慢性感染如 HIV、HTLV、活动性结核病等,有乙肝或丙肝病史,有白血病或淋巴瘤病史,过去 3 年内有其他癌症治疗病史者。某些低危癌症,包括鳞状细胞癌或基底细胞癌,可根据个体实际情况排除。

(11) 在过去 12 个月内的性伴侣有 HIV、HTLV 或肝炎高危因素者。

(12) 过去 12 个月内的性伴侣曾经在此期间在非正规场所使用非灭菌针或多人用染料进行刺青、纹绣,使用多人反复使用的器械进行过穿耳或其他身体部位穿刺者,或意外被污染的针刺破者。

(13) 过去 12 个月内自己或性伴侣被连续监禁超过 72 小时者。

(14) 使用人垂体源性生长激素,硬脑膜移植,牛胰岛素,或克雅病家族史。

4. 暂时取消资格 母乳库要求捐献者报告所有家庭成员的疾病。由有资质的母乳库工作人员确定是否存在需要暂时取消资格的疾病或用药问题。暂时取消资格后,可由有资质的母乳库工作人员判断恢复捐献资格。捐献者如果出现下列情况时需要暂停捐献:

(1) 在任何疾病的急性感染期,包括临床乳腺炎、乳房或乳头真菌感染需要治疗时。这也包括自身免疫疾病如狼疮等的再复发需要药物治疗。暂停捐献的时间也要考虑用药的具体暂停时间。

(2) 家庭成员发生风疹或水痘的 4 周内,从结痂开始计算。

(3) 乳房或胸部发生潜伏单纯疱疹病毒或水痘复发,当病灶结痂开始的 1 周内。

(4) 饮酒后 12 小时内。

(5) 捐献者或其接触的家庭成员接受天花疫苗而且无并发症发生的 21 天内,或者直到结痂自然脱落。

(6) 捐献者或其伴侣在正规场所使用灭菌针和单人用染料进行刺青。

(7) 捐赠者接受麻疹、腮腺炎或风疹活病毒疫苗后的 2 个月内。

(8) 任何使用的 OTC 或者处方药,包括自己服用或由医师处方的超剂量维生素、顺势疗法、催奶药物或草药都应该向母乳库汇报。

5. 血清学检测 血清学检测应在捐献前 6 个月内由有资质的实验室进行。如果产前或产后医疗机构提供的相关检测在上述时间范围内,也予以认可。阴性结果无须重新检测确认。

6. 捐献资格认可 每个母乳库制定专人负责批准或暂停捐献,确认筛查程序的完整,确定捐献母乳符合加工、分配的要求。一旦捐献者获得批准将立即获得通知,同时将被告知关于自身或家人出现健康、用药或生活方式改变时定期积极沟通。

三、捐献者宣教与流程

为确保捐献母乳的安全性和质量,应指导捐献者按适当的方法进行吸乳、处置、储存和运送母乳。

提供给捐献者的书面资料应包括以下内容:

1. 母乳收集过程中的清洁 吸乳配件的清洁,洗手,母乳储存容器的选择,母乳储存容器的处理。

2. 哪些状况下捐献者应停止捐奶,哪些生活方式可能影响她成为合格捐献者。

3. 如何对捐赠乳进行正确标记,包括捐献者编号和吸乳日期。

4. 正确冰冻和储存母乳的方法和条件。

5. 如何将捐献母乳安全运送到母乳库。对于捐献者在联系母乳库前吸出的母乳,筛查程序中应包括询问捐献者并评估吸乳储存过程的安全性以及吸乳期间用药或者营养添加剂情况。

四、母乳库操作流程

母乳库应有详细的操作手册,便于工作人员随时查阅。操作手册需要每年进行回顾更新,由母乳库医学顾问、医院部门负责人或其他有资质的母乳库负责人制订和修订。

1. 建筑和设施 母乳库工作室的建筑与结构应大小合适、结构合理,便于母乳库日常操作和卫生要求。

(1) 确保足够的空间放置母乳库相关设备和储存材料,保障捐献母乳的加工卫生操作和存储。

(2) 制订避免母乳、母乳接触面或母乳包装材料污染的预防机制。

(3) 建筑时确保地面、墙面和天花板易于清洁、保持洁净和易于维修。从固定设施、管道上滴水或冷凝水不会污染母乳、母乳接触面或母乳包装材料。母乳库的所有场所都不得有昆虫出现。应采用有效方法去除昆虫,避免昆虫对母乳库场所造成污染。杀虫剂或灭鼠药灯光应谨慎使用,避免造成对母乳、母乳接触面或母乳包装材料的污染。

2. 设施　设施包括：

（1）冰柜温度应使用温度记录仪记录，或使用温度敏感报警器。

（2）母乳应保存在专用冰柜中，并保持冰冻的状态。冰柜温度应不高于 -20℃。允许由于冰柜门开关或者自动除霜循环而出现轻微温度波动。冰箱冷藏室用于储存解冻或加工后的母乳，温度不高于 4℃。

（3）母乳库所有设备都应按照生产厂商的说明书进行清洁和维护。

3. 母乳分析仪　HMBANA 未将母乳营养成分分析仪加入母乳库的最低配制表中。但如果母乳库使用营养成分分析仪时，应按厂商说明书使用和维护。

4. 母乳加工　所有直接接触母乳、母乳接触面和母乳包装材料的工作人员当班时都应遵照卫生要求进行，以避免造成母乳污染。

5. 捐献母乳入库流程及其加工

（1）母乳入库登记和检查：所有捐献母乳与特定捐献者对应；捐献母乳应包装完整，标识清晰，保持冰冻状态；母乳的信息登记包括：估计母乳量、目测是否有外源物质或容器破裂等导致的污染。

（2）解冻与混合：冰冻母乳放冰箱冷藏室缓慢解冻，避免母乳变质或污染。不管是冰箱内保存时或取出后，母乳温度应维持在 7.2℃ 或以下。

（3）未加工母乳使用条件：在无菌条件下，对每批混合母乳取样进行细菌培养检测。检测结果为正常皮肤表面菌群（如凝固酶阴性葡萄球菌、假白喉菌、表皮葡萄球菌、草绿色链球菌等）≤10^4 CFU/ml 时，该未加工母乳可以分发。如果发现任何致病菌，该母乳禁止分发。

（4）热加工处理：先分装：混合母乳分装至洁净容器中。原容器如为可反复使用产品，符合以下条件时可以反复使用，即该容器仍保持洁净状态或可进行清洁消毒。然后热加工处理：水浴预加热至不低于 62.5℃，分装奶瓶浸入在充分搅拌或振荡的水浴中。温度计放置时，检测点置于瓶底至液面的 25% 处，或按说明书进行。当检测瓶中温度达到 62.5℃ 时开始计时，维持温度不超过 63.5℃，加热 30 分钟后立即停止。

（5）冷却储存：热加工处理后，母乳应迅速冷却，可根据设备设定程序冷却母乳或使用冰水浴

冷却。经冷却的巴氏消毒后的母乳可密封保存在 4℃ 条件下最多 72 小时，以便随时使用。

（6）母乳标记：奶瓶标记包括批号和失效时间。失效时间从同批混合母乳中最早的吸乳时间开始计算，不超过 1 年。母乳条形码：HMBANA 未将条形码或其他产品追溯系统纳入母乳库最低标准。

（7）细菌微生物学检测：经过巴氏消毒的母乳不应出现任何微生物生长。

（8）运输：母乳库按照母乳运输的标准操作准则进行，以确保母乳运输至目的地时仍保持完好和冰冻状态。

五、母乳分配

除非患者的医师处方要求新鲜冰冻或新鲜冷藏未加工的母乳，一般分配的都是经过巴氏消毒的母乳。捐献母乳按照临床处方或医院采购订单进行分配。鼓励医院与患者家属签订"捐献母乳使用知情同意书"（见附件）。

捐献母乳可用于治疗下述疾病，包括并不仅限于：早产儿；吸收不良的婴儿；喂养不耐受；免疫缺陷；先天性异常；术后加强营养；肠外营养 / 肠道刺激；其他需要添加的医学指征。

如果母乳库奶液充足，还可以扩大适应证，包括但不仅限于：母乳缺失或母乳不足；收养儿或代孕儿；母亲疾病需暂停母乳喂养；亲母母乳可能对婴儿有健康危害；母亲死亡；由于医疗原因，婴儿需要母乳但母亲泌乳不足或没有。

六、母乳的转运

母乳可能需要从一个母乳库转运至另一个母乳库。输出母乳库只能从合格捐献者处收取母乳，并与接收母乳库达成协议，商定每盎司母乳的运送费用。这个费用包括转运母乳库的日常成本和捐献者筛查费用。输出母乳库将捐献者编号与储存的母乳一起转运至接收母乳库，以便出现问题时的追溯和召回，也有助于保护捐献者隐私。

七、母乳库记录

1. 捐献者记录　包括：捐献者原始筛查表；确证血清检测阴性结果；医疗机构提供的捐献者及其婴儿的健康状况。

2. 母乳库管理记录　包括：每批混合母乳中所有捐献者编号；批次信息，包括处理日期、处理

奶量、每批瓶数、热处理次数和温度信息；母乳混合和（或）巴氏消毒后每个批次的细菌检测结果；冰冻、冷藏和巴氏消毒的温度信息；所有设备校正记录；每个母乳库的财务信息（如适用）。

3. 母乳接受者记录　包括：处方医师姓名，或医院及采购单号（如适用）；所有分发母乳的分发日期、批号、奶瓶数量、每瓶体积数；其他相关信息（如：患者诊断和治疗结果，如果可以获得）。

总之，母乳库建立和运作准则包含三层保护体系以确保母乳接受者不受传染性疾病的影响。首先，对所有捐献者进行疾病或生活方式危险因素筛查，并血清检查排除 HIV、HTLV、梅毒、乙肝、丙肝。其次，捐献母乳经过巴氏消毒，这一过程可以杀灭 HIV、巨细胞病毒以及其他病毒和细菌。最后，巴氏消毒后的捐献母乳需要经过细菌培养确证阴性后才能分配使用。

（韩树萍）

参 考 文 献

1. Verd S, Porta R, Ginovart G. Human milk feeding. Arch Dis Child Fetal Neonatal Ed, 2014, 99 (2): F172-F173.

2. Bertino E, Arslanoglu S, Martano C, et al. Biological, nutritional and clinical aspects of feeding preterm infants with human milk. J Biol Regul Homeost Agents, 2012, 26 (3 Suppl): 9-13.

3. Eidelman AI, Schanler RJ, Johnston MA, et al. Breastfeeding and the use of human milk. Pediatrics, 2012, 129 (3): E827-E841.

4. Ganapathy V, Hay JW, Kim JH. Costs of necrotizing enterocolitis and cost-effectiveness of exclusively human milk-based products in feeding extremely premature infants. Breastfeed Med, 2012, 7 (1): 29-37.

5. Brownell EA, Lussier MM, Herson VC, et al. Donor human milk bank data collection in North America: an assessment of current status and future needs. J Hum Lact, 2014, 30 (1): 47-53.

6. Updegrove K, Jones F, Sakamoto P, et al. Guidelines for the Establishment and Operation of a Donor Human Milk Bank. 16th ed. Texas: Human Milk Banking Association of North America, 2013: 5-30.

7. Christen L, Lai CT, Hartmann B, et al. The effect of UV-C pasteurization on bacteriostatic properties and immunological proteins of donor human milk. PLoS One, 2013, 8 (12): e85867.

第六节　新生儿替代喂养

一、替代喂养的临床意义

经专业医师评估、实在无法母乳喂养或只能达到部分母乳喂养的新生儿，可以选用不同的配方粉 / 营养奶液进行完全替代喂养或者部分替代喂养，以保证婴儿有足够的营养摄入。常用的配方都来自兽乳，主要以牛乳、羊乳等为基质，经过各种加工步骤，包括脱脂、脱盐、减少酪蛋白含量及增加乳清蛋白比例（清：酪蛋白比 =60：40），添加多种植物油（不饱和脂肪酸）并增加 OPO（sn-2 棕榈酸）的比例和乳糖，使宏量营养素成分尽量接近母乳，同时也加入母乳中含有或不足的微量营养素如 DHA 和 ARA、核苷酸、牛磺酸、叶黄素、胆碱、益生元、维生素 A、D、铁、锌等；近年来还有某些配方加入了可能促进神经发育和免疫功能的物质如乳脂球膜、乳铁蛋白等等。

尽管近年来配方奶的成分有很多改良，但是仍然无法与母乳相比，因其无法模拟母乳中存在的多种免疫物质和各种生长因子、调节因子，并可能导致婴儿过快生长，故使用配方奶喂养是无法母乳喂养的被迫选择。由于配方奶粉的价格较高，经济条件困难者或有些牧场地区习惯于使用新鲜牛乳或羊乳等兽乳喂养新生儿，需要注意这些乳类成分不太适合直接喂养新生儿尤其早产儿，必须加以改造，包括加热、加糖、加水，使之容易为新生儿的消化道所接受。使用羊乳者还要注意其含叶酸量很少，长期使用羊乳喂养容易导致巨幼红细胞性贫血，需要额外补充叶酸。

二、替代喂养的配方种类

主要可分为：标准（普通）婴儿配方、早产儿院内配方、早产儿出院后配方或早产儿过渡配方、深度 / 部分水解蛋白配方、氨基酸配方、无乳糖 / 低乳糖配方，以及专供先天性遗传代谢性疾病患儿的各种特殊配方。

1. 标准婴儿配方（SF）　是使用最多的婴儿配方。牛奶粉占绝大多数，也有羊奶粉和马奶粉。羊乳的营养价值与牛乳基本相似，蛋白质比较细软，脂肪颗粒也比牛乳的小（接近母乳），故认为其较为容易被消化吸收。标准配方的热卡一般在 67~68kcal/100ml，蛋白质含量 1.4~1.7g/100ml，蛋白质／能量比为 2.2g/100kcal。

2. 早产儿院内配方（PF）　适用于胎龄 <34 周、出生体重 <2000g 的早产儿在住院期间应用。与普通婴儿配方相比，早产儿配方（PF）增加了能量密度及蛋白质等多种营养素，以满足早产儿在出生后早期快速生长代谢的需求。早产儿由于提早出生，一方面需要充足的营养以满足适当的追赶生长，一方面又存在喂养不耐受的问题，故需要根据临床具体情况选用不同的配方。对于胎龄小于 32 周的早产儿，其胃肠道结构与功能发育极不成熟，开奶时可用低渗透压的 68 卡配方，蛋白质含量约 2.0g/100ml；如胃肠道耐受性好就可转换为标准的早产配方（标准的各种 PF 热卡 80~83kcal/100ml、蛋白质 2.2~2.6g/100ml、蛋白质／能量比为 2.5~2.8g/100kcal 左右）；如果需要高蛋白质促进瘦体组织和大脑生长的，可用 81 卡高蛋白质配方（蛋白质含量 3.3g/100kcal），而需要高能量补充疾病消耗者（如慢肺 BPD 患儿），可使用高热卡配方（热卡为 100~101kcal/100ml，蛋白质含量 2.6~3.0g/100kcal）。

3. 早产儿过渡配方或出院后配方　对于胎龄 >34 周的早产儿或出院后早产儿，如采用 PF 可导致过多的能量、蛋白质及其他营养素的摄入，增加机体代谢负荷、导致肥胖和远期代谢综合征的发生风险。但是很多小早产儿出院后仍然需要一定强度的配方喂养以完成适当的"追赶生长"，故专门设计有介于 PF 与 SF 之间的过渡配方，即早产儿过渡配方（PTF）或出院后配方（PDF），以满足早产儿继续追赶生长的营养需求。PTF 的能量热卡和蛋白质含量介乎于标准配方和早产配方之间，热卡为 72~75kcal/100ml，蛋白质含量在 1.85~2.0g/100ml。

4. 水解蛋白配方和氨基酸配方　出生时有高度过敏风险（如父母直系亲属都有湿疹、过敏性鼻炎、哮喘等家族史）的新生儿首选适度水解蛋白配方（pHF），可以诱导免疫耐受、减少发生牛奶蛋白过敏的风险。生后已明确为牛奶蛋白过敏者，应使用深度水解蛋白配方（eHF）或游离氨基酸配方，后者因渗透压较高，不适宜喂养早产儿。肠道功能不全如 NEC 术后短肠综合征、肠造瘘术后，可根据肠道耐受情况选用不同程度的水解蛋白配方或氨基酸配方。早产儿如果发生严重喂养不耐受或内外科并发症时，可以短期使用深度水解蛋白配方，但不宜长期使用，因其营养素含量较

低、易造成能量和（或）蛋白质摄入不足而致生长迟缓。

5. 无乳糖／低乳糖配方　不含乳糖或含有较低乳糖之婴儿配方奶，适用于乳糖酶缺乏或暂时不足而对乳糖无法耐受的婴儿，如急慢性腹泻、炎症性肠病、短肠综合征和小肠造瘘等患儿。可分为：以牛乳为基础制备的无（低）乳糖婴儿配方奶和以大豆为基础制备的无（低）乳糖婴儿配方粉。肠道功能不全者还可以使用内容成分调整为深度水解蛋白和低乳糖及部分 MCT（含量 40%~50%）的配方。轮状病毒肠炎（秋季腹泻）时大多数患儿有乳糖酶暂时缺乏的情况，可以使用无（低）乳糖配方作替代喂养，有认为母乳喂养者无须转换奶方，补充医用乳糖酶或可部分改善症状。

6. 遗传代谢性疾病患儿的专用配方　苯丙酮尿症、半乳糖血症、枫糖尿症、甲基丙二酸血症、戊二酸血症等代谢性疾病都有各自的专用特殊配方；乳糜胸／乳糜腹的婴儿也有特殊的高 MCT 含量配方如 Portagen（MCT 含量 80%）。各种专用配方应在专科医师指导下使用。

三、替代喂养的注意事项

1. 强调所有经评估只能采用替代喂养的婴儿尤其早产儿，在院内和出院后均应根据其生长曲线选择个体化喂养方案，在专业医师指导下使用不同喂养配方，如 SF、PF、PDF、PTF，或者 pHF、eHF，待其生长指标达到生长曲线图的第 25~50 百分位，或回到其出生时的生长曲线位点，稳定一段时间，即实行降阶梯处理，从 PF 转换为 PTF 或普通配方。但是 LGA 和 SGA 不宜使用出生时的生长曲线位点作为对照标准（因其位点已偏离正常生长范围），LGA 应适当控制热卡和蛋白质的总摄入量，尽可能使生长曲线回复到第 90 百分位以下的正常曲线范围；目前对 SGA 的建议是追赶至生长曲线第 10 百分位以上，但是没有具体上限的推荐。

2. 目前很多研究的结论均认为，替代喂养较母乳喂养有摄入更多热卡和营养素的可能，需要尽快"降阶梯"即按照其生长状况降低营养强度。也有专家提出早产儿追赶生长不宜过快甚至可以不提倡"促进追赶生长、尽快回复正常生长速率"，以避免远期代谢综合征的风险，但是尚未见到有相关的专家共识或者临床营养应用指南谈及具体方案。因很多极早产儿仍然有总体营养状况

不佳导致的生长迟缓及后续神经认知发育的高风险,目前的指南和文献仍然主张适度追赶生长、尽早回到正常生长曲线。究竟如何平衡各种营养素和能量的优化供应、促进早产儿合理生长发育、改善其远期预后,尚需要更多的长期多中心大样本临床研究提供依据。

(庄思齐)

参 考 文 献

1. 中华儿科杂志编辑部,中华医学会儿科学分会儿童保健学组,中华医学会儿科学分会新生儿学组.早产、低出生体重儿出院后喂养建议.中华儿科杂志,2016,54(1):6-12.
2. 中华医学会肠外肠内营养学分会儿科学组,中华医学会儿科学分会新生儿学组,中华医学会小儿外科学分会新生儿外科学组.中国新生儿营养支持临床应用指南.中华小儿外科杂志,2013,34(10):782-787.
3. Koletzko B,Poindexter B,Uauy R,et al. Nutrition care of preterm infants,scientific basis and practical guidelines. Germany:S Karger Pub,2014:264-272.
4. 庄思齐.中国新生儿营养支持临床应用指南(2013年更新版)解读.临床儿科杂志,2014,32(9):801-804.
5. 庄思齐.早产、低出生体重儿出院后管理.中国儿童保健杂志,2016,24(2):113-115.
6. 苏宜香.儿童营养及相关性疾病.北京:人民卫生出版社,2016:199.
7. 吴圣楣,蔡威.新生儿营养学.北京:人民卫生出版社,2016:363-371.

第七节　新生儿营养评估

新生儿营养评估由生长评估、摄入评估、生化指标和临床评估等组成。 只有正确的对新生儿进行营养评估才能及时发现营养缺乏、生长迟缓、喂养困难和不恰当的营养状态,从而进行适当的营养治疗以保证新生儿尤其是早产儿最佳的生长和发育。

一、生长评估

生长良好是营养充足的最佳指标,因此生长状态的评估是营养评估的关键部分。生长评估主要是体格测量,新生儿中常用的测量指标是体重、身长和头围。

体重是身体各组成部分的质量总和,包括瘦体重、脂肪、细胞内液和细胞外液。所以体重的改变除了反映生长以外还可显示身体组成的改变。一般来说,随着胎龄和日龄的增加,体内总的水量(尤其是细胞外液)是减少的,同时蛋白和脂肪则相应的增加。新生儿生后有体重下降的时期,恢复至出生体重后的理想的体重增长应为类似宫内生长速度的 15~20g/(kg·d),足月儿体重增长速度为 20~30g/d。体重的测量需每天固定相同的时间和测量工具。测量时要脱去衣裤鞋袜,尽量除去一些医疗用品(如气管插管、中心静脉置管或胃管等)的重量以保证测量的精准度。

身长相比于体重更能反映生长的情况,因为它一般不受体液因素的影响,所以可以更精确地显示瘦体重的状况。身长的测量一般每周一次,最好采用专用的测量标尺。测量时需将新生儿仰面居中放置在身长量板上,尽量伸展躯体、伸直膝盖并将脚放置于正确的角度。

在胎儿、婴儿和儿童早期,头部的生长与脑发育有良好的相关性,过快或过缓的头围增长都提示着异常的临床情况。新生儿理想头围增长为 0.5~1cm/week。一般头围每周测量一次,对于某些疾病(如脑室内出血或中枢感染)可以适当地增加测量频次以动态评估脑部疾病状况。测量头围时需采用正确的测量方法以保证精确性和连续性。

将测量的体重、头围和身长值标注于生长曲线上以评估生长发育状态,监测生长趋势,对发现生长异常起到帮助作用。新生儿生长曲线一般有两种:宫内(胎儿)生长曲线图和宫外(生后)生长曲线图。宫内生长曲线图反映的是胎儿宫内生长情况,虽然目前早产儿的理想生长速度尚未明确,但临床中仍然以宫内生长速度作为早产儿生长的参照和目标。不同数据来源的宫外生长曲线所反映的不同人群(例如早产儿)的纵向生长情况。用于生成这类生长曲线的数据通常反映的是社会卫生健康医疗水平和营养情况,所以也不能完全代表新生儿理想的生长。WHO 的多中心生长曲线可作为足月儿参考依据,而 2013 版的 Fenton 生长曲线整合了不同国家的宫内生长数据和 WHO 的宫外生长数据,可应用于胎龄出生胎儿和纠正胎龄在 22~50 周的早产儿。合理选择生长曲线和表格对评估新生儿生长发育状况非常重要。

二、摄入评估

日常生活和医疗工作中需要对营养摄入进行评估,评估内容包括营养类型(胃肠内或胃肠外)、摄入液量和主要营养物质的量。营养素评估的结果通常以 kg/d 为单位,当涉及蛋白能量比时也可采用 /100kcal 为单位。完成摄入评估后要与推荐量进行比较以及时发现营养不足或缺乏,从而对营养治疗方案进行调整。居家记录主要是婴儿的奶量、喂养制剂、营养补充剂添加情况和大便次数及性状。纯母乳喂养的婴儿难以估计喂养量,可以记录喂养次数和时间。

三、实验室评估

生化指标作为营养评估的重要组成部分可为判断新生儿的营养状态提供有价值的信息。实验室评估一般具有特异性,能在与营养相关的临床症状出现前发现营养素的缺乏或过多。新生儿,尤其是那些接受静脉营养的早产儿和危重患儿需要进行定期的实验室评估。常规的生化检测应检测代谢状态、蛋白状态、电解质平衡、维生素、微量元素和骨矿物化等。临床一般检测以下指标:血气、血常规、尿素氮、白蛋白、前白蛋白、甘油三酯、血糖、碱性磷酸酶、钙、磷、镁、钠、钾和氯等。对于已达全胃肠道营养的新生儿,实验室评估的频次可以适当地减少,主要检测血红蛋白、网织红细胞、白蛋白、碱性磷酸酶、电解质和钙磷等。需要指出的是一些技术因素(如样本采集、实验方法、试剂和技术准确性)和患儿的临床疾病医疗因素可能会影响生化指标结果,所以在分析这些结果时必须紧密结合临床来进行正确的解读。

四、临床评估

临床的密切观察也是有效的营养评估方法,主要包括喂养耐受性,影响营养治疗的主要疾病和营养缺乏症状的评估。新生儿期的一些特殊临床状况(如早产儿)或疾病(如慢性肺病、先天性心脏病或胆汁淤积等)对于营养治疗有着特殊的要求和限制。所以在日常工作中要熟悉这些疾病与营养之间的相互影响,从而在治疗上有的放矢,最终达到预防营养不良、促进疾病恢复和生长发育的目的。

(张 蓉)

参 考 文 献

1. 薛辛东,杜立中等 . 儿科学 . 北京:人民卫生出版社, 2005.
2. 吴圣梅,蔡威,等 . 新生儿营养学 . 第 2 版 . 北京:人民卫生出版社,2016.
3. Ronald E Kleinman. Pediatric Nutrition. American Academy of Pediatrics. 7th Edition.2014.
4. Fenton TR,Kim JH. A systematic review and meta-analysis to revise the Fenton growth chart for preterm. BMC Pediatrics,2013,13:59.
5. 中华医学会肠外肠内营养学分会儿科学组,等 . 中国新生儿营养支持临床应用指南 . 中华小儿外科杂志, 2013,34(10):782-786.

第八节 新生儿代谢性骨病的防治

代谢性骨病(metabolic bone disease,MBD)又称骨质减少症,是指骨小梁数量减少、骨皮质变薄等所致的机体骨组织含量减少,伴或者不伴有佝偻病样表现,严重者可出现骨折。新生儿 MBD 多由于钙、磷和(或)维生素 D 的缺乏引起的钙磷代谢失常,从而导致生长中的骨骼基质钙盐沉着障碍和(或)骨样组织过多积聚,也被称为新生儿佝偻病。MBD 的发病率与出生胎龄和体重成负相关,多见于 28 周以下的早产儿。足月新生儿 MBD 常见于纯母乳喂养且未及时添加维生素 D 的婴儿。

【病因】

1. **维生素 D 缺乏** 人类通过内源性和外源性两种途径获得维生素 D。皮肤中 7- 脱氢胆固醇在日光中紫外线照射下转变为内源性维生素 D_3。大气污染、缺乏户外活动,冬季日常时间短都会影响内源性维生素 D_3 的生成。新生儿外源性维生素 D 主要来源于乳品,但无论是母乳还是牛乳中的维生素 D 含量都不能满足新生儿日常所需。

2. **钙磷缺乏** 胎儿骨骼发育的重要阶段是孕后期。宫内钙磷转运沉积和骨骼矿物化主要从孕 24 周开始,24~37 周间骨矿物化加速并达高峰,使得孕后期完成了 80% 骨矿物化。早产儿,尤其是 28 周以下的早产儿,出生时钙磷存储明显减少。

3. **生长过速** 新生儿期生长迅速,骨骼腔增长快于骨矿物质增长,骨矿物密度(bone mineral density,BMD)生后逐渐下降,早产儿由于存在追赶生长,因此 BMD 较足月儿下降更为明显。

4. **其他因素** 任何影响维生素 D 和钙磷吸收、代谢和利用的疾病(如胆汁淤积、慢性腹泻等)都会增加 MBD 的发病风险。长时间静脉营养,特殊药物的使用(激素、甲基黄嘌呤类、利尿剂和苯巴比妥)和被动活动的减少也会增加 MBD 的发生。

【临床表现】

新生儿 MBD 早期可无症状,常见的症状是佝偻病(颅骨软化、前囟增大和肋串珠等)和病理性骨折。肋骨软化或骨折可能会影响肺脏,导致呼吸问题或依赖机械通气。部分患儿可出现因肋骨软化而胸壁顺应性下降导致的佝偻病性呼吸衰竭。除此之外,新生儿 MBD 会影响最终身高和成人后骨骼状态。

【诊断】

目前新生儿代谢性骨病缺乏统一明确的早期诊断指标

1. 血生化指标　血钙对 MBD 无诊断意义,因为在体内血钙水平受诸多激素调节,可通过动员骨钙来维持正常血钙。血磷在一定程度上反映体内磷状况,但其敏感性欠佳,不适合用于早期诊断。血碱性磷酸酶(alkaline phosphatase,ALP)有六种同工酶,主要来自于骨骼和肝脏。新生儿体内 90% 的 ALP 来源于骨组织,能较好地反映骨骼代谢状况。有研究报道联合 ALP>900ui/L 和血磷 <1.8mmol/L 诊断 MBD 的敏感度和特异度分别达 100% 和 70%。血 25-(OH)D 是维生素 D_3 在血浆中的主要存在形式,维生素 D 缺乏时可明显下降,血 25-(OH)D<5ng/ml 提示维生素 D 严重缺乏,美国儿科协会建议新生儿正常血 25-(OH)D 水平应 >20ng/ml。

2. 影像学方法　影像学检查属于物理诊断方法,是基于 BMD 的测定,主要包括 X 线检查法、双能 X 线吸收法(DEXA)、定量 CT(QCT)和定量超声法(QUS)。X 线适合诊断有骨折或明显骨质疏松的严重 MBD,但不能检出骨量减少低于 30% 的骨质疏松,所以对早期诊断无帮助。DEXA 是成人诊断骨质疏松的金指标,但因其具有放射性且不能床旁操作,不宜作为新生儿常规普查的方法。QCT 的优点是可以测量真正的骨立体密度,但在新生儿应用中具有与 DEXA 同样的局限性。QUS 是一种新诊断技术,具有无辐射、无创伤、简便、速度快、可床边操作等优势,在 MBD 的临床诊断中具有良好的应用前景。

【治疗】

1. 维生素 D 治疗　口服维生素 D 2000~4000IU/d,根据临床、血生化和 X 线片情况 1 个月后改为 400IU/d。重症病例或无法口服患儿

可肌注维生素 D_3 15 万 ~30 万 IU,1 个月后给予 400IU/d 口服。

2. 钙磷治疗　维生素 D 治疗同时要注意钙、磷的补充。尤其是早产儿 MBD,因其主要发病原因是钙磷缺乏。

3. 其他　增加被动运动锻炼,严重骨骼畸形可考虑外科手术矫正。

【预防】

由于新生儿 MBD 存在不良的近期和远期预后,因此预防尤为重要。

1. 新生儿出生后体内的维生素 D 储存仅能维持 8 周,因此纯母乳喂养的婴儿需要及时补充维生素 D。新生儿生后 2 周即开始补充维生素 D 400IU/d 直至 2 岁,早产儿可更早开始给予维生素 D 800IU/d,直至生后 3 个月后改为 400IU/d。混合喂养或人工喂养的新生儿补充过程中需要注意配方乳中维生素 D 的含量。

2. 新生儿身体许可条件下进行适当的日光照射可增加内源性维生素 D 含量。

3. 早产儿需根据不同情况选择合适的肠内营养强化方案,以保证钙磷和维生素 D 的摄入。

4. 母亲在孕后期和哺乳期间应暴露于足够的日光,摄入钙和维生素 D 均衡的膳食。母亲摄入维生素 D 400~2000IU/d 基本可保证婴儿达到满意的血 25-(OH)D 水平。若母亲因所处高纬度、季节因素或大气污染等无法接受充足的日晒,可在医师的指导下按照推荐剂量上限给予补充。哺乳期妇女推荐每天摄入钙 1000mg。

(张　蓉)

参 考 文 献

1. Nehra D,Carlson SJ,et al. A.S.P.E.N Clinical Guidelines:Nutrition Support of Neonatal Patients at Risk for Metabolic Bone Disease. Journal of Parenteral and Enteral Nutritio,2013,37(5):570-598.

2. Backstrom MC,Kouri T,Kuusela AL,et al. Bone isoenzyme of serum alkaline phosphatase and serum inorganic. Acta Paediatr,2000,89:867-873.

3. 刘俐. 新生儿佝偻病. 实用儿科临床杂志,2011,26(2):77-80.

4. 薛辛东,杜立中,等. 儿科学. 北京:人民卫生出版社,2005.

5. Guo M. Human Milk Biochemistry and Infant Formula In Manufacturing Technology. Cambrdige:Elsevier,2014.

6. Ozkan B. Nutritional Rickets. J Clin Res Ped Endo, 2014, 2 (4):137-143.

第九节　新生儿维生素和微量元素缺乏症

维生素和微量元素被称为微量营养素,虽然和宏量营养素(蛋白质、脂类和碳水化合物)相比,微量营养素需要量较小,但其对维持人体健康和生长发育同样至关重要。

一、维生素缺乏症

维生素是维持机体正常代谢和生理功能所必需的一大类有机化合物的总称,根据其溶解性可分为水溶性和脂溶性两大类。

1. 水溶性维生素　主要参与辅酶的形成,体内仅有少量储存,易排出体外,所以不易发生中毒,但需要每天供给,缺乏后症状出现较早。

(1) 维生素 B_1(硫胺素):是参与碳水化合物代谢和脂肪合成所必需的辅酶,缺乏导致"脚气病",临床可表现为周围神经病变、心肌肥大和充血性心力衰竭等。

(2) 维生素 B_2(核黄素):参与能量代谢(形成了黄素、腺嘌呤和二核苷酸),缺乏导致口腔炎、皮炎和贫血。核黄素缺乏往往与营养不良同时发生,需要注意的是新生儿接受光疗时核黄素利用增加,需要适当补充。

(3) 烟酸:是电子转运和能量代谢的辅助因子,缺乏可导致糙皮病(皮炎、腹泻和神经系统症状)。缺乏通常是由于蛋白摄入匮乏和其他多种营养素缺乏,新生儿中少见。

(4) 维生素 B_6:在氨基酸、前列腺素和碳水化合物的代谢,免疫系统发育和神经系统功能中起到作用,缺乏导致呕吐、易激惹、皮炎、生长迟缓、低色素小细胞性贫血或神经系统的惊厥。

(5) 叶酸:积极参与嘌呤和嘧啶的生物合成以及氨基酸代谢,缺乏导致巨幼红细胞性贫血、白细胞减少、血小板减少、生长不足和小肠损害,大多见于吸收不良综合征。

(6) 维生素 B_{12}(钴胺素):参与 DNA 核苷酸合成,缺乏可导致巨幼红细胞性贫血、舌炎和神经系统症状。此类缺乏症状在母乳喂养的足月儿中通常不会发生,但素食母亲的婴儿可能发生。

(7) 生物素:可在小肠中合成,因此肠内营养的婴儿中不会发生缺乏,除非是某些特殊的代谢性疾病。长期的静脉营养可能导致缺乏症状:苍白、贫血、皮炎、嗜睡和异常 EEG。

(8) 维生素 C(抗坏血酸):在羟基化反应中起到辅助因子的作用,也可作为抗氧化剂。维生素 C 缺乏导致坏血病。

2. 脂溶性维生素　主要是改变复合分子及细胞膜的结构,易溶于脂肪,在肠道的吸收有赖于自肝脏通过胆道分泌至肠腔的胰腺酶和胆汁酸。脂溶性维生素大部分储存在脂肪组织,缺乏症状出现较迟,过量可中毒。罹患脂肪吸收不良疾病(如胆汁瘀积、脂肪泻或慢性腹泻等)会导致脂溶性维生素缺乏。

(1) 维生素 A:维生素 A 代表的是拥有与视黄醇(来源于 β- 胡萝卜素的天然分子)类似的活性和结构的复合物(类维生素 A)。维生素 A 主要储存在肝脏中,在血液循环中与视黄醇结合蛋白结合,参与蛋白合成、上皮细胞功能、生长和免疫功能,有很强的抗氧化特性。维生素 A 缺乏最常见的预警症状是夜盲症、干眼症或皮炎。母乳喂养的足月儿未曾报道有临床缺乏表现。补充维生素 A 可能作为一种抗氧化因子在支气管肺发育不良(BPD)中起保护作用。

(2) 维生素 E:维生素 E 包含 8 种有相似活性的复合物,最具有活性的复合物是 α- 生育酚,后者由强大的抗氧化能力从而保护脂质过氧化。维生素 E 需求量取决于多不饱和脂肪酸的摄入量,缺乏主要表现为溶血性贫血。

(3) 维生素 K:维生素 K 有两种形式:维生素 K_1(叶绿醌:植物形式)和维生素 K_2(甲基萘醌:细菌合成)。维生素 K 对于肝脏合成的凝血因子(Ⅱ、Ⅶ、Ⅸ、Ⅹ、蛋白 C 和蛋白 S)至关重要。新生儿体内维生素 K 储存量少,同时母乳中含量少,缺乏易发生出血。

(4) 维生素 D:维生素 D 与钙、磷一起在神经肌肉功能、细胞生长和分化中起着重要的生理作用。维生素 D 缺乏会导致新生儿代谢性骨病(佝偻病)。母乳中维生素 D 含量不足,因此新生儿应在生后建立肠内营养后给予维生素 D 补充。

二、微量元素缺乏症

微量元素的定义为构成人体体重低于 0.01% 的矿物质,是构成机体组织及维持人体内环境以及一切正常生理功能所必需的营养要素。其共同特点是不能在体内合成,不提供能量,在新陈代谢过程中不会消失。

1. 铁　在 DNA 复制、细胞代谢和氧传送中起着重要作用。铁主要参与红细胞生成,其缺乏的首要表现是贫血。除此之外,铁还涉及神经发育、心肌和骨骼肌功能,因此铁缺乏还会导致认知功能低下、注意力下降、活动耐力下降和免疫功能低下等功能障碍。从另外一方面来说,铁有潜在毒性,因为它是一种强氧化剂,可能在氧化应激中起着重要的作用。此外,铁过渡负荷可直接影响心脏和肝脏功能。母乳喂养和补充维生素 C 可促进铁的吸收。

2. 锌　是一种普遍存在于众多酶,并参与碳水化合物及蛋白代谢的微量元素。DNA 复制、转录和修复都需要锌的参与。锌也在胚胎形成和机体生长发育中起着重要的作用。锌缺乏的症状包括生长迟滞、易激惹、厌食、脱发、食管炎、腹泻、免疫功能受损和手足难以修复的皮损。

3. 铜　是许多参与氧化和还原反应的酶(超氧化物歧化酶)的组成成分。它保护细胞膜免受氧化损害。铜在肠道上半部分被吸收,大量锌和铁的摄入会降低其吸收。铜缺乏可能造成低色素性贫血(对单纯铁剂补充无效)、肌张力减低、生长迟缓、腹泻、骨骼异常或中性粒细胞减少。在肝内胆汁瘀积病例中,铜的摄入必须减少或停止以避免毒性。

4. 硒　是谷胱甘肽过氧化物酶的组成成分,可保护细胞膜抗击过氧化物导致的损伤。硒缺乏仅见于长期使用不含有或仅含少量硒的 TPN 的婴儿,或由于土壤中硒缺乏而高发克山病(心肌病)的区域。硒缺乏可诱发人体免疫力下降,皮肤和毛发的色素沉着等。

5. 碘　参与甲状腺功能(T_3 和 T_4 合成)。碘缺乏(产前或生后)会影响生长发育和智力。基于母乳中碘的平均含量,一些早产儿有可能发生碘摄入不足。碘可能会通过过多的皮肤吸收(无菌操作)而导致毒性。

三、预防

母乳中维生素和微量元素的含量与母亲的营养及饮食之间关系是多变的,有些无关,而有些依赖于母亲的营养状况。一般来说,正常均衡饮食母亲的母乳可以满足正常新生儿除维生素 K 和维生素 D 以外的维生素及微量元素的需求。早产儿因为存在追赶生长的需求,所以需要根据出生胎龄、生长情况和日龄来额外添加母乳强化剂或营养补充剂。

孕期和哺乳期妇女膳食可参考 2016 版中国居民膳食指南。素食母亲可通过摄入足量的奶和蛋来弥补相应营养素的缺乏。严格素食的母亲可能会缺乏优质蛋白、维生素 B_2、维生素 B_{12}、脂溶性维生素、铁、钙、锌和必需脂肪酸等营养物质,建议在医师指导下加强这些营养素的补充。

(张　蓉)

参 考 文 献

1. 吴圣梅,蔡威,等 . 新生儿营养学 . 第 2 版 . 北京:人民卫生出版社,2016.

2. Ronald E Kleinman. Pediatric Nutrition. 7th Edition. American Academy of Pediatrics.2014.

3. 邵晓梅,叶鸿瑁,丘小汕 . 实用新生儿学 . 第 4 版 . 北京:人民卫生出版社,2011.

4. Martin CR,Ling PR,et al. Review of infant feeding:key features of breast milk and infant formula. Nutrients,2016,8:279.

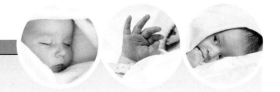

第九章 新生儿用药与药物安全

第一节 母亲孕期用药对胎儿的影响

孕期用药,药物可能对胎儿产生有利的治疗作用,也可能产生有害的致畸、发育缺陷、脏器功能损害及溶血甚至致死作用。其影响主要与药物的性质、剂量、疗程长短、胎儿遗传因素及妊娠时间有关。

一、孕期用药的药代动力学特点

通常情况下,药物的生物利用度、靶向到达组织的量,对决定药物有效性至关重要。这取决于包括药物性质和宿主性质在内的一系列因素。孕期女性的各个系统都将发生适应性改变,故药物的吸收、分布、代谢和排泄过程均与未怀孕时不同。

口服药物的生物利用度受肠道上皮细胞吸收和肝肠首过消除的影响。所有这些因素在怀孕时变化更大,因为怀孕期间胃液的 pH、药物的转运时间、代谢过程、摄取和排泄过程都发生改变,从而潜在地改变了药物的生物利用度。而同一种药物静脉或肌内给药比口服给药在吸收方面的变化较小,但是与未怀孕状态相比,怀孕时仍不一样,因为怀孕时心输出量增加,肠血流量增加,从而导致总的吸收增加。除了这些变化,怀孕时药物分布也不同,一种药物的分布随组织灌注、水溶或脂溶性以及血浆蛋白结合率而变化。另外,怀孕时增加的血容量以及一定比例的药物能够通过胎盘

的事实可能会降低怀孕女性体内亲水性药物的浓度,导致低于预期的血浆浓度。相似地,对于脂溶性药物,怀孕期间母体增加的脂肪可能会改变血浆浓度,从而影响这些药物的效果。妊娠 28 周以后几乎所有的药物均能通过胎盘到达胎儿。胎儿 - 胎盘和其内的转运蛋白对发育中胎儿药物暴露的剂量、时间和程度有很大的影响,至少部分与胎儿损伤的程度有关。药物代谢也明显地受到孕期发生的生理性改变的影响,必然影响药物的活性。药物排泄是药物生物利用度的另一重要组成部分。例如,尽管怀孕时肾小球滤过率比未怀孕时提高 50%,且在整个孕期都相对平稳,但由于肾小管运输的变化药物的排泄却并不一定增加。

二、孕期用药对胎儿的影响

卵子受精后,胚胎和胎儿的发育分为三个阶段:细胞增殖早期(不敏感期)、器官发生期(敏感期)和胎儿形成期(低敏感期)。

1. 细胞增殖早期 受精后 17 天以内,胚胎的所有细胞尚未进行分化,细胞具有潜在的多向性,胎儿胎盘循环尚未建立,此期用药对胚胎的影响是"全"或"无"的,"全"就是药物损害全部或部分胚胎细胞,致使胚胎早期死亡。"无"是指药物对胚胎不损害或损害少量细胞,因细胞有潜在多向性,可以补偿或修复损害的细胞,胚胎仍可继续发育,一般不会产生畸形,临床上称"不敏感期"。

2. 器官发生期 受精后 17~57 天为器官分化期,胎儿胎盘循环已建立,胚胎细胞开始定向发

育,如中枢神经系统(脑)、循环系统(心脏)、感觉系统(眼、耳)、肌肉骨骼系统(四肢)等。在这个时期,胚胎对药物最敏感,一旦受到有害药物的作用,极易发生畸形。临床上称"致畸高度敏感期"。

3. 胎儿形成期 受精57天至足月,多数器官分化已完成,功能逐渐完善,如受有害药物影响,主要导致功能缺陷及发育迟缓。母体的营养物质是通过胎盘输送给胎儿的,母体使用的药物也不可避免地经胎盘转入到胎儿体内,特别是妊娠的头三个月对药物尤为敏感。4个月以后,已进入妊娠中、晚期,胎儿各器官已经形成,药物致畸的敏感性明显减弱,但脑、眼、性腺等在妊娠期间持续发育的器官若受损伤,可出现发育不全或病变等,故用药仍需谨慎。

三、孕期用药的风险评估

在过去30年里,孕期用药的评估大多根据美国食品和药物管理局(FDA)对药物进行的 A、B、C、D 和 X 标签式分类。然而,这些分类是模糊的,并且经常引起误导。2015 年 6 月之后,FDA 批准的所有新药都有一个新的怀孕数据标签,其提供包括危险概述、临床注意事项和支持数据在内的相关资料。复旦大学一项有关妊娠期及哺乳期妇女用药标注调查的研究显示在所调查的说明书中,妊娠期及哺乳期妇女用药无明确指导意见的分别占 26.11% 和 49.26%。故仅依靠说明书来指导孕期用药显然是不够的,孕期用药应进行详细的、个体化的风险评估。在进行妊娠期用药风险评估时,至少需要考虑以下几个方面的问题:①末次月经时间? ②月经周期? ③最后一次用药时间? (用于判断用药处于不敏感期、敏感期还是低敏感期)④服用药物的安全性分级、半衰期、生殖毒性、毒性靶器官是什么? (用于评价药物对胎儿影响的严重程度)。另外,有关怀孕和哺乳期药物安全和剂量信息的其他资源可查询 REPROTOX(https://reprotox.org/)、TERIS、LactMed 和特定的药物注册表(最新的列表可以在 FDAWeb 网站上找到)。

四、孕期常用药物对胎儿的影响

1. 激素类药物 孕早期使用甲羟孕酮会造成胎儿多发性畸形,如神经管缺陷等。甲睾酮、丙酸睾酮会导致女婴男性化,甚至两性畸形。己烯雌酚影响女性胎儿生殖系统,一般在 14~24 岁时可能会发生阴道透明膜癌,还可引起流产、发育畸形及死胎。甲状腺素可造成胎儿抗维生素 D、泼尼松能增加、甲状腺萎缩及钙磷排泄等,孕妇长期应用可增加婴儿先天性腭裂或流产等。

2. 抗生素类药物 抗生素服用是否安全与多种因素有关,包括抗生素的种类、剂量、服用阶段和服用时间等,服用抗生素时,一定要在医师的指导下。四环素类药物早期可引起先天性白内障、手指畸形,妊娠 26 周后引起骨发育障碍、釉质发育不全、乳齿变黄褐色,甚至是黄疸、溶血性贫血等;氨基糖苷类抗生素可致胎儿肾脏损伤或永久性耳聋;新霉素阻碍胆红素代谢,抑制肝脏酶的活性,会造成肝功能障碍、高胆红素血症;大剂量氯霉素可致血小板减少、灰婴综合征、流产、死胎。

3. 抗糖尿病药 氯磺丙脲与甲苯磺丁脲会造成多发性畸形、新生儿死亡、兔唇及死胎等,有人认为胰岛素也会引起胎儿畸形,但患糖尿病时疾病本身也会引起胎儿畸形,所以此类药物是否引起畸形,还尚未得到证实。

4. 抗甲状腺药和碘剂 甲巯咪唑、硫氧嘧啶抑制甲状腺素合成,会导致甲状腺代偿性肿大,但是多数出生后会行消失。有研究发现给予妊娠期合并甲状腺功能减退孕妇给予甲状腺素治疗,随访 2 年未发现新生儿异常。但采用放射性核素碘检测甲状腺功能或长期应用含碘药物,会造成胎儿出生后智力低下或甲状腺功能减退。

5. 解热镇痛药 阿司匹林会导致新生儿出血,肝、肾损害;非那西汀可引起肾损害;安替比林会引起新生儿畸形或严重出血;吲哚美辛可致动脉导管早闭。

6. 麻醉、止痛药 大量普鲁卡因会造成新生儿变性血红蛋白血症或神经抑制;利多卡因使心动过快;氯仿、乙醚会导致新生儿中枢神经系统抑制,甚至死亡;哌替啶、吗啡会造成新生儿呼吸抑制,哌替啶必须要在胎儿出生前 4 小时以上才可以使用。

7. 维生素类 维生素是维持人体正常功能的,然而若摄取过多会引起额裂、脊柱裂、无脑、无眼等。如孕妇每天服用维生素 A 25 000~50 000U,则婴儿出现泌尿系畸形的几率高。缺乏维生素 K 会造成无脑、露脑等畸形,若同时伴色氨酸不足会造成先天性白内障;大量应用维生素 D,会造成胎儿主动脉及肺动脉狭窄,出生后体力、智力都会有发育障碍。

8.抗过敏药　苯海拉明会引起腹泻、震颤、呼吸抑制及戒断症状。盐酸氯苯丁嗪、氯苯那敏、美克洛嗪、茶苯海明,会造成胎儿兔唇、肢体缺损、脑损伤、腭裂,使呼吸抑制、肝受损。

(张雪峰　郭果)

参 考 文 献

1. Gabbe SG, Neibyl JR, Simpson LJ, et al. Obstetrics normal and problem pregnancies. 6th ed. Philadelphia, PA: Elsevier Saunders, 2012.

2. Temming LA, Cahill AG, Riley LE. Clinical management of medications in pregnancy and lactation. American journal of obstetrics and gynecology, 2016, 214(6): 698-702.

3. Laura E Riley, Alison G Cahill, Richard Beigi, et al. Improving safe and effective use of drugs in pregnancy and lactation: workshop summary. American Journal of Perinatology, 2017, 1, 31, Epub ahead of print.

4. Anat Bahat Dinur, Gideon Koren, Ilan Matok, et al. Fetal Safety of Macrolides. Antimicrobial Agents and Chemotherapy, 2013, 57: 3307-3311.

5. 王萌萌, 庞艳玉, 王先利, 等. 复旦大学附属妇产科医院609份药品说明书中有关妊娠期及哺乳期妇女用药标注调查. 中国医院用药评价与分析, 2014, 14(9), 831-834.

6. 宋爱平. 孕期用药对胎儿的影响研究. 中国医药指南, 2012, 10(24): 353-354.

第二节　母亲哺乳期用药对新生儿的影响

母乳是婴儿天然的最好食物,但当母亲患病需要药物治疗时是否继续母乳喂养是医护人员面临的常见问题。研究发现许多药物可从乳汁排出,药物从母体进入乳汁的多少,与乳母用药的剂量多少和时间长短密切相关,也与药物的结构、性质、溶解程度等密切相关,哺乳期用药后婴儿血药浓度则取决于母亲血浆中的药物转运到乳汁的量、乳汁内药物被婴儿肠道吸收的量以及婴儿自身对药物进行解毒和排泄的能力。遗憾的是,至今为止针对哺乳期用药对哺乳新生儿的影响也研究不多,因此大部分药品说明书缺乏关于哺乳母亲使用药物的准确信息,也没有明确说明母乳中的药物含量。在此背景下,出于谨慎或安全的考虑,或为了回避责任,大部分说明书都不建议哺乳妇女使用其药物,或者给出的建议难以执行。有些说明书采用美国食品和药物管理局(FDA)的妊娠用药分类,有些说明书上则采用禁用、慎用、忌用、不建议使用、不宜使用、避免使用、原则上不用、一般不用、暂停哺乳等用词。哺乳期用药已成为停止母乳喂养的常见原因之一。

一、母亲用药安全性的总体评估

越来越多的证据表明,绝大多数母亲可以在服药期间继续哺乳,对婴儿并无危害。单纯根据药物说明书上的慎用警告而随意停止母乳喂养通常是错误的,会严重影响母乳喂养的成功。2013年美国儿科学会(AAP)发布的哺乳期用药报告指出,对于哺乳期女性和婴儿来说,绝大多数药品和疫苗是安全的,大多数药物或治疗手段对母婴均无明显不良影响,母乳喂养的获益远远大于母乳中大多数药物对婴儿的不良影响。尽管如此,由于有些药物的毒副作用较强,有些药物在母乳中会蓄积,临床医师在为哺乳期女性使用这些药物时,或决定是否继续母乳喂养时,应充分权衡母亲用药和母乳喂养对母亲和婴儿的益处和风险,考虑是否存在更安全有效的替代药物、药物对泌乳的潜在影响、药物在母乳中的浓度、婴儿经母乳喂养摄入的药物量、药物对婴儿的潜在不良反应、婴儿的年龄和健康状况等。如果母亲用药对哺乳婴儿存在潜在的不良影响,应考虑能否通过调整用药和哺乳的时间,或通过缩短用药时间,或通过仔细观察婴儿的潜在不良反应等措施,来避免或减轻药物对婴儿的可能影响,努力控制好风险和利益的平衡。美国儿科学会发布的哺乳期用药报告着重强调:部分抗抑郁药、抗焦虑药和抗精神病药在母乳中的浓度比较高,包括地西泮、氟西汀、去甲替林、米氮平、舍曲林、拉莫三嗪、文拉法辛等;戒烟药物和戒毒药物(包括美沙酮和丁丙诺啡)可致婴儿嗜睡、呼吸困难和非良性的体重增加,并可能产生长期不良影响;可待因和氢可酮等止痛药物可在母乳中蓄积,从而导致婴儿呼吸困难、心动过缓、发绀和镇静;多巴胺拮抗剂和激素类催乳剂的安全性和有效性尚不明确;常用的一些中草药缺乏相关的研究证据,诊断性影像学检查用药时,一般要求暂时中断哺乳甚至停止哺乳。

二、哺乳期用药的基本原则

国际上对西药的安全性评价一般参照美国

FDA 制定的分级,但我国至今没有实行妊娠期和哺乳期用药安全性分级制度,而中药临床应用的依据仅仅源于我国古代医学对妊娠期用药危险性的认识,缺乏科学依据,难以全面正确地评价中药对哺乳妇女和婴儿的影响。事实上,母亲用药对于母乳喂养婴儿产生的药物不良反应是很小的,但仍然有些药物对于母乳喂养是禁忌证。如细胞毒性药物、麦角胺、免疫抑制剂等。还有一些药物可能会对一些个体出现不良反应,应该慎用。由于药物品种繁多,新药物也不断上市,有关药物安全性及哺乳期用药的新的研究结果也随之不断涌现,因此相关医护人员需要动态了解哺乳期用药的最新知识。美国国立医学图书馆旗下的 LactMed 网站是当前最具时效性和权威性的哺乳期用药信息网站,详细提供关于哺乳期用药的数据库,所有资料经过同行评价且经过充分的资料引用,是一个可实时检索的高质量在线资源。该数据库包括母亲和婴儿的药物水平,对哺乳和泌乳本身的可能影响,并列出替代药物,是临床医师评价哺乳期用药安全性的重要依据。

卫生部 - 联合国儿童基金会母子健康综合项目中提出如下哺乳期用药的基本原则,可供借鉴。

1. 在医师指导下用药应有严格的用药指征,如果可能,尽量避免使用药物。

2. 选用有效的最小剂量,不能随意停药和加大药物剂量。

3. 在不影响药效的情况下,选用进入乳汁少,对新生儿影响小的药物。

4. 用药时间选择在哺乳刚结束后并尽可能与下次哺乳间隔 4 个小时以上,或者根据药物半衰期来调整哺乳间隔时间。

5. 用药时间长或剂量大,可能造成不良影响的需要监测乳儿血药浓度。

6. 乳母必须用药又缺乏相关的安全证据时建议暂停母乳。

7. 乳母所用药物也可用于新生儿一般是安全的。

三、哺乳期常用药物对婴儿的影响

虽然大部分母亲用药对哺乳婴儿的影响较小,多数情况下停止母乳喂养可能比少量药物进入婴儿体内有更大的危险,但由于母亲用药的种类、剂量、持续时间以及婴儿的母乳摄入量和状况不同,所导致的影响各不相同。下面列出了乳母常用药物对婴儿的影响,表 9-2-1 列出了部分哺乳时可能出现问题的药物。

1. 高血压和子痫前期用药

(1) 利尿剂:哺乳期使用常规剂量的抗高血压利尿剂是安全的,但需要注意,高剂量的利尿剂可抑制泌乳。

(2) β 受体阻断剂:该类药物中,哺乳期使用最为安全的药物是普萘洛尔(propranolol)、拉贝洛尔(labetalol)和美托洛尔(metoprolol)。阿替洛尔(atenolol)和醋丁洛尔(acebutolol)进入乳汁的量较多,而且婴儿的排泄较慢,在哺乳期妇女应尽量避免使用。哺乳期妇女使用该类药物时应加强对婴儿的监护,特别是心率、喂养、呼吸以及活动状况。

(3) 血管紧张素转换酶抑制剂:已做过研究的血管紧张素转换酶(ACE)抑制剂包括贝那普利(benazepril)、卡托普利(captopril)、依那普利(enalapril)、和喹那普利(quinapril)。这些药物排泄到乳汁的量有限,尚未见对哺乳婴儿产生影响的报道。相关的血管紧张素受体拮抗剂如氯沙坦(losartan)对哺乳婴儿的影响尚无研究。

(4) 钙通道阻断剂:已有研究结果的钙通道阻断剂包括地尔硫䓬(diltiazem)、硝苯地平(nifedipine)、尼群地平(nitrendipine)和维拉帕米(verapamil)。这些药物在乳汁中的含量很少,哺乳期使用似乎是可以接受的。硝苯地平 10mg 每天 3 次已被成功应用于治疗哺乳期乳头雷诺现象。其他钙通道阻滞剂在哺乳期的安全性尚未被研究。

(5) 硫酸镁:可自由穿过胎盘并可能对新生儿的哺乳能力带来影响。但通过静脉注射治疗子痫前期不增加哺乳期乳汁中的镁水平,且硫酸镁经口吸收差,所以哺乳期使用是安全的。

2. 糖尿病用药

(1) 胰岛素:胰岛素是母乳正常成分之一,母乳喂养可使母亲减少对胰岛素的需要量,因此对于胰岛素依赖的哺乳期妇女,密切监测血糖尤为重要。

(2) 口服糖尿病药物:磺酰脲类药物、氯磺丙脲、格列吡嗪、格列本脲进入乳汁的量很少,哺乳期可以服用。其他降糖药的研究资料尚缺乏。虽然没有报道会引起婴儿低血糖,但婴儿血糖监测是必要的。二甲双胍(metformin)在患糖尿病和多囊卵巢综合征的哺乳期妇女有使用经验,表明该药物在哺乳期使用是可以接受的。

3. 抗生素 几乎所有抗生素都可进入母乳。许多抗生素也用于治疗儿童感染性疾病,而婴儿通过母乳喂养摄入的药物剂量始终小于直接给婴儿治疗的剂量。但需要注意,哺乳期母亲使用广谱抗生素、联合用抗生素或长期反复用药(如复发性乳腺炎的治疗),可增加婴儿腹泻、鹅口疮或尿布疹的风险。

(1)头孢菌素和青霉素:这些抗生素可少量进入母乳,通常是安全的,但存在比较小的婴儿过敏反应的可能性。

(2)克林霉素:克林霉素是治疗耐甲氧西林的金黄色葡萄球菌感染(如乳腺炎)常用药物,但需观察婴儿腹泻和便血。

(3)利奈唑胺:可用于治疗耐甲氧西林的葡萄球菌感染。利奈唑胺进入母乳中的剂量低于婴儿本身用药的剂量。

(4)大环内酯类:虽然红霉素有可能增加患肥厚性幽门狭窄的风险(特别是在头几周),但哺乳期使用红霉素、克拉霉素、阿奇霉素和其他大环内酯类一般是安全的。

(5)甲硝唑体外研究显示甲硝唑对细菌可产生基因毒性和突变,对动物存在致癌毒性,对人类也可能存在类似毒性,故一般建议哺乳期应避免使用该药。但至今并没有(也不可能)在人类进行有效的研究,在使用该药的患者,包括母亲哺乳期使用该药的婴儿,未曾有过上述毒性的报道。此外,甲硝唑也偶尔用于治疗婴儿贾第虫属和一些厌氧菌的感染。

产妇通过静脉注射和口服用药后,婴儿经母乳喂养获得的甲硝唑剂量小于婴儿感染时的治疗用量;母亲用药后,婴儿血浆可检测到药物及其代谢物,但低于母体血浆水平。在接触甲硝唑的婴儿中,有报道发生念珠菌感染和腹泻,口腔和直肠的念珠菌定植也比较常见。由于上述潜在毒性或副作用,对于哺乳期能否使用较长疗程的甲硝唑,专家意见并不统一。一般建议选用其他替代药物,或暂停母乳喂养。如果使用单剂甲硝唑,建议至少停止母乳喂养 12~24 小时。

哺乳期母亲局部或阴道使用甲硝唑对婴儿的影响目前尚缺乏研究。阴道用药后,血浆药物浓度小于口服 500mg 后的血浆浓度的 2%;局部用药后,血浆浓度约只有口服 250mg 后血浆高峰浓度的 1%。因此,局部或阴道使用甲硝唑一般不会

对哺乳婴儿造成不良影响。

(6)喹诺酮类:喹诺酮类药物(如环丙沙星、左氧氟沙星)在母乳中的含量低。如果母亲没有其他选择,哺乳期短期使用(1~2 周)环丙沙星是可以接受的。母亲使用眼药水或滴耳剂不会对母乳喂养的婴儿带来任何风险。婴儿使用左氧氟沙星的安全性尚无资料。

(7)抗真菌剂制霉菌素和两性霉素 R 无法经口服吸收,所以不会对母乳喂养的婴儿带来风险。产妇使用氟康唑对婴儿是安全的,因为该药物也可直接用于婴儿的治疗。酮康唑和伊曲康唑的研究资料较少,潜在毒副作用相对较大,但在没有其他可选择药物情况下仍可谨慎使用。酮康唑不能在乳头局部使用,因为可能被婴儿直接摄入。克霉唑和咪康唑的口服生物利用度差,可作为阴道用药或乳头局部用药的选择。

4. 产后抑郁症用药和抗焦虑用药 产后抑郁通常伴有焦虑,可增加儿童发育异常的风险,治疗时应根据利弊关系作个体化评价。长效苯二氮䓬类(如地西泮)可在乳汁中积聚(特别是长期使用时),可导致婴儿嗜睡、镇静、吸吮不良。偶尔使用长效药物或使用短效药物(如氯羟去甲安定、咪达唑仑、去甲羟基安定)所致的风险较低。

5. 胃肠道疾病 H₂受体阻滞剂:哺乳期使用法莫替丁(famotidine)、雷尼替丁(ranitidine)、尼扎替丁(nizatidine)和其他 H₂受体阻滞剂一般是安全的。西咪替丁(cimetidine)可能对肝酶有抑制作用,尽量不予选用。质子泵抑制剂奥美拉唑和泮托拉唑(pantoprazole)进入乳汁的量很少,一般不会对母乳喂养的婴儿造成不良影响。其他质子泵抑制剂对母乳喂养婴儿的影响尚未被研究过。口服抗酸药(如碳酸钙、氢氧化镁)可以在哺乳期使用。

6. 甲状腺和抗甲状腺治疗 甲状腺功能不足时使用左甲状腺素来维持正常血清浓度,只要剂量调节适当,不会影响婴儿的甲状腺功能。甲状腺功能亢进的妇女以往首选丙硫氧嘧啶(propylthiouracil),因为该药转移到母乳中的剂量低,对婴儿甲状腺功能没有影响。但由于丙硫氧嘧啶可能导致不可逆的肝衰竭,目前甲巯咪唑(methimazole)已成为首选药物。尽管其转移到母乳中的量较多,但剂量为 20mg/d 的甲巯咪唑不会影响婴儿的甲状腺功能。母亲服药后等待 3 小时后再哺乳,可使婴儿药物摄入量最少。哺乳妇女

不但要避免摄入高剂量的碘化盐,也应尽量避免局部碘暴露(如聚维酮碘),因为这些药物可能导致母乳喂养婴儿甲状腺功能减退。

7. 中草药 在我国很多医护人员认为给予乳母使用中草药是安全的,但需要注意草药的组合、纯度和疗效并不明确,应该谨慎购买和使用。如母亲使用草药对婴儿造成的不良影响却屡有报道。如母亲使用的产品中含山金车可导致新生儿溶血,海藻可使婴儿摄入过量碘而导致甲状腺功能减退,小荨麻可导致荨麻疹。

表 9-2-1 哺乳时可能出现问题的药物

药物类型	药物
抗惊厥药	乙琥胺、苯巴比妥、扑米酮
抗抑郁药	多塞平、氟西汀
抗生素	氯霉素、甲硝唑
抗焦虑药	阿普唑仑、地西泮
抗高血压药	醋丁洛尔、阿替洛尔、纳多洛尔、索他洛尔
抗心律失常药	胺碘酮
支气管扩张剂	茶碱
放射性同位素	—
非药物性物质	酒精、吗啡

(引自:刘锦纷,主译. Robertonʼs Textbook of Neonatology.4th edition. 北京:北京大学出版社,2009)

(张雪峰)

参 考 文 献

1. 刘锦纷,主译. Robertonʼs Textbook of Neonatology. 4th edition. 北京:北京大学出版社,2009.
2. 童笑梅,封志纯. 早产儿母乳喂养. 北京:人民卫生出版社,2017.

第三节　新生儿药代动力学特点

儿童不是缩小的成年人,新生儿亦不是缩小的儿童。新生儿是儿童中的特殊群体,其药代动力学和药效学与年长儿和成年人有显著差异。新生儿是发育中的个体,各脏器正处于迅速发育和成熟的过程中,药物吸收、分布、代谢和排泄与胎龄及生后日龄、体质量等密切相关。

一、药物吸收

药物的胃肠道吸收依赖于药物的理化成分和患儿的个体差异。胃酸的 pH、胃肠道的微生物菌群定植都会影响药物的吸收。例如苯巴比妥在中性环境下电离度增加,吸收减少。

1. 小肠内药物吸收量难以估计,又易呕吐,较少经口给药。

2. 肌内或皮下注射因局部血流灌注不足,肌肉及皮下脂肪少而影响药物的吸收。

3. 皮肤角化层薄,体表面积相对大,药物经皮肤吸收迅速,如外用可的松油膏治疗大面积湿疹时可引起全身水肿。

4. 经黏膜吸收如用萘甲唑啉后引起肌张力低下、体温不升、呼吸暂停及昏迷。

5. 静脉给药是可靠而迅速的途径,一般用头皮或四肢小静脉滴入,但应该用输液泵给药。

6. 直肠给药简便易行,如地西泮直肠灌注后数分钟即可达到止痉有效的血浓度。

二、药物分布

药物的分布依赖于体内水和脂肪部分的多少、蛋白结合力、血流动力学因素(如心输出量和局部血流)。影响药物分布最重要的因素是血浆蛋白和药物的联结,只有未联结的药物才具有活性,血浆蛋白中以白蛋白和药物的联结力最强。年龄相关的血浆蛋白结合数量和数量变化会影响药物的疗效。新生儿特别是早产儿血浆白蛋白低,血液 pH 偏酸加上新生儿游离脂肪酸和胆红素浓度均高,都影响蛋白与药物的结合,使血中游离型药物增加而容易中毒。蛋白结合同样受到内源性因素的影响,最常见的是胆红素。由于竞争性结合,胆红素浓度增加取代了药物与白蛋白的结合,从而使游离的药物浓度增加。相反,某些药物也可取代胆红素和白蛋白结合,增加胆红素毒性的危险性。只有当药物血浆结合能力非常高(90%以上),才会取代白蛋白与胆红素的结合。新生儿水分含量约占体重75%,超早产儿占92%,水溶性药物要达到与成人相同的血药浓度,需要较大初始剂量,而首剂后给药间隔需延长,剂量调整还要考虑患儿肝肾功能。足月新生儿的组织中脂肪约占12%~15%,与脂溶性药物结合能力差,分布容积小,使血中游离药物浓度增高,容易发生中毒。血-脑屏障发育不完全,通透性大,脂溶性药物容易进入脑组织,出现药物的神经系统不良反应。

三、药物代谢

肝脏是药物代谢最重要的器官,需多种酶参与。新生儿酶活性低,故药物在肝脏代谢率慢,早产儿更慢,血中半衰期长。药物在体内代谢可分为两个互相衔接的连续时相。在Ⅰ相代谢中,药物在酶的催化下进行氧化、还原或水解反应。参与主要代谢酶是细胞色素 P450 氧化酶系统(CYP),它的表达在人体发育过程中存在显著变化。Ⅱ相代谢主要为结合反应。新生儿肝脏内的很多酶系统尚未建立起来,因而其解毒功能很不完善。某些药物代谢酶分泌量少而且活性又低,许多药物不能与其结合,游离在体内,药物代谢缓慢,血浆半衰期延长,以致发生蓄积中毒。1959 年报道的"灰婴综合征"原因为,新生儿肝脏内葡萄糖醛酸基转移酶活性降低,进而氯霉素在肝脏内存在代谢障碍,加上新生儿的肾脏排泄功能不完善,进一步导致氯霉素在体内蓄积,影响新生儿心血管功能而出现相应病理改变。而将氯霉素剂量减半就能预防灰婴综合征的发生。

四、药物排泄

新生儿的肾脏是药物排泄的主要器官,处于发育阶段,按体表面积计算肾小球滤过率和肾小管的分泌功能只有成人的 30%~40 和 20%~30%。大多数药物 $T_{1/2}$ 呈年龄依赖性特征。如卡那霉素,$T_{1/2}$:8~18 小时,足月儿:5~7 小时,成人为 2 小时。因此,用药剂量应减少,间隔时间应延长,疗程要短。

(张雪峰)

参 考 文 献

1. 李友佳,杨世民.《国家基本药物目录》儿童用药分析及思考.中国药事,2014,4(28):349-353.
2. 王永午,封志纯,徐通,等.儿科常规用药处方.北京:军事医学科学出版社.2011.
3.《中国国家处方集》编委会.中国国家处方集 - 化学药品与生物卷(儿童版).北京:人民军医出版社,2013.

第四节　新生儿常用药物的不良反应和用药安全

药物不良反应(adverse drug reaction,ADR)是指合格药品在正常用法、用量下出现的与用药目的无关的或意外的有害反应。世界卫生组织统计资料显示,各国住院病人药物不良反应发生率为 10%~20%,5% 因用药不当死亡,在全世界死亡人口中有 1/3 死于用药不当。中国国家药品不良反应监测报告显示,我国儿童 ADR 发生率为 12.9%,新生儿则高达 24.4%,而成年人仅为 6.9%。

一、新生儿常见药物不良反应

新生儿药物不良反应发生率高的原因一是新生儿生理病理的特点所决定,如血 - 脑屏障发育不完善,地西泮、麻醉药物、吗啡类药物容易透过血 - 脑屏障,进入中枢神经系统导致呼吸中枢抑制,新生儿可出现呼吸暂停。新生儿体液比例较大,会影响给药后药物分布容积和给药效应强度,特别是对影响水盐及酸碱平衡的药物比较敏感,如呋塞米等利尿剂容易产生低钠、低钾血症。新生儿肾功能不成熟,特别是早产儿血浆蛋白亲和力低,应用某些药物可引起高胆红素血症甚至胆红素脑病,应高度重视。新生儿药物不良反应发生率高的另一原因是儿童用药信息缺乏,根据成人或大的儿童经验性用药给新生儿带来很大的安全隐患。

二、新生儿用药某些特殊反应

1. 可引起高胆红素血症或核黄疸的药物

(1) 磺胺药、呋喃类、水杨酸盐、维生素 K_3 等具有氧化作用的药物,可使先天性红细胞 G-6-PD 缺陷的新生儿发生溶血。

(2) 新生霉素抑制葡萄糖醛酸转移酶活性而使非结合胆红素增高。有些药物(表 9-4-1)与胆红素竞争和白蛋白结合,导致游离胆红素增高而引起核黄疸。

表 9-4-1　和胆红素争夺与血清白蛋白结合的药物

作用强	较强	弱
新生霉素	水杨酸盐	红霉素
磺胺增效剂	安钠咖	卡那霉素
吲哚美辛	山梗菜碱	庆大霉素
水溶性维生素 K	磺胺异噁唑	青霉素 G
地西泮	磺胺嘧啶	妥布霉素
毛花苷丙	甲苯磺丁脲	醋唑磺胺
苯妥英钠	毒毛旋花子苷 K	肾上腺素
	呋塞米	泼尼松龙
	依他尼酸	氯丙嗪
		地高辛

2. 引起高铁血红蛋白血症的药物　具有氧化作用的药物如磺胺、对氨基水杨酸盐、非那西汀等。

3. 噻嗪类利尿药引起的反应　双氢克尿噻等具有光敏感性,可使光疗的新生儿发生副作用,并能抑制碳酸酐酶的活性,使新生儿呼吸暂停恢复变慢,苯甲醇引起"喘息综合征"。

三、新生儿常用抗生素的安全使用原则

抗菌药物治疗新生儿细菌性感染疾病中发挥着重要作用,是应用范围最广的药物之一,应注意机体、病原微生物和抗菌药物三者在疾病治疗中的辩证关系。应用不当可导致细菌耐药、菌群失调、二重感染及不良反应,因此应严格掌握使用原则。

1. 要严格掌握指征,避免滥用。

2. 用一种即可者不用两种,病原菌不明或感染严重者应联合应用两种有协同作用的抗生素。应选用疗效高、毒性小、应用方便、价廉者。结合发病日龄选用,尽量选用杀菌药。用药途径以静点为首选,如病情不重,且无呕吐,可口服。1周内的新生儿量宜偏小,每12小时给药一次,一周后每8小时一次,但疗程要足。原则上不预防用药。预防和治疗均有明确指征。

3. 尽量争取病原体培养和药物敏感试验,根据结果选择敏感抗生素。

4. 按药品说明书掌握新生儿用药的不良反应。

5. 在培养和药敏报告前或无条件做培养时,应结合当时流行病学情况,先选用一种广谱抗生素,待获得培养和药敏结果后用药48~72小时后根据病情变化决定是否更换抗生素。

6. 抗生素勿与其他药物或抗生素在输液瓶中混合应用。

7. 预防使用抗菌药物的基本原则:目的在于预防一种或两种特定病原入侵体内引起的感染;预防在一段时间发生的感染可能有效;预防原发疾病可能缓解或治愈患者可能发生的感染。

四、新生儿安全用药应注意的问题

1. 胎龄对药物的影响　由于早产儿体液总量占体质量的85%,高于足月儿(75%)和6月龄婴儿(70%),且早产儿肝脏药物代谢酶活性不成熟,药物半衰期在刚出生早产儿与足月儿和6月龄婴儿不同。例如,高水溶性药物吗啡,在6月龄婴儿体内的半衰期仅为3~5小时,而在早产儿却长达9小时。随着医学技术的飞速发展,既往的"无生机儿",即胎龄为23~27孕周的极未成熟早产儿现已能存活,但目前针对这部分特殊群体缺乏相应的"正常"生理、生化参考标准值,对这部分群体的临床用药存在极大的挑战和风险。因此,新生儿用药要根据出生日龄、胎龄、体重制定药物剂量。

2. 重视肝肾功能不全患儿的药物选择　新生儿的某些疾病会引起肝肾功能受损,而某些药物又会加重肝肾损伤,肝肾功能损伤又会影响药物的代谢。因此选择药物一定要根据新生儿的肝肾功能合理选择。

3. 需要监测血药浓度的新生儿药物　血-脑屏障不完善,中枢系统对地西泮、吗啡等药物特别敏感,易导致呼吸中枢抑制。体液所占比例大对影响水盐及酸碱代谢的药物敏感,如利尿剂使用后极易出现低钾、低钠血症。注意药物的副作用及药物之间的相互作用:如药物对新生儿凝血功能的影响。

表 9-4-2　需要监测血药浓度的新生儿药物

药物	采样时间	治疗范围
阿米卡星	用药前(谷浓度):在下剂用药前;用药后(峰浓度):在静脉用药后1小时	谷浓度水平 2~5mg/L峰浓度水平 15~30mg/L
地高辛	用药后至少6小时	0.8~2.2μg/L
庆大霉素/妥布霉素	用药前(谷浓度):在下剂用药前;用药后(峰浓度):在静脉用药后1小时	谷浓度水平 <2mg/L峰浓度水平 5~10mg/L
苯巴比妥	在下剂用药前	15~40mg/L
苯妥英	在下剂用药前	10~20mg/L
万古霉素	用药前(谷浓度):在下剂用药前;用药后(峰浓度):在静脉用药后1小时	谷浓度水平 5~10mg/L峰浓度水平 25~40mg/L

(引自:刘锦纷,主译. Roberton's Textbook of Neonatology. 4th edition. 北京:北京大学出版社,2009)

（张雪峰）

参 考 文 献

1. 刘锦纷, 主译 . Roberton's Textbook of Neonatology. 4th edition. 北京 : 北京大学出版社 , 2009.
2. 陈自励, 李风英 . 新生儿临床用药 . 第 2 版 . 北京 : 人民卫生出版社 , 2008.
3. 中华医学会 , 中华医院管理学会药事管理专业委员会 , 中国药学会医院药学专业委员会 . 抗菌药物临床应用指导原则 . 2004.
4. 江载芳 , 申昆玲 , 沈颖 . 诸福棠实用儿科学 (第 8 版). 北京 : 人民卫生出版社 , 2015.

第五节　新生儿戒断综合征

孕期妇女因疾病需要或某种嗜好而长期或大量服用镇静、麻醉、止痛剂或致幻剂,以致对该药品产生依赖时,药品可通过胎盘,使胎儿也产生对该药品一定程度的依赖。新生儿出生后,由于其血液中药物浓度逐渐下降,从而出现一系列神经系统、呼吸系统和消化系统的症状和体征,称为新生儿戒断综合征 (neonatal abstinence syndrome, NAS) 或新生儿撤药综合征 (neonatal drug withdrawal syndrome)。

一、临床特点与诊断

1. 发病时间　戒断出现的时间各不相同,取决于母亲近期用药的种类、剂量及药物清除的半衰期,新生儿的胎龄、出生体重、是否合并原发疾病等。母亲用药剂量越大、药物半衰期越短、胎儿越成熟、胎儿脂肪量越少,发病越早。在暴露于海洛因 (半衰期短)的婴儿中,戒断征象通常在出生后 24 小时内开始出现;而长效美沙酮的戒断征象通常在出生后 24~72 小时出现。然而,这两种阿片类药物的戒断征象都可能延迟至生后 5 天或者更晚。如果母亲最后一次使用阿片类物质和婴儿分娩之间的时间超过 1 周,则新生儿出现急性戒断征象的风险较低。

2. 发病类型

(1) 本病发病可以表现为进展型,即开始时为轻型、暂时的、间断的,以后逐步加重。

(2) 严重的急性发病,以后逐渐减轻。

(3) 呈双向型,病情改善后又复发,变成亚急性。

3. 症状和体征　不同的成瘾药物引起的新生儿 NAS 临床表现缺乏特异型,根据 NAS 患儿的特征性征象反映了以下几个方面的功能障碍:

(1) 中枢神经系统症状 :颤动、兴奋过度、易激惹、高音调哭声、惊厥、肌张力过高、腱反射亢进、角弓反张、拥抱反射增强、睡眠和觉醒紊乱、活动过度,以及由此导致的膝、肘、足跟部皮肤磨损。此外,报道称 30% 以上阿片类物质戒断的新生儿存在脑电图 (electroencephalographic, EEG) 异常改变。

(2) 消化系统症状 :胃食管反流、呕吐、腹泻、疯狂吸吮手指、吸吮和吞咽不协调、喂养困难、体重不增。

(3) 呼吸系统 :呼吸急促、呼吸暂停,但无其他呼吸困难表现。

(4) 自主神经功能障碍 :发热、多汗、鼻塞、喷嚏、流涎、打哈欠、打嗝、皮肤花斑或肤色潮红等。

4. 诊断　该病的临床表现缺乏特异性,诊断主要依靠母亲用药史以及母亲或婴儿的阿片类物质或其他物质尿液毒理学筛查呈阳性,另外注意排除其他疾病。

(1) 母亲病史 :对怀疑本病婴儿的母亲,应详细询问孕期是否有吗啡、美沙酮、可待因、海洛因、丁丙诺啡等成瘾性药物用药史,以及用药时间、剂量、末次用药距离分娩的时间、生后是否母乳喂养等。

(2) 症状体征和评分表 :本病相关的临床表现见上述症状体征。为了对 NAS 患儿进行更客观的评估及指导治疗,目前已制定了一些基于 NAS 临床表现的戒断评分方法 (如 Lipsite11 项评分法、Finnegan 新生儿戒断评分系统及其修订版,以及新生儿戒断调查表),且已被验证可用于临床。这些工具评估新生儿戒断的严重程度,并用于启动、调整和停止药物治疗。一般于生后 2 小时左右进行评估,以后根据情况每 2~4 小时评估 1 次,如评分连续 3 次 ≥8 分或连续 3 次的平均分 ≥8 分需要用药治疗;如连续 2 次 ≥12 分或连续 2 次的平均分 ≥12 分则需立即用药。

鉴于中枢神经系统兴奋过度是 NAS 最重的临床表现,并且该症状在自主神经症状之前就出现,形成了一种根据中枢神经系统表现进行评分的简易评分系统 (表 9-5-1),所有项目中的任何一项只可以评 1 分,总分最高为 10 分,每 2~4 小时评分一次。当连续 2 次评分 ≥6 分,就需要治疗。

表 9-5-1 Lipsite 新生儿撤药综合征评分表

症状体征	0分	1分	2分	3分
肢体颤抖	无	饥饿或打扰时略有颤抖	中度或明显颤抖,喂奶或舒适抱喂时消失	
激惹	无	略增强	饥饿或打扰时中~重度	
反射	正常	增强	明显增强	
大便	正常	喷发式但次数正常	喷发式,每天8次以上	
肌张力	正常	增强	紧张	
皮肤擦伤	无	膝、肘部发红	皮肤擦破	
呼吸频率(次/分)	<55	55~75	76~95	
反复喷嚏	无	有		
反复哈欠	无	有		
呕吐	无	有		
发热	无	有		

注:总分>4对诊断有意义,如总分>6需用药治疗

表 9-5-2 修正的 Finnegan 新生儿撤药综合征评分表

症状体征	1分	2分	3分	>3分
哭闹		高调	持续	
喂奶后睡眠时间	3小时	2小时	1小时	
拥抱反射		活跃	亢进	
刺激时震颤		轻度	明显	
安静时出现震颤			轻度	明显(4)
肌张力增加			轻度	明显(6)
惊厥				有(8)
狂吮拳指	有			
吃奶不好	有			
呃逆	有			
喷射性呕吐	有			
大便		稀	水样便	
体温		>37.8℃		
呼吸频率	>60次/分	伴三凹征		
皮肤擦伤	鼻、膝、脚趾			
频繁打哈欠	有			

续表

症状体征	1分	2分	3分	>3分
喷嚏	有			
鼻塞	有			
出汗	有			
总分				

表 9-5-3 根据临床观察设计的药物阶段严重程度评估表

激惹不安、烦躁、觉醒
尖调哭声
震颤
肌张力过高
抽搐
发热>38℃、呼吸急促>60次/分
呕吐、腹泻
打哈欠、打嗝
流涎、鼻塞、喷嚏
出汗、脱水
评分
时间

(3)实验室检查:虽然可以检测新生儿多种生物样本(如尿液、毛发、脐带血和胎粪)中是否存在阿片类物质,但每一种检测方法都具有临床局限性。

1)新生儿尿液筛查:敏感性低(假阴性率高),因为对于大多数物质,只有近期暴露的婴儿才会出现阳性结果。

2)新生儿毛发检测:较为困难,因为难以对少量药物进行定量且胎儿/新生儿的毛发生长缓慢,还因为部分父母的文化传统不能接受该操作。

3)胎粪分析:对通过肝胆管系统排泄或经胎儿肾脏排泄到羊水的药物敏感且特异。然而,在分娩医院通常无法获得这项检测,而外部参考实验室的结果通常要在数天或数周后才可获得。必须在样本被过渡型、母乳或配方奶粪便污染前收集胎粪。在某些情况下,胎粪排入宫内导致不能收集样本;在其他情况下,胎粪可能需要数天才能排出,从而延迟诊断。此外,胎粪物质分析反映了中期和晚期妊娠期间(胎粪形成时)的药物暴露,因此可能无法反映临近分娩的药物戒断期。

4) 应用药物种类特异性免疫测定进行的脐带组织检测似乎是一项有前景的检测方法,在美国该检测已商业化。

(4) 应注意排除感染、代谢异常、水电解质紊乱、局灶性中枢神经系统病变、红细胞增多症等。

二、治疗

该病的治疗目标为确立持续的体重增长以及使婴儿融入支持其生长发育的互动的社会环境中。处理方法包括非药物性支持治疗和药物治疗。

1. 支持治疗 无论是否需要药物治疗及临床状态如何,所有成瘾物质暴露婴儿都应在出生时即开始非药物治疗,并在整个住院期间和出院后继续治疗。非药物干预措施可避免药物治疗或减少治疗药物的剂量,但在需要药物治疗时不能将其替代,包括以下几个方面:

(1) 根据行为观察结果为婴儿制定个体化治疗,目标是促进行为控制、生理稳定和反应能力。例如,如果婴儿肌张力增高或震颤难以控制,可使用体位(侧卧成 C 体位)和用襁褓包裹来减少过度活动将使婴儿可以控制其行为,从而变得安静并更好地与医护人员互动。

(2) 识别细微的生理行为紊乱的表现,如皮肤花斑、口周发绀、呼吸急促、排气等。最初注意到症状时采用襁褓包裹和减少触觉、听觉或视觉刺激等非药物方法进行干预可能预防发生更明显的行为紊乱。

(3) 识别诱发婴儿发病的感官输入,并提供干预措施以减轻其影响。例如,眼神交流时变得易激惹或肌张力增高的婴儿需要看护人在进行喂养或护理等活动时尽量避免眼神交流。

(4) 皮肤护理:采用襁褓包裹婴儿,从而减少皮肤创伤。对于存在过度摩擦所致皮肤破损的婴儿,常规皮肤护理包括保持局部清洁、干燥、暴露于空气中,采用护肤膏涂抹于受累部位,以保护皮肤并预防进一步损伤。

(5) 少量多次喂养或适当时进行母乳喂养。

非药物治疗期间应持续评估以下项目:体重、体温、睡眠模式、胃肠道症状(如稀便或水样便、呕吐)。体重过度减轻的婴儿(大于出生体重的10%)可能需要应用高热量配方奶。

2. 药物治疗 对有宫内药物影响史但无症状或病情轻~中度的患儿,无需用药。本病为自限性病程,但重症可危及患儿生命,应在上述各种评分法的指导下采用药物治疗,用药越早,预后越好。常用药物有以下几种:

(1) 美沙酮:为近年来用于治疗阿片类撤药综合征的药物之一,可以预防戒断抽搐症状。其在新生儿血浆中的半衰期为 26 小时。初始计量为 0.05~0.1mg/kg 口服或静脉注射,每 6~12 小时用药 1 次,无效时可每次增加 0.05mg/kg,待症状控制后改为每 12 小时 1 次,每天减量 10%~20% 直至每天 0.05mg/kg,再停药。停药后需观察 48 小时有无反弹。推荐方案见表 9-5-4。

表 9-5-4 口服美沙酮治疗阿片类 /
美沙酮戒断综合征

戒断评分 / 监测	干预
≤5	正常新生儿监护,低刺激的环境,不需要药物干预
≥6×2,2~4 小时一次	开始口服美沙酮
≥6,每 2~4 小时评估一次	每 6 小时逐步增加美沙酮剂量
≤5×2,每 2~4 小时评估一次	将前 24 小时总量分为每天 2 次剂量,中午和午夜 12 点各一次。维持这个方案 48 小时
<5	开始每 24 小时一次减量 20%
≥6×2,每 2~4 小时一次	在末次剂量减少前增加剂量
≥6×2,每 2~4 小时一次	进一步增加剂量
<5	根据每天评估,再次开始减量
<5	如果减量困难,当剂量为每剂 0.05mg,每天 2 次,将剂量减少为每天 0.005mg,以避免过度激惹兴奋,直到停止治疗
<5	在停药后观察 48 小时
≥6×2,每 2~4 小时一次	推荐 0.005mg/kg,每天 2 次。考虑苯二氮䓬类戒断的可能
<5	同上述一样减少剂量(每天 0.005mg)。停药后观察 48 小时

(2) 阿片酊:含无水吗啡 0.4mg/ml,为治疗阿片类新生儿戒断综合征的首选药,尤其对具有神经系统及消化道症状者,可控制惊厥、激惹和呕吐、腹泻,效果优于苯巴比妥和地西泮。原始浓度为 10mg/ml,应用时需稀释至 0.4mg/ml。应用剂量为每次 0.1mg/kg,每 4 小时 1 次,哺乳时同喂。

如症状未控制,可每隔4小时增加0.1mg/kg直至症状控制,然后继续采用该剂量。待病情稳定3~5天后,逐渐减少每次剂量,每天减少总剂量的1/10,勿改变给药间隔,减量过程至少需要1周。如减量后病情有反跳现象,应增量至症状控制。当每天总量减至0.2mg/kg而病情仍然稳定,可停药。用药过程中应警惕过量引起的神经系统抑制、循环抑制,尤其呼吸抑制。

(3) 苯巴比妥:对麻醉剂类撤药综合征的效果不及以上药物,尤其是不能减轻胃肠症状;用于镇静、催眠、安定剂撤药综合征的效果良好,优点是比较安全。对控制中枢神经系统症状,尤其是控制过度兴奋及惊厥效果好,但过度镇静可抑制中枢神经系统。用法为静脉注射,负荷量10~15mg/kg,24小时后每6小时给1~2mg/kg维持量,根据病情和血药浓度调整维持剂量,治疗血药浓度为12~15μg/ml,疗程10~14天。

(4) 地西泮:控制中枢神经系统效果好。由于新生儿体内排出时间长,血药浓度较高,减量过程较短。但可导致过度镇静造成吸吮和喂养困难,静推可抑制呼吸,引起心动过缓。也可取代胆红素与白蛋白结合,对高胆红素者尤其对早产儿应慎用。开始用量为0.3~0.5mg/kg口服或静脉注射(先稀释),每8小时1次,症状控制后逐渐减量,每12小时1次。停药后症状可能复发,故应动态观察48小时。

住院时间应长到足以发现任何时间出现的NAS征象,对于仅暴露于短效阿片类物质(如海洛因)的婴儿,至少为72小时;对于暴露于长效阿片类物质(如美沙酮)的婴儿,至少为96小时。如果担心存在多药暴露,则应观察96小时。无论使用何种药物治疗NAS,停药后至少留院观察3天,观察是否反跳。

三、预防和随访

本病是完全可以预防的疾病,医务人员有责任做好卫生宣教,医院对嗜用成瘾药物的孕妇应给予适当的治疗。政府和有关部门应加强对全民尤其是婚龄和孕龄妇女关于毒品危害的宣教,强化打击毒品走私和禁毒工作,营造良好的社会环境,杜绝成瘾药物对人民、对妇女和对下一代的危害。

对于治疗后出院回家的NAS患儿,他们的健康监察人员和社会工作者就应当承担起主要的监管责任,同时还需要儿科医师的随访。

(张雪峰 郭 果)

参考文献

1. Doberczak TM, Kandall SR, Wilets I. Neonatal opiate abstinence syndrome in term and preterm infants. J Pediatr, 1991, 118:933.

2. Liu AJ, Jones MP, Murray H, et al. Perinatal risk factors for the neonatal abstinence syndrome in infants born to women on methadone maintenance therapy. Aust N Z J Obstet Gynaecol, 2010, 50:253.

3. Dysart K, Hsieh HC, Kaltenbach K, et al. Sequela of preterm versus term infants born to mothers on a methadone maintenance program: differential course of neonatal abstinence syndrome. J Perinat Med, 2007, 35:344.

4. Wiles JR, Isemann B, Ward LP, et al. Current management of neonatal abstinence syndrome secondary to intrauterine opioid exposure. J Pediatr, 2014, 165:440.

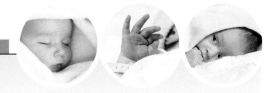

第十章　新生儿疫苗接种

第一节　儿童疫苗接种概论

19世纪法国微生物学的奠基人路易·巴斯德开创性地提出了"疾病微生物理论",发现将毒性被减弱的微生物接种到人体之后,可以诱使人体产生抵御这种微生物的能力。这一发现直接导致了后来一系列疫苗的诞生,使疫苗成为世界医学史上最伟大的发明之一。免疫接种也成为预防、控制和消灭传染病最安全、有效且经济、便捷的手段,控制了全球范围内传染病的传播,极大地延长了人类的平均寿命。

自2007年起,中国开始扩大国家免疫规划(National Immunization Program,NIP)范围,疫苗种类由原来的6种扩大到14种,这是中国免疫规划史上的一个里程碑,2016年国家卫计委又发布了最新的儿童免疫规划,对既往规划进行了进一步更新。

一、0~6岁儿童免疫程序

儿童传染性疾病起始免疫月龄的制定主要取决于疾病的易发年龄、母传抗体干扰和婴幼儿免疫应答等多方面的因素。以百日咳为例,抗百日咳毒素抗体(antibody to pertussis toxin,Anti-PT)和抗丝状血凝素抗体(antibody to filamentous haemoglutinin,Anti-FHA)可通过胎盘传给婴儿,但其半衰期为6周,在4~6月龄时消失。因此,尽管胎盘传递抗体十分有效,但由于缺少在青少年和成人期百日咳疫苗的加强免疫,母亲体内的

百日咳抗体水平很低,加上婴儿血清中母传抗体的快速衰减,故新生儿抵抗百日咳的能力相当有限。国外研究证实生后6周,只有11%婴儿体内的百日咳抗体水平为阳性,因而百日咳91%的死亡发生在<6月龄的婴儿,其中<2月龄病死率达75%。国内一项针对新生儿百日咳、白喉和破伤风胎传抗体水平调查结果提示,新生儿白喉抗体达到保护水平的仅为48.59%,破伤风抗体达到保护水平的也只有52.11%。因此,及早开始接种DTaP有利于对百日咳、白喉和破伤风的预防,故世界卫生组织(WHO)推荐第一剂在6周龄时接种。另一个要考虑的因素是婴幼儿免疫系统的成熟度,尤其是对多糖抗体的免疫应答。已知Hib荚膜多糖抗原是一种T细胞非依赖型抗原,在<18月龄婴幼儿体内诱导的抗体以IgM为主,再次接种后无加强免疫应答反应,故保护效果不佳。*S. pneumoniae*和Men各型荚膜多糖具有与Hib同样的特性,而这几种疾病的高发人群正是<2岁的婴幼儿。因此,解决这一问题的方法不是推迟接种年龄,而是改进疫苗本身,即通过共价键的方式结合一种蛋白载体,使多糖成为T细胞依赖型抗原。

目前,世界各国有不同的儿童免疫程序。目前公认的原则是高接种率和群体免疫效果与早期接种和加强免疫同样重要。我国国家免疫规划疫苗0~6岁儿童免疫程序(2016),见表10-1-1。

二、儿童疫苗接种禁忌证与慎用症

疫苗接种禁忌证和慎用症指不应该接种疫苗

表 10-1-1　国家免疫规划疫苗 0~6 岁儿童免疫程序表(2016)

月(年)龄	BCG	HepB	OPV/IPV#	DTaP	MR	MMR	JEV-L/JE-I	MPV	HepA
出生	●	●							
1 月龄		●							
2 月龄			●/#						
3 月龄			●	●					
4 月龄			●	●					
5 月龄				●					
6 月龄		●						●	
8 月龄					●		●		
9 月龄								●	
1 岁									
1.5 岁				●		●			●
2 岁							●		
3 岁								●(A+C)	
4 岁									
6 岁				●			●		

(摘自国家免疫规划疫苗儿童免疫程序及说明(2016 年版),国卫办疾控发〔2016〕52.

的情况。通常大部分的慎用症是暂时的,应在机体恢复后补种相应疫苗;禁忌证指接种后会增加严重异常反应危险的情况,因此,有禁忌证的对象不应接种疫苗。美国疾病预防控制中心免疫接种咨询委员会(ACIP)关于疫苗接种禁忌证与注意事项,详细列举接种对象机体各种健康状况下能否接种疫苗以及接种疫苗时应注意的事项,对于宣传疫苗接种和安全接种均有一定借鉴意义。

1. 对鸡蛋过敏者不能接种流感疫苗。

2. 对凝胶及含凝胶物质过敏的在接种麻腮风疫苗(MMR)、水痘疫苗前应十分谨慎,接种前,应考虑做皮肤凝胶敏感性试验。

3. 对应接种多剂次疫苗(如百白破),接种首剂次后发生严重不良反应者,不能再接种余下的剂次。

4. 目前尚未知抗流感病毒药是否会影响流感减毒活疫苗(LAIV)的安全性、有效性。为慎重起见,LAIV 应在中止抗病毒治疗 48 小时后接种,接种 2 周内也不建议给予抗流感病毒治疗。抗疱疹病毒药物(如阿昔洛韦)可能会降低水痘疫苗的有效性,最好在停药 24 小时后再接种。

5. 对凝血障碍或接受抗凝血治疗者,应由就诊的医师综合考虑,决定是否接种疫苗并选择合理方式接种(如肌内注射)。如果正接受血友病等治疗,可在治疗后按程序接种。接种应选择细针,接种后按压接种部位 2 分钟,并嘱咐受种者注意观察注射部位的血肿情况,将结果及时反馈给接种人员。

6. 有惊厥或家族史者,在接种无细胞百白破(DTaP)疫苗前,应先考虑给予对乙酰氨基酚治疗,1 次 /4h,持续给药 1 天。如患者伴有神经功能紊乱,应参考对应事项。对由于中、重度疾病,伴有或不伴有发热者,可在身体康复后接种。

7. 使用血液制品或注射免疫球蛋白年龄在 3~11 个月内的婴儿,不能接种水痘疫苗。一般情况下,接种水痘疫苗后 2 周内不能使用含有抗体成分的产品;在应急情况下使用抗体成分的产品后,应在适当的时间后检测血清抗体水平,若血清抗体呈阴性,则应进行补种。

8. 有慢性胃肠道疾病史(包括先天性吸收不良综合征、先天性巨结肠病、短肠综合征、原因不明性持续呕吐)的婴儿接种轮状病毒疫苗前,应由医师综合考虑利弊,决定是否接种。

9. 最好应避免同时注射免疫球蛋白和 MMR,如果无法避免,应在不同部位接种并在 3 个月内复种或检测血清抗体。一般情况下,接种

MMR 后 2 周内不宜注射免疫球蛋白,注射免疫球蛋白后是否接种麻疹或接种间隔取决于麻疹疫苗的产品、剂量等情况。

10. 不存在免疫系统缺陷者,如果正接受激素治疗,且激素用量(以泼尼松或等量的其他激素计算)<2mg/kg 或 <20mg/d,可接种水痘疫苗。

11. 对潜在的或明确的神经系统疾病的儿童,是否接种、何时接种 DTaP 疫苗应结合个体情况具体分析。一般而言,神经系统条件稳定的婴儿、儿童(包括癫痫病史,但病情控制良好的儿童)可接种。

三、儿童疫苗接种注意事项

1. 接种疫苗前应认真阅读疫苗使用说明书,随着医学和生物学技术的不断发展,疫苗种类、复合疫苗不断增加,因此,接种人员应熟悉疫苗说明书。

2. 在抽取疫苗前,必须首先核对出厂日期,防止使用过期疫苗,同时要注意观察其清亮度,遇有浑浊或有摇不匀的硬块时禁止使用。

3. 部分疫苗在接种前需要充分摇匀,如百白破疫苗就是一种混悬液,使用前如果未经充分摇匀,疫苗均匀度低,就会增加接种后的副作用,且容易形成硬结。因此,凡是混悬液状态的疫苗,在接种前必须充分摇匀,并要观察有无摇不匀的硬块。

4. 注意根据儿童不同月龄或年龄选择适宜的注射器及针头。如 1 岁内的婴儿用 1ml 注射器及小于 5 号的针头,考虑到早产和低出生体重儿肌肉组织的限制,应用长度 1.59cm 或更短的针头在臀部前外侧肌内注射可能确保接种有效和安全性。

5. 正确选择注射部位和接种途径。疫苗不同,注射部位及注射途径也有所不同,必须严格执行,例如:婴儿和新生儿可在大腿前外侧肌肉接种乙肝疫苗。

6. 严格消毒及讲究卫生,预防保健工作者及医护人员在接种疫苗时必须严格执行消毒制度。

7. 告知家长在儿童接种后的注意事项,以加强接种后的卫生保洁,防止引起接种后副作用。例如在接种后的当天和第二天要防止儿童活动过多而致出汗增加,汗液形成刺激可使接种局部副作用增多。

8. 注意替换接种部位。有些疫苗需要多次强化接种,注意不在一侧的固定部位多次接种,而应利用身体两侧交替注射接种,以免发生接种后硬结。

9. 注意疫苗间隔时间。如乙肝疫苗,如果接种了第 1 剂,因某种原因而未按时接种第 2 剂,则应尽快接种,如果只是第 3 剂未按时接种则应尽快接种。

(张雪峰)

参 考 文 献

1. 卫生部疾病预防控制司. 疾病预防控制 - 规划与管理. 北京:人民卫生出版社,2006:79.
2. 吴江南,王伟德,潘伟毅. 美国疫苗接种禁忌证与慎用症. 海峡预防医学杂志,2012,18(2):91-95.

第二节 新生儿期疫苗接种

我国目前开展的新生儿期疫苗接种主要是乙肝疫苗和卡介苗,但由于中国药典和预防接种管理部门制定的新生儿疫苗接种适应证、禁忌证及相关规定比较笼统,疫苗接种工作人员难以科学掌握;同时医患关系紧张、偶发的预防接种异常反应被社会过度渲染等因素,也造成部分疫苗接种工作人员非常谨慎地将一些不必要的轻微症状或疾病也列为接种禁忌证。基于上述情况,旨在为从事新生儿疫苗接种相关工作人员提供一定的指导,相关专家结合国内外最新循证医学研究进展和临床实践提出本建议。

一、乙肝疫苗

母婴传播是乙型肝炎病毒(hepatitis B virus,HBV)感染的主要途径,30%~50% 的慢性乙型肝炎患者通过母婴传播途径感染。研究发现,新生儿和儿童期感染 HBV 慢性化转归比例分别为 80%~90% 和 30%~50%,明显高于青少年和成年时期的 5%~10%。因此,阻断母婴传播是控制乙型肝炎流行和降低 HBV 感染后危害的必要手段。乙肝疫苗是唯一的国内外均在新生儿出生时就常规接种的疫苗。1992 年起,我国对所有健康足月儿按 0、1、6 个月方案接种乙肝疫苗,已被列入法定预防接种项目。新生儿普遍乙肝疫苗接种,结合乙肝母亲婴儿联合免疫阻断,我国人群总的 HBV 表面抗原(HBsAg)携带率已降至 7.18%。尽管阻断乙肝母婴传播工作取得了显著成绩,但每年乙型肝炎仍位居我国新发传染病的前列,新生儿乙肝疫苗接种还存在接种不及时、不规范、第2针禁忌证掌握过严等突出问题。为进一步规范新生儿乙肝疫苗首针及第2针接种,减少因疫苗不及时规范接种给乙肝阻断工作带来的隐患。中国妇幼保健协会新生儿保健专业委员会和中国医师协会新生儿科医师分会在总结国内外相关研究成果的基础上,提出此建议。

1. 接种时间　中国妇幼保健协会新生儿专业委员会制定的新生儿期疫苗接种及相关问题建议中指出:HBsAg 阴性母亲所生足月新生儿在出生后 24 小时内接种首针重组(酵母)乙肝疫苗或重组仓鼠卵巢 CHO 细胞)乙肝疫苗,每剂次 $10\mu g$,最迟在出院前完成。危重症新生儿,如存在严重出生缺陷、重度窒息、呼吸窘迫综合征等的新生儿,应在生命体征平稳后尽早接种首针乙肝疫苗。早产儿首针乙肝疫苗接种仍按目前规定进行,即出生体重≥2500g 且胎龄 >37 周时。母亲 HBsAg 阳性新生儿,无论出生后身体状况如何,在 12 小时内必须肌内注射 100IU HBIG;若生命体征稳定,无需考虑出生体重及胎龄,应尽快在不同(肢体)部位接种第 1 针 $10\mu g$ 重组(酵母)乙肝疫苗或 $20\mu g$ 重组(CHO 细胞)乙肝疫苗;如果生命体征不稳定,待稳定后,尽早接种首针乙肝疫苗;若为早产儿或低出生体重儿,出生时接种的疫苗剂次不应计算在必需的 3 针次程序内,在满 1 月龄后,再按 0、1、6 个月程序完成 3 剂次共 4 针乙肝疫苗接种方案。如果母亲 HBsAg 结果不明,先给新生儿注射 HBIG,然后立即给母亲进行乙肝标志物快速检测,根据检测结果参照上述标准执行。鉴于目前多数文献研究不支持间隔 3~4 周后再注射一次 HBIG 的策略,不推荐 3~4 周后再次注射 HBIG。

2. 接种部位　乙肝疫苗在右上臂三角肌处肌内注射,HBIG 在大腿前外侧中部肌内注射。HBIG 与卡介苗在不同部位同时接种不会降低卡介苗的免疫效果。给早产儿肌内注射疫苗时,建议臀外侧注射,针头长度应适合早产儿的肌肉厚度。

3. 接种后无应答的处理　全程接种乙肝疫苗后,绝大多数接种者体内可产生高滴度的保护性抗体。但由于免疫功能低下或其他原因,少数接种者对疫苗接种无应答(抗 -HBs<10IU/L)。建议 HBsAg 阳性母亲的婴儿接种第 3 剂乙肝疫苗 1~2 个月后进行 HBsAg 和抗 -HBs 检测。若发现 HBsAg 阴性、抗 -HBs<10mIU/ml,可按照 0、1、6 个月免疫程序再接种 3 剂乙肝疫苗。

4. 乙肝疫苗第 2 针接种问题　目前国内乙肝疫苗第 2 针接种延迟现象较突出,主要原因:疫苗接种相关工作人员接种人员顾忌疫苗接种可能出现的不良反应,CDC 制定的疫苗接种禁忌证也较为笼统,造成疫苗接种人员随意扩大禁忌证。有研究显示,常规 3 针乙肝疫苗接种后首针、第 2 针和 6 个月后第 3 针的抗 -HBs 阳转率分别为 20.0%、38.3% 和 91.7%。世界卫生组织(WHO)相关指南指出:早产儿和人类免疫缺陷病毒(HIV)阳性者均可接种乙肝疫苗。2015《中华人民共和国药典》提出的乙肝疫苗接种禁忌证为:乙肝疫苗所含任何成分(包括对辅料和甲醛)过敏者;患急性疾病、严重慢性疾病、慢性疾病的急性发作期和发热者;患未控制的癫痫和其他进行性神经系统疾病者。

下列情况不应作为禁忌证延迟接种乙肝疫苗:

(1)晚发型母乳性黄疸和单纯间接胆红素增高婴儿:不能仅依据经皮胆红素增高作为禁忌证。

(2)可能自愈或不影响新生儿血流动力学稳定性的早期心脏超声异常:如卵圆孔未闭、动脉导管未闭、单纯房间隔缺损、单纯室间隔缺损等。

(3)恢复期、无明确神经系统症状的早产儿:如早产儿颅内出血恢复期、早产儿脑白质损伤。

二、卡介苗

据 WHO 估算,2015 年我国结核病新发数为 93 万,仅次于印度和印度尼西亚,居全球 22 个结核病高发病率国家第 3 位。最新的一项关于卡介苗接种的 Meta 分析显示,卡介苗可以预防 50% 的结核病。国内有研究发现,未及时接种卡介苗的主要原因是早产、低出生体重、新生儿患病(免疫缺陷、转儿科、先天畸形)和家长拒绝。

1. 作用机制　卡介苗的防护作用主要通过诱导细胞介导的免疫反应来完成,接种卡介苗后形成初次感染,经过巨噬细胞的加工处理,将抗原信息传递给免疫活性细胞,使 T 细胞分化增殖,形成致敏淋巴细胞,机体再次感染结核分枝杆菌时,巨噬细胞和致敏淋巴细胞被激活,引起特异性免疫反应。接种后 4~8 周产生免疫力,免疫一般可持续 3 年以上。虽然卡介苗对结核病的预防作用并不与结核菌素反应一致，但结核菌素(PPD)试验仍然是目前判断卡介苗接种是否有效的最有力指标。

2. 接种时机及部位　中国妇幼保健协会新生儿专业委员会制定的新生儿期疫苗接种及相关问题建议中指出严格执行我国疫苗接种计划规定，对胎龄 >37 周且出生体重 ≥2500g 的新生儿出生 24 小时内进行卡介苗接种，接种部位在左上臂三角肌中部略下处皮内注射。未接种卡介苗的早产儿在出生 3 个月内满足校正胎龄和体重要求后可直接进行接种；3 月龄 ~3 岁儿童结核菌素纯蛋白衍生物(TB-PPD)或卡介菌蛋白衍生物(BCG-PPD)试验阴性者，应予补种。≥4 岁儿童不予补种。

3. 接种后效果评估　卡介苗接种的阳性反应是接种后 2 周左右在注射部位出现红斑和丘疹，8~12 周左右伴随着溃疡和愈合形成卡疤。已接种卡介苗的儿童，即使卡疤未形成也不再予以补种。

4. 卡介苗接种不良事件及预防措施　接种卡介苗后的并发症较罕见，接种后出现致死性播散结核感染的几率约为 0.19/100 万 ~1.56/100 万，并且几乎均因疏忽大意而对细胞免疫严重抑制的个体接种卡介苗所致。严重的局部反应(如广泛的局部溃疡和区域性淋巴腺炎)发生率 <1‰，且多数病例(>99%)系免疫缺陷者。与大龄儿童相比，新生儿出现疫苗诱发的化脓性淋巴腺炎的风险较高，因此应严格掌握新生儿接种剂量。造成注射部位脓肿主要是因为进针角度过大、进针过深，导致疫苗注射至皮下甚至是肌肉。注射前要充分摇匀疫苗，在左上臂三角肌外下缘皮内足量注入 0.1ml。注射后针管顺时针方向旋转 180° 退出针头，防止注射后疫苗外溢。勿注入皮下，以免引起严重深部脓肿。

5. 卡介苗与 HIBG 联合接种　研究证实，新生儿出生后 12 小时内同时注射 HBIG 和卡介苗不会降低卡介苗的免疫效果，且有助于提高 HBsAg 阳性母亲新生儿接种卡介苗的效果。

(张雪峰)

参 考 文 献

1. 中华医学会妇产科学分会产科学组 . 乙型肝炎病毒母婴传播预防临床指南(第 1 版). 中华妇产科杂志,2013,48(2):153-158.
2. 国家药典委员会 . 中华人民共和国药典(2010 年版)第一部 . 北京:中国医药科技出版社,2010.
3. 中国妇幼保健协会新生儿保健专业委员会,中国医师协会新生儿科医师分会 . 新生儿期疫苗及相关问题建议 . 中华新生儿科杂志,2017,32(3):161-164.

第三节　早产和低出生体重儿的疫苗接种问题

我国大约在出生时约 9% 是早产和低出生体重儿，由于他们的免疫系统与足月儿比较不成熟，增加了疫苗可预防疾病合并症的风险，但医务人员考虑到这些孩子的脆弱和疫苗接种后的保护能力以及可能患的各种疾病，很少在出生后给予疫苗接种，资料显示早产儿比足月儿不接种疫苗人数高 1~3 倍。

一、早产儿和低出生体重儿的疫苗免疫反应

大多数针对早产儿接种疫苗后的免疫反应研究认为胎龄、出生体重、临床状况及治疗可能影响抗体的产生，但祛除这些因素的变化，在大多数情况下疫苗可以引起保护性的免疫反应。胎龄对疫苗接种后抗体的产生取决于疫苗的类型。在大多数情况下白喉、破伤风疫苗即使在很小的胎龄儿接种与适于胎龄比也没有显著的差异。Padella 等研究发现给予 34 个平均胎龄 32 周在出生后 3、5、11 个月给予白百破和乙肝联合疫苗并与 28 个足月儿比较，联合疫苗血清学转换，所有婴儿第 3 剂量接种后抗体全部阳转，但在首剂接种后，小于 31 周胎龄的早产针对抗原产生的抗体显著低于大于 31 周者，后者免疫反应与足月儿相似，但所有早产儿针对抗原的特异性抗体水平均显著高于具有保护作用的水平。尽管抗体水平低，在纠正胎龄的基础上进行预防接种，小于 31 周的早产儿能产生针对百日咳的保护作用。相似的情况也可在口服脊髓灰质炎疫苗中见到，研究表明在小于 31 周和极低出生体重儿出院后给予 2~3 个剂量口服脊髓灰质炎疫苗能产生针对三个血清型的保护性抗体，尽管可能低于足月儿水平，其抗体水平具有保护性。1 项 7 价肺炎疫苗接种研究证实，在出生后 3、5、11 个月给予大于 32 周的早产儿接种 PCV-7 能产生与足月儿一样的免疫效果，在首

剂量和加强剂量后能产生与足月儿一样的针对所有肺炎血清型抗体水平。小于30周的早产儿在出生后2、3、4个月,1年后加强,发现2~5个月时在6个血清型,12个月时在5个血清型,13个月时在3个血清型,Ig-GMT水平早产儿明显低于足月儿。把Ig水平0.35μg/ml作为保护水平,在增强剂量后约93%都产生了保护性抗体。针对脑膜炎球菌的研究发现不管胎龄是否大于或小于32周在免疫原性和抗体浓度血清中细菌活动度与足月儿比较都无显著性差异。关于轮状病毒疫苗研究资料不多,有一项针对153个超早产儿与足月儿比较一样有效,与未接种的同龄儿比较减少了100%的住院率和急诊就诊率,说明此疫苗有效。

综上所述,目前推荐除外乙肝疫苗在出生后立即接种外,其他所有早产儿在矫正胎龄后应与足月儿一起常规接种疫苗。全世界的医疗权威都提倡不管早产儿还是低出生体重儿都应该尽可能与足月儿一样进行常规的预防接种,大量的研究已经证明,多数情况下早产儿和足月儿免疫反应并无显著性差别。

二、早产和低出生体重儿接种疫苗的安全和耐受性

给予早产儿常规疫苗接种总的来说是安全和能够很好耐受的,与足月儿比并不增加不良事件的发生率。已经有关于早产儿免疫接种DTaP和发生呼吸暂停和心动过缓之间的关系研究,但却没有明确的结论得出来,主要由于大部分研究方法学有问题,如样本量小不能证明统计学差异,缺乏对照组,只有临床监测到的不良事件发生。近期Carbon等收集到的资料发现在一个前瞻性随机对照研究,93个婴儿平均孕周26.9W,平均出生体重896g,在矫正胎龄57.5天时给予1个剂量的DTaP,在疫苗接种后48小时内观察呼吸暂停和心动过缓的发生率,并与98个未接种疫苗的早产和低体重儿比较,延长的呼吸暂停和心动过缓发生率分别为16.1%、58.1%与20.4%、56.1%,呼吸暂停大于30秒的发生率研究组为2.2%,而对照组为5.1%,心动过缓<60次/分的发生率分别为54.8与50%,严重不良事件的发生率也相似,由此可见DTP疫苗接种后出现的心肺问题只是这个胎龄患儿出现的共性问题。Klein等给予NICU中住院患儿疫苗接种后,发现其更频繁呼吸暂停

多发生于疫苗接种前24小时,见于胎龄小的婴儿和患严重疾病的婴儿,因此临床医师应该明白不能因为安全理由而延迟极早产儿和极低出生体重儿的预防接种。

三、早产儿、低出生体重儿常用疫苗接种时间

1. 卡介苗　WHO建议在高危人群尽可能在出生后给单剂量的卡介苗,我国疫苗接种计划规定足月儿出生体重大于2500g生后24小时内进行接种,接种部位是上臂三角肌外侧。早产儿若出院时未满足上述接种条件没有接种卡介苗的婴儿,若满足条件时如果还不满3个月,可以直接补种;如果因疾病等原因未能在3个月内接种疫苗,且年龄在3个月~3岁之间,要进行结核菌素(PPD)试验,结果为阴性就可以补种;4岁以及4岁以上的婴儿不再补种;3个月后到指定的卫生防疫机构进行卡介苗接种后的效果检查。

2. 乙肝疫苗　乙肝疫苗是唯一一个国内外都作为常规疫苗计划在出生时就应进行接种的疫苗。我国1992年起对所有健康足月儿按(0、1、6个月,5μg)方案接种乙型肝炎疫苗,但现有的预防接种计划中2500g以下新生儿未按规定出生后即刻接种。国外多项研究已证实在2000g以上医疗稳定的早产儿和低出生体重儿应该与足月儿一样常规接种的乙肝疫苗,在大多数情况下出生体重和胎龄不应该作为疫苗接种的限制条件。

(1)母亲乙肝表面抗原阴性早产/低出生体重儿乙肝疫苗接种:美国儿科协会和我国乙肝母婴阻断指南都建议对于出生体重小于2000g母亲为乙肝表面抗原阴性的婴儿应在体重达到2000g或2月龄时给以第一剂量乙肝疫苗。早期接种乙肝疫苗可能对需要应用血液制品和进行外科手术早产儿提供及时的保护。也能理论上减少较少家庭成员和其他住院访视者之间水平传播的几率。

(2)母亲乙肝表面抗原阳性婴儿乙肝疫苗接种:最新的相关接种指南都规定:乙肝表面抗原阳性母亲分娩早产儿和低出生体重儿必须在出生后12小时内接种乙肝疫苗和免疫球蛋白,不管胎龄和出生体重,病情稳定后接种第一针乙肝疫苗,出生体重小于2000g的早产儿不应该把出生时接种的疫苗作为乙肝疫苗全程接种的一部分,而应该在出生后1个月重新开始0、1、6个月全程乙肝疫苗接种。所有乙肝表面阳性母亲婴儿应

该完成全程乙肝疫苗接种,在9~15个月检测表面抗原和抗体。我国广东省疫苗接种建议:母亲HBsAg阳性或HBsAg的情况未知时,出生体重低于2kg的新生儿可在出生后12小时内注射HBIG(剂量≥100IU),同时在不同部位接种10μg酵母或20μg CHO乙肝疫苗,然而,在出生时接种的疫苗剂次不应计算在必需的3剂次程序内。在1月龄时按"0-1-6"程序重新接种3剂次10μg酵母或20μg CHO乙肝疫苗,即1月龄、2月龄和7月龄分别接种第1、第2和第3剂次乙肝疫苗。

(3)表面抗原不明母亲分娩新生儿乙肝疫苗接种:如果母亲在出生时12小时还不明确表面抗原情况,应该给予乙肝免疫球蛋白,等待母亲表面抗原结果时,乙肝免疫球蛋白可以延迟到出生后7天。

四、早产儿和低出生体重儿出院后疫苗接种

AAP建议早产儿(包括低出生体重儿)应按实龄与足月儿的免疫程序一样进行免疫接种,即早产儿的预防接种按照实际月龄而不是纠正月龄进行。但是考虑到新生儿T淋巴细胞和B淋巴细胞功能不成熟在早产儿中更为明显,针对具体接种的每种疫苗,特别是新的疫苗和联合疫苗,作出具体接种建议前,需由承担预防接种的保健医师和儿科医师对婴儿共同评价,决定是否进行该类疫苗接种。目前国内有的单位成立了高危儿预防接种评估门诊,对进一步规范早产儿预防接种是个很好的尝试。下文对早产儿出院后疫苗接种相关研究做一简单总结,供从业者在早产儿疫苗接种实践中参考,也希望国内同行能进行多中心相关研究,制定出符合我国国情的早产儿疫苗接种指南。

1. DTP 超过50%的百日咳报告病例发生在婴儿。与正常出生体重儿相比,早产低出生体重儿患病风险明显增加。最近一项来自澳大利亚的前瞻性研究指出,早产儿是严重百日咳感染的独立危险因素。白喉和破伤风类毒素的免疫原性很强,而且预防疾病所需抗体水平不太高。多项研究证实白喉、破伤风疫苗即使在很小的胎龄儿接种与适于胎龄的免疫效果也无显著差异。Vázquez等报道在第2、4和6个月使用六价DTaPHBVIPV/Hib(百白破、乙肝、脊髓灰质炎疫苗/流感嗜血杆菌联合疫苗),98%的早产儿(24~36

孕周,出生体重<2000g)达到保护性几何平均滴度(GMTs,定义为≥0.1IU/ml的水平)。Faldella等研究发现给予34名平均胎龄32周在出生后3、5、11个月给予DTP和乙肝联合疫苗并与28名足月儿比较,联合疫苗血清学转换,所有婴儿第3剂量接种后抗体全部阳转,但在首剂接种后,<31周胎龄的早产针对抗原产生的抗体显著低于>31周者,后者免疫反应与足月儿相似,但所有早产儿针对抗原的特异性抗体水平均显著高于具有保护作用的水平。尽管抗体水平低,在纠正胎龄的基础上进行预防接种,<31周的早产儿能产生针对百日咳的保护作用。总之,目前的证据支持在早产儿中使用与足月儿相似的破伤风类毒素结合疫苗。

2. **脊髓灰质炎疫苗** 按足月儿实龄推荐的免疫程序给较大胎龄早产儿接种脊髓灰质炎减毒活疫苗(OPV),均可诱发充分的免疫应答。Slack等报道了对50名早产儿(平均胎龄28.5周)和60名足月儿采用脊髓灰质炎灭活疫苗(IPV)进行2、3、4个月的免疫接种计划,免疫应答两者间差异无统计学意义,所有早产儿对血清型Ⅰ、Ⅱ和Ⅲ的抗体水平均具有保护性。还有一项研究对2个月时给予IPV,随后在4个月时给予OPV的极早早产儿(平均胎龄25.9周)和足月儿的免疫应答进行研究,结果血清型Ⅰ(85%和80%)和血清型Ⅱ(100%)的保护与足月儿相似,早产儿血清型Ⅲ保护率低于足月儿(0比31%)。上述研究可以发现IPV基本为早产儿提供了针对脊髓灰质炎病毒Ⅰ、Ⅱ的保护。

3. **肺炎结合疫苗** 肺炎球菌是细菌感染性疾病的主要病原菌之一,可引起肺炎、脑膜炎、脓毒症、中耳炎等疾病,在2岁以下婴幼儿和老年人中发病率最高,已成为世界范围内引起死亡的重要原因之一。侵袭性肺炎球菌疾病占新生儿脓毒症的11%,与足月儿相比,早产儿和低出生体重儿患肺炎球菌疾病的风险增加。早在1880年美国Steinberg和法国Pasteur最先分离出肺炎球菌,并于1882年的实验后指出通过疫苗预防肺炎球菌感染的可能性。1914年,全菌体疫苗首次得以使用,20世纪40年代,1、2、5和7型4价肺炎多糖疫苗及1、2型2价肺炎多糖疫苗研制成功。1977年,14价肺炎多糖疫苗在美国获得许可使用,1983年23价肺炎多糖疫苗研制成功并投入市场,我国于2000年自行开发出23价肺炎多糖疫苗,

2006 年正式上市。肺炎球菌多糖抗原是非 T 淋巴细胞依赖性抗原，初次免疫能诱导产生保护水平的抗体，但再次免疫不能诱导产生免疫记忆；并且该疫苗对 2 岁以下的儿童不能引起有效的保护性抗体应答，而该年龄段人群是肺炎球菌感染的高危人群。美国公司研制的 7 价肺炎球菌结合疫苗（PCV7）已于 2000 年通过美国食品和药物管理局（FDA）批准上市，2008 年引入中国，这种疫苗可用于 2 岁以下儿童预防肺炎球菌性疾病，本疫苗包括的 7 种血清型（4、6B、9V、14、18C、19F 和 23F），这 7 种血清型占美国 6 岁以下儿童菌血症的 86%，脑膜炎的 83%，急性中耳炎的 65%。虽然近年来 PCV10、PCV13 型疫苗已经在国外应用，但目前 PCV7 还是作为 WHO 评估和注册新的肺炎疫苗免疫反应的经典对照疫苗。最新一项研究将 60 例早产儿按出生体重分成 <1000g 组和 ≥1000g 组，分别于出生后 2、4、6、16 个月接种 4 次 PCV7，研究结果显示第 3 剂疫苗接种后 1 个月检测针对疫苗抗体滴度 ≥0.35g/L（WHO 规定的免疫有效抗体浓度）的比率分别为 90.7% 和 91%，接种第 4 剂疫苗后 2 组均达到 100%，证明对不同出生体重早产儿进行肺炎疫苗接种同样有效。美国的一项多中心研究纳入 4340 名出生在 38 周之前的婴儿，包括 167 名 <32 周的早产儿，证明早产儿对所有疫苗血清型的免疫应答均高于足月儿，抗侵袭性肺炎球菌疾病的效果等同于足月儿的效果。因此建议早产儿从 2 月龄起接种肺炎球菌疫苗，对 10 价或 13 价疫苗在早产儿中的免疫原性有必要进行进一步研究。

4. 流感疫苗 早产儿和低出生体重儿增加了流感的发病率，患有慢性心肺疾病、肾脏疾病和代谢性疾病早产儿住院率更高，大约有 10% 的病死率。有研究比较了 3 价流感疫苗接种给患有慢性肺疾病（CLD）的 45 例早产儿，比较其与 18 名足月儿的体液和细胞免疫。尽管细胞介导的免疫反应在 CLD 患儿中低，但几乎所有婴儿在疫苗接种后均能获得稳定的免疫保护性抗体，在疾病期间或恢复期再接种，疫苗接种无明显不良反应。建议早产儿从 6 月龄起，每年秋季的流感疫苗接种对于患有 CLD 的早产儿特别重要，6 月龄以下儿童的家庭成员和其他接触者也应接种流感疫苗。

5. 轮状病毒疫苗 与足月儿相比，早产儿轮状病毒感染后的并发症和住院风险增加。在出生的早产儿中，低出生体重儿（<2500g）或极低出生体重儿（<1500g）存在轮状病毒感染住院儿率高于足月儿。Goveia 等在 2070 名 25~36 周的早产儿中研究了 5 价人类重组轮状病毒疫苗（RotaTeq）的有效性和安全性。与安慰剂相比，3 剂 5 价疫苗将轮状病毒胃肠炎引起的早产儿的住院率和急诊就诊率降低了 100%（95% *CI* 82.2%-100.0%）。该疫苗还预防了 73.0%（95% *CI* 2.2%-95.2%）的严重轮状病毒胃肠炎病例。在一项前瞻性队列研究探讨了 5 价轮状病毒疫苗对 3 岁以下早产儿的住院次数的影响，结果发现接种疫苗后前 2 个流行季由轮状病毒腹泻导致的住院次数减少了 2.6 倍，将第 3 个流行季的住院次数减少了 11 倍。这些数据支持早产儿或低出生体重儿如果临床体征稳定、除外免疫缺陷、身体状况良好，可以与足月儿按相同的免疫接种程序接种轮状病毒疫苗。

（张雪峰）

参 考 文 献

1. Melville JM, Moss TJ. The immune Consequences of preterm birth. Front Neurosci, 2013, 7:79.
2. Esposito S, Serra D, Gualtieri L, et al. Vaccines and preterm neonates: why, when, and what . Early Hum Dev, 2009, 85 (10 Suppl): S43-S45.
3. Gagneur A, Pinquier D, Quach C. Immunization of preterm infants. Hum Vaccin Immunother, 2015, 11 (11): 2556-2563.
4. 张雪峰 . 早产儿和低出生体重儿疫苗接种策略 . 中华实用儿科临床杂志, 2017, 32 (14): 5-10.

第四节　联合疫苗接种问题

联合疫苗的概念始于 20 世纪 30 年代，是指数种疫苗抗原联合制成的疫苗。1948 年白喉（D）和破伤风（T）二联疫苗首先获得批准，随后与灭活全细胞百日咳（wP）疫苗进行联合研制成功吸附全细胞百白破（DTwP）联合疫苗，1981 年日本学者首先研制了无细胞百白破（DTaP）联合疫苗，20 世纪 90 年代，灭活脊髓灰质炎疫苗（IPV）、b 型流感嗜血杆菌疫苗（Hib）和乙肝疫苗（HepB）先后实现了与 DTP 疫苗的联合。在我国联合疫苗也是未来疫苗的发展趋势，相对于单价疫苗，联合疫苗的优点包括：减少多次接种引起的不适和不良反应，减少接种疫苗的成本（减少去医院接种疫苗的次数,减少注射器的使用,减少需要冷链疫苗的储量等),从而增加接种人群的依从性,提高疫苗接种率和全程接种率。优质的联合疫苗与单个疫苗的免疫效果一样,能一次为儿童提供多方位的安全保障。如目前常用的五联疫苗可以同时预防脊髓灰质炎、百日咳、白喉、破伤风和 b 型流感嗜血杆菌引起的感染等 5 种儿童常见感染性疾病。五联疫苗还将传统需要注射的 12 针减少到 4 针,减少了 8 次接种时不良反应风险,家长减少 8 次接种的奔波,更加省时省力。但接种者也应注意每种疫苗的成分,对其中一种成分有禁忌证者应禁用联合疫苗。意大利 1 项研究发现联合给予早产儿乙肝和百白破疫苗,发现与分别单独给予有一样的效果,在英国研究证实给早产儿接种百白破与 HIB 联合疫苗,在小于 32 周早产儿分别在 2、3、4 个月接种,导致 HIB 疫苗免疫反应下降,提示在早产儿应用联合疫苗还应当认真评估。

(张雪峰)

参 考 文 献

1. 石海燕,成海斌,石海霞.同时注射乙肝高效免疫球蛋白和卡介苗对新生儿接种卡介苗效果影响研究.中国医学创新,2016,13(8):138-141.
2. Slack MH,Cade S,Schapira D,et al. DT5aP-Hib-IPV and MCC vaccines:preterm infants' response to accelerated immunisation. Arch Dis Child,2005,90(4):338-341.

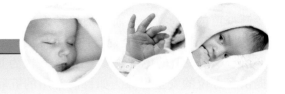

第十一章　新生儿疾病筛查

第一节　遗传代谢病筛查

遗传代谢病（genetic metabolic disease），是指由于生殖细胞或受精卵的遗传物质在结构或功能上发生改变所致的一类疾病的总称，并按一定方式在上下代之间传递，具有先天性、终生性和家族性的特点。新生儿疾病筛查主要是在新生儿时期进行遗传代谢病筛查，是指医疗保健机构在新生儿群体中，用快速、简便、敏感的检验方法，对一些危及儿童生命、危害儿童生长发育、导致儿童智能障碍的遗传性疾病进行群体筛检，从而使患儿在临床上未出现疾病表现，而其体内生化、激素水平已有明显变化时就作出早期诊断，结合有效治疗，避免患儿重要脏器出现不可逆性的损害，保障儿童正常的体格发育和智能发育的系统服务。

新生儿遗传代谢病筛查已经在全世界范围内推广，成为人类卫生保健重要内容之一，是提高出生人口素质的一种有效方法。经过近半个世纪的发展，新生儿疾病筛查的疾病病种逐步增多，由最初苯丙酮尿症一种增加到几十种，新生儿疾病筛查逐步由发达国家向发展中国家普及，实施新生儿疾病筛查的国家和地区逐渐增多，新生儿疾病筛查的社会效益和经济效益得到广泛认可。

一、国际新生儿遗传代谢病筛查

新生儿遗传代谢病筛查始于20世纪60年代，经历了起步、推广和快速发展三个阶段。1934年，挪威生化学家Fölling首次通过患儿尿FeCl₃实验来诊断苯丙酮尿症（phenylketonuria，PKU），1961年美国Guthrie建立了半定量测定血中苯丙氨酸的细菌抑制法，并创立了干血滤纸片血样采集法，使得PKU的新生儿筛查成为可能。此后他应用此方法在美国进行了40万例新生儿疾病筛查，确诊PKU 20余例，并进行了早期治疗。由于受到经济条件、社会环境和技术的限制，只有少数发达国家（美国、英国、加拿大等）开展新生儿疾病筛查。澳大利亚1967年开展了新生儿疾病筛查，亚洲最早开展新生儿筛查的国家是新加坡（1965年），1966年新西兰将新生儿疾病筛查提高到国家决策层面。1975年，Irie和Naruse在日本采用干血滤纸片法进行先天性甲状腺功能减退症（congenital hypothyroidism，CH）筛查获得成功。此后，以PKU和CH为主要疾病的新生儿疾病筛查在欧美等发达国家迅速掀起并逐步普及，同时随着血斑取样自动化的实现（血斑打孔），大大提高了检测的灵敏度和便捷性。此后，越来越多的国家相继开展了新生儿疾病筛查。1982年，在日本东京召开的第二届国际新生儿疾病筛查大会，提出了适合大规律筛查的四种疾病：PKU、CH、先天性肾上腺皮质增生症（congenital adrenal hyperplasia，CAH）和半乳糖血症（galactosemia，GAL）。

自20世纪90年代以后，新生儿筛查在全世界快速发展，串联质谱（Tandem MS）技术开始应用于新生儿遗传代谢病筛查，实现了"从一种实验检测一种疾病到一种实验检测多种疾病"的转变。美国是最早开展串联质谱技术筛查新生儿遗传代谢病的国家,2005 年开始采用串联质谱技术筛查 16 种遗传代谢病。随着技术的发展和对遗传代谢病认识的不断深入,很多新的疾病将加入到串联质谱的筛查中,串联质谱技术开辟了新生儿遗传代谢病筛查的新领域,显著拓展了疾病筛查范围并提高了筛查效率。

随着新生儿遗传代谢病筛查不断发展,新生儿疾病筛查已经逐步得到发展和认可,但由于受各国经济、疾病流行和发病情况的影响,新生儿筛查开展时间、筛查病种及管理模式呈现明显的地域差异性。

早期新生儿遗传代谢病筛查主要关注新生儿筛查技术,而对整个筛查系统的组织管理、对筛查机构和技术人员的要求、筛查样本与信息的管理以及病例的追踪和规范化随访、治疗等都缺乏明确的要求和管理。随着新生儿疾病筛查的不断发展,新生儿筛查质量管理逐渐被提出,1997 年美国疾病控制中心(Centers for Disease Control,CDC)开始实验室室间质量评估,评估各筛查机构的实验室能力,提高筛查的可靠性和不同筛查实验室检测结果的可比性,目前该质量保证计划已覆盖 50 余个国家的近 400 个筛查实验室。20 世纪 80 年代,随着计算机技术的发展,美国建立了实验室信息管理系统,出版了美国新生儿疾病筛查指南,以促进筛查项目规范化,尝试将病例的管理与追访整合到该系统中,要求美国所有的新生儿疾病筛查中心将筛查项目相关信息上报到国家新生儿疾病筛查信息系统,以便进行项目评估。如今该系统已经发展成实时在线系统,并对公众开放。

二、我国新生儿遗传代谢病筛查历史与现状

我国新生儿遗传代谢病筛查起步于 20 世纪 80 年代初。1981 年,上海市儿科医学研究所开始对新生儿筛查 CH、PKU 和半乳糖血症,1983 年首次报告 31 862 例新生儿疾病筛查结果,PKU 发病率为 1∶15 930;CH 为 1∶6309,未检出半乳糖血症。1983 年武汉同济医院建立 CH 新生儿筛查方法。1982~1985 年,北京医科大学第一医院(现北京大学第一医院)组织了全国 11 个省市 PKU 筛查协作组,共筛查新生儿约 20 万,发现 PKU 发病率为 1∶16 500。

1986 年,上海市儿科医学研究所研制成功国

产低苯丙氨酸奶粉,使 PKU 的广泛治疗成为可能。20 世纪 90 年代初北京医科大学(现北京大学医学部)研制了 PKU 治疗奶粉及其他治疗辅食,丰富了 PKU 患者的饮食。

1986 年,上海市儿科医学研究所改良 Guthrie 细菌抑制法,在 PKU 筛查试剂中添加青霉素酶,用于消除青霉素族引起的细菌抑制环干扰,提高了实验准确性和可靠性。

1988 年,上海市儿科医学研究所鉴别出首例四氢生物蝶呤(tetrahydrobiopterin,BH$_4$)缺乏引起的非经典型 PKU,建立了高效液相色谱法(high performance liquid chromatography,HPLC)进行尿蝶呤谱分析,开展了 BH$_4$ 缺乏的筛查、诊断和治疗。

新生儿疾病筛查是一项多环节组成的系统工程,新生儿疾病筛查涉及新生儿血样的采集、递送、实验室检测、实验报告发出、复查和阳性患儿的确诊、治疗、随访等环节,任何一个环节出现疏漏都会引起延误诊治,导致法律纠纷。因此,自 20 世纪 90 年代起,我国相继颁布了一系列法律规范,从多个层面保证了新生儿筛查的有效实施。1994 年 10 月《中华人民共和国母婴保健法》颁布,第一次以法律形式确定了新生儿疾病筛查在疾病预防方面的地位。1998 年,原卫生部临床检验中心对全国 16 个省市 18 个新生儿疾病筛查中心进行新生儿疾病筛查实验室能力比对检验(质量控制),提高了各筛查实验室的质量意识。随着新生儿疾病筛查的普及和规范,参加新生儿疾病筛查实验室能力对比检验的实验室在不断增加。至 2011 年,全国有 191 家新生儿筛查实验室参加室间质量评价,平均室内质控回报率为 84.86%,提高了实验室工作质量。

2001 年 6 月 20 日国务院公布了《中华人民共和国母婴保健法实施办法》,新生儿疾病筛查的推广和提高是其中的重要内容之一。2006 年,原卫生部发布了《医疗机构临床实验室管理办法》,国家质量监督检验检疫总局和国家标准化管理委员会共同发布了《临床实验室室间质量评价要求》,规范了临床检验,要求各检验科室参加实验室室间质量评价。2008 年 12 月 1 日,原卫生部通过了《新生儿疾病筛查管理办法》,规范新生儿疾病筛查的管理,建立新生儿筛查网络,保证新生儿疾病筛查工作质量。2009 年以后,原卫生部相继发布了《新生儿采血规范》、《新生儿疾病筛查

技术规范 2010 版》等,对实施新生儿筛查的机构、人员、采血要求、检测方法、切割值以及报告反馈等均有明确要求,从多个层面规范新生儿疾病筛查工作,保证了新生儿筛查质量。

目前,全国各地主要筛查先天性甲减、PKU 和听力障碍,大部分地区同时增加了先天性肾上腺皮质增生症、地中海贫血以及 G-6-PD 缺乏症,上海、广州、杭州等城市陆续增加了串联质谱筛查新生儿遗传代谢病,筛查病种达 40 种以上,见表 11-1-1。

表 11-1-1 我国新生儿疾病筛查的疾病谱

类别	疾病
氨基酸代谢病	苯丙酮尿症(phenylketonuria,PKU)
	枫糖尿病(maple syrup urine disease,MSUD)
	同型胱氨酸尿症(homocystinuria,HCY)
	高甲硫氨酸血症(hypermethioninemia,MET)
	非酮性高糖血症(nonketotic hyperglycinemia)
	酪氨酸血症Ⅰ型(tyrosinemia type Ⅰ,TYR Ⅰ)
	酪氨酸血症Ⅱ型(tyrosinemia type Ⅱ,TYR Ⅱ)
	暂时性酪氨酸血症(transient tyrosinemia)
	组氨酸血症(histidinemia)
	高脯氨酸血症Ⅰ型(hyperprolinemia type Ⅰ)
	高脯氨酸血症Ⅱ型(hyperprolinemia type Ⅱ)
	高鸟氨酸血症(hyperornithinemia)
	瓜氨酸血症(citrullinemia type Ⅰ,CIT)
	精氨琥珀酸尿症(argininosuccinic aciduria,ASA)
	精氨酸酶缺乏(arginase deficiency)
	磷酸氨甲酰合成酶缺乏(carbamyl phosphate synthase deficiency,CPS)
有机酸代谢紊乱	丙酸血症(propionic academia,PROP)
	异戊酸血症(isovaleric academia,IVA)
	戊二酸血症Ⅰ型(glutaric acidemia type Ⅰ,GA1)
	戊二酸血症Ⅱ型(glutaric acidemia type Ⅱ,GA2)
	甲基丙二酸血症(methylmalonic academia,MMA)
	甲基丙二酸辅酶 -A 变异酶缺乏症(methylmalonyl-CoA mutase deficiency,MUT)
	腺苷钴胺合成酶缺乏症(adenosyl cobalamin synthesis defects,ACSD)
	3- 羟 -3- 甲基戊二酰辅酶 A 裂解酶缺乏症(3-hydroxy -3 - methylglutaryl CoA lyase deficiency)
	多种辅酶 A 羧化酶缺乏症(multiple CoA carboxylase deficiency)
	3- 酮硫解酶缺乏症(3- Keto thiolase deficiency)
	3- 甲基戊二酰辅酶 A 羟化酶缺乏症(3-methylglutaconyl- CoA hydratase deficiency)
	3- 甲基巴豆酰辅酶 A 羧化酶缺乏症(3-methylcrotonyl-CoA carboxylase deficiency,3-MCC)
	异戊辅酶 A 脱氢酶缺乏症(isovaleryl CoA dehydrogenase deficiency)
脂肪酸氧化缺陷病	短链乙酰辅酶 A 脱氢酶缺乏症(short-chain acyl-CoA dehydrogenase deficiency,SCAD)
	中链乙酰辅酶 A 脱氢酶缺乏症(medium-chain acyl-CoA dehydrogenase deficiency,MCAD)
	长链乙酰辅酶 A 脱氢酶缺乏症(long-chain acyl-CoA dehydrogenase deficiency,LCAD)

续表

类别	疾病
	极长链乙酰辅酶 A 脱氢酶缺乏症（very long-chain acyl-CoA dehydrogenase deficiency，VLCAD）
	长链羟化乙酰辅酶 A 脱氢酶缺乏症（long chain hydroxyacyl CoA dehydrogenase deficiency，LCHAD）
	肉碱棕榈酰酶缺乏症（carnitine palmitoyl synthase deficiency）
	肉碱棕榈酰转移酶缺乏症（carnitine palmitoyltransferase deficiency，CPT）
	肉碱转运体缺乏症（carnitine transporter deficiency）
	2,4- 二烯酰辅酶 A 还原酶缺乏症（2,4 dienoyl- CoA reductase deficiency）
	肉碱 / 乙酰肉碱转位酶缺陷症（carnitine/acylcarnitine translocase deficiency）
内分泌疾病	先天性肾上腺皮质增生症（congenital adrenal hyperplasia，CAH）
	先天性甲状腺功能减退症（primary congenital hypothyroidism，CH）
其他	地中海贫血（thalassemia）
	听力障碍（hearing disorders）
	重症联合免疫缺陷病（severe combined immunodeficiency，SCID）

全国已建立起逾 200 家新生儿筛查实验室。不同省份和地区纳入筛查的疾病种类和筛查覆盖率差别很大，其中以东部地区的覆盖率最高，而西部地区较低。至 2015 年，全国新生儿筛查覆盖率已达 93.5%。

新生儿疾病筛查阳性召回率是进行新生儿疾病筛查的重要环节。我国新生儿疾病筛查阳性召回率随也呈逐渐上升趋势，如北京西城区 2004 年可疑阳性 PKU 病例召回率为 80%，至 2014 年升至 90.16%。

三、新生儿遗传代谢病筛查的发展趋势

目前国际国内新生儿遗传代谢病筛查发展趋势主要包括以下几个方面：

1. 新生儿遗传代谢病筛查覆盖率和疾病谱更加广泛 随着社会经济不断改善和人们对健康追求的不断提高，新生儿遗传代谢病筛查工作将会在更多国家和地区开展和实施。在不同国家，越来越多的父母同意并参与新生儿遗传代谢病筛查中，覆盖率更广泛。同时，随着医学研究的逐步发展，不断有新的未知疾病被认识，以及新的治疗手段的不断研发，加入筛查的疾病病种将会进一步增加。

2. 新生儿遗传代谢病筛查新技术的发展 虽然串联质谱技术应用于新生儿遗传代谢病筛查大大提高了筛查效率、特异性和灵敏度。但仍有很多疾病既危害严重，目前也不能进行大规模的筛查。随着计算机技术、生化技术以及分子生物学技术的发展，将会有更多实用的新型筛查技术用于新生儿筛查，如芯片、二代基因测序技术和全外显子测序技术等。

（罗小平　应艳琴）

参 考 文 献

1. 赵正言 . 新生儿遗传代谢病筛查进展 . 中国实用儿科杂志，2014，29（8）：586-588.
2. 罗小平，金圣娟 . 新生儿遗传代谢性疾病筛查的进展与挑战 . 中国儿童保健杂志，2015，23（5）：449-450.
3. 张伯昕 . 北京市西城区 2004 年 -2012 年新生儿疾病筛查情况分析 . 中国优生与遗传杂志，2014，22（8）：77-79.
4. 刘鸿丽，李凤侠 . 2008-2012 年陕西省新生儿疾病筛查中心筛查结果分析 . 中国新生儿科杂志，2014，29（2）：115-118.

第二节　新生儿免疫缺陷病的筛查

原发性免疫缺陷病（primary immunodeficiency disease，PID）是免疫系统基因发生变异，导致免疫细胞和分子功能缺陷的一类疾病，临床表现为易患感染性疾病、恶性肿瘤、过敏、炎症和自身免疫病。我国发病率不明确，欧洲活产婴中原发性免疫缺陷病发病率约为 3.2/10 万 ~16.3/10 万。该类疾病属罕见病，虽单个疾病发病率低，但致死致残率极高，且部分患儿早期诊断后可获得良好的治

疗效果,因此有必要在新生儿中实行原发性免疫缺陷病的筛查。

一、原发性免疫缺陷病筛查的国际发展现状

人们对免疫缺陷病的认识始于 20 世纪初,1926 年 Syllaba 和 Henner 描述了共济失调性毛细血管扩张症;1937 年,Wiskott 描述了湿疹、血小板减少伴免疫缺陷综合征;1950 年,Glanzmann 和 Riniker 描述了瑞士型无丙种球蛋白血症;1952 年,Bruton 等报道首例先天性无丙种球蛋白血症。1971 年,对免疫缺陷病进行了全球统一分类。此后,免疫缺陷病逐渐为人们认识,并将所有先天性因素所致免疫缺陷病统称为原发性免疫缺陷病。目前按照国际免疫学会联盟建议,原发性免疫缺陷病的分类见表 11-2-1。迄今全球共有 200 多种原发性免疫缺陷病病种被发现,其中 150 余种已明确致病基因。

早期对于原发性免疫缺陷病的治疗方式主要为对症处理。1968 年,首次报道了造血干细胞移植用于治疗原发性免疫缺陷病,使成活率明显升高。基因治疗是可能治愈原发性免疫缺陷病的另一有效方法,目前尚处在临床试验阶段。

表 11-2-1　原发性免疫缺陷病分类

分类	病名
T、B 细胞联合免疫缺陷	JAK3 缺陷,γc 缺陷,IL-7 受体 α 缺陷,RAG1/2 缺陷,CD40 缺陷等
以抗体缺陷为主的免疫缺陷	X-连锁无丙种球蛋白血症,高 IgM 综合征,选择性 IgA 缺陷等
其他已明确临床表型的免疫缺陷综合征	Wiskott-Aldrich 综合征,Bloom 综合征,慢性皮肤黏膜念珠菌病,免疫缺陷性肝静脉闭塞病等
免疫调节失衡性疾病	Chediak-Higashi 综合征,X-连锁淋巴细胞增殖综合征,自身免疫性淋巴细胞增殖综合征等
先天性吞噬细胞数量和(或)功能缺陷	先天性中性粒细胞减少症(重型),Kostmann 综合征,X-连锁重型粒细胞减少症,白细胞黏附功能障碍(1 型、2 型和 3 型)等
固有免疫缺陷	少汗性外胚层发育不良,MyD88 缺陷,IRAK-4 缺陷,疣状表皮发育不良等
自身炎症反应性疾病与补体缺陷	家族性地中海热,高 IgD 综合征,C1q 缺陷,C1r 缺陷等

原发性免疫缺陷病因临床表型复杂,早期确诊困难,患儿多于早年死亡,存活病例常因反复严重感染和其他慢性进程,最终发生器官衰竭和致残。既往,因人们对原发性免疫缺陷病认识不足以及相关的致病机制不明确,使得原发性免疫缺陷病的筛查难以开展。近年来,随着免疫学的发展以及相关致病基因的明确,尤其是血纸片采血联合 DNA 检测系统的建立,使原发性免疫缺陷病的新生儿筛查充分融入现有新生儿筛查体系,既方便快捷,又省时省力,保证了原发性免疫缺陷病新生儿筛查的顺利进行。

目前,对新生儿进行 PID 筛查仅在少数国家开展,且纳入的 PID 病种较为单一,主要为重症联合免疫缺陷病(severe combined immunodeficiency,SCID)。美国、欧洲等国家已经将 SCID 纳入新生儿筛查体系,并取得良好效果。2001 年 11 月,美国疾病控制和预防中心(CDC)在亚特兰大召开专题研讨会,建立针对新生儿筛查实验和早期识别原发性免疫缺陷病的方案,以便能早期诊断和治疗患者。2008 年,美国 CDC 在威斯康星州率先进行 SCID 新生儿筛查工作。截至目前,美国已经有 26 个州将 SCID 筛查纳入新生儿筛查体系,约覆盖全美出生人口的 2/3。除美国外,加拿大、部分欧洲及中东国家或地区已经开展了 SCID 的新生儿筛查工作。

二、我国原发性免疫缺陷病筛查的发展现状

我国对原发性免疫缺陷病的诊治起步较晚,20 世纪 80 年代全国有散发病例报道,多为临床诊断病例。90 年代始有基因明确诊断的 PID 病例报道。由于缺乏对新发现 PID 临床表型甄别能力、致病蛋白质和相应功能检测手段,对新近认识的原发性免疫缺陷还鲜有报道。进入 21 世纪后,我国 PID 临床实践和研究才真正进入快速发展阶段,表现在临床对 PID 的认知度提高,疑似和确诊 PID 病例明显增加,采用基因或蛋白质检测手段,使 PID 确诊率明显提高。许多新的 PID 病种在国内被确诊,如黏附分子缺乏症 I 型(leucocyte adhesion deficiency,LAD I)、X 连锁多内分泌腺病肠病伴免疫失调综合征(immune dysregulation,polyendocrinopathy,enteropathy,X-linked syndrome,IPEX)、白细胞介素(interleukin,IL)-7Rα 缺陷、*IL-12Rβ1* 基因突变和 DOCK8 基

因突变、高 IgE 血症等。重庆医科大学附属儿童医院和上海儿童医学中心等进行干细胞移植治疗部分 PID 病种，均取得较为满意效果，有效率为 65%~75%。尽管我国近年 PID 的研究进入快速发展阶段，部分原创性研究成果甚至达到国际先进水平，但总体而言，对 PID 的早期诊治仍面临巨大挑战。我国目前尚无关于 PID 发病率的确切资料，尚缺乏确诊 PID 的一系列技术及规范与全国范围内的有效合作。

原发性免疫缺陷病的新生儿筛查工作在我国尚处于起步阶段，在我国大陆地区，这方面的工作尚未开展，更未纳入国家法律层面。我国台湾省已于 2010 年开始了 SCID 的新生儿筛查工作，通过筛查发现，台湾省新生儿 T 细胞缺乏的发生率超过 1/1821，且涵盖多种 SCID 病种。

三、新生儿严重联合免疫缺陷病的筛查

新生儿原发性免疫缺陷病的筛查主要是针对严重联合免疫缺陷病进行筛查。SCID 的发生率估计为 1/10 万新生儿，患儿出生时基本正常，但有发生各种严重感染的巨大风险。此外，不适当疫苗接种，如接种脊髓灰质炎病毒疫苗、卡介苗、水痘疫苗及轮状病毒疫苗对 SCID 患儿将导致致命后果。如果不及早进行造血干细胞移植，几乎 100% 将于 2 岁前死亡。若能对其早期诊断，尤其是在感染发生之前进行有效根治治疗，将极大改善预后。由于 SCID 的特殊性和早期诊断的重要性，使该病成为首先被考虑作为新生儿 PID 筛查的项目。

新生儿 SCID 筛查的重要目的是对筛选的 SCID 阳性病例进行确诊，保证其得到及时有效治疗。T 细胞受体重排删除环（T cell receptor rearrangement excision circles，TREC）是在胸腺 T 细胞重组过程中产生的小片段环状 DNA，其在 T 细胞分裂过程中 TREC 不复制，因此 TREC 可作为反映胸腺输出初始 T 细胞的可靠指标。几乎所有 SCID 患儿均存在初始 T 细胞降低，所以 TREC 检测可作为新生儿 SCID 筛查的方法，且 TREC 检测可采用干纸血片提取 DNA，PCR 方法定量检测样本中的 TRECs 含量，以反映新生儿 T 细胞是否有严重缺陷，因此可以融入现有的新生儿筛查体系，便于推广应用。2008 年，美国威斯康星州率先采用 TREC 进行基于整个人群的新生儿 SCID 筛查。3 年期间共有 207 696 例新生儿接受 SCID 筛查，结果异常为 0.035%。需要注意的是，通过

TREC 检测发现，T 淋巴细胞减少患儿中，除 SCID 外，还包括 DiGeorge 综合征、特发性 T 淋巴细胞减少症及染色体异常性疾病等，因此，新生儿筛查不是确诊 SCID 实验，对筛选的 SCID 阳性病例进行确诊。对重复 TREC 检测后，结果均异常的新生儿，需进行细胞和体液免疫功能评估，甚至进行基因分析以明确诊断和分型，这将不仅有助于保证患儿得到及时有效治疗，还有助于未来遗传咨询和其他高危家庭成员携带者的检查，可有效避免 SCID 患儿再次出生。

四、新生儿原发性免疫缺陷筛查面临的主要问题

目前我国新生儿原发性免疫缺陷筛查实施面临的主要问题包括：①缺乏对原发性免疫缺陷病发病率的相关数据，很难得到国家卫生主管部门的大力支持。②医务人员对于免疫缺陷病知识的匮乏及实验室检测水平的不均衡，限制了进行新生儿原发性免疫缺陷筛查的广泛开展。③建立原发性免疫缺陷筛查试验方法的费用及实施检测的费用均较高，无国家政策层面的支撑难于开展。

新生儿 SCID 筛查的成功开展，将为其他原发性免疫缺陷筛查奠定良好基础。尽管目前我国尚未开展新生儿原发性免疫缺陷筛查，但随着国家和社会对原发性免疫缺陷的日益重视，基层医师对原发性免疫缺陷认知的不断提高及对原发性免疫缺陷致病机制研究的逐步深入，更多原发性免疫缺陷病种将被纳入新生儿筛查项目，这将有助于更加准确了解我国原发性免疫缺陷的流行病学情况，减轻社会及原发性免疫缺陷患儿家庭的经济负担，提高人口质量。

（罗小平　应艳琴）

参 考 文 献

1. 赵晓东. 促进原发性免疫缺陷病的新生儿筛查. 中华儿科杂志, 2015, 53(12): 884-886.

2. 杨锡强, 赵晓东. 防治原发性免疫缺陷病—全社会的责任. 中华实用儿科临床杂志, 2015, 30(9): 641-643.

3. 赵晓东, 蒋金秋, 唐茂芝. 原发性免疫缺陷病病例登记系统的建设和运行. 中华实用儿科临床杂志, 2014, 29(21): 1601-1603.

4. 赵晓东. 原发性免疫缺陷病: 中国儿科医师面临的机遇与挑战. 中华儿科杂志, 2014, 52(12): 881-884.

第三节　早产儿视网膜病筛查

2013年4月我国颁布了《儿童眼及视力保健规范》，规范中指出健康儿童应当在生后28~30天进行首次眼病筛查，分别在3、6、12月龄和2、3、4、5、6岁健康检查的同时进行阶段性眼病筛查和视力检查。

随着筛查技术的完善及人群眼保健意识的提升，儿童眼保健越来越受到医务人员及人们的重视，普通的儿童眼病筛查已经开始在全国普及开来，但受到技术条件的限制，许多医院对于新生儿眼底疾病的筛查还未开展。因此，建立和健全新生儿、儿童眼病（包括眼底）筛查及随访机制就显得尤为重要。因此，新生儿时期的眼底筛查只是儿童眼病筛查的第一步，建立和健全完整的随访观察和干预机制，系统监测儿童眼病的发展和视力的发育才是今后工作的重点和目标。

一、筛查对象

1. 胎龄<34w或出生体重<2kg的早产儿和低出生体重儿。

2. 出生体重>2kg的新生儿，但病情危重需心肺支持，或新生儿科医师认为有高危因素，筛查范围可适当扩大。

二、筛查起始时间

1. 首次筛查应在生后4~6w或矫正胎龄31~32w开始。

2. 美国儿科学会和眼科学会对出生胎龄、生后日龄、矫正胎龄和ROP初筛的关系总结如表11-3-1所示。

表11-3-1　根据出生胎龄决定首次筛查的时机

出生胎龄（周）	首次检查的年龄（周）	
	矫正胎龄PA（周）	生后日龄CA（周）
22	31	9
23	31	8
24	31	7
25	31	6
26	31	5
27	31	4
28	32	4
29	33	4
≥30	≥34	4

三、随访间隔期

筛查间隔期应根据上一次检查的结果，由眼科医师而定，直至矫正胎龄足月、视网膜完全血管化。

1. **间隔2~3周**　3区1期或2期病变，3区退行ROP。

2. **间隔2周**　2区1期病变，2区无ROP病变但未完全血管化，2区明确的退行ROP。

3. **间隔1~2周**　2区后极部未完全血管化，2区2期病变，1区明确的退行ROP。

4. **间隔≤1周**　仅1区有血管，视网膜未完全血管化，不伴ROP；未成熟的视网膜延伸至2区后极部，邻近1区边界；1区1期或2期病变；2区3期病变；出现或疑似急进型后极部ROP（AP-ROP）。

四、干预时间

确诊阈值病变或1型阈值前病变，应尽可能在72小时内接受眼科治疗，无治疗条件要迅速转诊。

五、操作前准备

1. **病人准备**　助手轻扶患儿头部和躯干，适度制动。检查前0.5~1小时每隔10分钟双眼各滴1滴扩瞳药水，共3次。选择患儿不哭时滴药，以防药水被稀释从而降低扩瞳效果。检查前1小时内勿喂奶，以防呕吐乳汁吸入。

2. **器械准备**　间接眼底镜和屈光度25D或28D的透镜，或广角眼底数码照相机，开睑器，巩膜压迫器，0.2%环喷托酯和1%去氧肾上腺素（扩瞳），0.5%丙氧苯卡因（眼球表面麻醉），心电血氧饱和度监护仪。

3. **操作者资质**　应由有足够经验和相关知识的眼科医师进行。

4. **助手**　新生儿科医师、护士。

六、操作方法

1. 检查患儿生命体征。

2. **患儿体位**　仰卧位。

3. **间接眼底镜检查**　检查前30分钟充分扩瞳，检查时用1滴0.5%丙氧苯卡因麻醉眼球表面，然后用开睑器将眼睑分开，结合用巩膜压迫器以观察极周边视网膜。对于高危ROP患儿采取治疗或终止筛查前,应由资深眼科专家进行至少一次间接眼底镜检查。

4. 广角眼底数码照相机检查　在数码摄像机镜头上挤适量凝胶,与眼球充分吻合,按正中位、上、下、左、右共五个方向对视网膜摄像,成像储存于电脑中,可打印,也可远程传输给有经验的眼科医师。

七、并发症及处理

1. 心动过缓　由于检查时压迫眼球导致眼心反射所致。需密切监护。

2. 乳汁反流和吸入　检查前后 1 小时内勿喂奶。

3. 低血糖　暂禁食可能致低血糖。监测血糖,必要时增加补液或提高糖速。

4. 结膜炎　由于器械消毒不充分,或检查人员的手污染所致。用数码照相机检查时,已有结膜炎的患儿应放在最后检查,检查后应用酒精棉球充分擦拭消毒镜头;或改用间接眼底镜检查。开睑器和巩膜压迫器可酒精浸泡或高温消毒。每检查完一个患儿后,需行手卫生。

八、操作后观察

1. 观察患儿生命体征。
2. 观察患儿进食情况。

九、结束筛查时机

1. 早期的 1 区或 2 区 ROP 病变消失,3 区视网膜血管化;如不能明确病变部位,或矫正胎龄 <35w,需进一步随访。

2. **视网膜近 360° 完全血管化**　鼻侧达锯齿缘,颞侧距锯齿缘 1 个视盘直径。

3. **矫正胎龄达 50w**　无阈值前病变(2 区 3 期病变,或 1 区任何病变),或 ROP 无进展。

4. 视网膜病变退行。

十、注意事项

患儿转院或出院后,仍应坚持眼科随访直至矫正胎龄 50 周。所以,在出院前需再次和家属强调 ROP 随访的重要性,需以书面形式告知家属,让家属完全知晓该病的不良预后;必须明确所转医院是否有相应人员和设备可继续随访 ROP,如果不具备,甚至可以建议患儿不转院,而继续在原医院治疗和随访至视网膜完全血管化。通过医务人员和家属的共同努力,严格贯彻 ROP 筛查制度,达到一个不漏地全面筛查和全程随访。

十一、预防及保健

1. 加强宣传教育,提高人群的眼保健意识。从孕产妇抓起,利用孕妇学校的平台,给准父母们讲解新生儿及儿童眼病筛查的意义,让他们了解筛查的必要性、重要性以及复查随访的时间和不同阶段检查的内容、意义。

2. **建立儿童眼病筛查档案**　制定儿童眼病筛查手册,分两本,一本留给患儿,一本留在医院存档。存档本上需详细记录筛查编号;患儿一般情况:父母姓名、住址、联系方式;新生儿出生情况:住院号、出生时间、出生孕周、出生体重、Apgar 评分、新生儿期疾病;母亲孕期情况:母亲姓名、既往妊娠史、高危病史等。随后依据每类疾病的特点进行针对性的随访。

(石文静)

参 考 文 献

1. 中华医学会眼科学分会眼底病学组 . 中国早产儿视网膜病变筛查指南 . 中华眼科杂志,2014,50(12):933-935.

2. 中华人民共和国国家卫生和计划生育委员会 . 儿童眼及视力保健技术规范 . 中华眼科杂志,2013,49(7):651-652.

3. American Academy of Pediatrics Section on Ophthalmology,American Academy of Ophthalmology,American Association for Pediatric Ophthalmology and Strabismus,et al. Screening examination of premature infants for retinopathy of prematurity. Pediatrics,2013,131(1):189-195.

4. Jefferies AL,Canadian Paediatric Society,Fetus and Newborn Committee. Retinopathy of prematurity:an update on screening and management. Paediatr Child Health,2016,21(2):101-104.

5. Section on Ophthalmology,American Academy of Pediatrics,American Academy of Ophthalmology and American Association for Pediatric Ophthalmology and Strabismus,Screening examination of premature infants for retinopathy of prematurity. Pediatrics,2006,117:572-576.

6. 邵肖梅,叶鸿瑁,丘小汕,主编 . 实用新生儿学 . 第 4 版 . 北京:人民卫生出版社,2011:889-891.

第四节　先天性髋关节发育不良的筛查

髋关节发育不良(developmental dysplasia of the hip,DDH)是最常见的骨关节畸形之一,指患儿出生时或在发育过程中髋臼变浅或股骨头脱出髋臼之外的现象,我国的发生率大概为1‰。我国统计男女之比为1:4.75。其病理改变主要是股骨头和髋臼对应关系的异常,包括骨性、软骨性以及软组织结构和形态的异常,也叫作发育性髋关节脱位。

对于有高危因素的新生儿,通过体格检查以及相关影像学检查,大部分病例可明确诊断;同时新生儿期病理改变最轻,易于矫正;出生第一年骨盆发育很快,尤其在新生儿期更快,如果得到早期诊断和治疗,大部分的病理髋关节能够完全恢复到正常。

先天性髋关节发育不良如果延误诊治,髋关节的正常发育将受到影响,即便是采取复杂的手术治疗,也难以恢复髋关节的正常结构、形态和功能,不但影响儿童和青少年时期的生长发育,也可能使患者成年后在较早期出现髋关节骨性关节炎,影响生活质量。所以建议把新生儿髋关节检查列入新生儿筛查项目。

一、髋关节的解剖及病理生理

髋关节由股骨头与髋臼相对构成,属于杵臼关节,骨性髋臼及周围韧带将股骨头包裹在关节窝内。新生儿期髋臼的骨化不完全、韧带力量不足,如果半骨化的髋臼对股骨头的覆盖不足,或者因骨关节畸形,导致两者不能稳定维持正常对应。典型DDH可见于健康新生儿,也可发生于Ehlers Danlos综合征(先天性结缔组织发育不全综合征)、先天愚型、关节挛缩等综合征。脑瘫、脊柱裂等导致髋部肌肉群软弱或痉挛改变的疾病也会导致神经肌肉性髋关节发育异常。

中国医科大学第二临床学院小儿骨科对1~4天新生儿骨盆平片进行测量,发现其正常均值上方间隙为9.5mm,内测间隙4.3mm。如上方间隙<8.5mm,内侧间隙>5.1mm,应怀疑髋关节脱位;如上方间隙<7.5mm,内侧间隙>6.1mm,即可诊断。见图11-4-1。

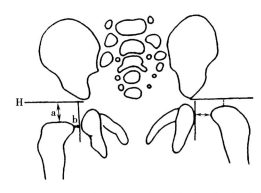

图11-4-1　骨盆平片测量法示意图(右侧正常,左侧脱位)
引自:刘卫东.先天性髋关节脱位.中国矫形外科杂志,2004,12(z3):1731-1733.

二、先天性髋关节发育不良分类

1. 单纯性先天性髋脱位　髋关节发育不良:又称为髋关节不稳定,股骨头位于髋臼窝内,但是很容易在外力或临床检查中脱出。多数采用髋关节外展位而随之自愈,若不干涉,约1/10将会发展为先天性髋关节脱位,还有少数病例持续存在髋臼发育不良,年长后出现症状。

髋关节半脱位:X线片有髋臼指数增大,髋臼仅覆盖部分股骨头,这是一种独立的类型,可长期存在而不转化为全脱位。

髋关节全脱位:股骨头完全脱出髋臼,根据股骨头脱位的高低可分为四度:

Ⅰ度:股骨头仅向外方移位,位于髋臼同一水平;

Ⅱ度:股骨头向外、上方移位,相当于髋臼外上方水平;

Ⅲ度:脱出的股骨头位于髂骨翼的部位;

Ⅳ度:脱出的股骨头上移达骶髂关节水平。

2. 畸形型先天性髋脱位　典型者呈双髋脱位,双膝关节处于伸直位僵硬,不能屈曲,两足平足呈外旋位,还常合并其他神经肌肉组织异常,例如先天性斜颈、脊柱发育不良、关节挛缩等。

三、保健措施

出生数天内正常查体项目应包括髋关节检查,并随访至2岁(可正常行走),出生后体检及2周龄时体检在早期筛查工作中至关重要。加强管理高危因素人群,筛查婴儿髋关节,早诊断,早干预。

1. 家族因素　约20%的髋关节发育不良者父母或者家族里有人患过该病。

2. 第一胎 80% 的先髋脱位是第一胎。

3. 婴儿臀位出生 臀位出生的婴儿发生髋关节发育不良较头位出生的高 10 倍,胎龄≥34 周的新生儿,无论胎头外倒转术是否成功,臀围产都是发生 DDH 最重要的高危因素。

4. 婴儿在胎儿期曾出现宫内羊水过少的情况也是高危因素之一。

5. 髋关节发育不良发生的几率中女婴是男婴的 4 倍。

6. 在有些父母束缚新生儿的方法不正确,使新生儿髋关节固定于伸展、内收位,该病发生率明显增高。

7. 几种神经肌肉功能紊乱疾病可增加患髋关节发育不良的风险,例如先天性斜颈、脊柱发育不良、关节挛缩、足内翻等。

四、临床表现及诊断

临床表现由患儿年龄及疾病严重程度决定。有部分髋关节发育不良的新生儿从出生到整个新生儿时期都没有任何临床表现。

1. 外观 大腿、小腿与对侧不对称,可表现为增粗变短或变细、外旋(单侧);臀部增宽(双侧)。臀部、腹股沟与大腿皮纹增多、增深和上移,单侧髋关节发育不良则皮纹不对称。

2. 肢体活动 患肢活动少、灵活性较差,在换尿布时最易发现,还可在外展时出现弹响。还可以出现内收肌紧张痉挛。走路较晚,步态异常——开始走路时步态不稳呈蹒跚、摇摆或摇动步态,甚至跛行(单侧);双侧者为鸭行步态。肢体不等长,躯干呈代偿性侧弯。

3. 体格检查 单侧者 Allis 征阳性,双侧者为阴性。对于 3 个月内最常用 Barlow 试验和 Ortolani(稳定试验)试验,Barlow(弹进弹出试验)试验阳性提示髋关节不稳定,Ortolani 试验阳性则证实髋关节脱位的可靠体征。该查体的操作不能多次重复,否则会损伤关节囊造成医源性髋关节不稳定。患肢股动脉减弱或消失;3 个月后髋关节外展受限是最可靠的体征。

4. 影像学检查 髋关节发育不良主要靠影像学方法确诊。

以前多以 X 线检查为主,也有用 CT 与 MRI 的方法,只是价格较高,并不常用。而 X 线摄片检查受限于股骨头骨化中心的出现时间,4 个月甚至 6 个月之后检查结果最为理想、准确度较高。

这几年超声筛查髋关节的检查方法逐渐自国外传进来,并逐渐成熟,由于超声的检查不依赖股骨头骨化中心,于是填补了髋关节筛查从新生儿到 6 个月大幼儿这个时间空白,对于查体有阳性体征及阴性体征但具有高危因素的患儿,有助于明确诊断。以下简单介绍:

(1) X 线骨盆片(一般用于 4 个月后的婴幼儿,这时的股骨头与髋臼开始骨化,可以在放射片上显像)。可以观察 Shenton 线连续性、Perkin 方格、Hilgenreiner 线及上方、内侧关节间隙来判断股骨头的位置,也可以测量髋臼指数,中心边缘角、臼头指数等指标衡量髋臼的覆盖程度(图 11-4-2)。

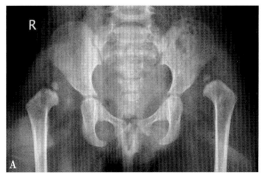
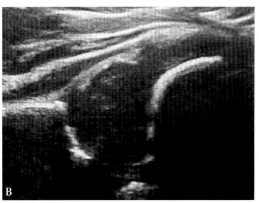
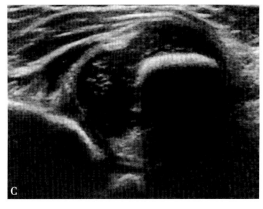

图 11-4-2 X 线骨盆片
A. 右髋关节发育不良的 X 线图像;B. 正常婴儿髋关节的超声图像(股骨头尚未出现骨化中心);C. 髋关节发育不良Ⅳ型,骨性髋臼圆钝,股骨头偏心脱位

（2）超声：超声诊断是一种无创、无辐射的检查方式，能够显示髋臼软骨和臼内软组织，观察骨性髋臼以及软骨组织对股骨头的覆盖情况，目前最常用检查方法是 Graf 法，还有 Harcke 法、Morin 法等方法，可选择测量 α 角、β 角、股骨头覆盖率（FHC）等数值辅助判断髋关节的不同类型。应该注意静态、动态观察相结合，除一般情况下的超声扫描外，应该结合给予适当手法的 Barlow 操作后的扫描，检查要注重髋部形态学、结构位置及稳定性。能在新生儿期就进行检查，能够实现早发现、早治疗的目标。一般不适用于 1 岁以上股骨头骨化成分对超声视野造成阻碍的患儿。

五、治疗

髋关节发育不良采用保守治疗，髋关节半脱位、脱位采用抢救性外科治疗。在诊治 DDH 患者时应该根据患儿不同年龄、不同病理变化制订不同的治疗方案，同时要考虑个体化治疗。

保守治疗，原理是采用体位刺激的方法将股骨头保持在髋臼中心，期待髋关节的发育完善，是一种亚自然的疗法。

新生儿治疗选择 pavlic 挽具，固定 1~2 个月，Pavlic 挽具使患儿屈曲和外展，达到髋关节的自然复位，同时使紧张的内收肌得到牵拉。而且 Pavlic 挽具的设计能让患儿保持髋关节处于合适的位置的同时腿能有一定的活动度，也方便尿布的更换。为了能让挽具发挥作用，患儿家长需要学习每天如何照顾穿戴了 Pavlic 挽具的孩子，例如更换尿布、洗澡、喂养和穿衣等（图 11-4-3）。

（潘新年）

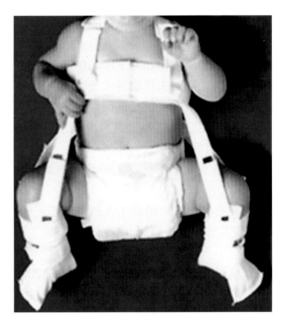

图 11-4-3　pavlic 挽具支持治疗

参 考 文 献

1. 刘卫东. 先天性髋关节脱位. 中国矫形外科杂志，2004，12（z3）：1731-1733.
2. 格拉夫（Graf R），赵黎. 婴幼儿髋关节超声波检查的方法和原理（Fundamentals of Hip Sonography in Infant）. 西安：第四军医大学出版社，2011，5：99-106.
3. 夏焙. 小儿超声诊断学. 第 2 版. 北京：人民卫生出版社，2013，7：653-664.
4. Lambeek AF，De Hundt M，Vlemmix F，et al. Risk of developmental dysplasia of the hip in breech presentation：the effect of successful external cephalic version. BJOG，2013，120：607-612.
5. Clinical practice guideline：early detection of developmental dysplasia of the hip. Committee on Quality Improvement，Subcommittee on Developmental Dysplasia of the Hip. American Academy of Pediatrics. Pediatrics，2000，105：896-905.

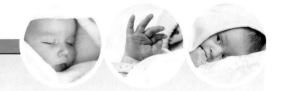

第十二章　新生儿意外伤害的预防和急救

随着经济水平的提高,优生优育日益得到重视,提倡科学合理地喂养和护理新生婴儿,但由于新生儿发育特点,自主活动少,对外界危险因素不能及时躲避,同时又容易因奶液反流误吸造成身体伤害,直接影响到新生儿的健康成长,意外伤害甚至成为新生儿疾患、残疾及死亡的原因之一。根据 WHO 的报道,每年 5 岁以下有近 20 万的儿童死于如中毒、坠落、溺水等意外伤害。为此,让包括父母在内的所有能接触到新生儿的陪护人员掌握规避各种新生儿意外伤害的方法和防治措施显得尤为重要。

第一节　新生儿皮肤伤害

新生儿由于中枢神经系统尚未发育成熟,容易出现神经泛化反应,睡眠时间相对较长,且除口唇外,其余皮肤对触觉不灵敏,对局部皮肤冷热和疼痛刺激也定位性不强,不能及时自主规避局部寒冷、灼热或针刺等伤害,需要陪护人员及时发现。

一、热烫伤

(一)原因

热烫伤在新生儿皮肤伤害中很常见,不管在我国南方还是北方地区,均有新生儿被热烫伤的事件发生,发生的状态可以在给新生儿保暖、沐浴时,或者在喂养中等等,其发生的原因有:

1. 陪护人员思想陈旧落后　如:陪护人员认为新生儿怕冷,给孩子穿较多的衣物、包被,还觉

孩子不够暖,尤其在触摸到孩子手脚凉的情况下,往往会使用各种强化保暖措施,包括热水袋、电暖炉等保暖;给新生儿游泳的水,想当然的认为不够暖而不断添加热水,造成孩子大面积皮肤烫伤。

2. 护理知识匮乏　如使用热水袋、电暖炉等保暖方式给孩子保暖时,方法不正确,例如装入暖水袋内水的水温较高、暖水袋直接接触孩子皮肤放置、长时间放置或照射局部等等,均容易造成孩子烫伤;或者在孩子沐浴、游泳时,因为盛装冷热水方法不对或没有测量水温而直接将孩子放入水中,造成局部皮肤甚至大面积烫伤。

3. 陪护人员粗心大意　对于人工喂养新生儿,也有部分家长因为着急大意往往用热水冲调奶液后未试温直接喂哺孩子导致消化道烫伤。

(二)预防

1. 加强宣教　对于每对准妈妈和准爸爸应在孕期进行科学育儿的教育,包括如何进行护理、沐浴和喂养等等,并要求宣教到每一名可能接触到新生儿的陪护人员;新生儿出院前也要再次进行相关知识的宣教,提高安全护理意识。

2. 指导进行正确护理　教会每一名陪护人员正确进行护理,如保暖时如何添加衣物,如果不够暖应该将孩子躺在母亲身旁,尽量避免使用暖水袋进行保暖,如果一定要使用,应掌握正确使用方法,装入暖水袋内的水温应在 60~70℃,暖水袋应隔着被子放在距新生儿 10cm 远处,在使用之前务必将瓶塞拧紧,以免热水流出,烫伤皮肤,并且要经常检查孩子的体温和局部皮肤情况;给孩子洗澡时,孩子应该远离热水盆、热水壶等,先调

水温后抱孩子洗澡,一定不要边抱孩子边拿暖水壶;先用手肘内侧感觉不凉不烫才可抱孩子洗澡;如果使用盆装水洗,应该先放凉水后放热水,水温在37~42℃,如果使用流动水,一定要控制好水温,大约40℃。使用家庭电炉或红外线照射取暖时,光源不要太近,要定时移动光源,家长在旁守候,定时用手触碰照射部位感知皮肤温度。

(三) 应急措施

一旦发现孩子被烫伤,要立即脱离热源,以流动的清水冲洗伤口15~30分钟,若无法冲洗伤口,可用冷敷。在水中小心除去或剪开衣物。所有动作要轻柔,同时要保持创面干净及水疱完整,烧烫伤部位覆盖干净毛巾并转送医院。切忌凭借经验为孩子搓揉烫伤部位,土法止疼,如搽盐、肥皂、酱油、牙膏等不仅会给治疗带来不便,还有造成感染的危险。

二、扎伤

(一) 原因

1. 陪护人员思想陈旧落后 如不少地方习俗会给新生儿贴身佩戴各种预示祝福的玉佩、祝福符等,这些配饰往往质地硬,部分还有棱角,如果放置位置不当时间久了或护理孩子时体位变动等,尖锐的棱角会造成孩子皮肤扎伤。还有些地区,风俗习惯认为"马牙"、"上皮珠"或者生理性乳腺肿大等等会对孩子身体健康不利,往往在孩子出生后用针挑破"马牙"、"上皮珠"或者针刺乳房并挤压,这种针刺往往会增加孩子感染的风险,甚至引起败血症,威胁生命。因为这种风俗引起新生儿感染而住院的例子不在少数。

2. 陪护人员粗心大意 年轻妈妈在给新生儿准备衣物时,会喜欢在衣物上缝制图案或者因为大小原因缝钉纽扣,但缝制完毕后如果忘了移除针线就给孩子穿,残留的针往往会扎伤孩子皮肤。

(二) 预防

1. 加强宣教 加强所有陪护人员对孩子科学育儿方式方法的教育;不建议给新生宝宝贴身佩戴任何配饰,如果一定要最好能放置在孩子衣服、襁褓外边。加强对准父母的培训,尤其是关于新生儿正常生理特点、正确护理和观察新生儿方面的知识。

2. 指导正确护理喂养 对每对准父母或所有可能陪护新生儿的人员进行培训,内容包括如

何给新生儿穿衣服、包包被、穿衣前需要检查衣物是否整洁、如何分辨新生儿的哭声、如何进行新生儿体格检查等等。

(三) 应急措施

孩子不明原因哭闹,除了关注孩子是否饥饿、尿不湿情况等,也应注意检查孩子的皮肤,如果发现有扎伤,应立即将肇事物件取离孩子,检查孩子的伤口,如果皮肤仅仅潮红,没有破口,可以继续观察,如果出现皮肤破损并出血,请注意对皮肤进行消毒,如果出血量多、伤口较深或位置邻近大血管、神经部位或者观察过程中发现皮肤潮红加重,出现渗液等情况时应及时去医院就诊。此外,如果孩子有不明原因不愿吃奶也应将孩子抱去医院检查。

(四) 处理流程

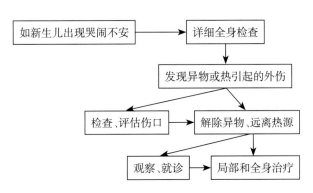

图 12-1-1　新生儿皮肤伤害处理流程图

(叶秀桢)

参 考 文 献

1. 金汉珍,黄德珉,官希吉. 实用新生儿学. 第3版. 北京: 人民卫生出版社,2002:182-183.
2. World Health Organization. The cost of polluted environment:1.7 million child deaths a year,says WHO. 2017.

第二节　新生儿跌落和坠落损伤

新生儿运动能力有限,还不会自行翻身、爬行,所以大家理所当然地认为,孩子老老实实地躺着,怎么会出现坠落意外呢? 其实,儿科门诊也是有因新生儿坠落而被抱来医院就诊的案例。

一、原因

1. 粗心、看管不力 新生儿在家里发生坠落

意外往往和家长的疏忽、看护不力有关。有些家庭，孩子和父母共同在一张床上睡觉，在父母熟睡以后，各种不良姿势均可能将孩子扫下床；又或者是家中还有其他兄长姐姐，在大人离开孩子身边时会因拉扯床单、搂抱新生宝宝等不小心将孩子拉下床。

2. 看护人员疲惫 有学者发现，新生婴儿发生坠落常常在凌晨时候，且为喂哺中的新生儿，此新生儿坠落原因是母亲疲劳造成。

二、预防

新生儿发生坠床后会因床离地面高度、地面材质等造成损害，严重者会出现颅脑、肝脏等脏器出血，危及生命。要有效预防新生婴儿坠落，首先要加强对看护人员的宣教，学会照顾新生儿；其次，建议新生儿应单独放置在有牢固栏杆围绕的小床上睡觉；最后，家长照顾新生宝宝时应不离人，避免被无行为能力儿童搂抱新生儿。

三、应急措施

新生儿坠床后应立即抱起进行安抚，同时应注意孩子坠床时着地的部位，有无皮肤破损、出血，坠落时有无神志不清、皮肤青紫、呕吐、抽搐等，如有应及时去医院进行诊治。无论坠床发生当天检查结果正常与否，在接下来的三天时间内，仍应继续观察孩子的精神反应、吃奶情况、有无喷射性呕吐、抽搐等，如有异常应及时去医院就诊。

四、处理流程

新生儿坠落→安抚新生儿，同时了解现场→新生儿全面体格检查→相应治疗→观察精神反应、喂养情况、是否呕吐抽搐等（图12-2-1）。

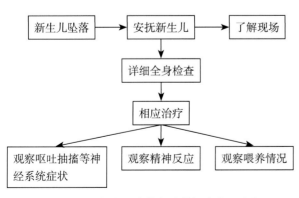

图 12-2-1 新生儿跌落和坠落损失处理流程

（叶秀桢）

参 考 文 献

1. 刘慧燕,林穗方,蒋琳,等.广州市 0 ~ 6 岁儿童跌落伤害特征分析.医学与社会,2012,25(25):7-14.
2. Rose Mary Ainsworth.A Comprehensive Initiative to Prevent Falls Among Newborns.Nursing for Women's Health,2016,20(3):247.

第三节 新生儿中毒

新生儿常因成人的各种不良行为造成伤害，中毒事件的发生并不少见，如煤气（一氧化碳）中毒、中草药中毒等等，种类繁多，与地区、文化习俗等均有关系，但给孩子造成的伤害严重，常常危及生命。

一、原因

1. 观念陈旧落后 大多数人认为新生儿的黄疸不是病，不需要监测和治疗，尤其是在有老人的家庭，认为孩子皮肤黄用一些土方法洗洗黄染就会消退的，并且认为，孩子身上存在"胎毒"，需要清除，所以会给刚出生的新生儿喂食或泡洗黄连、川连水或其他的中药制剂；有些家庭，习惯使用樟脑丸为衣物防虫咬，殊不知，广东和广西地区 G-6-PD 酶缺陷症发生率高，这些患 G-6-PD 缺陷症的新生儿接触到上述中药后易出现严重的溶血，等到孩子出现喂养困难，甚至呼吸不畅顺，将孩子抱去医院就诊才发现已经合并了核黄疸，出现神经系统后遗症，部分新生儿因此死亡，追悔莫及；此外，部分地区，新生儿出生后要喂食竹虫、人参等等增强消化功能、免疫力，也容易引起孩子出现皮肤黄染加重、腹胀、呕吐等不适，严重者会出现心、脑等多器官功能衰竭。

2. 缺乏生活常识 部分地区，尤其是北方，冬天仍有使用煤气取暖，但如果使用方法不当，不但会出现大人一氧化碳中毒，连同室的新生儿亦会出现中毒。

二、预防

首先要对每对准父母加强宣教，并扩展到每一位家庭成员，在新生儿出院时和上门访视时再次就新生儿护理和喂养问题进行宣教；其次，给新生儿营造温馨、安全的生活环境，如环境明亮，空气清新、流通;第三,科学合理喂养新生儿,不给孩子喂食除奶以外的任何食物、保健品;最后,加强生活常识教育,包括如何使用煤气取暖,需要注意的事项等等。

三、应急流程

如可疑一氧化碳中毒,应立即开窗通风,将新生儿抱到户外,松解衣服和包被,仔细观察神智、呼吸、肤色,尽快到医院就诊,让医师对孩子进行全面体格检查,以及相应治疗,然后再次进行评估。

如可疑食物、药物中毒,应立即停止可疑物品服用,并留取样品送检,将孩子立即送往医院,进行全面体格检查,并进行相应治疗,然后再次评估。

(叶秀桢)

参 考 文 献

1. 陈风香,孙继飞,高丽华.新生儿一氧化碳中毒17例诊治分析.中国新生儿科杂志.2010,25(3):174.
2. 吕连菊.新生儿意外伤害五年回顾.中国新生儿科杂志.2008,(2):113-114.

第四节 新生儿呛奶和意外窒息

新生儿由于消化道发育的生理特点,胃呈水平位,食管贲门括约肌发育较好而幽门括约肌发育较差,在吃奶后容易出现胃食管反流现象,如果孩子体位不当,呕吐出来的奶液容易误入气道引起误吸呛奶,造成吸入性肺炎、缺氧窒息甚至死亡,后果严重,需要高度重视。此外,由于新生儿自主活动少,且哭声、反抗力弱,如果遇到口鼻被衣物等物品遮盖时不能自己躲避而引起缺氧窒息,有部分案例是等孩子陪护人员发现时大错已铸,遗憾终生。有学者曾调查1990~1191年两年时间内英国1岁以下婴儿死亡率,发现每年婴儿期死亡率为3.8/10万,其中1/30的孩子死亡发生在床上,原因为窒息,包括呕吐物的误吸。所以,有效预防意外窒息是让孩子健康成长的基本。

一、新生儿意外窒息

(一)原因

1. 粗心大意 由于分娩后产妇身体虚弱,为减少走动又可方便照顾到孩子,或由于担心孩子睡觉冷,家长往往喜欢将孩子与妈妈同睡一个被窝,并将孩子包裹得严严实实,如蜡烛样,这样,在大人熟睡时容易出现手臂、棉被等物体遮盖住孩子的口鼻,而新生儿不会抬头且不会翻身,且哭声、反抗力弱,等家长醒后发现孩子口鼻青紫时往往已铸成大错。

2. 宣教不到位 有部分母亲喜欢躺在床上喂奶,但喂哺姿势不对或者因为劳累睡着引起喂哺姿势不当,乳房堵塞新生儿口鼻,致新生儿缺氧窒息;又有些家长为了让新生儿以后能有好看的头形,让婴儿取平卧位,但没有在孩子身旁照看,如果孩子这时发生溢乳呛奶就会引起窒息。

3. 监管不到位 现在开放二孩政策,家庭中孩子增多,但如果家里大人较忙,疏于监管,家里的兄姐趁家长不注意将一些诸如果冻之类的食品喂入孩子口中导致误吸。

(二)预防

1. 建议让孩子单独睡在自己的有牢固护栏的床上。

2. 孩子睡觉的床垫不要太软。

3. 孩子身上盖的被褥要适当,不要盖太多,不建议使用宽松的毯子,避免遮盖口鼻。

4. 床上不要放置任何小件物品,包括玩具的小零件等,不能放置任何与睡觉无关的物品,包括塑料包装袋、毛巾、衣服等。

5. 大力提倡坐位母乳喂养。

6. 应定期查看孩子,一旦发现孩子有遮盖孩子口鼻的物体,应及时清理。

7. 不要让孩子单独俯卧位睡觉。

(三)应急措施

如果发现新生儿口唇及指端青紫,应立即解除引起窒息的因素如包被、衣物、奶液等,如果怀疑宝宝咽部有异物阻塞,但他仍然哭和咳嗽,可以让他继续咳嗽,此时不要拍背部或给水喝,并立即前往医院。如果孩子不能哭、咳嗽或呼吸,大人把2~3个手指放在婴儿胸骨的中央部,做5次胸部按压之后要检查一下婴儿的口腔,如果婴儿的意识丧失,但仍有呼吸,可让他仰卧,头轻轻倾斜向后,用一个手指在婴儿口内触摸并清除阻塞的异物。如果婴儿丧失意识并停止呼吸,要进行心肺复苏。如果有脉搏但是没呼吸,应继续抢救以恢复呼吸。用一只手将婴儿的头向后倾斜,用另一只手托起下颌以通畅呼吸道。把口对准婴儿口和鼻,每隔3秒向婴儿的口鼻内小幅度吹一次气,直到恢复自主呼吸。切记,在上述急救措施实施同时必须立即呼叫救护车,到医院进一步急救。

二、新生儿呛奶的预防和保健

(一)原因

溢奶是新生儿时期常见的生理现象,与新生儿消化道解剖和生理特点相关。新生儿期食管上部与下部的括约肌不随食物下咽而紧闭,且胃呈水平位,贲门括约肌发育软弱,而幽门括约肌发育较强,胃底发育较差,在吸气或哭闹时,贲门呈开放状态,可使胃内乳汁反流入食管,引起溢乳或呕吐。由于孩子体位问题,溢出奶液容易误吸入新生儿气道发生呛奶,如果量大,会造成气管堵塞,不能呼吸,引起窒息危及生命;量少时,直接吸入肺部深处造成吸入性肺炎。

(二)预防

母乳喂养宝宝应倾斜妈妈怀里(上半身成30°~45°),不要躺在床上喂奶。妈妈泌乳过快奶水量过多时,用手指轻压乳晕,减缓奶水的流出。一定要边喂奶边观察宝宝脸色表情,若宝宝的嘴角溢出奶水或呛咳,应立即暂停喂奶。人工喂养者奶瓶底高于奶嘴,防止吸入空气,奶嘴开孔要适度,选择仿母乳奶嘴,喂奶过程中奶瓶中的奶应该完全充满奶嘴,避免同时吃进空气。同时,不在孩子哭闹时喂奶;不要等宝宝已经很饿了才喂;每次喂食时,一次喂奶量不宜过大,给适当的奶量即可,不要因为想让宝宝多吃一点,而引发呛奶情形出现。每次喂完奶后,应竖抱新生儿,并轻拍背部,排出胃内多余空气。对于经常吐奶的宝宝,待胃内空气排出后,再把他放在小床上,宝宝睡熟后,妈妈要在旁边守护一段时间。夜间给宝宝喂奶最好坐起来,在清醒状态下喂完,然后待宝宝睡着后,妈妈方可安心去睡。若是有胃食管反流的状况,一定要就医。

(三)应急措施

当孩子不慎发生吐奶现象,家长应镇定,如果轻微的溢奶、吐奶,宝宝自己会调适呼吸及吞咽动作,只要密切观察宝宝的呼吸状况及肤色变化即可。如果大量吐奶,且孩子平躺时,应迅速将宝宝的脸侧向一边,以免吐出物向后流入咽喉及气管;可把手帕缠在手指伸入口腔中,甚至到咽喉,将吐、溢出的奶水快速清理,以保持呼吸道顺畅,然后用小棉花棒清理鼻孔;如果宝宝憋气不呼吸或脸色发绀(即缺氧脸色发黑)时,表示吐出物可能已进入气管了,使其俯卧在大人膝上或床上,用力拍打背部四五次(注意拍打力度),使其能咳出。如果仍无效,马上夹或捏刺激脚底板,使宝宝因疼痛而哭,加大呼吸,让他吸氧入肺。在进行以上急救过程时,应同时将宝宝送往医院检查。

(四)呛奶和意外窒息时的处理流程

1. 用物准备 气道吸痰管、负压吸痰机、自动充气式复苏囊、大小面罩、氧气、新生儿喉镜、0号/1号喉镜镜片、各种型号的气管导管、金属管芯、胶布、听诊器、1mg/ml肾上腺素等急救药物、新生儿保暖衣被。

2. 环境准备 关空调、室温26~28℃,减少人员走动。

3. 人员准备 新生儿科医师、护士。

4. 实施流程 见表12-4-1。

表 12-4-1 新生儿呛奶意外窒息时处理流程

流程	责任人	操作步骤	具体操作要点
初步评估	主管护士	★ 有无呼吸或哭声? ★ 面色有无发绀? ★ 心率如何?	采用"ABC"复苏方案,每次操作均应采取标准预防措施
清理呼吸道(A)	主管护士	初步处理的步骤: 1. 侧卧位或俯卧位,头低足高位,拍背,清理口鼻腔 2. 触觉刺激 用手拍打或用手指轻弹新生儿的足底或摩擦背部2~3次 3. 触觉刺激无效,重新摆正其头部,清理呼吸道* 4. 做好保暖 5. 报告新生儿科医师	1. 评价A框的结果 30秒后评价新生儿,立即评价其呼吸、心率和肤色。如新生儿呼吸不规则(呼吸暂停或喘息)、心率<100次/分或肤色发绀,进入B框 2. 做好保暖,减少热量的散失 3. 应限制吸管的深度和吸引时间(<10秒),吸引器的负压不应超过100mmHg(13.3kPa即新生儿0.013)

续表

流程	责任人	操作步骤	具体操作要点
建立呼吸（B）	主管护士 新生儿科医师	1. 如果呼吸暂停或心率 <100 次 / 分，给予正压人工呼吸 * 2. 如果有自主呼吸，心率 >100 次 / 分，但有发绀，给予吸氧。如持续发绀，给予正压人工呼吸 *	1. 评价 B 框的结果　30 秒正压人工呼吸或给氧后，评价新生儿。如心率 <60 次 / 分，进入 C 框 2. 通气频率 40~60 次 / 分，通气压力需要 20~25cmH$_2$O
恢复循环（C）	主管护士 新生儿科医师	在继续正压人工呼吸 * 的同时给予胸外按压 *	1. 评价 C 框的结果　在 30 秒胸外按压和正压人工呼吸后，再次评价新生儿。如心率仍 <60 次 / 分，进入 D 框 2. 按压位置在新生儿两乳头连线中点的下方，即胸骨体下 1/3 进行按压，按压深度约为前后胸直径的 1/3 3. 胸外按压和正压通气的比例应为 3：1
药物治疗（D）	主管护士 新生儿科医师	在继续正压人工呼吸和胸外按压的同时使用肾上腺素 *	1. 评价 D 框的结果　如心率仍 <60 次 / 分，C 框和 D 框中的措施继续重复 2. 使用 1mg/ml 肾上腺素加 9ml 生理盐水配制成 1：10 000 的溶液。静脉 0.1~0.3ml/kg 的 1：10 000 溶液；气管注入 0.5~1ml/kg 的 1：10 000 溶液，必要时 3~5min 重复 1 次
观察记录	主管护士 新生儿科医师	1. 复苏过程中主要观察新生儿的呼吸、心率和肤色情况决定是否进行下一个复苏步骤 2. 做好相关新生儿护理记录	
整理	主管护士 新生儿科医师	1. 新生儿　观察护理 / 复苏后护理 2. 用物　按医疗器械及垃圾分类处置	
补充说明		1. 在此操作中，必须有至少一名熟练掌握初步复苏技能的医务人员在场专门负责新生儿。此人或一个需要时就能立即到场的人需要掌握全套的复苏技术 2. 达到复苏指征必须通知新生儿医师到场。若新生儿科医师未到达现场前，要求由 2 名护士必须先行复苏抢救 3. 整个复苏过程需注意新生儿保暖 4. 所有新生儿都要进行初步评估来决定是否需要复苏 5. 复苏应迅速进行，你有大约 30 秒钟的时间完成一个复苏步骤并决定是否进行下一个复苏步骤，做出的评价和决策主要基于呼吸、心率和肤色 6. 星号（*）　在几个步骤中均可考虑气管插管	● 如 "ABCD" 四个复苏步骤都已顺利采取，而新生儿心率仍 <60 次 / 分，则需重新检查四个步骤的有效性，可能还要进行气管插管，并考虑低血容量的可能性 ● 如心率持续 <60 次 / 分、持续发绀或人工呼吸失败，确定人工呼吸、胸外按压和用药都实施恰当，可考虑机械性原因，如气道畸形、气胸、膈疝或先天性心脏病

（五）评价

内容包括处理是否全面、准确；物品准备是否符合病情及齐全；操作中有无采取标准预防措施；能否正确实施四个复苏步骤，新生儿抢救是否得当；新生儿有无受伤及症状、体征；污物处理有无按《医疗废物处理条例》分类处置。

（叶秀桢）

参 考 文 献

1. James W Nixon, Alison M Kemp, Sara Levene, et al. Suffocation, choking, and strangulation in childhood in England and Wales: epidemiology and prevent. Archives of Disease in Childhood, 1995, 72: 6-10.
2. 斯蒂文·谢尔弗. 美国儿科学会育儿百科（第 6 版）. 北京：北京科学技术出版社, 2012: 150-195.
3. 叶鸿瑁, 虞人杰, 朱小瑜. 中国新生儿复苏指南及临床实施教程. 北京：人民卫生出版社, 2017.

第五节　新生儿捂热综合征

新生儿捂热综合征是由于过度保暖或捂热过久导致，以缺氧、高热、大汗、脱水、抽搐、昏迷和呼吸循环衰竭为主要表现的一组综合征。常发生在寒冷的冬季，与婴儿神经系统发育不完善、中枢神经调节功能差、体表汗腺功能不成熟及不能挣脱捂热有关，其病理因素是脱水和代谢紊乱，在厚多衣物的包裹下，由于新生儿体温调节中枢尚未发育完善，不能很好自我调节体温，致使孩子体温升高，机体处于高热状态，这时候，孩子皮肤上的小血管可出现代偿性扩张，以通过皮肤蒸发也就是出汗和呼吸增快来加速散热，这时如果孩子体温得不到改善、没有及时补充水分，就会出现脱水的表现，出现高热、大汗淋漓、电解质紊乱、意识障碍、抽搐等，甚至循环、呼吸衰竭等脏器功能衰竭，休克乃至死亡。有报道新生儿捂热综合征会造成新生儿颅内出血、缺氧缺血性脑病。

一、原因

1. 观念陈旧　由于旧法"坐月子"的习俗，产妇和新生婴儿不能吹风、不能受凉、不能洗澡等，新生儿所处的房间往往关紧门窗，空气闷热，并且不管季节都会给孩子穿较厚的衣物，还用被褥包裹，这样很容易引起新生儿捂热综合征，有家长发现孩子状态不好抱来医院就诊时孩子已经出现了多器官功能损害。

2. 围产期宣教不到位　如果准父母在围产期没有接受过如何护理新生儿及新生儿常见问题处理的教育，当孩子回到家后又有老年人的不良干预，很容易给孩子穿盖太多的衣被，引起捂热。

二、预防

加强围产期宣教，就如何护理和喂养新生儿以及新生儿常见问题的处理对每对准父母、准祖父母进行宣教，教育陪护人员要注意适当给孩子增减衣物，不能把孩子捂得太严实，建议不要让孩子含着奶头睡在母亲腋下；不与大人合盖一条棉被；房间注意空气流通。定期观察孩子的体温、肤色、反应、尿量和呼吸状态，如果出现上诉情况应及时就医。

三、应急措施

如果发现孩子在包被中皮肤潮红、体温升高，应及时解松孩子的包被和衣物，并将孩子抱至阴凉通风的环境，可以喂哺少许水，继续观察孩子的精神反应、体温、尿量变化，如果孩子精神萎靡，还有发热现象应及时去医院就诊，不要等出现抽搐、呼吸节律改变等重症表现。

四、处理流程

发生捂热综合征的新生儿，首先解松衣服、包被，然后新生儿全面体格检查，评估生命体征，进行相应治疗，然后复测体温。

（叶秀桢）

参 考 文 献

1. 傅燕娜. 新生儿捂热综合征的诊断及治疗, 中国儿童保健杂志, 2004, 12 (1): 76-77.
2. 金汉珍, 黄德珉, 官希吉. 实用新生儿学. 第 3 版. 北京：人民卫生出版社, 2002: 827-832.
3. 陈苏红. 新生儿捂热综合征并发脑部病变 45 例临床分析. 苏州大学学报（医学版）, 2003, 23 (5): 616-617.

第六节　婴儿摇晃综合征

婴儿摇晃综合征指一个成年人在 3~10 秒内猛烈地摇晃一个婴儿 4 或 5 次，使其颅腔内的脑组织因急速的加速、减速,严重时会造成婴儿的死亡。这一综合征最早由 Henry Kempe 提出,发现剧烈摇晃婴儿会给婴儿造成致命性伤害。在美国每年由于摇晃婴儿综合征的诉讼数量在持续增长。常见于小婴儿,轻者烦躁不安、倦怠;重者有运动障碍、瘫痪、呼吸困难、失明、反应迟钝、神情恍惚、惊厥、昏迷现象,以致长大后发育迟缓,智力低下;严重的会因颅内血肿而夭亡。

一、原因

新生儿颈部肌肉力量弱,难以支撑相对较重的头颅,脑部发育仍未完善,脑组织娇嫩,脑血管也相当脆弱,当受到强力摇晃时,产生极大的加速和减速作用力,脑部组织容易受到撞击,而出现血管撕裂及脑神经纤维受损,造成出血、脑肿胀和死亡。摇晃婴儿综合征有两个"典型"症状:硬膜下血肿和视网膜下腔出血。可以发生在婴儿哭闹时,陪护人员为了哄住孩子大幅度摇晃孩子,也可以发生在成人对婴儿的虐待,如婴儿哭闹时被成人抛起落在床上、沙发上和地面上而引起伤害。

二、预防

对看护人员有效的宣教,能有效地防范婴儿摇晃综合征的发生:

1. 婴幼儿生理特点,让家长了解婴幼儿颈部及头部发育特点。

2. 如何抱好婴儿,如在抱起小婴儿特别是新生儿时要注意承托其颈部,防止头部受到强力摇晃。

3. 照顾孩子时需要避免的动作,如抱着小婴儿快速旋转;抱或背 3 个月以下婴儿时没有用手支撑其头颈部,拍嗝或走路时造成头部剧烈摇晃;抓着小婴儿的肩膀快速猛烈地前后左右摆动;将小婴儿用力往床垫上或沙发上摔下,使其因受反弹力而上下振荡;小婴儿乘车时没有固定在安全座椅上;抱着孩子如荡秋千一样前后大幅摆动及突然停住;让小婴儿坐在大人膝盖上或脚上,前后左右大力摇晃。

4. 正确安抚孩子的方法。

三、急救措施

若小婴儿头部受到强力震动,应尽早让孩子安静平躺,密切观察其精神反应、皮肤颜色、吃奶情况、肢体活动、呼吸状况等,如有异常尽快就医,检查包括血色素、颅脑影像学检查。

(叶秀桢)

参 考 文 献

1. Gena M. Shaken Baby Syndrome:Medical Uncertainty Casts Doubt on Convictions. Wis.l.rev,2007,2(3):701,708.

第七节 新生儿家庭急救

新生儿家庭急救(neonatal out-of-hospital cardiopulmonary resuscitation)是指从第一救援者到达现场采取一些必要心肺复苏措施,直至救护车到达现场进行急救处置,然后将患儿送达医院急诊室之间的这个阶段,是急救过程中的首要环节,也是院内急救的基础。它不是处理疾病的全过程,而是把工作重点放在救治伤病的急性阶段,为患儿接受进一步诊治创造有利条件。与出生新生儿窒息复苏项目(neonatal resuscitation program NRP)是有区别的。新生儿家庭急救主要在于基础生命支持(basic life support,BLS),为院内急救提供时机。

美国心脏协会于 1974 年开始制定了心肺复苏(cardiopulmonary resuscitation,CPR)和心血管(emergency cardiovascular care,ECC)急救指南,在不断更新的临床研究和探讨中逐步完善 CPR 内容,并每五年进行一次修订再版。目前 2015 年的儿童基础生命支持和高级生命支持指南已修订完成。

【病因】

新生儿在家庭发生意外情况主要有:窒息、摔倒或跌落、烧烫伤、触电、夹伤及宠物咬伤。出生窒息、早产儿和低出生体重、肺炎、先天性心脏病、意外窒息及其他先天性异常是新生儿死亡的主要原因。

【预防】

意外窒息主要发生在家庭,常与家长的防范意识与照护不到位有关。要加强宣教,加强家长防范意识及急救常识,指导正确喂养姿势和新生儿睡姿,冬季不要包裹过多,教会家长急救方法。本节主要介绍新生儿在家中发生窒息的急救方法。

【新生儿家庭急救技术】

积极、规范的家庭急救技术能够进一步降低院内救治的后遗症率。近年来,国际上有关儿童基础生命支持的理论和技术的研究有很大的进展,也还存在一些有争议的问题,为提高我国新生儿家庭急救的水平,结合我国国情,介绍目前最新的急救理论和技术。

1. **急救的方案** 在非医院环境的急救中,救护人员必须先了解需要复苏患儿的基本生命状态,同时进行呼救,启动应急反应系统。一项瑞典的研究表明,采用移动电话呼救系统可以提高心肺复苏的效率。立即启动高质量的 CPR,提供公共除颤仪。等待急救中心专业人员转运至区域性 NICU 急救中心,实施高级生命支持以及复苏后护理(图 12-7-1)。

区域性 NICU 急救中心的建立,是整个急救系统中的重要环节,有利于提高救治存活率。提供高级生命支持中重要的救治方法,同时对于基础生命支持的实施提供必要的反馈。

2. **急救的实施步骤** 见图 12-7-2~图 12-7-4。

(1)确认现场环境安全:确保现场对施救者和患儿均是安全的。

(2)确认患儿生命状态:急救者在确认现场安全的情况下抱起新生儿在怀中,用手触摸他们的胸口,呼喊他们的名字。通过呼喊、触摸胸口观察有无哭声或仅有喘息。检查的目的是在于判断是否在有意识状态下。

如果发现新生儿无反应、无呼吸,立即启动紧急医疗服务(emergency medical service,EMS)并获取 AED。在 2015 版的复苏指南中,将一名施救者与两名施救者或多名施救者对于儿童心搏骤停的复苏指南进行区分。进行区分的主要原因在于更好地指导施救者复苏的初始步骤,同时在具有移动电话的区域,进行移动远程指导复苏可以进一步提高 CPR 质量,进一步达到高质量 CPR。

同时检查孩子的脉搏,在 10 秒内判断脉搏是否存在,对于非专业急救人员,不再强调训练其检查脉搏,只要发现无反应的患者没有自主呼吸就应按心搏骤停处理。对于专业急救人员,一般以一手食指和中指触摸患者颈动脉以感觉有无搏动(搏动触点在甲状软骨旁胸锁乳突肌沟内)。检查脉搏的时间一般不能超过 10 秒,如 10 秒内仍不能确定有无脉搏,应立即实施胸外按压。

(3)保证通气和正确体位:

1)体位引流:如果因呕吐发生窒息,应将平躺的婴儿脸侧向一边或侧卧,以免吐奶流入咽喉及气管;如果吃奶之初咽奶过急发生呛奶窒息(胃内空虚),应将其俯卧在抢救者腿上,上身前倾45°~60°,利于气管内的奶汁倒空引流出来。

2)清除口咽异物:如果家中有自动吸乳器,立即开动,只用其软管,插入宝宝口腔咽部,将溢出的奶汁、呕吐物吸出;没有抽吸装置,可用手指缠纱布伸入宝宝口腔,直至咽部,将溢出的奶汁吸除,避免婴儿吸气时再次将吐出的奶汁吸入气管。

3)刺激哭叫咳嗽:适度用力拍打孩子背部或刺激足底,让其感到疼痛而哭叫或咳嗽,有利于将气管内的奶咳出,缓解呼吸。

4)辅助呼气:用双手拢在患儿上腹部,向上

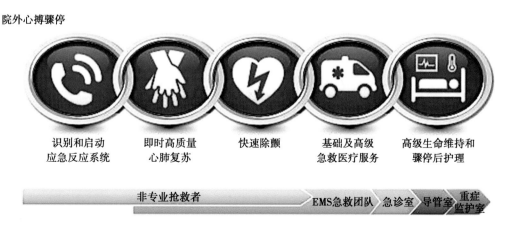

图 12-7-1　院外心搏骤停(out-of hospital cardiac arrests,OHCA)生存链

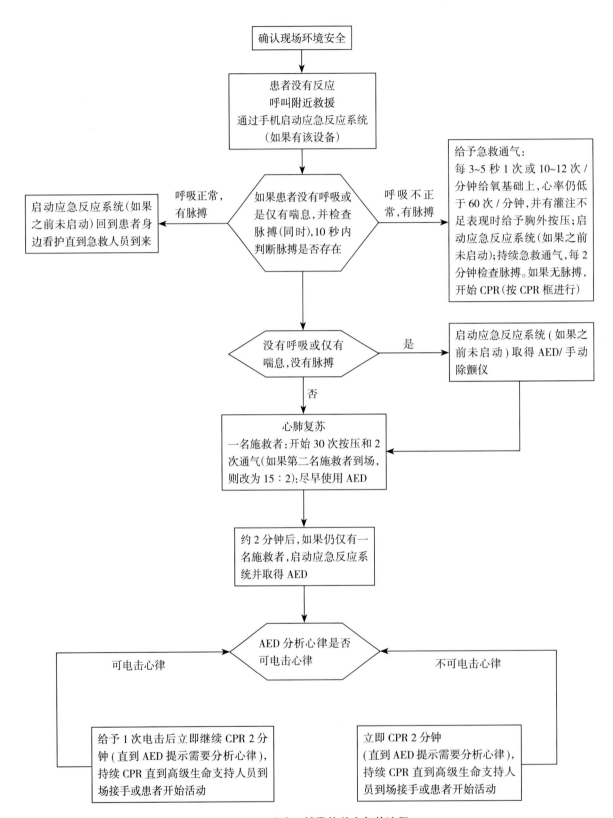

图 12-7-2 儿童心搏骤停单人复苏流程

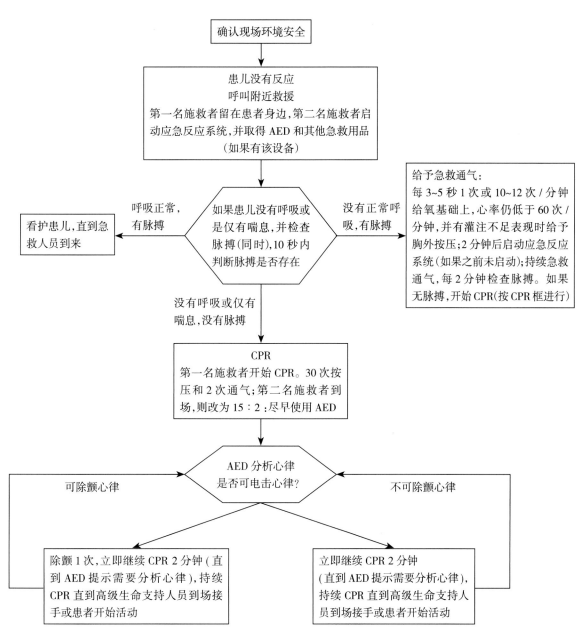

图 12-7-3　儿童心搏骤停双人或多人复苏流程

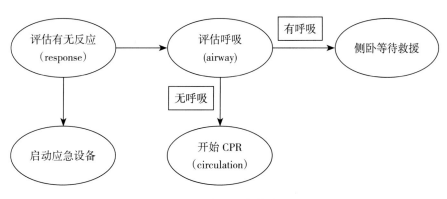

图 12-7-4　新生儿急救流程图

挤压,使其腹压增高,借助膈肌抬高和胸廓缩小的冲击力,使气道的呛奶喷出;待手放松时,患儿可回吸部分氧气,反复进行可使窒息缓解。

通过以上方式,新生儿呼吸恢复,则保持侧卧位等待救援。

(4) 实施 CPR:CPR 启动仍延续 2010 年心肺复苏指南提出的 C-A-B。其目的在于缩短开始胸外按压的事件,以减少“血液断流”的时间。儿童心搏骤停与成人相比存在内在的差异。婴儿和儿童有窒息引起的心搏骤停较心脏原因更多见,故对于婴儿,理想的 CPR 应包括通气和按压。因此通气支持应成为有效 CPR 的一部分。而对于心脏功能是首要因素的患儿,单纯胸外按压的 CPR 是有效的,如果施救者不愿意或者没有能力给予通气,建议施救者对于心搏骤停的婴儿实施单纯胸外按压的 CPR。动物实验和两项儿童研究的数据建议通气和按压相结合有助于改善窒息引起的心搏骤停的预后。目前尚无人体临床预后的研究来判定心搏骤停时初始治疗是以 C-A-B 还是 A-B-C 开始,但是已有研究来评估 C-A-B 和 A-B-C 的顺序对首次胸外按压开始时间的影响。成人和儿童模拟人研究显示,C-A-B 较 A-B-C 顺序能显著缩短首次胸外按压开始的时间;一名施救者以 30 次胸外心脏按压后 2 次通气开始 CPR,对第一次通气的延迟仅 18 秒;若是两名施救者则延迟时间更短(约 9 秒或更少)。对所有年龄段患者实行全球统一的 CPR 流程可将其复杂性最小化。为了提高旁观者的心肺复苏率以及增进知识和技能的记忆,对婴儿、儿童使用和成人相同顺序的心肺复苏流程有着潜在益处。

胸外按压法于 1960 年提出后曾一直认为胸部按压使位于胸骨和脊柱之间的心脏受到挤压,引起心室内压力的增加和房室瓣的关闭,从而促使血液流向肺动脉和主动脉,按压放松时,心脏则“舒张”而再度充盈,此即为“心泵机制”。但这一概念在 1980 年以后受到“胸泵机制”的严重挑战,后者认为按压胸部时胸内压增高并平均地传递至胸腔内所有腔室和大血管,由于动脉不萎陷,血液由胸腔内流向周围,而静脉由于萎陷及单向静脉瓣的阻挡,压力不能传向胸腔外静脉,即静脉内并无血液反流;按压放松时,胸内压减少,当胸内压低于静脉压时,静脉血回流至心脏,使心室充盈,如此反复。不论“心泵机制”或“胸泵机制”,均可

建立有效的人工循环。国际心肺复苏指南更强调持续有效胸外按压,快速有力,尽量不间断,因为过多中断按压,会使冠脉和脑血流中断,复苏成功率明显降低。

胸外按压(circulation,C):确保患儿仰卧于平地上或用胸外按压板垫于其肩背下,急救者可采用跪式或踏脚凳等不同体位。用单手或双手于乳头连线水平按压胸骨,对于婴儿,用两手指于紧贴乳头连线下方水平按压胸骨。为了尽量减少因通气而中断胸外按压,对于未建立高级气道即人工通气的婴儿,2015 年国际心肺复苏指南推荐的按压-通气比率为 30∶2。双人 CPR 时可采用 15∶2 的比率。如双人或多人施救,应每 2 分钟或 5 个周期 CPR(每个周期包括 30 次按压和 2 次人工呼吸)更换按压者,并在 5 秒钟内完成转换,因为研究表明,在按压开始 1~2 分钟后,操作者按压的质量就开始下降(表现为频率和幅度以及胸壁复位情况均不理想)。

胸外按压的深度:对于儿科患者(出生到青春期开始),按压深度至少是胸廓前后径的 1/3,即婴儿相当于 4cm,不超过 6cm。一项成人的研究显示,按压深度超过 6cm 是有害的。这个标准同样被儿科专家们认可。但是目前的数据提示儿童心搏骤停时胸外按压深度往往不充分,有限的儿童证据表明,达到充分胸外按压深度是改善复苏的目标。一组有个心脏病婴儿的病例报道测定了 CPR 期间不同胸外按压深度所得的血压,观察到 CPR 期间增加按压深度可以得到更高的收缩压。另一个儿童 CPR 的报道,87 例患儿(大多数超过 8 岁)在复苏的最初 5 分钟,以 30 秒为 1 个周期,如有超过 60% 的周期按压深度超过 51mm,可以改善 24 小时的存活率。

胸廓回弹:每次按压后使胸廓充分回弹,不可在每次按压后倚靠在患儿身上。

胸外按压的频率:100~120 次 /min。根据一项成人的研究,按压过快可导致按压深度不充分。由于缺乏充分的儿童证据,故 ILCOR 儿科工作组推荐使用相同于成人的按压频率。

对于尚未建立高级气道的 CPR,应尽量提高胸外按压在整个心肺复苏中的比例,目标至少为 60%。胸外按压的比例是实际按压的时间占整个 CPR 过程中所用总时间的比例。设定这样一个比例旨在减少按压的中断,中断时间限制在 10 秒以内。尽可能在 CPR 期间增加冠状动脉的灌注。

但目前理性的按压比例尚未确定。

开放气道(airway,A):在 2010 年美国心脏协会 CPR 及 ECC 指南中有一个重要改变是在通气前就要开始胸外按压,2015 年的更新修订版中考虑婴儿和儿童有窒息引起的心搏骤停较心脏原因更多见,故对于婴儿,理想的 CPR 应包括通气和按压。有两种方法可以开放气道提供人工呼吸:仰头抬颏法和推举下颌法。后者仅在怀疑头部或颈部损伤时使用,因为此法可以减少颈部和脊椎的移动。遵循以下步骤实施仰头抬颏:将一只手置于患儿的前额,然后用手掌推动,使其头部后仰;将另一只手的手指置于颏骨附近的下颌下方;提起下颌,使颏骨上抬。注意在开放气道同时应该用手指挖出病人口中异物或呕吐物。

人工呼吸(breathing,B):给予人工呼吸前,正常吸气即可,无需深吸气;所有人工呼吸(无论是口对口、口对面罩、球囊 - 面罩或球囊对高级气道)均应该持续吹气 1 秒以上,保证有足够量的气体进入并使胸廓起伏;如第一次人工呼吸未能使胸廓起伏,可再次用仰头抬颏法开放气道,给予第二次通气;过度通气(多次吹气或吹入气量过大)可能有害,应避免。

实施口对口人工呼吸是借助急救者吹气的力量,使气体被动吹入肺泡,通过肺的间歇性膨胀,以达到维持肺泡通气和氧合作用,从而减轻组织缺氧和二氧化碳潴留。方法为:将患儿仰卧置于稳定的硬板上,托住颈部并使头后仰,用手指清洁其口腔,以解除气道异物,对婴儿及年幼儿童复苏,可将婴儿的头部稍后仰,把口唇封住患儿的嘴和鼻子,轻微吹气入患儿肺部。

高级气道建立是指气管插管、食管气道联合导管、喉罩等。若建立高级气道,双人复苏时,应每 6~8 秒给予 1 次通气,不用保持呼吸与按压配合(人工通气频率为 8~10 次 /min)在通气时不需要停止胸外按压。

(5) 电除颤和自动体外除颤器在婴儿的应用:对婴儿优先选用手动除颤器。若无手动除颤器,可选用能调节除颤能量、合适儿童能量需求的自动体外除颤器。若两者均无,可选用成人用的自动体外除颤器。

虽然心脏停搏和无脉性电活动是儿童院内心搏骤停最常见的心电表现,心室颤动(ventricular fibrillation,VF)和无脉性室性心动过速(ventricular tachycardia,VT)并非罕见。美国心脏协会国家心肺复苏登记处数据库的资料中,1005 例儿童院内心搏骤停中,27% 在复苏过程中的某一时刻出现过 VF 或 VT,其中 10% 为原发性 VF/VT 引起心搏骤停,15% 为继发性 VF/VT(即 VF/VT 出现在复苏过程中),其余 2%VF/VT 的出现时间不能确定。初始心律为 VF/VT 者,存活出院率高于继发性 VF/VT 者(35% vs. 11%)。尽量缩短电击除颤和按压之间的时间停顿可以最大限度地改善电击除颤预后,故新指南强调复苏人员应在电击后立即开始胸外按压。

除颤器可以是手动或自动体外除颤器,有单相或双相波形。在 VF/VT 儿童中观察到,首次单相能量 2J/kg 只能使 18%~50% 的患儿终止 VF,而相同能量的双相电流除颤有效率大 48%,提示双相电流的电击效果可能优于单相电流。

目前尚不清楚婴儿和儿童有效除颤的最小能量和安全除颤的上限,但现有资料提示较高的能量可能更有效而且安全。最近以小猪为模型的动物实验和儿童院外发生 VF 的研究资料提示,2J/kg 的除颤能量常无效。Tibballs 等也报道首次 VF/VT 儿童双相电流 2J/kg 除颤电流量可能不足,3~5J/kg 似乎更为合适,多次除颤并不能提高自主循环恢复率。

(巨 容)

参 考 文 献

1. 程晔,刘小娥,陆国平 .2015 美国心脏协会心肺复苏指南更新解读 - 儿童基础生命支持部分 . 中国小儿急救医学,2015,11:747-751.
2. American Heart Association. Highlights of the 2015 American Heart Association guidelines update for CRP and ECC 2015.
3. Atkins DL,Everson Stewart S,Sears GK,et al. Epidemiology and outcomes from out of hospital cardiac arrest io children:the Resuscitation Outcomes Consortium Epistry. Cardiac Arrest Circulation,2009,119(11):1484-1491.
4. Sutton RM,Case E,Brown SP,et a1.A quantitative analysis of out of hospital pediatrics and adolescent resuscitation quality-A report from the ROC Epistry.cardiac arrest J 1. Resuscitation,2015,93:150-157.

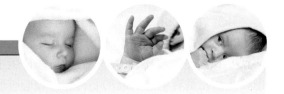

第十三章 新生儿安全管理

第一节 产房新生儿安全管理

产房安全涉及母婴两方面,是公认的高风险科室,分娩风险时刻存在,特别是发生产科急症时,处理问题时需要考虑母婴双方面的利益,所以,出现安全问题的几率远高于其他科室,有些问题涉及医疗水平,还有一些问题涉及综合管理。目前国内产房比较重视孕产妇安全,医务人员配备也基本偏重产科,而新生儿安全管理方面存在诸多不足,需要引起足够的重视。

根据国家卫计委统计数据提示围产期新生儿死亡率高,随着产科提倡自然分娩,更多的早产、低出生体重儿在产房出生,产房也是新生儿复苏抢救的第一现场,因此,产房的管理对降低围产期新生儿死亡方面所起的作用越来越重要,是需要加强管理的重点环节。

产房需要有一套完整的常规管理制度来保障安全无疑是非常必要的,包括严格执行医疗核心制度,建立符合各医院特点的新生儿身份识别制度、产房物品的配备和管理制度及医务人员配备等。随着医学发展,迫切需要引进现代产房管理理念,实现多学科合作,来应对产科母婴急症、保障母婴安全。

目前在美国推行的现代产房建设中,除在产房内设置手术室及配备相应的设备外,更注重团队医疗和预见性医疗模式,强调以医疗团队为核心,产科医师、麻醉科医师、儿科医师、助产士、护士等多学科之间紧密合作,互相配合,各司其职,平时进行模拟实战演练,缩短应对产科急症的反应时间和步骤,降低母婴死亡率和并发症发生,提高产房安全性。现代产房管理条例中明确规定了需要实施5分钟紧急剖宫产的产科急症,并有与之配套的快速评估系统,这些产科急症如子宫破裂、脐带脱垂、胎盘前置血管破裂、胎盘早剥、孕妇死亡等,母婴死亡率或致残率都非常高,严重危害母婴安全,在5分钟内实施紧急剖宫产是最好的抢救时机,是其他任何抢救措施所不能替代的。所以,现代产房管理条例中规定受过专门产科麻醉培训的麻醉科医师24小时全天候驻守产房,除承担分娩镇痛任务外,在出现产科急症时为实施5分钟紧急剖宫产提供保障,正是由于麻醉科医师的提前介入,才使5分钟紧急剖宫产的实施成为可能。同时,也提倡儿科医师入驻产房,主导新生儿复苏抢救、评估高危新生儿、早期识别新生儿危重症,对小胎龄早产儿、危重新生儿采取有循证医学证据支持的产房内稳定措施,包括:保暖、延迟脐带结扎、早期给予肺泡表面活性物质、呼吸支持、脐动静脉置管、院内安全转运等,可显著降低新生死亡率及改善生存质量。美国康奈尔大学临床医师分析2006~2009年美国CDC全部新生儿死亡数据发现,传统产房新生儿死亡率为0.059%,现代产房新生儿死亡率为0.032%,现代产房新生儿死亡率下降。现代产房更像是传统产房、产科手术室及重症监护室的合而为一。

除产科急症外,针对其他导致新生儿死亡的原因,目前证实能有效降低新生儿死亡率并在产房内开始实施的简单措施为:新生儿复苏、帮助婴儿呼吸、母乳喂养、袋鼠妈妈护理及新生儿早期基本保健(第一次拥抱),需要产儿科医务人员更新观念,积极采用。其中,新生儿早期基本保健项目——"第一次拥抱",于2013年由WHO和UNICEF制订的西亚太区新生儿行动计划中提出,历经多层次、高规格、反复的专家讨论,全体委员通过,以循证医学为基础的指南作为蓝本制定了临床操作口袋书,旨在减少新生儿死亡,改善孕产妇健康。本项目通过这一简单的爱的举动,母亲将温暖传递给新生儿,通过初乳为新生儿提供基本营养、抗体及免疫细胞,避免患病,同时促进母婴情感交流。经过培训医务人员,项目在西亚太区7个国家实施及我国6所医院试点,取得良好效果。国家卫计委项目负责人拟总结经验,结合我国国情,进一步制定实施细则。

基于以上情况,期望国内尽快推广现代产房管理,推行简单有效的新生儿早期保健措施,降低新生儿死亡,保障母婴安全。

产房新生儿安全管理,应做好以下环节:

一、产房人员、物品准备

1. 人员准备　产房常驻人员包括产科医师、助产士、麻醉科医师及儿科医师。

(1) 应加强产儿科合作,儿科医师参加高危产妇分娩前讨论,在产床前等待分娩及实施复苏,负责复苏后新生儿监护和产房等。产儿科医师共同保护胎儿完成向新生儿的平稳过渡。分娩量大的医院,建议儿科医师常驻产房,负责新生儿复苏与观察。

(2) 建立以产科、儿科、麻醉科及助产士组成的院内新生儿复苏团队。将新生儿复苏技能培训制度化,至少每0.5~1年应培训一次,遵照最新的复苏指南进行培训,建立院内新生儿窒息病例讨论制度,每年定期对本院窒息新生儿病例逐一讨论,总结经验教训。

(3) 确保每次分娩时至少有一名熟练掌握新生儿复苏技术的医护人员在场,其职责是照料新生儿;高危分娩时需要组成有儿科医师参与的复苏团队,多胎分娩时,每名新生儿都应有专人负责。

2. 环境及物品准备　产房温度设置25~28℃,湿度50%~55%为宜。

产房常备物品包括辐射保暖台、氧气源、自动充气式复苏气囊、面罩、负压吸引器、胎粪吸引管、吸痰管、喉镜、气管导管、胃管、注射器、听诊器、计时器、脉搏氧饱和度仪;建议县以上医院产房配备空氧混合仪、空气压缩器、心电图仪、血气分析仪、T-组合复苏器、无毒塑料袋或塑料薄膜。

二、建立新生儿身份识别制度并严格执行

1. 制定本医院"住院新生儿身份确认书",内容包括:患儿姓名、性别、年龄、住院号、父母亲姓名、监护人左手拇指印、有效证件号码及婴儿左脚脚印。

2. 按入院证信息填写新生儿手腕带,包括姓名(母亲姓名+婴)及新的住院号,并当着监护人面佩戴,应提供父亲或母亲的有效证件的复印件。

3. 标识带的具体要求

(1) 在新生儿四肢至少佩戴两个标识带,要求松紧度适中,以比佩戴部位周径适当宽松为宜。

(2) 标识带上的住处用油性笔填写,内容包括:患儿姓名、性别、床号、住院号、日期,若标识带字迹变得模糊要及时重新填写清楚。

(3) 原则上标识带一经戴上应在出院时方可除去。如遇特殊情况:比如佩戴局部肿胀导致标识带过紧或局部皮肤受损等,需要解除标识带,但解除后或发现脱落均应及时补充,要保证患儿同时佩戴两个标识带;重新佩戴标识带时应在病床旁由双人核对执行。

(4) 病情危重患儿,直接由产房或手术室送入NICU住院,责任护士与产房护士核对手腕带。

三、体温管理

世界卫生组织(1997年)定义新生儿体温36.0~36.4℃为轻度低体温,32.0~35.9℃为中度低体温,<32℃为重度低体温。低体温不但可能引起代谢率增加、酸碱平衡紊乱、呼吸问题如RDS、喂养困难、水肿、低血糖及出血倾向等,在VLBWI/ELBWI还易引起肺出血及颅内出血等,且早产儿病死率显著增加。回顾性分析显示,校正已知的其他相关危险因素后,入院时低体温是胎龄<26周的超早产儿死亡的一个独立危险因素。低体温与死亡有独立关联,入院体温从36.5℃每降低1℃,病死率增加28%($OR=1.28$, 95%CI:1.16-1.42),晚发型败血症发生率增加11%($OR=1.11$,

95%*CI*：1.02-1.20)，且中、重度低体温与 3~4 级 IVH 相关；胎龄 27~28 周死亡早产儿中有 73% 入院时体温 <36℃，而幸存者中仅 59% 入院时体温 <36℃。

胎龄小、出生体重低以及出生时 Apgar 评分低常与早产儿低体温相关；孕母妊娠期高血压、剖宫产也与低体温相关，而阴道分娩、胎膜早破和产前糖皮质激素的应用可以减少早产儿出生时低体温的发生。

2015 年美国新生儿复苏指南推荐非窒息新生儿的体温应维持在 36.5~37.5℃，且应避免高温，防止引发呼吸抑制。世界卫生组织推荐，产房、手术室的室温应维持在 25~28℃，不低于 25℃。产房、手术室中保温措施还包括早产儿娩出后即置于预热的辐射保暖台上，采用伺服模式加温，设置伺服肤温在 36.5~37.5℃；对于 VLBWI/ELBWI，还可使用加热垫、预热的毛巾 / 毯子等。2016 年欧洲早产儿 RDS 管理指南建议，胎龄 <28 周的患儿应在辐射保暖台上使用塑料袋或密闭的包裹材料，以减少低体温的发生；早产儿生后无须擦干，应直接用塑料袋包裹或塑料薄膜覆盖包裹，包括戴棉绒帽子以减少头部散热；复苏完成后转运至 NICU 的过程中也需注意保温，可使用转运暖箱或预热毯子包裹，尽可能减少转运途中体温下降；如需人工通气支持，注意气体的加温和加湿；注意监测体温变化，每 10 分钟测量体温 1 次，避免体温过低（<36.5℃）或过高（>37.5℃）。

四、院感防控

1. 产房布局合理，严格划分无菌区、清洁区、污染区。

2. 产房周围清洁，无污染物。

3. 工作人员进产房必须换入室工作服、帽、鞋，进限制区需戴口罩，外出换外出工作服、帽、鞋子。

4. 接触孕产妇前后、接生前后严格执行手卫生规范。

5. 待产妇及陪伴亲人（只许 1 人陪产）均应更换入室衣、入室鞋，个人物品不得带入室内。

6. 所有孕妇分娩前均应检查艾滋病、梅毒、乙肝、丙肝抗体检测，并按规范进行母婴垂直感染阻断。

7. 处理新生儿按无菌操作规程进行。

8. 单独设置隔离产房（隔离待产分娩室为 17 床）并制定隔离产房管理制度，凡诊断感染及疑诊感染者入隔离产房分娩，隔离者按隔离技术规程和助产所用过的布类和物品均应在待产分娩室内进行严格终末消毒处理。

五、安全转运新生儿

1. **宫内转运**　评估本机构对于新生儿特别是极低 / 超低出生体重儿的救治能力，必要时将存在早产高危风险因素的孕妇转运到有早产儿抢救经验的围产医学中心。

2. **院内安全转运**　应遵循转运的基本流程，做好转运前评估，确保转运安全，一般复苏后血流动力学尚不稳定、气道没有有效开放、通气和氧合不能保证的情况下，通常不要转运，因为此时转运，死亡率极高。借鉴国外经验，建议在产房设新生儿处置室，让危重患儿在此治疗平稳后再转运至新生儿重症监护室。在转运前，应做好以下方面准备：

（1）人员方面：参与转运的医护人员应受过新生儿复苏培训病情危重的有参与复苏的儿科医师负责转运到达目标科室，并做好病情交接工作。

（2）设备及药物准备：准备转运暖箱或转运小床，所有电子设备都应该能电池驱动，平时充满电量备用。必须携带路途上够用的氧气，备好路上可能需要使用的药物及注射器。

（3）所有转运设备都必须能够通过转运途中的电梯、门廊等通道，必须提前通知电梯和接收科室，电梯清空以待，接收科室空床以待。

（4）病人方面的准备：危重患儿转运前向监护人做好转运风险告知并签署知情同意书。转运前应遵循 STABEL 方案，评估及稳定患儿，重点稳定呼吸及循环功能。对有气道安全高风险的患儿，为保证气道通畅，应积极建立人工气道，喉罩气道不宜转运，出发前应确定插管深度并妥善固定，给予适当镇静、镇痛，接上转运呼吸机或气囊，观察患儿能否耐受并维持稳定，进行血氧饱和度监测。有气胸的患儿，根据指征进行胸腔穿刺或闭式引流后再转运。存在低血容量者注意控制病因，进行有效的液体复苏，必要时使用血管活性药维持循环稳定，待血流动力学基本稳定后再转运。转运中应妥善固定好患儿，防止意外事件的发生，特别是气管插管移位或静脉通路阻塞等。

当到达目标科室后转运人员应与接收科室人员进行正式交接,交接的内容包括患儿出生记录及复苏抢救记录、重要体征、实验室检查结果、治疗经过,以及转运中有意义的临床事件,交接后双方书面签字确认。

（曹　蓓）

参 考 文 献

1. 胡灵群,蔡贞玉,郑勤田,等.分娩镇痛与分娩安全.中国实用妇科与产科杂志,2016,32(8):741-745.

2. Illuzzi JL,Stapleton SR,Rathbun L. Early and total neonatal mortality in relation to birth setting in the United States,2006-2009.Am J Obstet GYNECOL,2014,211(4):1-7.

3. 胡灵群,陶为科,李韵平,等.你一定要知道的无痛分娩:"中国行"现代产房教程.上海:世界图书出版公司,2016:5-6.

4. Hawkins LJ,Arens FJ,Bucklin D,et al. Practice guidelines for obstetrical anesthesia a report by the American Society of An-esthesiologists Task Force on Obstetrica Anesthesia. Obstet Anesth Digest,1999,19(2):67-69.

5. 叶鸿瑁,虞人杰,朱小瑜,等.中国新生儿复苏指南及临床实施教程.北京:人民卫生出版社,2017:2-6.

6. 杨传忠,朱晓瑜,叶鸿瑁,等.极/超低出生体重儿的产前管理及出生时的复苏支持.中华围产医学杂志,2017,20(05):333-339.

第二节　新生儿转运安全管理

随着新生儿专业的发展,全国各地新生儿诊疗技术不断提高,但由于各地客观条件的存在,新生儿科发展欠均衡,为了进一步资源优化利用,将移动的新生儿重症监护病房(neonatal intensive care unit,NICU)送至危重病理新生儿身边,全国各地先后开展了本地区域性危重新生儿转运(neonatal transport,NT),在有效救治患病新生儿的同时,亦出现了各种问题,出现转运患儿出现病情变化的案例。为规范各地新生儿转运网络工作,实现安全、快速的转运,降低转运风险,中国医师协会新生儿专业委员会制定出中国新生儿转运指南(2013),规范了转运网络的建立和运行,但具体工作中该如何操作,以及医院内病理新生儿如何安全地转运至新生儿病房、家庭中患病新生儿又该如何安全送到医院,仍需细化说明。

一、医院之间转运

新生儿转运是NICU的重要工作内容之一,目的是安全地将高危新生儿转运到NICU进行救治,充分发挥优质卫生资源的作用,那就有必要将危重新生儿转运至高一级别的NICU进行救治,为此,安全转运显得尤为重要。

1. 首先要建立区域性新生儿急救转运网络组织　即以某NICU为中心的区域性新生儿转运系统,向周围一定范围辐射,集转运、救治、研究和培训为一体的特殊医疗服务系统。参照中国医师协会新生儿专业委员会发布的《新生儿病房分级建设和管理指南(建议稿)》建成的不同等次的Ⅲ级新生儿病房即a、b、c等NICU,承担相应层次区域性NT中心的工作。目前多采用救护车通过陆路转运,建议初级转运网络服务半径一般以200千米以内为宜,高级转运网络服务半径一般以400千米以内为宜,除特级转运网络服务确认患儿病情许可且必须转运者外,超出此范围应选用其他更高速的交通工具,如直升飞机。建议24小时畅通的转运专用电话,并有专人负责接听、登记、通知医护人员和调度出车。

2. 转运团队组建管理　建立转运网络的医疗机构,要建立独立的转运中心,转运车辆、设备和药品等由转运处统一管理,应每天检查物品完备完好情况。设备正常功能状态,车辆设备应做好定期保养,发现故障隐患应及时维修,使其处于良好备用状态。建立转运制度、流程、准运准入标准,并专人负责,定期监管反馈,持续改进。设立专门的新生儿转运队伍,由有合格资质的新生儿科医师、注册护士和司机至少各一名组成转运小组,医师、护士有能力进行转运风险的评估、告知患儿家长签署知情告知单、处理患儿在转运途中可能出现的病情变化,保证转运全程的安全,那对医护人员专业技术要求有:

(1) 能识别潜在的呼吸衰竭,掌握气管插管和T-组合复苏器的使用技术。

(2) 熟练掌握转运呼吸机的使用与管理。

(3) 能熟练建立周围静脉通道。

(4) 能识别早期休克征象,掌握纠酸、扩容等技术。

(5) 能正确处理气胸、窒息、惊厥、低血糖、发热、呕吐等常见问题。

(6) 能熟练掌握儿科急救用药的剂量和

方法。

（7）掌握转运所需监护、治疗仪器的应用和数据评估。

同时必须进行详细病史采集并在转运到达后完整地和主管医师进行交接。司机须熟练平稳驾驶车辆，熟悉转运路径，使转运时间缩短且安全，并且杜绝疲劳驾驶。根据区域内转运工作量的大小，有时需设立多个转运小组以保证转运工作的及时和顺利完成。

转运流程如图 13-2-1。

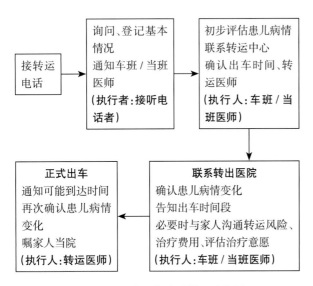

图 13-2-1　危重新生儿转运流程图

表 13-2-1　危重新生儿转运推荐的药物配置和设备转运

药物配置	转运设备	
	基本设备	便携设备
5%、10% 及 50% 葡萄糖注射液	转运暖箱	喉镜及各型号镜片
0.9% 生理盐水注射液	转运呼吸机	气管导管
肾上腺素	心电监护仪	吸痰管及胃管
5% 碳酸氢钠注射液	脉搏血氧监护仪	吸氧管
阿托品	微量血糖仪	复苏囊及各型号面罩
多巴胺	氧气筒（大）	输液器
利多卡因	负压吸引器	静脉注射针
呋塞米	便携氧气瓶	胸腔闭式引流材料
甘露醇	输液泵	备用电池
苯巴比妥钠注射液	T 组合复苏器	听诊器
葡萄糖酸钙注射液	急救箱	固定胶带
前列腺素 E		体温计
氨茶碱		无菌手套
肝素		
无菌注射用水		
皮肤消毒制剂		

3. 转运设备管理　转运基本设备应配置在转运车上，包括转运温箱、转运呼吸机、监护仪、输液泵和供氧设备等，特级 NT 中心最好能配置一氧化氮（NO）治疗仪、便携式血气分析仪、亚低温治疗和体外膜氧合（ECMO）设备，以备需要时使用。并备好路途需要的葡萄糖注射液、生理盐水注射液、肾上腺素等急救必需药品。所有设备和药品清单详见表 13-2-1，要每天清点登记，设备要保证正常工作能力。

4. 转运过程管理

（1）途中病情的观察和护理：关注要稳定的所有细节很重要。转运过程中的监护治疗水平应确保患儿的生命安全。转运过程中应连接监护仪，加强对体温、呼吸、脉搏、经皮血氧饱和度、血压、肤色、输液情况的观察；注意预防各种过低症，如低体温、低血糖、低氧血症和低血压等，维持途中患儿内环境稳定。转运过程中不建议怀抱患儿，应用转运暖箱放置，患儿放置暖箱前，应该提前进行暖箱预热，尤其针对早产儿，以避免低体温对早产儿造成的伤害；暖箱要固定安放，且患儿在暖箱内亦应用安全带固定，以减少车辆行驶过程中颠簸、摇摆所造成的伤害；患儿放置时，应注意体位，建议"鼻吸位"保持呼吸道的通畅，如果患儿有呕吐或分泌物较多时可以头部垫高 15°~30° 并侧卧位，防止呕吐和误吸；对于转运患儿，预见转运途中的可能风险比精确诊断更重要，例如，对于呼吸急促和需要增加吸氧浓度的患儿，建议转运前气管插管在机械通气下转运，且注意防止脱管和气胸等并发症；途中如果出现病情变化，应积极组织抢救，如有必要应及时按交通规则妥善停驶车辆，同时，通过移动电话与 NT 中心取得联络，通知 NICU 值班人员做好各方面的抢救与会诊准备或联系至就近医疗机构进行救治。最后，如果有病情变化转运医师应及时向患儿父母解释，患儿父母应该被允许全程陪伴患儿。

（2）使用抗生素：一般转运途中不建议使用

抗生素,对于感染严重的患儿,可以在要求转运医院使用,并在使用前留置血液标本进行病原菌培养。

(3) 转运人员安全管理:用于转运的救护车应定期检测,在出车前要做好车辆行驶安全检查;所有就坐在转运车的人员,包括司机、医护人员和家长均应佩戴安全带。

5. 到达转运目的地后管理　转运医师在转运途中应提早至少 30 分钟电话通知转运目的地NICU 医师,简单汇报转运患儿疾病状态、需要预备的设备和预计到达时间;开展转运医院应该建立急诊、转运绿色专用通道全程服务,转运车辆到达后能最短时间将患儿转移至 NICU 抢救单元进一步救治,家属同时办理入院手续。

6. 建立转运反馈制度　所有转运病人在治疗后要将患儿的预后反馈给转诊医院,协助下一级医院改善处置;开展转运的医院应就转运的问题每月召集相关的人员,包括司机调度、医师和护理人员进行质量总结。

二、医院内病理新生儿的转运管理

1. 建立产儿科沟通协调机制　建立产儿科合作制度、流程,每周、每月不同级别医护就实际问题进行总结沟通,并提出持续改进意见,具体实施是:对于高危妊娠,尤其是早产极低出生体重儿、宫内感染及母亲有严重的妊娠合并症者,产科医师应该与新生儿科医师一起,客观分析目前妊娠可能存在的对母胎的影响,共同与家属进行沟通,新生儿可能的转归、可能需要的费用、伦理学方面及家属的选择权等相关问题,并将会诊意见及与家属沟通情况记录在会诊单上;分娩时提前呼叫新生儿科医师陪伴分娩,及时处理新生儿问题。

2. 需要的设备　产儿科沟通要有专用内部电话,并保证 24 小时通畅;同时,备好如医院间转运的转运暖箱,可以使用病房中的移动暖箱,设备还包括车载呼吸支持设备有 T- 组合复苏器、带空氧混合仪的氧源、多功能监护仪、输液泵等。所有设备要专项使用并专人负责每天检查,定期保养。

3. 需要转诊新生儿科患儿转诊绿色通道　高危新生儿分娩后在产房或手术室经过初步处理,评估生命体征稳定后应及时转诊入新生儿科抢救单位继续诊治。新生儿转科时,"点对点"和"床对床"的无缝隙转运服务,必须由家属和本院工作人员(助产士、护士、医师)共同转运,进修生、实习生不得单独转运新生儿;转送助产士 / 护士 / 医师必须与转入科室接诊护士进行交接,并在专用登记本上记录新生儿转科情况,转诊及接诊护士需共同确认和签名,必要时家属确认签名。禁止手抱患儿进行转运,建议用转运暖箱或小床进行运输,这样可以便于途中病情观察和处理,且防止摔伤。

总之,将病理新生儿安全快捷转运至有条件的新生儿抢救护理单元进行救治是成功救治的关键,需要我们每名参与的医护人员认真对待,保质量安全关。

(叶秀桢)

参 考 文 献

1. 中国医师协会新生儿专业委员会 . 中国新生儿转运指南 (2013). 中华实用儿科临床杂志,2013,28(02):153-155.

2. Lee SK,et al. Transport risk index of physiologic stability: a practical system for assessing transport care. J Pediatr, 2001:139-220.

3. Neonatology:Management,Procedures,On-Call Problems, Diseases,and Drugs. 5th edition. McGraw-Hill Companies, 2004.

第三节　母婴同室新生儿安全管理

产科母婴同室是一个高风险的区域,由母亲陪伴新出生婴儿,家长缺乏观察、护理经验,且新生儿病情变化快,无任何行为和语言能力,不可预见性的安全因素多。随着我国政府全面放开"二孩"政策,各级妇产机构分娩量剧增,高危孕产妇数量随之增多,产科新生儿管理压力增大。因此,产科与新生儿科如何共同协作,管理好母婴同室新生儿,杜绝医疗事故的发生,是一项非常重要的任务。

一、管理模式

产儿科协作共同管理。

产科按床位配备新生儿科 / 儿科医师,建议每50张产科床位配备1~2名新生儿科/儿科医师。新生儿科 / 儿科医师的业务培训及考核由新生儿科/儿科负责,行政管理归属产科或新生儿科,根据各医院实际情况决定。

二、医护人员资质及职责

1. 医师资质要求　取得《执业医师资格证书》的新生儿科/儿科医师,建议具备新生儿科相关工作经历,定期参加专业培训并接受考核,具备新生儿复苏的能力。

2. 医师职责　负责产科高危孕妇分娩的待产工作,必要时及时进行新生儿复苏;负责母婴同室新生儿查房,完成相关医疗文件;履行新生儿分诊、转科职责,转诊过程中需执行产科(产房)-新生儿科交接制度,交接内容包括身份识别、转科原因、异常表现等;负责对家长进行新生儿护理及母乳喂养知识的宣教以及新生儿情况沟通。

3. 护理人员资质要求　取得《护士资格证书》,具备新生儿常规护理、窒息复苏及危急处理能力。进行疫苗接种的护士应取得相应证书,掌握疫苗接种的操作规范、流程及应急预案。

4. 护理人员职责　负责新生儿的所有护理工作、病情观察及宣教指导,及时与新生儿科医师沟通了解治疗方案及处理措施;贯彻落实爱婴医院相关制度,做好产妇母乳喂养知识、技巧的宣教,特别是母婴暂时分离的产妇,指导和帮助其挤奶、保持泌乳,贮存和运输母乳到新生儿科;人工喂养的新生儿向产妇宣教并指导人工喂养相关知识;及时发现并处理不良事件,落实院感控制、消毒隔离和职业防护工作。

三、母婴同室新生儿的安全管理

1. 住院分娩新生儿院内转运安全制度

(1) 新生儿分娩后,助产士/护士应抱新生儿给产妇查看,仔细检查和确定婴儿性别和身份,为其佩戴双腕带,建立体温单,在体温单和新生儿临时记事医嘱记录新生儿转区情况。

(2) 正常新生儿出生后应与母亲在产房观察2小时后一同转入爱婴区;手术室分娩的新生儿手术结束与母亲一同转入爱婴区。

(3) 在院分娩的新生儿因疾病等特殊情况需转科时,应通知家属办理转科手续,并在体温单和新生儿临时医嘱单上记录转科时间;如家属签署拒绝转科,医师需向家属知情告知并签署相关文件,助产士在体温单和新生儿临时记事医嘱记录其转科情况。

(4) 新生儿转科时,必须由家属和本院接诊医护人员共同转运,进修生、实习生不得单独转运新生儿;转送助产士/护士/医师必须与转入科室接诊医护人员进行交接,并在专用登记本上记录新生儿转科情况,转诊及接诊护士需共同确认和签名,必要时家属确认签名。

(5) 如母婴同室新生儿离开产科外出检查,必须有本院工作人员陪同,并记录新生儿外出及返回时间。

(6) 在院分娩新生儿如由新生儿病区、重症监护病区或其他病区转回爱婴区时,医师通知其家属到场,责任护士核对家属身份证等信息,确认无误后同其家属一同将新生儿转回爱婴区。家属未到,暂缓转回。

(7) 产科病房门口设立门岗,在规定时间内按要求探视,探视者出示探视卡,并告知被探视人准确的床号、姓名方可进去探视。

(8) 母婴同室的产妇外出检查、治疗、沐浴时,新生儿须有家属看护;新生儿外出检查须由工作人员陪同,并记录新生儿的去向及外出与返回时间,其他时间一律不准离开病房。

(9) 产妇、新生儿出院需凭"出院通知单"及"新生儿放行条"离开病区。

2. 新生儿身份核对制度

(1) 爱婴区新生儿所有医疗行为应在家长在场的情况下实施,避免新生儿身份辨识错误发生,以及相关潜在医患纠纷风险。

(2) 使用双腕带和床头卡作为辨识手段。

(3) 主管护士每班核对新生儿双腕带,如有一条缺失、脱落时,应重新佩戴腕带,佩戴时应在床旁经双人(与新生儿家属)核对无误后在腕带背面签署执行者工号并佩戴;禁止解除双腕带。

(4) 更改新生儿信息时(如专科等),要更换手腕带、床头卡。两人核对确认后方可执行。

(5) 新生儿出入院及转科,应当由医护人员对其陪护家属身份进行验证,医护人员和家属签字确认,并记录新生儿出入院时间。

3. 新生儿疫苗接种安全措施

(1) 一针一苗,一位操作者。

(2) 规范疫苗领取、储存。

(3) 规范疫苗接种禁忌证和适应证。

(4) 规范注射时间、地点、部位等。

(5) 注射前要检查疫苗是否在有效期内,注射后30分钟内观察异常反应。

（6）完善管理制度与应急预案。

4. 防止新生儿猝死安全措施

（1）新生儿床使用硬床垫。

（2）不要为新生儿覆盖蓬松的毛毯、厚重的被子或带毛制品。

（3）在院新生儿采用仰卧姿势。

（4）避免房间过热，衣物穿着合理。

（5）室内空气清洁。

5. 预防新生儿低血糖安全措施

（1）早开奶，按需喂养。

（2）做好保暖措施。

（3）识别危险因素及表现，包括易激惹、神经系统症状、呼吸窘迫、体温降低、喂养困难等，也可能无任何表现。

（4）所有新生儿出生90分钟内应完成首次母乳喂养，喂养困难者需检测血糖。糖尿病母亲婴儿、小于胎龄儿、晚期早产儿、胎龄>35周大于胎龄儿生后需常规检测血糖。至少连续3次以上奶后血糖正常。

6. 母婴同室新生儿医院感染防控措施

（1）每张产妇床的使用面积为8~10m²，每名婴儿应有一张床位，一般每个房间不超过3组母婴床位。

（2）母婴一方有感染性疾病时，应与其他正常母婴隔离。

（3）产婴区各项操作包括预防接种、抽血化验、新生儿筛查等均应严格执行无菌操作和手卫生制度；皮肤化脓及有其他传染性风险疾病的工作人员，应暂时停止与婴儿接触；遇有医院感染流行时，应严格执行分组护理的隔离技术。

（4）母婴同室应保持环境清洁，空气清新，室内定时通风换气，必要时进行空气消毒；病房整洁，无污渍、灰尘；地面湿式清扫，遇污染即刻消毒。卫生洁具分室使用，用后晾干。

（5）病床应湿式清扫，一床一巾，床头柜等物体表面应每天清洁，一桌一抹布，用后消毒；温箱、室内用品、母婴床、家具等物体表面每天用清水擦拭，遇污染随时消毒。

（6）产妇哺乳前应洗手、清洁乳头；哺乳用具一婴一用一消毒；隔离婴儿用具单独使用，双消毒。

（7）婴儿生活及治疗用品等，应一婴一用，避免交叉使用；新生儿被服等物品应消毒或灭菌处理。

（8）严格探视制度，控制探视人数，探视者应着清洁服装，洗手后方可接触婴儿；所在地域如感染性疾病流行，禁止探视。

（9）母婴出院后，其床单元、保温箱等，应彻底清洁、终末消毒。

四、母婴同室新生儿观察制度

所有新生儿生后必须进行全面体格检查，建议家长在场并鼓励他们参与。正常新生儿生后24小时内排大小便。每天沐浴后称体重，如体重下降≤出生体重的10%，为生理性体重下降。

1. 需要密切注意的高危因素

（1）母亲因素：孕母年龄>40岁或<16岁，孕母有糖尿病、感染、慢性心肺疾病、吸烟、吸毒或酗酒史，母亲为Rh阴性血型，过去有死胎、死产或性传播疾病史，孕期接触放射线、有害化学物质或药物、孕期感染TORCH。

（2）胎儿期因素：孕母早期先兆流产、孕母妊娠期高血压疾病、贫血，胎儿宫内窘迫、胎儿生长受限，胎盘发育不良、前置胎盘、胎盘早剥离、脐带异常（脐带过短、脐带扭曲成麻花状等）、羊水量过少、胎膜早破、羊水污染等疾病。

（3）分娩因素：产时窒息、脐带绕颈，脐带脱垂，难产、手术产、急产，产程延长，分娩过程中使用镇静或止痛药物史。

（4）新生儿因素：①若产婴区新生儿出现发热、咳嗽、气促、呼吸困难、发绀、惊厥、频繁呕吐、腹泻、血便、反应低下、喂养困难、重度黄疸等，需转新生儿科监护；②多胎儿、早产或低出生体重儿，小于胎龄儿，巨大儿，先天性畸形、缺氧缺血性脑病、颅内出血、新生儿黄疸、新生儿肺炎、感染性疾病、寒冷损伤、消化道出血、新生儿低血糖、新生儿坏死性小肠结肠炎、臂丛神经麻痹等，需转新生儿科监护。

2. 需要密切或持续观察的特殊情况

（1）手术助产：有帽状腱膜下出血的风险。吸引产负压吸引时间超过20分钟，超过3次吸引，负压吸引器滑脱超过2次，有以上情况时均应密切监护新生儿状况。如果新生儿有喂养差、活动差、苍白等表现，生后4~12小时至少每4小时观察一次。观察内容包括：体温、心率、呼吸，头颅大小和形状，肿胀的部位和性质，如有弥散的、波动感的肿块需尽快转至新生儿科。

（2）羊水胎粪污染：有胎粪吸入的风险。生后

4~24 小时至少每 4 小时观察一次,每次喂奶前也要观察体温、心率、呼吸等。

(3) 有早发型败血症风险的新生儿:孕母阴道直肠分泌物 B 族链球菌(GBS)培养阳性;既往新生儿 GBS 感染;胎膜早破 >18 小时;早产;孕母产时体温 >38℃。如果孕母使用了足量有效的抗生素治疗,新生儿生后 48 小时内,每次喂奶前或至少每 4 小时观察体温、心率和呼吸。如果家长要求提前出院(48 小时内),必须由上级儿科医师同意。如果孕母的抗生素治疗不充分,还需要进行更多的观察评估和处理。

(4) 新生儿黄疸:产婴区医护人员应每天监测新生儿黄疸情况,如有高危因素(如溶血等)应增加监测次数;应对家长进行宣教,如果生后 24 小时内出现黄疸,属于异常情况,需要转入新生儿科诊治。新生儿黄疸处理及随访流程指引见相关章节。

3. **新生儿生命体征正常值**　腋下体温:36.5~37.3℃;心率:清醒状态 100~180 次/min,睡眠状态 80~160 次/min;呼吸:40~60 次/min。

表 13-3-1　正常新生儿大小便情况

生后日龄	排便情况
生后第 1 天	排出大小便
生后第 2 天	≥2 块尿片/大便为墨绿色胎粪
生后第 3 天	≥3 块尿片/绿色过渡大便
生后第 4 天	≥4 块尿片/黄褐色过渡大便
生后第 5 天	≥5 块尿片/黄色大便

每天应有儿科医师查房,建议体检时家长在场。查房内容包括身份识别、喂养及大小便情况、生命体征。生后第一次体检必须仔细,包括反应、皮肤颜色、有无破损及皮疹,头颅有否包块,囟门,眼球活动,外耳廓是否完整,唇色是否红润,有否唇腭裂,气管是否居中,心肺听诊是否正常,腹部及脐带情况,外生殖器有否畸形,四肢有否畸形,活动是否自如等。

生后 48 小时再次测量体重,如果新生儿皮肤干燥、吃奶欠佳、黄疸,应该更早复查体重情况。

应向家长进行宣教,如发现婴儿特殊情况,应及时告知医护人员;如发现异常,应尽快将新生儿转至新生儿科治疗。

五、健康新生儿出院标准

1. **出院时间**　建议经阴道分娩的正常新生儿至少留院观察 24 小时方可出院。剖宫产新生儿可随母出院时间正常出院。

2. **出院标准**　反应好,活动正常,体温正常,生命体征稳定,尿次正常,大便至少已排一次,已成功喂哺 2 次以上,吸吮吞咽好,脐带残端无异常。

3. **出院宣教**

(1) 教会家长进行沐浴、脐带护理、监测体温、监测黄疸。

(2) 对家长进行母乳喂养宣教。

(3) 按医师要求随访。

(杨　杰)

参考文献

1. Britton CV;American Academy of Pediatrics Committee on Pediatric Workforce. Ensuring culturally effective pediatric care:implications for education and health policy. Pediatrics,2004,114(6):1677-1685.

2. Eichner JM,Johnson BH;Committee on Hospital Care. American Academy of Pediatrics. Family-centered care and the pediatrician's role. Pediatrics,2003,112:691-697.

3. Kattwinkel J,Cook LJ,Nowacek G,et al. Regionalized perinatal education. PEDIATRICS Semin Neonatol,2004, 9(2):155-165.

4. Schieve LA,Ferre C,Peterson HB,et al. Perinatal outcome among singleton infants conceived through assisted reproductive technology in the United States. Obstet Gynecol,2004,103(6):1144-1153.

5. 中华医学会儿科学分会新生儿学组. 新生儿高胆红素血症诊断和治疗专家共识. 中华儿科杂志,2014,52(10):745-748.

6. 中华人民共和国卫生部令第 64 号《新生儿疾病筛查管理办法》,国务院公报 2009.

7. 中国营养学会膳食指南修订专家委员会妇幼人群指南修订专家工作组. 六月龄内婴儿母乳喂养指南. 临床儿科杂志,2016,34(4).

8. M Sellwood,A Huertas-Ceballos. Review of NICE guidelines on routine postnatal infant care. Arch Dis Child Fetal Neonatal Ed,2008,93:F10-F13.

9. AMERICAN ACADEMY OF PEDIATRICS.The Changing Concept of Sudden Infant Death Syndrome:Diagnostic Coding Shifts,Controversies Regarding the Sleeping Environment,and New Variables to Consider in Reducing Risk. PEDIATRICS,2005,116(5):1245-1255.

10. World Health Organization.WHO Recommendations on Postnatal Care of the Mother and Newborn.WHO Guidelines Approved by the Guidelines Review Committee. 2013.

第四节　家庭新生儿安全管理

新生儿死亡中有 3/4 发生在生命第一周,发生在卫生保健服务获取率低下的发展中国家,这些新生儿中多数因得不到熟练照护死在家中。如果能在分娩时以及生命第一周中提供已知有效的卫生措施,可能避免近 2/3 的新生儿死亡。如能制定一项战略来促进产前保健、熟练人员接生和及早产后保健服务的普遍可及,则将有助于不断减少孕产妇及新生儿的死亡。

家庭新生儿管理是指对于出院后新生儿建立系统的健康保健系统。本章将从以下方面来描述家庭新生儿管理的相关内容。本章节主要讲述正常新生儿的家庭管理,对于高危儿的家庭管理进行简述,其他章节有相关详述。

一、体温管理

由于新生儿尤其是早产儿体温调节中枢发育不完善和产热、散热机制与成年人有许多不同之处,因此不论是新生儿临床医疗和护理均应对新生儿体温调节以及相关特点有较深入的了解。出生后 1 小时体内温度可降低 2.5℃,在适中的环境温度下,约 12 小时才能恢复到正常水平,之后的 1~2 天内体温逐渐稳定,但是洗澡以及其他应激环境下,热量仍然可以丢失。

对于出生即刻的新生儿,应该避免沐浴,即使使用热水、皮肤-皮肤接触护理方式也不能降低低体温出现的风险。包被包裹新生儿是一种常用的方法。这是简单有效的保暖方法,包被包裹的新生儿与赤裸新生儿相比较更能适应相对低温的环境且更能够耐受环境温度的变化。如果新生儿需要赤裸进行检查,那么必须在一定的保暖设备下进行。在没有暖箱、辐射台的情况下,可以短期使用温度在 40℃左右热水袋进行保暖,但是需检测新生儿的体温。

体温过高的处理:最重要的是确定引起体温过高的原因,应该明确高体温是环境温度过高的结果还是内源性物质产生过多所致(如感染);如为前者应查找空气温度是否过高、婴儿的肢端温度是否与身体其他部位一致。降低环境温度是一种手段,其他一些措施包括减少新生儿身上的包被、洗温水澡,常用药物降温在新生儿人群中没有相关研究数据。

二、合理喂养及观察

出生正常新生儿护理关键是促进母婴关系的建立、母乳喂养的顺利过渡以及对父母的初级宣教。如新生儿反应可,表现灵敏、神清;无腹胀、肠鸣音可;饥饿性哭吵,说明足月儿对喂养的需求。

母乳喂养是首选。1991 年 UNICEF 和 WHO 发起的爱婴医院项目提出的全球目标是促进纯母乳喂养,母乳应成为新生儿的唯一营养供给。但对于无母乳、母乳量少、母亲有相关母乳禁忌证的情况下,配方奶也是可以选的。但是对于一些低出生体重儿或早产儿,往往存在母乳喂养建立困难的情况,那么通过调羹或带嘴杯子的喂养可以取代胃管喂养。如图 13-4-1,合理喂养的观察见表 13-4-1。

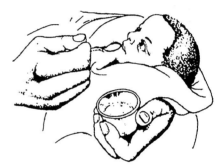

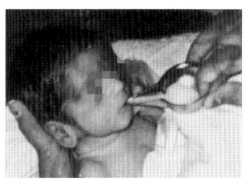

图 13-4-1　早产儿或低出生体重儿喂养方式,调羹或带嘴杯子喂养

母乳喂养的实施方案:

1. 产后立即开始母婴肌肤接触并在生命最初第一小时内开始母乳喂养。

2. 按需哺乳(无论白天和夜晚,只要婴儿需要即可哺乳)

3. 避免不必要的配方奶喂养。

4. 母婴同室(让母亲和婴儿一天 24 小时在一起)。

表 13-4-1　合理喂养指导

	生后 8 小时	生后 8~24 小时	生后 2 天	生后 3 天
母乳供给	能够有数滴母乳		生后第 2~4 天,母乳量逐渐增多	
新生儿活力	新生儿生后 1 小时左右表现出机警。生后 30 分钟内进行母乳喂养	新生儿可能不会因饥饿觉醒,需要被唤醒	新生儿逐渐主动觉醒进食。可以看到喂养需求的线索,如手放在脸旁、觅食动作、咀嚼动作	
喂养时间	生后 2~4 小时,新生儿可能进入深度睡眠	按需哺乳,每 1~4 小时进行喂养,至少每天 8~12 次喂养		
母乳喂养	深度睡眠后,新生儿可能表现出机警、灵敏	只要母亲感到舒适,新生儿吸吮有利,则可以一直进行母乳喂养	尽量每侧乳房哺乳 10 分钟,除非乳头不适	可以用双手挤压乳房促进泌乳,少许乳汁涂抹乳头
尿量		新生儿至少有 1 张湿尿布	每 8~11 小时,至少有 1 张湿尿布	4~6 张湿尿布
大便		新生儿胎便排出	第二次胎便排出	过渡便逐渐出现

	生后 4 天	生后 5 天	生后 ≥6 天
母乳供给	生后第 2~4 天,母乳量逐渐增多	乳房肿胀或溢乳	哺乳后乳房松软
新生儿活力	新生儿逐渐主动觉醒进食。可以看到喂养需求的线索,如手放在脸旁、觅食动作、咀嚼动作		母乳喂养后新生儿应该安静
喂养时间	按需哺乳,每 1~4 小时进行喂养,至少每天 8~12 次喂养	可以延长至 5 小时哺乳一次	
母乳喂养	尽量每侧乳房哺乳 10~30 分钟,尽量鼓励新生儿吸吮完一侧母乳后,再更换至另一侧		
尿量	新生儿尿液呈黄清	新生儿至少有 6~8 张湿尿布,且尿液黄清或无色	
大便	过渡便的逐渐出现	3~4 次黄软便	4~6 周后大便次数逐渐减少

5. 不给婴儿(6 个月内)喂其他食物或饮料,甚至也不喂水,除非医疗上需要。

6. 在与照料者和幼儿的接触过程中提供婴幼儿喂养咨询支持性卫生服务,比如在产前和产后护理、对健康儿童和患儿的上门巡诊和免疫接种期间。

7. 社区支持,包括母亲支持小组和社区卫生促进和教育活动。

三、早期感染的预防与评估

每年有 3 万名妇女和 40 万名婴儿死于感染,常常是因缺水、环境卫生和手部卫生不佳造成的。在围产期新生儿,尤其是早产或低出生体重儿合并感染。在全球 30% 的新生儿死亡是由于感染因素。有效的预防以及早期及时的诊治是至关重要的。

1. **手部卫生**　手部卫生是预防新生儿感染的重要环节。

2. **脐部护理**　目前根据世卫组织的建议,断脐带应该严格无菌,如果在家中分娩或卫生条件差、新生儿死亡率高的发展中国家,生后 7 天内,每天使用 7.1% 氯己定二葡糖酸盐或 4% 双氯苯双胍己烷消毒脐带残端;而对于在医疗机构分娩或新生儿死亡率低的发达国家,可无菌断脐后保持脐带干燥、清洁即可。

3. **眼部护理**　新生儿眼炎是指生后 4 周内发生的结膜炎。确诊新生儿眼炎的患儿需进行及早的病原学检查以及相应抗生素治疗。对于孕期没有进行沙眼衣原体、淋病奈瑟菌筛查的孕妇或分娩后诊断沙眼衣原体或淋病奈瑟菌感染的母亲,新生儿生后需要预防性使用 0.5% 的红霉素以及 1% 四环素滴眼,无论是阴道分娩还是剖宫产。

4. 母亲的健康以及营养充足　母亲的健康状况(蛋白质与能量、各种微量元素)与新生儿的健康状况密切相关,均衡健康的营养状况能够减少新生儿的患病率。如铁剂的补充状况就与流产、早产、低出生体重儿、新生儿感染等妊娠结局有关。

5. 减少室内空气污染。

四、新生儿黄疸的家庭管理

2012 年中华医学会调查发现,胆红素脑病患儿的入院日龄平均为(7.3±5.4)天,说明大部分患儿出院后才达到胆红素高峰,继而再次入院。且86.2% 的入院患儿伴有其他疾病。因此严密监测患儿胆红素水平、识别严重高胆红素血症高危因素、对父母进行相关知识的宣教,不要随便服用中草药,衣物不要有樟脑,出院后对高危患儿进行及时随访是十分重要的。

五、疫苗反应

1. 正常反应　局部反应如疼痛、轻度肿胀。百白破疫苗接种后,会出现硬结就是吸附制剂接种后常见的现象。全身反应有发热,一般体温在38.5℃以下,持续1~2天均属正常反应。无论局部还是全身的正常反应一般不需要特殊处理,多喂水、多休息即可。如果出现高热,可进行物理降温,必要时服用退热药,密切观察病情变化。如果接种疫苗刚好和其他病偶合,只有仔细观察和分析才可鉴别。不可以看到接种后发热就只想到接种反应,遗漏了原发病造成误诊。

2. 异常反应　局部感染、无菌性脓肿;癔症;皮疹、血管神经性水肿、过敏性休克等。过敏性休克一般表现为接种后很短时间内面色发白、四肢发凉、出冷汗、呼吸困难,甚至神志不清、抽搐等。此时应立即让宝宝平卧、头部放低、皮下注射肾上腺素,同时给激素和脱敏药抢救治疗。出现皮疹,可应用脱敏药。疫苗虽经灭活或减毒处理,但毕竟是一种蛋白或具抗原性的其他物质,对人体仍有一定的刺激作用而引起的。其实这也是人体的一种自我保护,就像感冒发热一样是机体在抵御细菌或病毒。

六、婴儿猝死和睡眠相关

婴幼儿猝死综合征(SIDS)系指引起婴幼儿突然死亡的综合征,是 2 周~1 岁婴幼儿最常见死亡原因,占该年龄组死亡率30%。发病率一般为1‰~2‰,其分布是全世界性的,发病高峰为生后2~4 个月,一般半夜至清晨发病为多,几乎所有婴儿猝死综合征的死亡发生在婴儿睡眠中,常见于秋季、冬季和早春时分。在过去的 20 年间,婴幼儿正确的睡眠姿势被认为是降低婴儿期死亡率的首要原因。

美国儿科协会 2016 婴幼儿安全睡眠环境建议推荐:①仰卧位睡姿。在美国儿科协会的调查中发现,从俯卧位睡姿到仰卧位睡姿的改变,降低了 30%~50% 婴幼儿猝死率;②应睡相对硬的床垫且周边不应有太多的软枕头、被褥的围绕;③母婴同室睡眠至少 6 个月内,但不推荐母婴同床;④安抚奶嘴能够减少婴幼儿猝死的发生,但是却会影响母乳喂养;⑤避免环境温度过高,避免头面部覆盖异物;⑥其中医务人员对于父母及家庭的教育至为重要。

七、新生儿疾病分级

新生儿疾病分级为非专业新生科医师提供简单区分疾病严重程度的参考依据。如表 13-4-2。

八、新生儿家庭访视

世界卫生组织和联合国儿童基金会建议无论在何处分娩,都应由技术熟练的人员在分娩时和产后尽早提供保健服务。研究发现,家庭访视作为连续保健的关键步骤之一,可使高死亡率地区30%~60% 的新生儿死亡得以避免。对住院分娩的产妇及其新生儿的有关问题进行评估;即使一切正常也应约定产后保健的复诊日期;并告知若发现任何危险征兆应立刻返回医院。家访过程中,熟练的卫生工作者应鼓励和支持及早(分娩后 1小时内)开始纯母乳喂养;帮助为新生儿保暖(鼓励母亲与婴儿之间的肌肤接触);促进采取卫生的脐带和皮肤护理办法;评估婴儿的体征以发现严重健康问题,必要时建议家庭立即就医(危险体征包括喂养问题,或者新生儿活动减少、呼吸困难、发热、痉挛或抽搐,或发冷);鼓励出生登记和及时按照国家免疫计划接种疫苗;确定并帮助需要额外护理的新生儿,例如低出生体重婴儿、患病婴儿或母亲感染艾滋病毒的婴儿。

(巨　容)

表 13-4-2　新生儿疾病严重程度

	轻度	中度	重度
反应性	正常	反应差,喂养后反应可	少吃、反应差,保暖后仍然反应差
喂养情况	不能自行吸吮,需调羹辅助喂养	需要管饲或静脉输液,但≤3 天	静脉输液 >3 天
肤色	为供氧下,肤色红润	供氧下肤色红润	休克或供氧下仍发绀
黄疸	24 小时发生,轻度黄疸	24 小时发生,中度黄疸	重度黄疸
体温	35~36.5℃	32~35℃	<32℃
呼吸	60~80 次 / 分,无吸气性三凹症,无呻吟	>80 次 / 分,伴吸气性三凹症,无呻吟	呼吸暂停,刺激后无好转
惊厥	略激惹	药物控制惊厥	难治性惊厥
体重	2000~2500g,吸吮弱	1500~2000g,吸吮困难,皮肤凉伴黄疸	<1500g

参 考 文 献

1. William W Hay,Myron J Levin.Current diagnosis and treatment pediatrics. 20th ed.USA:The Newborn Infant, Elizabeth H. Thilo & Adam A. Rosenberg,2010:1-63.

2. Christine A Gleason,Sherin U Devaskar. Avery's diseases of the newborn 9th ed.USA:Chapter 26 Routine newborn care James A.Taylor,Jeffery A Wright,2012:300-315.

3. 中华医学会儿科学分会新生儿学组中国新生儿胆红素脑病研究协作组 . 中国新生儿胆红素脑病的多中心流行病学调查研究 . 中华儿科杂志,2012,5:331-335.

4. WHO. Handbook for guideline development. 2012.

5. Lawn JE,Cousens S,Zupan J. Lancet Neonatal Survival Steering Team 4 million neonatal deaths:when? Where? Why? Lancet,2005,365:891-900.

6. WHO. Malnutrition:Quantifying the health impact at national and local levels. 2005.

7. Loretta Brabin,Bernard J Brabin,Sabine Gies,et al. Maternal iron-infection interactions and neonatal mortality, with an emphasis on developing countries.Nutr Rev,2013, 71(8):528-540.

8. Prevention of neonatal ophthalmia.Red book.2015.

9. American Academy of Pediatrics.SIDS and Other sleep-related infant deaths:updated 2016 recommendations for a safe infant sleeping environment. 2016.

10. 世界卫生组织 / 联合国儿童基金会联合声明:新生儿家庭访视:改善生存的策略 2009.

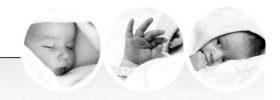

第十四章　新生儿护理

第一节　新生儿皮肤护理

皮肤是对抗感染的第一道屏障,正确的皮肤护理不仅能保护皮肤的完整性,还能帮助皮肤对抗损伤。新生儿皮肤娇嫩脆弱,容易感染并引起血行播散。早产儿的皮肤护理甚至能直接影响其死亡率与患病率。新生儿皮肤的护理,与成人皮肤的护理有许多不同之处。医护人员不仅要掌握新生儿皮肤护理的原则,更要向新生儿的父母传播皮肤护理的知识。

一、新生儿皮肤的特点

新生儿的皮肤同成人一样,分为表皮、真皮和皮下组织,但是其各结构与成人存在很大差别。

1. 表皮　表皮的最外层是角质层,提供了重要的屏障功能。成人皮肤的角质层包含10~20层,但出生第一年内的婴儿皮肤角质层的功能还达不到成人的皮肤屏障功能。此期的婴儿皮肤角质层比成人薄30%,在角质层下的表皮基底层也只有成人的80%。新生儿基底层中角质细胞具有较强的细胞更新速率,因此正常新生儿伤口愈合较成人快。皮肤角质层数取决于孕周,因此早产儿的角质层数量远不及足月新生儿。极早产儿的角质层甚至仅2~3层。角质层的不足会导致出生后前几周体液蒸发量增加和体温丧失,从而引起体内电解质的变化。

成人皮肤pH为4.7,足月新生儿出生时皮肤表面呈碱性pH>6.0,出生后几天(96小时)pH下

降到4.95左右。皮肤pH小于5.0才被认为能有效对抗微生物的侵害。沐浴和其他局部治疗会影响皮肤的pH,接触尿布的皮肤由于尿液的作用pH偏高。

2. 真皮　新生儿的真皮层较薄,发育不完善,具有较少的皮脂腺,易受到损伤和感染。表皮与真皮之间起连接作用的小纤维比成人少,早产儿更少,因此在去除医用粘胶时容易导致表皮剥离而致皮肤损伤。

3. 皮下脂肪　足月儿脂肪层发育与成人类似,但厚度比成人薄,早产儿更薄,因此新生儿皮肤保温能力比成人差。

二、新生儿皮肤评估

护理人员应当在入院时、每班交接及每次更换尿片时对新生儿的皮肤进行评估。观察如颈部、耳后、腋下和腹股沟处等褶皱部位的皮肤。皮肤干燥、发红均是皮肤完整性受损的前兆。如发现皮肤损伤应及时与医师沟通,进行处理。

1. 皮肤评估前需考虑影响新生儿皮肤完整性的因素

(1) 早产。

(2) 吸引产或钳产。

(3) 皮肤水肿、感染。

(4) 镇静或无法移动。

(5) 气管插管、持续气道正压通气、鼻/口胃管、体外膜肺(ECMO)。

(6) 使用监护仪、电极片、探头等。

(7) 外科伤口、造口。

(8) 使用粘胶、胶布。

(9) 环境湿度。

(10) 尿布疹。

(11) 营养状况。

(12) 特异性皮炎家族史。

2. **新生儿皮肤状况评分**（neonatal skin condition score, NSCS） 新生儿皮肤状况评分是美国 Association of Women's Health, Obstetric, and Neonatal Nurses（AWHONN）2001 年发布的新生儿皮肤护理指南中应用的皮肤评分工具。我国《新生儿皮肤护理指导原则》中也推荐使用该评分，详见表 14-1-1。NSCS 的最佳分为 3 分，最差为 9 分，如评分大于 3 分，则应采取措施积极处理皮肤问题，或请皮肤科医师进一步诊治。

表 14-1-1　AWHONN 新生儿皮肤状况评分 NSCS

评估项目	分值
干燥程度	1= 正常，皮肤无干燥迹象
	2= 皮肤干燥，可见脱屑
	3= 皮肤非常干燥，开裂 / 皲裂
红斑	1= 无红斑迹象
	2= 可见红斑，<50% 体表面积
	3= 可见红斑，≥50% 体表面积
皮肤破损	1= 无破损
	2= 局部小部位破损（1 个体表部位）
	3= 大范围破损（≥2 个体表部位）

三、新生儿皮肤管理

1. **保暖**　新生儿出生后立即保暖，如有条件应尽快放于母亲胸前进行皮肤接触。由于新生儿头部占体表面积的 20%，经头部皮肤热量损失大，因此可给新生儿戴上帽子。

2. **胎脂处理**　胎脂含有脂肪和蛋白质成分，在宫内保护胎儿的皮肤免受羊水和细菌的损伤；出生后胎脂可隔离角质层，保护新生儿皮肤发育成熟。因此新生儿生后不必急于将胎脂一次完全清理干净。没有吸收的胎脂可在之后的沐浴中去除。早产儿的胎脂更不宜太早去除。

3. **沐浴**　正常新生儿在出生后 4~6 小时且生命体征平稳即可开始沐浴。详见本章第 3 节。

4. **臀部护理**　护理人员要注意评估新生儿臀部皮肤受损的危险因素，如水样便、大便次数增多等。每 3~4 小时或发现尿片污染时应更换尿片，

每次更换时密切观察臀部皮肤状况。尽量使用一次性尿片。由于湿纸巾会刺激皮肤，因此破损或发红的臀部皮肤不要使用湿纸巾擦拭，可使用清水或棉球清洁。如臀部皮肤上大便较多时，不要用力擦拭皮肤，可使用新生儿专用的中性 pH 护肤清洁剂、水性护肤品、橄榄油等进行臀部皮肤清洁，不要使用爽身粉、添加芳香剂或其他化学添加剂的护肤品。为保持臀部皮肤完整性，也可使用含氧化锌的乳膏涂抹在臀部皮肤上，以形成一层隔离屏障。

5. **医用粘胶、胶布的使用**　对新生儿要尽量减少医用粘胶及胶布的使用。在去除粘胶及胶布时应动作轻柔，可使用温水棉球浸润胶布，并缓慢去除。早产儿不可使用粘胶溶解剂来去除粘胶或胶布，足月新生儿如使用粘胶溶解剂，应在使用后用温水擦拭干净。医护人员可使用半透明敷料固定胃管、静脉输液装置、鼻导管等。此外，在使用医用粘胶和胶布前，可将水胶体敷料等保护敷料贴于新生儿待使用粘胶或胶布的皮肤部位，从而起到隔离保护新生儿皮肤的作用。

6. **润肤剂的使用**　如新生儿皮肤出现干燥、脱屑、皲裂，可使用新生儿专用的润肤剂。使用润肤剂时应注意保持瓶口清洁，不要与其他新生儿共用润肤剂。小于 30 周的早产儿不应常规使用润肤剂，而是应当通过调节环境湿度来减少经皮失水量。

（周文姬）

参 考 文 献

1. Kuller JM. Update on newborn bathing. Newborn and Infant Nursing Reviews, 2014, 14（4）: 166-170.

2. Lund CH, Osborne JW, Kuller J, et al. Neonatal skin care: Clinical outcomes of the AWHONN/NANN evidence-based clinical practice guideline. Journal of Obstetric, Gynecologic & Neonatal Nursing, 2001, 30（1）: 41-51.

3. Lund CH, Osborne JW. Validity and reliability of the neonatal skin condition score. Journal of Obstetric, Gynecologic & Neonatal Nursing, 2004, 33（3）: 320-327.

4. The Royal Children's Hospital Melbourne. Neonatal and infant skin care. 2009.

5. Verklan MT, Walden M. Core curriculum for neonatal intensive care nursing. USA: Association of Women's Health, Obstetric, and Neonatal Nurses, American Association

of Critical-Care Nurses, National Association of Neonatal Nruses. Elsevier Saunders, 2013:797-799.

6. 邵肖梅, 叶鸿瑁, 丘小汕. 实用新生儿学. 第4版. 北京: 人民卫生出版社, 2012:89-90.

7. 中国妇幼保健协会. 刺激婴儿感官发展的实践操作指导《中国新生儿皮肤护理指导原则》. 中华护理杂志, 2015, 8, 1.

第二节 新生儿脐部护理

脐带是连接胎儿和胎盘之间的条索状组织, 是母体与胎儿之间气体交换、营养物质供应和代谢产物排出的重要通道。新生儿出生后脐带被结扎, 但此时脐部仍然是一个开放创面, 是病原微生物入侵的主要通道。如护理不当, 轻者可致局部感染或出血, 重者可致败血症甚至死亡。正常情况下脐带脱落时间约为5~15天, 由于护理及个体因素, 部分新生儿可能需要更长时间脱落。在脐带残端脱落前, 对脐部进行恰当的护理, 预防脐部感染非常必要。

一、脐带结扎方法及处理

在胎儿时期, 脐带是连接胎儿与胎盘的条索状组织。羊膜覆盖的灰白色带内有1条脐静脉、2条脐动脉, 血管周围有来自外胚中胚层、含水量较丰富的胶样胎盘结缔组织, 称为华通胶, 有保护脐血管的作用。

1. 棉线结扎法 棉线结扎法为最传统方法。在距脐根0.5cm处用棉线结扎第1道, 再在离脐根1cm处结扎第2道。在第2道结扎线外0.5cm处剪断脐带, 用碘伏或酒精消毒后使用无菌敷料包扎。24小时后可去除敷料暴露残端。棉线结扎法属于手法打结, 松紧不易掌握。对于水肿的脐带结扎过紧会引起脐带断裂, 过松又会引起出血, 如处理不当容易导致残端被细菌入侵, 引发感染。目前临床已极少用到棉线结扎法。

2. 脐带夹结扎法 新生儿出生断脐后, 在距离脐根2cm处使用医用脐带夹结扎再次断脐。清理脐带残端血液, 使用碘伏或酒精消毒后用无菌敷料包扎。24小时后可去除敷料暴露残端, 一般3天可用脐夹剪剪断脐带夹。一次性脐带夹采用医用高分子材料制成, 结扎血管性能好, 使脐带基质干枯快, 利于脐带脱落。但脐带夹体积较大, 质地较硬, 如护理不当容易导致新生儿脐部周围皮肤压迫损伤。

3. 气门芯结扎法 在距离脐根1cm处夹上套有气门芯的血管钳, 然后将气门芯套扎在脐带上。在距离气门芯约1cm处剪断脐带, 清理脐带残端血液, 松开血管钳, 使用碘伏或酒精消毒后用无菌敷料包扎。24小时后可去除敷料暴露残端。气门芯是橡皮筋, 有较好的弹性和韧性, 结扎脐带的力度较均匀, 但气门芯结扎法需要2次修剪断脐, 增加感染机会, 且对医护人员操作要求较脐带夹结扎法高。目前临床广泛使用的方法为脐带夹结扎法和气门芯结扎法。

二、脐部护理方法选择

在正常分娩后, 新生儿的脐部与皮肤通常会被如凝固酶阴性葡萄球菌、类白喉杆菌等非致病菌定植, 此外大肠埃希菌、链球菌等致病菌也可能会定植, 并能从脐根部感染新生儿。因此保持脐部的清洁非常重要。

目前国际上对于脐部护理有使用乙醇、氯己定等消毒剂, 也有使用新霉素等抗生素软膏或其他制剂, 还有使用清水或无菌水进行清洁的自然干燥法。Zupan等人在2013年的Cochrane系统评价中指出, 与自然干燥法相比, 局部使用抗生素或消毒剂有减少定植菌的趋势, 但目前没有足够的临床证据证明使用抗生素或消毒剂护理脐部有明显的益处, 反而自然干燥法护理的脐部脐带脱落时间更短, 这间接减少了脐带感染的风险。而且, 由于新生儿皮肤发育不成熟, 从抗生素或消毒剂中吸收毒素的可能性会增加。

Zupan等人也提出, 其系统评价纳入的研究均来自发达国家, 其医疗与护理环境较好, 对于存在感染高风险的新生儿, 如早产儿、危重新生儿或出生、医疗、居住环境差的新生儿, 还是建议使用消毒剂。Sinha等人在2015年的系统评价中也提出, 在社区中对新生儿应用氯己定进行脐部护理, 与自然干燥法相比, 能降低新生儿脐炎的发生率。因此, 对于正常新生儿的脐部护理, 可采用自然干燥法; 而对于有感染高风险的新生儿, 则建议采用消毒剂进行脐部护理。

三、脐部护理原则

1. 保持脐部清洁 在进行脐部护理之前应当严格执行手卫生。每天检查脐部有无红肿, 有无出血、异常分泌物或异常气味。在脐带残端脱落前,如需清洁脐部,可用棉签蘸无菌水轻轻擦净脐带残端和脐轮,再用无菌干纱块将多余水分吸干;对于有感染高风险的新生儿,建议每天使用酒精或氯己定消毒脐带残端和脐轮。

2. 保持脐部干燥 保持脐部干燥有利于脐带残端脱落。勤换尿片,更换尿片时应当将尿片前端反折,如图 14-2-1 所示,以暴露脐部,保持干燥,同时减少脐带残端与尿片之间的摩擦。在沐浴后应注意清洁脐部,并用无菌干纱块将脐带多余水分吸干。脐带未脱落前尽量选择床上擦浴。

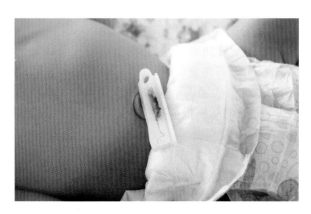

图 14-2-1 反折尿片暴露脐部

3. 脐带延迟脱落处理 正常新生儿脐带在生后 1~2 周时脱落,应护理脐部至脐带残端自然脱落,不应用力拉扯脐带,或在残端未完全脱落前撕扯脐带。若超过这个时间脐带仍未脱落,则可能存在其他问题。如新生儿 3 周大时脐带仍未脱落,应至医院进行检查处理,查看是否存在感染、肉芽肿等问题,并仔细询问家属是否采用正确的脐部护理方法。如无其他问题可继续进行正确的脐部护理,并仔细观察脐带至残端自然脱落。如新生儿足月后脐带仍未脱落,可考虑使用硝酸银棒涂擦,促进脱落。

4. 脐带异常处理 刚出生后,脐带根部周围有少量血痂属于正常现象,应当做好脐部清洁,观察是否出现脐炎的症状。

(1)感染:如脐部周围皮肤出现红肿,或脐部出现渗血、异常分泌物或气味,应当立即进行医疗处理。轻者脐周无扩散者局部用消毒剂每天 2~3 次加强护理。有明显脓液、脐周有扩散或有全身症状者,除局部消毒处理外,可先根据涂片结果经验性选择适当抗生素治疗,以后结合临床疗效及药敏试验再调整用药。

(2)肉芽肿:如脐带并未完全干燥萎缩,而是脱落后形成肉芽肿,部分肉芽肿还有可能流出淡黄色液体,也需进行医疗处理。可使用硝酸银棒灼烧,严重的肉芽肿可行激光术或手术处理。

(3)脐疝:如新生儿在哭闹时出现脐部膨出,膨出直径约 1cm,用手指可轻轻还纳,则新生儿出现了脐疝。一般在 12~18 个月可以自愈,2 岁以下不做特别处理,每 6 个月进行常规保健检查即可。2 岁以上如不闭合应考虑实施手术治疗。家属在平日护理过程中如发现脐疝膨出越来越大,或出现膨出嵌顿、婴儿剧烈哭闹,应立即就医。

(周文姬)

参 考 文 献

1. Mayo Clinic. Taking care of the stump. Infant and Toddler Health, 2015.
2. Sinha A, Sazawal S, Pradhan A, et al. Chlorhexidine skin or cord care for prevention of mortality and infections in neonates (review). Cochrane Database of Systematic Reviews, 2015, Issue 3.
3. Zupan J, Garner P, Omari AAA. Topical umbilical cord care at birth (review). The Cochrane Library, 2013, Issue 2.
4. 黄翠琴,胡三莲,冯佩华. 新生儿脐带结扎方法的研究进展. 护理研究,2007,21(12):3293-3295.
5. 邵肖梅,叶鸿瑁,丘小汕. 实用新生儿学. 北京:人民卫生出版社,2012:89-90.
6. 中国妇幼保健协会. 刺激婴儿感官发展的实践操作指导《中国新生儿皮肤护理指导原则》. 中华护理杂志,2015,8,1.

第三节　新生儿沐浴

新生儿自母体娩出后,其皮肤就开始接受来自外界的各种刺激。由于其皮肤生理结构的特点,新生儿的皮肤还需要很长时间才能像成人一样完全发育成熟,这其中的经历包括建立酸性皮肤表面、皮肤水分增多、角质层增厚、皮脂腺及汗腺的功能发育等。皮肤屏障功能对新生儿来说是最为重要的,它包括皮肤表面 pH 值、经皮失水量(transepidermal water loss, TEWL)、皮肤卫生等生理指标。而新生儿的第一次沐浴就发生在这些生理指标转变的重要时期,因此医护人员应当学习新生儿正确沐浴的方法,以达到维持新生儿皮肤卫生、保护皮肤并促进皮肤发育的目的。

一、新生儿沐浴产品选择

作为医护人员,在使用新生儿沐浴产品前应当阅读产品标签,知晓产品成分。建议家属选择已被认证的新生儿适用的安全产品。尤其应当了解新生儿是否有特异性皮炎等皮肤问题的家族史,对于该类新生儿在选择沐浴产品时应当更加审慎。

1. 皮肤清洁剂的选择　目前关于新生儿第一次沐浴是否应当选择皮肤清洁剂仍然存在争议。 由 Association of Women's Health、Obstetric and Neonatal Nurses(AWHONN) 和 National Association of Neonatal Nurses(NANN)编写的新生儿皮肤护理循证临床实践指南中建议完全使用温水为新生儿进行第一次沐浴;如要选择皮肤清洁剂,也应使用温和 pH 中性的皮肤清洁剂,以帮助去除新生儿皮肤上的羊水和血液。WHO 也建议使用温水为新生儿进行沐浴,未提及皮肤清洁剂的使用。

然而仅用温水为新生儿进行沐浴有时并不能起到很好的清洁效果,因为皮肤上的某些污垢不是水溶性的,而是脂溶性的。皮肤上仅有 65% 的污垢能完全用清水去除。皮肤清洁剂能乳化皮肤上的污垢和微生物,因而能轻易用水去除。温和的皮肤清洁剂能有效去除新生儿皮肤表面的粪便和尿液残留。碱性的香皂(pH>7.0)会提高皮肤表面的 pH 从而破坏新生儿皮肤的酸性屏障并刺激皮肤。因此应当选择温和中性或弱酸性(pH 5.5~7.0)的皮肤清洁剂作为新生儿的沐浴产品。

另外,关于"天然"或"有机"皮肤清洁剂的研究十分有限,医护人员应当注意"天然"并不意味着更好,反而意味着含有许多化学物质。橙皮中含有 24 种不同的化学物质,包括几种已知的过敏原。尽管对于成人许多草本产品可以安全使用,但由于缺少新生儿的试验测试,因此对于新生儿不建议使用草本产品。含有芦荟、金盏花、雏菊或茶树油等成分的产品可能会导致新生儿发生皮炎或湿疹。

由于含高水分的皮肤护理产品容易引起微生物滋生,因此防腐剂是液体皮肤护理产品中的常见原料。但是,防腐剂也是许多过敏性皮炎的致病因素,因此新生儿洗护用品要注意选择避免添加高致敏性防腐剂的产品。新生儿的洗护用品应当放置在干爽的环境中,同时应选择泵出或挤出包装的洗护用品,避免需要开瓶用手舀出的产品,因为这样会增加微生物滋生的风险。

芳香剂也是洗护产品中常见的原料。部分芳香剂会导致新生儿皮肤过敏,因此在选择新生儿洗护用品时应尽量选择"无香料添加"产品,避免使用含高致敏性香料的产品。某些"无香料添加"产品仍有香味是因为添加了某些芳香原料以防腐或修饰产品的气味。

正常新生儿皮肤还应避免使用抗菌皂或抗菌护肤品。抗菌成分会对表皮正常定植菌群造成影响,会损伤新生儿脆弱而幼嫩的皮肤屏障。

总之,新生儿沐浴时应选用不含皂基、不含抗菌成分、不含致敏性香料和防腐剂的温和中性或弱酸性皮肤清洁剂。对于小于 32 周的早产儿,在出生后的第一周应仅使用温水沾湿的棉球或棉布清洁皮肤,不能摩擦皮肤。如发现皮肤上有破损,应使用无菌水清洁。

2. 新生儿润肤剂的选择　新生儿皮肤娇嫩,经皮水分丧失量大,容易出现干燥,甚至出现脱屑、开裂等问题。沐浴后使用润肤剂可以减少经皮水分丧失量,维持角质层完整并加强皮肤屏障功能。小于 30 周的早产儿则不应常规使用润肤剂,而是应当通过调节环境湿度来减少经皮失水量。

与新生儿皮肤清洁剂的选择类似,应当选择不含致敏性香料、染料、酒精和防腐剂的润肤剂。新生儿润肤剂最好使用单剂量包装或专用容器,以避免微生物污染而造成皮肤感染。润肤剂应在沐浴后 5 分钟内使用,要轻柔涂抹,避免用力摩擦皮肤。

二、沐浴时间与频率

第一次沐浴的目的在于去除皮肤表面的血液及羊水等污垢残留。正常新生儿在出生后 4~6 小时且生命体征平稳即可开始沐浴。第一次沐浴时医护人员应当做好标准预防,以免造成感染。

如每次更换尿片能做好臀部护理,正常新生儿沐浴一般每周 2~3 次即可。早产儿在出生后的头两个月应当减少沐浴,以免皮肤干燥或造成过度刺激。小于 32 周的早产儿,在出生后的第一周可用温水沾湿的棉球或棉布进行床上皮肤清洁,但要注意不能摩擦皮肤。

三、新生儿医院内沐浴流程

表 14-3-1　新生儿医院内沐浴流程

流程	工作要求
准备	1. 环境准备 关闭窗户,打开日光灯,关闭空调或开启取暖设备,调节室温:24~26℃ 2. 用物准备 清洁干燥的包被、大毛巾、小毛巾、婴儿换洗衣物及尿片、水温计、新生儿洗护用品等 3. 调节水温保持在 38~40℃,操作者用手肘部内侧皮肤试水温
实施	1. 核对 (1) 核对新生儿手腕带与床头卡,确认身份 (2) 脱去新生儿衣服,用大毛巾包裹 2. 沐浴 (1) 洗眼睛和面部:新生儿裸体用大毛巾包好后,用小毛巾擦拭眼部(从内眦至外眦)。由内向外,从上至下的顺序洗净面部 (2) 洗头部:将新生儿抱起,用肘关节托住新生儿身体,并托稳头颈部,用拇指及食指堵住新生儿双耳孔,可取适量新生儿洗浴用品,轻柔按摩头部,用清水洗净,擦干 (3) 洗身体:去除包裹的大毛巾,一手托住新生儿背部及头颈部,一手托新生儿下肢,将新生儿置于沐浴盆内,使水没过新生儿胸部,可使用新生儿洗浴用品,按颈部-腋下-上肢-前胸-腹部-后背-下肢-腹股沟-臀部顺序依次清洗。洗后背时可一手托住新生儿腋下,左右手交接新生儿,使其头部靠在操作者手臂上
整理	3. 整理 (1) 洗完后将新生儿放至备好的大毛巾上,用大毛巾轻拭全身,吸干水分 (2) 穿上尿片和衣服 (3) 仔细核对手腕带、床头卡,将新生儿带回

(周文姬)

参 考 文 献

1. Kuller JM. Update on newborn bathing. Newborn and Infant Nursing Reviews,2014,14(4):166-170.
2. The Royal Children's Hospital Melbourne. Neonatal and infant skin care. 2009.
3. Verklan MT,Walden M. Core curriculum for neonatal intensive care nursing. USA:Association of Women's Health,Obstetric,and Neonatal Nurses,American Association of Critical-Care Nurses,National Association of Neonatal Nurses. Elsevier Saunders,2013:797-799.
4. 吴欣娟,谢鑑辉,高红梅,等. 儿科护理工作标准流程图表. 长沙:湖南科学技术出版社,2015:449.
5. 中国妇幼保健协会. 刺激婴儿感官发展的实践操作指导《中国新生儿皮肤护理指导原则》. 中华护理杂志,2015,8,1.

第四节　新生儿衣物

新生儿的衣物选择是新爸妈们出院前最关心的问题之一,即使有新生儿护理经验的爸妈对于早产儿的衣物选择也会存在困惑。因此,新生儿衣物选择也是医护人员在进行出院宣教时被咨询的主要问题之一。

一、新生儿衣物尺码

除了特有的早产儿和新生儿尺码,几乎所有的婴儿衣物都是按照年龄来划分尺码的,如 0~3 个月、3 个月以上等,逐渐增至 1 岁。然而,即使选择了相应年龄段的衣物,如新生儿尺码,仍有许多新生儿穿着不合身。与成人不同,新生儿几乎不能试穿要购买的衣物,因此在挑选衣物尺码时应注意以下几点:

1. 新生儿应当选择新生儿尺码,如无特有新生儿尺码,可以选择 0~3 个月尺码。

2. 如标签尺码为 3~6 个月,一般为 3 个月左右正常大小婴儿尺码,6 个月大婴儿穿可能不合身。

3. 某些衣物产品的标签有体重和身长指导,在购买前应当仔细阅读,尽量选择合适的尺码。

4. 同成人衣物一样,不同品牌的婴儿衣物其尺码标签一样,但实际尺寸大小未必相同。尽量挑选几个熟悉的婴儿衣物品牌,以便于尺码判断。

二、新生儿穿衣要点

1. **穿脱衣方法**　由于新生儿颈部肌肉未完全发育,不能保持抬头,维持头部稳定。正常婴儿 2~3 个月时才开始抬头较稳。因此新生儿穿衣时应当将其仰卧在床上。套头衣物穿衣时要将衣服卷至领口,轻轻将新生儿头部套入领口。穿袖子时应先穿一侧,再穿另一侧。穿袖子时应注意不是将新生儿手臂拉入袖子,而是操作者将手从外伸入袖口,抓住新生儿手掌后轻轻将袖子套入新生儿手臂。穿裤子时穿裤腿方法与穿袖子相同,不应强行拉住腿部穿入裤腿,而是操作者将手从外伸入裤腿口,抓住新生儿足部后轻轻将裤腿套入。脱衣时应先脱一侧袖子,再脱另一侧袖子,最后将衣物卷至领口,轻轻从新生儿头部脱下。

2. 寒冷天气穿衣 当天气变凉时(温度小于24℃),需要给新生儿多穿几层衣物进行保暖。通常在一件贴身薄婴衣裤和尿片外,给新生儿穿一件稍厚的外套或连体衣,在外裹一层襁褓。如天气寒冷可再加一层毛毯或睡袋包裹。只要能维持新生儿体温,保持新生儿舒适,无需给新生儿穿过多的衣物。应注意不要把新生儿包裹过多过紧,以免影响新生儿呼吸,造成死亡危险。

3. 炎热天气穿衣 当天气变热时(温度高于24℃),可相应减少新生儿穿衣的层数。原则就是比成人在该环境下所穿衣物多一层即可。如成人穿短袖短裤,新生儿穿一层薄内衣,外裹一层薄包布做襁褓即可。

4. 早产儿穿衣 早产儿到其体重长至足月儿正常体重以前,应比足月新生儿穿多一层衣物。

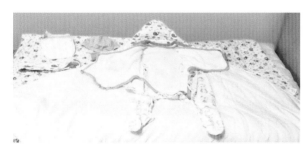

图 14-4-1　足月新生儿秋季衣物

三、新生儿衣物的其他注意事项

1. 清洗 由于新生儿皮肤敏感,在使用刚买回的衣物前均应进行清洗。新生儿的衣物应当与其他衣物分开洗涤,并使用专用的婴儿衣物洗涤剂,减少洗涤剂残留对皮肤的刺激。被奶液或大便污染的衣物应当尽快清洗,如不便尽快清洗,可用湿纸巾擦拭或将衣物换下浸泡,以便事后清洗。

2. 线头 在使用新生儿的衣物前一定要检查袖口、裤腿等处是否有多余线头,并将多余线头剪去。新生儿应当尽量避免戴手套或袜子,如家

长一定要使用,则在使用前应将这些物品里外翻转并仔细清理线头,经常取下袜子、手套检查新生儿的手指和脚趾。多余的线头经常会缠住新生儿的手指或脚趾,严重者会出现止血带综合征(hair-thread tourniquet syndrome),造成组织缺血坏死。有时母亲脱落的长发遗留在新生儿的衣物上,不慎缠绕新生儿的手指或脚趾,也会产生同样的止血带综合征。因此,在为新生儿穿衣前,应当仔细检查,去除线头、头发等可能对新生儿造成损伤的物品。

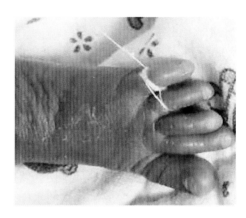

图 14-4-2　线头缠住新生儿脚趾

3. 存放 储存新生儿的衣物应当保持清洁干燥,在衣柜中与成人衣物分开单独放置,或选用单独的柜子放置。柜子中不放樟脑丸、增香剂、香薰花等刺激新生儿皮肤或易引起过敏的物品。尤其 G-6-PD 缺乏的新生儿,严禁放置樟脑丸等物品。潮湿天气时应当做好房间除湿工作,防止衣物发霉。

(周文姬)

参 考 文 献

1. Healthy Children. Tips for dressing your baby. American Academy of Pediatrics, 2016.

2. Jana LA, Shu J. Cleaning baby clothes. American Academy of Pediatrics, 2015.

3. Jana LA, Shu J. Size matters when buying baby clothes. American Academy of Pediatrics, 2015.

4. Templet TA, Rholdon RD. Assessment, treatment, and prevention strategies for hair-thread tourniquet syndrome in infants. Nursing for Women's Health, 2016, 20(4):421-425.

5. 崔炎,张玉侠,尹志勤,等. 儿科护理学. 北京:人民卫生出版社,2008:19.

6. 松田道雄,著.育儿百科.王少丽,译.北京:华夏出版社,2002:24-28.

第五节　新生儿家庭护理

儿童意外死亡是儿童死亡的重要原因之一。正确的家庭护理是避免新生儿意外死亡,降低患病率的重要环节。因此,保证新生儿居家环境安全,做好新生儿家庭护理在儿童成长中非常重要。

一、新生儿健康观察

1. 腹胀　正常新生儿在喂养过后腹部会轻微膨起,摸起来是柔软的。如果新生儿的腹部膨起,而且又胀又硬,合并了未排大便、呕吐等症状,则应当考虑出现了胃肠道的问题,应及时带到医院检查治疗。

2. 腹泻　根据新生儿的饮食情况和个体差异,其排便次数和规律都有所不同。母乳喂养的新生儿每天可能出现数次的少量排便。然而,当新生儿的大便性状突然变成了稀软的水样便,而且排便频率明显高于平时,则可能发生了腹泻。此时应带新生儿及时就医。

3. 青紫　青紫又称发绀。有时寒冷状态下,新生儿的手脚容易发青,一旦暖和起来就会恢复正常。少数情况下,当新生儿剧烈哭闹时也会出现颜面部发青,一旦安静下来身上发青的部位又会恢复正常。但如果发现新生儿经常出现皮肤青紫,还伴有呼吸困难和喂养困难时,应怀疑存在心肺功能异常,导致新生儿在血液中无法获得足够的氧气。此时应当立即就医。

4. 发热　新生儿家中应常备电子体温计,使用方法应遵照说明书。当新生儿直肠温度高于37.5℃,但小于38℃时,可为新生儿进行温水擦浴或用松解、更换衣物等方法进行物理降温,30分钟后再复测体温看是否恢复正常,如未恢复正常则及时就医;如新生儿直肠温度大于38℃,应及时就医。

5. 呼吸窘迫　如发现新生儿呼吸频率过快(每分钟超过60次)、出现呼吸费力、三凹征、呼吸有咕噜声、持续皮肤青紫等问题时,应立即就医。

6. 嗜睡　正常新生儿一般睡2~4小时会醒来,表现出喂养的需要,喂养完毕后会继续睡眠。如新生儿在一天之中很少有清醒的状态,或不会因为饥饿而醒过来,或表现疲倦、拒奶,则应考虑新生儿患有严重疾病,应立即就医。

7. 哭闹不止　哭闹是新生儿表达自己的语言,是新生儿饥饿、不舒适或疼痛的象征。如果家属已经尝试喂养、更换尿片、改善环境或安抚等措施仍不能停止新生儿哭闹,应当怀疑是否为疾病原因导致,如疝气或其他导致疼痛的疾病。如新生儿出现了奇怪的哭声,或者突然尖叫,也可能提示新生儿出现了疾病。出现以上情况时应当及时就医。

8. 黄疸　新生儿会出现生理性黄疸,只要合理喂养、注意观察,一般无需特殊治疗就可消退。因此有些家属不认为黄疸是重要的问题,这种观念是错误的。足月儿生理性黄疸生后2~3天出现,4~5天达到高峰,2周左右消退,整个过程中一般没有其他症状。但当足月新生儿生后24小时内出现黄疸、黄疸的持续时间长(超过4周),或在医院检查发现胆红素值达到干预水平,就应当引起重视。尤其在家中还发现新生儿出现嗜睡、拒奶,或者烦躁、尖叫等症状,都应当立即就医,否则将对新生儿的神经功能及生命造成威胁。

二、新生儿居家环境安全

在迎接新生儿到来之前,家属就应该开始整理家中环境,营造利于新生儿生长发育的家庭环境。

在家中应当禁止吸烟。注意保持家中卫生,如使用地毯应经常吸尘;床上用品应使用枕套、被套,经常更换清洗,以免灰尘及微生物残留滋生,引发新生儿呼吸道问题。

房间应通风良好,厕所、厨房保持干爽,以免霉菌滋生。在家的每个家庭成员均应保持良好的个人卫生习惯,注意手卫生。尤其在为新生儿进行喂养前,应当做好洗手工作,保持喂养工具清洁。如要储存母乳,应当在冰箱中单独选择一个隔间存放,不要将母乳与其他食品、菜品、生冷肉食等混放。

(周文姬)

参 考 文 献

1. Centers for Disease Control and Prevention. Tips by room. 2011.

2. Healthy Children. Colic relief tips for parents. American Academy of Pediatrics, 2015.

3. Healthy Children. Responding to your baby's cries. American Academy of Pediatrics, 2015.

4. 崔炎,张玉侠,尹志勤,等. 儿科护理学. 北京:人民卫生出版社,2008.

5. 谢尔弗,主编. 美国儿科学会育儿百科. 陈铭宇,等译. 北京:科学技术出版社,2016.

第六节 新生儿发育支持护理

新生儿发育支持护理,又称为发展性护理,是指通过个性化护理措施以增强新生儿神经发育并减少长期认知和行为问题的方法。新生儿,尤其是早产儿,在神经感觉、认知上都十分脆弱。更换尿片、气道内吸痰、更换体位、插胃管等操作都会引起大脑血流和氧合的改变。因此,医护人员应当学习发育支持护理的方法,减少刺激,促进新生儿神经功能的发育。

一、新生儿的早期体验

胎儿发育的第三时期(28~37周)是脑部发育的快速时期,此段时间出生的早产儿神经感知十分脆弱,噪声或操作等外界环境会影响其脑部的发育。

Pineda等人研究发现早产儿与足月儿相比,有更多的行为问题,如定向力差、反射差、易激惹、肌张力异常等,纠正胎龄34周的早产儿与足月儿相比也存在易激惹、肌张力异常等问题。因此早产儿更加需要进行发育支持护理,来帮助其神经功能发育。

二、发育支持护理理论

1. Als的协同理论 发育支持护理最早源于对新生儿神经行为的研究。早在1982年Heidelise Als教授就提出了发育支持护理的相关理论——发育协同理论(Synactive Theory of Development)。Als教授认为行为发育包含了五个系统,其中最核心的为自主系统,可通过呼吸、肤色改变、发抖等信号,以及呕吐、打嗝等内脏信号表现出来;由内向外依次为动力系统、状态系统、注意交流系统和调节系统。动力系统指机体的姿势体位、肌张力和运动;状态系统可通过意识的状态进行观察,包括睡眠、觉醒以及睡眠觉醒之间的过渡;注意交流系统包括机体的清醒、注意能力,以及通过这些能力摄入环境中的信息以建立认知及社会情感;调节系统指机体能维持系统间完整,并保持平衡稳定,或在遭受损伤时恢复平衡的能力。

在新生儿娩出后其外界环境发生快速改变,五大系统分别对环境的刺激进行应对。在传统的医疗中通常只关注核心的自主系统,如呼吸、肤色改变、呕吐等生理信号,这对于新生儿的行为发育是不够的。医护人员应当识别五大系统在稳定状态下的表现及压力下的异常表现,并采取正确的措施进行保护(表14-6-1)。

2. 发展性护理宇宙模型 发展性护理宇宙模型(the universe of developmental care,UDC)是阐述发育支持护理的理论模型,是基于Als的协同理论与南丁格尔的环境护理理论建立的。该模型利用了太阳系的概念,按以患者为中心的原理,将新生儿放在太阳系的中心(图14-6-1)。围绕新生儿的是经典的生理系统,包括循环、代谢、运动、呼吸、神经、消化、泌尿生殖、皮肤、免疫、血液等系统。因为医护人员应当关注环境及操作对整体系统的影响,而非只关注疾病本身。在新生儿及其生理系统外围是一圈轨道,里面有九个星球,分别代表监测评估、喂养、体位、感染控制、安全、舒适、体温调节、皮肤护理、呼吸支持九类医疗护理操作。这九类操作围绕在新生儿周围,对新生儿的生理系统产生着相互影响。在九类操作外围是家庭星球,它紧紧围绕着新生儿及操作星球有规律的旋转。新生儿的所有医疗护理操作都离不开家庭的支持,医护人员也要承认家庭对新生儿的影响,在护理新生儿时关注家庭,并纳入家庭的支持。家庭的外围是员工星球,员工指与新生儿照护相关的包括医师护士在内的所有工作人员。员工是其所环绕的所有内部星球的保护系统,应通过教育的手段让员工获得发育支持护理的知识,培训员工遵守发育支持护理的制度,并实施发育支持护理计划。最外围环绕新生儿进行旋转的是环境星球。环境分为微观环境(如光线、声音、设计等)和宏观环境(如组织文化、沟通、合作等)。无论是微观环境还是宏观环境,医护人员都应进行严格管理,减少有害环境,增加有利环境。发展性护理宇宙模型的相关操作见表14-6-2。

表 14-6-1　Als 协同理论神经行为表现（Spruill,2013）

系统	压力下的表现	稳定时表现
自主系统		
呼吸	呼吸急促、呼吸暂停、呼吸不规则、呼吸缓慢、叹气、喘气	平稳轻松的呼吸,节律规则
颜色	苍白、花斑纹、发绀	皮肤颜色稳定,全身粉红色
内脏信号	咳嗽、打喷嚏、打哈欠、打嗝、呕吐、反流等	内脏系统稳定、正常的消化、喂养耐受
动力相关自主信号	发抖、惊跳、面部、身体或四肢抽动	未发现发抖、惊跳及抽动
动力系统		
肌张力	肌张力增高或降低、身体紧张或松弛	与胎龄相符的稳定的肌张力
姿势	不能保持屈曲、舒适的姿势	无需辅助工具能保持良好的姿势
运动	手臂或腿僵硬地伸展、手指僵硬地展开、角弓反张、颈部过伸、挥鞭样运动	有控制的运动、较少的激惹动作、双手合拢或靠近面部
运动水平	频繁的蠕动、发疯似的挥鞭样运动	运动与环境、状态和胎龄相符
状态系统		
睡眠	不安、面部抽动、呼吸不规律、烦躁、做鬼脸、啜泣或发出声音	安静平稳的睡眠、身体及面部活动较少
觉醒	清醒水平低	清醒、眼睛明亮闪烁
睡眠觉醒过渡	状态过渡快速、当有压力时不能进入睡眠或困倦状态、意识状态不易判断	从清醒到安静到睡眠过渡平缓
注意交流系统	注意力不集中、对压力高度警觉、哭脸或哭闹、移开双眼或闭眼以避免眼神交流、易激惹、觉醒期延长、安抚困难或无法安抚	注意力可集中在一件物体上、有力的哭声、通过干预可在 2~5 分钟内安抚
调节系统	几乎没有屈曲身体的倾向、几乎没有用脚去抵触边界的倾向、不能保持将双手靠近面部、吸吮安慰奶嘴可能表现出更有压力	脚抵着边界或抵着另一条腿、双手抓在一起或靠近面部、抓住褶裤或管道、屈曲身体、吸吮、改变体位

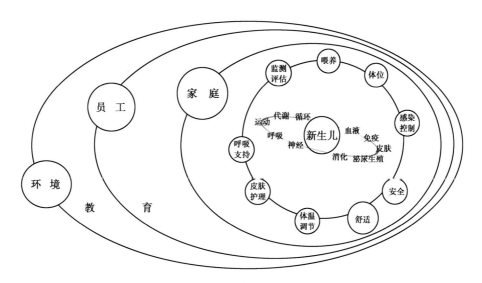

图 14-6-1　发展性护理宇宙模型示例（Gibbins，et al，2008）

表 14-6-2　发展性护理宇宙模型的相关操作（Spruill，2013）

监测评估	喂养	体位
生命体征评估	早期喂养	仰卧位
行为评估	非营养性吸吮	俯卧位
电极片	母乳口腔护理	侧卧位
侵入性管道	胃肠喂养	屈曲
侵入性 / 非侵入性监测	母乳喂养	头部正中位
	奶瓶喂养	边界感
	鼻饲喂养	

感染控制	安全	舒适
封闭式敷料	身份核对	疼痛评估
洗手	管道安全	药物实施
抗生素使用	婴儿安全系统	皮肤接触
消毒隔离制度	设备安全	规律睡眠
		按摩治疗

体温调节	皮肤护理	呼吸支持
湿度控制	触摸	气管插管
温度控制	皮肤清洁剂和润肤剂	CPAP
塑料袋包裹	沐浴	氧疗
室温控制	医用粘胶去除	肺表面活性物质使用
衣物	伤口护理	雾化
		吸痰

家庭	员工	环境
满意度	满意度	光线
参与度	知识	噪声
知识	自主权	文化、种族、宗教
自主权		管理制度与领导能力

三、发育支持护理的实施

遵照 Als 的协同理论和发展性护理宇宙模型,发育支持护理的实施包括细节观察、追寻线索、思考干预、观察联系和计划沟通五个主要的步骤,如图 14-6-3 所示。根据发育支持护理的理论,医护人员要注意新生儿的细节表现,判断是否出现存在压力的表现,如发抖、肌张力增高等;之后追踪可能导致这些表现的线索,如检查环境及操作方式,判断是否对新生儿产生影响;接下来应当思考干预的方法,运用发育支持护理理论的知识,减少造成新生儿压力的因素,保护新生儿发育;干预之后还要再次评估与思考,将以往的观察进行联系,如果发现新生儿出现一系列神经行为的改变,应思考造成这些表现的影响因素;最后基于所观察的结果,医护人员要制订发育支持护理计划,并与所有该新生儿医疗相关的员工进行沟通,确保新生儿得到持续良好的发育支持护理。

四、发育支持护理的核心措施

发育支持护理的干预应当基于观察评估的结果,并有循证医学的依据。可为新生儿提供的发育支持护理干预非常多,根据发育支持护理的理论,主要有五类核心措施,包括保护睡眠、疼痛/压力管理、日常活动发育支持、以家庭为中心的护理和治疗环境,详见表 14-6-3。

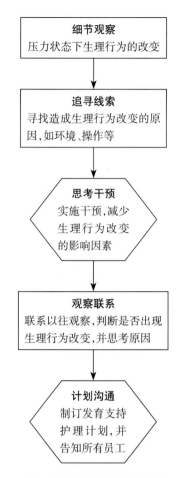

图 14-6-3 发育支持护理的主要步骤(Spruill,2013)

表 14-6-3 发育支持护理的核心措施(Spruill,2013)

措施	标准
1. 保护睡眠	
评估新生儿睡眠觉醒状态	尽量在新生儿清醒时提供所有的非急救操作; 根据新生儿睡眠觉醒状态计划医疗护理措施
制订个性化的睡眠支持计划	提供促进睡眠的护理措施,如襁褓包裹法、袋鼠式护理; 控制光线与声音水平,调整光线以促进夜间睡眠
教育家庭成员新生儿睡眠安全的重要性	教育家属促进安全睡眠的措施; 给父母实施促进新生儿睡眠的机会
2. 疼痛/压力管理	
常规评估新生儿的疼痛及压力	每4小时或每次操作时评估新生儿疼痛/压力水平; 使用适合、有效的疼痛评估工具
在实施操作的前、中、后进行疼痛/压力管理,直到新生儿恢复基线水平,并进行记录	在有可能引起疼痛/压力的操作前采用非药物或药物干预措施; 采用护理措施减少疼痛/压力; 记录新生儿对疼痛/压力干预措施的反应
融入家庭成员并告知其疼痛/压力管理计划	对于侵入性操作家属应有选择的权利; 指导家属识别新生儿疼痛/压力时的表现; 鼓励家属对新生儿提供安抚措施

续表

措施	标准
3. 日常活动发育支持	
体位：为新生儿提供舒适安全的体位，保证生理稳定及神经发育	对每个新生儿进行体位管理，在日常的操作中尽量保持新生儿屈曲、线性的体位； 每次操作时对新生儿体位进行评价，并调整体位促进新生儿发育； 使用体位支持装置进行体位管理，再循序渐进地去除新生儿的体位支持装置
喂养：喂养应当个体化，并适合新生儿的功能和发育	根据新生儿的状态，可在每次鼻饲喂养时为新生儿提供非营养性吸吮； 做好充分的喂养准备，并使用合适的护理技巧促进喂养； 向家属宣教母乳喂养的好处，并尊重家属的选择
皮肤护理：评估并保护新生儿皮肤完整性	根据个人评估的需要，新生儿洗澡不应频繁，一般每周 2~3 次； 每次交接班使用可靠的工具评估新生儿皮肤完整性，并记录； 在使用和去除医用粘胶时注意保护新生儿表皮
4. 以家庭为中心的护理	
尽量提供机会让家属（定义为新生儿的父母或监护人）能随时探视新生儿	尽量提供机会让家属参与查房与交班； 在进行疼痛/压力的操作时尽量提供机会给家属进行安抚； 指导家属进行新生儿日常护理活动，如袋鼠式护理、喂养、沐浴、换尿片等
每周评估记录家属的情绪水平、护理能力及自信程度	可每周提供心理专业人员咨询； 获取并记录家属对新生儿的病情观察信息及建议； 医护人员每周与家属分享新生儿的医疗信息
家属能获得社会支持的资源	鼓励家属参加心理支持小组； 为家属提供社会、心理或经济需要的支持资源
5. 治疗环境	
提供安静、私密、光线较暗的环境，促进新生儿睡眠，保障新生儿安全	NICU 的持续环境音量应当尽量小于 45dB，短暂暴发的音量应小于 65dB，当音量水平超过 55~60dB 时就会干扰新生儿睡眠状态，并影响大脑发育； 环境光线的亮度应在 10~600lux，或 1~60ftc，应测量并调整新生儿床旁的光线； 提供安静、私密的床旁环境
建立关怀的合作性医疗团队	至少每周进行跨学科查房； 直接护理的提供者要严格执行手卫生、具备聆听技巧并做好沟通联系工作； 定义医护合作关系并进行实践
建立有循证依据的政策或操作流程	将发育支持护理的核心措施作为标准措施提供给新生儿； 随时提供能促进发育支持护理措施实施的资源； 制定保证员工实施发育支持护理的政策

（周文姬）

参 考 文 献

1. Als H. Toward a synactive theory of development：promise for the assessment and support of infant individuality. Infant Mental Health Journal，1982，3（4）：229-243.

2. Coughlin M，Gibbins S，Hoath S. Core measures for developmentally supportive care in neonatal intensive care units：Theory，precedence and practice. Journal of Advanced Nursing，2009，65（10）：2239-2248.

3. Department of Health，Victoria，Australia. Developmental care for neonates. 2014 .

4. Gibbins S，Hoath SB，Coughlin M，et al. The universe of developmental care：a new conceptual model for application in the neonatal intensive care unit. Advances in Neonatal Care，2008，8（3）：131-147.

5. Mayo Clinic. Fetal development：the third trimester. 2012 .

6. Pineda RG，Tjoeng TH，Vavasseur C，et al. Patterns of altered neurobehavior in preterm infants within the neonatal intensive care unit. Journal of Pediatrics，2013，162（3）：470-476.

7. Spruill CT. Developmental support//Verklan MT, Walden M.（eds.）Core curriculum for neonatal intensive care nursing. USA：Association of Women's Health, Obstetric, and Neonatal Nurses, American Association of Critical-Care Nurses, National Association of Neonatal Nurses. Elsevier Saunders, 2013：197-215.

第七节　新生儿袋鼠式护理

袋鼠式护理（kangaroo mother care, KMC）是为早产儿提供的与母亲进行皮肤接触的护理方式。它安全、有效、易于实施，还能促进早产儿与母亲的健康。袋鼠式护理还是发育支持护理的重要措施之一，是医护人员应当学习并实施的重要护理方法。

一、袋鼠式护理的起源与定义

关于袋鼠式护理的文献介绍最早出现于1983年左右，来自哥伦比亚的 Edgar Rey 教授等人首先发表了关于袋鼠式护理的相关文章。医疗人员参考仿生学的原理，模仿袋鼠育儿的方式，创造了袋鼠式护理。当时由于保暖设备的不充足，袋鼠式护理最早被用于新生儿保暖，代替暖箱等设备帮助新生儿克服生理问题，并促进喂养和生长。在其后的研究与实践中，袋鼠式护理被发现具有更多的益处，而且更加适合早产儿的需要。

WHO 的袋鼠式护理实践指南定义，袋鼠式护理是为早产儿提供的与母亲进行皮肤接触的护理方式，皮肤接触（skin-to-skin contact）是袋鼠式护理的核心内容。根据该指南，袋鼠式护理应当包含以下特点：

1. 早期、持续、长期的母婴皮肤接触。
2. 纯母乳喂养（理想情况下）。
3. 在医院开始，在家中也能继续。
4. 尽早出院。
5. 母亲回家后获得足够的支持和随访。
6. 是避免早产儿在繁忙病房中被常规刺激的轻柔、有效的措施。

二、袋鼠式护理益处的循证依据

Boundy 等人在2015年的 meta 分析中发现，当前世界发表的袋鼠式护理文献主要来自于发达国家。虽然可能与实施地区的学术水平有关，但也表明当前袋鼠式护理的实施目的已不仅是解决设备资源不足的问题。

在该文章中，接受袋鼠式护理的新生儿在3~12个月时的死亡率可降低41%，败血症的发生率降低47%，低体温症的发生率降低78%，低血糖的发生率降低88%，再入院率降低58%，至出院或纠正胎龄40~41周时的纯母乳喂养率提高了50%。此外，进行袋鼠式护理的新生儿其体温、呼吸和血氧饱和度等生理指标更加稳定，头围的增长也更好。同时袋鼠式护理还能减轻新生儿在操作中的疼痛感。这与当前世界上发表的袋鼠式护理系统评价结果一致。Conde-Agudelo 等人在2016年针对低出生体重儿（LBW）袋鼠式护理的 Cochrane 系统评价中也提出，袋鼠式护理可以降低 LBW 的死亡率、感染率以及低体温症的发生率；同时无论是间歇性还是持续性袋鼠式护理，都能促进 LBW 的体重和头围增长；此外袋鼠式护理还能提高 LBW 的母乳喂养率。

从家庭的角度来说，袋鼠式护理为家属提供了护理新生儿的机会，提高了家属的满意程度，增进了亲子关系。袋鼠式护理融入了家庭的参与，是发育支持护理的重要措施。

三、实施袋鼠式护理的条件

1. 人员条件　与传统护理相比，袋鼠式护理并不需要更多的护理人员。但护理人员必须具备指导家属进行袋鼠式护理的能力。医疗机构应当有自己的袋鼠式护理循证实践流程，并对员工进行培训。参与袋鼠式护理（以下简称 KMC）的医疗人员应当具备以下能力：

（1）判断何时开始 KMC。

（2）知道如何放置 KMC 体位以及母乳喂养时体位。

（3）掌握 LBW 和早产儿的喂养。

（4）母乳喂养技巧。

（5）教育能力，指导家属学会新生儿病情观察。

（6）出现紧急情况的应变能力和抢救能力。

（7）判断何时出院。

（8）鼓励和支持家属的能力。

2. 家属条件　根据早产儿的护理需求，当其出生后医护人员就可开始与家属沟通关于开展 KMC 的事宜。KMC 常规由宝宝的母亲提供，当母亲生病或有其他问题无法提供时，宝宝的父亲可暂时替代母亲提供 KMC，但应避免经常更换 KMC 的提供者。KMC 要求母亲尽量持续提供袋鼠式护理,以保证母乳喂养和早产儿生理指标的稳定。参加KMC的父母应当身体健康,无呼吸道、接触性及特殊传染疾病,若提供KMC时出现以上疾病,则KMC应当暂停。父母来参与KMC时宜穿着宽松的开衫衣服,提前洗澡、修剪指甲并注意个人卫生。

3. **环境条件**　在医院内提供KMC时应做好生命体征监护,环境温度为24~26℃,湿度为55%~65%。提供KMC时应准备躺椅或沙发、屏风、包布或大毛巾。

四、袋鼠式护理实践

1. **袋鼠式护理开始的时间**　根据WHO的指南,KMC开始的时间建议如表14-7-1所示。

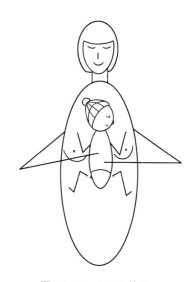

图 14-7-1　KMC 体位 1

表 14-7-1　袋鼠式护理开始的时间建议

出生体重	孕周	开始时间
1800g 以上	30~34 周	如无特殊情况出生后即可开始
1200~1799g	28~32 周	一般需要一周或更多的时间才可开始
小于 1200g	小于 30 周	需要数周直至病情稳定才可开始

但当早产儿的孕周和体重越小,其出生后所存在的问题就越多。如早产儿的病情非常不稳定,应当要考虑延后KMC开始的时间。

2. **袋鼠式护理的体位**　皮肤接触是KMC的核心内容。在进行KMC时,母亲应当去除胸衣,暴露胸腹部的皮肤,可穿开衫的舒适衣物保暖。宝宝除包裹尿片外,应保持其他部位皮肤暴露,可戴帽子进行保暖。如图14-7-1所示,宝宝应放置在母亲两乳头中间位置,取"蛙形"姿势,与母亲胸贴胸的直立俯卧位,头偏向一侧。宝宝放置好后使用包被或大毛巾沿宝宝耳垂将宝宝包裹在母亲身上,如图14-7-2所示。指导母亲注意观察并调整宝宝颈部姿势,防止颈部过仰或屈曲,以免影响宝宝呼吸。

3. **袋鼠式护理的时长与期限**　频繁改变环境会增加新生儿的压力,首次KMC的持续时间应当至少60分钟,其后可逐渐增加KMC的持续时间,直到全天20小时以上的KMC。如条件有限,仅能进行间歇性的KMC,则每次的持续时间应在60分钟以上。

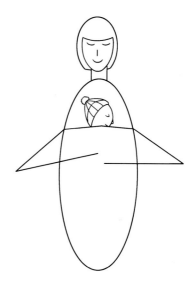

图 14-7-2　KMC 体位 2

KMC可一直做到宝宝纠正胎龄40周或体重达到2500g时。这时的宝宝基本已经没有KMC的需要,在KMC时宝宝可能会表现烦躁、哭闹,或把四肢伸出包裹外。

4. **袋鼠式护理时的母乳喂养**　当宝宝在袋鼠式护理的过程中出现伸舌、吸吮母亲皮肤的现象,即可调整体位,尝试母乳喂养。医护人员要向母亲宣教母乳喂养的好处,并指导母亲正确挤奶的方法,确保母亲奶量充足。此外要告知母亲早产宝宝一开始母乳喂养与足月宝宝的不同,可能会出现以下情况。同时鼓励母亲不放弃,因为随着宝宝的成长,这些问题都会慢慢解决:

(1) 一开始宝宝容易疲倦、吸吮弱。

(2) 吸一会儿就要休息很长时间。

(3) 容易睡着,喂养时间长。

5. 袋鼠式护理时呼吸暂停的处理　医护人员在 KMC 开始前就要指导母亲学会观察宝宝的呼吸并解释正常的变化范围,教会母亲学会观察监护仪上的数字。同时要向家属讲解宝宝可能会出现的危险情况以及表现,并教会母亲在宝宝呼吸暂停时进行触觉刺激,让母亲用自己的手摩擦刺激宝宝的背部。告知母亲在发现宝宝异常病情变化时及时通知护士,必要时暂停 KMC 并积极配合医护人员救治。

6. 袋鼠式护理的其他注意事项　在进行 KMC 时医护人员要注意监测宝宝的体温、观察宝宝的表现及生命体征,并告诉母亲如何识别宝宝发绀等异常表现。如宝宝病情出现剧烈变化,KMC 应当暂停至宝宝病情稳定后再次开始(图 14-7-3)。

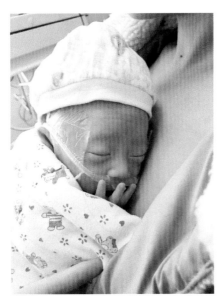

图 14-7-3　KMC 的早产宝宝

五、袋鼠式保暖

新生儿体温调节能力差,是最易受到环境温度影响的人群。尤其刚出生的早产儿基本无法通过体温调节来应对环境温度的波动。随着医疗技术与设备的改进,目前国内常规维持新生儿尤其是早产儿体温的主要方法是使用暖箱、辐射台等保暖设备。然而使用这些常规方法前需要对专业医护人员进行培训,并且要有充足的后勤维修保障,同时会造成新生儿家庭昂贵的费用支出。目前越来越多的研究显示袋鼠式护理能很好地维持新生儿体温,因此对于中低收入国家、医疗设备资源不充足或新生儿病患众多地区的医护人员而言,掌握袋鼠式护理技能非常重要。

皮肤接触(skin-to-skin contact,SSC)是袋鼠式护理的核心内容。在进行 SSC 时,母亲被当做"保暖设备"来维持新生儿体温,是新生儿食物以及良性刺激的来源,直到新生儿足够成熟以应对宫外环境。SSC 对母亲是一种有效的神经刺激,通过触觉、温度及气味的刺激,促进母亲产生催产素。催产素能使母亲乳房周围皮肤温度升高,从而达到为新生儿保暖的效果。

Conde-Agudelo 等人(2016)所做的 Cochrane 系统评价中指出,接受袋鼠式护理的低出生体重儿从出生至出院或纠正胎龄 40~41 周的低体温症发生率比接受常规护理的低出生体重儿降低了 72%。在 Boundy(2016)等人的 meta 分析中,也发现接受袋鼠式护理的新生儿在 3~12 个月时的死亡率可降低 41%,低体温症的发生率降低 78%。对于健康新生儿而言,Moore 等人(2016)的系统评价指出,接受 SSC 的新生儿在生后 90 分钟 ~2.5 小时其腋下温度比接受常规照顾的新生儿高 0.3℃。在 WHO 的新生儿早期基本保健(Early Essential Newborn Care,EENC)理论中也指出,健康新生儿在生后的第一个 90 分钟内,擦干后应立即进行 SSC,在脐带搏动停止后再结扎脐带(生后 1~3 分钟内)。

袋鼠式保暖操作体位与以上介绍相同,应给新生儿戴提前准备好的帽子,防止头部皮肤热量丧失。对于刚出生的新生儿可持续实施此保暖方法至第一次母乳喂养结束或持续 90 分钟。

(周文姬)

参 考 文 献

1. Boundy EO,Dastjerdy R,Spiegelman D,et al. Kangaroo mother care and neonatal outcomes:a meta-analysis. Pediatrics,2016,137(1):2015-2238.

2. Conde-Agudelo A,Diaz-Rossello J. Kangaroo mother care to reduce morbidity and mortality in low birthweight infants. Cochrane Database of Systematic Reviews,2016,23(8):CD002771.

3. Moore ER,Anderson GC,Bergman N. Early skin-to-skin contact for mothers and their healthy newborn infants. Cochrane Database of Systematic Reviews,2007,

Issue 3.

4. Johnston C, Campbell-Yeo M, Fernandes A, et al. Skin-to-skin care for procedural pain in neonates (Protocol). Cochrane Database of Systematic Reviews, 2010, Issue 3.

5. Verklan MT, Walden M. Core curriculum for neonatal intensive care nursing. USA: Association of Women's Health, Obstetric, and Neonatal Nurses, American Association of Critical-Care Nurses, National Association of Neonatal Nurses. Elsevier Saunders, 2013: 95-109.

6. World Health Organization. Early Essential Newborn Care: Clinical practice pocket guide. 2014.

7. World Health Organization. Kangaroo mother care: a practical guide. 2003.

8. 李杨, 彭文涛, 张欣. 实用早产儿护理学. 北京: 人民卫生出版社, 2015: 207-209.

第八节 新生儿抚触

皮肤与皮肤的接触一直被认为是对新生儿的一种良性刺激, 是增进母亲与新生儿感情的有效方法。新生儿抚触可由接受过相关培训的父母或医护人员提供。

一、新生儿抚触的使用

在西方国家, 抚触最早被应用于新生儿重症监护室, 以弥补新生儿触觉刺激的缺失。新生儿抚触(newborn massage)目前在全世界都被广泛使用, 然而具体的操作方法却因各自的文化差异而有所不同。Bennett 等人(2013)的 Cochrane 系统评价中纳入了全世界发表的 34 篇抚触文献, 文献报道的抚触方法一次从 8~15 分钟不等, 实施频率也从一天 1~3 次不等, 实施者也有亲生父母和医护人员的差异。经分析发现抚触能促进新生儿体重、身长、头围、臂围及腿围的增长, 增加 24 小时睡眠时间, 减少哭闹时间, 降低血液中胆红素以及腹泻的发生率, 但所纳入文献的偏倚风险均较高。早产儿的神经系统容易受到环境因素影响, 且对于皮肤刺激敏感性高, 同时关于早产儿抚触益处的临床研究证据不足, 因此并不推荐对早产儿进行抚触。目前我国广泛使用的新生儿抚触方法为强生法。根据强生法, 抚触应在新生儿不饥不饱且清醒的状态下实施(如沐浴后), 同时确保环境温暖。严禁在新生儿生病或免疫接种后实施抚触。

二、新生儿抚触流程

表 14-8-1　新生儿抚触流程

流程	工作要求
评估与准备	1. 评估 (1) 新生儿应在喂奶前或喂奶后 1 小时进行 (2) 抚触禁忌: 骨折、关节脱位、患皮肤疾病或其他疾病新生儿 2. 准备 (1) 室温: 26~28℃ (2) 操作者修剪指甲、去除手饰、洗手。胸前区不佩戴金属或尖锐物品 (3) 用物: 大毛巾、婴儿润肤油、尿片等
实施	1. 核对 (1) 核对新生儿手腕带与床头卡, 确认身份 (2) 脱去新生儿衣服, 用大毛巾包裹 2. 将润肤油倒在掌心, 轻轻揉开 3. 抚触步骤 (1) 额部: 两拇指从额头中央向两侧推 (2) 下颌部: 两拇指由下颌部中央向两侧以上滑动, 让嘴唇形成微笑状 (3) 头部: 两手从前额发际推向脑后, 最后两手中指分别停留在耳后 (4) 胸部: 两手分别从胸部的外下方向对侧上方交叉推进, 避开乳头, 在胸部划成一个大交叉 (5) 腹部: 顺时针两手依次从新生儿右下腹 - 右上腹 - 左上腹 - 左下腹移动, 呈顺时针方向划半圆。之后右手在新生儿的左腹由上往下划一个英文字母 "I", 由右上腹 - 左上腹 - 左下腹划一个倒写的字母 "L", 再由右下腹 - 右上腹 - 左上腹 - 左下腹划一个倒写的字母 "U"。做上述动作时, 用关爱的语调向新生儿说 "I LOVE YOU" (我爱你)。 (6) 四肢: 两手握住新生儿一条胳膊, 交替从上臂至手腕轻轻挤捏, 像挤牛奶一样, 然后从上到下搓揉大肌肉群及关节, 对侧及双下肢方法相同。 (7) 手足: 用拇指的指腹从新生儿掌心根侧依次推向指侧, 并提捏各手指关节, 足的做法与手相同。 (8) 背部: 将新生儿放置俯卧位, 以脊柱为中分线, 双手掌分别于脊柱两侧, 由中央向两侧滑动, 从背部上端开始到臀部, 再回到肩膀, 最后左右手交替由头顶到臀部按摩背部。
整理	整理 1. 抚触完毕后为新生儿穿上尿片和衣服 2. 仔细核对手腕带、床头卡, 将新生儿带回

(周文姬)

参 考 文 献

1. Bennett C, Underdown A, Barlow J. Massage for promoting mental and physical health in typically developing infants under age of six months. Cochrane Database of Systematic Reviews, 2013, Issue 4, Art. No.: CD005038.
2. Johnson's®. Baby massage tips. 2017.
3. Johnson's®. Newbron massage guide. 2017.
4. 吴欣娟,谢鑑辉,高红梅,等.儿科护理工作标准流程图表.长沙:湖南科学技术出版社,2015:568.
5. 张玉侠.实用新生儿护理学.北京:人民卫生出版社,2015:235.

第九节 新生儿游泳

新生儿游泳技术是针对健康新生儿的保健技术,目前在国内医疗机构或其他保健机构已有使用。

一、新生儿游泳的应用

国内最早关于新生儿游泳的文献报道见于2003年,赵少飞教授等人对223名Apgar评分大于8分的足月正常新生儿实施了游泳,每天两次,每次15分钟,阴道分娩者实施5天,剖宫产者实施7天,与常规沐浴的154名新生儿比较,其出院体重、排胎便时间及胎便转黄时间有明显统计学差异。接受游泳的新生儿在住院期间有更好的体重增长,排胎便时间及胎便转黄时间更早。国外游泳技术多用于婴儿。来自挪威的Nystad等人(2008)回顾了7年内出生的正常足月新生儿,截至18月龄,发现其中有约25%的婴儿曾参加过游泳,而其中母亲为特异性过敏体质的婴儿,其患哮喘的发生率比不游泳的婴儿更高(aOR 1.24,95%CI 1.11-1.39)。Nystad等人认为游泳用水中的氯化物会对婴儿肺上皮细胞产生影响,但游泳是否为婴儿呼吸系统疾病的影响因素仍需更多研究证实。在来自芬兰的Schuez-Havupalo等人(2014)的队列研究中,对1038名正常足月新生儿追踪至17月龄,也发现在患过敏性湿疹的婴儿中,游过泳的婴儿比没有游过泳的婴儿所患鼻病毒相关哮喘的发病率更高(P=0.006)。赵少飞教授等人的研究中游泳用水为洁净水或特制水溶制配方,是否会对新生儿呼吸系统造成影响仍需进一步临

床验证。然而新生儿游泳本身存在呛水风险,要求实施者接受严格培训,并对游泳器材进行定期检查。

二、新生儿游泳流程

表 14-9-1 新生儿游泳流程

流程	工作要求
评估与准备	1. 评估 (1) 正常足月新生儿 (2) 新生儿应在喂奶前或喂奶后1小时进行 (3) 游泳禁忌:骨折、关节脱位、患皮肤疾病或其他疾病新生儿 2. 准备 (1) 室温:26~28℃,水温37~38℃ (2) 操作者修剪指甲、去除手饰、洗手。胸前区不佩戴金属或尖锐物品 (3) 用物:专用泳池、专用游泳圈、操作台、大毛巾、婴儿换洗衣物、尿片、专用防水护脐贴、水温计等
实施	1. 核对新生儿手腕带与床头卡,确认身份 2. 检查游泳圈型号、保险扣、是否漏气等 3. 入水 脱去新生儿衣物、尿片,贴防水护脐贴,另一名护士协助套游泳圈,检查下颌是否在游泳圈下颌槽上,一手托头颈,一手托臀部,将新生儿缓慢入水 4. 游泳 如新生儿无自主运动,可对新生儿进行被动游泳操。整个过程由专门培训过的护士一对一进行,全程看护,看护距离必须在一臂之内。 5. 起水 用大毛巾包裹新生儿,取下游泳圈与防水护脐贴,擦干全身皮肤。进行脐部及臀部护理
整理	整理 1. 为新生儿穿上尿片和衣服 2. 仔细核对手腕带、床头卡,将新生儿带回

(周文姬)

参 考 文 献

1. Nystad W, Haberg SE, London SJ, et al. Baby swimming and respiratory health. Acta Paediatrica, 2008, 97(5): 657-662.

2. Schuez-Havupalo L, Karppinen S, Toivonen L, et al. Association between infant swimming and rhinovirus-induced wheezing. Acta Paediatrica, 2014, 103:1153-1158.

3. 吴欣娟,谢鑑辉,高红梅,等. 儿科护理工作标准流程图表. 长沙:湖南科学技术出版社,2015:569.

4. 赵少飞,谢丽群,胡海宾,等."新生儿游泳"在产科临床应用的探讨. 中华围产医学杂志,2003,6(4):218-220.

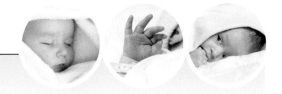

第十五章 新生儿随访

第一节 新生儿随访目的和意义

新生儿家庭访视、新生儿满月健康管理是《国家基本公共卫生服务规范》要求的0~6岁儿童健康管理服务的重要内容。从胎儿期到新生儿期经历了生存环境的巨变,生存方式也由依靠母体转变为依靠自身各器官系统的功能。在这一特殊阶段,对新生儿进行监测、随访,意义重大,分述如下:

1. **降低新生儿死亡率与患病率** 新生儿生理功能发育尚未完善,分娩后离开母体,对外界环境适应能力较差,抵抗力较弱,患病几率较高,死亡率亦偏高。我国新生儿死亡占5岁以下儿童死亡总数的45%。75%新生儿死亡发生在生命第1周,25%~45%发生在出生24小时内,因此,对新生儿进行全面健康检查,评价生长发育情况,早期发现异常和疾病,及时处理和转诊,有着重要意义。

随访时可了解家长对新生儿喂养、护理的掌握程度,及时宣传科学育儿知识,指导家长做好新生儿喂养、护理和疾病预防,降低新生儿患病率,有利于新生儿健康成长。

2. **跟踪健康新生儿的常见症状,及时发现先天异常。**

一些外观无异常的出生缺陷,包括先天畸形或遗传代谢病,在出生时症状不典型,随着生长发育逐渐表现出来。

新生儿黄疸是最常见的新生儿症状,新生儿黄疸大多为生理性过程,进展快,其中部分病例可进展为严重高胆红素血症,导致急性胆红素脑病及核黄疸,发展为影响终生的智力障碍,造成新生儿死亡或终生残疾。2001年,中华医学会儿科分会新生儿学组首次制定了我国的"新生儿黄疸干预推荐方案",之后对这一方案进行了2次修订,2014年专家共识除对新生儿高胆的诊断和干预标准做出修订外,更重要的意义在于提出了新生儿重症高胆的预防措施,强调了新生儿生后胆红素监测、出院前高胆高危因素评估及出院后随访等预防环节。

3. **追踪高危新生儿的可能出现的后遗症** 随着新生儿重症监护技术的提高,我国极低出生体重儿生存率逐步提高,存活患儿的胎龄及出生体重也越来越小,VLBWI治愈率由68.8%提高到84.3%,死亡率由3.125%降低到1.57%。与此同时,早产儿并发症在存活早产儿中越来越多,这些并发症影响患儿的远期预后,特别影响其认知、语言、行为发育。我国的研究亦显示早产儿在纠正胎龄2个月、4个月、6个月时52项神经行为学检查异常发生率分别为60.12%、57.14%、20.94%。因此新生儿出院后随访对患儿神经系统发育进行全面监测。新生儿及婴儿期早期是神经系统的代偿与可塑性机制较强的时期,在这段时期,早期进行神经行为评估的方法,并早期干预治疗,有助于减轻伤残程度,改善预后。

杨淑梅等报道NICU新生儿耳聋基因阳性突变率显著高于正常新生儿,说明需关注高危新生儿听力损害以及远期潜在风险。加强高危新生儿筛查及随访工作,能有效防治患儿残疾的发生,最大限度减少损伤,达到提高人口素质的目的。

4. 复核新生儿筛查结果　早期发现漏筛新生儿,早期干预筛查异常新生儿。

有研究对先天甲低确诊患儿进行治疗并2~3年的随访,评估其体格发育、智力评分,结果发现全部患儿的体格发育均能达中等以上水平,智力可达或接近正常水平。越早治疗,预后越好。

全球范围每1000名新生儿即有1~2名听力异常,对新生儿进行听力筛查非常必要,初筛为耳声发射,如初筛异常,进一步进行听性脑干诱发电位检测。定期随访的目的有两个:其一,在筛查覆盖率提高的同时,降低失访率。其二,尽早发现10%的迟发性和进行性的听力损失,由于听力筛查的假阳性、假阴性问题。

5. 复核新生儿预防接种情况　早期发现未进行预防接种新生儿,早期发现预防接种不良事件。

(杨　杰)

参 考 文 献

1. 邓莹,熊菲,吴蒙蒙,等.61例极低出生体重早产儿生后第一年生长发育的随访.中国当代儿科杂志,2016,118 (6):482-487.
2. 孙建梅,孙玉梅.极低出生体重儿早期干预10年回顾分析.中国妇幼保健杂志,2005,20(3):333-334.
3. Jarjour IT. Neurodevelopmental outcome after extreme prematurity:a review of the literature. Pediatr Neurol, 2015,52:143-152.
4. Allen MC,Cristofalo EA,Kim C. Outcomes of preterm infants:morbidity replaces mortality. Clin Perinatol,2011, 38:441-454.
5. 朴梅花.新生儿重症高胆红素血症的防治重在生后早期的规范管理.中华围产医学杂志,2016,19(11):801-802.

第二节　新生儿随访时间和程序

新生儿随访的时间与程序根据健康新生儿与高危新生儿有所不同,分述如下:

一、正常足月新生儿

访视次数不少于2次,如发现问题应酌情增加访视次数。

1. 首次访视　时间在出院后7天之内进行。新生儿家庭访视在新生儿出院后1周内,由妇幼医师到新生儿家中进行,按规范要求进行询问、观察和体格检查,同时建立《婴幼儿保健手册》,根据新生儿的具体情况,有针对性地对家长进行母乳喂养、护理和常见疾病预防指导,如发现问题应建议转诊。

2. 满月访视　新生儿满月健康管理一般在新生儿满28天后结合接种乙肝疫苗第二针,在乡镇卫生院、社区卫生服务中心进行随访。重点询问和观察新生儿的喂养、睡眠、大小便、黄疸等情况,对其进行体重、身长测量和发育评估。

二、高危新生儿

首次访视应在得到高危新生儿出院(或家庭分娩)报告后3天内进行。根据具体情况酌情增加访视次数,各种类型高危儿随访时间详见各章节。

符合下列高危因素之一的新生儿为高危新生儿:

1. 早产儿(胎龄<37周)或低出生体重儿(出生体重<2500g)。

2. 宫内、产时或产后窒息儿,缺氧缺血性脑病及颅内出血者。

3. 高胆红素血症。

4. 新生儿肺炎、败血症等严重感染。

5. 新生儿患有各种影响生活能力的出生缺陷(如唇裂、腭裂、先天性心脏病等)以及遗传代谢性疾病。

6. 母亲有异常妊娠及分娩史、高龄分娩(≥35岁)、患有残疾(视、听、智力、肢体、精神)并影响养育能力者等。

三、正常新生儿随访程序

由健康检查、健康评价、随访指导以及转诊建议等几方面组成。健康检查包括问诊、体格测量、全身体格检查。健康评价包括高危因素评价、体格生长评价、疾病情况评价。随访指导包括居住环境、喂养及护理、疾病与伤害预防、母婴感情交流等。新生儿随访时间及流程如图15-2-1示。

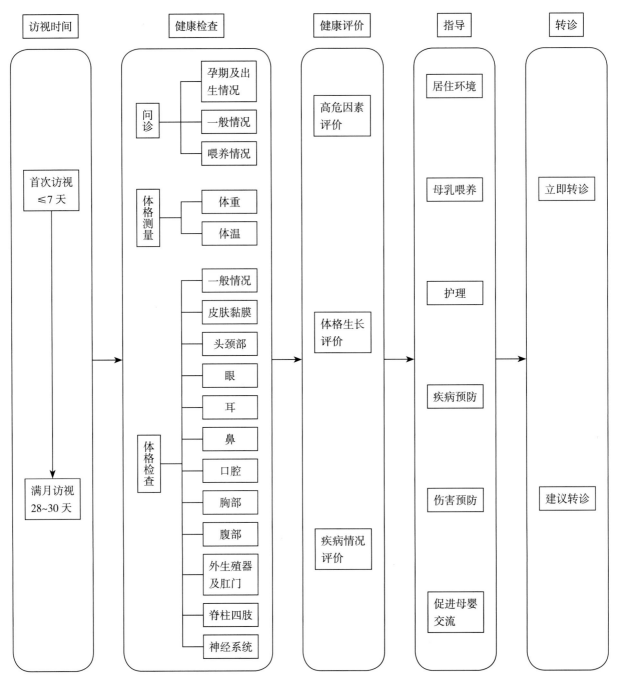

图 15-2-1　新生儿随访时间及流程

（杨　杰）

参 考 文 献

1. 国家卫生计生委. 国家基本公共卫生服务规范（第三版）. 2017

第三节　新生儿随访内容

新生儿随访内容包括病史询问、体格检查、健康教育、健康评价几方面。具体内容根据随访时间有所侧重。分述如下：

一、出院前准备

由于新生儿随访内容是院内医疗行为的延续，与院内医疗行为相关性大，所以在出院前应该完成以下项目：

1. 进行卡介苗、乙肝疫苗的预防接种。

2. **进行喂养指导** 促进和保持母乳喂养，告知母乳喂养优点、正确的母乳喂养方法、常见母乳喂养问题的处理；因医疗原因无法母乳喂养时人工喂养，告知可选代乳品及优缺点、喂养方法和注意事项。

3. **进行家长健康教育** 告知家长新生儿生理特点、家庭护理要点、易患疾病及早期识别和应对、应接受的常规保健服务。

4. **新生儿疾病筛查** 法定的遗传代谢疾病筛查、听力障碍筛查、新生儿疾病筛查相关事项告知。

二、第一次出院后随访

内容包括：

1. **了解情况** 主要包括出生时情况（出生时体重、身长、头围、母亲的分娩方式、孕周等）、预防接种情况、新生儿疾病筛查情况、喂养情况、其他异常情况、母亲产后恢复和健康情况等。观察家居环境（包括室温、湿度、通风状况、室内用具是否清洁卫生、新生儿的衣被、尿布是否符合卫生要求等），重点询问和观察喂养、睡眠、大小便、黄疸、脐部情况等。

2. 为新生儿进行全面健康体检，包括：体温，观察新生儿一般情况，如新生儿在安静状况下，每分钟呼吸次数，全身及面部、四肢末梢皮肤的颜色；全身全面体检，心肺听诊。检查时应特别注意脐部有无分泌物或感染；颈、腋、腹股沟及臀部等处有无皮肤糜烂、各部位有无畸形、各种神经反射及四肢活动等情况。

3. 根据了解的情况和体检结果提出具体指导意见，特别是喂养、护理、疾病预防、科学育儿等。

4. 如果发现新生儿未接种卡介苗和第1剂乙肝疫苗，提醒家长尽快补种。

5. 提供健康咨询、指导。新生儿皮肤、脐部护理；新生儿洗浴、衣着、居室指导；佝偻病预防指导；母亲的合理营养指导；注意新生儿的各种生理状态，如生理性体重下降、生理性黄疸、乳腺增大、假月经等；纠正不良的风俗习惯，如脏布擦口腔、用针挑马牙、挤新生儿肿大的乳房、吸安慰奶头等。

6. **新生儿疾病筛查随访** 了解新生疾病筛查结果，对于遗传代谢病筛查阳性新生儿，指导家长尽快（7个工作日内）到原筛查机构或有资质的医疗保健机构采血确诊；对于初次听力筛查未通过的新生儿，指导家长于出生后42天内到原筛查机构或有资质的医疗保健机构进行听力复筛。如果发现新生儿未接受新生儿疾病筛查，告知家长到具备筛查条件的医疗保健机构补筛。

7. 高危儿喂养、护理、随访诊断和干预指导，特别是针对早产儿、低出生体重儿、出生窒息、出生缺陷、早产儿视网膜病变（ROP）患儿，提供转诊指导。发现异常，应指导及时就诊。需要增加随访次数的预约随访时间和随访方式。

三、第二次新生儿随访

内容包括：

1. **了解情况** 重点询问和观察新生儿的喂养、睡眠、大小便、黄疸等情况，前次访视发现问题的纠正和发展情况。

2. **生长发育评估和随访** 身长、体重测量和生长发育评估（可根据生长发育监测图）。

3. 早产儿、低出生体重儿、中重度营养不良、产前筛查/诊断异常新生儿，建立专门档案，高危儿随访体检或必要的辅助检查（如血常规、NBNA测定、出生缺陷诊断辅助检查，可转诊提供。

4. 提供健康咨询、指导。包括户外活动、计划免疫、营养指导、早期潜能开发指导、有针对性的常见病防治知识咨询（如佝偻病、营养不良、呼吸道和消化道常见病）、必要的疾病或缺陷诊疗信息和转诊指导。

四、高危儿随访内容

1. **体格发育监测** 早产儿纠正胎龄40周开始每月测量身高、体重、头围、前囟等情况，并用生长发育图直观表示，作为营养状况的评估。

2. **神经运动发育监测** 有条件的医院应该于新生儿出生3、7、14和28天做新生儿行为神经测定（neonatal behavioral neurological assessment, NBNA）检查。早产儿在纠正胎龄40周开始进行第1次NBNA评估，随后每月可选择做52项检查，并根据个体情况选择3和6个月，1岁和2岁时做 Bayley 发育量表检查,了解发育情况和伤残及康复效果。以期早期干预,减轻脑损伤,减轻家庭和社会负担。

3. 营养评估与指导 详细记录高危儿每天饮食情况,包括品种、量及次数,进行营养评估,并根据生长发育情况、患病情况有针对性地指导饮食的添加,尤其对早产儿和小于胎龄儿。同时指导喂养以适应神经康复中大量的体能消耗的需求。

4. 气质与心理测试及家庭干预 定期对高危儿家长进行相关的心理调查、高危儿气质测定,对于高危儿家长心理上的不安、焦虑及过度保护等情绪反应,通过心理咨询及指导,改善亲子关系可促进高危儿的预后。相关的功能或形态学的检查:依不同的高危因素进行检查,如磁共振成像、计算机断层扫描、脑电图、脑干诱发电位、肺功能或心功能检测等。

五、个体化的高危儿随访方案

1. 针对新生儿期疾病的目的性随访 2003年 JAMA 中有文献表明,支气管肺发育不良、严重早产儿视网膜病变、脑损伤是极低出生体重儿12月龄不良预后的高危因素,其中并发症的数量与不良预后的发生率有关,可作为低出生体重儿18月龄死亡、脑瘫、精神发育迟缓、听力损伤、视力损伤等不良预后的预测模型。BPD、严重 ROP、BI 对于极低出生体重儿早期预后有良好的预测性,3个并发症的预测性各自独立又相互关联。因此,对新生儿期疾病进行针对性随访,能够早期发现相关并发症并及时干预。

新生儿出院后随访的人群、时间和内容可以根据不同的疾病进行分类随访,从而增加患者的依从性,保证随访的质量。使其在最佳的时间接受早期干预,监测早期干预后严重的神经发育学后遗症如脑瘫、智力低下等的发生率。进一步优化新生儿出院后随访方案。

2. 针对听力异常随访 我国原卫生部《新生儿疾病筛查技术规范 2010 版》中指出:所有婴儿应该在出生 1 个月内进行听力筛查;所有筛查未通过的婴儿,最迟应该在 3 个月内接受全面的听力评估;所有确诊为永久性听力损失的婴儿都应该诊断之后尽快接受干预服务,最迟不超过 6 月龄(1-3-6 个月模式)。

初次听力筛查未通过的新生儿,指导家长于出生后 42 天内到原筛查机构或有资质的医疗保健机构进行听力复筛;有高危因素的新生儿,告知家长应在 3 年内每 6 个月随访复查一次,听力高危因素包括:新生儿重症监护室中住院超过 24 小时;儿童期永久性听力障碍家族史;巨细胞病毒、风疹病毒、疱疹病毒、梅毒或弓形虫等引起的宫内感染;颅面形态畸形,包括耳廓和耳道畸形等;出生体重低于 1500g;高胆红素血症达到换血要求;母亲孕期曾使用过耳毒性药物;细菌性脑膜炎;Apgar 评分 1 分钟 0~4 分或 5 分钟 0~6 分;机械通气时间 5 天以上;临床上存在或怀疑有与听力障碍有关的综合征或遗传病。未复查的筛查阳性新生儿,指导家长让患儿尽快复查。

3. 针对新生儿黄疸的随访制度 2004 年 AAP《新生儿高胆红素血症管理指南》中强调,出院时医院应给家长提供书面和口头信息,内容包括黄疸知识的介绍以及出院后如何监测黄疸。所有新生儿在出院后最初几天应由有资质的专业人员随访,评估新生儿是否有活力、有无黄疸。随访的时间根据出院时日龄以及是否存在危险因素确定,基本可遵循一个原则,即出生后 72 小时内出院者,于出院后 48 小时随访。例如,出生后 48 小时出院者,可在出生后 96 小时随访。

出院后评估包括婴儿体重、体重下降的百分比、摄入奶量、排便情况以及黄疸情况。用手指压一下新生儿皮肤更易于观察黄疸情况。但肉眼判断黄疸易有误差,可疑明显黄疸时需测定 TSB 或 TcB。AAP 指出,任何时间 TSB>428μmol/L(25mg/dl) 应作为紧急情况立即住院治疗。我国近年来已有对新生儿黄疸出院前评估和出院后随访的重要性的认识。

4. 针对早产儿视网膜筛查异常患儿的随访 我国 2013 年 4 月颁布了《儿童眼及视力保健规范》,规范中指出健康儿童应当在生后 28~30 天进行首次眼病筛查,分别在 3、6、12 月龄和 2、3、4、5、6 岁健康检查的同时进行阶段性眼病筛查和视力检查。因此新生儿时期的眼底筛查只是儿童眼病筛查的第一步,建立和健全完整的随访观察和干预机制,系统监测儿童眼病的发展和视力的发育才是今后工作的重点和目标。

随访中加强宣传教育,提高人群的眼保健意识。从孕产妇抓起,利用孕妇学校的平台,给准父母们讲解新生儿及儿童眼病筛查的意义,让他们了解筛查的必要性、重要性以及复查随访的时间和不同阶段检查的内容、意义。

5. 针对新生儿疾病筛查异常的随访　了解患儿是否接受治疗。对于未接受治疗的确诊患儿，指导家长让患儿尽快接受治疗。

（杨　杰）

参 考 文 献

1. Barbara Schmidt, MD, et al. Impact of Bronchopulmonary Dysplasia, Brain Injury, and Severe Retinopathy on the Outcome of Extremely Low-Birth-Weight Infants at 18 Months. Results From the Trial of Indomethacin Prophylaxis in Preterms. JAMA, 2003, 289(9):1124-1129.

2. 卫生部. 新生儿疾病筛查技术规范(2010版). 2010.

3. 中华人民共和国国家卫生和计划生育委员会. 儿童眼及视力保健技术规范. 中华眼科杂志, 2013, 49(7):651-652.

第四节　新生儿随访模式与评估方法

新生儿特别是高危儿出院后随访模式影响家长随访依从性。结果显示，出生胎龄及体重越低、随访距离越近、住院期间坚持母乳喂养、强化随访、合并症多以及出院时体重低的患儿随访依从性好。因此，随访模式的制订非常重要。

一、新生儿随访的模式

1. 家庭访视　家庭访视由专人负责，避免了传统护理分段服务的缺陷，通过交谈、居住环境和家庭成员的观察能及时发现问题，帮助改变不良生活习惯，纠正错误认识，有针对性地提供母乳喂养指导、科学的育儿知识，对产妇存在的心理问题及时给予疏导，帮助产妇尽快适应产后心理、生理的变化，有利于产后康复。访视工作开展得好坏，能否达到访视的预期目的，最基础的是访视医师的综合素质。作为访视医师，首先要有良好的职业道德、全面的医学知识、精湛的护理技术和良好的人际交流能力。目前国内对从事产后家庭访视医师仍没有明确的统一规定，有的地区要求上岗培训取得上岗证，但对专业、学历、工作经验等都没有统一的规定；国内访视医师队伍参差不齐，由临床医师(妇产科医师)、助产士、护理人员、公卫人员组成，几乎均为兼职，在农村访视医师可能由村医师担任。

目前国内访视机构主要有综合医院、妇幼保健院(所)、社区卫生服务中心、镇卫生院、"月子中心"，由这些机构安排相关人员担任访视医师。在访视过程中，访视时间的长短也间接反映了访视工作的质量。目前每次家庭访视的时间没有明确规定，但没有一定时间的保证，不可能做好一次访视工作。深圳市妇幼保健院对10 172例产妇和9297例正常新生儿进行产后48小时母婴出院联合家庭访视，结果显示无母婴失访。新生儿再入院率与对照组比较无统计学差异。

2. 医疗机构新生儿随访门诊　正常新生儿随访由儿童保健科新生儿访视门诊进行；高危儿由多科协作的高危儿随访门诊进行。

（1）出院计划与标准：出院计划的目的是使高危新生儿成功安全地从医院过渡到家中。不同的医疗条件、技术水平、家庭经济及家庭成员受教育程度等情况，影响患儿是否能按出院标准出院及按期随访。早产儿出院共同的基本标准为：病情稳定，且无任何急性疾病存在；在室温下可维持体温正常。吸吮能力好，自己吃奶可供每天体重增长；近期无呼吸暂停或心律不齐；体重最好达到1800~2000g，或纠正胎龄达36~37周。

（2）出院前准备和宣教：当患儿达到出院标准时，应该与患儿的抚养人沟通，了解家庭中相关环境与心理准备情况，尤其是超低出生体重儿，条件许可情况下，可设立过渡亲子病房，提供喂养等常见问题解决对策的相关直接指导，使患儿更易于从医院到家庭的平稳过渡。另外，告知随访的重要性及失访可能带来的不良结果，取得家属的配合，定期进行有针对性的评估与干预。同时，出院前护士对患儿双亲进行喂养、护理指导与基本的心肺复苏知识培训，可有效降低高危新生儿期后病死率。

（3）出院前完成早产儿视网膜病的筛查、听力筛查、新生儿代谢筛查、免疫接种及神经系统发育评估等。

（4）出院后管理：出院后以围产新生儿科医师为主，包括营养师、神经康复师、社会工作者及护理人员在内的多学科人员合作开设高危儿专科门诊，又称多学科专科门诊。

3. 以家庭为中心的基于移动终端的云随访　全身运动(general movements, GMs)评估的家庭录像法可评估早产儿神经发育。有研究对家长进行早期筛查随访重要性教育和取得合格家庭 GMs 录像的相关培训,在家中摄录 GMs,通过网络传至 GMs 网络评估群进行评估随访。对家庭录像从录像质量、次数及评估者间信度进行分析,了解家庭录像法评估的可行性,调查未参加家庭 GMs 录像的原因。结果发现 GMs 家庭录像质量能接近临床标准化录像水平,且能序列录像,评估者间信度较好,适合在经济欠发达地区推广。

二、新生儿随访的评估方法

新生儿随访的评估在新生儿随访中作用重大。方法包括生长发育评估、黄疸评估、神经发育评估、听力评估、视力发育评估。

(杨　杰)

参 考 文 献

1. 林梅,梁玉美,韦桂源. 新生儿随访门诊对极低出生体重儿智能发育的影响. 中国妇幼保健,2015,30(35):6239-6241.
2. 岳廷棉,朱丽萍. 国内产后家庭访视服务现状. 中国妇幼保健,2011,36(31):4951-4952.
3. 侯庆中,王晨虹. 正常产后 48h 母婴出院联合家庭访视的可行性研究. 中国妇幼保健,2012,27(10):1456-1458.
4. 焦晓燕,杨红,李佳樾,等. 全身运动评估家庭录像法在早产儿神经发育随访中的可行性研究. 中国儿童保健杂志,2015,23(8):791-793.
5. 李瑛,刘向梅,王欣煜,等. 新生儿重症监护病房先天性遗传代谢病筛查及结局随访. 中国新生儿科杂志,2015,30(1):48-50.

第五节　新生儿随访组织管理

新生儿随访工作由各级卫生行政部门负责实施与监督管理,各级妇幼保健机构负责技术指导。正常新生儿的随访服务均应由社区保健人员在乡镇卫生院、社区卫生服务中心进行,偏远地区可在村卫生室、社区卫生服务站进行。在有条件的地区,建议结合儿童预防接种时间进行随访。

目前,我国很多地区已建立新生儿资料管理和随访系统,并取得不小的成就。随访存档本上需记录随访编号;患儿一般情况:父母姓名、住址、联系方式;新生儿出生情况:住院号、出生时间、出生孕周、出生体重、Apgar 评分、新生儿期疾病;母亲孕期情况:母亲姓名、既往妊娠史、高危病史等。随后依据每类疾病的特点进行针对性的随访。珠海市应用新生儿听力筛查资料管理和随访系统以来,新生儿听力筛查初筛率从 20.0% 提高到 75.1%,复筛率从 33.4% 提高到 66.9%,耳聋干预率从 42.7% 提高到 95.7%。天津市实施新生儿听力筛查网络管理化以来,新生儿听力筛查初筛率由 47.6% 上升至 94.7%,复筛率由 25.4% 上升至 47.5%,干预率由 61.1% 上升至 89.5%。利用新生儿听力筛查信息网,对高危新生儿进行早期听力筛查和定期随访,及时给予医学、听力学干预和听觉言语康复训练,提高新生儿的生活质量及社会适应能力具有重要的意义。

各级医疗保健机构职责如下:

一、市级妇幼保健机构

1. 负责辖区内新生儿保健系统管理技术指导工作。
2. 定期举办辖区内新生儿保健技术培训。
3. 做好新生儿保健指标信息收集、统计、上报与分析。
4. 配合卫生行政部门进行新生儿保健监督管理工作。

二、乡镇卫生院市级妇幼保健机构

1. 承担本辖区内新生儿保健系统管理。
2. 负责新生儿保健系统的管理。
3. 负责高危儿访视、筛查、管理和转诊。
4. 负责信息数据的汇总上报。
5. 定期对村新生儿保健工作者进行新生儿保健技术培训。
6. 开展健康教育工作。

三、村卫生室

1. 负责本村新生儿保健工作。
2. 负责掌握本村出生人数,新生儿死亡数,及时上报。
3. 开展新生儿访视、高危儿随访上报工作。
4. 健康教育工作。

四、社区和家庭的管理

建立健全转诊、转院制度,利用网络及其他方式分级管理服务,尤其是对康复患者进行医疗机构、社区及家庭三结合的方式进行管理,可减轻社会、家庭的负担,有效提高治疗效果。

五、各级新生儿保健机构及人员应具备以下条件

1. 开展儿童健康管理的乡镇卫生院、村卫生室和社区卫生服务中心(站)应当具备所需的基本设备和条件。

2. 从事儿童健康管理工作的人员(含乡村医师)应取得相应的执业资格,并接受过儿童保健专业技术培训,按照国家儿童保健有关规范的要求进行儿童健康管理。管理胎儿、新生儿的内、儿科医师至少要到二级以上医疗机构新生儿科进修学习 3 个月,经考核合格方可取得资格参加新生儿抢救和管理。同时,三级医院的新生儿科医师有责任到基层单位指导培训。

3. 高危新生儿随访,如早产儿视网膜筛查、听力诊断等,需到有资质医院进行随访。出院后保健由经过围产新生儿专科培训,有较丰富围产、儿童保健与儿科相关临床知识的医务人员担任。社区参加管理的人员至少在二级以上医疗机构的新生儿科、神经康复科、儿童保健科等相关科室进行 3~6 个月的进修学习且需通过考核。

4. 早产儿由于可能并发多种并发症,早产儿随访应由新生儿科、儿童保健科、神经康复科、眼科、耳鼻喉科多科协作完成。

六、反映新生儿保健工作的考核指标

1. 新生儿访视覆盖率

新生儿访视覆盖率 =(该年接受 1 次及 1 次以上访视的新生儿人数 / 同期活产数)×100%

2. 新生儿纯母乳喂养率

新生儿纯母乳喂养率 =(同期纯母乳喂养新生儿数 / 满月访视有喂养记录的新生儿数)×100%

(杨　杰)

参 考 文 献

1. 卫生部 . 新生儿疾病筛查技术规范(2010 版).2010.

2. 中华人民共和国国家卫生和计划生育委员会 . 儿童眼及视力保健技术规范 . 中华眼科杂志,2013,49(7):651-652.

3. Marmor MF,Kellner U,Lai TY,et al. Revised recommendations on screening for chloroquine and hydroxychloroquine retinopathy.Ophthalmology,2011,118(2):415~422.

4. Schmidt B,Davis P,Moddemann D,et al. Long-term effects of indomethacin prophylaxis in extremely-low-birth-weight infants. N Engl J Med,2001,344:1966-1972.

5. 宋燕燕 . 围产高危儿系统管理新模式 . 中华围产医学杂志,2009,12(6):478-480.

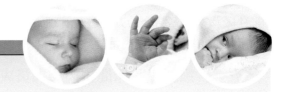

第十六章 新生儿常见症状鉴别

第一节 新生儿呼吸困难

新生儿适应宫外生长环境的能力是其能否存活的关键因素,其全身的重要系统在出生后都会出现明显的转变。当肺的适应能力出现问题时,就会出现呼吸困难。不管是足月儿还是早产儿,呼吸困难是最常见的导致新生儿需要住院治疗的原因。

【病因】

引起新生儿呼吸困难的高危因素众多,如早产、剖宫产、羊水胎粪污染、母亲妊娠期糖尿病、绒毛膜羊膜炎等。但是,要预测哪些新生儿在生后或新生儿期会出现呼吸困难是不现实的。因此,需要护理新生儿的人员能够及时识别呼吸困难的表现,明确造成呼吸困难的病因,并且及时采取措施防止病情的进展甚至导致新生儿死亡。

造成新生儿呼吸困难的疾病很多,最常见的包括新生儿湿肺、新生儿呼吸窘迫综合征或胎粪吸入性肺炎,以及其他一些肺部病变,但还有许多非呼吸系统的病变需要排除(表 16-1-1)。

表 16-1-1 新生儿呼吸困难的主要鉴别诊断

气道先天异常	后鼻孔闭锁 上气道梗阻(喉软化、舌根囊肿、血管瘤等) 气管支气管结构异常(狭窄、软化等) 先天性膈疝 先天性气管食管瘘 肺隔离征 先天性肺腺瘤样变

续表

肺部病变	足月儿	新生儿湿肺、 胎粪吸入综合征 原发性或继发性肺动脉高压 肺炎 气胸 羊水或奶液误吸 胸腔积液(包括乳糜胸) 肺表面活性物质缺乏症 肺泡毛细血管发育不良
	早产儿	新生儿呼吸窘迫综合征 气胸 肺炎 肺出血 羊水或奶液误吸 胸腔积液(包括乳糜胸) 支气管肺发育不良等
非肺部病变	心血管系统	心功能不全 先天性心脏病
	神经系统	缺血缺氧性脑病 颅内出血 脑积水 中枢感染 颅内占位 神经肌肉疾病(如脊肌萎缩征等)
	代谢系统	低血糖 电解质紊乱(低钙、低钠等) 先天性遗传代谢病
	血液系统	红细胞增多症 新生儿贫血
	药物因素	母亲使用镇痛药、毒品等
	其他因素	全身性感染、体温改变、胎儿水肿等

其他因素如低血糖、低钙血症、红细胞增多症、贫血等亦可导致呼吸困难的症状。先天性遗传代谢病也应该注意排除。

【临床特点与诊断】

新生儿呼吸困难（neonatal respiratory distress）最主要临床表现包括：呼吸急促、呻吟、吸气性喘鸣、鼻翼扇动、吸气性凹陷（肋间隙、胸骨上窝、锁骨上窝）、面色发绀、呼吸暂停（定义为呼吸停止超过 20 秒，伴有心率下降及发绀）、喂养困难以及心率增快（超过 160 次 / 分）。正常新生儿的呼吸频率为 30~60 次 / 分，当新生儿出现二氧化碳潴留、缺氧或者酸中毒时，会代偿性地出现呼吸增快至大于 60 次 / 分。其主要机制为：当出现肺部病变时，肺的顺应性降低，导致潮气量降低，为达到有效的分钟通气量，需要增加呼吸频率，因此，呼吸增快是新生儿呼吸困难最主要和常见的表现之一。

呻吟常常提示气道阻力增高，吸气性喘鸣则提示存在局部的气道梗阻或气道高反应性，而鼻翼扇动则是为了增大上气道直径，降低气道阻力的反应性表现。当肺的顺应性下降或气道阻力增高时，新生儿会加强呼吸肌的收缩以辅助呼吸运动，此时便会出现吸气性凹陷。当呼吸困难持续存在而未进行有效处理的话，会出现呼吸衰竭，影响通气功能导致缺氧发绀，影响换气功能导致呼吸性酸中毒加剧，最终可导致呼吸停止危及生命。

新生儿呼吸困难的主要鉴别诊断如下：

1. 新生儿呼吸窘迫综合征 新生儿呼吸窘迫综合征（neonatal respiratory distress syndrome，NRDS），也称肺透明膜病（hyaline membrane disease，HMD），是造成早产儿呼吸困难的最常见的原因，与早产儿肺的结构及功能不成熟有关，因此孕周越小，发生几率越高。但是需要注意的是，少部分孕周≥37 周的足月儿也会出现呼吸窘迫综合征，其中多数为剖宫产出生。主要机制为未成熟的Ⅱ型肺泡上皮细胞分泌肺泡表面活性物质不足，导致肺泡表面张力增高、顺应性下降，引起肺血管阻力增高，灌注不足和肺组织缺血。持续的呼吸窘迫可导致支气管肺发育不良，引起慢性的氧气依赖。高危因素包括：早产，男性，妊娠期糖尿病等。主要症状为早产儿生后出现进行性加重的呼吸困难，可有呻吟、吸气性凹陷等表现。胸片可提示肺灌气不足，肺野呈"毛玻璃样"改变，支气管充气征，心影膈肌显示不清，甚至白肺表现。

2. 新生儿湿肺 新生儿湿肺（transient tachypnea of the newborn，TTN）是足月新生儿呼吸困难的最常见原因，占全部病例的 40% 以上，多见于足月剖宫产新生儿，通常呈自限性。在出生后，肺液残留于肺组织中，前列腺素未能及时释放并扩张淋巴管使肺液排出，即会造成 TTN。目前证据表明，与早产儿出现呼吸窘迫综合征类似，出现湿肺的足月新生儿可能存在肺表面活性物质的缺乏。TTN 高危因素包括：妊娠期哮喘，男性，巨大儿，妊娠期糖尿病和剖宫产。症状表现为出生后立即或 2 小时以内出现呼吸急促，以及其他呼吸困难的表现，但通常呼吸困难的程度并不严重。症状可持续数小时至 2 天，大多可自行恢复。胸片提示弥漫性肺实质浸润，或者可见叶间裂的显示。

3. 胎粪吸入综合征 通常健康胎儿在出生前不会排出胎粪，但宫内的缺氧或应激可使得胎儿在生产前将胎粪排出于羊水中。大约 15% 的新生儿分娩时伴有羊水胎粪污染，其中 10%~15% 可出现新生儿胎粪吸入综合征（meconium aspiration syndrome，MAS），特别多见于足月儿以及过期产儿。胎粪的组成为脱落的细胞、分泌物、胎毛、水、胆色素、胰酶和羊水。尽管胎粪无菌，但其可导致局部的刺激性炎症、阻塞，并且是很好的细菌培养基。因此，胎粪吸入除了可以导致气道机械性阻塞引起通气血流比失衡外，还能引起化学性的炎症反应并且诱发感染，还可导致持续性肺动脉高压及气胸等并发症。症状表现为出生时见羊水粪染，生后立即出现显著的呼吸困难。胸片提示散在的或融合的片状肺不张，其余部分可存在过度通气。

4. 新生儿持续性肺动脉高压 新生儿持续性肺动脉高压（persistent pulmonary hypertension of newborn，PPHN）是由于胎儿循环向正常循环转变时，肺血管阻力下降失败导致。其病理机制大致分为肺动脉的发育不良、发育不全和适应不良。根据病因可分为原发性及继发性肺高压，其中继发性肺高压的病因包括胎粪吸入、新生儿呼吸窘迫综合征、湿肺等。动脉导管前后的氧饱和度有显著差异是其主要临床表现，对氧的需求与胸部 X 线表现不符，亦提示 PPHN 的可能。完善心脏彩超检查估算肺动脉压力可以明确诊断，同时也可以排除其他先天性心脏结构的异常。

5. 气胸 气胸(pneumothorax)是由于气体进入胸膜腔,导致胸腔内压力增高,引起呼吸困难。大多报道认为早产儿发生气胸的风险更高。分类包括自发性气胸,以及由其他原因导致的气胸,如感染、胎粪吸入、肺发育异常或机械通气损伤。症状表现为突发性呼吸困难或氧饱和度下降,可伴有胸廓饱满不对称,呼吸音减低或消失。胸片可见局部透亮阴影,内无肺纹理,可见肺组织压缩线。

6. 感染因素 感染是导致新生儿呼吸困难的另一种主要原因,其中以细菌感染为主,当然病毒、真菌及其他非典型微生物的感染也会导致同样的后果。常见的细菌感染病原包括 B 族链球菌(GBS)、金黄色葡萄球菌、肺炎链球菌以及革兰阴性的肠杆菌。通常肺炎和败血症的症状除了呼吸困难之外,还可有体温波动、精神状态改变等。感染导致进展为呼吸困难通常需要一定时间,一般发生于生后数小时或数天。常见的感染高危因素包括:胎膜早破(大于 18 小时)、早产、孕母 GBS 感染、产前发热或绒毛膜羊膜炎。进行孕妇 GBS 筛查并及时治疗可以显著降低新生儿 GBS 感染肺炎及败血症的风险。胸片检查可有助于肺炎的诊断,血常规及 CRP 检查有助于判断感染的性质,血培养检查有助于明确感染的病原。

7. 先天性畸形 肺部的先天畸形,如先天性肺发育不全、先天性肺气肿、先天性肺腺瘤样变等可导致呼吸困难。上气道梗阻如后鼻孔闭锁、喉软化、喉噗、声带麻痹、舌根囊肿、Pierre Robin 综合征、血管环、声门下血管瘤等亦可以呼吸困难为主要表现。脊柱侧弯、胸廓发育畸形等也可因影响呼吸运动及肺部扩张导致呼吸困难。先天性心脏病,包括青紫型先心病,如大动脉转位、法洛四联症、肺静脉异位引流;非青紫型先心病,如大型房、室间隔缺损,动脉导管未闭、主动脉弓缩窄等,亦可出现呼吸困难。

8. 神经系统疾病 颅内出血、脑积水、化脓性脑膜炎等可造成呼吸困难。脊肌萎缩症、重症肌无力等神经肌肉疾病在新生儿非常少见,但必要时需要注意排除。另外,一些药物如产时应用镇痛药、孕母使用毒品等也可导致新生儿出现中枢性呼吸困难。

【治疗原则】

新生儿呼吸困难的主要治疗手段是支持治疗

及针对病因的治疗。对新生儿呼吸困难的紧急处理,主要在于通过适当的氧气供应方式纠正缺氧,防止或纠正呼吸性酸中毒造成的损害,因此可能需要使用无创或有创的机械通气手段。

氧气治疗包括鼻导管吸氧、面罩或头罩吸氧、无创机械通气及有创机械通气。在临床疑似细菌感染、白细胞升高、中性粒细胞减少等情况下,需要使用抗生素治疗。在呼吸困难时常常需要暂停经口喂养。对于重症病例,体外膜肺(extracorporeal membrane oxygenation,ECMO)可作为最终的治疗手段。

【保健与管理】

NRDS 通常需要使用肺表面活性物质及机械通气治疗。孕 24~34 周产前预防性使用激素可降低新生儿呼吸窘迫综合征的风险。对于小于 26 周早产儿 $FiO_2>0.3$,或大于 26 周早产儿 $FiO_2>0.4$ 时需要给予肺表面活性物质治疗。肺表面活性物质首剂 200mg/kg 的疗效优于 100mg/kg,若首剂应用后对氧需求仍增加或者需要机械通气,可考虑使用第 2 剂或第 3 剂。一氧化氮对 NRDS 治疗并无益处,但对于明确导致继发的持续性肺动脉高压的病例,可考虑使用吸入一氧化氮吸入治疗。机械通气的使用指征及注意事项请参考《新生儿机械通气常规》。新生儿呼吸窘迫综合征的预后取决于疾病本身的轻重程度,患儿的孕周及出生体重,以及有无并发症的发生。总体而言,孕周越小,出生体重越轻,NRDS 越重,并发症越多,死亡率越高。

对于新生儿湿肺,主要采用支持治疗,因为其通常是自限性的。通常湿肺症状较轻,仅需吸氧支持,可自行恢复。但也有一部分病例症状严重,可能需要无创机械通气甚至有创机械通气治疗,而且需要排除潜在的其他疾病的风险,对于足月儿特别是要注意排除肺表面活性物质缺乏症以及肺泡毛细血管发育不良。若无围产期感染依据,不需应用抗生素治疗湿肺。使用利尿剂可能缩短症状持续的时间,但对疾病的预后无显著的影响。除非出现严重并发症,新生儿湿肺预后通常良好。

MAS 的治疗的重点在于支持治疗及解除肺部的炎症反应。对于呼吸支持的选择取决于疾病的轻重程度,部分危重患者需要使用高频振荡机械通气甚至 ECMO 治疗,另外对于继发 PPHN 的患者,需要使用一氧化氮吸入治疗。由于继发感染的风险增高,对于胎粪吸入综合征,需要常规给予抗生素治疗。以往胎粪吸入综合征的死亡率较高,但在机械通气、一氧化氮应用和 ECMO 治疗的技术逐渐普遍实施及发展后,其死亡率已明显下降。

PPHN 的治疗以扩张肺动脉,主要目的为降低肺动脉压力,目前主要手段为一氧化氮的吸入治疗,另外可以考虑使用西地那非、米力农等磷酸二酯酶抑制剂治疗。少量气胸呼吸困难症状轻微者可给予常规支持治疗,注意监测生命体征,观察病情变化,大多可自愈。大量气胸或张力性气胸,应给予胸腔穿刺抽气或胸腔闭式引流治疗,注意呼吸机参数的设定,保持良好的氧合,并且给予适当镇静避免患儿烦躁人机对抗导致气胸加重。新生儿肺炎或败血症的治疗以抗感染为主,同时应注意呼吸道的管理,给予适当的雾化处理,清理呼吸道分泌物,翻身拍背,防止加重气道的堵塞。

对于一些先天畸形导致的呼吸困难,如上气道梗阻、先天性食管气管瘘、先天性膈疝、先天性心脏病、颅内出血等,有条件情况下,主要处理手段还是在给予呼吸支持基础上进行外科手术治疗。若医院无法进行相应手术治疗,则应给予呼吸支持稳定生命体征,尽早转诊至有手术条件的新生儿重症中心。

总体来说,新生儿呼吸困难是新生儿期各种疾病表现最常见的症状之一,需要医护人员及护理新生儿的家属及时发现、识别及早期处理。在治疗上主要以支持治疗为主,重点在于对原发疾病的治疗。

【随访】

新生儿呼吸困难出院后大多数需要随访,依据呼吸困难的不同病因,予以随访要求也不一样。若是早产儿 NRDS 引起呼吸困难,那必须按照早产儿出院后随访要求,如需要定期随访早产儿营养情况、神经行为发育及生长发育情况等。针对住院期间因呼吸困难已予气管插管有创呼吸机辅助通气的新生儿,出院后需要到耳鼻咽喉科随访声带和咽喉发育情况。

先天性畸形引起新生儿呼吸困难,尤其住院期间予以手术治疗的新生儿,出院后要加强伤口护理,及时消毒更换敷料,定期到小儿外科或耳鼻喉科随访,必要时复查胸片或相关辅助检查。

【预防】

新生儿呼吸困难可见于大约 7% 的新生儿,而且大多情况比较紧急,对于新生儿医师及护理人员而言,早期识别和预防是重点。

在对新生儿呼吸系统的症状进行评估时,如发现有以上提到的呼吸困难的表现,如呼吸急促、吸气性凹陷等,需要监测的项目一般包括经皮氧饱和度、血气分析、血常规及 C 反应蛋白、血培养以及胸部 X 线片检查。经皮氧饱和度及血气分析检查有助于了解新生儿的缺氧及二氧化碳潴留严重程度,明确是否需要吸氧甚至机械通气支持治疗。血常规及 C 反应蛋白和血培养检查有助于明确是否存在感染因素,可以指导抗生素的应用。胸片则可以初步判断引起呼吸困难的原因,是由于肺部病变还是其他因素导致。

(裘　刚)

参 考 文 献

1. Gallacher D, Hart K, Kotecha S. Common respiratory conditions of newborn. Breathe, 2016, 12 (1): 30-42.
2. Reuter S, Moser C, Baack M. Respiratory distress in the newborn. Pediatr Rev, 2014, 35 (10): 417-428.
3. Sweet DG, Carnielli V, Greisen G, et al. European consensus guidelines on the management of neonatal respiratory distress syndrome in preterm infants - 2013 update. Neonatology, 2013, 103 (4): 353-368.
4. Edward MO, Kotecha SJ, Kotecha S. Respiratory distress of the term newborn infant. Paediatr Respir Rev, 2013, 14 (1): 29-36.
5. Mahoney AD, Jain L. Respiratory disorders in moderately preterm, late preterm, and early term infants. Clin Perinatol, 2013, 40 (4): 665-678.
6. 《中华儿科杂志》编辑委员会, 中华医学会儿科学分会新生儿学组. 新生儿机械通气常规. 中华儿科杂志, 2015, 53 (5): 327-330.

第二节　新生儿啼哭

正常新生儿出生后立即出现啼哭,使得肺组织能迅速膨胀,逐渐由胎儿循环过渡至正常循环状态,这是呼吸运动建立的正常生理反应。在此之后,由于新生儿尚未有语言表达的能力,啼哭是作为其反映生理情绪的主要表达方式之一,同时也是对疼痛刺激、疾病状态等的特殊反应。

【病因】

根据原因,可将新生儿啼哭分为生理性及病理性两大类。作为新生儿父母、新生儿科医师以及护理人员,对于新生儿的啼哭,最重要的是鉴别其是生理性情绪表达,还是对于病理状态的反应,才能进行及时且恰当的处理,一方面避免对于生理性啼哭过度紧张而给予过度检查及治疗,另一方面避免对于病理性啼哭未能及时发现异常,延误病情而导致严重的后果。

【临床特点与诊断】

1. 生理性啼哭的临床特点及诊断

(1)饥饿性啼哭:为新生儿哭闹的最常见原因。一般发生在上一顿喂奶之后2~3小时,哭声响亮,有节律性,哭时面色红润,伴有觅食、吸吮和吞咽动作,啼哭时间相对较长,给予喂养后哭闹可停止。

(2)不适性啼哭:为另外一种较常见的生理性啼哭原因。比如新生儿在大小便浸湿尿布之后、衣被太厚过热或太薄过凉、长时间未更换体位肢体不适、蚊虫叮咬引起瘙痒等情况,一般表现为突然啼哭,哭声急躁,后间断低声哭泣,给予喂养、安抚等不能缓解,此时注意观察并纠正以上因素后啼哭即可中止。

(3)自然性啼哭:新生儿无明显异常体征,多在刚睡醒或者清醒无人陪伴时发生,给予抱玩、哄逗等抚慰后可中止,有时将其放下后再次啼哭,考虑为新生儿的一种正常生理情绪需求。

(4)疼痛性啼哭:在进行新生儿护理的时候,比如更换尿布、更换衣物、洗澡擦身时,若手法粗暴、牵拉等刺激引起疼痛时,新生儿常出现啼哭。另外一些医疗行为,如采血、动静脉置管、各种有创穿刺等操作,均会导致患儿出现疼痛引起啼哭。

2. 病理性啼哭的临床特点及诊断

(1)皮肤疾病引起的啼哭:多为持续性哭闹,一般哭声响亮有力,伴有烦躁,有时可见新生儿出现踢被、磨蹭等表现,但总体全身情况良好。一般常见的有颈部、腋窝和腹股沟皮肤皱褶处皮肤糜烂、面部湿疹、肛周湿疹、尿布皮炎、皮肤疖肿、皮肤擦伤等。

(2)呼吸道疾病引起的啼哭:症状比较轻微的为上呼吸道感染,可能因鼻塞导致呼吸不畅,或在吃奶时因鼻塞不能很好吸吮引起,该类情况一般哭声有力,全身状况良好。如出现哭声嘶哑,哭时可闻及喉喘鸣音,需要注意是否存在先天性喉软骨发育不良或者喉炎的情况。若出现肺炎等严重的呼吸道感染,可能出现哭声微弱、呻吟表现,

甚至伴有呼吸急促、面色发绀、喘息样表现,一旦出现类似情况,必须要紧急处理。

(3)消化道疾病引起的啼哭:若出现口腔炎症,因吸吮导致疼痛,故会出现每次吃奶时哭闹,边吸边哭,吸吮无力,但哭声有力,此时应注意检查口腔内情况。消化道感染引起腹泻及呕吐,可伴有肠道痉挛、腹痛、腹胀,此时可出现高声且尖锐的啼哭,时缓时急,反复发作。牛奶蛋白过敏或者乳糖不耐受的新生儿,易在吃奶后出现肠易激反应,可在吃奶后安睡时突然出现急促尖锐的啼哭,哭闹剧烈,常常家长会反映婴儿夜间睡觉不安稳,易惊醒并哭闹,但总体全身状态尚好。肠套叠、腹股沟嵌顿疝则易引起患儿反复哭闹不止,面色苍白,四肢厥冷,给予安抚等处理不能改善,可伴有果酱样大便或肛门停止排气排便等情况。

(4)神经系统疾病引起的啼哭:新生儿缺氧缺血性脑病(HIE)、颅内出血、中枢感染等疾病,由于颅内压增高,常出现尖叫样啼哭,哭声高尖单调,可伴有呕吐、惊厥、反应差等神经系统表现。

(5)心血管疾病引起的啼哭:部分患有先天性心脏病的新生儿,如完全性大动脉转位、法洛四联症、房室间隔缺损等,可出现哭声微弱、吸吮无力、呼吸急促等表现,若哭闹严重时则面色发绀、喘息明显加重。

(6)疼痛导致哭闹,也是住院患儿常见的啼哭原因。一些外科手术之后的患儿或新生儿进行有创操作或产钳助产引起皮肤损伤等原因。

【治疗原则】

对于新生儿啼哭的处理,最首要的是注意观察新生儿的基本状况,询问新生儿家长或护理人员相关情况,了解啼哭的性质,初步判断导致啼哭的原因。在护理新生儿时,注意随时观察是否存在不适性哭闹的情况,及时解除引起新生儿不适的因素,注意维持合适的室温,穿盖舒适的衣物,注意祛除蚊虫,注意维持室内安静、防止喧哗吵闹、保持空气清洁等。对于母乳喂养的正常新生儿,需要指导母亲正确的喂养动作,预防呕吐及误吸,喂奶后合理的拍背等。

对于早产儿或因病住院的新生儿,若给予人工喂养,应注意根据病情及生长发育的情况合理增加奶量。在对新生儿进行更换尿布、更换衣物、洗浴等护理的时候,注意细致耐心,不要为贪图迅速而动作粗暴。对于医护人员,在对新生儿进行

查体、治疗、有创操作等处理时,一定要注意手及器械的温度,动作轻柔,尽量减少对新生儿的不必要的刺激。特别是置于暖箱中的早产儿,应注意减少不必要的操作,降低灯光及外界声音的刺激。对于病理性啼哭,最主要的处理方式还是在缓解患儿的不适感的基础上,以治疗原发疾病为主。注意维持良好的环境,做好皮肤护理,保持呼吸道通畅,推荐给予母乳喂养以减少过敏及肠易激的情况,若有紧急情况,及时给予相应对症处理。

【保健与管理】

既往对于新生儿啼哭,特别是疼痛刺激导致的啼哭不够重视,认为新生儿不能感知疼痛,或者对其没有远期影响。但目前观点则认为,新生儿早期的疼痛暴露,可能对远期的神经内分泌调节、免疫状态及精神心理均产生明显的影响。对于住院治疗的早产儿或足月儿,目前证据表明给予"袋鼠式护理"(kangaroo care)及"帮助性包裹"(facilitated tucking)的护理方式及手段,可以有效减少新生儿的哭闹时间,降低其对疼痛刺激的反应。另外使用"非营养性吸吮"(non-nutritive sucking)和糖水安慰的方式也可以达到缓解疼痛刺激的目的。

按摩理疗及针灸也被认为是有效的缓解疼痛的手段。对于已知病理状态导致哭闹且难以安抚的,或者在对患儿进行某些有创操作之前,或者是外科手术之后的患儿,可以选用适当的镇静镇痛药物以减轻疼痛刺激。但目前来说我们对新生儿疼痛的了解仍不够全面和深入,还需要进一步的研究探讨。

【随访】

对于新生儿生理性啼哭无需随访。而新生儿病理性啼哭,按照原发疾病相关的随访要求按时随访。

【预防】

对于新生儿生理性啼哭,要给予及时安抚或喂奶,有时在喂奶结束后新生儿仍有啼哭,可能原因为奶量不足,新生儿饥饿感未完全解除,提示可能需要增加奶量。新生儿在大小便浸湿尿布之后、衣被太厚过热或太薄过凉、长时间未更换体位导致肢体不适等,要予以相应处理。对于新生儿病理性啼哭,要及时就医,寻找出啼哭的病因,然后予以对因预防或治疗。

(袁　刚)

参 考 文 献

1. 王晓燕,商显敏,吴成慧,等. 新生儿啼哭原因分析. 中国妇幼保健,2006,21(1):77-78.
2. Beggs S. Long-term consequences of neonatal injury. Can J Psychiatry,2015,60(4):176-180.
3. Walker SM. Neonatal pain. Paediatr Anaesth,2014,24(1):39-48.
4. Hall RW,Anand KJ. Pain management in newborns. Clin Perinatol,2014,41(4):895-924.
5. Witt N,Coynor S,Edwards C,et al. A guide to pain assessment and management in the neonate. Curr Emerg Hosp Med Rep,2016,4:1-10.

第三节　新生儿呕吐

呕吐是指通过胃的强烈收缩,迫使胃或部分小肠的内容物经食管、口腔而排出体外的过程,是新生儿期常见的症状之一。其可能是生理性的现象,也可能是病理状态的改变。

【病因】

从解剖结构上而言,新生儿胃内容量小、贲门括约肌发育不成熟、胃的位置呈水平位,另外从生理角度上讲,新生儿肠道神经调节功能差、胃酸及消化酶的分泌能力弱、中枢神经系统控制呕吐的能力低,这些因素都导致新生儿比较容易出现呕吐。

根据引发呕吐的原因,大致可将呕吐分为内科性及外科性两类。由于原因不同,呕吐的轻重程度以及可能导致的后果也大相径庭。因此,对于新生儿科医师及护理人员而言,需要对呕吐这个症状具备基本的认识和鉴别诊断的能力,以便能正确处理。

【预防】

按照病因不同新生儿呕吐预防措施亦不同。

内科性呕吐预防注意事项有:喂养指导,注意喂奶方式,奶后拍背;母血咽下则多发生于母乳喂养的新生儿,母亲乳头皲裂继续母乳喂养时,咽下的母血刺激胃部黏膜导致呕吐,呕吐胃内容物为乳汁伴有血性物质,新生儿全身状态良好,通过询问病史可以明确,暂停喂养后呕吐可自行消失。胎粪排泄延迟,导致吃奶后呕吐,可伴有腹胀,但给予通便等处理后可好转。牛奶蛋白过敏的新生儿,除呕吐之外,可有腹胀、腹泻、湿疹等其他表现,推荐母乳喂养降低过敏风险。肠道感染引起呕吐,以抗感染及支持治疗为主,注意维持水电解质平衡。原则上症状不严重者可继续喂养,若呕吐严重需要禁食时则需给予肠外营养支持。

外科性呕吐预防注意事项有,呕吐时注意小心误吸气管引起呛奶或窒息,及时完善相关检查明确诊断,尽早进行相关手术治疗,术后加强呼吸道和消化道的管理。

【临床特点与诊断】

1. 内科性呕吐

(1) 喂养不当:常见的原因为喂养时有大量空气咽下,或过量喂养,以及喂奶后立即将新生儿平置等均容易导致呕吐。

(2) 胃黏膜刺激:包括羊水咽下、母血咽下、口服药物等。新生儿生后早期呕吐最为常见的就是羊水咽下,特点为生后即有呕吐,进食后呕吐加重,呕吐的内容物主要为羊水,也可带血,但大多生后1~2天自行恢复,呕吐时一般状况良好,胎粪排出正常,不伴腹胀,无其他异常体征。但应注意与新生儿自然出血症、新生儿应激性溃疡等鉴别,必要时可以进行APT试验,取呕吐物或胃内容物标本,加水搅拌均匀,沉淀后取上清液加入1%氢氧化钠,观察溶液颜色变化。如仍为红色,则表示为新生儿出血,如变为棕黄色则为母血。

(3) 消化道功能失调:包括胃食管反流、贲门失弛缓症、胎粪排泄延迟、牛奶蛋白过敏等。其中胃食管反流也是比较常见的新生儿呕吐的原因之一,通常表现为溢乳、反复奶后呕吐等,可伴有体重不增等表现。

(4) 呼吸道感染:新生儿在出现呼吸道感染时,如有鼻塞、气促等情况时,易在吃奶时因换气不畅导致呛咳、呕吐,需要注意清理鼻腔及呼吸道分泌物、拍背排痰,出现呕吐时将新生儿侧卧,防止奶液误吸。

(5) 肠道感染:除呕吐症状之外,可能出现腹泻、腹胀、发热等表现,严重感染如败血症等可伴有全身状态改变,甚至脱水、休克。感染的病原可能包括病毒、细菌、真菌等,可以进行血常规及CRP、大便细菌培养、病毒等检查明确病原。

(6) 中枢神经系统疾病:如缺氧缺血性脑病、中枢感染等引起颅内高压,导致出现呕吐。追问病史则存在出生窒息史,或有发热等全身感染表现。该类呕吐为喷射样,查体可发现前囟饱满、张力增高,可伴有球结膜水肿。重点是支持治疗,处理原发疾病。

(7) 代谢性疾病:电解质紊乱、肾上腺皮质增生症、高氨血症等先天性遗传代谢病可能以呕吐为主要症状之一。若新生儿表现为反复呕吐,精神反应差,正常发育迟缓,伴有反复的或难以纠正的电解质紊乱、低血糖、酸中毒时,一定要完善串联质谱、新生儿筛查等检查排除先天性遗传代谢病。

2. 外科性呕吐

(1) 肥厚性幽门狭窄:为新生儿常见的腹部外科疾病,主要表现为呕吐、上腹部见胃蠕动波和触及幽门肿块。一般生后2~3周起病,初起为溢乳,逐渐加重至喷射性呕吐,呕吐物主要为乳汁及胃液,不含胆汁,吐后再次进奶正常。

(2) 先天性食管闭锁、食管气管瘘:主要表现为生后即口吐泡沫,喂奶后立即呕吐,因唾液及奶汁吸入气道易伴有呼吸急促等表现,放置胃管受阻需临床考虑此诊断。

(3) 先天性肛门直肠闭锁:生后发现无肛门,或者正常肛门处无开口,肛门位置异常,该病新生儿生后若未注意体格检查,也可出现呕吐、腹胀等表现。

(4) 胃扭转、食管裂孔疝:一般生后早期即出现呕吐,一般为乳汁为主,不含胆汁,可引起体重不增,生长发育不良。

(5) 先天性肠闭锁:是新生儿肠梗阻中最常见的原因之一,除呕吐外,主要表现还有不排胎粪,或仅排少量胶冻样便。呕吐出现时间、呕吐物性质、呕吐频次与肠闭锁位置高低有关。十二指肠闭锁位置高,第一次喂奶后即呕吐,呕吐物含胆汁,呕吐频繁,可不伴腹胀或仅上腹部腹胀。低位肠梗阻生后呕吐出现较晚,呕吐物多为粪质样,呕吐次数及程度随时间进行性加重,一般伴有全腹胀。

(6) 先天性巨结肠:由于结肠缺少神经节细胞,导致丧失蠕动和排便功能,继发扩张,导致低位肠梗阻表现,出现呕吐、便秘、全腹胀,呕吐物可含胆汁或粪质。

(7) 肠旋转不良、肠扭转、肠坏死、肠穿孔:一般生后有正常胎粪排出,生后3~5天起出现反复呕吐,含有胆汁,排便减少或不排便,当出现肠扭转后,病情突然加重,呕吐频繁,腹胀明显,若出现肠坏死、肠穿孔则会出现呕吐血性物。

(8) 坏死性小肠结肠炎:该病多发生于早产

儿,胎龄越小、体重越轻,发病率越高。可出现呕吐、腹胀、便血表现,并伴有明显的全身感染中毒症状,呕吐物可先为奶液,后为胆汁样及咖啡样。

(9) 其他腹部外科疾病:如膈疝、环状胰腺、十二指肠隔膜、胎粪性肠梗阻、胎粪性腹膜炎、肠套叠、肠重复畸形、胃穿孔、腹腔占位、腹股沟嵌顿疝等,也可以呕吐为主要表现。

另外泌尿系统外科疾病,如睾丸扭转、泌尿系肿瘤占位、泌尿系感染以及神经外科疾病,如大量颅内出血、颅内占位、脑积水等,亦会有呕吐表现。

3. 辅助检查

(1) 腹部立卧位片:对于膈疝、肠闭锁、先天性巨结肠具有初步判断的重要意义。对新生儿坏死性小肠结肠炎的诊断及分期有指导作用。另外,如果见到膈下游离气体,是消化道穿孔的特征性表现,也是外科急诊剖腹探查的指征。

(2) 上消化道造影:主要观察造影剂经过食管、胃、十二指肠及部分小肠的排空速度,对于食管闭锁、十二指肠闭锁、肠旋转不良、胃食管反流、食管裂孔疝、胃扭转等有诊断意义。

(3) 造影剂灌肠:主要观察肛门、直肠、结肠、回盲部的形态,对于先天性巨结肠、结肠闭锁等有诊断意义。

(4) 腹部超声:可以观察幽门有无狭窄,以诊断是否存在先天性肥厚性幽门狭窄。观察回盲部有无"同心圆"征,是否存在肠套叠。观察有无腹腔占位、腹水。观察腹股沟有无疝囊,睾丸有无扭转等。目前,超声检查在腹部外科,特别是肠道外科疾病的诊断中起的作用越来越明显,主要是观察肠系膜上动静脉血流情况,对于肠旋转不良的诊断阳性率明显高于腹部X线片,同时对于新生儿坏死性小肠结肠炎的诊断有辅助作用。

(5) 胃镜检查:胃镜下可直接探查到食管、胃及十二指肠的情况,可诊断消化道溃疡、上消化道出血、十二指肠隔膜等疾病。但由于新生儿体重较轻,消化道较细,对设备及技术要求较高,因此胃镜的使用尚不普及。

(6) 头颅B超或MRI:排除颅内出血、颅内占位、脑积水等中枢神经系统疾病导致的呕吐。

【治疗原则】

呕吐是新生儿疾病的最常见的症状之一,需要医护人员足够的重视。通过询问病史、了解呕吐发生的时间、呕吐物性质、呕吐严重程度、是否存在伴随的其他症状等,初步判断引发呕吐的原因,采取适当的处理手段,判断是否需要进一步的检查。呕吐物为单纯奶液的,内科疾病的可能性较大;呕吐物带有胆汁或粪质的,必须要高度怀疑肠梗阻外科疾病可能,需要完善相关的辅助检查;呕吐物带有鲜血的,要考虑胃黏膜的损伤或者凝血功能异常;若为早产儿呕吐血性液体,需要警惕坏死性小肠结肠炎。

【保健与管理】

喂养不当或消化道功能的问题,通过母乳喂养宣教、喂养指导、改善喂养方式后可以缓解。羊水、母血咽下等通过观察,不需特殊治疗处理也可自愈。其他一些内科疾病,对于呕吐的治疗大多还是以支持治疗及针对原发病治疗为主。胃食管反流以口服促进胃肠动力药物及抑酸剂为主;牛奶蛋白过敏的新生儿建议母乳喂养,必须人工喂养的话建议使用水解蛋白的特殊配方奶粉;胎粪排泄延迟的新生儿可给予适当的灌肠通便促进胎粪排出;肠道感染的新生儿则以抗感染为主,喂养指导,同时可以考虑给予肠道益生菌口服治疗。而对于外科性呕吐而言,则需要早期发现、早期干预。特别是对于消化道穿孔、肠扭转等外科急腹症,必须尽早手术治疗,否则可能导致病情延误甚至危及生命。

【随访】

新生儿内科性呕吐出院后随访注意事项有:若有出院带药的,要按时口服药物,注意喂养方式,小心误吸呛奶,及时随访呕吐内科相关性疾病。

外科性呕吐出院后随访注意事项有:如已手术治疗的,要加强伤口护理,注意呕吐次数及呕吐物性状。如果呕吐无好转或加重的,那要及时到外科门诊随访,必要时复查腹部立卧位片或其他相关检查。

(裘　刚)

参　考　文　献

1. Marseglia L,Manti S,D'Angelo G,et al. Gastroesophageal reflux and congenital gastrointestinal malformations. World J Gastroenterol,2015,21(28):8508-8515.

2. Khan ZA,Ahmad S,Sheikh MY,et al. Gastro esophageal reflux:An over investigated entity in neonates and infants. J Pak Med Assoc,2010,60(12):984-986.

3. 施诚仁,周莹.新生儿外科性呕吐.临床外科杂志,

2011,19(8):511-512.

4. 陈青江,楼毅,高志刚,等. 新生儿先天性十二指肠梗阻. 2013,34(10):746-749.

5. Alehossein D, Abdi S, Pourgholami M, et al. Diagnostic accuracy of ultrasound in determining the cause of bilious vomiting in neonates. Iran J Radiol,2012,9(4):190-194.

第四节　新生儿打嗝

新生儿打嗝,亦称呃逆,是由于膈肌和肋间肌的突然不协调收缩,紧接着咽部关闭,气流突然冲击进入肺部,发出特殊的声响。

【病因】

新生儿神经系统发育不成熟,受到刺激后较容易出现打嗝。新生儿打嗝比较常见的原因是喂养不当,常常发生在喝完奶之后,多由于吃奶时哭闹、吃奶过急过快、喂奶时有大量空气进入胃部引起,或由于奶量过多、奶液温度较低、更换奶制品等刺激导致。其次是由于护理不当,导致腹部受凉等导致。

除此之外,一些药物的应用也会诱发打嗝。但也有不少打嗝的新生儿找不到明确原因的。

【临床特点与诊断】

打嗝一般开始于吸气时,而当体内二氧化碳分压水平升高时中止。这个动作的神经反射与膈神经、迷走神经、交感神经通路以及中央中脑调节有关,其相关的中枢神经递质包括 γ- 氨基丁酸（GABA）、多巴胺、5- 羟色胺,周围神经递质包括肾上腺素、去甲肾上腺素、乙酰胆碱和组胺。因此,当存在物理性、化学性以及炎症刺激以上反射通路,影响神经递质传递,均可诱发打嗝。通常打嗝是自限性的,但如果长时间不中止,超过 48 小时,称之为打嗝持续状态,如果超过 2 个月,则称为难治性打嗝。

【治疗原则】

新生儿打嗝通常是有自限性的,不需要特殊的处理,在护理上可通过以下方法:①喂养指导,告知家长在喂奶时注意姿势正确,避免在喂奶时"空吸"导致大量空气咽下;②建议可以采取少量多餐的喂奶方式;③注意按时哺乳,避免在新生儿因饥饿哭吵剧烈时哺乳;④若为人工喂养,需要注意奶液的温度,避免过凉或过烫;⑤避免喂奶过急过快,必要时在喂养过程中休息片刻后继续喂养;⑥在喂奶后轻轻拍背以帮助胃内空气排出,或者可以轻柔地顺时针按摩腹部排气,可有

效预防打嗝及吐奶;⑦捂面、压眼眶、惊吓刺激等方式可以提高二氧化碳分压或者刺激迷走神经,因而有可能能够使打嗝中止,但效果并不肯定,且对新生儿可能存在其他风险,因此并不推荐使用。

【保健与管理】

如果新生儿老是出现打嗝、吐奶等表现,需要注意排除是否存在胃食管反流的情况。如果症状较轻,可按以上方法处理。如果症状较严重,影响胃口,导致体重不增等情况,则需要进一步检查,必要时需要口服胃肠动力药及抑酸剂治疗,如多潘立酮、雷尼替丁等。如果人工喂养的新生儿除打嗝外,还伴有吐奶、腹泻、皮疹等症状,应警惕可能存在牛奶蛋白过敏,对于此类新生儿,主要还是提倡母乳喂养,如需人工喂养,建议给予特殊配方奶粉。若新生儿除打嗝之外,尚存在其他症状,如精神状态改变、反应低下、抽搐、呼吸不畅等情况,必须立即就医,需要注意排除中枢神经及外周神经损害可能。若此类疾病导致的打嗝,主要还是以处理原发疾病为主。但很多时候会出现原因不明的打嗝,必要时可考虑给予镇静止痉药物,如氯丙嗪、氟哌啶醇、咪达唑仑等。

【随访】

新生儿打嗝一般不需要住院治疗,因此,没有出院医嘱。但是,新生儿打嗝需注意事项如下:母亲给新生儿喂奶时要保持正确姿势,母乳喂养的新生儿,若母乳很充足,喂奶时应避免使乳汁流得过快,不要在新生儿过度饥饿或哭得很凶时喂奶。如果出现持续性打嗝或者难治性打嗝,通过常规方法无法短时间内制止打嗝,那就要求及时就医,避免不良事件发生。

【预防】

对于喂养或护理不当导致的打嗝,一般不需要过于担心,大多能很快自然停止,对新生儿的生长发育也不会构成影响。

但是其他一些病理原因导致的打嗝,可能就会持续存在,或者反复发作。长期的打嗝可能导致新生儿出现胃纳减退、精神状态不佳、体重不增、营养不良等情况。比如对牛奶蛋白过敏的新生儿长期给予普通配方奶粉喂养,会经常出现打嗝的表现,而胃食管反流的新生儿也会经常伴有打嗝的症状。

但是必要注意的是,如果出现持续性打嗝或

者难治性打嗝的现象,一定要排除中枢神经及外周神经损害的可能,例如颅内占位、脑血管畸形、纵隔占位、病毒感染、电解质紊乱等。

(裴　刚)

参 考 文 献

1. Nausheen F, Mohsin H, Lakhan S. Neurotransmitters in hiccups. Springerplus, 2016, 5(1): 1357.
2. Becker DE. Nausea, vomiting, and hiccups: a review of mechanisms and treatment. Anesth Prog, 2010, 57(4): 150-156.
3. Woelk C. Mannaging hiccups. Can Fam Physician, 2011, 57(6): 672-675.
4. Chang FY, Lu CL. Hiccup: mystery, nature and treatment. J Neurogastroenterol Motil, 2012, 18(2): 123-130.
5. Howes D. Hiccups: A new explanation for the mysterious reflex. Bioessays, 2012, 34(6): 451-453.

第五节　新生儿便秘

便秘是指"主诉有非正常的延迟排便或者排干燥硬结的粪便,常常伴有排便费力和(或)疼痛"。由于新生儿不能主动讲述排便的感受,因此对于新生儿排便是否正常,需要家长及医护人员的仔细观察。2010年英国国家卫生质量标准署对于儿童特发性便秘的指南中提出,对于1岁以下的婴儿,出现以下2种或2种以上表现者,需要考虑为便秘:每周排便次数低于3次(不适用于纯母乳喂养的超过6周的婴儿),坚硬粗大的粪便、"兔子屎"或"坚果样"的粪便,排便困难,坚硬粪便伴有出血,排便时用力屏气,曾经有过便秘的表现,曾经或现有的肛裂。

【病因】

由于新生儿的特殊性,一旦新生儿早期出现便秘,可能与新生儿肠道蠕动功能差相关,但必须要注意排除先天性消化道畸形。正常新生儿生后48小时之内要解胎粪,如果生后48小时未见胎粪排出,必须警惕消化道畸形。常见的与便秘有关的消化道畸形包括:①先天性肛门闭锁或肛门狭窄;②先天性肠闭锁;③胎粪性肠梗阻或胎粪排泄延迟;④先天性巨结肠;⑤肛周脓肿、肛裂;⑥脊髓发育异常。

在排除外科性疾病基础上,新生儿便秘可能的其他因素包括:①代谢及内分泌疾病;②神经肌肉疾病;③药物引起的便秘;④喂养因素。

【临床特点与诊断】

1. 常见的与便秘有关的消化道畸形　包括如下:

(1) 先天性肛门闭锁或肛门狭窄:新生儿生后不排便,逐渐出现腹胀,开奶后腹胀加重,可伴有呕吐,需要注意新生儿是否存在正常肛门位置是否有开口,或者肛门开口位置是否正常,如果有开口可以使用柔软肛管试探是否能顺利通过肛门。完善倒立位片可明确直肠盲端与皮肤距离,以选择适当手术方式。

(2) 先天性肠闭锁:新生儿生后不排便,或仅排少量灰色胎便,给予灌肠通便处理后仍无胎粪排出。若闭锁位置较高,开奶后早期即会出现呕吐,呕吐物可含胆汁,可有上腹膨隆或无明显腹胀;若闭锁位置较低,呕吐出现晚,可伴有粪质,但多会伴有较为严重的腹胀。行腹部立卧位片提示肠梗阻表现,完善消化道造影以明确肠闭锁的位置。

(3) 胎粪性肠梗阻或胎粪排泄延迟:新生儿生后不排胎粪或仅排少量黏稠胎粪,伴有呕吐、腹胀等表现,但有正常肛门,给予灌肠通便后可有大量黏稠的胎粪排出。如生后3天大便仍为胎粪样,则考虑为胎粪排泄延迟。

(4) 先天性巨结肠:一般生后解胎粪情况正常,但随着开始喂养,逐渐出现便秘,伴有腹胀、呕吐等表现。行造影剂灌肠检查可见结肠明显扩张,行结肠活检提示无神经节细胞。

(5) 肛周脓肿、肛裂:有时新生儿出现肛周脓肿或肛裂的时候,由于排便会加剧疼痛,因此会造成新生儿不愿排便,导致便秘。

(6) 脊髓发育异常:脊膜膨出、脊柱裂、脊髓栓系、脊髓占位、脊髓损伤等可因排便神经反射降低,从而影响排便。其中比较特殊的是Currarino综合征,具有骶骨发育不良、直肠肛门畸形、骶前肿物三联症表现,以顽固性便秘为主要症状,需要神经外科手术治疗后,再进行普外科肛门手术。

2. 在排除外科性疾病的基础上,新生儿便秘可能的其他因素包括如下:

(1) 代谢及内分泌疾病:患有先天性甲状腺功能减退的新生儿可出现腹胀、便秘的消化道症状,还可有病理性黄疸、喂养困难、反应低下、肌张力低下等表现,完善新生儿筛查或甲状腺功能检查可以明确诊断。另外,低钾血症、垂体功能低下、糖尿病等也可引起便秘。

（2）神经肌肉疾病：如新生儿脑病、神经功能失调、脊肌萎缩症、线粒体脑肌病等，由于支配排便的肌肉神经功能出现异常，导致排便困难出现便秘。多伴有其他神经系统或肌力肌张力的改变。

（3）药物引起的便秘：如新生儿使用镇静镇痛药、麻醉药、肌松剂、抗组胺药、铅中毒等，都可以引起便秘。因此需要注意了解病史，以排除药物原因导致的便秘。

（4）喂养因素：有时在母乳与奶粉转换，或更换奶粉品牌的时候，有可能会出现胃肠功能紊乱导致出现便秘的情况。另外，如果新生儿喂养不足，奶量及水分摄入不够，亦会导致便秘的发生。有些新生儿存在牛奶蛋白不耐受，也可能出现排便不畅的表现。

【治疗原则】

新生儿便秘的处理，首先是要明确便秘原因。如果是由于外科疾病导致，需要通过外科手术治疗。如肛门闭锁，需要外科肛门成形术或者肠造瘘术治疗。肠闭锁需要进行肠切除肠吻合术治疗。先天性巨结肠需要反复清洁灌肠，并可能需要行结肠造瘘术及根治术治疗。如因脊髓栓系、脊膜膨出等疾病导致，则需要进行神经外科手术治疗。如果是由于内科疾病引起，也需要以治疗原发疾病为主，先天性甲状腺功能减退的患儿需要给予口服甲状腺素治疗，由于代谢或电解质紊乱导致的便秘，需要保持水电解质平衡。神经肌肉疾病则可能需要免疫治疗。药物引起的便秘可能需要调整药物的使用。

【保健与管理】

对于功能性便秘而言，主要还是以进行喂养指导为主。需要对新生儿父母及护理人员做好健康教育工作，建议母乳喂养，注意喂养方式，喂奶后可以给予轻拍背部及顺时针轻揉腹部。如不能母乳喂养，又有牛奶蛋白不耐受的新生儿，可选择水解蛋白配方奶粉。益生菌的使用有可能能够减轻或改善便秘的症状，必要的时候可以选用。若新生儿便秘严重，出现腹胀，影响胃纳，可考虑给予甘油灌肠。对于严重病例，可考虑口服乳果糖软化大便处理。但不建议给予新生儿口服番泻叶、比沙可啶等导泻的药物。

【随访】

消化道畸形相关的便秘，尤其手术后的新生儿出院后，注意伤口护理及观察大便性状和次数的变化，需要定期到小儿外科随访。在排除外科性疾病基础上，其他因素引起便秘的新生儿，若相关内科疾病引起的，那需要到小儿内科专科门诊随访，喂养因素引起的便秘，注意改变喂养方式，及时更改奶粉，必要时添加益生菌，喂奶后予轻拍背部及顺时针轻揉腹部等。

【预防】

新生儿胃肠道功能尚未完全发育完善，饮食对于排便影响较大。正常母乳喂养的新生儿大便一般每天 3~4 次，奶粉喂养的新生儿一般每天排便 1~2 次。新生儿喂养过程中注意观察每天排便情况，出现新生儿便秘时，一定要查找便秘的原因，针对便秘具体原因进行有效预防。

（裘　刚）

参 考 文 献

1. Bardisa-Ezcurra L，Ullman R，Gordon J，et al. Diagnosis and management of idiopathic childhood constipation：summary of NICE guidance. BMJ，2010，1；340：c2585.

2. Biggs WS，Dery WH. Evaluation and treatment of constipation in infants and children. Am Fam Physician，2006，73（3）：469-477.

3. Sekaran P，Brindley N. A case of Currarino's syndrome presenting as neonatal bowel obstruction. J Pediatr Surg，2012，47（8）：1600-1603.

4. Rastogi MV，LaFranchi SH. Congenital hypothyroidism. Orphanet J Rare Dis，2010，5：17.

5. Indrio F，Di Mauro A，Riezzo G，et al. Prophylactic use of a probiotic in the prevention of colic，regurgitation，and functional constipation：a randomized clinical trial. JAMA Pediatr，2014，168（3）：228-233.

第六节　新生儿便血

便血是新生儿期常见的症状之一，也是新生儿危重病症的常见合并症，部分患儿可合并呕血，如不及时发现并有效治疗，大量出血可导致贫血、休克甚至死亡。因此，应详细分析导致新生儿便血的原因，并及时开展有效的治疗。

【病因】

1. 假性便血

（1）咽下母血：娩出时咽下母亲产道中的污血，或者吸入乳母乳头皲裂、糜烂处的母血，引起新生儿假性呕血和便血较常见。婴儿一般情况良好,无贫血貌或失血症状,精神反应好。

(2)咽下自己的血液:常见于因插管或外伤所致的鼻咽部或气道内出血,被吞咽至消化道而引起呕血和血便。

(3)其他:口服铁剂、铋剂等。

2. 全身性出凝血性疾病　某些疾病如重症感染、硬肿症、新生儿呼吸窘迫综合征等引起的DIC患儿多见,常有胃肠道外出血的表现,出凝血检查异常。新生儿出血症,是由于维生素K依赖的凝血因子缺乏所致,出血多发生在生后2~6天,常见于纯母乳喂养儿。

3. 消化道疾病

(1)反流性食管炎:胃食管反流(GER)致食管炎而伴发溃疡时可出现呕血、黑便,并有顽固性呕吐、营养不良和生长发育迟缓。

(2)急性胃黏膜病变:指各种应激因素引起的胃黏膜急性糜烂、溃疡和出血,如窒息缺氧、颅内出血、颅内压增高、败血症、低血糖症、应用非甾体类抗炎药等。

(3)急性胃肠炎:可见发热、呕吐、腹胀及腹泻,严重者有便血。

(4)肠梗阻:可有呕吐、腹胀、呕血和便血。肠旋转不良、肠重复畸形等可因反复呕吐引起胃肠黏膜撕裂引发出血。

(5)配方奶不耐受引起的过敏性肠炎也可有呕吐和便血。

(6)先天性巨结肠:可引起下消化道出血。

(7)坏死性小肠结肠炎:可因消化道出血发生便血。

(8)乙状结肠、直肠和肛门疾病:多见便血,因息肉、肛门-直肠裂等引起。

(9)血管畸形(血管瘤、动静脉瘘):根据其不同部位可引起便血或呕血。

【临床特点与诊断】

1. 内、外科出血的临床特点

(1)内科性出血特点:①有围产期窒息史及感染史;②除新生儿出血症外,一般便血量不大;③可伴有麻痹性肠梗阻表现;④常见消化道以外的症状和体征;⑤腹部X线平片多无特征性异常。

(2)外科性出血特点:①胎儿期有羊水过多史;②反复呕血,常伴有水和电解质紊乱;③无胎便或量极少;④有腹胀及机械性肠梗阻;⑤X线平

片、钡剂及碘油造影可见消化道病变的特征。

2. 不同疾病的血便特点

(1)仅粪潜血阳性,无肉眼血便:①咽下母血或母乳喂养时乳头破裂;②鼻胃管致损伤;③新生儿坏死性小肠结肠炎(NEC);④喂养不耐受:牛奶蛋白过敏常发生于牛奶或豆奶粉喂养后;⑤胃炎或应激性溃疡:有类固醇治疗史;⑥原因不明。

(2)大便肉眼可见条带状血性:①肛裂;②直肠损伤:常继发于使用体温计测量肛温者。

(3)大量血便:①重症新生儿NEC;②弥散性血管内凝血:通常有其他部位的出血;③新生儿出血症;④外科疾病:如肠旋转不良伴中肠扭转、梅克尔憩室、先天性巨结肠、小肠重复畸形;⑤结肠炎:肠道感染或配方奶不耐受;⑥严重的肝脏疾病;⑧其他感染:如巨细胞病毒、弓形虫、梅毒和细菌性败血症。

3. 辅助检查

(1)实验室检查:血常规、粪常规+隐血、出凝血时间、凝血酶原时间、肝功能、血型等。

(2)X线检查:腹部立位平片可助诊肠梗阻、肠穿孔、肠扭转、NEC等。非急性出血期可使用造影剂。

(3)内镜检查:可明确出血部位的情况,适当时能在直视下止血或行活检并发现浅表病原。

(4)放射性核素扫描及血管造影术:对于亚急性或间歇性出血者有价值。血管造影术为损伤性检查,目前少用。

【防治】

对于新生儿便血,须及时就医,按照病因不同,防治措施也不相同。

1. 咽下母血　只需观察。

2. 肛裂和直肠损伤　注意观察,肛门涂凡士林油或消炎软膏有助愈合。

3. NEC　早期禁食、胃肠减压、抗感染、TPN等,必要时行手术治疗。

4. 鼻饲管损伤　多数鼻饲损伤的创伤较轻微,只需观察。如插管过大,换用小号鼻饲管;如果病情允许,建议取出鼻饲管。

5. 配方奶不耐受　停用原配方奶,可试用部分水解配方。

6. 原因不明　如果暂未发现病因,应严密地观察患儿症状变化。

7. 肠道感染　使用抗生素治疗,采取隔离。

8. 有外科情况如重症 NEC、肠穿孔、肠扭转等,需要立即外科纠正,及时手术治疗。

【保健与管理】

咽下母血等通过观察,无需特殊处理也可自愈。其他一些内科疾病,除禁食、止血等对症治疗外,需以原发病治疗为主。胃食管反流以口服促进胃肠动力药物及抑酸剂为主;配方奶过敏的新生儿建议母乳喂养,只能人工喂养时建议使用蛋白水解配方奶;肠道感染的患儿则以抗感染为主;对于全身性出凝血疾病引起的消化道出血,需纠正出凝血功能。外科疾病包括重症 NEC、消化道穿孔、肠扭转等,须尽早手术治疗,否则可能导致病情延误甚至危及生命。

【随访】

内科性疾病引起的新生儿便血,若有出院带药者,应按时口服药物,注意喂养方式,及时随访内科相关疾病。

外科性疾病引起的新生儿便血,如已手术治疗者,需加强伤口护理,定期外科门诊随访,注意短肠综合征等术后并发症的治疗。

(孙建华)

参 考 文 献

1. Green DS, Abdel-Latif ME, Jones LJ, et al. Pharmacological interventions for prevention and treatment of upper gastrointestinal bleeding in newborn infants. The Cochrane Library, 2015.

2. Dupont C, Kalach N, Rousseau V. Gastrointestinal Problems of the Newborn//Guandalini S, Dhawan A, Branski D, editor. Textbook of Pediatric Gastroenterology, Hepatology and Nutrition: A Comprehensive Guide to Practice. Cham: Springer International Publishing, 2016: 41-52.

3. Wei MT, Spigland NA, Green CM. Hypothermia and emesis in a newborn. Contemporary Pediatrics, 2016, 33(6): 13-17.

第七节　新生儿腹胀

腹胀常常是一种新生儿家长的主观感觉,可为家长自觉新生儿全腹或局部胀满感,也可以通过客观检查发现新生儿全腹部或局部膨隆,严重者可伴有腹壁皮肤紧张、发亮,腹壁静脉显现。

腹部的大小可以用腹围来衡量。腹围测量方法为使新生儿处于仰卧位,用皮尺经脐(或腹部最大处)绕腹一周读取测得的尺度。

【病因】

正常新生儿的腹部外形膨隆,形似"蛙状",其腹围大小受许多因素的影响,包括胎龄、日龄、进食等。新生儿的生理性腹胀与新生儿以腹式呼吸为主,消化道产气较多等原因有关。引起新生儿病理性腹胀的病因较多,如消化道疾病、全身性疾病都可能引起新生儿腹胀,其中以感染性疾病最常见。

【临床特点与诊断】

1. 生理性原因　正常新生儿在喂奶后常有轻度腹胀,但不伴有其他如呕吐、剧烈哭吵、停止排便排气等症状。新生儿生理性腹胀不影响食欲,不会影响其生长发育。

2. 病理性原因　新生儿病理性腹胀的原因以感染性疾病居首位。

1. 感染相关病因如下：

1) 败血症:新生儿败血症是新生儿时期一种严重的感染性疾病,进展迅速、病情凶险,但往往缺乏典型的临床表现。新生儿败血症的早期临床表现常不典型,早产儿尤其如此。腹胀为其临床表现之一,以全腹胀为主,同时可表现有奶量减少、烦躁不安或嗜睡、反应低下、面色苍白或灰暗、精神萎靡、体重不增等非特异性症状。若新生儿出现上述症状,尤其是母亲产前和产时有发热、血白细胞增高或胎膜早破、羊水浑浊等基础疾病的情况下,须警惕新生儿败血症的发生。完善血常规、PCT、血培养等实验室检查有助于诊断。但由于目前普遍早期应用抗生素治疗,故血培养阴性而临床症状符合败血症的表现时,仍需警惕新生儿败血症的可能。另外应该警惕新生儿坏死性小肠结肠炎(NEC)的可能,该症多与感染有关,特别是早产儿,早期可表现为腹胀、呕吐,腹部 X 线和超声检查可协助早期诊断。

2) 泌尿系统感染:新生儿期泌尿系统感染多为血行感染,而男女婴不同的泌尿系生理特征均易发生上行感染,可能同时存在全身或局部感染,临床症状极不一致且缺乏特异性。除引起腹胀外,可伴有发热或体温不升、嗜睡、吃奶差、呕吐或腹泻、面色苍白、萎靡或不安及体重不增等症状表现。如因尿道梗阻引起泌尿系统感染,可于下腹部触到胀大的膀胱。考虑泌尿系统感染行清洁尿液常规、尿培养及泌尿系统 B 超以明确诊断。

3）消化系统感染：新生儿尤其是早产儿因消化系统发育不完善，胃肠道黏膜屏障功能薄弱，容易导致消化系统感染，表现为腹胀、呕吐和腹泻、吃奶差、剧烈哭吵等，严重者可伴有精神萎靡、尿量减少、皮肤干燥、肢端冷等脱水或电解质紊乱的表现。

4）其他感染：腹胀作为非特异性症状是新生儿感染全身表现的一部分。不同部位各种病因引起的新生儿感染均可伴有腹胀症状，故需结合其他伴随症状加以具体分析。

2. 非感染相关病因：

1）喂养相关原因：新生儿是否为配方乳喂养，腹胀前是否存在喂养不当、更换喂养方式等情况。部分新生儿存在乳糖不耐受、食物过敏等情况，亦可表现为腹胀。

2）电解质紊乱：当新生儿由于各种原因导致电解质紊乱时，可出现腹胀。常见于进食量少、剧烈呕吐、腹泻后，可伴有精神萎靡、口唇干燥、眼眶凹陷、尿量减少等脱水表现。根据病史及血清电解质检查可明确诊断。

3）先天性遗传代谢性疾病：新生儿生后即可急性起病，常见的有苯丙酮尿症、先天性甲状腺功能减退、枫糖尿症、组氨酸血症等。患儿除腹胀为主要表现外，还常伴有毛色异常、反应低下、喂养困难等，实验室检查常提示代谢性酸中毒及顽固性低血糖症。新生儿疾病筛查及血、尿串联质谱检查有助于先天性遗传代谢性疾病的诊断，部分疾病可行基因诊断。

4）外科疾病：外科原因导致的新生儿腹胀往往表现为全腹胀，常见原因有低位肠梗阻、肠套叠、巨结肠及各种原因引起的腹水等。患儿腹胀呈进行性加重，常伴有呕吐、剧烈啼哭难以安抚、排便次数减少等症状。如患儿腹部触及腊肠样包块则高度提示肠套叠可能。当患儿出现上述症状时，需完善腹部立位片、消化道造影等影像学检查以明确病因，必要时予及时手术治疗。

3. 辅助检查　完善病史及相关体格检查后，还需进行相关的辅助检查以助诊断。

（1）实验室检查：血常规、CRP、PCT 等检查可提示患儿是否存在感染。尿常规、尿培养鉴别是否存在尿路感染。粪便常规提示是否存在消化道感染。血清电解质检查了解患儿内环境情况。血

培养有助于新生儿败血症的诊断。

（2）腹部立位 X 线片：存在肠梗阻时腹部立位片可显示阶梯状液平面。如有膈下游离气体则可确诊消化道穿孔。病情危重不能拍立位片时患儿可拍侧位片协助诊断。

（3）腹部 B 超：B 超为非创伤性检查，家长普遍较为接受。对于发现腹部占位性病变、腹水、腹腔脏器肿大 B 超有诊断价值。在肠套叠早期，腹部 B 超较 X 线摄片更为敏感。

【治疗原则】

腹胀为新生儿期常见且不具有特异性的症状，其原因复杂，需要结合其他的伴随症状进行具体分析，询问相关病史、仔细查体有助于判断新生儿腹胀原因。生理性腹胀可以通过合理喂养访视缓解，必要时可选用益生菌调节肠道菌群。由感染相关疾病引起腹胀，应根据原发病的诊断，结合相关流行病学特点及病原学证据，选用敏感抗生素进行抗感染治疗。NEC 及部分外科疾病如肠梗阻、先天性小肠闭锁、巨结肠等引起的腹胀需注意早期识别，在全身情况稳定的情况下及时手术治疗。

【保健与管理】

新生儿腹胀在多数情况下可进行随访，但当患儿腹胀伴随以下情况时建议立即至医院就诊：①腹胀进行性加重；②影响新生儿每天奶量；③出现伴随症状包括哭吵不安、呕吐、便秘、腹泻、发热等；④出现精神反应欠佳时。新生儿短时间内腹围进行性增大则常常提示有病理性因素参与，也是危重症患儿病情恶化的征兆。

【随访】

外科疾病导致的腹胀，需要注意术后伤口护理以及患儿的排便情况，至小儿外科门诊随访，必要时复查腹部立位片。内科感染性疾病引起腹胀，应给予有效的抗感染治疗，同时指导合理喂养，必要时添加益生菌辅助治疗，遵医嘱定期新生儿专科门诊随访。

【预防】

可致新生儿腹胀的原因较多，当发现新生儿腹胀时，首先要查明引起腹胀的原因，从而针对不同原因采取具体有效的措施，包括建立正常肠道菌群并保持肠道菌群平衡，提倡母乳喂养，注意科学合理喂养，密切观察新生儿腹胀情况，以及时进行原发疾病的治疗。

（孙建华）

参 考 文 献

1. Christine Gleason, Sandra Juul. Avery's Diseases of the Newborn. 9th Edition. Philadelphia：Elsevier Saunders，2011：1016-1021.
2. 邵肖梅，叶鸿瑁，邱小汕. 实用新生儿学. 第 4 版. 北京：人民卫生出版社. 2015：251-253.
3. 中华医学会儿科学分会. 儿科急诊与危重症诊疗规范. 北京：人民卫生出版社.2016：45-53.

第八节　新生儿青紫

新生儿青紫系指新生儿全身或局部皮肤黏膜颜色发青发紫，是新生儿期最常见的症状之一。当新生儿动脉血液中还原血红蛋白增多超过一定水平，可出现青紫。一般当动脉血还原血红蛋白达 30g/L 时，口唇及口腔黏膜呈青紫色；当还原型血红蛋白含量达 50g/L 时，肉眼即能发现皮肤黏膜青紫。仔细观察新生儿的口腔黏膜、甲床等部位，可以尽早发现新生儿青紫。

【病因】

根据引发青紫的原因，可将新生儿青紫分为生理性青紫和病理性青紫，青紫可能是新生儿正常的生理性现象，也可以是严重的病理状态，需要及时识别并及时正确地处理。

【临床特点与诊断】

一、生理性青紫

新生儿生后即刻皮肤颜色可呈青紫，生后 5 分钟左右肺部完成扩张，通气换气功能改善，新生儿皮肤由青紫转为红润。部分新生儿在剧烈哭闹时会出现皮肤青紫，当哭闹停止后青紫自然消失，这种青紫呈一过性出现，也属于生理性青紫。

二、病理性青紫

病理性青紫又可分为外周性青紫和中央性青紫。发现新生儿青紫时应尽快明确患儿为哪种类型的青紫及引起青紫的病因。

1. 外周性青紫　寒冷：患儿青紫仅限于四肢末端、鼻尖等体温较低的部位，而口唇和舌黏膜呈粉红色，此种青紫多由于寒冷导致外周血管收缩造成，经过保暖和改善循环后，如面先露的患儿会出现面部青紫，但患儿经皮脉氧饱和度（SpO$_2$）及动脉血氧分压（PaO$_2$）均为正常。

2. 中央性青紫　患儿除了四肢末端以外，其皮肤、口唇及舌黏膜均有青紫，保暖及改善循环等不会使青紫消失。中央性青紫多由于严重的呼吸、循环及中枢系统疾病导致。

（1）呼吸系统疾病：若患儿青紫并伴有明显的呼吸系统症状，则青紫多由于肺部疾病所导致，如新生儿呼吸窘迫综合征、新生儿肺炎、气胸及先天性膈疝。呼吸系统症状包括患儿呼吸费力、呼吸频率加快、出现吸凹征、鼻翼扇动、呻吟等。询问患儿的出生史及母亲的病史可帮助诊断，如早产儿及糖尿病母亲的新生儿易合并新生儿呼吸窘迫综合征（NRDS），母亲产前 B 族链球菌阳性未经防治可导致新生儿感染性肺炎（GBS 感染），羊水胎粪污染可导致胎粪吸入性肺炎甚至胎粪吸入综合征。进一步检查肺部体征，视察患儿胸廓是否对称或过于饱满，听诊肺部呼吸音是否对称，有无干湿性啰音，应尽快完成胸部 X 线检查明确诊断。

（2）先天性心脏病：新生儿期出现青紫的先天性心脏病常见以下几种：完全性大动脉转位（transposition of the great arteries，TGA）、肺动脉闭锁 / 严重狭窄（pulmonary atresia or stenosis，PA/PS）、肺静脉异位引流（total anomalous pulmonary venous return，TAPVR）、三尖瓣闭锁（tricuspid atresia，TA）、重症法洛四联症（tetralogy of Fallot，TOF）等。先天性心脏病的患儿可出现呼吸急促及呼吸费力，但多半无明显的吸凹征。青紫型先天性心脏病可伴有心脏杂音，但部分青紫型先天性心脏病如完全性大动脉转位可无明显心脏杂音。新生儿突然出现青紫加重往往提示依赖动脉导管的先天性心脏病如完全性大动脉转位 / 室间隔完整、肺动脉闭锁 / 室间隔完整的患儿动脉导管已经关闭，这种情况极其危重，需要急诊手术。测量四肢血压很重要。低血压提示患儿情况危重，但并非先天性心脏病的特异性指标。上下肢血压出现异常，患儿上肢血压较下肢血压高（大于 20mmHg）或下肢动脉搏动减弱，高度提示可能存在主动脉的病变（如 CoA）。差异性青紫强烈提示患儿存在依赖动脉导管的严重先天性心脏病，其表现为安静状态下患儿右上肢经皮氧饱和度数值较下肢高 5%~10% 以上。腹部体检可发现患儿肝脏肿大、质地饱满，提示患儿右心功能不全，存在静脉淤血。

高氧试验可区分由肺部疾病或青紫型先天

性心脏病导致的青紫。方法是：首先在吸入空气时抽取患儿右上肢动脉血气或测量 SpO_2，予吸入 100% 纯氧 10~15 分钟后复查患儿右上肢动脉血气或 SpO_2。如果青紫系肺部疾病导致，则吸入纯氧后患儿 PaO_2 或 SpO_2 上升幅度大，PaO_2 可大于 100mmHg，SpO_2 可达 100%；如果患儿为青紫型先天性心脏病，则动脉氧分压变化非常小，通常 PaO_2 上升不超过 10~30mmHg。因吸入纯氧可促使 PDA 关闭而加重依赖动脉导管的先天性心脏病患儿的病情，现在不建议常规使用该方法作鉴别诊断。

怀疑患儿存在严重的先天性心脏病时应尽快完成心脏的评估包括听诊心率、心律、心音是否减弱、有无杂音、位置及性质，测量四肢血压、四肢经皮氧饱和度，触诊肝脏大小及质地，触诊上下肢大动脉搏动有否减弱。尽快完善心脏超声检查，了解心脏结构和大血管位置、动脉导管开放及心功能情况。

（3）新生儿持续性肺动脉高压（persistent pulmonary hypertension of the newborn，PPHN）也是新生儿期严重青紫的重要原因之一，患儿出生后因肺动脉高压而存在持续性右向左分流导致明显的青紫。

常见的导致 PPHN 的因素包括：胎粪吸入综合征、围产期窒息、胎儿发育迟缓、宫内感染、红细胞增多症、过期产儿、母孕期使用布洛芬或者阿司匹林等药物、先天性心脏病。PPHN 患儿生后即出现呼吸增快、呻吟、明显青紫、吸气性凹陷等症状体征。体查时可发现由于三尖瓣反流所产生的心脏杂音，单一的第二心音提示肺动脉压力增高。胸片无特异性改变。动脉血气提示动脉氧分压降低、高碳酸血症、代谢性酸中毒。心超可发现心脏异常通路，经卵圆孔、动脉导管或房间隔存在右向左分流或双向分流，增大的右心房及右心室，肺动脉压力明显增高，或左心功能减退。患儿吸入常压氧不能改善青紫，而高氧高通气试验可改善青紫。该试验的具体方法是：首先在吸入空气时抽取患儿右手动脉血气或测量 SpO_2，再给予 100% 纯氧及快频率通气 10~15 分钟，目的是降低二氧化碳分压（$PaCO_2$）至 25~30mmHg、pH 大于 7.5，然后复查患儿右手动脉血气或 SpO_2。如果患儿存在 PPHN，其 PaO_2 及 SpO_2 则会明显上升。药物如西地那非、波生坦、硫酸镁等可降低肺动脉压力，但通常疗效有限，确定有效的治疗方法是吸入 NO。

（4）中枢神经系统疾病：呼吸暂停及周期性呼吸可能与神经系统发育不成熟有关。注意患儿是否正发生惊厥，新生儿惊厥时可表现呼吸暂停而导致青紫。新生儿颅内出血及新生儿缺氧缺血性脑病者由于中枢性呼吸抑制而造成青紫。行头颅 B 超或头颅 MRI/CT 检查以明确颅内病变。

（5）低血糖症：低血糖可导致患儿阵发性青紫。快速微量血糖检测可立即明确患儿血糖水平。

（6）红细胞增多症：红细胞增多症患儿多见于胎 - 胎输血综合征、小于胎龄儿等，除皮肤青紫外，还可出现皮色红、激惹、嗜睡等表现，其经皮氧饱和度下降，血氧分压正常。

【治疗原则】

1. 生理性青紫不需要治疗。

2. 外周性青紫应加强局部保温。

3. 中央性青紫应寻找病因，针对病因治疗。肺部疾病则积极进行相关治疗，如氧疗、机械通气、抗炎等。如为持续肺动脉高压者给予一氧化氮吸入（NO）或高频通气。先天性心脏病可选择时机进行手术治疗。

4. 中枢神经系统疾病应尽快明确颅内病变，并予相关治疗包括对症治疗。

5. 低血糖应尽快输注葡萄糖纠正低血糖，维持血糖稳定。

【保健与管理】

患有呼吸道疾病的宝宝应注意居家环境通风，保持空气流通。室温应保持在 25℃ 左右，湿度宜保持在 50% 左右。新生儿期避免探访人员过多导致交叉感染，也尽量避免抱宝宝到人群密集的场所。接触新生儿前必须洗净双手。冬春季节尤其应防范呼吸道感染。喂奶可少量多次，避免呛奶误吸，喂奶时应密切观察患儿面色，若发现肤色青紫，则立即停止喂养，可采取刺激足底、拍背等措施，若反复发生青紫应立即送医。

患有先天性心脏病的宝宝应尽量保持安静，避免剧烈哭闹增加心脏负担。喂奶应少量多餐，但需注意保持足够热量和营养素。保持大便通畅，避免便秘。保持居所空气流通，避免呼吸道感染。

【随访】

生理性青紫无需随访。

病理性青紫则根据不同的原发病特点进行相关随访。如新生儿呼吸窘迫综合征的宝宝多为早产儿，可至新生儿科进行出院后定期随访。先天性心脏病术后的宝宝则应按照医嘱在规定时间内至心胸内外科专科门诊随访。

【预防】

尽量避免胎龄小于39周的选择性剖宫产。若早产无法避免,母亲产前应使用地塞米松(或倍他米松)促进胎儿肺成熟。新生儿出生后需注意保暖,避免寒冷所致青紫。应保持新生儿呼吸道畅通,防止呛奶导致吸入性肺炎,造成患儿青紫缺氧。给新生儿喂奶时,应避免新生儿长时间吸奶造成换气不畅。新生儿生后无特殊情况应及时喂养,以避免因喂养不足导致低血糖。母孕期应按时行孕期检查,若怀疑宝宝患有先天性心脏病,可完善胎儿心脏彩超并咨询专家进行优生优育。

(孙建华)

参 考 文 献

1. 邵肖梅.实用新生儿学.第4版.北京:人民卫生出版社, 2011,1:247-249.
2. Richard M,Cantor P,David Sadowitz. Neonatal Emergencies. New York:McGraw Hill Medical,2010:78-100.
3. Richard Polin,John Lorenz. Neonatology. New York: Cambridge University Press,2008:391-395.

第九节　新生儿拒乳

拒乳可以是新生儿表达感觉和要求的一种方式,通常由乳头混淆、母亲乳头异常及喂养方式不当等原因引起;但是拒乳也可能是新生儿严重疾病的一种表现,同时可伴有黄疸、意识障碍、哭声弱、呕吐、肌张力减低、多发畸形等一系列表现,由于临床缺乏特异性,病因复杂,需要结合患儿的具体临床表现认真分析,作出正确的判断。

【病因】

拒乳是新生儿常见的临床表现,根据病因可以分为生理因素和病理因素两方面。生理因素主要包括母亲乳头发育异常、哺乳知识缺乏、配方奶种类选择不当、喂养方式不当等;病理因素主要包括鹅口疮、中枢感染、肠道感染等感染相关因素以及先天性消化道畸形、遗传代谢性疾病、母亲摄入含咖啡因的食物等非感染相关因素。

【临床特点与诊断】

1. 生理性原因

(1)母亲方面:乳头平坦、凹陷,乳头大小不适,增加了婴儿吸吮的难度;乳汁分泌不足,婴儿不愿接受空泛无味的吸吮,产生拒乳;产妇哺乳知识缺乏,不了解母乳喂养的优点,哺乳方式不当如姿势不正确、婴儿尚未从睡眠中清醒、未及时更换尿布等;配方奶冲配不当、奶嘴的选择不恰当也会增加人工喂养的新生儿发生拒乳;其他有母亲剖宫产后切口疼痛、身体疲劳、心理紧张等,也会增加婴儿喂乳困难。

(2)婴儿方面:乳头混淆,若开奶时使用奶瓶给婴儿喂养,之后以母乳亲喂,婴儿因对母亲的乳头和奶嘴有不同感觉,吸吮费力以致拒食母乳,这可能是造成婴儿不愿吸吮母亲乳头的主要原因;其次,来访者太多或环境变化大,婴儿感觉疲乏从而拒乳、哭吵等。

2. 病理原因　拒乳作为新生儿疾病的临床表现之一,常合并其他症状如反应低下、低体温、意识障碍、肢体活动减少、肌张力减低、原始反射减弱或消失以及畸形等,医师和家长应该仔细观察、及时加以辨别。

(1)感染相关病因:

1)鹅口疮、感冒时鼻腔堵塞,待哺乳时婴儿明显感觉不适,出现拒乳哭吵表现。

2)中枢神经系统感染:新生儿期以化脓性脑膜炎最常见。临床表现除拒乳、反应低下、体温异常等,还有易激惹、嗜睡、惊厥、前囟张力高、肌张力低下或增高、瞳孔对光反射迟钝或大小不等神经系统异常表现,行腰穿脑脊液检查可确诊。

3)败血症:宫内或产时感染者,出生后早期发病;生后感染者发病多在一周以后。新生儿败血症无特异性表现,常以拒乳、反应低下、面色欠佳或反复呼吸暂停作为首发症状,有时黄疸为唯一表现。体温可升高或正常,严重时则体温不升,在早产儿更为常见。常伴有皮疹、腹胀及肝脾增大等,若出现皮肤苍白、肢端凉、皮肤毛细血管再充盈时间延长及心音低钝等,考虑合并休克。实验室检查外周血白细胞总数增多或减少,杆状核增高,常伴血小板减少,C-反应蛋白和PCT明显增高,有助于诊断,血培养阳性可确诊。

4)其他感染:包括肺部感染、皮肤感染、肠道感染、泌尿道感染等也会伴随拒乳、反应欠佳等全身症状;另外,新生儿病毒感染,尤其是巨细胞病毒、风疹病毒、单纯疱疹病毒等,以及弓形虫等其他病原体所致的宫内感染可以在新生儿引起共同的临床特征,包括小头畸形、肝大、瘀点、白内障、青光眼、先天性心脏病、胎儿生长受限等，也可以引起如发热、黄疸、全身症状等急性病毒感染的表现。根据临床表现及病原学检查进行鉴别诊断。

（2）非感染相关病因：

1）口腔畸形：唇、腭裂，舌系带异常如过长或过短，均影响有效的吸吮运动。

2）中枢神经系统疾病：新生儿拒乳、反应低下是中枢神经系统疾病中最常见的症状。缺氧缺血性脑病者有宫内窘迫和重度窒息史，生后不久出现神经系统异常症状，如意识障碍（初为过度兴奋、肌张力增高，随后转为抑制、反应低下，如嗜睡、昏迷、肌张力减低、原始反射减弱或消失等）、惊厥和颅内压增高等。脑电图表现电活动延迟、异常放电等改变，头颅 B 超可见脑水肿，头颅MRI 检查提示脑水肿、脑实质损伤及合并颅内出血等。还有神经肌肉疾病，如吸吮与吞咽不协调或缺乏、先天性肌病等，也会导致新生儿出现拒乳等表现。

3）消化系统疾病：乳糖不耐受症、牛奶蛋白过敏、胃食管反流等，可表现为拒乳、腹胀、呕吐、大便次数和性状异常、哭吵等；如出现坏死性小肠结肠炎、腹膜炎等严重疾病，同时伴随反应低下、体温不升、休克等全身症状；另外，如存在肠梗阻、肠套叠、嵌顿疝等外科疾病，需要及时加以鉴别诊断，及时正确处理。

4）心血管系统疾病：如严重先天性心脏病、严重心律失常、心力衰竭、低血压、血容量不足等疾病，新生儿除拒乳表现外，还可能出现青紫、面色苍白、反应低下、肝脾大、水肿、皮肤花纹、肢端凉等表现。

5）代谢异常：如低血糖症，常见于早产儿、小于胎龄儿、窒息新生儿及糖尿病母亲的婴儿。多发生在生后 3 天内，主要表现为反应差、拒乳、阵发性青紫、惊厥、呼吸暂停等。其他有低钙血症、低镁血症、低钠血症等，根据病史及血电解质检查可以作出诊断。

6）先天性遗传代谢性疾病：急性起病的先天性代谢异常主要表现拒食、呕吐、呼吸困难、顽固性惊厥等。种类繁多，常见有甲基丙二酸血症、苯丙酮尿症、枫糖尿病、尿素循环障碍和高氨血症等。当临床出现不明原因惊厥，同时伴有较顽固性低血糖、酸中毒、高氨血症等，可考虑。还有先天性甲状腺功能减退，若患儿为过期产儿，出生后反应低下，拒乳，喂养困难，少哭少动，同时有便秘、腹胀、皮肤粗糙、脐疝、黄疸消退延迟等可考虑此病可能。

7）其他：如母亲用药和特殊饮食，咖啡、茶、可乐中的咖啡因会进入母乳，并使婴儿烦躁；或者母亲使用降压药或麻醉药，婴儿也可以表现有反应低下，肌张力减低和呼吸减弱等。以及婴儿存在某些疼痛等。

【治疗原则】

1. 生理性原因引起拒乳　处理主要包括加强护理、合理喂养和正确哺乳的宣教，并提供稳定的环境和关系等。

（1）早接触、早吸吮：建立感情最敏感的阶段是出生后的最初几小时，这时的婴儿通常很安静，也很警觉。新生儿娩出后立即进行母婴皮肤接触，并开始吸吮，有利于早泌乳和促进母子感情。

（2）树立母乳喂养的信心：进行母乳喂养知识培训，了解母乳喂养的益处，加强宣传教育工作，耐心疏导，帮助树立母乳喂养的信心。

（3）选择母乳喂养的正确姿势：特别是剖宫产的母亲由于伤口的原因，初始很难采取正确的哺乳姿势。一般剖宫产后 6 小时内可采取俯卧位哺乳，之后可采取侧卧位哺乳，24 小时后可选择坐位哺乳。

（4）尽早纠正扁平、内陷乳头：对母亲扁平、内陷乳头做好乳房护理，使乳头凸出便于衔接；开始母乳喂养有困难时，有经验的护理人员应协助哺乳。

（5）防止乳房过度充盈及乳汁分泌不足的发生：合理饮食，加强营养，保证休息和睡眠等。

2. 病理性原因引起的拒乳　医师和家长应仔细观察新生儿拒乳时的伴随症状，及时加以识别，一旦发现有病理性原因应立即至医院就医检查，以便及时作出正确的诊断和处理。

【保健与管理】

根据母亲及新生婴儿的情况选择合适的喂养方式，包括母乳或者配方乳喂养；同时母亲可通过多种途径储备哺乳知识，如学习权威机构的书面影像学资料，咨询医师、哺乳顾问、有经验的家人等。根据新生儿是否伴随其他病理表现，决定是否至医院就诊，及时获得正确有效的帮助。

【随访】

针对生理因素所致的拒乳，通常通过哺乳知识的普及和指导即能够改善，一般不会产生明显不良后果。而对于病理因素所致的拒乳,则需要积极有效的医疗干预,以尽量避免各种不良预后的发生,根据婴儿病情和医师建议进行随访。

【预防】

针对生理因素所致拒乳,可以通过普及新生儿喂养相关知识,合理选择喂养配方和喂养方式,营造安静的哺乳环境等改善症状。而对于病理因素所致拒乳,需要密切观察新生儿是否伴随其他不适,如发热、哭吵、烦躁、呕吐、腹胀、腹泻、黄疸、体重增长不佳等,并及时至医院就诊。

(孙建华)

参 考 文 献

1. 邵肖梅,叶鸿瑁,丘小汕,等. 实用新生儿学. 第 4 版. 北京:人民卫生出版社,2012.
2. 吴亚旭. 婴儿哭闹及拒绝母乳喂养的原因分析及处理方法. 中国保健营养,2013,23(12):7666.
3. 王世琴,沈莉. 新生儿败血症 106 例临床分析. 南通大学学报(医学版),2004,24(2):196-197.
4. 邵洁. 婴幼儿牛奶过敏的诊断和治疗. 临床儿科杂志,2002,20:379-380.

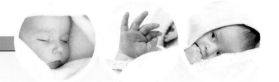

第十七章　新生儿黄疸的预防和保健

第一节　新生儿生理性黄疸

新生儿黄疸是因胆红素在体内积聚引起的皮肤或其他器官黄染,若新生儿血中胆红素超过85~119μmol/L(5~7mg/dl)即可出现肉眼可见的黄疸。

生理性黄疸,常见于出生后24~72小时,足月新生儿在第4~5五天左右达到高峰,早产儿的峰值在第7天,通常在10~14天自然消失,血清胆红素水平往往低于15mg/dl;根据AAP最新建议,生理性黄疸TSB可放宽到17~18mg/dl。根据2004年美国儿科学会新生儿黄疸诊疗指南,新生儿生理性黄疸许多因素影响,不仅仅有个体差异,也与种族、地区、遗传、性别、喂养方式有关。传统的生理性黄疸诊断标准是根据临床特点,加上血清未结合胆红素,增加在一定范围内。

随着对黄疸认识的日渐深入,目前对生理性黄疸的概念已经逐渐被按日计算的胆红素值所取代。目前国内对正常新生儿黄疸正常值的参考标准,主要依据中华儿科杂志2000年发表的文章《我国部分地区正常新生儿黄疸的流行病学调查》,具体见表17-1-1。在不同国家,其胆红素的参考值范围不尽相同,图17-1-1、图17-1-2、图17-1-3分别为美国、加拿大、意大利对新生儿黄疸值的描述。一般认为,如果新生儿按日测量血胆红素值在第50~75百分位,为低危区;在第75~95百分位是高危区,必须及时处理。如胆红素结果为经皮测试获得,必须抽血进行确认。

正常足月儿的血胆红素水平随着分娩后小时数的变化产生改变,呈进行性增加,先进行经皮胆红素测定,如果有异常,应该了解血清总胆红素水平。

对黄疸患儿进行体格检查时,应充分暴露患儿皮肤,最好在充足自然光条件下进行,注意检查患儿巩膜、齿龈及皮肤脱皮处,以助鉴别患儿肤色较暗时皮肤黄染情况。患儿黄疸程度不能单凭目测,须进行血清胆红素或经皮胆红素测量。

通过META分析,发现经皮测胆红素水平较普遍地应用于新生儿黄疸的早期检测中,而且其数值与静脉血胆红素水平呈高度的直线相关性关系,可以有效地筛查新生儿黄疸。TSB/TcB筛查,能发现95%的高危患儿。

加拿大儿科学会建议检测胆红素的注意事项:①在出生后最初72小时,所有婴儿都必须进

表 17-1-1　875 例足月新生儿出生 7 天内的胆红素百分位值(μmol/L)

百分位值	第1天	第2天	第3天	第4天	第5天	第6天	第7天
50th	77.29	123.29	160.91	183.82	195.28	180.74	163.98
75th	95.41	146.71	187.42	217.51	227.43	226.74	200.75
95th	125.17	181.6	233.75	275.31	286.42	267.44	264.19

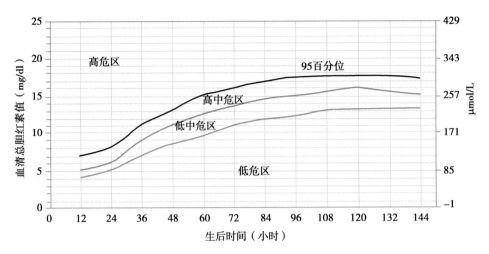

图 17-1-1　AAP 关于 35 周以上新生儿黄疸正常值的描述

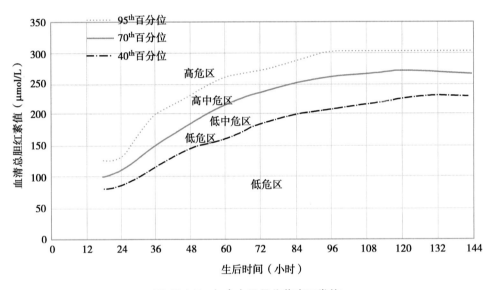

图 17-1-2　加拿大足月儿黄疸正常值

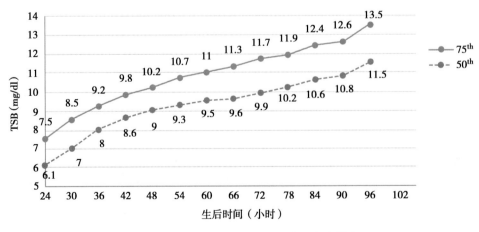

图 17-1-3　意大利指南关于 TSB 的正常值描述

表 17-1-2 不同胎龄 / 出生体重早产儿黄疸干预推荐方案（总胆红素界值 : μmol/L）

胎龄 / 出生体重	出生 ~24h		~48h		~72h	
	光疗	换血	光疗	换血	光疗	换血
<28 周 /<1000g	≥17~86 （≥1~5）	≥86~120 （≥5~7）	≥86~120 （≥5~7）	≥120~154 （≥7~9）	≥120 （≥7）	≥154~171 （≥9~10）
28~31 周 /1000~1500g	≥17~103 （≥1~6）	≥86~154 （≥5~9）	≥103~154 （≥6~9）	≥137~222 （≥8~13）	≥154 （≥9）	≥188~257 （≥11~15）
32~34 周 /1501~2000g	≥17~103 （≥1~6）	≥86~171 （≥5~10）	≥103~171 （≥6~10）	≥171~257 （≥10~15）	≥171~205 （≥10~12）	≥257~291 （≥15~17）
35~36 周 /2001~2500g	≥17~120 （≥1~7）	≥86~188 （≥5~11）	≥120~205 （≥7~12）	≥205~291 （≥12~17）	≥205~239 （≥12~14）	≥274~308 （≥16~18）

注：括号内数值为 mg/dl 值，1mg/dl =17.1μmol/L

表 17-1-3 意大利指南关于 TCB 的正常值描述（胆红素单位 : mg/dl）

h	50th	75th	h	50th	75th	h	50th	75th
24	6,3	7,8	49	7,7	10,4	73	10	11,7
25	6,3	7,8	50	7,8	10,4	74	10	11,8
26	6,4	7,8	51	8	10,5	75	10.1	11,9
27	6,4	7,9	52	8,1	10,5	76	10.1	11,9
28	6,4	7,9	53	8,3	10,6	77	10.2	12
29	6,5	7,9	54	8,4	10,6	78	10.2	12,1
30	6,5	7,9	55	8,6	10,7	79	10,3	12,2
31	6,6	8,1	56	8,7	10,8	80	10,4	12,2
32	6,6	8,4	57	8,9	11	81	10,5	12,3
33	6,7	8,6	58	9	11,1	82	10,5	12,3
34	6,7	8,8	59	9,2	11,2	83	10,6	12,4
35	6,8	9,1	60	9,3	11,3	84	10,7	12,4
36	6,8	9,3	61	9,4	11,3	85	10,7	12,4
37	6,9	9,4	62	9,5	11,4	86	10,8	12,4
38	7,1	9,5	63	9,6	11,4	87	10,8	12,4
39	7,2	9,7	64	9,6	11,4	88	10,8	12,4
40	7,3	9,8	65	9,7	11,5	89	10,9	12,4
41	7,5	9,9	66	9,8	11,5	90	10,9	12,4
42	7,5	10	67	9,8	11,5	91	10,9	12,5
43	7,5	10,1	68	9,8	11,5	92	10,9	12,5
44	7,6	10,1	69	9,9	11,6	93	10,9	12,6
45	7,6	10,2	70	9,9	11,6	94	10,9	12,6
46	7,6	10,2	71	9,9	11,6	95	10,9	12,7
47	7,6	10,3	72	9,9	11,6	96	10,9	12,7
48	7,6	10,3						

行 TSB 或者 TcB 的检测;②如果 PSP 检测提示未达干预标准,应记录结果,并定期进行复查;③所有新生儿,在出院前 24 小时均应回顾在 24 小时内对其进行的护理和治疗手段;④如果新生儿出现黄疸,应在出院前进行风险评估即制定出院后的护理策略;⑤如果在 24 小时内,新生儿出现肉眼可见的黄疸,应进行胆红素浓度测定;⑥经皮胆红素测定是可信的,其 95% 信任区间与 TSB 最大浓度基本一致;⑦ TSB 的检测必须来源于毛细血管或静脉血液样本;⑧重度高胆红素血症新生儿应进行远期评估,包括胆红素的结合成分。

(吴婕翎)

参 考 文 献

1. 丁国芳,张苏平,姚丹,等.我国部分地区正常新生儿黄疸的流行病学调查.中华儿科杂志,2000,38(10):624-627.
2. Management of hyperbilirubinemia in the newborn infant 35 or more weeks of gestation. Pediatrics,2004,114(1):297-316.
3. Canadian Paediatric society's community peadiatrics committee,Guidelines for detection,management and prevention of hyperbilirubinemia in term and late preterm newborn infants (35 or more week's gestation)-Summary. Paediatr child health,2007,12(5):401-407.
4. 中华医学会儿科学分会新生儿学组.早产儿管理指南.中华儿科杂志,2006,44(3):188-191.
5. Costantino Romagnoli,Giovanni Barone,Simone Pratesi,et al. Italian guidelines for management and treatment of hyperbilirubinaemia of newborn infants ≥35 weeks' gestational age. Italian journal of pediatrics,2014,40(11):1-8.

第二节　新生儿母乳性黄疸

母乳性黄疸由美国 Arias 及 Gratner 等于 1960 年首先报道,其主要特点为新生儿母乳喂养后,非结合胆红素升高临床出现黄疸。母乳性黄疸可分为早发性和晚发性两种,前者应该称为母乳喂养性黄疸。

【病因】

1. 母乳喂养性黄疸(早发型母乳性黄疸) 单纯母乳喂养的新生儿最初 3~5 天,由于摄入母乳量不足,胎粪排出延迟,使得肠肝循环增加,导致其胆红素水平高于人工喂养新生儿,甚至达到需

要干预的标准。此种黄疸实际上是一种饥饿性或部分饥饿性黄疸。

2. 母乳性黄疸(晚发型母乳性黄疸) 常发生于纯母乳喂养或以母乳喂养为主的新生儿,黄疸常出现于出生一周后,两周时达到高峰,然后逐渐下降,若继续母乳喂养,黄疸可持续 4~12 周。

【临床特点】

1. 患儿均为单纯母乳喂养儿。

2. 皮肤出现黄疸时间可与生理性黄疸重叠,并逐渐加深,持续不退 >2 周。

3. 黄疸以轻、中度为主,少数为重度,以未结合胆红素升高为主。

4. 患儿一般情况良好,精神及食欲好,生长发育正常,肝脾无肿大,并排除其他病理性黄疸等因素。

5. 停母乳后 48~72 小时,黄疸明显消退,再哺乳又加深。大概有 1/3 的母乳喂养的新生儿都会出现母乳性黄疸。然而,在母乳性黄疸中,同样有高胆红素血症的报道。有大概 2%~4% 的母乳喂养的新生儿会在第 3 周出现黄疸水平达到 10mg/dl。

【预防】

生后一小时尽早开奶,增加每天喂哺次数。

监测胆红素水平,如达到干预水平,可采用蓝光光疗。

(吴婕翎)

参 考 文 献

1. 周莉.母乳性黄疸的研究进展.临床荟萃,2009,24(12):1101-1102.
2. 朱琳涵.母乳性黄疸的诊断和治疗.中国医刊,2016,51(6):1-4.
3. Antonella soldi,Paola Tonetto,Alessia Varalda,et al. Neonatal jaundice and human milk. Maternal-Fetal and Neonatal Medicine,2011,24(Suppl 1):85-87.

第三节　新生儿病理性黄疸

大概 84% 的足月儿会出现程度不一的黄疸,2% 会引起胆红素脑病。儿科学第 7 版对病理性黄疸的定义是:①生后 24 小时内出现黄疸;②血清胆红素足月儿 >221μmol/L(12.9mg/dl)、早产儿 >257μmol/L(15mg/dl)或每天上升 >85μmol/L(5mg/dl);③黄疸持续时间足月儿 >2 周,早产儿 >4 周;

④黄疸退而复现；⑤血清结合胆红素 >34μmol/L（5mg/dl）。若具备上述任何一项者，均可诊断为病理性黄疸。

【病因】

胆红素是由于新生儿体内的红细胞破裂引起的，从胆绿素转变而来。未结合胆红素，也就是间接胆红素，结合血清蛋白后释放入循环系统。间接胆红素是非水溶性的，较难排出体外，而且在浓度高的时候容易进入神经系统，引起急性胆红素脑病。在蛋白结合下，间接胆红素进入肝内，成为直接胆红素，也就是结合胆红素，此为水溶性胆红素，不能通过血 - 脑屏障。直接胆红素通过胆汁系统排泄入肠道，可以随粪便排出，或在酶诱导下，再次转变成间接胆红素，进入血液系统或进入肠肝循环，这是新生儿黄疸的最主要病理机制。其病因主要归结于以下三个方面：胆红素生成增加、胆红素清除减少、黄疸与母乳喂养。

【预防】

2004 年美国儿科学会对 ≥35 周重症高胆红素血症的高危因素分析，针对高危因素进行预防（表 17-3-1）。

表 17-3-1　不同出生时龄的足月新生儿黄疸干预推荐标准

时龄（h）	总血清胆红素水平（μmol/L）			
	考虑光疗	光疗	光疗失败换血	换血加光
~24	≥103（≥6）	≥154（≥9）	≥205（≥12）	≥257（≥15）
~48	≥154（≥9）	≥205（≥12）	≥291（≥17）	≥342（≥20）
~72	≥205（≥12）	≥257（≥15）	≥342（≥20）	≥428（≥25）
>72	≥257（≥15）	≥291（≥17）	≥376（≥22）	≥428（≥25）

注：括号内数值为 mg/dl 值，1mg/dl=17.1μmol/L

其发生的高危因素包括头颅血肿、小胎龄、不充分的母乳喂养（尤其伴体重下降 8%~10% 者）、免疫性溶血或者贫血。此外，小胎龄、溶血、脓毒症、低出生体重均与黄疸发展呈正相关。表 17-3-2 是黄疸高危因素评分。

黄疸的高危因素包括：纯母乳喂养、家族的既往黄疸史、外伤、头颅血肿、种族、母亲怀孕年龄（>25 岁）、男性、G-6-PD 缺乏、胎龄 <38 周。

表 17-3-2　新生儿高胆红素血症高危评分

因素	评分
出生体重：	
2000~2500g	0
2501~3000g	3
3001~3500g	6
3501~4000g	9
4001~4500g	12
4501~5000g	15
分娩中催产素的应用	4
真空辅助分娩	4
混合喂养	4
纯母乳喂养	5
胎龄 <38 周	5

对于早产儿，其黄疸指数有所不同，应该按不同胎龄、不同出生体重进行处理。2006 年，Maisels 推荐"高胆红素血症"适用大于第 95 百分位的小时 - 胆红素值，总胆红素值 >342μmol/L（20mg/dl）为重度高胆红素血症，>428μmol/L（25mg/dl）或 513μmol/L（30mg/dl）为极重度高胆红素血症；342μmol/L（20mg/dl）成为一条红线、一个尽量不要超过的指标，但是对于足月新生儿中总胆红素大于 342μmol/L 会不会发生急性胆红素脑病问题，目前看法不一致。美国 2004 年方案发表的光疗小时列线图与换血小时列线图，一小时胆红素列线图为基础，将风险管理与干预标准结合在一起，制定不同风险程度时的光疗换血标准，更为合适。

（吴婕翎）

参 考 文 献

1. Antonella soldi, Paola Tonetto, Alessia Varalda, et al. Neonatal jaundice and human milk. Maternal-Fetal and Neonatal Medicine, 2011, 24 (Suppl 1): 85-87.

2. US Preventive Services Task Force. Screening of infants for hyperbilirubinemia to prevent chronic bilirubin encephalopathy: US Preventive services task force recommendation statement. Pediatrics, 2009, 124 (4): 1172-1177.

3. Sana Ullah, Khaista Rahman, Mehdi Headylati. Hyperbilirubinemia in neonates: types, causes, clinical examinations, preventive measures and treatments: a narrative review article. Iran J Public Health, 2016, 45 (5): 558-568.

第四节　新生儿出院后黄疸的监测及随访

新生儿出院后黄疸的监测和随访对于预防重度高胆红素血症和胆红素脑病具有十分重要的意义。

一、新生儿出院后高胆红素血症监测的必要性

美国儿科学会(AAP)2004年新生儿高胆红素血症的诊疗指南明确指出：应对所有的新生儿在出院前进行高胆红素血症发生风险的评估以及制订相应的随访计划。2004年指南实施后，调查美国11家医院发现达到换血的新生儿从0.45%下降到了0.17%，而需要光疗的新生儿从4.2%增加到9.1%，表明通过实施系统的新生儿黄疸管理，早期光疗干预新生儿增加，而严重的高胆红素血症需要换血的新生儿减少，表明及时随访干预是防控胆红素脑病的主要措施。2007年加拿大儿科学会发表了新生儿黄疸干预指南，此后不久，以色列、挪威及英国黄疸干预指南也陆续发表，均强调了出院后黄疸监测的重要性。一般血清胆红素峰值在白种人和非洲人在生后72~96小时，其他人种峰值后移至生后5~7天或更长时间(例如亚裔人群和早产儿)。

随着围产医学的发展和分娩技术的改进，无论是城市还是农村，母亲分娩后早出院(<72小时)，已成为普遍现象。大多数新生儿在新生儿黄疸的峰值到来之前就已经出院，所以出院后黄疸的监测尤为重要。特别是对于早出院的足月儿和晚期早产儿。我国2014年发表新生儿高胆红素血症诊断和治疗专家共识，也指出了出院时高胆红素血症风险评估及出院后随访的必要性，以及推荐了我国新生儿出院后的黄疸随访方案。

二、高胆红素血症发生风险的系统评估

每个新生儿高胆红素血症的发生风险不同，在有限的医疗资源下，我们要做到的是尽可能地筛查出会发生高胆红素血症的患儿同时又要减少对那些根本不会发生高胆红素的新生儿出院后进行不必要的随访和干预，既要做到尽可能减少重症高胆红素血症以及胆红素脑病的发生，又要避免不必要的医疗资源的浪费。所以，要做好新生儿出院后黄疸的监测，首先要做的是在新生儿出院前进行高胆红素血症发生风险的系统评估以确立相应的随访方案。

在新生儿出院前，应对所有的新生儿在出院前进行高胆红素血症发生风险的评估以及制订随访计划，这一措施对于不到三天就出院的新生儿尤为重要。应对父母进行书面的或口头的宣教，告诉他们黄疸的相关知识、黄疸随访的必要性以及如何进行黄疸的监测。

对于出院前高胆红素血症发生风险的评估，2004年AAP指南推荐了两种预测方案，最好的方案为用Bhutani列线图代表的出院前小时胆红素水平评估高胆红素血症的发生风险，或者使用临床危险因素来进行评估，这两种方案可以单独使用，也可以联合使用。

1. 用胆红素小时百分位值评估高胆红素血症发生风险　Bhutani的新生儿小时胆红素列线图是预测新生儿黄疸程度的关键，2004年美国儿科学学会推荐评估新生儿黄疸要使用此列线图代表的小时胆红素百分位值。根据小时胆红素值的百分位值大小，列线图被分为高危区、中间区和低危区。高危区指小时总胆红素值在第95百分位以上，预测之后胆红素>291μmol/L的机会非常大。低危区指初生72小时内胆红素值在第40百分位以下，之后1周内胆红素值不太可能超过第95百分位，不太会发生与黄疸有关的临床问题。中间区指胆红素值在第40~95百分位之间的区间。中间区又可分为高危中间区和低危区。小时胆红素百分位列线图处于高危区，是急性胆红素脑病的高危因素，也是新生儿黄疸的干预指标。

2. 用临床危险因素评估高胆红素血症发生风险　美国2004年新生儿黄疸临床诊疗指南将新生儿黄疸的危险因素分为主要高危因素、次要高危因素和低危因素(表17-4-1~17-4-3)。AAP指出，由于所列出的危险因素在新生儿人群中比较常见，而高胆红素血症的发生率相对较低，所有单独运用一项危险因素来预测高胆红素血症的发生风险有一定的局限性。然而，没有高危因素的新生儿发生高胆红素血症的风险极低，高危因素越多，发生高胆红素血症的风险越大。

表 17-4-1 2004 年 AAP 指南胎龄≥35 周新生儿
发生重度高胆红素血症的主要危险因素

主要危险因素
1. 出院前总胆红素值或经皮胆红素指数处于高危区
2. 在生后 24h 内发现黄疸
3. 血型不合伴直接抗球蛋白阳性、其他溶血病(如 G-6-PD 缺陷)、呼气末 CO 增高
4. 胎龄 35~36 周
5. 其长兄或长姐曾接受光疗
6. 头颅血肿或明显瘀斑
7. 单纯母乳喂养,尤其因喂养不当,体质量丢失过多
8. 祖籍为东亚裔

表 17-4-2 2004 年 AAP 指南胎龄≥35 周新生儿
发生重度高胆红素血症的次要危险因素

次要危险因素
1. 出院前总胆红素值或经皮胆红素指数处于中危区
2. 胎龄 37~38 周
3. 出院前有黄疸
4. 之前同胞有黄疸
5. 糖尿病母亲所生的巨大儿
6. 母亲年龄≥25 岁
7. 男性

表 17-4-3 2004 年 AAP 指南胎龄≥35 周新生儿
发生重度高胆红素血症的低危因素

低危因素
1. 出院前总胆红素值或经皮胆红素指数处于低危区
2. 胎龄≥41 周
3. 人工喂养
4. 黑人
5. 出院时间大于生后 72h

3. 重视对近足月儿黄疸的随访及干预 近足月儿胆红素的每天产量与足月儿差别不大,但晚期早产儿在生后第 1 周葡萄糖醛酸转移酶活性增加速度缓慢,且容易出现喂养困难导致喂养不足,加重新生儿黄疸。但是这一部分新生儿由于胎龄偏大,体重偏大,往往会被临床医务人员忽视,特别是一些出生体重大于 2500g 的近足月儿,往往没有收住新生儿病房进行住院治疗,而是在生后 3 天随母出院,这些近足月儿在黄疸随访工作不健全的情况下,很容易发生高胆红素血症而得不到及时的干预导致胆红素脑病。胎龄与新生儿高胆红素血症的发生有很强的相关性。Keren 等的一个前瞻性研究,发现胎龄≥40 周的新生儿出院前胆红素水平在第 95 百分位数以下,仅 0.2% 达到 AAP 光疗阈值上下 1mg/dl 范围;而胎龄 35~37 周的新生儿,出院前胆红素水平在第 76~95 百分位,有 42% 的风险到达相似的胆红素水平。Newman 的研究发现,胎龄 36 周新生儿发生总胆红素值 >25mg/dl 的几率比胎龄 40 周新生儿几率增加 6.6 倍。因此,对近足月儿的黄疸预测尤为重要。对于这一部分新生儿在出院前对家属进行黄疸知识的宣教及加强社区保健人员的意识非常重要。这些工作对于预防和有效地减少高胆红素脑病是十分有意义的工作,值得一做。

4. 安排出院后的随访计划 2004 年 APP 黄疸干预指南根据美国的小时胆红素百分位曲线图推荐了随访时间及关注焦点:

(1) 对于生后 48 小时内出院的新生儿,应进行 2 次随访,第一次在 24~72 小时,第二次在 72~120 小时。

(2) 随访时间:生后 24 小时内出院的新生儿,应在 72 小时内随访;生后 24~47.9 小时,需在 96 小时内随访;生后 48~72 小时,需在 120 小时内随访。

(3) 对于存在风险因素的新生儿,予多次随访;而无风险因素的新生儿,可延长随访时间间隔。

(4) 如果适当的随访后仍不能排除高胆红素血症,应增加随访次数直至可排除或者高风险期结束。

(5) 结合出院前胆红素值及所在危险区,制订合适的随访计划。

(6) 2009 年美国儿科学杂志发表文章,再次强调了应对所有的新生儿在出院前根据不同小时龄 TSB/TCB 进行高胆红素血症发生风险的评估以及制订随访计划并根据出院前胆红素水平、胎龄和一些高胆红素血症危险因素推荐了一套更加结构化的新生儿黄疸的管理和出院后的随访的流程(图 17-4-1)。

我国 2014 年新生儿高胆红素血症诊断和治疗专家共识,就我国新生儿出院后黄疸的随访计划进行了推荐。指出:每一例新生儿在出院前都

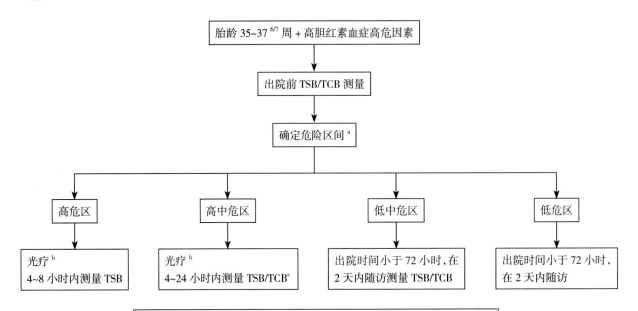

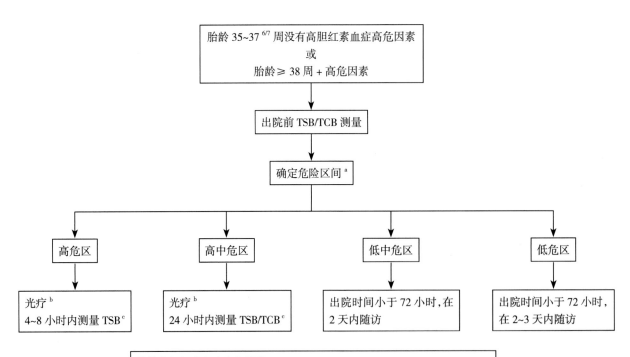

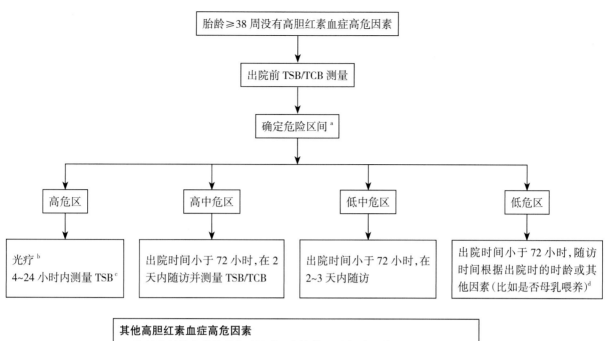

图 17-4-1　2009 年美国儿科学杂志发表新生儿黄疸的管理和出院后的随访流程

应该测一次 TSB 或 TCB，若出院前胆红素水平处于 Bhutani 曲线的第 75 百分位以上，建议延长住院时间，继续留院监测胆红素水平的动态变化。出院前胆红素水平处于 Bhutani 曲线的第 75 百分位以下的新生儿可以出院，但需根据出院日龄或出院前的胆红素水平制订出院后的随访计划（表17-4-4）。对于存在高危因素的新生儿，出院后随访时间可以考虑提前。

表 17-4-4　我国 2014 年新生儿高胆红素血症诊断和治疗专家共识推荐的新生儿出院后随访计划

出院前的小时龄	出院时胆红素水平	随访计划
48~72 小时	<40 百分位	出院后 2~3 天
	40~75 百分位	出院后 1~2 天
72~96 小时	<40 百分位	出院后 3~5 天
	40~75 百分位	出院后 2~3 天
96~120 小时	<40 百分位	出院后 3~5 天
	40~75 百分位	出院后 2~3 天

二、新生儿黄疸出院后干预的国内现状

1. 在经济发展和医疗资源相对发达的地区，缺乏有效的出院后随访制度。

在经济发展和医疗资源相对发达的地区，随着新生儿黄疸医学知识的不断深化和胆红素脑病的经验教训，使其越来越成为儿科医师及家长共同关注的问题，新生儿在住院期间儿科医师都能按照 2001 年中华医学会推荐的新生儿黄疸光疗和换血的推荐标准进行临床诊疗，有些医院已经在使用 2004 年美国儿科学会发表小时胆红素列线图、光疗与换血的列线图进行黄疸的干预；但是在出院后，缺乏正规有效的新生儿黄疸随访制度，医疗人力资源及设备分配不均匀，社区保健医师对黄疸的识别能力不足，而且缺乏简便的黄疸测量仪器（如经皮胆红素测定仪），使很多新生儿在出院后得不到正规有效的黄疸监测。

2. 在经济发展和医疗资源相对落后的地区，对新生儿黄疸的诊疗，仍然是一个严峻的问题，尤其在医疗资源匮乏的农村。

由于未能得到及时的监测和治疗,加之家长和其他家庭成员对新生儿健康知识了解甚少,以及对急性胆红素脑病临床表现认识不足或缺乏经验延误了治疗的最佳时机,导致核黄疸的发生,给家庭和社会造成了不可弥补的损失。在石家庄某医院 7 年中收治的 158 例新生儿高胆红素血症患儿中有 25 例出现胆红素脑病,平均峰值 $(545.27 \pm 175.17) \mu mol/L$。这些患儿至少 1/2 来自农村。出生后及出院后均缺乏对胆红素监测,家长及家庭其他成员又缺乏对高胆红素血症的认识,往往就诊已晚,失去了最佳的治疗时机。新生儿胆红素脑病是一个完全可防可治的疾病,而且其花费少(经皮胆红素仪 + 光疗设备)见效快。而在我国新生儿胆红素脑病的高发地区恰恰又是远离大城市的经济欠发达地区,丁国芳指出关键是需要总结出在一些经济欠发达的地区,形成核黄疸的主要高危因素,找到针对高危因素的应对措施,形成监测新生儿胆红素的基本机制,才能最大限度地有效地预防核黄疸的发生。这也是我们国家卫生行政部门当务之急需要解决的重要问题。

三、采取措施帮助临床医师更好地实施指南

目前高胆红素血症的预测和随访所遇到的问题是:一方面,由于危险因素涉及新生儿的小时胆红素水平、各项危险因素等较多的因素,如果没有操作软件的帮助,儿科医师临床实施这一评估策略时要耗费较多时间。另一方面,由于目前我国医疗资源相对不足,新生儿出院后需要回到医院进行黄疸的测量,有的家庭因为随访不便而放弃随访,大大影响了随访率,所以目前迫切需要有效可行的干预及防治措施来面对新生儿高胆红素血症发病率上升的趋势。

目前已经有一些工具可以帮助临床医师更好地实施黄疸管理指南,比如互联网工具,可以给临床医师提供一个界面非常友好、实用并且免费的新生儿黄疸管理工具。2013 年南京市妇幼保健院进行了全国新生儿黄疸多中心调查研究,制备了我国的新生儿经皮胆红素百分位曲线图,并分析了新生儿高胆红素血症的风险因素。2015 年7 月根据研究结果将我国的新生儿胆红素百分位曲线图的危险区和风险因素(胎龄,提前出院,喂养方式,子女是否曾光疗,性别,体重下降,头皮血肿)制备成 APP 软件。一方面,儿科医师可以便捷地通过该软件对每个出院前的新生儿进行风险评估,制订个体化随访计划;另一方面,该软件还可以利用手机自动拍照和比色卡的配合,测定新生儿的经皮胆红素水平,简单易行,方便家属在家中就可以进行经皮胆红素的测量,测量的数值能即时反馈给医师平台,如果这一测量方法能够有效广泛的实施,可以大大缓解目前医疗资源匮乏下,新生儿出院后黄疸的随访问题。

四、保健管理

预防重度高胆红素血症是预防胆红素脑病的前提和关键,而严重的高胆红素血症的发生是完全可以预防的,早期预测及治疗新生儿高胆红素血症对新生儿的健康、生长发育具有重要意义,这一直是国内外医学界多年来努力的方向。在美国,由于现行的新生儿黄疸管理方案的严格实施,防止了绝大多数胆红素脑病的出现,胆红素脑病在美国已非常罕见,大多数医师从业生涯中都可能见不到一例胆红素脑病病人;而在发展中国家,由于黄疸管理水平的落后,胆红素脑病仍然高发,我国目前总体来说对新生儿黄疸的干预仍存在不足,我国是一个发展中的国家,不同地区的经济发展和医疗资源极不均衡。普及新生儿黄疸随访制度、做好对新生儿高胆红素血症发生风险进行系统评估及出院后随访从而降低重症高胆红素血症及胆红素脑病的发生率是我国医务工作者的重要任务。

(韩树萍 董小玥)

参 考 文 献

1. American Academy of Pediatrics, Subcommittee on Hyperbilirubinemia.Clinical practice guideline: management of hyperbilirubinemia in the newborn infant 35 or more weeks of gestation. Pediatrics, 2004, 114: 297-316.

2. Canadian Paediatric Society. Guidelines for detection, management and prevention of hyperbilirubinemia in term and late preterm newborn infants (35 or more weeks gestation). Paediatr Child Health, 2007, 12: 1B-12B.

3. Bratlid D, Nakstad B, Hansen TWR. National guidelines for treatment of Jaundice in the newborn. Acta Paediatr, 2011, 100: 499-505.

4. National Institute for Health and Clinical Excellence. Neonatal Jaundice. London: National Institute for Health

and Clinical Excellence; 2010.

5. 中华医学会新生儿学组. 新生儿高胆红素血症诊断和治疗专家共识. 中华儿科杂志, 2014, 52 (10): 745-748.

6. Alpay F, Sarici S, Tosuncuk HD, et al. The value of first-day bilirubin measurement in predicting the development of significant hyperbilirubinemia in healthy term newborns. Pediatrics, 2000, 106 (2): E16.

7. Keren R, Luan X, Friedman S, et al. A comparison of alternative risk-assessment strategies for predicting significant neonatal hyperbilirubinemia in term and near-term infants. Pediatrics, 2008, 121: e170-e179.

8. 丁国芳. 关于新生儿黄疸诊疗问题的思考与建议. 中国新生儿科杂志, 2010, 48 (9): 643-645.

9. 新生儿高胆红素血症临床研究协作组. 新生儿小时经皮胆红素百分位曲线图预测高胆红素血症价值的多中心临床研究. 中华儿科杂志, 2015, 53 (11): 830-834.

10. Han SP, Yu ZB, Liu L, et al. A Model for Predicting Significant Hyperbilirubinemia in neonates from China. Pediatr, 2015, 139 (4): 896-905.

第五节 新生儿光疗

光照疗法(光疗)是利用可见光能改变胆红素的形状和结构,将其转化为即使缺乏正常的结合途径时仍然易于排泄的分子。皮肤中胆红素分子所吸收的这些光子实现了治疗效果。

一、光疗的原理

胆红素分子(4Z,15Z-胆红素)吸收了光照后形成构造异构体(光红素)或构型异构体,能够以原型形式而不需要经过葡萄糖醛酸化反应被分泌到胆汁中。部分还能够在尿液中分泌。

光敏异构化比光降解更重要,但各种反应对于胆红素的整体清除的相对作用比例仍是未知的。胆红素的清除取决于光产物的形成率和排除率。光敏异构化在光线疗法过程中快速产生,同分异构体早在血浆胆红素开始下降之前就出现在了血液中,光照疗法使用的辐射量和影响其剂量和疗效的重要因素。人们通常以为光照疗法使用的是紫外线(UV)(<400nm),但这其实是常见的

误解。目前的光照疗法不会使用会发出强烈红斑紫外线的光线。此外,荧光灯的灯管、塑料包装的灯泡和早产儿的保温箱均过滤了紫外线。

二、光疗的临床运用及疗效

1. 光疗中运用的辐照量 婴儿辐照量(光疗设备能量输出)和总血清胆红素水平下降率之间存在明确的剂量-应答关系。因此,利用辐射计或分光辐射度计进行常规辐照量测量是非常重要的(表17-5-1)。已经发现,特殊的蓝色荧光灯或发光二极管(LED)是有效的,它将递送出430~490nm频段的30~40μW/cm² 能量。因此蓝光疗法是最有效的,但由于波长越长皮肤的透过率越高,因此最好的波长大概在460~490nm范围。

2. 影响光疗剂量和疗效的因素 常用光疗的装置包括配备日光、白色或蓝色荧光管、卤素灯和发光二极管(LED)的装置。光源的种类、光源与患者的距离、光疗暴露的体表面积、不同的黄疸病因、初始光疗的胆红素值都会影响光疗疗效(表17-5-2)。当总血清胆红素达到考虑换血的范围时,推荐采用强化光疗。AAP将强化光疗定义为430~490频段下的高水平辐照(通常为每纳米30μW/cm² 或更高),尽可能多地递送至婴儿的体表面积。因此,运用发光频段为430~490nm的灯泡尤为重要。增加婴儿暴露于光线下的表面积可显著提高光疗的疗效,可通过将额外光源置于婴儿身体下方或周围来实现。增加暴露面积的一个简便方法是,在婴儿车或保温箱内或周围放置白板或铝箔等反射材料。

由于光疗作用于额外的脉管内以及浅表毛细血管内存在的胆红素,在间隔期内将婴儿从平卧位调整为俯卧和仰卧位已经成为了一种常见的做法。两项随机化研究表明,每隔两小时调整一次婴儿位置并不会改善光疗的疗效。

光疗的效果不仅取决于光照剂量,还取决于高胆红素血症的病因和严重程度。在活跃的溶血反应期间,总血清胆红素可能不会下降或者像那些没有溶血反应的婴儿那样快速下降。另一方面,

表 17-5-1 光疗中运用的辐照量

辐照量	规格	常用的测量单位
光照强度(每单位体表面积接收到的辐射功率)	W/m²	W/cm²
光谱光照强度(特定波长范围的光照强度)	W/(m²·nm)(或 W/m²)	μW/(cm²·nm)

表 17-5-2　影响光疗剂量和疗效的因素

因素	技术术语	基本原理	临床运用
光源种类	光谱（nm）	蓝绿光光疗效果最佳。这一波长的光可以很好地穿透皮肤并且被胆红素吸收	使用专门的蓝色荧光灯管或蓝色发光二极管（LED）或可以输出蓝绿光谱的光源用于强化光疗
光源与患者的距离	到达婴儿体表面积的光谱光照强度（距离和光源共同作用）	增加光照强度导致 TSB 下降率增加。标准 PT 光照强度为 8~10μW/（cm²·nm），强化 PT 光照强度≥30μW/（cm²·nm）	如果使用专门的蓝光灯管，尽量靠近婴儿以尽可能增加辐照强度（如果使用卤素灯，不要这样做以防灼伤）。蓝光灯管距离婴儿 10~15cm 可以提供至少 15μW/（cm²·nm）的辐照强度
暴露的体表面积	光谱功率（光谱光照强度与辐照面积共同作用）	增加辐照体表面积导致 TSB 下降率增加	强化 PT 时，尽可能增大婴儿辐照体表面积。在婴儿上方、下方以及周围放置光疗设备。为了达到最大的辐照体表面积，可以在婴儿车，辐射台或保温箱周围放置铝箔等材料
黄疸的病因		如果黄疸是溶血引起或存在胆汁瘀积，光疗（PT）的效果会降低	如果存在溶血，在 TSB 偏低时就可以开始光疗并使用强化光疗。光疗失败提示存在溶血。当直接胆红素升高，可以出现青铜症或起泡
光疗初始的 TSB 水平		TSB 越高，光疗时 TSB 下降越快	当 TSB 较高时，建议使用强化光疗，当 TSB>20mg/dl 时，应尽快降低 TSB 水平

由于光疗作用于皮肤和浅表皮下组织中存在的胆红素，这些部位中存在的胆红素越多（即更高的总血清胆红素水平），光疗的效果越好。在血清总胆红素 >30mg/dl（513μmol/L）的一些婴儿中，强化光疗会导致几个小时内下降多达 10mg/dl（171μmol/L）。

对于出生住院期间需要光疗的婴儿来说，与再次住院进行此类治疗的婴儿相比，溶血更有可能是高胆红素血症的病因，而在出生住院期间接受治疗的婴儿中，光疗几乎通常开始于较低的血清胆红素水平。由于以上两种原因，总血清胆红素水平在这些婴儿中呈较慢的下降趋势。

3. 间断光疗　尽管不存在严格的间断治疗标准，如果总血清胆红素值连续两次低于开始光疗时的水平，那么住院期间接受治疗的婴儿可安全地中断光疗。在再次住院接受光疗的婴儿中，高胆红素血症的病因一般较少是因为溶血，并且治疗起始于初始较高的总血清胆红素水平。在这些患者中，强化光疗会导致前 24 小时内总血清胆红素水平下降 30%~40%，最显著的下降出现在 4~6 小时。当总血清胆红素水平下降至 13~14mg/dl（222~239μmol/L）以下时，可以中断光疗。

4. 光疗后的反弹　光疗中断后，总血清胆红素水平可能会反弹 1~2mg/dl（17~34μmol/L），或者偶尔会更高。临床上显著反弹风险增加的婴儿包括：胎龄 <37 周的婴儿，患有溶血性疾病的婴儿，出生住院期间接受光疗的婴儿。通常没有必要让婴儿留在医院观察是否出现反弹，但对于出生住院期间需要接受光疗以及明确患有溶血性疾病的婴儿来说，应在出院 24 小时后跟踪观察胆红素水平。

5. 太阳光暴露　太阳光会降低血清胆红素水平，但实际困难涉及如何让裸体新生儿安全地在室外或室内暴露于太阳下（并避免晒伤），这会妨碍太阳光用作一种可靠的治疗手段。

6. 家庭光疗　迫于经济压力和社会压力，分娩后婴儿过早出院让家庭光疗在美国非常盛行。如果使用恰当并充分监测 TSB 水平，家庭光疗对婴儿没有明显的危害，而且比医院治疗便宜很多。新型 LED 床垫和毛毯的研发能够更加容易和有效地实施家庭光疗。

7. 光疗防止换血　由于光疗的主要目的是为了避免换血的需求，了解有多少婴儿需要接受光疗以避免换血是非常有用的。

以往的随机光照疗法试验发现，在无溶血症的婴儿中，6~10 个婴儿需要接受光疗的治疗，以阻止其血清总胆红素发展到高于 20mg/dl（343μmol/L）的水平。然而，这些数据并不适用于当前光疗的运用，因为这些研究包括了一些婴儿,他们的总血清胆红素低于当前实施光疗的推荐水平,并且在其端点的总血清胆红素水平低于APP推荐换血的水平。一项对胎龄≥35周的婴儿的分析评估了需要接受光疗的婴儿数量(NNT),以此阻止婴儿达到当前APP指南所述的换血水平。对于出生时间<24小时的胎龄为36周的男孩,NNT为10人(95%置信区间:6~19),对于出生时间>3天的胎龄为41周女孩,NNT为3041人。如果我们需要利用光疗治疗3000个婴儿,以防达到换血水平,在这些婴儿当中,有理由询问是否有很多可能避免了光疗。在这些婴儿当中,还可以考虑其他干预措施,包括哺乳支持、配方奶替代或补充,或家庭光疗。

三、光疗不良反应

光疗具有显著的临床毒性的报道很罕见,目前尚未有证据证明光解作用会产生任何神经毒性作用:

1. 青铜征　在患有胆汁瘀积(高直接胆红素血症)的婴儿中,光疗可以造成青铜婴综合征,在这种病症中,皮肤、血清和尿液会发展成暗灰棕色染色效应。这种病症只发生在出现胆汁瘀积的婴儿中,其发生机制尚未完全明确。当中断光疗,胆汁瘀积得以缓解时,染色就会消失。

2. 皮肤　在接受光疗的严重胆汁瘀积性黄疸婴儿患者中,有很少的关于紫癜和大疱疹的报道,这很可能是积累卟啉引起的敏化作用的结果。在接受锡中卟啉治疗并随后暴露于太阳光或日光荧光灯泡下的婴儿中,报道了红斑疹的出现。先天性卟啉症、卟啉症家族病史和光敏化药物的配伍使用属于光疗的绝对禁忌。光疗期间,严重的起泡和焦虑不安可能是先天性卟啉症的征兆。最近的一项研究表明,强化光疗可能会在学龄儿童中发现的非典型黑素细胞痣,但其他研究并未表明这种关联。

3. 非显性失水和温度控制　常规光疗可能会导致婴儿在热环境下的急性改变,从而导致外周血流和非显性失水的增加。尚未在LED光照射下研究这一问题,因为其相对热输出量较低,引起非显性失水的可能性要小得多。在护理或喂养充分的足月儿中,通常不需要额外的静脉滴注。

4. 眼损伤　由于光可能对视网膜有毒性,接受光线疗法的婴儿的眼睛应佩戴合适的眼罩进行保护。

5. 其他反应　强化光线疗法不会引起溶血反应。由于胆红素是一种可降低血清总胆红素的强效抗氧化剂,尤其是在超低出生体重儿中,可能会引起不良的后果,但尚未有任何后果得到明确的确认,如上所述,积极的光疗与出生体重为501~750g的婴儿不显著的死亡率上升有关。

(韩树萍)

参 考 文 献

1. Maisels MJ, Kring EA, DeRidder. Randomized controlled trial of light-emitting diode phototherapy. J perinatol, 2007, 27:565-567.

2. Djokomuljanto S, Quah BS, Surini Y, et al. Efficacy of phototherapy for neonatal jaundice is increased by the use of low-cost white reflecting curtains. Arch Dis Child Neonatal Ed, 2006, 91: F439-F442.

3. Kaplan M, Kaplan F, Hammerman C, et al. Post-phototherapy neonatal bilirubin rebound: a potential cause of Significant hyperbilirubinemia. Arch Dis Child, 2006, 91:31-34.

4. Rogerson AG, Grossman ER, Gruber HS, et al. 14 years of experience with home phototherapy. Clin Pediatr, 1986, 25:296-299.

5. Newman TB, Kuzniewicz MW, Liljestrand P, et al. Numbers needed to treat with phototherapy according to American academy of pediatrics guidelines. Pediatrics, 2009, 123: 1352-1359.

6. Csoma Z, Hencz P, Orvos H, et al. Neonatal blue-light phototherapy could increase the risk of dysplastic nevus development. Pediatrics, 2007, 119: 1036-1037.

7. Maisels MJ, Kring EA. Does intensive phototherapy produce hemolysis in newborns of 35 or more weeks gestation? J Perinatal, 2006, 26:498-500.

8. Morris BH, Oh W, Tyson JE, et al. Aggressive vs. conservative phototherapy for infants with extremely low birth weight. New Eng J Med, 2008, 359:1885-1896.

第六节　新生儿溶血病

新生儿溶血病(hemolytic disease of the newborn, HDN)是指由于母婴血型不合引起的胎儿或新生儿免疫性溶血性疾病,属于同族免疫性溶血性贫血。临床表现主要为胎儿水肿、黄疸及贫血。在人类目前检测到的30余个血型系统中,多数血型系统都能引起HDN。在我国,以ABO血型不合溶血病常见,而欧美国家则是 Rh 系统溶血病,近年其他血型不合所致的溶血病也有报道。新生儿溶血病是新生儿高胆红素血症中最常见的病因之一,且发病早,部分黄疸病例进展迅速,严重者可导致胆红素脑病,故需尽早识别潜在的母婴血型不合溶血病。

新生儿溶血病临床症状轻重差别很大。轻症仅出现轻度黄疸,与生理性黄疸难以区分;有些早期症状不明显,可表现为晚发性贫血;重症病例可在宫内发生严重溶血,出现胎儿水肿;或出生后有重度黄疸或者重度贫血。肝大在重症病例可出现,但是脾大少见。

【病因】

一、ABO 血型不合溶血病

新生儿 ABO 血型不合溶血病是由于母婴血型不合引起的同族免疫性溶血性疾病。临床症状轻重不一,多数病例溶血程度较轻,黄疸不严重,与生理性黄疸无法区别;生后早期无贫血或者轻微贫血,很少出现肝脾大。也有部分病例黄疸出现早,进展迅速,血清胆红素达换血标准,如不及时处理可发生胆红素脑病。因此,对于存在母婴血型不合的新生儿需要密切监测胆红素水平。

ABO 血型系统的发现已有 100 多年历史。胎儿红细胞在妊娠 30 多天即具有 ABO 和 Rh 系统抗原。ABO 血型系统的基因位点在第 9 对染色体 3 区 4 带,在 ABO 抗原的生物合成中三个等位基因 ABO 及 H 控制着 A、B 抗原的形成。根据抗原 A、B 的分布把血液分为 A、B、AB、O 四型。红细胞上只有抗原 A 的为 A 型血,其血清中有抗 B 抗体;红细胞上只有抗原 B 的为 B 型血,其血清中有抗 A 抗体;红细胞上有抗原 A、B 的为 AB 型血,其血清中无抗 A、B 抗体;红细胞上无抗原 A 的为 O 型血,其血清中有抗 A、B 抗体。而抗 A、B 抗体属于 IgG 抗体,可通过胎盘进入胎儿循环,可引起红细胞凝集溶血。

新生儿 ABO 血型不合溶血病患儿的母亲多数为 O 型血,具有免疫性抗 A 及抗 B 抗体;婴儿多为 A 型或 B 型。O 型血母亲具有属于 IgM 的抗 -A、抗 -B 天然抗体,但 IgM 抗体不能通过胎盘。由于母胎之间的胎盘屏障并不完整,在妊娠期间可发生血液交流。由于 O 型血母亲 A 或 B 抗原刺激下可产生 IgG 的抗 -A 或抗 -B,可通过胎盘进入胎儿体内,附着于胎儿红细胞膜上,与其抗原结合发生免疫反应而溶血。

由于自然界存在 A 或 B 血型物质,如某些植物、肠道寄生虫以及一些疫苗,机体受到这些刺激后可产生 IgG 的抗 A 或抗 B 抗体,故孕妇在孕前就已经具备了这些抗体,因此新生儿 ABO 血型不合溶血病可以在第一胎发病。

此外,并非所有存在血型不合的婴儿发生溶血病,这是由于来自母体的抗体,被胎儿血浆和组织中存在的血型物质结合,阻止抗体对红细胞的作用。同时也由于胎儿红细胞表面的抗原数量少,结合的抗体量少,就不足以引起溶血。

二、RH 系统溶血病

Rh 血型系统具有高度的多态性和免疫源性,是仅次于 ABO 血型系统的重要血型系统。Rh 溶血性疾病主要发生在 Rh 阴性母亲和 Rh 阳性的胎儿,但 Rh 溶血病也可发生于母婴均为 Rh 阳性时,其中以抗 E 较为多见。Rh 溶血病可分为孕期宫内溶血和分娩后的溶血。若未经治疗,可导致宫内贫血和严重的胎儿水肿,生后潜在高胆红素血症可迅速演变为核黄疸。

Rh 抗原主要有 5 种,即 D、C、c、E、e 抗原。其中 D 抗原的免疫源性最强,是引起新生儿 Rh 溶血病的主要原因之一。Rh 阴性血型发生率在不同种族中存在差异,13%~15% 高加索人中存在 Rh 阴性血,非裔美国人有 1/2 拥有 Rh 阴性血,而 Rh 溶血很少发生在亚洲人群中。据报道,每 1000 个活产婴儿中仅有 6.8 个发生 Rh 溶血病。在我国,汉族的发生率为 0.34%,而某些少数民族在 5% 左右。

怀孕期少量胎儿红细胞通过胎盘进入母体循环。如果胎儿红细胞的 Rh 血型和母亲(Rh 阴性)不合,因抗原性不同使母体致敏,当母体再次接受相同抗原的刺激时便产生相应的血型抗体 IgG,该抗体经胎盘进入胎儿循环作用于胎儿红细胞并导致溶血。

虽然胎儿红细胞在妊娠 30 余天即具有 Rh 系统抗原。但 Rh 血型不合的胎儿红细胞经胎盘进入母体循环,被母体脾脏的巨噬细胞所吞噬后,需要经相当时间才能释放出足够量的 Rh 抗原,该抗原抵达脾脏淋巴细胞的相应抗原受体而产生 Rh 抗体,这种初发免疫反应发展缓慢,常历时 2 个月以上甚至长达 6 个月,且所产生的抗体常较弱,并系 IgM,不通过胎盘。故第一胎胎儿分娩时母体仅处于原发免疫反应的潜伏阶段,溶血病发病率较低。当母体发生原发免疫反应后再次怀孕时,即使经胎盘输血的血量很少,亦能很快发生继发性免疫反应,而 IgG 抗体迅速上升。IgG 可通过胎盘进入胎儿循环,与胎儿的红细胞相应抗原产生凝集使之破坏,导致溶血、贫血、心衰、水肿等,甚至流产、死胎。

【预防与管理】

及早识别新生儿溶血病,通过手段进行治疗,可减少重症高胆红素血症发生,因此,如何预防溶血病是重点。

1. 建立适合地域情况的管理模式　现国内有许多家医院借鉴国外一些管理模式,形成了具有自我特色的管理系统。南京市妇幼保健院自 2009 年起开始实施新生儿黄疸管理模式(图 17-6-1,图 17-6-2),其高胆红素血症识别率提高,而换血率下降。

2. 产前检查

(1)母血型测定:在新生儿出生前,所有的孕妇应进行 ABO 和 RhD 血型的测定及筛查血清中是否存在一些异常的免疫抗体。其中,筛查 RhD 阴性的母亲非常重要,因为孕期注射抗 D 丙种球蛋白可以预防她们发生 RhD 致敏。

(2)母血抗体滴度监测:①对 O 型孕妇,其丈夫 A(AB、B)型的孕妇进行产前血清抗体检测。ABO 血型不合效价≥1∶64 者进行宫内干预,如口服茵栀黄口服液、宫内输血等措施;而 ABO 血型不合效价 <1∶64 者则不需要处理,需生后对新生儿进行密切监测。② Rh 阴性的孕妇若与丈夫的 Rh 血型不合,可作抗人球蛋白间接试验监测孕妇抗体,在妊娠 16 周左右行第一次测定,于 28~30 周再次测定,之后间隔 2~4 周重复一次。

3. 生后监测

(1)ABO 血型不合溶血病:对存在 ABO 母婴

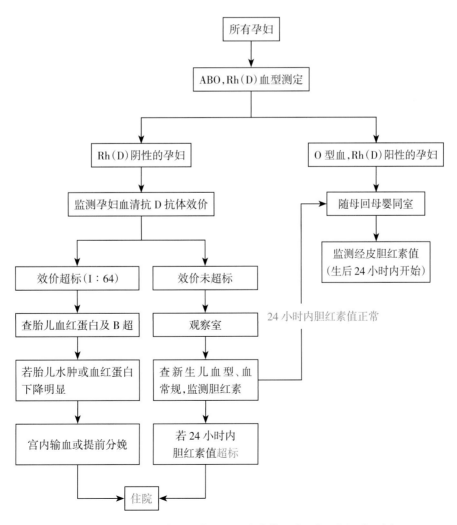

图 17-6-1　新生儿高胆红素血症分娩前管理流程(母儿血型不合)

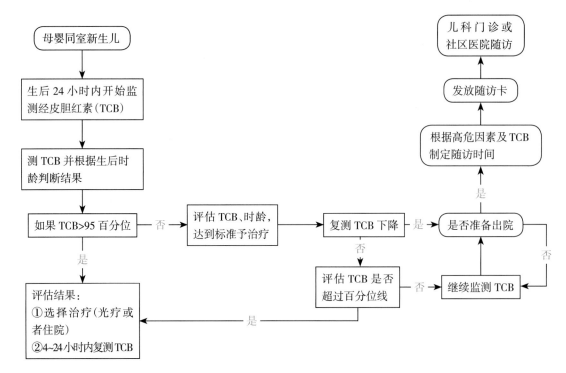

图 17-6-2　母婴同室新生儿高胆红素血症管理流程

血型不合风险的新生儿进行经皮胆红素监测,每24 小时监测胆红素一次,必要时增加胆红素测定次数。按照我国新生儿高胆红素血症诊疗指南及2004 年 AAP 指南进行新生儿高胆红素血症的筛查。当监测的胆红素水平 > 第 95 百分位曲线,及时进行患儿血型及溶血三项实验检查,甚至收住院治疗。

(2) Rh 系统溶血病:对母 Rh 阴性的新生儿,生后即为高危儿,生后需密切监测胆红素,可同时查新生儿的血型及红细胞、血红蛋白等,必要时查Coombs、抗体释放及游离抗体实验。

大多数新生儿在生后 3 天内未监测到超标的胆红素值,这并不代表可排除溶血,因此出院后仍需进行密切监测。现在国内医疗水平明显提高,产妇分娩后住院时间较前缩短,部分溶血患儿的高胆红素水平出现在出院后,因此,需根据危险因素及出院前胆红素值对新生儿进行出院后高胆红素血症风险评估,特别是潜在血型不合风险的新生儿,要求家长出院后在一定时间内带婴儿进行胆红素监测。

【临床特点与诊断】

(一)临床特点

无论是新生儿 ABO 血型不合溶血病还是新生儿 RH 系统溶血病,发生溶血时主要临床表现为黄疸和贫血。

1. **黄疸**　溶血时,红细胞大量破坏,并产生大量非结合胆红素所致。黄疸是 ABO 溶血病的主要临床症状或者是轻症新生儿的唯一临床表现,大多数出现在生后 2~3 天,生后 24 小时内出现黄疸者较少,约占 1/4 左右。因此,大多情况下与新生儿生理性黄疸难以区分,需密切监测胆红素,当超过阈值时需查血型及溶血三项试验进行诊断。但对于 RH 系统溶血病,黄疸出现早,进展快,程度重。新生儿生后不久便出现黄疸并迅速上升,如果不及时处理,易导致重症高胆红素血症,甚至引起胆红素脑病、死亡及神经系统后遗症。

2. **贫血**　新生儿期红细胞寿命较短,如果红细胞破坏速度超过其生产速度时,临床出现贫血的表现,轻症程度不一。一般 ABO 溶血病患儿溶血程度较轻,重度贫血占少数。但到生后 2~6 周出现晚期贫血,或者生后 8~12 周时生理性贫血时期贫血表现严重,这主要为抗体持续存在,继发溶血所致。

RH 溶血病贫血程度不一,轻度溶血者脐血的 Hb>140g/L,中度贫血 <140g/L,重症则低于80g/L,且常伴有胎儿水肿,出生后溶血进展迅速,贫血较刚出生时加重,同时刺激患儿造血组织产

生较多未成熟红细胞、网织红细胞和有核红细胞，并释放至外周血中。此外，RH 溶血病患儿也会出现明显晚期贫血（Hb<80g/L），这主要跟抗体存在和换血治疗后造血反应迟缓有关。

3. 肝脾大　胎儿对红细胞破坏增加的代偿反应为增加红细胞生产速率，对红细胞需求的增加可引起髓外造血，如肝脏、脾脏和肺部，因此引起肝脾大。但是，目前两种溶血病很少出现肝脾大，这可能与及早识别与干预有关。

4. 胎儿水肿　是胎儿生命的主要威胁，患儿表现为出生时全身水肿，苍白，皮肤瘀斑，胸腔积液，腹水，心力衰竭和呼吸窘迫。这主要与重度贫血所致的心力衰竭、严重缺氧、肾脏重吸收水盐增加、继发的肝功能损害的低蛋白血症等有关。

（二）诊断

新生儿溶血病的病情轻重与溶血程度相一致，我们目前多根据典型临床表现、相关产前诊断及产后监测进行诊断。

1. 产前诊断　监测胎儿贫血情况：贫血是溶血病的主要临床表现之一，严重的贫血可导致胎死宫内。对于胎儿贫血情况的监测尤为重要。一旦胎儿确诊贫血，是否宫内输血或分娩取决于胎龄：需权衡早产的并发症和宫内输血的利弊。目前可通过经皮脐血采样和多普勒测定胎儿大脑中动脉的血流速度监测胎儿贫血情况。如果既往有新生儿或胎儿溶血病导致围产儿死亡病史，孕妇抗体滴度并不能预测胎儿贫血程度，国外多数中心均从妊娠 18 周起，采用超声多普勒每周动态测定大脑中动脉收缩期血流速度峰值，以检测胎儿溶血病的发生。近来文献报道，超声多普勒测定的大脑中动脉收缩期血流速度峰值可以用来评估胎儿贫血情况，原理是由于贫血导致的血液黏滞度下降以及心输出量增加均会导致血流速度的增加，敏感性及特异性均较高，可作为一种非创伤性评估胎儿贫血的方法。一项研究表明，严重贫血时血流速度为标准的 1.5 倍。近期研究发现，与 MCA 流和羊膜穿刺术相比较，9% 多普勒测量光学密度测定得到改善。对于贫血胎儿，无论多普勒检测还是羊膜穿刺来检测，均需取得胎儿的血液取样，以便于确定血细胞比容、直接抗体滴度、胎儿血型、网织红细胞计数和总胆红素值。如果血细胞比容值小于 30%，可认为是发生了宫内输血。对于 35 周及以上，优势更大。反复宫内输血可能造成胎儿骨髓抑制，且胎儿在分娩时其红细胞质量可能几乎由供体细胞组成。在这种情况下，虽然贫血，但换血治疗仍是必要的。通常，存在宫内输血的患儿治疗结果还不错。在荷兰，254 例接受治疗的胎儿的存活率为 89%。

产前 B 超检查：胎儿 B 超对了解胎儿受累程度有一定价值，主要观察有无胎儿水肿、腹水、胸腔积液、肝脾大、胎盘水肿及羊水量等。胎儿，胎盘水肿及肝脾大均表明胎儿贫血严重。然而，通过 B 超来识别水肿前的胎儿是不可靠的，因为胎儿水肿直至胎儿血红蛋白降低至 4g/dl 以下或血细胞比容低于 15% 时才发生。但是，羊水过多、胎儿皮肤增厚、早期腹水（特别是胎儿的膀胱周围）和胎盘增厚是提示胎儿水肿的线索。

羊水穿刺：近期以来，羊膜腔穿刺术是胎儿监护的主要方法。溶血程度可通过分光光度计测定羊水在波长 450nm 处的吸光度值来评估羊水中胆红素的浓度。通过 Liley 曲线图可得出该患儿的受累程度。该图分为 3 个区域，测量值在 3 区说明存在严重溶血，胎儿死亡可能性高。该方案目前已被超声技术和基因检测取代。目前，Rh 阴性血孕妇及胎儿均需在三甲医院进行详细妊娠期管理。

此外，还可以通过羊膜腔穿刺进行 DNA 检测。因此，胎儿游离 DNA 技术可替代羊膜穿刺术，该技术可通过母体血浆监测胎儿的 RHD 基因型。也许未来，胎儿 Rh 血型可以通过无创形式测定。

2. 生后诊断　对潜在血型不合风险的新生儿出生后需动态监测胆红素值，特别是生后 24 小时内。同时，检查新生儿血型及血红蛋白。若新生儿胆红素大于小时胆红素百分位曲线图的 P_{95} 时，需查血清胆红素，同时针对 Rh 阳性的新生儿进行 Coombs 试验。特别对母 Rh 阴性血所生的二胎，给予密切关注。如果出生时即疑为溶血病的患儿可进行脐血胆红素测定，明显增高者提示溶血病。

呼吸末 CO（ETCOc）监测：是监测内源性 CO 产生的很好的指标。从衰老的红细胞和血红蛋白产生的血胆红素，经血红素氧化酶将红血素转化成胆绿素过程中释放出 CO。CO 在血液中与血红蛋白结合形成 COHb，然后到达肺部，有呼吸排出。ETCOc 水平与溶血程度直接相关，可以用气相色谱法监测，其敏感度和特异度均好。呼气末 CO 分析仪可监测呼吸中的 CO 并矫正环境中的 ETCOc，该检测方法迅速且无创。在临床上对严重高胆红素血症的新生儿,监测内源性 CO 的生成可直观地反映血清胆红素的生成。

【治疗原则】

胆红素具有神经毒性,因此防治高胆红素血症,胆红素脑病以及纠正贫血是主要治疗目的。目前治疗手段包括产前治疗和产后治疗。产前治疗有宫内输血、IVIG 使用、孕母血浆置换等,由于 ABO 血型不合溶血病的患儿一般溶血程度轻,常无需宫内治疗,可生后根据病情选择治疗方案。多数患儿生后经过光疗可使胆红素水平下降并逐渐稳定。个别胆红素增高过快达换血标准时需换血治疗,贫血明显者可酌情输血。此外,水肿胎儿生后应积极复苏,维持循环稳定和尽快纠正贫血。

一、出生前治疗

1. 母血浆置换术 若产妇抗人球蛋白法测定抗体效价高于 1∶64,且有过 Rh 溶血病病史的妊娠者考虑做血浆置换术。若羊水测定 A450 值提示为溶血病者应及时行血浆置换术,可将母体血液中的抗体去除,但不能终止抗体的继续产生,也不能逆转患儿的病情。且由于其降低抗体滴度的时间短暂以及血浆置换术本身操作复杂,目前在临床未广泛应用。

2. 胎儿宫内输血 对于在宫内严重受累的胎儿,特别是胎龄小于 32 周和肺功能不成熟的胎儿,应给予宫内红细胞输注。宫内输血已经成为欧美发达国家溶血性贫血及胎儿水肿的有效方法,能消除胎儿水肿,提高胎儿组织器官的供氧率,促使其正常发育。宫内输血主要有经腹腔途径与经脐静脉途径。自 20 世纪 80 年代中期以来,在欧美发达国家,脐静脉输血已成为宫内输血的主要途径:在输血前能抽取胎儿血液检测其血型及贫血程度,并计算输血量;输入的血液可以直接进入胎儿血管,避免胎儿腹腔穿刺造成的损伤及吸收不良的缺点;输血后可抽取胎儿评估疗效。

3. 母或胎儿注射 IVIG 在缺乏预防措施的情况下,14% 怀有 RhD 阳性胎儿的 RhD 阴性孕妇将在妊娠 6 个月内或以后产生抗 D 抗体。研究发现,给没有发生致敏的 RhD 阴性孕妇在孕期使用恒河猴免疫球蛋白可以将产前的致敏发生率减少到 0.1%。抗 D 抗体可在胎儿的红细胞致敏母体产生抗体前就破坏了胎儿红细胞,故抗 D 丙种球蛋白应该在妊娠 28 周时常规运用于没有发生致敏的 RhD 阴性孕妇。怀有 RhD 阳性胎儿的

RhD 阴性孕妇分娩后 72 小时内要给予一次重复剂量以防止再次妊娠时发生溶血。羊膜穿刺术,绒毛取样,或胎儿血液采样后也应该给予恒河猴免疫球蛋白。这种预防方案在发达国家是常规运用的,它使 RhD 血型不合溶血病在发达国家已经很少见。但在卫生系统不发达的发展中国家情况却不是这样,在印度、巴基斯坦和尼日利亚的大多数地方,怀有 RhD 阳性胎儿的 RhD 阴性孕妇不接受抗 D 抗体的预防,每年成千上万的女性将产生抗 D 抗体,大约 1/2 的婴儿出生后会患 Rh 溶血性疾病。在其他发展中国家情况可能也是这样,每年很可能有多达 100 000 的新生儿出生并患有 RhD 溶血疾病。

4. 提前分娩 当羊水分光光度计测定胆红素提示胎儿受累程度重且孕周 >33 周,可测定羊水 L/S 以判断胎肺成熟度,必要时考虑提前分娩,并在产前 48 小时供给糖皮质激素促胎肺成熟。

二、新生儿治疗

1. 生后复苏及胎儿水肿处理 儿科医师应参与分娩及生后复苏。同时取脐血标本应立即送去测定新生儿血型、抗体滴度、血红蛋白及胆红素浓度。若出生时即有胎儿水肿、严重贫血、高排出量的心衰或休克的体征,应保持有效通气,抽腹水或胸水和尽快换血。

2. 静脉应用大剂量 IVIG 生后一旦明确诊断为 Rh 溶血病,同样可静脉滴注静脉丙种球蛋白封闭抗体治疗,抑制溶血过程,减少胆红素产生和减少交换输血。

3. 密切监测胆红素和预防胆红素脑病 生后即对新生儿进行密切胆红素监测,同时及时地进行光疗或换血治疗,降低血胆红素和保持内环境稳定,以避免胆红素脑病的发生。目前,光疗和换血治疗方案参照 2004 年美国儿科学会提出的干预指南。

【随访】

随着医疗水平的提高,产妇产后住院时间缩短,而新生儿黄疸出现的高峰期,如何在出院后区分轻度新生儿溶血病发生,需要密切的出院后随访。2004 年 APP 黄疸干预指南也强调:对于存在风险因素的新生儿,予多次随访;而无风险因素的新生儿,可延长随访时间间隔。此外,高危因素需结合出院前胆红素值及所在危险区,制订合适的随访计划。

2009年美国儿科学杂志发表文章,再次强调了应对所有的新生儿在出院前根据不同小时龄TSB/TCB进行高胆红素血症发生风险的评估以及制订随访计划并根据出院前胆红素水平、胎龄和一些高胆红素血症危险因素推荐了一套更加结构化的新生儿黄疸的管理和出院后的随访的流程(图17-4-1)。

无论是生后确诊为新生儿ABO血型不合溶血病还是RH血型系统溶血病的患儿,均需在出院后进行随访,复查血红蛋白以及胆红素,防止贫血的发生和黄疸反跳现象。特别对于生后溶血严重且进行了换血治疗的新生儿随访头颅MRI检查。随访中,当发现晚发性贫血并有贫血所致的临床症状时,如心动过速、气促、喂养困难或体重增长不理想时,应予以输血纠正。对于生后患有严重新生儿溶血病的患儿,特别是头颅MRI存在异常或者脑电图异常的患儿,需至高危儿随访中心进行随访,评估智力、听力及运动等方面。

(韩树萍　董小玥)

参 考 文 献

1. 孙小凡,余章斌,董小玥,等.新生儿高胆红素血症管理措施实施后的治疗现状.中华围产医学杂志,2016,19(11):819-822.

2. 中华医学会儿科学分会新生儿学组.新生儿高胆红素血症诊断和治疗专家共识.中华儿科杂志,2014,52(10):745-748.

3. Moise KJ Jr. Management of rhesus alloimmunization in pregnancy. Obstet Gynecol,2008,112:164-176.

4. Mari G,Deter RL,Carpenter RL,et al. Noninvasive diagnosis by Doppler ultrasonography of fetal anemia due to maternal red cell alloimmunization.Collaborative Group for Doppler Assessment of the Blood Velocity in Anemic Fetuses.N Engl J Med,2000,342:9-14.

5. Oepkes D,Seaward PG,Vandenbussche FP,et al. Doppler ultrasonography versus amniocentesis to predict fetal anemia.Nengl J Med,2006,355:156-164.

6. Javier MC,Krauss A,Nesin M,et al. Corrected end-tidal carbon monoxide closely correlates with the corrected reticulocyte count in coombs'test-positive term neonates. Pediatrics,2003,112:1333-1337.

7. Zipursky A,Paul VK. The global burden of Rh disease. Arch Dis Child Fetal Neonatal Ed,2011,96:F84-F85.

8. Maisels MJ,Bhutani VK,Bogen D,et al. Hyperbilirubinemia in the newborn infant 135 weeks' gestation:an update with clarifications. Pediatrics,2009,124(4):1193-1198.

第七节　葡萄糖-6-磷酸脱氢酶缺乏症

葡萄糖-6-磷酸脱氢酶(G-6-PD)缺乏症是最常见的以红细胞酶异常为病因的遗传性溶血性疾病,为X连锁不完全显性遗传,表现为进食蚕豆等食物或药物后引起溶血性贫血。40%以上的病例有家族史,世界范围内约4亿人受累。

在我国西南、华南、华东和华北各地均有发现,而以广东、四川、广西、湖南、江西为最多。3岁以下患者占70%,男性占90%。该病对人类健康最有威胁的表现是新生儿黄疸导致核黄疸所致患儿智力低下或死亡。全球新生儿G-6-PD缺乏症流行地区的新生儿G-6-PD缺乏症发病率的Meta分析显示,非洲为7.5%,美洲为3.4%,亚洲为4.7%,欧洲为3.9%,中东地区为6.0%,大洋洲为9%。

G-6-PD与糖尿病发生率有相关性。

【病因】

*G-6-PD*基因定位于X染色体长臂2区8带(Xq28),全世界迄今已发现*G-6-PD*基因突变型180多种。我国人中有28种变异型,G1388A、G1376T、A95G是我国G-6-PD缺乏症最常见的三种致病性突变类型。男性半合子和女性纯合子均表现为G-6-PD显著缺乏,女性杂合子发病与否,取决于其G-6-PD缺乏的细胞数量在细胞群中所占的比例,在临床上有不同的表现。

【预防】

1. 建立筛查制度　世界卫生组织(WHO)推荐,新生儿G-6-PD缺乏症发病率超过3%~5%的地区应常规进行新生儿G-6-PD缺乏症筛查,建立新生儿G-6-PD缺乏症筛查体系。各地区应结合本地区的G-6-PD缺乏症流行病资料及对公众健康的危害程度,选择性开展该项新生儿疾病筛查。筛查方法及原理主要是通过检测干血滤纸片的G-6-PD酶活性完成,G-6-PD酶活性筛查方法主要包括荧光定量法或荧光斑点法,由于荧光定量法具有较高的特异性与灵敏性,因此新生儿筛查推荐使用该方法。

2. 筛查流程及质量管理　G-6-PD缺乏症的新生儿筛查应严格遵循原卫生部2009年《新生儿疾病筛查管理办法》、2010年《新生儿疾病筛查技术规范》及《医疗机构临床实验室管理办法》卫医发(2006)73 号的要求执行,实施筛查全程质量管理。

3. 在对高发地区进行筛查的基础上,给予综合防治。由于 G-6-PD 缺乏症最严重的后遗症为核黄疸,能减少神经系统后遗症,提高新生儿生存质量,从而提高我国人口素质。这一策略在国内外推行,均取得了良好效果。中国医科院血研所于 1980 年首次在四川省简阳市进行新生儿 G-6-PD 缺乏症流行地区筛查,并进行综合性预防措施防治,使该地区新生儿 G-6-PD 缺乏症发病率降低约 50%,所致核黄疸发生率由之前的 12.4% 降至 0.9%。中国香港 20 世纪 70 年代,45% 的新生儿黄疸需进行换血治疗,其中 8.6% 进展为核黄疸,自 80 年代开展新生儿 G-6-PD 缺乏症筛查项目后,仅 1.6% 的新生儿黄疸需进行换血治疗,且无一例患儿进展为核黄疸。江剑辉等对广州市 125 万例新生儿进行筛查结果显示,男性新生儿 G-6-PD 缺乏症发病率为男性 6.0%,女性为 3.6%。说明新生儿 G-6-PD 缺乏症纳入新生儿筛查体系是必要的,亦是可行的。

【临床特点与诊断】

贫血、黄疸、尿色改变是 G-6-PD 缺乏症最常见的三大症状。G-6-PD 缺乏症会导致红细胞膜结构发生改变,红细胞破裂,产生黄疸、溶血、贫血、肝肾功能损害的系列表现。其他症状包括发热、呕吐、腹痛、中枢神经系统症状以及与溶血本身相关的症状。肝肾功能损害、胆红素升高则与红细胞的破坏相关。Johnson 等报道,出生后 7 天内以核黄疸为主诉的住院患儿中,新生儿 G-6-PD 缺乏症占 31.5%。有报道我国食用蚕豆及蚕豆制品是引发本病的最常见诱因(78.3%),其次是它和其他诱因的组合(12.4%)。

【治疗原则】

患儿在无溶血发作时无需特殊治疗。当出现急性溶血时,应立即阻断诱因,并对症治疗。当合并慢性溶血性贫血时,应根据贫血程度选择相应治疗,严重贫血可输入 G-6-PD 活性正常的红细胞或全血。对达到病理性黄疸的新生儿,应根据胆红素水平及个体情况,给予药物、蓝光或换血治疗,早期对 G-6-PD 缺乏症患儿进行确诊,避免诱发因素。通过综合防治措施,减少光疗、换血、输血、透析等治疗,以减少病人痛苦及节约医疗资源。

【保健与管理】

1. 在高发地区应常规开展 G-6-PD 缺乏症的新生儿筛查。对于 G-6-PD 缺乏症患者及家属须及时给予健康教育,避免进食干鲜蚕豆及其制品,避免接触樟脑丸等日用品,尤其避免使用禁用、慎用氧化类药物(表 17-7-1)。当出现急性溶血时,应立即停止接触和摄入可疑食物、药物,并按急性溶血性贫血的处理原则进行治疗。

2. **遗传咨询**　在疾病高发地区可开展 G-6-PD 缺乏症的产前酶活性筛查,为育龄人群提供 G-6-PD 缺乏症的宣传教育和遗传咨询,尤其是父母双方或一方为 G-6-PD 缺乏症患者或携带者,新生儿出生后应尽快行末梢血或脐血 G-6-PD 缺乏症的筛查或诊断性检测。

3. 新生儿 G-6-PD 缺乏症多数是在一定诱因作用下发生急性溶血,对于筛查确诊为新生儿 G-6-PD 缺乏症者需召回,并实行终生管理。发给携带卡,列出禁用及慎用的药物,避免接触诱因,告知患儿及其母亲应禁食蚕豆及其制品。

4. **筛查管理**　新生儿 G-6-PD 缺乏症筛查需要政府职能部门与医疗职能部门共同协作,针对流行地区、重点人群(有家族史、种族史及新生儿黄疸史)进行筛查,提高筛查覆盖率,完善体系。

5. 医疗机构需要认真落实新生儿 G-6-PD 缺乏症筛查工作的技术规范,做好筛查质量控制。避免采集血样时间、质量及保存方法不合格,资料填写缺陷等人为因素导致的筛查结果异常。

6. 保证 G-6-PD 缺乏症筛查结果的时效性。筛查结果可通过互联网迅速发布,患儿家长、采血机构能上网自助查询结果,新生儿生后 7 天内完成筛查诊断。保证筛查可为新生儿高胆红素血症和小儿溶血性贫血早期防治创造条件。

【随访】

1. 门诊随访,告知家长 G-6-PD 缺乏症禁用及慎用的部分药物(见表 17-7-1)。

2. 若孩子是 G-6-PD 缺乏症患者,父母日常应做好保护措施。

3. 在蚕豆传粉和成熟时,家长要注意避免带孩子到蚕豆地。

4. 慎用杀虫剂,其可能含有容易使血液溶解的成分。

5. 购买樟脑丸不可选择含萘的产品,最好不用其来驱虫。另外,强力无比膏(无比滴)、水杨酸甲酯软膏、臭丸、紫药水、颜料等用品也应禁

表 17-7-1　G-6-PD 缺乏症禁用及慎用的部分药物

药物分类	禁用	慎用
抗疟药	伯氨喹,氯喹,磷酸伯氨喹,戊胺喹,阿的平	奎宁,乙胺嘧啶
砜类	噻唑砜,氨苯砜	
磺胺类	磺胺甲噁唑,磺胺二甲嘧啶,磺胺吡啶,柳氮磺胺吡啶	磺胺嘧啶,磺胺甲嘧啶
解热镇痛药	乙酰苯肼,乙酰苯胺	氨基比林,安替比林,保泰松,对乙酰氨基酚,阿司匹林,非那西丁
其他	呋喃妥因,呋喃唑酮,呋喃西林,呋喃妥英,小檗碱,硝咪唑,硝酸异山梨醇,二巯基丙醇,亚甲蓝,三氢化砷,维生素 K_3、K_4	氯霉素,链霉素,异烟肼,环丙沙星,氧氟沙星,左氧氟星,诺氟沙星,萘啶酸,布林佐胺,多佐胺,甲氧苄啶,普鲁卡因胺,奎尼丁,格列本脲,苯海拉明,氯苯那敏,秋水仙碱,左旋多巴,苯妥英钠,苯海索,丙磺舒,对氨基苯甲酸,维生素 C,维生素 K_1
中药	川莲,珍珠粉、金银花,腊梅花,牛黄,茵栀黄(含金银花提取物),保婴丹	

止使用。

（杨　杰）

参 考 文 献

1. 中华预防医学会出生缺陷预防与控制专业委员会新生儿筛查学组,中国医师协会医学遗传医师分会临床生化遗传专业委员会,中国医师协会青春期医学专业委员会临床遗传学组. 葡萄糖 -6- 磷酸脱氢酶缺乏症新生儿筛查、诊断和治疗专家共识. 中华儿科杂志,2017,55(6): 411-413.

2. Kaplan M,Hammerman C,Bhutani VK. Parental education and the WHO neonatal G-6-PD screening program:a quarter century later. J Perinatol,2015,35(10):779-784.

3. Lai YK,Lai NM,Lee SW.Glucose-6-phosphate dehydrogenase deficiency and risk of diabetes: a systematic review and meta-analysis.Ann Hematol,2017,96(5):839-845.

4. Gómez-Manzo S,Marcial-Quino J,Vanoye-Carlo A,et al. Glucose-6-Phosphate Dehydrogenase: Update and Analysis of New Mutations around the World.Int J Mol Sci,2016,17(12).

5. 杜传书. 我国葡萄糖 -6- 磷酸脱氢酶缺乏症研究 40 年的回顾和展望. 中华血液杂志,2000,21(4):174.

第八节　胆红素脑病的预防及保健

胆红素脑病(bilirubin encephalopathy)是描述胆红素毒性所致的基底节和不同脑干核损伤的中枢神经系统表现。2004 年美国儿科学会(AAP)修订新生儿高胆红素血症临床诊疗指南,建议"急性胆红素脑病"用于描述出生一周内的新生儿由于胆红素毒性所致的急性临床表现,"核黄疸"用于描述胆红素毒性的慢性和永久性表现。除了典型的胆红素脑病,胆红素还可以引起其他形式的轻型神经系统损伤,可以表现为一个或多个系统功能障碍,称为胆红素引起的神经功能障碍(bilirubin-in-duced neurologic dysfunction,BIND)。BIND 可以表现为认知、学习、运动障碍或者仅表现为耳聋或听觉障碍。

胆红素脑病和核黄疸所留下的听力丧失、脑性瘫痪、智力发育障碍等后遗症,给社会和家庭带来沉重负担。在发达国家,随着光疗、换血等治疗技术的发展,这种情况已很少发生。加拿大和丹麦报道的核黄疸发生率为 1/79 000~1/43 000 活产儿。2009 年,Johnson 等报道了美国核黄疸报告系统(Kernicterus Registry)1992~2004 年的结果,发现在 13 年中覆盖全国范围的报告系统仅收到 125 例确诊病例。我国人口众多,医疗资源地区间分布不平衡,且亚洲人本身又是高胆红素血症的高危人群,推测胆红素脑病和核黄疸的发生率高于西方国家,但一直缺乏大样本、以人口学为基础的流行病学调查。2009 年 1~12 月中华医学会儿科学分会新生儿学组成员单位进行了回顾性的流行病学调查,33 家接受调查的医院共报告 348 例新生儿胆红素脑病或核黄疸病例,大约占收治患儿总数的 4.8%。目前我国产科产后平均住院时间明显缩短及新生儿出院后缺乏对胆红素水平的系统随访或对高胆红素血症高危因素认识不足,导致胆红素脑病的发生并非罕见。

【病因】

胆红素可与成熟神经元的神经节苷脂和磷脂结合,损害神经元。病变部位的选择性可能与神经细胞的酶系统成熟度有关。未结合胆红素对脑细胞有毒性作用,特别是生理上最活跃的神经细胞,因此种细胞的能量代谢较大。新生儿期在生理及生化代谢方面以基底核神经细胞最为活跃,耗氧量及能量需要均最大,故基底核最易受损。

【预防】

防止新生儿高胆红素血症的发生是预防高胆红素脑病的要点。生后 72 小时内出院的新生儿应及时随访黄疸水平,预防重症高胆红素血症的发生。对新生儿高胆红素血症,必须及早进行处理,以防止其发展成胆红素脑病。

【临床特点与诊断】

胆红素脑病患儿黄疸多较严重,全身皮肤黏膜呈重度黄染,血清胆红素常在 $342\mu mol/L$ 以上。早产儿可发生在较低胆红素水平时,尤其有高危因素者。可于重度黄疸发生 12~48 小时出现症状,轻症者可见精神萎靡、吸乳无力、呕吐及嗜睡等,有时肌张力低下,此时如经及时治疗,可以完全恢复。如黄疸持续加重,则神经系统症状也可加重(锥体外系受累),可见哭声高尖,阵发性眼球运动障碍(如两眼凝视或上翻),四肢张力增强,两手握拳,双臂伸直与外展,或角弓反张,甚至发生呼吸衰竭而死亡。此时即使治疗存活,往往留有中枢神经后遗症(如智力落后、手足徐动、眼球运动受限、听力减退)。Van Praagh 将进行性出现的神经症状分为 4 期:警告期、痉挛期、恢复期和后遗症期。第 1~3 期出现在新生儿期,称为急性胆红素脑病。第 4 期则在新生儿期以后出现,称为慢性胆红素脑病(表 17-8-1)。与足月儿相比,早产儿

或低出生体重儿低胆红素水平也可有核黄疸的病理改变,但对胆红素的通透性和代谢存在差异,可通过重塑或修复来代偿,少有典型的核黄疸表现,听觉损害可能是低胆红素水平早产儿胆红素脑病的主要表现。

胆红素脑病的诊断主要依据患儿高胆红素血症及典型的神经系统临床表现,头颅磁共振成像(MRI)和脑干听觉诱发电位(BAEP)可以辅助诊断。头颅 MRI 表现为急性期基底神经节、苍白球、丘脑和内囊 T_1 加权像高信号,数周后可转变为 T_2 加权像高信号。双侧苍白球 T_1 加权像和 T_2 加权像对称性异常高信号是胆红素损害最具特征的改变。BAEP 可见各波潜伏期延长,通常高频听力丧失最严重,低出生体重儿可引起感觉神经性听力丧失;BAEP 早期改变常呈可逆性。耳声发射(OAE)正常而 BAEP 异常是胆红素脑病的一个重要临床表现。核黄疸包括锥体外系运动障碍、听力异常、眼球运动障碍和牙釉质发育异常。

【治疗原则】

胆红素脑病可分为可逆、治疗后可逆、不可逆 3 个阶段。前两个阶段均属于暂时性神经毒性,可有神经生理或行为改变,临床无症状或症状轻微,可认为核黄疸的预警期,早期治疗有可能逆转病情,减轻胆红素的神经毒性,因此早期诊断、早期防治极为重要。药物、光照和换血疗法均能降低血清胆红素。输注白蛋白或血浆可减少游离胆红素。及时治疗窒息、低血糖、酸中毒和感染可减少未结合胆红素发展成胆红素脑病的危险性。宫内诊断和治疗新生儿溶血病是防止胆红素脑病发生方法之一。

【保健与管理】

1. 产前预防 做好产前检查和宣教工作,尽量预防早产和难产。预防孕妇感染、治疗孕妇疾病、对疑有溶血病史者,可监测孕妇血清抗体滴定

表 17-8-1 胆红素脑病临床症状分期表

		Van Praagh 分期	北京市儿童医院分期	时限
新生儿期	1. 警告期	肌张力减弱 嗜睡 吸吮反射弱	黄疸突然明显加深 嗜睡 吸吮反射弱、发热	约 12~24h
	2. 痉挛期	发热(80%) 痉挛	痉挛或松弛、发热 呼吸衰竭	约 12~48h
	3. 恢复期	上述症状消退	症状消退	约 2 周
1 个月后	4. 后遗症期	持久性锥体外系神经异常	持久性锥体外系神经异常	

度、置换血浆、服用苯巴比妥、做好换血应有准备。临产前不可滥用维生素 K 及磺胺类等药物。

2. 产后预防　每个新生儿出生后都应进行高胆红素血症高危因素的评估,对于存在高危因素的新生儿,住院期间应注意监测胆红素水平及其动态变化趋势。对高危因素的新生儿进行早期干预,特别是高危儿、早产儿,合并感染、窒息、低血糖、代谢性酸中毒时要及时监测、及早预防感染、及时光疗,纠正缺氧、酸中毒、低血糖,控制感染、早开奶、尽快排尽胎便。对高危儿进行 BAEP 检查,报告异常应给予重视及监测。

常见的高危因素包括:出生后 24 小时内出现黄疸,合并有同族免疫性溶血症或其他溶血(如 G-6-PD 缺陷),日龄较小、有围产期缺氧史者,胎龄 37 周以下的早产儿,头颅血肿或明显瘀斑,单纯母乳喂养且因喂养不当导致体重丢失过多等。

3. 家庭指导　在各级医疗机构中应根据不同高危因素对新生儿父母进行黄疸危害的宣传及相关知识的宣教,给予黄疸治疗方法教育,建立规范的随访时间,出院后对高危患儿进行及时随访尤为重要,及时发现黄疸进展情况是减少新生儿胆红素脑病的主要预防措施。后遗症期患儿家属可接受指导进行早期干预智能和运动发育。

【随访】

1. 新生儿黄疸的随访　每例新生儿出院前都应该测 1 次血清总胆红素(TSB)或经皮胆红素(TcB),若出院前胆红素水平处于 Bhutani 曲线的第 75 百分位以上,建议延长住院时间,继续留院监测胆红素水平的动态变化。出院前胆红素水平处于 Bhutani 曲线的第 75 百分位以下的新生儿可以出院,但需根据出院日龄或出院前的胆红素水平制订出院后的随访计划。我国目前大部分产科阴道分娩新生儿在出生后 48~72 小时出院,剖宫产在 96~120 小时出院。对于存在上述高危因素的新生儿,出院后随访时间可以考虑提前。

2. 胆红素脑病患儿的随访　出院后按高危儿随访,6 个月内每月随访 1 次,6 个月以上每 2 个月 1 次。随访期间行全面体格检查,复查头颅 MRI、BAEP,进行神经运动、心理功能发育评估,智力、听力、视力测试。不良转归包括运动障碍、神经发育落后、听力异常、眼球运动障碍和牙釉质发育异常等。

(李占魁)

参 考 文 献

1. Sgro M,Campbell D,Shah V.Incidence and causes of severe neonatal hyperbilirubinemia in Canada.CMAJ,2006,175:587-590.
2. Maimburg RD,Bech BH,Bjerre JV,et a1.Obstetric outcome in Danish children with a validated diagnosis of kernicterus.Acta Obstet Gynecol Scand,2009,88:1011-1016.
3. Johnson L,Bhutani VK,Karp K,et a1.Clinical report from the pilot USA Kernicterus Registry(1992 to 2004).J Perinatol,2009,29:S25-S45.
4. 中华医学会儿科学分会新生儿学组.中国新生儿胆红素脑病的多中心流行病学调查研究.中华儿科杂志,2012,50:331-335.
5. 中华医学会儿科学分会新生儿学组.新生儿高胆红素血症诊断和专家共识[J].中华儿科杂志,2014,52:745-748.

第九节　新生儿胆汁瘀积症的预防及保健

新生儿胆汁淤积症(neonatal cholestasis)是由于肝细胞不能正常合成或分泌胆汁酸,或由于胆管系统功能异常,不能有效将胆汁排泄而导致的胆汁物质例如胆红素、胆酸及胆固醇在血液及肝外组织蓄积的临床过程,临床表现为高结合/直接胆红素血症、黄疸持续时间延长、白陶土样大便和尿色加深等。

【病因】

出生 2 个月内婴儿胆汁瘀积的常见原因包括梗阻性、遗传代谢性、感染性及中毒性疾病。

1. 梗阻性　包括胆道闭锁、胆总管囊肿、胆囊结石或泥沙样沉积、Alagille 合征、胆汁浓缩、囊性纤维化病、新生儿胆总管硬化、先天性肝脏纤维化(Caroli 病)等。

2. 肝细胞性　包括特发性新生儿肝炎,各种病毒[如巨细胞病毒(CMV)、人免疫缺陷病毒(HIV)等]、细菌、螺旋体等感染,遗传代谢性疾病[如 α-1 抗胰蛋白酶缺乏、酪氨酸血症、半乳糖血症、甲状腺功能减退、进行性家族性肝内胆汁瘀积(PFIC)、囊性纤维化病、全垂体功能减退],中毒性或继发性肝损伤[如胃肠外营养相关性胆汁瘀积(PNAC)]。

在各类引起胆汁瘀积的病因中,胆道闭锁(35%)和特发性婴儿肝炎(30%)最常见,其他原因包括 α-1 抗胰蛋白酶缺陷(17%)、Alagille 综合征(6%)、胆总管囊肿(3%)。新的诊断技术的出现使得部分病例明确了病因(如家族性肝内胆管性胆汁瘀积、各类储积病、线粒体疾病、胆汁酸合成缺陷),从而减少了特发性婴儿肝炎的比例。近年来对以肝大、黄疸和肝脏功能异常为主要临床表现的遗传代谢病希特林蛋白(citrine)缺乏导致的新生儿/婴儿胆汁瘀积的研究及重视增多。在医院内,感染及宫内感染仍是肝胆疾病最常见的原因。

【预防】

监测新生儿出生后胆红素水平,积极治疗降低直接胆红素及胆汁酸水平,预防新生儿感染,避免早产的发生,避免长时间的静脉营养,对改善新生儿胆汁瘀积症的预后及缩短病程有重要意义。

【临床特点】

胆汁瘀积的主要临床表现为:①高结合胆红素血症引起黄疸是最常见的临床表现,发生率达92%;②血清胆汁酸增加和 γ- 谷氨酰转氨酶(γ-GT)增高;③粪便颜色改变,持续白便(>3 次)具有高度特异性;④肝大和(或)质地异常;⑤脂溶性维生素吸收障碍;⑥胆汁性肝硬化,肝衰竭。胆汁瘀积的原发病表现各异,并需注意合并症表现。

在胆红素水平升高的前提下,通常认为结合胆红素(CB)>1.00mg/dl 为异常。2004 年北美儿科胃肠、肝病、营养学会(NASPGHAN)对新生儿及小婴儿(出生 2~8 周)胆汁瘀积的定义为:如果总胆红素 <5.00mg/dl,直接胆红素(DB)>1.00mg/dl 为异常;如果总胆红素 >5.00mg/dl,DB> 总胆红素的 20% 为异常。我国目前采用 CB>25.70mmol/L(1.50mg/dl)或结合胆红素占总胆红素的 20% 以上作为新生儿胆汁瘀积性黄疸的诊断标准。仅总胆汁酸(TBA)水平升高不能作为胆汁瘀积的诊断标准。2010 年 Rocha 等报道了 5 家 3 级医院新生儿重症监护病房(NICU)10 年新生儿胆汁瘀积发生率为 0.53%。新生儿、婴儿结合胆红素水平升高相对少见,但其一旦升高则提示可能存在肝胆系统功能障碍这一较为严重的问题。

确立胆汁瘀积的诊断后应尽快明确病因,进一步诊断的基本原则是鉴别肝细胞性还是梗阻性,是生理功能的变化还是解剖异常,是应进行药物治疗还是外科手术治疗。

【诊断】

大便颜色改变、血清 CB 增高。对病因诊断提供最大帮助的检查包括经皮穿刺肝脏活检、肝胆系统放射性核素扫描、肝胆系统磁共振显像(MRCP)、十二指肠吸引、内镜逆行性胆总管胰腺显影(ERCP)。其他辅助检查还有腹部 B 超、血清谷氨酰转肽酶(GGT)、总胆汁酸、肝功能检测等。

应根据可能的原发病进行针对性检查,如对遗传代谢性疾病的特异酶学、基因检查;各类可能的感染性疾病的系统检查,如针对败血症进行的血培养、急性反应项蛋白的监测、针对病毒感染的血清病毒抗体检查等。有时病因会有所交叉及重叠,如胆道闭锁合并 CMV 感染,因此,对胆汁瘀积症患儿应全面进行病因学评估。

并发症、各脏器功能的检查及评估　依原发病不同而异,应重点关注肝脏功能以及与此相关的凝血功能、神经系统状况、营养状况等。

【治疗原则】

对确定的导致胆汁瘀积的原发病进行治疗。胆道闭锁或其他导致胆道梗阻的畸形一旦确诊,应积极、尽早治疗。感染患儿尽快明确病原,有针对性地选用适宜的抗感染药物。胃肠外营养相关性胆汁瘀积患儿,在安全、合理的前提下,尽可能缩短胃肠外营养时间,选用新生儿适宜的胃肠外营养成分。对症治疗包括使用熊去氧胆酸等药物保肝利胆治疗。对较重病例,注意肝功能异常导致的各种合成、代谢功能不足,注意补充脂溶性维生素,检测凝血功能及合理的营养支持。

【保健与管理】

1. 加强产前保健,及时发现母亲存在的可能导致婴儿发生宫内感染的情况并积极治疗。

2. 做好围产期保健,减少早产尤其是极低出生体重儿的出生,尽早肠道内喂养,缩短肠道外营养持续时间,从而减少极低出生体重儿 PNAC 的发生。

3. 出生后密切观察,早期发现及治疗存在的各种感染性疾病。

4. 临床上应重视家长或看护者提供的病史,如黄疸、大便色浅、尿色深。超过 3 周的黄疸患儿应行总胆红素和结合胆红素水平检查及 B 超检查胆囊的发育情况。

5. 对黄疸患儿注意家族史的询问,对突变位点明确的疾病考虑产前咨询及必要的产前诊断。

6. 早期治疗时全面分析病情并评估治疗的

利弊,注意药物不良反应并严密观察。

7. 肠道外营养时注意营养素来源的选择、合适的配比、必要的营养素如牛磺酸、胆碱的添加等。

【随访】

1. 继续出院后治疗,提高随访的依从性,注意治疗药物的不良反应。

2. 出院后每 2~4 周复查一次肝功能,直至患儿 DB 下降至正常范围,肝酶等指标正常。

(李占魁)

参 考 文 献

1. 冯琪 . 新生儿胆汁瘀积症 . 中国新生儿科杂志,2013,28:73-75.

2. Moyer V,Freese DK,Whitington PF,et al. Guideline for the evaluation of Cholestatic jaundice in infants: recommendations of the North American Society for Pediatric Gastroenterology,Hepatology and Nutrition. J Pediatr Gastroenterol Nutr,2004,39:115-128.

3. 马霖杰,陈刚,胡宗强 . 2016 年北美小儿胃肠病、肝病和营养学会 / 欧洲儿科胃肠病、肝病和营养学会联合建议:婴幼儿胆汁瘀积性黄疸的评估指南摘译 . 临床肝胆病杂志,2016,32(11):2033-2035.

4. Rocha G,Rocha P,Proenca E,et al. Disorders of the neonatal liver and bile ducts. Acta Med Port,2010,23:767-776.

5. Spencer AU,Yu S,Tracy TF,et al. Parenteral nutrition-associated cholestasis in neonates:multivariate analysis of the potential protective effect of taurine. JPEN J Parenter Enteral Nutr,2005,29:337-343.

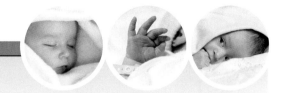

第十八章　新生儿呼吸系统疾病的预防和保健

新生儿期是胎儿的继续,为适应从宫内向宫外环境的转变,新生儿各系器官的形态和功能均发生巨大变化。胎儿在宫内通过胎盘进行营养物质和气体交换,不需要呼吸道和肺脏做功。出生后随着脐带被结扎,血液中二氧化碳浓度增高,刺激呼吸中枢;同时,本体感受器(肌肉、关节和肺部牵张)、颈动脉和主动脉感受氧和二氧化碳的张力变化、头部娩出对交感神经的刺激以及皮肤感受器受到外界环境的刺激,导致新生儿开始呼吸。如果呼吸系统不健全,出现呼吸困难和呼吸功能障碍即成为影响新生儿存活的第一道难关。

第一节　正常新生儿的呼吸解剖与生理特点

一、新生儿呼吸道解剖发育特点

新生儿鼻腔黏膜柔弱富于血管,无鼻毛,感染后由于鼻黏膜充血肿胀,常使狭窄的鼻腔更窄,甚至闭塞,引起呼吸困难。新生儿只会用鼻呼吸,是防止窒息和保持吸吮功能的基本条件。下鼻甲黏膜有丰富的海绵状血管,可调节鼻腔温度。鼻黏膜还有大量腺体,维持上呼吸道湿润。当吸入气湿度为40%时,到达声门下区的空气湿度可达98%,对纤毛活动极为有利。气管插管或气管切开的患儿,由于丧失正常的生理功能,需要对患儿吸入的气体加温湿化,才能符合生理需要。

新生儿会厌较大,覆盖软腭,由于舌位高且短厚,将口咽部堵住,难以用口呼吸,而用鼻呼吸。早产儿的颏舌肌发育不良易导致上呼吸道萎陷,随着生后不断发育而逐渐缓解。

新生儿喉位置较高,声门相当于颈3~4椎体水平(成人相当于颈椎5~6水平),并向前倾斜。气管插管时需将喉头向后压以利于暴露声门。

新生儿气管长度约3.5~5cm,气管分叉位于第3~4胸椎水平。右侧支气管较直,类似气管的直接延续,因此,气管插管常易滑入右侧,支气管异物也以右侧多见。新生儿气道末端相对较宽。从新生儿到成人,肺重和肺容量增加20倍,气管长度增加3倍,直径增加4倍,支气管仅增加2倍。支气管壁缺乏弹力组织,软骨柔弱,细支气管无软骨,呼气时易被压,造成气体滞留,影响气体交换。由于胎儿气道的发育先于肺泡发育,故无效腔/潮气量比例大(成人0.3,新生儿0.4,早产儿0.5),造成呼吸通气效率降低。

呼吸道形态学发育包括:气道分叉,形成传导气道和呼吸气道,气道分离形成肺泡和肺血管。呼吸道发育始于妊娠25天,在前原肠的内胚层出现原始气道,很快分为左、右总支气管,即"肺芽",在妊娠5~6周建立肺段支气管。肺脏的发育分为五个不同的时期:胚胎期、假腺期、小管期、小囊期和肺泡期(图18-1-1)。

二、新生儿呼吸系统生理特点

1. 出生前的生理调节　胎儿肺生长发育过

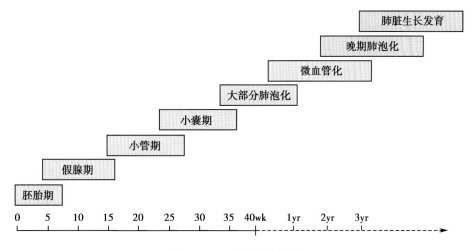

图 18-1-1　肺脏发育进程

程中,胎儿肺液和机械扩张起着关键作用。胎儿肺液由肺上皮细胞的净钠离子流、氯离子流移动产生,由肺组织通过支气管向咽喉流动排出,再被吞咽,或者排出体外成为羊水的一部分。随着妊娠周期延长,胎儿肺液量持续增加,使气道扩张并刺激肺泡生长。

当胎儿肺呼吸运动时,喉扩张,使肺液加速流出。规律的膈肌收缩减缓了肺液流失的速度,有利于维持肺扩张,利于肺生长。胎儿肺的加速扩张是胎儿肺生长发育和组织重塑的强力刺激因素。

2. 气体交换和氧气运输　呼吸系统最重要的生理功能是从环境中吸收氧气,满足能量交换所需的有氧代谢需要。新生儿的气体交换能力有赖于吸入气氧分压、通气 - 血流比、血红蛋白浓度和结合力、心输出量和血容量。氧气运输到组织,有赖于血液、线粒体的压力阶差,并与局部氧气运输、组织氧气消耗和血红蛋白携氧能力等有关。

氧气在体内通过溶解于血液或与血红蛋白结合的形式运输。动脉氧含量可通过如下公式计算:动脉氧含量(ml) = (Hgb × 1.36 × SaO$_2$)+(0.0031 × PaO$_2$)。其中 Hgb 为血红蛋白浓度(g/L),SaO$_2$ 是血红蛋白的动脉血氧饱和度,PaO$_2$ 是动脉氧分压。

胎儿出生时,氧需求增加,胎儿血红蛋白携氧能力增加。新生儿后期,携氧能力迅速下降,到 4~6 个月,达到成人水平。HbF 在第一年从 75% 降至 2%。

3. 生后呼吸转化过程　出生时,肺泡上皮细胞停止产生肺液,并吸收肺液入胎儿循环。这一过程是通过钠离子主动转运形成的,由甲状腺素、糖皮质激素和肾上腺素调控。最初的呼吸使肺动脉氧分压增加,二氧化碳降低,导致肺血管扩张,肺血管阻力降低,动脉导管收缩闭合。出生后结扎脐带,脐带血流停止,导致静脉导管关闭,循环血管阻力增加,使左心压力增加,卵圆孔关闭。随着这些变化,胎儿循环过渡至生后循环,依赖肺的气体交换过程开始。

为了满足肺发育的气体交换,需要大气中的氧气和毛细血管血流密切接触,即肺泡通气和肺血流充分。新生儿有一系列的生理机制满足肺泡通气和血流比例适宜。充分的肺泡气体量和功能残气量必须在生后迅速建立并维持。一旦功能残气量形成,即形成肺内氧气池。新生儿易于发生低氧血症,原因在于其功能残气量接近于气道闭合状态,生后独立的高代谢需求,使其氧贮备不足,并易迅速出现呼吸衰竭。

4. 肺表面活性物质　新生儿肺完成气体交换还需要肺表面活性物质(pulmonary surfactant,PS)的参与。妊娠 34 周后,胎儿呼吸道内液体才出现由肺泡 Ⅱ 型细胞分泌的 PS。肺表面活性物质是磷脂、脂质、特异蛋白的混合物,具有调节肺泡表面张力的作用,呼气时肺泡缩小,PS 在肺泡表面的密度升高,降低表面张力的作用增强,使肺泡不致萎缩,保留一定残气量,呼气相时不必用很大力量即可使肺泡再扩张,恢复到原来的容积。早产儿尤其是胎龄 <32 周者,由于 PS 合成和分泌不足,导致肺泡萎陷,继而发生呼吸衰

表 18-1-1　正常新生儿生后不同时间动脉化末梢血气分析结果

时龄 / 日龄	pH		PCO₂ (mmHg)		PO₂ (mmHg)		BE (mmol/L)	
	均值	标准差	均值	标准差	均值	标准差	均值	标准差
出生 ~12 小时	7.317	0.049	40.63	3.91	58.04	6.22	−5.44	3.03
12 小时 ~4 天	7.397	0.036	36.24	3.62	60.71	5.91	−1.93	2.29
4~28 天	7.385	0.042	37.41	4.59	62.83	7.05	−2.42	3.40

引自：Christine A Gleason, Sherin U Devaskar. Avery's Diseases of the Newborn. 9th ed. 2012

竭。通过外源性给予肺表面活性物质，可有效预防和治疗早产儿呼吸窘迫综合征，降低早产儿病死率。

5. 新生儿血气分析特点　新生儿出生 12 小时内血气分析多有不同程度的代谢性酸中毒和呼吸性酸中毒，并有低氧血症，呈现为窒息样改变，与分娩过程及胎儿出生后呼吸、循环的转变密切相关。分娩时，尤其是第二产程后，由于产母屏气、子宫收缩和胎盘血流减少等因素，均影响胎盘与胎儿的气体交换，胎儿娩出前都有"生理性"窒息。生后 6 小时内 BE 值偏低，反映产程中缺氧的结果。

（童笑梅）

参 考 文 献

1. Christine A Gleason, Sherin U Devaskar. Avery's Diseases of the Newborn. 9th ed, 2012.
2. John P Cloherty, Eric C Eichenwald, Ann R Hansen, et al. Manual of neonatal care. 7th ed. 2012.
3. 邵肖梅, 叶鸿瑁, 丘小汕. 实用新生儿学. 第 4 版. 北京：人民卫生出版社. 2012.
4. Davis RP, Mychaliska GB. Neonatal pulmonary physiology. Semin Pediatr Surg, 2013, 22 (4): 179-184.
5. Neumann RP, von Ungern-Sternberg BS, Mychaliska GB. The neonatal lung—physiology and ventilation. Paediatr Anaesth, 2014, 24 (1): 10-21.

第二节　新生儿肺炎

新生儿肺炎是新生儿最常见的临床问题，仍是新生儿死亡的主要原因之一。

【病因】

新生儿肺炎的病因主要包括两类：吸入性肺炎和感染性肺炎。由于吸入羊水、胎粪或乳汁后引起的气道阻塞、呼吸困难，为吸入性肺炎，乳汁吸入性肺炎详见本章第 5 节；在宫内、产时或生后发生由细菌、病毒或原虫等病原体引起的肺部感染，为感染性肺炎。

【预防】

1. 加强围产期保健措施　对母亲有胎盘功能不全、妊娠期高血压疾病合并产前子痫、慢性心肺功能不全和过期产等，应严密进行产程监护，注意有无胎儿宫内窘迫；在分娩时发现羊水胎粪污染时，如新生儿娩出"无活力"，应采用气管插管进行吸引，清除胎粪；如新生儿有活力（包括心率 >100 次 / 分，有自主呼吸和肌张力正常），可进行观察与监护。

2. 加强新生儿喂养指导与护理　指导母亲和家人学会新生儿喂养方法，明确母乳喂养的重要性和必要性，掌握泌乳和吸乳方法，注意新生儿溢奶和吐奶，喂奶后注意抬高新生儿头位，避免胃食管反流导致奶汁吸入。

3. 严格执行消毒隔离制度　新生儿居室注意清洁、通风，避免人员流动过多，进行新生儿护理时应严格洗手，避免病原的经手传播，引发新生儿感染。

【临床特点与诊断】

1. 病史　注意询问高危因素。宫内感染如孕妇妊娠期感染史（早期病毒为主，晚期细菌为主）、羊水穿刺操作、绒毛膜羊膜炎及胎膜早破等；产时感染如胎儿宫内窘迫、产程延长、羊水有臭味或胎盘糟粕等；生后感染如有呼吸道感染患者接触史、脐炎、皮肤感染以及存在院内感染的高危因素如出生体重 <1500g、长期住院、机械通气超过 72 小时、侵入性操作、长期静脉营养等。

2. 临床表现　宫内感染多于生后 3 天内出现症状，产时或生后感染多在出生 3 天后发病。临床轻重不一。轻症仅呼吸增快，重症呼吸困难明显，伴呻吟、吐沫、呼吸节律不整或呼吸暂停等。可伴发热或低体温、反应差、吃奶差等感染中毒症状。肺部可及湿啰音。重症常并发心力衰竭、DIC、休克、持续肺动脉高压、肺出血等。

3. 辅助检查

（1）X 线检查：是重要的诊断依据。X 线特点因病原体不同而异，病毒感染时仅示两肺纹理粗或散在片状阴影；细菌感染时两肺野有斑片状密度增高阴影，可伴肺大疱、脓气胸。早发型 B 组溶血性链球菌感染肺炎胸片改变与 RDS 不易区别。

（2）病原学检测：气管分泌物涂片及培养，必要时做血培养。出生后 1 小时内胃液及生后 8 小时内气管分泌物涂片和培养均可提示宫内感染的致病菌。血清特异性 IgM 以及病原 PCR 检测。

【治疗原则】

1. 呼吸道管理 雾化吸入，体位引流，定期翻身、拍背，及时吸净口鼻分泌物，伴严重肺不张者行气管冲洗。

2. 供氧 维持血气 PaO_2 在 50~80mmHg 之间。轻症予头罩给氧；当缺氧无改善且血气以低氧血症为主时，可行无创鼻塞 CPAP 治疗；血气 $PaCO_2 \geq 70mmHg$ 者或 $FiO_2 > 0.8$ 时，$PaO_2 \leq 50mmHg$ 者或反复呼吸暂停者，需机械通气治疗。

3. 控制感染 考虑细菌感染而病原未明时，首选第三代头孢菌素，必要时联合应用。B 组溶血性链球菌感染或李斯特菌肺炎可用氨苄西林。沙眼衣原体和解脲脲原体肺炎首选红霉素。巨细胞病毒肺炎首选更昔洛韦。

4. 积极治疗各种并发症 如败血症、化脑、深部脓肿等。

5. 支持治疗 保证热量和生理需要量，喂奶以少量多次为宜，避免误吸，不能进食者静脉补液。注意输液勿过快过多，以免心衰。可静注免疫球蛋白，每次 200~400mg/kg，连用 3~5 天，增加机体免疫功能。

【保健与管理】

1. 新生儿保护性隔离 应严格执行消毒隔离制度，注意阻断母子垂直传播感染及同住人员之间的交叉感染，家庭有老人及儿童呼吸道疾病患者时，注意加强对新生儿的保护性隔离；居室注意通风，环境温度维持恒定于 26℃，相对湿度 40%~60%。

2. 坚持和促进母乳喂养 鼓励母乳喂养，积极推广母婴皮肤接触或袋鼠式护理模式，可明显降低新生儿感染性疾病的风险。

3. 加强监护 医疗机构内应严密监测住院新生儿的生命体征变化，避免呛奶、误吸，维护新生儿体表、呼吸道和消化道的屏障功能。

4. 疫苗接种 对多数新生儿应推荐按时接受全面免疫接种。在呼吸道合胞病毒的流行季节，应对有高危因素（早产、低出生体重儿）的婴儿进行帕利佐单抗治疗，与婴儿密切接触的父母或其他医护人员也应接受恰当的流行性感冒疫苗接种。

【随访】

1. 出院计划 新生儿肺炎经住院治疗后，呼吸困难缓解，脱离氧疗，自主呼吸良好，能自行吸乳，奶量适宜，体重增长满意，可制订出院计划，对新生儿父母进行反复耐心护理宣教，确保婴儿父母已做好出院心理和物质准备，并安排患儿在出院后 1 周内复诊。

2. 随访工作 对出院新生儿回家后的生命状况和肺炎恢复情况进行评估，对住院期间异常的检验、检查进行复查，对经过高氧治疗或呼吸机治疗的患儿应定期进行眼科和听力的复筛检查。一般新生儿肺炎出院不需要继续服用药物治疗，可常规给予维生素 AD 滴剂预防维生素 A/D 缺乏症。对因肺炎住院治疗从而延误疫苗接种的患儿，待肺炎治愈后应补种疫苗。

（童笑梅）

参 考 文 献

1. Christine A Gleason，Sherin U Devaskar. Avery's Diseases of the Newborn. 9th ed. 2012.

2. John P Cloherty，Eric C Eichenwald，Ann R Hansen，et al. Manual of neonatal care. 7th ed. 2012.

3. 邵肖梅，叶鸿瑁，丘小汕. 实用新生儿学. 第 4 版. 北京：人民卫生出版社. 2012.

第三节　新生儿呼吸窘迫综合征

新生儿呼吸窘迫综合征（respiratory distress syndrome，RDS）是由于肺表面活性物质（pulmonary surfactant，PS）缺乏所致，主要发生在早产儿，临床以生后数小时出现进行性呼吸困难、青紫、呼吸衰竭和典型的胸部 X 线表现为特征。

【病因】

1959 年，Avery 和 Mead 首次发现 NRDS 为

PS 缺乏所致,常由于肺 II 型上皮细胞合成和分泌 PS 量不足有关。

1. 早产儿　胎龄 24~25 周肺部开始合成磷脂和活性 PS-B,随后 PS 合成量逐渐增多,直到 35 周左右 PS 量迅速增多。胎龄 <35 周的早产儿极易发生 RDS。

2. 糖尿病母儿　糖尿病母亲的胎儿由于血糖高,胰岛素分泌增加,胰岛素可抑制糖皮质激素,减少 PS 的合成和分泌。糖尿病母儿即使是足月儿或巨大儿,仍有可能出现 RDS。

3. 剖宫产婴儿　剖宫产的新生儿,未经历分娩发动和正常宫缩,新生儿体内儿茶酚胺和肾上腺皮质激素应激反应较弱,PS 合成分泌减少。

4. 围产期缺氧缺血　缺氧、酸中毒、低灌注等都可导致急性肺损伤,抑制肺 II 型上皮细胞产生 PS。

5. 其他因素　重度 Rh 溶血病、*SP-A* 基因变异、*SP-B* 基因缺陷等会导致 PS 合成不足或受抑制。

【预防】

1. 预防性使用糖皮质激素　对孕周 <35 周有早产危险的所有孕妇应给予单疗程皮质激素治疗。推荐方法为倍他米松每次 12mg,共 2 次,间隔 24 小时肌内注射,或者地塞米松静脉或肌内注射,每天 5~10mg,连用 3 天。治疗至分娩的最佳间隔为开始使用皮质激素 24 小时以后至 7 天。

2. 避免选择性剖宫产　在自然分娩发动前通过剖宫产分娩将明显增加 RDS 的发生,选择性剖宫产中 RDS 的发生率随胎龄增加而降低,因此,在无宫内窘迫、创伤及胎粪吸入等危险情况下尽量避免选择性剖宫产。即使选择性剖宫产,亦应延迟到胎龄 39 周后或待自然分娩发动后进行。

【临床特点与诊断】

1. 病史　主要发生于胎龄 <34 周的早产儿,此外糖尿病母亲的婴儿、围产期窒息、选择性剖宫产等因素均可诱发 NRDS。家族易感因素如遗传性表面活性物质蛋白(surfactant protein,SP)缺陷症常发生难治性 RDS。

2. 临床表现　生后出现进行性呼吸困难加重是本病的特点。多于生后 6 小时内出现呼吸困难,表现为呼吸急促、鼻扇、呼气性呻吟、三凹征和发绀。严重时呼吸浅表、节律不整、呼吸暂停和四肢肌张力低。胸廓扁平,肺部听诊呼吸音低,可闻细湿啰音。发病 24~48 小时达高峰,病死率较高。

患儿存活 3 天以上肺成熟度增加,可逐渐恢复,但易并发肺部感染或 PDA,使病情再度加重。

遗传性 SP-B 缺陷症纯合子者临床非常严重,对肺表面活性物质和机械通气治疗效果较差,多于数天内死亡,杂合子者临床较轻。

3. X 线检查　X 线特征性表现为肺野普遍透过度减低,呈毛玻璃样改变及支气管充气征,多次床旁胸片可观察动态变化。

【治疗原则】

1. 肺表面活性物质(PS)替代治疗　临床有 RDS 的证据即可使用,如患儿对氧的需求不断增加、呼吸困难、呻吟等。应尽早使用,不必等待胸片的特征性改变。推荐剂量,首次 100~200mg/kg,在临床有 RDS 进展的证据,应给予第二剂或第三剂。注意给予 PS 后,应快速下调 FiO_2 以避免氧分压波动过大。

2. 无创通气　常用持续气道正压通气(CPAP),对胎龄 <30 周有 RDS 危险(糖尿病母亲婴儿、遗传因素、围产期窒息、选择性剖宫产)的早产儿,应早期使用 CPAP,压力 6~8cmH$_2$O,直至其临床状态稳定。

3. 机械通气　符合指征需机械通气:①CPAP 治疗时 PEEP>8cmH$_2$O,FiO_2>60%,PaO_2 仍 <50mmHg;②反复发作呼吸暂停;③血气 $PaCO_2$>60~70mmHg。常采用 SIMV 模式。

4. 支持和对症治疗　注意保暖,维持腋温 36~37℃,腹温 36~36.5℃。稳定后应及早开始肠道微量喂养,促进肠道成熟及功能完善。生后 24 小时内即开始肠外营养保证热卡和入量。避免液体过量,防止动脉导管开放及发生肺水肿和肺出血。纠正酸碱失衡,维持血压和各脏器的灌注,低血压时可给多巴胺。治疗并发症,如 PDA、肺动脉高压等。

5. 防治感染　尤其是呼吸机相关性肺炎,并发感染时可选用广谱抗生素。如与 B 族溶血性链球菌肺炎不易鉴别时可采用氨苄西林治疗。

【保健与管理】

加强孕期保健和监测制度,预防早产发生。对孕母合并围产期疾病者,应尽可能给予综合治疗措施,推迟分娩至孕周 34 周以后。预计早产者,尽可能给予宫内转诊至有救治早产儿条件的区域性围产医学中心待产。

【随访】

1. 出院计划　RDS 是早产儿出生后面临的

第一关。经 PS 应用和不同程度的呼吸支持后,多数病例呼吸困难逐步缓解,呼吸支持和氧疗逐渐撤离,在适宜的早产儿系统管理和监护后,当早产儿生理学指标稳定时,可考虑出院。出院前应制订个体化的教育计划,使婴儿父母掌握护理婴儿所需的知识和技能。个体化的教育计划包括:演示喂养技术、婴儿适宜体位、给药,应对所有父母培训,学会识别呼吸困难、青紫等异常征象,并进行心肺复苏以及心肺监测设备使用等额外培训。告知父母有关新生儿安全睡眠环境的重要性,包括仰卧位睡姿、不提倡父母和新生儿共用一张床。由 NICU 医疗团队成员进行常规出院后电话随访,可提供安慰,并且及时发现各系统异常,识别在出院回家后最初数天内可能出现的过渡期问题。制订出院后随访计划,并安排患儿在出院后 1 周内复诊。

2. 随访工作　对出院新生儿回家后的生命状况、喂养及发育情况进行评估,对住院期间异常的检验、检查进行复查,对经过高氧治疗或呼吸机治疗的患儿应定期进行眼科和听力的复筛检查。回顾诊断性检查结果,例如颅脑超声检查、MRI 及超声心动图,包括需要门诊随访进行的检查结果。有研究显示,生后早期因呼吸衰竭使用呼吸机治疗的患儿在婴儿期患反复呼吸道感染、喘息性支气管炎甚至哮喘的风险增加,需对其呼吸系统及肺功能状况进行定期评估,必要时给予积极预防性干预措施。

(童笑梅)

参 考 文 献

1. Sweet D, Carnielli V, Greisen G, et al. European consensus guidelines on the management of NRDS in Preterm Infants-2016 Update. Neonatology, 2017, 111: 107-125.
2. Tita ATN, Landon MB, Spong CY, et al. Timing of Elective Repeat Cesarean Delivery at Term and Neonatal Outcomes. N Engl J Med 2009, 360, 2: 111-120.
3. 陈超,沙小丹. 择期剖宫产与新生儿呼吸窘迫综合征. 中华围产医学杂志, 2011, 14(1):8-11.

第四节　新生儿胎粪吸入综合征

胎粪吸入综合征(meconium aspiration syndrome, MAS)是宫内或产时吸入混有胎粪的羊水,新生儿生后出现以呼吸窘迫为主要临床表现的综合征。病理改变为呼吸道的机械性阻塞和化学性炎症。多见于足月儿或过期产儿。如吸入较多或持续时间较长可发生胎粪吸入性肺炎。

【病因】

约 12% 新生儿在娩出前排出胎粪,造成羊水污染,其发生率随胎龄增加而增加。可能的机制:①胎儿神经系统发育成熟后,脐带受挤压可引起短暂的副交感神经刺激引起胎粪排出;②胎粪排出是胃肠道成熟的一种自然现象。胎粪污染羊水曾被作为胎儿宫内窘迫的同义词,但研究显示,其与 Apgar 评分、胎心异常与脐血 pH 并不相关。目前认为,羊水胎粪污染伴胎心率异常才是胎儿窘迫和围产期出现并发症的标志。通过观察羊水被胎粪污染的颜色可推测宫内胎粪排出或窘迫发生的大致时间,黄色提示陈旧性胎粪;绿色提示新近排出的胎粪。

即使羊水被胎粪污染,正常的宫内呼吸动作不会导致胎粪吸入。当明显宫内缺氧引起胎儿窘迫时,呼吸动作加快加深,可使胎粪进入气道甚至肺泡。出生后尤其是伴有喘息时,可使胎粪吸入至远端小气道。

【预防】

主要是加强产科监护,对过期产妊娠及时干预,产前、产时加强胎儿监护,发现胎儿宫内窘迫需及时处理,必要时剖宫产结束分娩。对母亲有胎盘功能不全、先兆子痫、高血压、慢性心肺疾病等情况,应密切进行产程监护,必要时进行胎儿头皮血 pH 监护。

【临床特点与诊断】

1. 病史　常有明确的缺氧病史,如胎儿宫内窘迫[胎动和(或)胎心异常]、产时窒息或慢性宫内缺氧病史;有羊水胎粪污染的证据,如羊水中混有胎粪、胎盘及患儿指趾甲、皮肤、脐带粪染以及口、鼻腔吸引物中含有胎粪;气管插管时声门处或气管内吸引物可见胎粪(即可确诊)。

2. 临床表现　症状的轻重与吸入的羊水性质(稀薄或黏稠)和量的多少有关。临床可从无症状到严重呼吸窘迫。新生儿复苏后即出现呼吸浅快(>60 次 / 分)、鼻扇、三凹征、呻吟和发绀,严重者可出现呼吸衰竭。胸廓隆起呈桶状,早期两肺有粗湿啰音,以后出现细湿啰音。上述症状和体征于生后 12~24 小时更为明显。并发气胸或纵隔气肿时呼吸困难突然加重,呼吸音明显减低;

并发持续肺动脉高压时表现为持续严重发绀，对一般氧疗无反应；并发心功能不全时，心率增快，肝脏增大。临床呼吸困难常持续至生后数天至数周。

3. X 线检查 X 线改变在生后 12~24 小时更为明显。典型表现为两肺散在密度增高的粗颗粒或片状、云絮状阴影，或伴节段性肺不张及肺气肿，可并发气胸和（或）纵隔积气；合并持续性肺动脉高压时支气管影减少，肺透过度增加；合并继发性呼吸窘迫综合征时可见肺透明膜病的特征性 X 线改变。胸片和临床表现的轻重程度可不成正比。

4. 血气分析 动脉血气显示有低氧血症、高碳酸血症和代谢性或混合性酸中毒。如低氧血症很明显，与肺部的病变或呼吸困难的程度不成比例时，注意有无并发持续肺动脉高压。

【治疗原则】

1. 清理呼吸道 对有羊水胎粪污染且宫内窘迫的新生儿，需立即评估其有无"活力"，"无活力"即无呼吸或喘息样呼吸，肌张力低下，和（或）心率 <100 次 / 分。在出生后呼吸建立前，应立即进行气管插管吸引。注意胃内容物也应吸净，避免误吸。有活力者需注意监护其是否出现呼吸困难、青紫等表现。

2. 监测和观察项目 监测体温、呼吸、心率、血压、尿量、氧饱和度。密切观察呼吸窘迫症状和体征，减少不必要的刺激。X 线胸片监测肺部病变，注意有无并发气胸或纵隔气肿。

3. 氧疗 当 $PaO_2<60mmHg$ 或 $TcSO_2<90\%$ 时，应根据缺氧程度进行氧疗，维持 PaO_2 60~80mmHg 或 $TcSO_2$ 90%~95% 为宜。轻者选择鼻管、头罩给氧。当 $FiO_2>0.4$ 时可用 CPAP 治疗，临床及 X 线胸片提示肺过度充气时应慎重，压力不宜太高。当 $PaO_2<50mmHg$，$PaCO_2>60mmHg$ 时，常采用机械通气。对于常频呼吸机应用无效或有气漏如气胸、间质性肺气肿者，用高频振荡通气，可能有较好的效果。合并持续肺动脉高压时，需吸入一氧化氮，非常严重者需使用体外膜肺（ECMO）。

4. 对症支持治疗 注意保暖、镇静，热卡供应，维持血压、血糖、血钙正常，纠正酸中毒等。保证入量，适当限制液体。注意胸部物理治疗，定时翻身、拍背、吸痰，尤其对机械辅助呼吸者。

5. 抗生素的应用 仅凭临床表现和 X 线片鉴别 MAS 和细菌感染性肺炎比较困难。常需要选择广谱抗生素进行治疗，积极寻找细菌感染的证据（血培养、气管分泌物培养等），以确定抗生素治疗的疗程。

【保健与管理】

1. 分娩时处理 在分娩中见胎粪污染羊水时，如新生儿有活力（包括心率 >100/min、有自主呼吸和肌张力正常），可仅观察，不需气管插管吸引胎粪；如新生儿"无活力"，应采用气管插管，彻底吸引和清除胎粪；当不能确定是否有"活力"时，也可行气管插管吸引胎粪，在气道胎粪清除前，暂缓行正压通气。对于气管内吸引直到吸净胎粪还是只要到患儿心率恢复正常即可，仍存在争议。

2. 高危新生儿监护 对有胎粪吸入病史的新生儿应转入 NICU 密切监护，观察呼吸窘迫症状和体征，减少不必要的刺激，监测血糖、血钙等；常规摄胸部 X 线片检查，注意有许多患儿可无临床表现，但 X 线胸片可见异常或临床与胸片表现不符的现象，也可在生后 24 小时逐渐出现呼吸困难和青紫现象，注意并发持续性肺动脉高压、缺氧缺血性脑病等危重症情况。

【随访】

1. 出院计划 胎粪吸入综合征患儿由于围产期出现呼吸衰竭，常合并缺氧缺血性多器官损害，严重者甚至发生持续性肺动脉高压、缺氧缺血性脑病等危及生命的并发症，需要加强监护与综合治疗措施；胎粪吸入后往往继发化学性炎症刺激甚至合并感染，住院治疗往往需要 1 个月左右的时间。但多数病例临床状况逐步改善，呼吸支持和氧疗逐渐撤离，当患儿生理学指标稳定时，可考虑出院。可安排患儿在出院后 1~2 周内复诊。

2. 随访工作 对出院新生儿回家后的生命状况、喂养及发育情况进行评估，对住院期间异常的检验、检查进行复查，对经过高氧治疗或呼吸机治疗的患儿应定期进行听力复筛检查。回顾诊断性检查结果，例如颅脑超声检查、MRI 及超声心动图，包括需要门诊随访进行的检查结果。有研究显示，生后早期因呼吸衰竭使用呼吸机治疗的新生儿在婴儿期患反复呼吸道感染、喘息性支气管炎甚至哮喘的风险增加，需对其呼吸系统及肺功能状况进行定期评估，必要时给予积极预防性干预措施。

（童笑梅）

参 考 文 献

1. Christine A Gleason, Sherin U Devaskar. Avery's Diseases of the Newborn. 9th ed. 2012.
2. John P Cloherty, Eric C Eichenwald, Ann R Hansen, et al. Manual of neonatal care. 7th ed. 2012.

第五节　新生儿乳汁吸入性肺炎

乳汁吸入肺炎（milk aspiration pneumonia）指新生儿喂奶时，由于呼吸和吞咽动作不协调，造成乳汁被吸入呼吸道，引起窒息、呼吸困难等表现，进而继发感染，临床表现与感染性肺炎相似。严重程度与吸入的量和次数有关。

【病因】

正常新生儿咽部富含各种机械和化学感受器。当咽部受异常液体刺激时，首先出现会厌关闭及呼吸暂停，以免胃内容吸入气管，这种反射机制在早产儿尤其强烈，随着咳嗽反射的建立，该反射逐渐消失。当新生儿由于饥饿哭闹或胃食管反流，导致乳汁吞咽不及时或反流至口腔，常导致大量奶汁吸入，严重时引起窒息；也可合并化学刺激或继发感染造成乳汁吸入性肺炎。

【预防】

新生儿喂养后注意抬高头背部30°仰卧或侧卧，减少胃食管反流和乳汁吸入的风险；注意按需喂养，避免造成低血糖引发新生儿反应低下，造成呼吸和吞咽动作不协调。

【临床特点与诊断】

1. **病史**　常有诱因。早产儿多见，尤其合并支气管肺发育不良者有吞咽协调功能障碍，胃食管反流；食管闭锁或气管食管瘘；严重唇、腭裂者。

2. **临床表现**　哺乳后突然出现呼吸停止、青紫或呛咳，气道内有乳汁吸出；临床突然出现呼吸窘迫、三凹征、肺部湿啰音增多；有引起吸入的原发病表现。注意并发症的临床表现，如继发感染、心功能不全等。

3. **X线表现**　X线表现可为肺门阴影增宽，肺纹理增粗或出现斑片影，可伴肺气肿或肺不张。

【治疗原则】

1. **清理呼吸道**　立即用吸管或气管插管吸引，保持呼吸道通畅。

2. **改善通气和供氧**　根据缺氧程度选择吸氧方式。X线胸片监测肺部病变，注意有无并发气胸或纵隔气肿。

3. **预防和控制感染**　选用广谱抗生素，可取气管分泌物做细菌培养和药敏试验。

4. **对症治疗**　保证营养。轻症者可少量多次喂奶，重症不能喂哺者需静脉输液，必要时给肠外营养。及时治疗各种并发症。

【保健与管理】

1. **体位**　新生儿尤其是早产儿，由于吞咽与呼吸动作不协调，在喂奶时容易发生呛奶和呕吐；再者其食管下段括约肌发育不成熟，平卧位时容易发生胃食管反流，喂奶时需要注意婴儿的反应，喂奶后需要抬高床头或侧卧可减少吸入的危险。

2. **逐渐加奶**　新生儿胃容量小，注意加奶量不宜过快，以免胃内容物倒溢。

3. **除外消化道畸形**　疑食管闭锁或伴食管气管瘘等畸形时，喂养有发生吸入的危险，首次喂养常推荐用水或葡萄糖水经胃管注入，以免造成误吸。

【随访】

1. **出院计划**　经积极抗感染和呼吸支持后，多数病例呼吸困难逐步缓解，呼吸支持和氧疗逐渐撤离，当患儿生命体征稳定时，可考虑出院。出院前应制订个体化的教育计划，使婴儿父母掌握护理婴儿所需的知识和技能。个体化的教育计划包括：演示喂养技术、婴儿适宜体位，培训父母学会识别呼吸困难、青紫等异常征象，并进行心肺复苏等初步急救措施。安排患儿在出院后1~2周内复诊。

2. **随访工作**　对出院新生儿回家后的生命状况、喂养及发育情况进行评估，对住院期间异常的检验、检查进行复查，回顾诊断性检查结果，例如颅脑超声检查、MRI及超声心动图，包括需要门诊随访进行的检查结果。

（童笑梅）

参 考 文 献

1. Christine A Gleason, Sherin U Devaskar. Avery's Diseases of the Newborn. 9th ed. 2012.
2. John P Cloherty, Eric C Eichenwald, Ann R Hansen, et al. Manual of neonatal care. 7th ed. 2012.

第六节 新生儿呼吸暂停

新生儿呼吸暂停(neonatal apnea)是指呼吸停止≥20秒或较短暂(<20秒)但伴心率减慢(<100次)或氧饱和度下降<85%。如未及时发现和处理,常造成新生儿猝死。

【病因】

正常新生儿尤其是早产儿呼吸可不规则,可出现呼吸停止5~10秒,在两次呼吸停止发作的间期呼吸正常,不伴心动过缓或氧饱和度下降称周期性呼吸,属生理现象。呼吸暂停是新生儿尤其是早产儿的常见症状,随胎龄增加而逐渐减少,见表18-6-1;足月儿呼吸暂停往往继发于各种原发病,见表18-6-2。

表 18-6-1 早产儿呼吸暂停病因

病因	疾病
原发性	由于早产儿呼吸中枢不成熟导致,可随睡眠周期改变
中枢神经系统	颅内出血、惊厥、窒息、低体温、发热、母用抑郁药、捂被综合征
呼吸系统	肺炎、气道阻塞、呼吸窘迫综合征、声带隔膜及声带麻痹、气胸、颈部过屈引起气道梗阻
心血管系统	心力衰竭、动脉导管未闭、低血压、迷走神经张力增高
胃肠道系统	胃食管反流、腹胀、坏死性小肠结肠炎、腹膜炎
感染	肺炎、败血症、化脓性脑膜炎
代谢紊乱	酸中毒、低血糖症、低钙血症、高钠血症、低钠血症
血液系统	贫血、红细胞增多症

【预防】

1. **减少早产的发生** 胎龄34周以后,呼吸中枢发育逐渐完善,呼吸暂停发作风险明显降低。

2. **治疗并发症** 无论是早产儿还是足月儿发生呼吸暂停,往往是原发病的一种非特异性症状,应注意识别并积极纠治。

【临床特点与诊断】

早产儿呼吸暂停常为原发性;足月儿发生呼吸暂停,应考虑为继发性因素,如感染、气道阻塞、中枢疾病等。生后24小时内即出现者多见于

表 18-6-2 足月儿呼吸暂停病因

病因	疾病
围产期窒息	低氧血症、酸中毒、脑干功能低下
药物作用致中枢神经系统抑制	母用镇静剂麻醉药、硫酸镁、全身麻醉药等
神经肌肉功能紊乱	吸吮-吞咽功能缺失或不协调、吞咽-呼吸不协调、先天性肌源性疾病及神经源性疾病
产伤	颅内出血、脊髓损伤、膈神经麻痹
气道梗阻	后鼻孔闭锁、下颌骨发育不良(Pierre-Robin综合征)、气管蹼或狭窄、气道肿物
感染	肺炎、败血症、脑膜炎
中枢神经系统	惊厥、先天性中枢性低通气、Dandy-Walker综合征、捂被综合征
代谢紊乱	先天代谢性疾病、酸中毒、低血糖症、低钙血症、高钠血症、低钠血症

母亲使用过量镇静剂、窒息、中枢神经系统病变、RDS等;生后1周内多见于早产儿原发性呼吸暂停、PDA、脑室周围-脑室内出血、电解质紊乱等;生后1~4周内多见于重症感染、胃食管反流、早产儿贫血等;生后6~10周常见于早产儿贫血、感染或慢性肺疾病等。

呼吸暂停发生在喂奶前还是喂奶后,注意胃食管反流和误吸的可能性。呼吸暂停发作的频度及是否需要刺激,心率才能恢复正常。如伴呼吸困难、呕吐、低体温或发热、口角或肢体抽动等,常是病理因素所致。

【治疗原则】

1. 首先确定是原发性呼吸暂停还是继发性呼吸暂停,继发性呼吸暂停应治疗原发病。

2. **一般处理** 密切观察患儿病情,予心电监护及时发现呼吸暂停发作;检查口咽部有无奶汁、分泌物等,给予吸痰、清理呼吸道、摆正体位;避免促发呼吸暂停的诱因如避免寒冷刺激或颈部的过度屈曲或伸展等。

3. **触觉刺激** 托背或皮肤刺激法,如托背或弹足底,或用气囊面罩加压人工呼吸。

4. **咖啡因** 负荷量20mg/kg,24小时后维持量5~10mg/kg,Qd静脉静滴,疗程5~7天。不良反应包括心动过速、兴奋躁动等,但治疗量与中毒量之间差异大,应为首选。

5. 吸氧　低氧血症时可鼻管或头罩给氧,经给氧及药物治疗后呼吸暂停仍频繁发作者,可给予经鼻持续正压呼吸(CPAP),压力4~5cmH$_2$O,对混合性或阻塞性呼吸暂停是一种有效的治疗。如仍无效,应采用机械通气,在一定的呼吸频率下使用低的压力即可防止呼吸暂停的发生。

【保健与管理】

1. 体位　体位是影响肺功能和呼吸形式的潜在因素。仰卧位便于护理和使用CPAP;但对于合并肺疾病的患儿,俯卧位可能是预防呼吸暂停的最佳体位,但注意密切观察,严防患儿窒息。

2. 感官刺激　采用父母与婴儿之间的皮肤与皮肤接触式护理(skin-skin care,kangroo mother care),有助于父母参与对早产儿的护理,掌握育儿技能,促进母婴关系,改善婴儿的睡眠。嗅觉刺激和舒缓音乐对呼吸和睡眠也有一定疗效。

3. 氧疗　尽管在无症状的早产儿临床研究中发现,给予低流量氧疗后亚临床型的呼吸暂停、周期性呼吸和心动过缓的发生有所减少,但目前尚无足够证据表明氧疗或提高基础氧饱和度能预防或治疗早产儿呼吸暂停。

4. 病因治疗　早产儿贫血可造成呼吸暂停、心动过速、生长迟缓等症状,输血可纠正贫血。高胆红素血症和一过性胆红素脑病可增加早产儿呼吸暂停的发生率,积极治疗高胆红素血症是否可减少呼吸暂停的发生,有待于进一步研究证实。

【随访】

1. 出院计划　当患儿经过住院治疗后,尤其是在停用咖啡因药物治疗后观察患儿5~8天,证实其呼吸中枢控制成熟,无呼吸暂停和心动过缓发作,经口喂养技能(母乳或奶瓶喂养)成熟,体重可维持适当的增长趋势。可考虑出院。出院前应制订个体化的教育计划,使婴儿父母掌握护理婴儿所需的知识和技能。个体化的教育计划包括:演示喂养技术、婴儿适宜体位,培训父母学会识别呼吸困难、青紫等异常征象,并进行心肺复苏等初步急救措施。安排患儿在出院后1~2周内复诊。

2. 随访工作　对出院新生儿回家后的生命状况、喂养及发育情况进行评估,对住院期间异常的检验、检查进行复查,回顾诊断性检查结果,例如颅脑超声检查、MRI及超声心动图,包括需要门诊随访进行的检查结果。对早产儿或存在神经系统后遗症风险的患儿进行神经运动发育评估,制订早期康复训练计划,以减少后遗症风险。

(童笑梅)

参 考 文 献

1. 邵肖梅,叶鸿瑁,丘小汕.实用新生儿学.第4版.北京:人民卫生出版社,2012:245-247.

2. MacDonald MG,Mullot MD,Avery;s Neonatology,Pathophysiology and Management of newborn.6th ed.Philadelphia:Lippincott,Wilkins,2005:536-545.

3. Tauch HMW,Ballard RA,Gleason CA.Avery;s Disease of the Newborn.8th ed.Philadelphia:Elsevier Saunders,2011:594-597.

4. Richard A Polin,M.D.Neonatology.Cambridge University Press,2008:79-82.

5. John P Cloherty,Eric C Eichenwald,Ann R Hansen,et al.Manual of neonatal care.7th ed.Wolter Kluwer,2012:397-403.

6. Dobson,et al.Pharmacology Review:Caffeine use in neonates:indications,pharmacokinetics,clinical effects,outcomes.Neoreviews,2013,14;e540-548.

第七节　新生儿支气管肺发育不良

支气管肺发育不良(bronchopulmonary dysplasia,BPD)是指任何氧依赖(需要吸氧浓度>21%)超过28天的新生儿;如胎龄<32周,根据校正胎龄36周或出院时需FiO$_2$分为:①轻度:未用氧;②中度:FiO$_2$<30%;③重度:FiO$_2$≥30%或需机械通气;如胎龄≥32周,根据生后56天或出院时需FiO$_2$分为上述轻、中、重度。肺部X线片表现不应作为疾病严重性的评估依据。

【病因】

BPD由多种因素导致,其本质是遗传易感性的基础上,氧中毒、气压伤或容量伤以及感染或炎症等各种不利因素对发育不成熟的肺造成损伤,以及损伤后肺组织异常修复。其中肺发育不成熟、急性肺损伤、损伤后异常修复是引起BPD的3个关键环节。

【预防】

预防BPD发生远比治疗更重要,应针对BPD发病的每个环节预防肺损伤的发生与发展。

预防早产:早产是BPD发生的最危险因素,

胎龄越小,发病率越高。预防 BPD 应从预防早产开始,也是降低 BPD 发生的重要措施。由于导致早产的病因众多,尽管针对具有早产史的高危产妇的诸多预防措施已实施,然而取得的进展有限。

产前应用糖皮质激素　产前 1~7 天应用糖皮质激素可降低 RDS 的风险,降低新生儿呼吸支持和死亡率,然而目前尚无确切证据提示其能降低 BPD 的发生率,甚至有研究显示多疗程糖皮质激素可显著增加 BPD 发生率,或仅能轻度降低 BPD 发生率。

【临床特点与诊断】

1. **病史**　主要见于早产儿,尤其是胎龄 <28 周,出生体重 <1000g 者。胎龄愈小、体重愈轻,发病率愈高。少数也可见于具有肺部疾病〔如胎粪吸入综合征〕、持续肺动脉高压、先天性心肺疾病、败血症等严重疾病在出生数周内需正压通气、高浓度氧的足月儿。其他的高危因素有母亲绒毛膜炎、胎盘早剥、胎儿生长受限、产前未用类固醇激素、男性、低 Apgar 评分、严重 RDS、感染等。

2. **临床症状和体征**　随疾病的严重性而不同。早期症状与原发疾病难以区别,常在机械通气过程中出现呼吸机依赖或停氧困难超过 10~14 天,可能已发生急性肺损伤。小早产儿早期仅有轻度或无呼吸系统疾病,仅需低浓度氧或无需用氧,在生后数天或数周后逐渐出现进行性呼吸困难、喘憋、发绀、三凹征、肺部干湿啰音等症状和体征,以及氧依赖。

3. **病程**　常持续数月甚至数年之久。大部分病例经过不同时期后可逐渐撤机或停氧;病程中可因反复继发呼吸道感染或症状性 PDA 致心衰,使病情加重甚至死亡。严重肺损伤者由于进行性呼吸衰竭、肺动脉高压而死亡。由于慢性缺氧、能量消耗增加,进食困难,伴有营养不良。

4. **辅助检查**　经典 BPD 的 X 线主要表现为肺充气过度、肺不张、囊泡形成及间质气肿影,严重病例伴肺动脉高压患者可显示肺动脉干影。Northway 根据 BPD 的病理过程将胸部 X 线分 4 期:Ⅰ期(1~3 天):双肺野呈磨玻璃状改变,与 RDS X 线改变相同;Ⅱ期(4~10 天):双肺完全不透明;Ⅲ期(11~30 天):进入慢性期,双肺野密度不均,可见线条状或斑片状阴影间伴充气的透亮小囊腔;Ⅳ期(1 个月后):双肺野透亮区扩大呈囊泡状,伴两肺结构紊乱、有散在线条状或斑片影以及充气过度和肺不张。

【治疗原则】

目前尚缺乏 BPD 的特效治疗药物和手段,多采取综合治疗策略。

1. **营养支持**　积极的营养支持,提供充足的热卡和蛋白质,促进早产儿生长。补充维生素 C、维生素 D、钙、磷及其他微量元素。

2. **纠正贫血**　可应用重组人促红细胞生成素和铁剂,以维持相对正常的血红蛋白水平,必要时输血治疗。

3. **适当限制液体**　应控制液体量和钠摄入。

4. **肾上腺糖皮质激素**　极低出生体重儿生后使用地塞米松应采取谨慎态度,不应作为常规预防或治疗 BPD 药物。

5. **控制感染**　选择有效抗生素治疗。加强消毒隔离制度,避免医源性感染。

【保健与管理】

1. **产房处理**　早产儿生后第 1 小时正确处理对于预防 BPD 尤为重要(即黄金 1 小时)。从刚出生呼吸建立即应采取肺保护策略:①窒息复苏时应使用 T- 组合复苏装置,按设置提供呼气末正压和吸气峰压;②早产儿生后氧饱和度逐渐上升,生后 5 分钟为 60%~80%,10 分钟后≥85%,应使用空氧混合装置供氧,逐步纠正氧饱和度至 90%~95%;③有自主呼吸的早产儿可通过面罩或鼻塞 CPAP(5~6cmH$_2$O)维持稳定,氧浓度从 21%~30% 开始,并在脉搏测氧仪监测下,根据心率和氧饱和度指标调高或降低氧浓度;④RDS 患儿应尽早采用 INSURE 策略,以降低机械通气的应用和 BPD 发生率;⑤避免潮气量过大或过小,因两者均可导致肺损伤;⑥转运过程中应避免通气过度导致肺损伤。

2. **枸橼酸咖啡因**　预防早产儿呼吸暂停,从而明显缩短机械通气时间,减少氧气或糖皮质激素等应用,降低 BPD 发生率和死亡率,因此可作为出生体重≤1250g 的早产儿常规治疗的一部分,尤其当出现呼吸暂停或进行无创通气以及有创通气准备撤机时。首次负荷量为 20mg/(kg·d),以后 5mg/(kg·d)维持,可酌情持续使用至纠正胎龄 34 周。

3. **其他措施**　施行保护性通气策略,预防医源性感染,适当液体入量,关闭症状性 PDA 等,对预防 BPD 均有一定效果。

【随访】

1. **出院计划**　BPD 是极早产儿的常见并发

症,也是影响早产儿远期预后的主要医学问题。经综合治疗和不同程度的呼吸支持后,多数病例呼吸困难逐步缓解,呼吸支持和氧疗逐渐撤离,在适宜的早产儿系统管理和监护后,当早产儿在常温下能够维持正常体温,吸吮、吞咽和呼吸动作协调,心肺功能稳定时,可考虑出院。出院前需进行家庭和父母育婴能力评估,使其父母掌握护理婴儿所需的知识和技能。个体化的教育计划包括:演示喂养技术、婴儿适宜体位、给药、培训父母学会识别呼吸困难、青紫等异常征象,并能够进行心肺复苏等初步急救措施。要求患儿父母必须遵循随访和监测计划,要求带患儿在出院后1周内复诊。

2. **随访工作**　对患儿出院回家后的生命状况、喂养及发育情况进行评估,尤其是对回家后最初数天内可能出现的过渡期问题进行详细问诊,嘱加强喂养,在限液条件下保证充足热卡和蛋白质摄入,促进生长。

对满足条件可以出院但氧饱和度不能维持在目标范围的婴儿,应指导进行家庭氧疗和雾化药物治疗;约58%的BPD患儿出院后需要继续家庭氧疗。在家庭氧疗和监测时,注意维持$TcSO_2$ 92%~94%,以防止低氧性肺血管痉挛;逐渐降低吸氧程度,可采取逐步循环撤氧的方法,即先白天停吸氧,然后夜晚停吸氧。

对住院期间异常的检验、检查进行复查,对经过高氧治疗或呼吸机治疗的患儿应定期进行眼科和听力的复筛检查。回顾诊断性检查结果,例如颅脑超声检查、MRI及超声心动图,包括需要门诊随访进行的检查结果。每2~3个月复查超声心动图,监测肺动脉高压的演变情况。

有研究显示,BPD患儿生后第1年再住院率42%~63%,比对照高2倍;随着年龄增加,肺功能可逐渐恢复,但活动耐力仍低于正常对照组;发生哮喘、肺炎的风险随年龄增加逐渐降低;但重者肺血管阻力可逐渐增加,演变为肺动脉高压和肺心病;需对其心肺功能状况进行定期评估,必要时给予积极预防性干预措施。

（童笑梅）

参 考 文 献

1. Northway WJ, Rosan RC, Porter DY. Pulmonary disease following respirator therapy of hyaline-membrane disease. Bronchopulmonary dysplasia.N Engl J Med,1967,276(7):357-368.

2. Viscardi RM. Perinatal inflammation and lung injury. Seminars in Fetal and Neonatal Medicine. WB Saunders, 2012,17(1):30-35.

3. Fanaroff AA, Hack M, Walsh MC. The NICHD neonatal research network: changes in practice and outcomes during the flrst 15 years. Semin Perinatol, 2003, 27(4):281-287.

4. 容志惠,常立文,等.早产儿支气管肺发育不良发生率及高危因素的多中心回顾调查分析.中华儿科杂志,2011,49:655-622.

5. Sweet DG, Carnielli V. European consensus guidelines on the management of neonatal respiratory distress syndrome in preterm infants-2013 update. Neonatology,2013,103(4):353-368.

第八节　肺表面活性
物质的给药方法

气管插管内直接灌注肺表面活性物质(PS)是传统的标准用药方法,虽然对操作熟练者而言,这种方式给药既能顺利完成,也不会造成严重并发症,但插管操作或多或少会给患儿带来不适甚至伤害,并且当操作者技术不够熟练时,影响会更大。文献报道的气管插管并发症包括气管导管位置不当、气管支气管穿孔、心动过缓、缺氧、颅内压力增加等。另外,人工通气可能导致肺损伤,包括容量伤和压力伤,与早产儿慢性肺疾病的发生有密切关联。

鉴于插管操作、人工通气以及气管内灌注液态PS可能带来的不良影响,近20年来人们就如何采用无创或微创方法使用PS(minimally invasive surfactant therapies,MIST,或less invasive surfactant administration,LISA)开展了多方面的研究(包括预防用药和治疗用药),如宫内羊膜腔内给药、出生时经口咽部给药、出生后雾化吸入、经喉罩给药、采用纤细导管给药等,同时尽可能从出生开始立即提供持续CPAP支持,以维持早产儿病情稳定,减少或避免人工通气导致的肺损伤。

一、羊膜腔内给药

自20世纪90年来以来,研究人员在动物羊膜腔内应用PS的基础上,尝试在人类羊膜腔内直接灌注PS,结果显示对预防RDS有一定效果,但疗效不一致,益处不显著。虽然从技术上将 PS 注射至胎儿口腔区域或羊水内取得了成功,但由于非直接气管内给药,PS 被稀释后能否产生累积效应,在羊水中发生哪些变化,以及能否被吸收到达肺脏等问题的答案均不清楚。Hallman 等曾采用妊娠 23~27 天的胎兔为模型,利用双重标记的二棕榈酰磷脂酰胆碱(DPPC)研究羊膜腔内注射的 PS 在胎盘及胎兔各器官的分布情况。结果发现,PS 注入羊膜腔后 44 小时,只有 6.6% 出现在胎兔肺内,45.9% 位于消化道,8.2% 位于胎膜和胎盘,1.9% 位于肝脏。该研究表明,PS 注入羊膜腔后只有极少量到达胎兔肺脏,而绝大部分进入消化道。另外,研究人员认为,即使将 PS 注射到胎儿口腔或鼻腔区域,由于胎儿呼吸运动微弱以及羊水和肺液的稀释作用,也不太可能将足量 PS 吸入肺内。因此,羊膜腔内使用 PS 在预防 RDS 中的作用并未得到认可。

二、出生时鼻咽部给药

Kattwinkel 等曾尝试在胎头娩出后将 PS 灌注至鼻咽部,然后通过面罩提供 CPAP 支持,使婴儿在首次自然吸气时吸入药物,这样既能提供 PS,又可避免气管插管和人工通气,可能为 PS 预防性应用开辟更为安全的途径。

纳入该项研究的早产儿共 23 例,胎龄 27~30 周,出生体重 560~1804g,15 例阴道分娩,8 例剖宫产分娩。采用的 PS 为 Infasurf(牛肺来源的天然 PS),根据预测体重给 3ml/kg 左右,药量范围在 3.0~4.5ml。当胎儿头部露出会阴部或子宫切口时,立即用 8F 吸引管吸除咽喉部和胃部羊水,然后采用导管将 PS 灌入咽喉部。当新生儿肩部娩出后,立即给婴儿提供面罩 CPAP 支持(10cmH$_2$O),并进行触觉刺激促发自主呼吸,然后在继续 NCPAP(6cmH$_2$O)支持下转运至 NICU,提供足够 FiO$_2$ 使新生儿 SPO$_2$ 维持于 88%~92%,所有患儿使用 NCPAP 至少 48 小时。结果显示,头先露阴道分娩时,操作人员有足够时间完成上述操作(从吸引至注入 PS 的时间为 30~45 秒,在娩肩前完成),但一例臀位阴道产婴儿,在使用 PS 前已出现了自主呼吸。15 例阴道产的婴儿中有 13 例很快撤离用氧,没有一例因 RDS 而再次使用 PS 或气管插管。但剖宫产分娩时,由于婴儿多在用药前就出现了自主呼吸,8 例剖宫产婴儿中有 5 例在出生后不久需要气管插管,其中 2 例需要再次使用 PS。婴

儿接受产时给药时均未见明显不良反应,参与研究的 23 名早产儿均存活,平均住院 56 天后出院。根据上述研究,作者认为出生时在咽喉部灌注 PS 的操作相对安全和简单,尤其适合阴道产的婴儿。因这种给药方法仅见于个别报道,缺乏随机对照研究,其有效性和实用性无法确定。

三、雾化给药

对于存在自主呼吸的 RDS 患儿,如果使用雾化 PS 有效,这种方法将会成为最理想的给药方法。Finer 等报道,使用一种雾化装置连接 NCPAP 管路,对 17 例胎龄 28~32 周的 RDS 高风险早产儿预防性应用 Aerosurf(一种可用于雾化吸入的人工合成的含肽肺表面活性物质 lucinactant)。结果显示,早产儿对雾化给药的耐受性良好,除加药过程中出现暂时性血氧饱和度降低外,无呼吸暂停或低血压发生。纳入研究的所有患儿均存活,但有 29.4% 的婴儿在后来需要气管插管使用 PS,23.5% 在生后 24 小时被诊断为 RDS,11.8% 在出生 28 天时被诊断为 BPD。由于样本量有限,其可行性和疗效仍有待进一步研究。2012 年的 Cochrane 系统评价认为,目前尚无足够证据支持或否定该方法的临床应用价值,但其使用必须限于研究性质。

四、气管插管给药

RDS 的传统治疗方法是早期气管插管、使用 PS 以及机械通气。为避免机械通气或缩短机械通气时间,1994 年起建立并推广 INSURE 技术(INtubation,SURfactant administration,Extubation),即气管插管后使用 PS,短暂通气后尽早拔出气管导管并使用 NCPAP 支持,该方法曾经为 RDS 治疗的标准方法。近年来,随着对早产儿早期使用无创 CPAP 益处的认识逐渐增加,目前推荐的标准方法是首先使用 NCPAP,然后根据吸入氧浓度选择性 INSURE,再继续 NCPAP。

虽然气管插管法仍然是目前最经典的 PS 给药方法,但其缺点是需要暂时中断 NCPAP,需要插管前用药(外国较常见)及气管插管,用药过程中需进行短暂人工通气,这些过程可能导致气道和肺损伤,并可能导致拔管失败。熟练掌握插管技术,正确控制人工通气压力,可减少或避免损伤。尽最大努力避免气管插管,避免中断 CPAP,避免人工通气,仍然是努力的方向。

五、经喉罩给药

Trevisanuto 等于 2005 年报道采用喉罩 PS 给药方法，即首先插入喉罩，对喉罩充气并人工通气有效后，直接向喉罩气道内注入 PS。由于 PS 积聚于声门上方，仍需要通过气囊通气将药物注入肺内。此方法虽然无需气管插管及术前用药，似乎无创和有效，但 PS 剂量难以保证，仍然需要短时间的间歇压力通气，用药过程中没有持续 CPAP 支持，并非理想的微创技术。截止 2011 年所做的 Cochrane 系统评价无法找到足够有效的研究资料来进行 Meta 分析，无法确认其有效性或优势，此方法目前仅限于临床试验。

六、细导管插管给药 + 自然吸入法

1992 年，Verder 等首次试用细导管插管给接受 NCPAP 治疗的早期 RDS 早产儿应用 PS。2007 年，德国科隆（Cologne）Kribs 等在英文杂志上报道了这种 LISA 方法（即 Cologne 法），并开始在欧洲推广应用及开展多中心研究。该方法是在早产儿接受 NCPAP 情况下，在直接喉镜暴露下用 Magill 钳将一根细的导管（通常用 4F 胃管）插入气管，然后在持续 CPAP 支持下将 PS 注入气管，利用婴儿自主呼吸运动及 CPAP 支持吸入 PS。整个过程原则上不做人工通气，只有在必要时使用正压通气作为抢救手段。

2011 年由澳大利亚霍巴特（Hobart）医院 Dargaville 等报道的微创给药法（即 Hobart 法）和前者略有不同，该法采用了半刚性的 16G 静脉留置套管，操作时暂停 CPAP，在喉镜暴露下直接将套管插入气管（无需 Magill 钳），然后将备有 PS 的注射器连接导管接口，分 2~4 次注射 PS，持续时间 15~30 秒。用药后立即拔出导管并连接鼻塞 CPAP 或面罩 CPAP。

上述微创技术的共同特点是使用纤细的导管代替较粗的气管插管，插管过程中尽可能提供持续的 CPAP 或尽量缩短 CPAP 暂停时间，用药过程中原则上不做正压人工通气（NCPAP 下自然吸入，正压通气仅作为必要时的抢救手段），这些措施可能对避免或减少损伤、降低 BPD 发生率有益。2016 年欧洲 RDS 防治指南已将这一类微创给药方法（LISA 或 MIST）作为可选的 PS 给药方法。2017 年 Aldana-Aguirre 等基于目前的 6 篇随机对照研究进行 Meta 分析，显示微创给药技术可

减少早产儿在 NICU 住院期间的机械通气率、校正胎龄 36 周时的死亡率或 BPD 的复合结局的发生率以及存活儿中校正胎龄 36 周时的 BPD 发生率。临床上没有明显的副作用。但由于至今的研究数量仍有限，样本量不多，选择的研究对象胎龄偏大，存在各方面的偏倚，其作用和地位仍有待进一步的大样本多中心研究资料证实。

七、经喉罩插入细导管给药法

无论 Cologne 法或 Hobart 法均需要使用喉镜暴露声门，仍可能导致软组织的损伤。是否可以不用喉镜暴露插入细导管给药成为又一个新的潜在选项。Vannozzi 等于 2016 年报道了一种经喉罩插入细导管给药的新方法，该方法结合了喉罩法和 LISA 法的优点，在喉罩引导下插入细导管，采用呼气末二氧化碳测定仪确定导管位置正确后，将喉罩气道和 T-piece 复苏器连接，在新生儿自主呼吸并接受持续 CPAP 的情况下，通过细导管分次将 PS 注入气管，完成用药后拔出导管及喉罩，继续常规 NCPAP。对 4 例早产儿的操作均一次性成功，用药后临床症状显著改善，作者将此法命名为 CALMEST 法（Catheter And Laryngeal Mask Endotracheal Surfactant Therapy）。由于研究例数极其有限，且该研究用于出生体重 1500g 以上的早产儿，其安全性、疗效及意义有待研究。

（吴明远）

参 考 文 献

1. Sawyer T, Foglia E, Hatch LD, et al. Improving neonatal intubation safety: A journey of a thousand miles. J Neonatal Perinatal Med, 2017, 10 (2): 125-131.

2. Abdel-Latif ME, Osborn DA. Nebulised surfactant in preterm infants with or at risk of respiratory distress syndrome. Cochrane Database Syst Rev, 2012, 10: D8310.

3. Rojas-Reyes MX, Morley CJ, Soll R. Prophylactic versus selective use of surfactant in preventing morbidity and mortality in preterm infants. Cochrane Database Syst Rev, 2012, 3: D510.

4. Abdel-Latif ME, Osborn DA. Laryngeal mask airway surfactant administration for prevention of morbidity and mortality in preterm infants with or at risk of respiratory distress syndrome. Cochrane Database Syst Rev, 2011, 7: D8309.

5. Dargaville PA, Aiyappan A, Cornelius A, et al. Preliminary

evaluation of a new technique of minimally invasive surfactant therapy. Arch Dis Child Fetal Neonatal Ed, 2011,96(4):F243-F248.

6. Sweet DG,Carnielli V,Greisen G,et al. European Consensus Guidelines on the Management of Respiratory Distress Syndrome - 2016 Update. Neonatology,2017,111 (2):107-125.

7. Aldana-Aguirre JC,Pinto M,Featherstone RM,et al.

Less invasive surfactant administration versus intubation for surfactant delivery in preterm infants with respiratory distress syndrome: a systematic review and meta-analysis. Arch Dis Child Fetal Neonatal Ed,2017,102(1):F17-F23.

8. Vannozzi I,Ciantelli M,Moscuzza F,et al. Catheter and Laryngeal Mask Endotracheal Surfactant Therapy: the CALMEST approach as a novel MIST technique. J Matern Fetal Neonatal Med,2016:1-3.

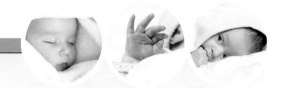

第十九章　新生儿心血管系统疾病的预防和保健

第一节　正常新生儿的循环生理特点

一、胎儿循环特点

胎儿在母体中时，母亲的血经脐静脉进入胎儿体内。胎儿肝脏左叶的血液全部来自脐静脉，右叶则同时接受来自脐静脉和门静脉的血。妊娠中期，脐静脉的血约一半不通过肝脏而是经静脉导管进入下腔静脉，另一半经肝窦和肝静脉注入下腔静脉。下腔静脉的部分血液通过卵圆孔直接流入左房。这部分血在左房与少量肺静脉回流血混合，然后经过左室进入升主动脉和主动脉弓的分支。未通过卵圆孔的那部分血和来自上腔静脉的血汇合，加上冠状静脉窦的回流血，一起通过三尖瓣进入右室、肺动脉。由于当时肺血管床的阻力很高，肺动脉中大部分血液只能通过动脉导管而进入降主动脉。一小部分血通过肺组织回流至左房。左室排出的血液只有少量通过主动脉峡部与来自动脉导管的血一起进入降主动脉。降主动脉的血液通过髂总、髂内动脉以及脐动脉回到胎盘。降主动脉中只有少量血液达到腹腔内脏和下肢，最后回到下腔静脉。胎儿的血进入心脏后，含氧量较高的血分布在左心室和升主动脉，而含氧量较低的血分布在右心室和肺动脉。胎儿的肺动脉压和主动脉压力很接近，右房的压力略高于左房。婴儿出生后左、右心室的搏出量是相同的。

二、新生儿循环特点

当新生儿离开安全、舒适的宫内环境，需要逐步适应外界环境开始一种新的生命活动方式，在这过程中，由于胎儿及胎盘娩出，胎盘血供停止，肺立即开始呼吸，胎儿胸腔扩大产生负压，肺内很快充满空气，从而使肺泡毛细血管血液中含氧量增高，同时，肺释放缓激肽，能使动脉导管、脐动脉、脐静脉收缩和关闭，使肺静脉扩张。胎盘血液循环中断循环过渡为正常的新生儿循环。其特点为：新生儿肺开始呼吸运动，动脉导管、静脉导管和脐血管均先后闭锁，血液循环发生了以下一系列改变，右心室来的血液多进入肺循环，以后动脉导管内膜增生，数周到数月后管腔完全闭塞，形成动脉韧带。动脉导管正常闭合过程，生后1天内完成功能性关闭，生后数月内逐步完成解剖上的完全闭合。出生后，脐静脉闭锁，下腔静脉回右心房的血液减少，导致右心房压力降低，同时，肺循环建立，大量血液由肺静脉回流进入左心房，使左心房压力增高，卵圆孔瓣紧贴继发隔，失去活瓣作用，形成功能性关闭。出生后几天内，左、右心房血液是可逆向运转的，这样保证新生儿从胎儿循环状态稳定地过渡到成人循环。出生后1年左右，卵圆孔形成结构上封闭，同时新生儿出生后左、右心室的搏出量是相同的。以下为胎儿循环和正常的新生儿循环图19-1-1和19-1-2。

当胎儿的循环系统发生畸形时，一般对胎儿期的生长、发育并不产生多大影响。如常见的先天性心脏病室间隔缺损、左右心室流出道梗阻性

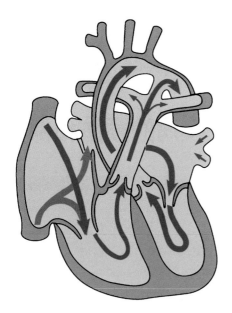

图 19-1-1 胎儿循环

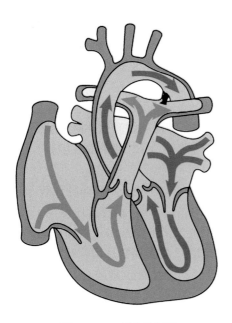

图 19-1-2 新生儿循环

畸形如法洛四联症、肺动脉狭窄和肺动脉瓣狭窄或闭锁、二尖瓣发育畸形、主动脉弓发育不良、主动脉瓣狭窄或闭锁、主动脉狭窄或离断闭锁和左心发育不良等先天畸形。因为胎儿期对两侧心腔的灌注压和血氧含量影响不大,只有在出生后胎盘的功能被肺代替、两侧心腔泵血功能发生改变、大动脉移位造成的体、肺循环隔开和左心室心肌因冠状动脉异常而灌注不足时,新生儿才出现显著缺氧等。

(何少茹)

参 考 文 献

1. Adeagbo AS, Ollery PM. The response of the lamb ductus venosus to prostglandins and inhibitiors of prostaglandin and thromboxane synthesis. Circ Res, 1982, 51: 580-586.

第二节 先天性心脏病的病因与预防

先天性心脏病(congenital heart disease,以下简称先心病)又称先天性心脏畸形(congenital heart malformation),是心脏、大血管在胚胎早期发育失常或发育障碍所引起的心血管解剖结构异常的一组先天性疾病,包括数十种从简单到复杂的心脏或大血管的发育异常。

据原卫生部发布的《中国出生缺陷防治报告》,按照我国人口出生率计算,我国每年出生的活产儿当中先天心是出生先天畸形儿最常见的畸形。国内外有关文献报道,先心病发病率约占存活婴儿的 8‰~10‰,该病是儿科常见的心脏疾患,也是我国儿童尤其是婴儿死亡的最重要的原因之一。

随着围产期先心病发生率占所有监测发现出生缺陷病例有且呈上升趋势,当然与胎儿及新生儿超声心动图筛查和检查近几年的大力推广有关。由于复合畸形或病情严重者常在生后早期夭亡,各年龄期所见的先心病病种有所不同。近年来,由于遗传学、胚胎学、生物学、传染病学和代谢性疾病研究进展,对先心病的发病原因也有了较多的认识。多数先心病的病因不明,目前认为先心病的发生与遗传及环境因素影响有关。

【病因】

1. 非遗传性因素

(1)叶酸缺乏:妊娠期缺乏叶酸与子代包括 CHD 在内的多种先天缺陷密切相关。

(2)妊娠期疾病:CHD 与母亲妊娠前及妊娠期糖尿病相关,特别是妊娠前糖尿病者妊娠早期的血糖控制不良是导致胎儿心血管畸形的重要原因。苯丙酮尿症患者生育的婴儿出现先天缺陷的风险主要是小头畸形和 CHD。未治疗的苯丙酮尿症妊娠妇女的胎儿患先心病的风险是正常胎儿的 6 倍以上。高半胱氨酸血症也是诱发心血管发育异常等胎儿出生缺陷的重要危险因素。妊娠期肥胖会增加产科并发症及合并症的发生,致不良产科结局风险增加。近期研究表明,胎儿 CHD 也与妊娠期肥胖相关。BMI 每增加一个单位,风险增加 7%。所以妊娠前及妊娠期保持合理体质量对预防胎儿 CHD 及其他先天缺陷十分必要。

(3) 妊娠期感染:妊娠期感染风疹病毒可能导致胎儿心血管畸形,包括:动脉导管未闭、肺动脉瓣异常等。世界卫生组织(WHO)先天性缺陷合作研究中心对 1982~2003 年出生的 3 883 165 例婴儿进行研究,19 184 例有多发畸形(UIT)。房间隔缺损与 UITI 相关(*OR*=1.7)。

(4) 妊娠期用药:妊娠期用药对胎儿的影响显著,且与药物种类、剂量、给药时间相关。心脏及血管系统大部分形成于妊娠中期前。因此,妊娠早期用药是心血管致畸的一个重要原因。

(5) 环境因素:CHD 与妊娠期太阳活动(solar activity)、宇宙射线相关。Stoupel 等研究 79 085 例在 1995~2005 年出生的婴儿,其中 1739 个被诊断为 CHD。

(6) 环境化学因素:化学剂妊娠早期暴露于有机溶剂、油漆、涂料、颜料和防水剂等化学试剂与子代 CHD 相关。母亲的职业接触有机溶剂与子代 VSD 相关。妊娠早期接触除草剂、杀虫剂和凝血灭鼠剂也与 CHD 相关。空气污染通常是由多种不同来源的化合物混合而成,与低出生体质量、小于胎龄儿、早产和 CHD 相关。

(7) 孕期不良生活习惯:妊娠期吸烟的妊娠妇女比非吸烟妊娠妇女生育的婴儿患 ASD 和 VSD 的风险增大,且随着吸烟程度的增加而增加。妊娠期饮酒会增加 D 型大动脉转位的风险。妊娠期母亲应用去氧麻黄碱、可卡因、大麻等毒品与先天性心血管畸形相关。

2. 遗传因素

(1) 染色体畸变:由染色体畸变所致的先天性心脏病约占 4%~5%,包括染色体数目缺陷和染色体结构异常。以 21-三体综合征(Down syndrome)、18-三体综合征(Edwards syndrome)、13-三体综合征(Patau syndrome)、22q11 微缺失为已知最常见的基因组异常综合征。

(2) 单基因遗传缺陷:由单基因突变导致的先心病约占 3%,引起心脏发育异常的单一基因突变会同时影响多个器官结构的发育,患者通常表现为多器官系统畸形的综合征。

(3) 多基因遗传缺陷:疾病的遗传易感性,取决于各种遗传因素和环境因素的相互作用,称为多基因遗传。由多基因遗传导致的先天性心脏病占全部病例的 90% 以上,临床上多为心血管畸形不伴有其他畸形。目前研究表明,先天性心脏病中房室间隔缺损、法洛四联症、主动脉狭窄等均属于多基因遗传。

(4) 基因序列的改变:基因组测序研究发现,NKX2 5、GATA4、TBX20 和 ZFPM2 等转录因子突变可能是引起 CHD 的重要因素。

(5) 表观组蛋白修饰:它通过改变染色质的结构以及与其他调控蛋白相互作用,调节真核基因的表达。在骨骼肌和心肌细胞的分化、发育和功能的发挥中起重要的作用,该蛋白表达发生异常,将会导致胚胎心肌细胞不能正常发育,严重时会导致胚胎死亡。

【预防】

1. 孕前孕期避免空气,环境污染。

2. 孕前及孕期避免放射性物质暴露,避免接触有机溶剂。

3. 孕前及孕期不抽烟,不喝酒,不服用药物。

4. 加强孕期保健,提倡妊娠前及妊娠早期行风疹病毒检测并及时干预,妊娠期避免风疹、流感等病毒感染。

5. 早发现,早诊断。

(何少茹)

参 考 文 献

1. Salazar M,Consoli F,Villegas V,et al. Search of somatic GATA4 and NKX2.5 gene mutations in sporadic septal heart defects. Eur J Med Genet,2011,54(3):306-309.

2. Pan Y,Geng R,Zhou N,et al. TBX20 loss-of-function mutation contributes to double outlet right ventricle. Int J Mol Med,2015,35(4):1058-1066.

3. Gao J,Li J,Li BJ,et al. Expression and functional characterization of Smyd1a in myofibril organization of skeletal muscles. PLoS One,2014,9(1):e86808.

第三节　先天性心脏病的产前诊断

CHD 的早期诊断可以改善 CHD 的预后,CHD 是产前诊断的重点和难点,常需要围产医学、产科学、新生儿学和心脏学(包括心脏学家、手术者和麻醉师)专家团队共同合作,确保做到诊断准确,对 CHD 围产儿进行最佳治疗。根据不同地区、诊断方法和水平等,其产前 CHD 的发生率有不同的报道。

一、诊断时机

产前诊断可以做到提早准备,从而为新生儿提供相应的护理和支持等级,确保新生儿是手术最佳适应证。另外,父母可以得到更好的疾病咨询及需要进行的治疗。Abu Rustum 等为了评估孕早期超声在筛查胎儿先天性心脏畸形的价值,回顾性研究了 2002~2009 年间在孕 11~13^{+6} 周进行颈项透明层厚(ＮＴ)测量的同时进行心脏畸形筛查,结果表明,孕早期胎儿心脏畸形筛查非常重要,具备超声仪器和人员是开展孕早期胎儿心脏畸形筛查的重要条件。

二、诊断方式

1. 超声心动图　对可疑 CHD 进行评估的第一步。美国超声协会推荐在孕 18~22 周时进行胎儿的超声心动图检查。最常见的超声检查指征包括:有ＣＨＤ家族史、孕妇有糖尿病、产科超声怀疑有 CHD、心律不齐、心外结构异常如先天性膈疝、系统性红斑狼疮、染色体异常、有致畸剂接触史如酒精。CHD 可以分为三大类:左向右分流病变、梗阻性病变和发绀型病变。典型的产前诊断左向右分流病变的疾病是室间隔缺损(VSD),这是一种最常见的先天性心脏缺陷,标准的 2D 超声可以诊断大部分 VSD。房间隔缺损(ASD)在孕期诊断困难,因为卵圆孔未闭(PFO)在胎儿期是正常现象,这很难与真正的房间隔缺损相鉴别。同样,动脉导管未闭(PDA)是胎儿期正常结构,只有到出生后持续存在才成为疾病。

2. 3D/4D 超声在 CHD 诊断中的应用　YagelS 等研究了 3D/4D 超声在诊断 CHD 方面的作用,该研究发现,13 101 例接受检查的病例中,诊断 CHD181 例,其中,3D/4D 超声独立增加了 12 例诊断,这 12 例病例分别是:右位主动脉弓分支异常 1 例、超声层析成像技术(UTI)诊断大动脉转位合并肺动脉闭锁 1 例、诊断主动脉弓部分中断 1 例、二维灰阶血流成像技术诊断右心室动脉瘤 1 例、多维平面重建技术(MRP)和二维灰阶血流成像技术诊断静脉导管发育不全 2 例、MRP 诊断完全性肺静脉异位连接 2 例、虚拟平面技术帮助诊断室间隔缺损(VSD)4 例。仍有 12 例漏诊,没有假

阳性结果。这个研究表明 3D/4D 超声诊断 CHD 有一定帮助,但也只增加 6% 的诊断率。Bennasar M 等利用 4D 超声成像技术(STIC)对 363 例可疑 CHD 胎儿进行产前诊断,统计结果表明 STIC 的诊断准确率、敏感性、特异性、阳性预测值和阴性预测值分别为 91.6%、94.9%、88.1%、89.7% 和 94.0%。3D/4D 超声可以作为可疑 CHD 的诊断工具,对 CHD 可疑病例是有诊断价值的,但是没有必要将其作为常规 CHD 筛查工具。

(何少茹)

参 考 文 献

1. Timor Tritisch. Early biometric lag in the prediction of small for gestational age neonates and preeclampsia. J Ultrasound Med, 2011, 30(1): 55-60.
2. Abu-Rustum el. Defining the spatial relationships between eight anatomic planes in the 11+6 to 13+6 weeks fetus: a pilot study. Prenat Diagn, 2012, 32(9): 875-882.

第四节　先天性心脏病的随访和保健

由于先天性心脏病在我国活产婴出生缺陷中占首位,做好该病的防控是十分重要和有意义的。以前的随访单做围术期的随访,目前已经从围术期、中期和延期及终生随访,其意义是增加 CHD 患者的手术成功率、神经行为、生活质量和对社会的影响等。

一、预防与保健

1. 孕期保健对发现先天性心脏病至关重要。

2. 新生儿期进行血氧饱和度监测可早期发现先天性心脏病。复旦大学黄国英团队的多中心流调研究对 130 282 例活产婴儿进行研究,发现经皮血氧饱和度监测可作为 CHD 有效筛查手段,为诊断提供有意义的线索。经皮血氧饱和度监测结合临床评估诊断无症状性严重 CHD 敏感性为 94%,特异性为 93%,诊断无症状性致死性 CHD 敏感性为 100%;经皮血氧饱和度监测结合心脏杂音诊断的敏感性同上所述,但对无症状性严重 CHD 诊断特异性更高,为 94%。因此,经皮血氧饱和度监测可作为产科、新生儿科筛查 CHD 的重要手段,尤其在缺乏彩色多普勒超声设备与专业

人员的基层单位具有重要意义。

二、随访

1. 少部分先天性心脏病在 5 岁前有自愈的机会，另外有少部分患者畸形轻微、对循环功能无明显影响，而无需任何治疗，但大多数患者需手术治疗校正畸形。

2. **信息平台随访**　广东省心血管病研究所小儿外科在庄建带领下 2004 年 7 月～2014 年 7 月确诊为 PA/VSD 的住院患者，排除合并其他严重影响血流动力学的复杂畸形患者。通过先天性心脏病随访平台数据库登记手术患者的临床资料和随访信息。手术治疗 219 例，未手术 120 例，行手术治疗的 PA/VSD 患者中，住院死亡 24 例，随访（2.50±2.22）年，期间死亡 3 例，累计病死率 12.33%（27/219）。对 51 例未手术患者随访（4.16±2.14）年。

3. **随访对于封堵术后并发症的防治非常重要**　蒋世良等研究先天性心脏病介入治疗的严重并发症分析及其防治，其结论：先心病介入治疗是一种安全、有效、严重并发症及死亡率低的非手术方法。术后应做严格随访，尤其警惕封堵术后晚期并发症的发生。肺动脉夹层是封堵术的罕见严重并发症，封堵术组发生 1 例。该例患儿并右肺动脉缺如及重度肺动脉高压，试封堵时封堵器偏小滑入主肺动脉，回收并更换封堵器时，导丝不能从主肺动脉进入右心房，后经造影及电子束计算机断层摄影术增强扫描证实为主肺动脉夹层。该患者采用保守疗法，随访病情无明显变化。

（何少茹）

参 考 文 献

1. Qu-ming Zhao, Xiao-jing Ma, Xiao-ling Ge, et al. Pulse oximetry with clinical assessment to screen for congenital heart disease in neonates in China: a prospective study. the Lancet, 2014, 384: 747-754.

2. 庄建. 动脉闭锁合并室间隔缺损患者住院未手术和手术后病死率的初步比较. 岭南心血管病杂志, 2015, 5 (10): 635-638.

3. 蒋世良, 黄连军, 徐仲英, 等. 先天性心脏病介入治疗的严重并发症分析及其防治. 中国循环杂志, 2005, 20(1): 21-24.

4. 盛燕辉, 孔祥清, 杨荣, 等. 先天性心脏病介入治疗的严重并发症分析及防治. 南京医科大学学报（自然科学版）, 2005, 25(8): 550-554.

第五节　新生儿常见心律失常的防治和保健

新生儿心律失常的发病机制、常见类型、诊断标准和治疗方法与成人及年长儿均有明显的不同。由于统计方法和人群的差异，国内外有关新生儿心律失常发生率的报道各异，为 0.46%～4.28%。新生儿心律失常以传导系统紊乱发生率最高，室上性心律失常较室性多见，足月儿较早产儿多见，男性较女性多见。新生儿心律失常多为功能性、暂时性，其临床症状常被原发疾病所掩盖，预后主要取决于原发病的严重程度。新生儿心律失常多于出生 7 天内发生，可在出生后数月内消失。

【病因】

1. **心脏外部因素**　新生儿期心律失常主要与围产期疾病有关，包括感染、围产期窒息、先天性心脏病、电解质紊乱、药物使用及母亲免疫系统疾病等。

2. **心脏本身因素**　先天性心脏病、原发性心肌病、心脏传导系统病变及心脏肿瘤等均可引起新生儿心律失常。原发性因素主要指窦房结结构先天异常，继发性因素则与缺氧缺血性损伤有关。

3. **遗传性因素**　是原发性心律失常的主要原因。离子通道变异对心律失常的影响已得到广泛认同。在婴儿猝死病例中 9% 为心脏离子通道病所致。

【新生儿常见心律失常】

一、期前收缩（premature beats）

又称过早搏动，简称早搏，系指较主导节律提前出现的异位心搏，是新生儿心律失常中最常见的一种，在健康足月新生儿中发生率为 2%～23%，在早产儿中的发生率为 21%～31%。在新生儿各种心律失常中，期前收缩占的比例也最大。按异位起搏的部位不同分为窦性、房性、交接区性及室性期前收缩。其中以室性期前收缩最多见，房性次之，交接区性少见，而窦性罕见。

新生儿期前收缩可发生于健康儿，早产儿更多见。健康新生儿发生期前收缩的原因主要是心脏的传导系统发育不成熟,这种期前收缩多在 1 个月内消失。期前收缩也可发生在器质性心脏病患儿,如病毒性心肌炎、先天性心脏病和各种非心脏疾病如窒息缺氧、上呼吸道感染、肺炎、败血症。新生儿电解质平衡紊乱、药物如洋地黄中毒、孕妇产前用药都可引起期前收缩。期前收缩还可由心导管检查和心外科手术引起。部分期前收缩可发生在宫内,其原因为宫内窘迫、宫内感染等。

1. 室性期前收缩 多数患儿无明显症状,常在体检时偶然发现。年长患者偶有主诉心悸、心前区不适。心脏听诊可发现提早的心搏及其后有较长的间歇。

室性期前收缩可发生在健康小儿,常见于青春期。期前收缩发生率在健康新生儿为 0.06%,日本全国小儿普查心电图 18 401 例中室性期前收缩者 57 例(0.31%),室上性期前收缩 31 例(0.17%)。流行病学调查显示应用 24 小时动态心电图在正常健康小儿室性期前收缩的发生率为 10%~15%。期前收缩对血流动力学的影响,与其出现频率、发生部位、心动周期的时期及心脏的基础疾病等有关。

心电图特征:①有提前出现的 QRS 波群,其前无相关的 P 波;②提前出现的 QRS 波群形态异常,时限增宽(婴儿 >0.08 秒,儿童 >0.10 秒),T 波方向与 QRS 波群主波方向相反;③期前收缩后,常有完全性代偿间期。

药物治疗的目的是减轻室性期前收缩产生的症状和改善生存。对于良性室性期前收缩,首选 β 受体阻断剂,亦可选 I b 类(如美西律)和 I c 类(如普罗帕酮)抗心律失常药,目的是暂时减缓症状,以利患者逐渐适应和耐受,不必长期服用。

2. 特发性室性期前收缩 多为频发室性期前收缩,伴有或不伴有非持续性单型室速。患儿可无任何不适感,或伴有心悸、胸闷或气短症状。随访研究表明,通常长期预后良好。

无症状者无需治疗。伴有临床症状者,药物治疗同良性室性期前收缩。如药物无效或不宜长期服药者,可考虑射频消融手术。高频室性期前收缩导致的心肌病是射频消融手术的适应证。通常引起心室功能降低的室性期前收缩频率占全天心搏≥20%,因此可作为射频消融适应证之一。对于室性期前收缩频率仅有 ≥5%/d 的患者,应跟踪随访,以防室性期前收缩导致的心肌病。

3. 室上性(房性或交接区性)期前收缩 起源于心房或房室交接区,常见于心脏正常的小儿。

心电图特征:

(1) 房性期前收缩:①P' 波提前,形态与窦性 P 波不同;②P-R 间期 >0.10 秒;③期前出现的 P 波后可继以正常的 QRS 波或不继以 QRS 波(未下传)或继以轻度畸形的 QRS 波(室内差异传导);④不完全性代偿间歇。

(2) 交界性期前收缩:①QRS 提前出现,形态与正常相同;②QRS 前后无 P 波或有逆传 P 波(P' -R 间期 <0.10 秒,R-P' 间期 <0.20 秒);③完全性代偿间歇。

治疗首先考虑去除诱因,无症状者(包括短阵房速)无需治疗。伴临床症状或有发展为阵发性室上速者可考虑抗心律失常药物治疗,如普罗帕酮、地高辛、维拉帕米和 β 受体阻滞剂。

二、阵发性室上性心动过速

阵发性室上性心动过速(paroxysmal supraventricular tachycardia, PSVT)是新生儿期最重要的一种心律失常。与婴幼儿期和儿童期室上性心动过速相比,新生儿 PSVT 有明显的特点,常伴有较高比例的心力衰竭或心源性休克,治疗方法也有特殊性。

临床表现:①心动过速,心率可高达 200~300 次 /min,婴儿期最易发生,1 岁以内 60%~90% 的心动过速自然消失,但部分儿童期可再发作;②心功能不全,最多见于持续性交界区反复性心动过速,发生心力衰竭和心源性休克时患儿皮肤苍白、发灰、四肢凉,常被误诊为败血症和感染性休克;③猝死,少数患儿房颤经由房室旁路快速传导引起室颤而发生猝死,存在器质性心脏病时此风险增高。

心电图特征:①心动过速突发突止,和(或)持续存在。②心率 200~325 次 / 分,QRS 波形态多数正常,偶伴 QRS 增宽者见于:室内差异性传导;逆传性房室折返,呈预激综合征图形;原有束支传导阻滞。③ R-R 间期绝对规则,可有 P' 波,但因心率过速,P' 波常不易辨认。④发作时心动过速可造成心肌供血不足,故心动过速终止后可见 ST 段改变、T 波低平或倒置等。

PSVT 的治疗包括发作时的控制复律和复律后维持治疗。急性发作时的复律治疗最简单的是迷走神经刺激,在儿童和成人 PSVT 迷走神经刺激效果比较好,复律成功率可达到 30%。但在新生儿 PSVT 迷走神经刺激效果并不明显,在心功能不全新生儿中,由于建立静脉通道比较困难,当血流动力学稳定时,可首先尝试迷走神经兴奋法,包括潜水反射、冷毛巾刺激等。新生儿不推荐使用颈动脉窦按摩法及眼球压迫法。常使用的抗心律失常药物包括:三磷酸腺苷(ATP)、毛花苷丙或地高辛、普罗帕酮、普萘洛尔、胺碘酮。一般先使用单药控制,如效果不理想,需联合用药。胺碘酮也可用于控制新生儿 PSVT,胺碘酮属Ⅲ类抗心律失常药,但胺碘酮静脉制剂中含有苯甲醇,大剂量的苯甲醇[≥99mg/(kg·d)]在新生儿曾报道可出现致命性的毒性反应即"喘气综合征",一般不作为首选。地高辛也是常用的复律控制药物,但在预激综合征(WPW)患儿地高辛应避免使用。

三、房性心动过速

新生儿及小婴儿房性心动过速通常表现为持续无休止性,易发生心力衰竭,但药物治疗效果较理想。心动过速多于 1 岁左右自行消失;而对于 3 岁以上患儿,房性心动过速很少能够自行消失,且抗心律失常药物疗效不满意。

临床表现:出现心力衰竭的症状与体征,且年龄越小,出现心力衰竭的可能性越大。长时间持续心动过速还可导致心动过速性心肌病,表现为左心室扩大、射血分数下降。这类心肌病的最大特点为可逆性。窦房结以外自律性异常导致的室上性心动过速定义为自律性房性心动过速,多见于新生儿。

心电图特征:自律性房性心动过速与窦性心动过速的区别是心动过速起始或终止时心率逐渐地增快或减慢。自律性房性心动过速的 P 波形态不同于窦性心律时,随着心率增快,PR 间期延长。

自律性房性心动过速用 β 受体阻滞剂治疗比较有效。

四、心房扑动和心房颤动

多见于器质性心脏病,其中以先心病(如大房间隔缺损、肺静脉异位引流、Ebstein 畸形、矫正型大动脉转位等)、心脏手术后、风湿性心脏病(二尖瓣病变)最为常见,及病毒性心肌炎等,有报道心房扑动(atrial flatter)可见于无器质性心脏病者。

临床表现:心房扑动心房率快,可达 300 次/分以上,但多有 2∶1~4∶1 下传阻滞,心室率可不快。如 1∶1 下传,心室率快者,可引起心力衰竭。

心房颤动(atrial fibrillation)心房率快至 400~700 次/分,致心房丧失有效收缩,由心房进入心室的血量少,心室充盈不足,搏出量减少,也可发生心力衰竭,听诊心律不齐,心音强弱不一。

心电图特征:①心房扑动 P 波消失,代之以锯齿状扑动波,频率 300 次/分,其间无等电位线,房室传导比例为 2∶1~8∶1,以 2∶1 者多见,QRS 波形多与窦性心律相同,若伴有室内差异性传导,则 QRS 波群畸形增宽。②心房颤动 P 波消失,代之以大小不等、形态不同、间隔不均匀的颤动波,频率 400~700 次/分。③心室节律绝对不匀齐,R-R 间期不等,QRS 形态多正常。

主要为病因治疗。伴器质性心脏病者,尤其合并心力衰竭时,首选地高辛。预激综合征并发房扑/房颤者,则禁用强心苷类药物。转律包括同步直流电复律和药物复律,房扑电复律所需电功率低,电复律成功率高,常用电能量 1~2J/kg,可重复,不超过 3 次。

五、紊乱性房性心动过速(chaotic atrial tachycardiac,CAT)

多发生于婴儿和新生儿期,男性稍多于女性,是一个良性过程,可自行消失,预后较好。本病常见于心脏结构正常的婴儿和新生儿。各种器质性心脏病(包括先天性心脏病、心肌病、心肌炎、心内膜弹力纤维增生症、风湿性瓣膜病及高原性心脏病等)患儿均可发生 CAT,其发生机制尚不明。

心电图特征:①同一导联至少有 3 种或 3 种以上不同形态 P' 波;P'-P' 间有等电位线;P'-P' 间期、P'-R 间期及 R-R 间期不等;心房率介于 155~500bpm 之间。②常伴有房室阻滞,心室率多在 100~200bpm,少数 >200bpm。③常伴有其他类型的房性心律失常,如房性期前收缩、心房扑动或心房颤动。④快速异位房律引起超速抑制,常见心搏暂停达 1.0~1.2 秒。

六、阵发性室性心动过速

常见于严重器质性心脏病如病毒性心肌炎、先天性心脏病、心肌病、川崎病、冠脉起源异常、心脏肿瘤、心脏离子通道病等,也可见于某些严重全身性疾病的终末期,或某些药物如洋地黄、儿茶酚胺等中毒、严重电解质紊乱以及心导管检查、心外科手术、心脏外伤等。

临床表现:病情多较严重,有原发病的临床表现。多有血流动力学障碍,临床表现为烦躁、大汗、面色苍白、青紫、呼吸急促、呼吸困难、血压下降、心音低钝、心源性休克、心力衰竭、阿斯综合征等。特发性室速发作时多无血流动力学障碍。

心电图特征:室房分离,异常的 QRS 波和房室分离。表现为 P 波频率慢于 QRS 波频率且与 QRS 波群无关联。

为病因治疗。另外,Ⅰc 类或Ⅲ类抗心律失常药物可用利多卡因、胺碘酮、普罗帕酮、β 受体阻滞剂、索他洛尔、维拉帕米等,对于洋地黄中毒者可选用苯妥英钠。如药物治疗无效,也可用直流电转复。

七、房室传导阻滞

依发生程度不同分为一度、二度和三度房室阻滞,三度房室阻滞又称完全性房室阻滞。一度房室阻滞时所有心房激动均可下传心室但传导速度减慢,二度房室阻滞时心房激动部分下传心室而部分脱落,三度房室阻滞时则全部心房激动均不能下传心室即房室分离。在小儿导致房室阻滞的原因有先天性和后天获得性。获得性房室阻滞最多见于感染性心肌炎、心脏外科术后和药物所致。迷走神经张力增高所致房室阻滞也可见于小儿。一项流行病学调查研究发现一度房室传导阻滞可发生于 1%~2% 的正常人群。

(何少茹)

参 考 文 献

1. 袁建.新生儿期心律失常的常见原因及紧急处理.中国小儿急救杂志,2011,18(4):299-302.
2. 鲁珊.新生儿心律失常.中国新生儿杂志,2009,24(4):253-255.
3. 李晓梅.新生儿心律失常处理与预后.中国小儿急救杂志,2009,16(5):420-422.
4. 孙建华.新生儿心律失常的再认识.中国实用临床儿科杂志,2014,31(14):1049-1051.

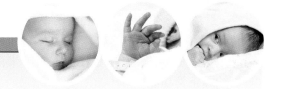

第二十章　新生儿消化系统疾病的预防和保健

第一节　正常新生儿的消化生理特点

新生儿消化系统由消化管和消化腺组成。新生儿消化系统功能包括3个方面：①运动功能：新生儿胃肠道平滑肌收缩产生运动可对摄入的食物进行机械消化和转运；②消化和吸收功能：可将摄入的高分子营养物质分解为小分子物质，经过胃肠道黏膜上皮细胞吸收进入血液循环；③免疫保护功能：胃肠道黏膜直接与食物和各种抗原物质接触，进行有效的免疫应答。

一、正常新生儿各消化器官的解剖生理特点

1. 口腔　新生儿口腔小，舌体短宽，两颊有厚厚的脂肪垫，齿槽上有堤状隆起，咀嚼肌发育良好。这种解剖结构适合哺母乳。新生儿唾液腺发育不成熟，唾液分泌少，口腔黏膜干燥，加之口腔黏膜柔嫩，血管丰富，容易发生黏膜损伤。3~4个月时，唾液分泌明显增多，婴儿口腔容量小，又不会及时下咽，唾液常从口角流出，这种现象叫生理性流涎。新生儿口腔上腭中线和齿龈部位，有黄色、米粒大小的小颗粒，是由上皮细胞堆积或黏液腺潴留形成，俗称"马牙"。一般在2~3周内都可自然消退，勿擦拭或用针挑，以防感染，不需治疗。不建议新生儿含着奶嘴入睡，这是造成新生儿奶瓶龋的主要原因。也不建议新生儿含空奶嘴入睡，会限制口腔内正常的唾液分泌，还会对日后牙齿

的生长造成影响。

2. 食管　正常新生儿食管长度为8~10cm呈漏斗状，上半部肌肉为骨骼肌，下半部为平滑肌。管腔黏膜薄嫩，缺乏腺体，弹力纤维和肌层发育尚不发达，易受邻近器官的影响而变位。食管壁内层直接与胃小弯相延续，但其外壁形成了切迹，即所谓的His角，His角变钝易发生胃食管反流。在食管的上、下端有两套括约肌系统，食管下段括约肌发育不成熟或神经肌肉协调功能差，也是胃食管反流的原因之一。

3. 胃　新生儿胃容量约为30~60ml，新生儿的胃呈水平横位，胃的贲门括约肌发育欠佳，松弛，而幽门括约肌发育较好，肌力较强，即入口松、出口紧，使得胃的排空比较慢。新生儿胃容量小，与所需的摄入量之间有矛盾，摄入稍多，即可引起呕吐。胃排空时间随食物种类不同而异，水排空时间为1~1.5小时，母乳为2~3小时，牛乳为3~4小时。早产儿胃排空更慢，易发生胃潴留。

4. 肠道　新生儿的肠管较长，约为身长的8倍（成人仅4.5倍），大肠与小肠长度的比例为1：6。正常新生儿肠上皮细胞中磷酸酯、中性脂肪及甘油酯等脂质成分较高，使膜结构具有更大的流动性，通透性高，有利于吸收母乳中免疫球蛋白，但也易对其他蛋白分子（牛乳、大豆蛋白）产生过敏反应。对吞入的微生物及毒素等有害物质杀灭、抑制和清除作用较差，易产生胃肠功能障碍。肠腔内毒素和消化不全的产物较易通过肠壁而进入血流，引起中毒症状。由于新生儿大脑皮质功能发育不完善，进食时常引起胃-结肠反射，产生便

意,所以大便次数多于成人。

5. 肝脏 新生儿肝下缘在右肋下约 2cm,剑突下更易触及,也在 2cm 以内。肝细胞再生能力强,不易发生肝硬化,但易受各种不利因素的影响,影响其正常功能。

6. 胰腺 新生儿胰腺为长条状腺体,位于胃后方,横贴于腹膜后壁,分头、颈、体和尾 4 个部分。胰腺对新生儿新陈代谢起重要作用,具有多种消化酶的消化作用,能分解蛋白质、碳水化合物和脂肪,但缺乏胰淀粉酶。

二、正常新生儿消化道内细菌

胎儿消化道内无细菌,新生儿出生后就有细菌在肠道内定植,而且细菌种类与数量迅速增加,至第 3 天已近高峰。新生儿和成人比较,肠道菌群有很大的不同,出生后肠腔内菌群在一定程度上受食物成分的影响。纯母乳喂养者,双歧杆菌占优势,肠内细菌含有各种酶,能水解蛋白、分解碳水化合物、使脂肪皂化、降解纤维素、合成维生素 K 和 B 族维生素。

三、正常新生儿对蛋白质、脂肪、糖的消化特点

新生儿胃内的蛋白酶及胰蛋白酶已能充分消化蛋白质,蛋白质的吸收场所主要在肠内。对脂肪的消化吸收功能稍差,因胆酸分泌较少,不能将脂肪乳化,故在粪便中常可见到小量的脂肪酸或中性脂肪球。对碳水化合物的消化及吸收功能已较成熟,对单糖及双糖均能迅速利用,对多糖的消化能力较低,加之唾液中淀粉酶含量少。故新生儿期不宜喂淀粉类食品。

四、正常新生儿粪便特点

新生儿一般出生后 12 小时内开始排出黏稠、墨绿色的胎粪。胎粪是由脱落的肠黏膜上皮细胞,咽下的羊水、胎毛和红细胞中血红蛋白的分解产物胆绿素等物构成。胎粪一般在出生后 2~4 天排完,后转为黄色大便。新生儿胎粪排出延迟,会导致黄疸加重。如果出生后 24 小时内无胎粪排出,应考虑是否因消化道畸形所致。母乳喂养儿的大便,呈黄色或金黄色,软膏样,味酸,不臭,每天排便 1~4 次。人工喂养儿的大便,色淡黄,均匀较硬,有臭味,每天排便 1~2 次。

(陈冬梅)

参 考 文 献

1. 江载芳,申昆玲,沈颖.诸福棠实用儿科学.第 8 版.北京:人民卫生出版社,2015.
2. 郑珊,主编.实用新生儿外科学.北京:人民卫生出版社,2013:382-388.
3. 王继山,陈俭红.实用小儿胃肠病学.北京:北京医科大学、中国协和医科大学联合出版社,1997:7-17.
4. 余岚.新生儿胃肠道营养的重要作用.中国实用医学,2010,5(23):237.

第二节 新生儿鹅口疮

新生儿鹅口疮是一种由白色念珠菌等真菌引起的口腔黏膜的炎症,发病率为 2%~82%,多见于营养不良、腹泻、长期应用广谱抗生素或激素的新生儿。

【病因】

白色念珠菌在健康人皮肤表面、肠道、阴道寄生,多由于乳具消毒不干净,乳母的奶头不干净,或喂奶人员手指污染所致,也可在出生时经产道感染。或见于腹泻、使用广谱抗生素或肾上腺皮质激素的新生儿。

【预防】

要注意消毒乳具,清洁乳母的奶头,以及喂奶人员的手卫生。

【临床特点与诊断】

表现颊或舌黏膜上下唇内侧牙龈、上腭、咽部不规则的白色膜状斑块,此白膜不易拭去,强行剥落后,局部黏膜可溢血,白膜又迅速生成。大多数婴儿并无症状,而一些婴儿可能产生喂养不适。在口腔黏膜上发现白色乳凝块样物就可考虑诊断新生儿鹅口疮。确诊需要取白膜少许置玻璃片上,加 10% 氢氧化钠 1 滴,在显微镜下可见到念珠菌菌丝及孢子。或通过念珠菌培养确诊。

【治疗原则】

轻症的一般可自限。治疗可先用 2% 碳酸氢钠溶液清洗口腔后,将制霉菌素片磨成粉状,配制制霉菌素溶液(10 万 ~20 万 U/ml)涂口腔,每天 2 次。对反复发生的鹅口疮,可用氟康唑治疗 3~6mg/(kg·d),每天 1 次,口服或静滴。病原清除率高,症状清除快。应用时需要注意观察肝肾功能。

【保健与管理】

1. 宣传母乳喂养的优点,鼓励和支持母亲坚持母乳喂养,增强免疫功能。

2. 指导喂养,监测生长发育,避免宫外生长发育迟缓。

3. 新生儿的用具要严格消毒,奶瓶、奶嘴清洁后煮沸5~10分钟,护理人员接触婴儿前要洗手,母亲喂养奶前应洗净乳头。

4. 减少抗生素或激素的应用。

5. 加强宣教,辅导家长养成洗手等良好的卫生习惯。

【随访】

一般1个月内随访2~3次,对反复发生的鹅口疮,应查找病因,并针对性预防与治疗。

(陈冬梅)

参 考 文 献

1. 邵肖梅,叶鸿瑁,丘小汕,主编.实用新生儿学.第4版.北京:人民卫生出版社,2011:461.

2. 叶宁,张晓玲,黄群.新生儿鹅口疮的相关影响因素研究.口腔医学研究,2011,27(6):492-494.

3. 王英.新生儿病区获得鹅口疮感染原因分析及对策.当代医学,2014,20(10):77-78.

4. 许芳,张晓玲,杨杰.抗生素使用对新生儿鹅口疮发生的影响研究.当代医学,2011,2(2):71-73.

第三节　新生儿胃食管反流

新生儿胃食管反流(gastro oesophageal reflux,GER)是指由于胃内容物进入食管,发病率可高达80%~85%,常发生于早产儿。新生儿胃食管反流可分为生理性和病理性。

【病因】

食管下括约肌的抗反流屏障,食管正常蠕动,食管末端黏膜瓣、膈食管韧带、腹段食管长度、横膈脚肌钳夹作用及His角等结构发育不完善。

【预防】

轻症患儿喂养后抱成直立位,重症患儿需24小时持续体位治疗,抬高躯干的仰卧位或睡觉是左侧卧位,和抬高床头。

【临床特点与诊断】

新生儿GER分为生理性和病理性两种。生理性GER是发育过程的一个生理现象。随着婴儿的发育,一般在1岁前自行消失。

病理性GER常并发频繁呕吐、吸入性肺炎、易激惹、生长发育迟缓、呼吸道症状加重。

1. **吐奶或溢奶**　GER在健康新生儿中极其常见,每天可反流至食管达30次或更多,其中许多反流发作表现为吐奶或溢奶,随着年龄的不断增长而降低。通常会在出生后第1年末前消退。

2. **体重增长缓慢**　体重增长缓慢有时归因于GER,但也可能是其他原因,应首先评估热量摄入是否充足以及是否存在吞咽问题,必要时应完成上消化道造影检查,以排除解剖结构异常。

3. **食管炎**　GER偶尔会引起食管炎、食管狭窄或Barrett食管。

4. **肺部并发症**　肺部并发症发生率16%~75%,原因为呕吐物被吸入,可致呼吸系统相关症状,包括复发性喘鸣、慢性咳嗽、复发性肺炎及反应性气道疾病。反流可能诱发喉痉挛表现为窒息、呼吸暂停、发绀,可突然死亡。

诊断:上消化道造影是检查食管功能最有效的方法。其他实验室检查包括:食管pH测定和食管压力测定。

【治疗原则】

1. **体位治疗**　轻症患儿喂养后抱成直立位(例如,可使其趴在父母肩上)并保持10~20分钟。重症患儿需24小时持续体位治疗,将患儿放于30°倾斜的木板上,取俯卧位,以背带固定,俯卧位可防止反流物的吸入,促进胃的排空。抬高躯干的仰卧位或睡觉是左侧卧位,和抬高床头。

2. **饮食疗法**　单纯性反流是由胃扩张所引起,故减少喂养量通常可以减少反流的频率和程度。增加喂养黏稠度对于足月新生儿减少反流可能有效。重症采用鼻十二指肠管鼻饲或肠外营养。

3. **药物治疗**　喂养良好且无异常的易激惹的婴儿,可认为其存在单纯性胃食管反流,不建议使用抑酸药或其他药物治疗。药物适用于病理性反流的新生儿。

(1)胃肠道动力药:临床常见药物有甲氧氯普安、多潘立酮、西沙比利、红霉素及其衍生物等。

(2)抗酸药:临床常见药物有,组胺H_2受体阻滞剂,如西米替丁(甲氰咪胍)、雷尼替丁(甲硝咪胍)。质子泵抑制剂(PPI)如奥美拉唑、兰索拉唑、埃索拉唑和泮托拉唑,其中,目前只有埃索拉唑被美国FDA批准用于出生后1个月以上患有糜烂性食管炎的婴儿,对于长期使用PPI的儿童,在理

论上应考虑维生素 B_{12} 和铁缺乏;中和胃酸有硫糖铝;黏膜保护剂如蒙脱石散。

4. 外科治疗 1 岁以下的婴儿极少需要行外科手术来治疗反流,保守治疗 6 周无效,有严重并发症(消化道出血、营养不良、生长迟缓)、严重食管炎或缩窄形成,有呼吸道并发症等为手术指征。

【保健与管理】

1. 出院前对患儿父母进行健康教育。辅导呛咳误吸后家庭复苏方法。

2. 保持正常体温,监测体温变化。

3. 对轻、中度的胃食管反流婴儿,喂奶时将婴儿抱在半直立位,喂奶后维持半卧位 1 小时左右,睡眠时头肩抬高 30°,重症患儿需 24 小时持续体位治疗。密切观察病情,如出现不吃、腹胀哭闹、体重不增、频繁呕吐、窒息等并发症,及时到医院就诊。

【随访】

大多数婴儿没有胃食管反流导致的并发症,无需进一步评估或干预,通常在 1 岁前自行消失。

(陈冬梅)

参 考 文 献

1. 邵肖梅,叶鸿瑁,丘小汕,主编. 实用新生儿学. 第 4 版. 北京:人民卫生出版社,2011:463-466.

2. 王邦茂,黄乃侠,吴琳,等. 诊断胃食管反流性疾病的"金标准":食管动态 pH 监测. 中华消化杂志,1996,16(3):177-178.

3. 饶静,何燕,李兰. 彩色多普勒诊断新生儿胃食管反流的临床意义. 母婴世界,2015,4(18):142-143.

4. 陈杰,潘峰. 小剂量红霉素治疗新生儿胃食管返流的疗效观察. 中国新生儿科杂志,2003,18(2):52-53.

5. 陈甜子,柴佩,叶秀芳. 超声在胃食管反流病因诊断中的应用研究. 宁夏医学杂志,2011,49(10):949-951.

第四节 新生儿吞咽功能障碍

新生儿吞咽功能障碍亦称吞咽动作不协调(uncoordinated sucking and swallowing)或咽部协调障碍(pharyngeal incoordination),是指可发生于不同部位的吞咽功能障碍,可反复引起吸入。吞咽功能障碍可影响新生儿的摄食及营养吸收,还可导致食物误吸入气管导致吸入性肺炎,严重者可危及生命。

【病因】

新生儿吞咽功能障碍由多种原因引起。凡导致咽部神经、肌肉不协调,而致咽部功能异常的疾病,都可引起吞咽功能障碍。常见原因为窒息后脑损伤,或喉咽部气管、食管结构异常。也有遗传因素如家族性自主性运动障碍(familial dysautomia)即 Riley-Daysyndrome,脑部损伤或脑神经病变。

【预防】

1. 预防早产,可减少由早产导致的吞咽障碍。

2. 做好孕前保健,产前诊断,优生优育,减少先天畸形发生。

3. 预防新生儿窒息,每个分娩现场至少有一名受过新生儿复苏培训、掌握新生儿复苏技术的卫生工作人员,提高新生儿复苏水平,降低新生儿窒息伤残率。

【临床特点与诊断】

流涎、口腔运动差、咽协调能力降低,容易造成误吸、反复的肺部感染、电解质紊乱及营业不良,最严重临床表现为影响患儿进食、导致体格生长发育迟缓,营养不良、健康状况欠佳,进一步严重影响患儿语言、心理、智力的发育。

满足以下其中 1 项即可诊断为吸吮吞咽功能障碍:①放奶嘴于患儿口中,患儿无吸吮吞咽动作;②放奶嘴于患儿口中,患儿有微弱的吸吮动作,但不能吸出奶汁;③放奶嘴于患儿口中,患儿能吸出奶汁,但不能完全吞入腹中。

【治疗原则】

1. 非营养性吸吮 刺激口腔迷走神经,使胃肠激素水平发生改变,加快吸吮反射的成熟。

2. 口运动训练 ①口腔感觉刺激:根据患儿的体质采取适宜力度对患儿口周、双唇、舌、牙龈、颊黏膜及咽峡部做点状按摩,每天 2 次,每次 2 分钟。②口面肌群运动训练:用双手拇指和食指按摩双侧面颊肌,指尖反复按压唇周、面颊肌;用手掌和手指自患儿口周围向口做有节律性的坚定、温和的触摸;拇指和食指提拉唇周皮肤,每天 2 次,每次 2 分钟。③舌肌运动训练:用拇指和食指轻轻捏住患儿的舌体,进行左右、上下运动,然后松开舌体,使其恢复原位,反复进行,每次 2 分钟,每天 2 次;用压舌板或食指对舌中央部位施行反复按压,每天 20 次。④吞咽能力训练:用食指指腹碰触舌的中部,对舌骨施行触压,向下压舌 4~6

次,1~2次/s,停顿数秒后再重复做,每次2分钟,每天2次。

【保健与管理】

1. 做好孕前保健,产前诊断,优生优育,减少先天畸形发生。

2. 预防早产与新生儿窒息,提高新生儿复苏水平,减少新生儿窒息后遗症。

3. 鼻饲后抬高头位,防止胃食管反流,及时清理呼吸道分泌物,保持呼吸道通畅,防止误吸。

4. 加强吞咽训练。

【随访】

出院后注意观察呼吸、体重增长、尿量情况,每个月随访神经生长发育情况1次。

(陈冬梅)

参 考 文 献

1. 靳铁霞. 口腔操协同非营养吸吮对极低出生体质量新生儿吸吮吞咽功能障碍的影响. 当代医学,2011,17(22):10-11.

2. 董梅,赵时敏. 新生儿的胃肠动力. 新生儿科杂志,1999,14(2):88-90.

3. 朱莉,顾惠英. 非营养性吸吮在早产儿吞咽功能障碍中的应用. 中西医结合护理(中英文),2016,2(3):118-119,122.

4. 高鹃,靳铁霞,彭爱霞,等. 口运动训练应用于早产儿吸吮吞咽功能障碍的效果观察. 护理学报,2012,19(1B):54-55.

第五节　新生儿坏死性小肠结肠炎

坏死性小肠结肠炎(necrotizing enterocolitis,NEC)是由于发育不成熟的肠壁受到血管、黏膜、代谢以及其他未知因素联合作用的刺激,导致严重肠损伤的终末期表现,往往侵犯回肠末端和升结肠,亦有可能侵犯全部肠道。NEC是<1500g早产儿急腹症最常见的原因。其发病率各监护病房不同,同一监护病房,每年亦不同。NEC在活产儿中的发病率为1/1000~3/1000,主要见于早产儿,极低出生体重儿(very low birth weight,VLBW)的发病率为6%~7%。

【病因】

NEC的病因至今仍不明确。多为多因素导致,如肠道先天发育不良基础上,合并原发或继发感染,造成肠壁由于低灌注、低氧血症、中毒造成的受损。高危因素为早产、窒息、休克、动脉导管未闭(PDA)、红细胞增多症、血栓、高渗奶方、肠道内病原微生物等。

【预防】

1. **孕母产前使用糖皮质激素**　在孕母预期早产之前给予糖皮质激素可降低NEC的发病率及死亡率,其机制是糖皮质激素可加强早产儿的肠能动性、降低肠道通透性、加速胃肠道酶的成熟并减少细菌的菌落形成。

2. **提倡母乳喂养**　母乳含有生长激素、抗体、细胞免疫因子和血小板活性因子乙酰水解酶。所有上述因子使母乳喂养早产儿降低NEC发生率。一项关于随机对照试验的meta分析表明,配方奶粉喂养的新生儿发生NEC的风险为捐赠母乳喂养新生儿的2.8倍。因此,建议亲母母乳或经巴氏消毒的捐赠母乳喂养。

3. **益生菌的应用**　目前关于益生菌治疗的时机、持续时间和剂量尚无标准化使用方法。此外,益生菌产品的生产和管理需要严格的标准,因此,不推荐在早产儿常规补充益生菌来预防NEC。

4. **早期喂养**　目前还没有报道认为早期微量喂养会引起NEC。以禁食来保护未成熟的和正在发育中的新生儿肠道(导致肠腔饥饿)可能反而有害于胃肠道的正常发育。

5. **免疫球蛋白的预防作用**　关于其减少NEC发生的疗效方面的数据不一致。一项随机试验报道,与对照者相比,口服与母乳相似量的免疫球蛋白IgA和IgG降低配方食品喂养的早产儿的NEC发病率(0 vs. 7%)。相比之下,其他研究表明,免疫球蛋白并不能降低NEC的风险。一项纳入5项试验(包括上述试验)的meta分析中,口服IgG或IgG/IgA联合制剂不能降低确诊NEC、疑似NEC、需要手术或由NEC所致死亡的发生率。基于现有证据,不应该使用免疫球蛋白疗法。

6. **精氨酸和谷氨酰胺的预防作用**　有meta研究比较精氨酸与安慰剂在减少胎龄小于或等于34周早产儿NEC发病率方面的疗效,结果显示精氨酸补充剂似乎具有保护性,接受精氨酸组的NEC(II期或更高)发病率较安慰剂组更低(*RR* 0.41,95%*CI* 0.20-0.85)。两组间神经发育结局无差异。然而,数据仍不足以用于推荐精氨酸补充剂来预防NEC。此外,一项随机多中心试验纳入721例出生体重小于或等于1000g的早产儿,该试验表明,胃肠外补充谷氨酰胺并不能有效降低 NEC 发病率。因此,不应常规给予谷氨酰胺和精氨酸来预防 NEC。

7. 母乳寡聚糖的预防作用　母乳寡聚糖(human milk oligosaccharide,HMO),是一种长链糖,是目前最有前景的研究。在母乳中存在超过 150 种这类化合物,是母乳常见的组分。

8. 生长因子的应用　能降低 NEC 的发生率,尚缺乏大样本、多中心研究。

9. 红细胞生成素(EPO)的应用　早产儿使用 rhEPO 对 NEC 的发病率没有显著性影响。

10. 不饱和脂肪酸(PUFA)　配方奶中加入 PUFA 能减少 NEC 发病率,但其作用机制仍不明确。疗效仅限于动物试验,尚缺乏人类多中心研究证实。

11. 避免使用 H_2 受体阻滞剂　组胺 2 (histamine 2,H_2)受体阻滞剂,如西咪替丁、雷尼替丁和法莫替丁,可抑制胃酸酸度,并与 NEC 的风险增加有关。

12. 其他　抗肿瘤坏死因子、粒细胞集落刺激因子、肠三叶因子应用研究目前均处于实验室阶段,是否对 NEC 的预防有作用及可否应用于临床仍需要更多的实验来证实。

【临床特点与诊断】

NEC 的早期临床表现缺乏特异性,多见于早产儿、小于胎龄儿,男婴较女婴多见。凡具有喂养不耐受、腹胀和肉眼血便(便血)或大便性状迅速改变三联症都应疑诊。其临床表现分为全身症状和腹部体征。目前临床多采用新生儿 NEC 修正 Bell 氏分级标准。X 线腹部平片检查对 NEC 的诊断价值极大,仰卧位和左侧位用水平射线。穿孔常在肠道积气或门静脉积气 48~72 小时内发生,应每 6~8 小时拍腹部平片和左侧位,及时发现穿孔。诊断 NEC 诊断主要依靠临床表现和腹部 X 平片检查,腹部 B 超检查:目前正在开展,可见点状回声和颗粒状回声。

【治疗原则】

临床上发现疑似或诊断 NEC,即应开始进行严密监护和治疗。

1. 基本治疗　禁食、肠外营养。胃肠减压,使用胃管定时抽吸。监测生命体征、腹围、胃肠出血情况。严格监测出入量,维持尿量在 1~3ml/(kg·h)。

2. 抗生素　选用抗 G^- 杆菌和抗厌氧菌类抗

生素,在使用前做败血症相关检查。

3. 外科治疗　大约 1/4~1/2 的 NEC 需外科治疗。外科治疗指征包括如下:

绝对指征　气腹,20%~30%NEC 发生肠穿孔,常发生在出现 NEC 后 12~48 小时。

相对指征:积极保守治疗(24~48 小时)后临床情况恶化、伴少尿、低血压、难治性酸中毒;连续腹部 X 线平片存在肠袢持续固定超过 24 小时;门静脉积气;高度怀疑肠穿孔,但 X 线未发现气腹,腹穿有黄褐色浑浊液体,内含中性粒细胞,也是手术指征。

【保健与管理】

1. 加强孕期保健,预防早产。早产是 NEC 发生的独立危险因素,加强孕期保健与胎儿监护,能明显减少 NEC 的发生。

2. 喂养策略　极低出生体重儿(VLBWI)推荐使用亲母母乳喂养,以降低 NEC 的发生率。没有亲母母乳时,捐赠母乳可作为次选。不建议禁食作为 NEC 的预防策略。

3. 加强宣教　对于有早产风险的母亲进行母乳喂养知识的宣教,尤其 VLBWI 鼓励泵奶喂养。

4. 预防感染,合理使用抗生素。早产儿抵抗力低,做好消毒隔离,积极预防感染。若发生感染者,依据血培养和药物敏感实验,针对性选择抗生素予抗感染治疗。

5. NEC 内科治疗管理　疑似或诊断 NEC 无手术指征者,应予以密切监护、禁食、补液、抗感染和营养支持治疗等。

6. NEC 外科治疗管理　有 NEC 外科手术指征者,请小儿外科及时会诊,予以手术治疗。

【随访】

1. NEC 内科治疗出院后随访　注意喂养方式,小心出现呕吐或腹胀,警惕并发 NEC 后肠粘连或肠狭窄等引起不完全性肠梗阻,及时到新生儿随访门诊进行随访。

2. NEC 外科治疗出院后随访　加强手术伤口护理,预防感染,尤其有造瘘口者,如果出现造瘘口缺血、坏死、感染、回缩及黏膜与皮肤分离的,要及时到造瘘口随访门诊随访,必要时再入院住院治疗;注意患儿呕吐、呕吐物性状及腹胀情况,警惕并发 NEC 术后肠黏连或肠狭窄等引起不完全性肠梗阻。

3. 长期神经发育和生长发育随访　需要进

行长期神经发育和生长发育随访。Hintz 等对2948 例出生体重 <1000g 的 VLBWI 在其 18~22 月龄进行随访,结果在 NEC 者中,经手术治疗者比非手术治疗者脑室旁白质囊性变和支气管肺发育不良(BPD)的发生率高,与非 NEC 早产儿相比,NEC 手术治疗组体重、身长、头围低于第 10 百分位的几率高,智力发育指数(MDI)<70 和精神运动发育指数(PDI)<70,神经发育损伤的发生率都增高。因此,严重 NEC 者需要到早产儿随访门诊进行长期神经发育和生长发育随访。

(陈冬梅)

参 考 文 献

1. Yoon JM,Park JY,Ko KO,et al. Fecal calprotectin concentration in neonatal necrotizing enterocolitis[J]. Korean J Pediatr,2014,57:351-356.

2. 王雪莲,陈超. 新生儿坏死性小肠结肠炎的病因及危险因素研究进展. 中华儿科杂志,2013,51(5):340-344.

3. Hans Van Goudoever,陈超,张蓉. 新生儿坏死性小肠结肠炎的热点问题. 中国循证儿科杂志,2011,6(5):321-323.

4. 唐书庆,陈超. 早产儿口服益生菌预防坏死性小肠结肠炎的研究进展. 中华医学杂志,2016,96(20):1628-1632.

5. Patel RM.Denning PW.Intestinal microbiota and its relationship with necrotizing enterocolitis.Pediatr Res,2015,78(3):232-238.

第六节　新生儿腹泻

新生儿腹泻是新生儿期最常见的肠胃道疾病之一,是由多种病原、多种因素引起,以大便次数增多和(或)大便性状改变为特点的一组消化道综合征。新生儿的消化功能不成熟,而生长发育又快,所需热量和营养物质多,一旦喂养或护理不当,就容易发生腹泻。

【病因】

1. 感染性腹泻

(1)细菌性:大肠埃希菌是引起新生儿腹泻最常见的细菌。

(2)病毒性:以轮状病毒最常见,常继发乳糖酶缺陷。

(3)真菌性:多发生在长期使用抗生素后,以白色念珠菌为主。

(4)寄生虫:如滴虫、梨形鞭毛虫都可引起新生儿腹泻。

2. 非感染性腹泻

(1)喂养不当或肠道外感染。

(2)吸收不良:碳水化合物不耐受(乳糖不耐受症等)、蛋白吸收障碍或不耐受(牛乳蛋白过敏等)。

(3)其他:先天性失氯性腹泻、先天性失钠性腹泻等。

3. 抗生素相关性腹泻　是指由于长期使用抗生素导致肠道菌群失调,而继发的腹泻。

【预防】

1. 预防细菌性或病毒性腹泻主要是注意严格消毒喂养新生儿用的奶瓶、奶锅等物。一般奶瓶和奶嘴用水煮 30 分钟即可杀死所有细菌。

2. 防止交叉感染。因为感染性腹泻容易流行,新生儿或家长一旦出现腹泻必须隔离治疗,粪便要消毒处理。避免长期大量使用广谱抗生素。不要将 2 种或 3 种抗生素一起使用,更不要频繁地更换用药。

3. 调整饮食,继续进食。母乳喂养的新生儿应继续母乳喂养,若新生儿不是母乳喂养,可以在医师建议下转腹泻奶粉(无乳糖奶粉)。

4. 应注意观察并记录大便次数、性状、颜色及量的变化,为医师制订治疗计划提供依据;还要注意观察病情,如果新生儿在家治疗护理期间病情不见好转,出现水样便次数频繁、口渴明显、双眼凹陷、尿量明显减少等脱水表现及高热等症状,应带新生儿到医院做进一步住院治疗。

5. 轮状病毒疫苗的应用被证实安全有效。

【临床特点与诊断】

消化道症状,轻症表现为一般消化道症状,一天腹泻次数多在 10 次以内,偶有呕吐、食欲不佳,全身情况尚好,可有轻度脱水和酸中毒。重症可急性发病,也可由轻症病例发展而成,大便一天 10 次以上,呕吐频繁,短时间内可出现明显脱水、酸中毒及电解质紊乱。重症可出现全身症状。如高热或体温不升、精神萎靡、腹胀、尿少、四肢发凉、皮肤花斑等。新生儿酸中毒症状不典型,常表现为面色苍白或发灰、口周发绀、鼻翼扇动及呼吸深快等。

大便常规和大便培养检查　细菌性腹泻早期大便培养阳性率高,病毒性腹泻可在病程 5 天内做粪便病毒分离。真菌性腹泻大便镜检可见到真菌孢子及菌丝,大便真菌培养可阳性。

【治疗原则】

新生儿腹泻治疗原则:预防脱水,纠正脱水,继续饮食,维持肠道黏膜屏障功能。治疗包括饮食及营养维持、液体疗法、抗感染治疗、肠道黏膜保护剂的应用、微生态疗法、替代乳品、电解质替代疗法。

【保健与管理】

1. **提倡母乳喂养** 母乳是最符合新生儿的营养需要和消化吸收,而且母乳中含有大量可以提高新生儿免疫力的成分。

2. **增强体质** 天气温暖的时候可以多带新生儿到户外活动,提高新生儿对自然环境的适应能力。

3. **减少不良刺激** 要避免新生儿在日常生活中过度劳累、被惊吓或精神过于紧张。

4. **注意夏季的卫生及护理。**

【随访】

1. 乳糖不耐受引起非感染性腹泻及牛乳蛋白过敏的新生儿,随访要监测生长发育情况,观察腹泻和便血的转归,指导患儿进行配方过渡。

2. 门诊随访,防止脱水发生。

(陈冬梅)

参 考 文 献

1. 陈永卫,齐宇洁. 新生儿诊疗常规. 第 2 版. 北京:人民卫生出版社,2016:71-75.

2. Elseviers MM, Van Camp Y, Nayaert S, et al. Prevalence and management of antibiotic associated diarrhea in general hospitals. BMC Infectious Diseasea,2015,15(1):129.

3. 苏慧敏,姜毅,胡玉莲,等. 新生儿非感染性腹泻乳糖不耐受发生情况调查. 中国当代儿科杂志,2016,18(4):306-310.

4. 张玉侠. 实用新生儿护理学. 北京:人民卫生出版社,2015:317-320.

第七节 新生儿肠吸收不良综合征

新生儿肠吸收不良可能是新生儿疾病的部分表现,由于各种原因引起的消化不良或吸收不良,临床表现为水样性腹泻、酸性腹泻或脂肪泻等,部分也可无消化道症状,由于摄入的营养素不能被同化利用,最终均导致新生儿体重增长不良,生长发育迟缓,甚至代谢紊乱、危及生命。新生儿肠吸收不良综合征是对症状的描述而非疾病的诊断。

【病因】

新生儿肠吸收不良综合征由一组病因各不相同的复杂的疾病所组成。大多数新生儿肠吸收不良由先天性、遗传性疾病所致,其中在新生儿期就表现为严重、顽固性腹泻的疾病有:先天性微绒毛萎缩症、tufting 肠病、先天性葡萄糖 - 半乳糖转运缺陷、先天性乳糖酶缺乏、先天性失氯性腹泻、先天性胆酸吸收不良、先天性肠激酶缺乏等;肠道解剖结构异常,如短肠综合征、肠祥瘀滞综合征等;也有部分新生儿肠吸收不良源于肝胆疾病,如胆道闭锁、胆汁瘀积等;还有免疫缺陷病,如 HIV 感染、先天性 T 细胞或 B 细胞缺乏等。

【预防】

由于新生儿肠吸收不良综合征的病因复杂,本身是一种症状而非疾病,因而缺乏有效的预防措施。

【临床特点与诊断】

1. **临床特点** 新生儿肠吸收不良综合征主要表现为,从出生即开始的腹泻和生长不良,或者是在添加配方奶时才表现的症状。详细询问和记录症状的初发时间,与母乳喂养或配方奶喂养的相关性,以及药物使用情况等有助于诊断。询问和观察新生儿的排便频率、性状及排便量,对鉴别诊断也很有帮助。除因脂肪吸收不良而引起的粪便发白以外,其他的粪便颜色对诊断并无帮助。新生儿体重增长情况也需要做详细的记录。还有新生儿的面部特征,皮肤、毛发,水肿、脱水等情况也需要详细评估。

2. **诊断** 显微镜下粪便脂肪检查是脂肪肠吸收不良最常用的筛查试验。粪便还原糖测定,Clinitest 试剂可用于测试筛查大便中的还原糖。小肠活检可用于识别伴有组织改变的小肠黏膜病变,如先天性微绒毛萎缩症;冰冻黏膜标本还可检测双糖酶活性,如乳糖酶缺乏、蔗糖 - 异麦芽糖酶缺乏等。影像学检查可用于对腹部病变的初步识别,如肠瘀滞、肠旋转不良、胰腺肿块、肝胆系统异常等。

【治疗原则】

新生儿肠吸收不良综合征由一组原因复杂的疾病所致,其治疗以及预后的关键在于鉴别各种疾病。在明确新生儿肠吸收不良综合征病因的同时应给予临床营养支持,包括肠内营养和静脉营养。在确定病因后可根据不同的疾病给予不同的治疗,其预后也与原发疾病密切相关。

【保健与管理】

1. 对新生儿肠吸收不良综合征患儿的保健重点在于维持正常的生长发育,应定期监测患儿的头围、身长、体重等体格生长指标,以及抬头、坐、微笑等运动和行为发育进程。

2. 在治疗原发疾病、给予营养支持的同时,还应加强护理,减少患儿罹患感染性疾病。新生儿肠吸收不良综合征患儿的预防接种需要经过评估,尤其是在接种活疫苗时。

3. 对于原发疾病不明的患儿,应在长期随访过程中,注意患儿面部特征、行为特点以及胃肠道症状的变化,以期明确诊断。

【随访】

1. 新生儿肠吸收不良综合征患儿出院后应定期随访,在婴儿满 6 月龄前至少每月随访一次。以后根据婴儿生长发育状况决定随访间隔时间,在婴儿满 2 周岁前应保持每 2~3 个月随访一次的频率。

2. 每次随访均应监测和记录患儿的体格生长指标,发育进程;仔细询问患儿的喂养情况,并根据患儿生长状况,给予适当的指导和营养强化。

3. 对于原发疾病明确的患儿,应根据原发疾病给予相应的治疗和营养支持。而对于原发疾病尚未明确的患儿,在给予营养支持的同时,继续甄别原发疾病。

（盛晓阳）

参 考 文 献

1. Behrman RE, Kliegman RM, Jenson HB. Nelson textbook of pediatrics. the 18th edition. Saunder, 2007.
2. 江载芳. 诸福棠实用儿科学. 第 7 版. 北京:人民卫生出版社, 2002.

第八节　牛奶蛋白过敏

牛奶蛋白过敏是婴儿最早出现的食物过敏,也是最常见的食物过敏之一。自述或家长报告的牛奶蛋白过敏患病率为 1.2%~17%,而经牛奶蛋白激发试验确诊的牛奶蛋白过敏患病率为 0~3%。1999 年我国重庆医科大学附属儿童医院问卷调查家长报告的 2 岁以下儿童食物过敏发生率为 13.7%;2010 年我国重庆、珠海和杭州三城市流行病学调查结果显示 0~2 岁儿童牛奶蛋白过敏的检出率为 0.83%~3.5%。有关新生儿牛奶蛋白过敏发生率的报道极少,在日本一项多中心研究中,新生儿牛奶蛋白过敏发生率为 0.21%,其中极低体重早产儿(<1000g)的发生率为 0.35%。

【病因】

牛奶蛋白过敏是指牛奶中的蛋白质作为抗原诱导机体产生免疫应答而发生的一种变态反应性疾病,可由 IgE 介导或非 IgE 介导。牛奶蛋白过敏涉及遗传、胎儿宫内因素、婴儿肠道屏障功能的成熟状况、肠道有益菌群水平以及环境等多种因素。牛奶含有 20 多种蛋白质,其中 α-乳清蛋白、β-乳球蛋白和酪蛋白最易引起过敏。

【预防】

由于牛奶蛋白过敏原因尚未明确,过敏预防措施有限。

1. **一级预防**　阻断食物致敏的过程,即 IgE 产生。应针对尚未致敏的高危人群,即有过敏疾病家族史的儿童,但目前尚无早期发现致敏高危儿的筛查方法,而且,由于宫内已致敏,一级预防难以达到,牛奶蛋白等食物过敏主要为二、三级预防。

2. **二级预防**　抑制致敏性疾病的发生,即减少再暴露。针对已致敏尚未发病的人群。二级预防措施包括:出生早期纯母乳喂养 4~6 个月,并持续母乳喂养,避免或减少牛奶或牛奶蛋白制品的暴露;对于不能纯母乳喂养的婴儿应采用有循证依据的适度水解配方奶喂养。不推荐采用大豆配方以及羊奶等其他动物乳预防牛奶蛋白过敏。

3. **三级预防**　过敏的对症治疗,即减缓过敏症状。针对已发生牛奶蛋白过敏的婴儿,采取减少或延缓伤害的各种措施。

虽然过敏性疾病家族史是儿童发生牛奶蛋白等食物过敏的高危因素,但近年来发现,无明确过敏家族史的儿童发生牛奶蛋白等食物过敏的人数约占食物过敏儿童总人数的 1/2,这增加了对牛奶等食物过敏预防的难度。

【临床特点与诊断】

1. **临床特点**　牛奶蛋白过敏的临床表现与免疫反应类型有关。IgE 介导的牛奶蛋白过敏的临床表现多样,但均非特异性,常涉及一个或多个器官,如皮肤、胃肠道、呼吸道,严重者可致休克,甚至死亡。非 IgE 介导的牛奶蛋白过敏则以消化道症状为主。

(1) 胃肠道症状:几乎所有消化道症状均可在牛奶蛋白过敏中出现,但无特异性。常见腹痛、呕吐、恶心、腹泻、胃肠道出血。

(2) 皮肤症状:湿疹、荨麻疹、皮肤红斑、瘙痒、血管神经性水肿等。这些反应一般都在进食过敏食物后很快反应,但也可较快消除,再次摄入过敏食物则再次出现类似的症状。

(3) 呼吸系统症状:牛奶蛋白过敏极少单独出现呼吸系统症状,而往往与其他症状同时存在,常见鼻痒、流涕、慢性咳嗽、喘息等。牛奶蛋白过敏可在年幼儿童中引起少见的过敏性肺部疾病,Heiner 综合征,其主要特征为反复的肺部浸润伴慢性咳嗽。

2. 诊断 目前牛奶蛋白过敏的诊断标准仅限于 IgE 介导的速发型反应,非 IgE 介导的迟发型反应尚缺少统一的检测及判定方法。新生儿免疫反应还不成熟,牛奶蛋白过敏确诊主要依赖于牛奶蛋白激发试验。

(1) 详细收集病史及体格检查:准确可靠的饮食记录等病史资料有助于牛奶蛋白过敏的诊断。针对牛奶蛋白过敏应重点收集:婴儿配方奶或牛奶摄入时间及摄入量与症状的相关性。对于疑似牛奶蛋白过敏的母乳喂养婴儿,应记录产妇牛奶摄入时间及摄入量与哺乳婴儿症状的相关性。对疑似过敏婴儿应进行全面、细致的体格检查。

(2) 筛查试验:牛奶蛋白皮肤点刺试验(skin prick test,SPT)和血清牛奶特异性 IgE(sIgE)均可筛查 IgE 介导的牛奶蛋白过敏。筛查结果阳性提示牛奶蛋白特异性 IgE 抗体的存在,即为致敏,但致敏不等同于过敏。由于免疫系统发育不完善,新生儿、小婴儿筛查试验易出现假阴性。

(3) 牛奶蛋白激发试验:口服食物激发试验(oral food challenge,OFC)是诊断食物过敏的"金标准"。针对牛奶蛋白过敏可进行牛奶蛋白开放性激发试验、单盲激发试验和双盲安慰剂对照激发试验。牛奶蛋白 OFC 的第一步是回避牛奶蛋白 2~4 周。配方奶喂养的婴儿以氨基酸配方奶(amino acid formula,AAF)喂养,母乳喂养婴儿的母亲严格回避牛奶以及鸡蛋、大豆等易过敏食物。在回避牛奶蛋白 2~4 周后,如婴儿症状无明显变化,则排除牛奶蛋白过敏,可恢复原配方粉喂养或

继续母乳喂养;如果婴儿症状明显改善则进一步肯定牛奶蛋白过敏,应行牛奶蛋白激发试验以确定诊断。新生儿、婴幼儿可采用开放性牛奶蛋白激发试验确诊。牛奶蛋白激发试验应从小剂量开始,从先将 1 滴牛奶滴在婴儿嘴唇,逐渐增加到 0.5、1.0、3.0、10、30、50、100、200ml。一般每次增量的间隔时间为 20~30 分钟。激发过程中监测并记录相关症状,当激发试验诱发出症状,即可确诊牛奶蛋白过敏。一般激发试验完成后需临床观察 2 小时,为避免漏诊迟发型反应。激发试验 1 周及 2 周后应安排临床回访时间。

(4) 内镜检查:若病史提示为非 IgE 介导的牛奶蛋白过敏,可采用消化道内镜检查来辅助诊断。

【治疗原则】

目前治疗牛奶蛋白过敏的唯一有效措施是严格避免接触牛奶蛋白。牛奶蛋白过敏又无法进行母乳喂养的新生儿、婴儿必须以氨基酸配方或深度水解蛋白配方(extensively hydrolysed formula,eHF)喂养。由于存在交叉反应,牛奶蛋白过敏婴儿不主张选用大豆蛋白配方或羊奶配方喂养。因牛奶蛋白可通过乳汁,母乳喂养新生儿、婴儿发生牛奶蛋白过敏时应严格限制母亲牛奶蛋白的摄入,必要时同时限制鸡蛋、大豆的摄入。如果效果不明显,建议使用氨基酸配方喂养。

【保健与管理】

1. 牛奶蛋白过敏婴儿需要长期的保健与管理。配方奶喂养的牛奶蛋白过敏婴儿应持续以氨基酸配方或深度水解配方喂养 6 个月或到婴儿 9 月龄以后,随后可序贯转换配方奶,从氨基酸配方或深度水解配方转换至适度水解配方。

2. 牛奶蛋白过敏婴儿除了需要长期使用氨基酸配方或深度水解配方,还应该在满 6 月龄时及时添加富铁的泥糊状食物等,以满足婴儿的营养需求。牛奶蛋白过敏婴儿的辅食添加时间和方法与正常婴儿相同,但在引入新的食物时需要更密切的观察。

3. 牛奶蛋白过敏婴儿在明确诊断,并经氨基酸配方或深度水解配方治疗,症状控制后,应按时预防接种。避免脊髓灰质炎口服疫苗(含有牛奶蛋白),而选择脊髓灰质炎注射疫苗。其他疫苗均无牛奶蛋白。

【随访】

1. 随着婴儿成长、肠道成熟,牛奶蛋白过敏可逐渐耐受。1 岁时 45%~50% 牛奶蛋白过敏婴

儿耐受,2岁时为60%~75%,3岁时达80%~90%,但也有少数牛奶蛋白过敏长期持续。

2. 牛奶蛋白过敏新生儿出院后应定期随访,在满6月龄前应至少每月随访一次。以后根据婴儿的生长发育情况决定随访间隔,在满2周岁前应保持每2~3个月随访一次。

3. 在随访过程中应监测婴儿的体格生长指标以及发育进程。根据婴儿生长情况、临床表现以及必要的实验室检测,适时序贯转换配方奶,从氨基酸配方奶到深度水解配方,再到适度水解配方。建议每3~6个月检测血清sIgE或行皮肤点刺试验,血清sIgE明显下降或皮肤点刺试验转为阴性时,可考虑转换配方奶。婴儿满6月龄时及时、合理添加辅食。

(盛晓阳)

参 考 文 献

1. 黎海芪. 实用儿童保健学. 北京:人民卫生出版社, 2016.
2. 陈静,廖艳,张红忠,等. 三城市两岁以下儿童食物过敏现状调查. 中华儿科杂志,2012,50(1):5-9.
3. 胡燕,黎海芪. 0-24个月儿童食物过敏的流行病学研究. 中华儿科杂志,2000,38(7):431-434.
4. Boyce JA,Assa'ad A,Burks AW,et al. NIAID-Sponsored Expert Panel. Guidelines for the diagnosis and management of food allergy in the United States:report of the NIAID-Sponsored Expert Panel. J Allergy Clin Immunol,2010, 126(6 suppl):S1-S58.

第九节　乳糖不耐受

乳糖是母乳碳水化合物的主要成分,也是新生儿碳水化合物的主要来源。母乳中乳糖含量达到7.2g/L,而牛乳中乳糖含量仅为4.7g/L。乳糖需经肠黏膜细胞分泌的乳糖酶水解为葡萄糖和半乳糖后才能吸收。当小肠黏膜乳糖酶因各种原因有不足或缺乏时,乳糖就不能在小肠中被完全分解和吸收,称为乳糖吸收不良(lactose maldigestion)。未被消化吸收的乳糖进入大肠后,则会被大肠中的细菌发酵,产生二氧化碳、氢气和甲烷等气体,以及短链脂肪酸(乙酸、丙酸、丁酸)、乳酸和其他发酵产物,致肠腔内的渗透压增加,刺激肠道,引起肠鸣、腹痛、腹胀、腹泻等不适症状,称为乳糖不耐受(lactose intolerance)。

【病因】

乳糖酶位于小肠黏膜顶端的刷状缘,各种损伤肠道黏膜的肠道感染性疾病,如轮状病毒感染等,以及过敏和肠道炎症性疾病等,均可使乳糖酶活性暂时下降,出现继发性的乳糖不耐受。乳糖酶发育与胎龄有关,26~34周胎儿的乳糖酶活性是足月儿的30%,出生后肠乳糖酶维持较高的活性。先天性乳糖酶缺乏为罕见的常染色体隐性遗传性疾病。少数极早早产儿出生早期可能存在乳糖酶活性不足。

乳糖酶由位于2号染色体长臂(q)21区(2q21)的 LCT 基因调控,而 LCT 基因又受到 MCM6 基因的控制。人类有程序性的乳糖酶活性下降,断乳后肠道内的乳糖酶活性逐渐下降,称为乳糖酶非持续(lactase non persistent);但大约在7500年前,中欧人群的 MCM6 基因的rs49882359位点发生变异,C/T-13910,使其乳糖酶活性长期保留,称为乳糖酶持续(lactase persistent),部分非洲、中东地区人群也有类似变异。我国人群绝大多数为乳糖酶非持续,自3、5岁后乳糖酶活性持续下降。乳糖酶非持续,乳糖酶活性下降导致乳糖不耐受。

【预防】

预防早产,预防感染,提倡母乳喂养,有助于减少新生儿期发生乳糖不耐受。当新生儿发生各种喂养不耐受时,应仔细鉴别发生原因,暂时采用无乳糖或低乳糖配方喂养,可能有助于预防或减轻乳糖不耐受。

【临床特点与诊断】

1. 临床特点　乳糖不耐受的临床表现多发生在进食乳制品后30分钟~2小时,恶心、呕吐、腹胀、腹泻、腹痛、肠鸣等。临床表现的严重度与摄入乳糖量有关。乳糖不耐受者大多可耐受一定量的乳糖。根据乳糖不耐受发生原因,临床乳糖不耐受可分为以下三类:

(1) 先天性乳糖酶缺乏(congenital lactase deficiency):极其罕见的常染色体隐性遗传性疾病。新生儿出生后即缺乏乳糖酶,不能消化乳汁中的乳糖,致能量缺乏,严重营养不良而死亡。先天性乳糖酶缺乏新生儿不能采用母乳或含乳糖的普通配方粉喂养,必须采用无乳糖的特殊配方粉,度过婴儿期后可存活至成年。

(2) 少数极早早产儿可能出生时乳糖酶生成能力不足,可能有暂时的乳糖酶缺乏,也称为发育性乳糖不耐受(development lactose deficiency)。

（3）原发迟发型乳糖酶缺乏（primary late onset lactase deficiency）：即乳糖酶非持续。全世界约 70% 的人群有原发迟发型乳糖酶缺乏。乳糖酶活性下降与年龄、种族以及使用乳制品有关。

（4）继发性乳糖酶缺乏（secondary lactase deficiency）：也称为获得性或暂时性乳糖酶缺乏（acquired or transient lactase deficiency）。主要发生在婴幼儿，常发生在急性感染性胃肠炎后，因小肠黏膜表面绒毛受损，致继发性乳糖酶缺乏。此外，乳糜泻（celiac disease）、克罗恩病（Crohn's disease）、小肠细菌过度生长，还有化疗、肠道寄生虫等，均因造成小肠黏膜损伤，而可能导致继发性乳糖酶缺乏。

2. **诊断**　详细的病史资料，记录进食奶制品与症状的相关性，有助于临床诊断。实验室检查为大便酸性试验，乳糖不耐受时，乳糖被结肠细菌分解产生酸性物质，大便 pH<5.5，提示乳糖不耐受。粪便还原糖检测和大便酸性 shiy5 适用于新生儿、小婴儿乳糖酶缺乏的筛查。

【治疗原则】

乳糖不耐受不需要药物治疗，主要措施是经过饮食调整，减少或避免乳糖的摄入。

1. 先天性乳糖酶缺乏者应终生食用无乳糖饮食。对于以配方粉喂养的极早早产儿的发育性乳糖酶缺乏，暂时使用无乳糖配方可能有助于耐受。足月婴儿使用无乳糖或低乳糖配方是否有助于改善肠绞痛、哭闹、大便稀等仍有很大的争议。

2. 继发性乳糖酶缺乏者主要是治疗原发病，可暂时采用无乳糖或低乳糖饮食。世界卫生组织建议，持续感染后腹泻（>14 天）的儿童宜避免摄入含乳糖配方。

3. 原发性迟发型乳糖酶缺乏者可耐受少量奶制品，且长期坚持使用奶制品可改变肠道菌群，提高耐受性。原发性迟发型乳糖酶缺乏者还可通过少量多次饮奶、与其他食物（高脂肪食物）同时食用以及饮用酸奶等增加奶类的摄入量；必要时可以饮用无乳糖、低乳糖奶，或先用乳糖酶分解牛奶中的乳糖。

【保健与管理】

1. 除罕见的先天性乳糖酶缺乏患儿需要终生保持无乳糖饮食，其他因感染、早产等原因而导致乳糖不耐受，使用无乳糖或低乳糖配方的婴儿应在症状改善后，尝试转换到含乳糖配方。

2. 对长期使用无乳糖或低乳糖配方的婴儿需定期监测生长发育状况，并注意婴儿钙、铁、锌的营养状况。

3. 脊髓灰质炎口服疫苗含有乳糖，不适合使用无乳糖或低乳糖配方的婴儿，应选择脊髓灰质炎注射疫苗。

【随访】

1. 乳糖不耐受新生儿出院后应定期随访，在满 6 月龄前至少每月随访一次，以后根据婴儿生长发育状况决定随访间隔，在满 2 周岁前应每 2~3 个月随访一次。

2. 在随访过程中应监测婴儿的生长发育状况，根据婴儿胃肠道症状评估是否仍需要继续无乳糖或低乳糖配方喂养。在从无乳糖或低乳糖配方更换至含乳糖配方时应加强观察。

（盛晓阳）

参 考 文 献

1. 黎海芪．实用儿童保健学．北京：人民卫生出版社，2016 年．

2. Lukito W，Malik SG，Surono IS，et al. From lactose intolerance to lactose nutrition. Asia Pac J Clin Nutr，2015，24（Suppl 1）：S1-S8.

3. Vandenplas Y. Lactose intolerance. Asia Pac J Clin Nutr，2015，24（Suppl 1）：S9-S13.

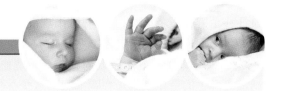

第二十一章 新生儿血液系统疾病的预防和保健

第一节 正常新生儿的血液生理特点

出生前后的血液系统经历了从胎儿到新生儿的巨大变化。了解和掌握这个变化的特点,有助于理解新生婴儿的生理状态,促进婴儿的保健和疾病预防。

一、胎儿期造血

血液系统的成熟过程包括从髓外器官造血到骨髓造血的有序转换。卵黄囊造血的过程中红系占优势,其后,卵黄囊发育出单系和多系髓红祖细胞,形成造血祖细胞池,逐渐迁移至胎儿肝脏,形成肝脏造血,肝内开始生成红细胞。至胎龄11~12周造血细胞的比例占肝脏细胞的60%。与此同时,其他的血细胞谱系也在肝脏产生。胎龄18~21周,肝脏造血减弱,但仍可生成红细胞直至足月。随着肝脏造血减少,骨髓成为主要的造血器官并且一直持续至生后。骨髓于孕8周开始生成原始红细胞。随后至第14周,只产生成熟的有核红细胞。与肝脏一样,骨髓可生成所有谱系的血细胞。感染风疹和巨细胞病毒的新生儿,皮肤发生髓外造血会出现典型的"蓝莓松糕"样皮疹。

1. 红细胞 在子宫里,输送至组织的血氧分压(PO_2)仅仅是成人水平的1/4~1/3。出生后通过肺的氧交换,血红蛋白氧饱和度提高至95%,同时红细胞生成减少。在生后数小时内,由于血浆容量下降,血液相对浓缩,血红蛋白的浓度增加并超过脐血中的浓度。

2. 血红蛋白 胎儿血红蛋白(血红蛋白F)是宫内主要的血红蛋白,而血红蛋白A是出生后的主要血红蛋白。一个红细胞内可能同时含有不同比例的血红蛋白F和血红蛋白A,比例取决于孕周和生后日龄。血红蛋白A和F主要的区别是携氧率不同。血红蛋白携氧至外周组织由多种因素调节,包括血氧容量、心输出量和血红蛋白-氧亲和力。①氧容量是血红蛋白浓度的直接功能(1g血红蛋白结合1.34ml氧);②心输出量可以在氧容量显著减少的情况下通过代偿保证O_2的输送;③血红蛋白的氧亲和力还影响氧运输至组织。血红蛋白A在动脉血氧分压(100mmHg)时氧饱和度是95%,但在静脉血氧分压40mmHg时下降至70%~75%。溶解状态下血红蛋白A的氧亲和力比血红蛋白F大。

3. 巨核细胞 孕早期卵黄囊可产生少量的巨核细胞,但仍以红细胞生成为主。孕4~5周时血液循环建立,巨核细胞在肝脏、脑和肺脏出现。5周时,肝脏出现造血,第一个产生的细胞是巨核细胞。

4. 白细胞 胸腺出现在孕8周左右,T细胞祖细胞从孕8~9周从胎儿肝脏转移至胸腺。孕10周时,淋巴细胞占胸腺细胞的95%,其余成分为粒细胞祖细胞和巨核细胞。B细胞祖细胞从孕8周首先出现在网膜和肝脏中,随后被肝脏代替。孕中期胸腺和其他淋巴器官中出现调节性T细胞,主要作用为自我反应以及免疫耐受。脾脏是重要的次级淋巴细胞器官,脾脏不能生成粒细胞、红细胞或造血生长因子,淋巴细胞主要通过胎血迁移至脾脏。孕 11 周左右脾脏出现淋巴细胞。22 周时,脾脏中 70% 为淋巴细胞。

5. 吞噬细胞 妊娠第 8 周骨髓开始造血,骨髓最先产生的造血细胞是吞噬细胞。这些吞噬性破骨细胞是骨髓腔的"核心",与肝脏产生巨噬细胞祖细胞不同,当孕 10~11 周骨髓开始造血时可产生原始中性粒细胞。

二、新生儿的血液细胞特点

1. 血红蛋白和红细胞 新生儿的平均血红蛋白浓度为 170g/L,出生时脐带血血红蛋白浓度范围为 140~200g/L。血细胞比容平均为 0.55,范围为 0.43~0.63。红细胞计数平均为 5.5×10^{12}/L。出生后数小时内由于血浆向组织转移、不显性失水增加等因素,血红蛋白和红细胞计数先上升,随后逐渐下降,到 1 周时与脐带血水平相同。生后 1 周这些指标均逐渐下降。早产儿由于不显性失水显著,变化幅度更大。新生儿网织红细胞计数的报道则差异较大,与各单位计数方法有关。正常新生儿脐带血的平均值为 4%~5%,早产儿更高,到 1 周末下降至 1% 左右。生后第一天新生儿血中均可见有核红细胞,生后第四天基本找不到有核红细胞,早产儿则在生后 1 周后,血液中仍可以见到有核红细胞。

2. 白细胞计数及分类 初生时白细胞计数的差异较大,脐带血中白细胞计数的平均值为 15×10^9/L,由于分娩应激的影响,出生后白细胞计数在生后 6~12 小时先上升,最高可达 $(21~28) \times 10^9$/L。然后逐渐下降,到生后 5 天逐渐稳定,1 周时的平均值为 12×10^9/L。顺产分娩的足月儿白细胞计数明显高于剖宫产的婴儿。出生时中性粒细胞占优势,约占 65%,淋巴细胞约占 30%。到生后 4~6 天两者水平趋于相等,其后淋巴细胞占优势,约为 60%,中性粒细胞约 35%。到 4~6 岁时两者再次趋于相等,到 8 岁左右与成人基本相同。早产儿的白细胞计数变异较足月儿大,目前没有准确的正常值范围可供参考,应根据日龄和孕周进行判断。在判断感染时,白细胞计数减少和中性粒细胞减少的判断价值要远好于白细胞计数增高。在中性粒细胞计数低于 1.0×10^9/L 时,应引起重视并排查感染的风险。此外,围产期的一些并发症也会引起中性粒细胞减少,包括妊娠期高血压、窒息、早产等。在周围血象中,新生儿可以观察到未成熟的中性粒细胞,一般在数天内消失,且杆核/分叶核的比例也较正常成人高。需要注意的是,新生儿败血症常常伴有杆核/分叶核比例的升高。

3. 血小板计数 新生儿出生时的血小板计数范围与成人相似,低于 150×10^9/L 为血小板减少。在生后 1~3 个月期间,婴儿的血小板计数可升高超过 $(350~400) \times 10^9$/L,目前并没有发现其临床的意义。

(刘江勤)

参 考 文 献

1. Pedro A. de Alarcón, Eric J. Werner, Robert D. Neonatal Hematology: Pathogenesis, Diagnosis, and Management of Hematologic Problems. 2nd edition. Cambridge : Cambridge University Press .2012:11.

第二节　新生儿出血症

新生儿凝血系统在出生时并没有发育完善,新生儿的各种凝血酶水平在不同的日龄有所不同。足月儿和早产儿的 PT 和 INR 仅稍稍超出成人的范围,但 APTT 却显著延长,特别是早产儿,主要原因是凝血因子XI和XII的减少。早产儿的凝血因子XI和XII仅为成人的 30% 和 38%,到足月时相当于成人的 38% 和 53%。血小板的数量在胚胎后期及新生儿期基本保持不变,但血小板凝集实验显示血小板的功能存在不足,出血时间在新生儿阶段比大龄儿童和成人短。除了纤维蛋白原之外,新生儿大部分凝血蛋白的循环水平都比成人低。尽管在新生儿期VIII因子和 VWF 的水平是正常或增高的,但其他的凝血因子水平都降低。另外,其他自然存在的凝血过程抑制因子(抗凝血酶、蛋白C、蛋白 S)水平较低,从而凝血系统保持平衡(与成人相同)。但是,新生儿的这种出凝血平衡很脆弱,因为一种或其他蛋白的相对轻微改变会导致这个平衡明显的改变。但是新生儿总体的血管内皮、血管内皮下结构及功能与大龄儿童相同,发生凝血功能障碍的危险并不比成人高。临床上许多凝血功能障碍是某种疾病的表现,与成人有很大不同(甚至是大龄儿童),需要深入研究和理解。

【病因】

新生儿的大量出血可继发于凝血过程的异

常,也可能源于先天性或获得性疾病,导致新生儿出血症。如血小板数量减少或功能障碍、VWF产生减少或形成障碍可引发原发性凝血性疾病。另外,先天性或获得性缺乏凝血因子,可导致广泛多样的严重的出血症状。值得注意的是,导致纤溶亢进的疾病可能是由于纤溶蛋白 tPA 的过度产生或纤溶抑制因子 PAI-1 的缺乏造成的。凝血过程中抑制蛋白缺乏可导致血栓形成倾向。这些情况包括抗凝血酶或蛋白 C 蛋白 S 缺乏、凝血酶原和因子 V 中分子缺陷、同型半胱氨酸增高至内皮损伤、继发于脂蛋白增高引起的纤溶能力下降。新生儿出血性疾病的病因分类如表 21-2-1。

表 21-2-1　新生儿出血性疾病病因分类

凝血因子缺陷或生成障碍	先天性:如血友病、VMF 因子缺乏
	后天性:如维生素 K₁ 缺乏
血小板减少或者功能障碍	免疫性:血小板减少性紫癜
	感染性:DIC
	先天性或遗传性:如 Bernard-Soulier 病或 Glanzmann 病
	血小板无力症
	血小板因子缺乏
	其他:药物、毒素等
血管性疾病	缺氧
	感染
	营养性疾病:如维生素 C 缺乏
	机械损伤
	遗传或先天性疾病

一、新生儿维生素 K 缺乏性出血症的保健与预防

维生素 K 缺乏性出血症(vitamin K deficiency bleeding,VKDB)又称新生儿自然出血症。是指由于维生素 K 缺乏,体内维生素 K 依赖的凝血因子合成不足所致的出血性疾病,这些凝血因子包括 II、VII、IX 和 X。

维生素 K 是一种脂溶性维生素,维生素 K 是人体内凝血因子 II、VII、IX、X 具有生物活性的必需因子。维生素 K₁ 和 K₂ 是自然存在的,其中维生素 K₁ 主要来源于不同的绿叶蔬菜和水果,一般

的烹饪不会破坏其成分。人类结肠内的细菌能合成维生素 K₂。目前并不清楚人类维生素 K 的主要来源是饮食还是肠道内细菌。但是,维生素 K 吸收必需胆盐的作用,在胆道系统阻塞的病人,肠道产生的维生素 K 并不能满足人体的需要。

【新生儿维生素 K 缺乏的病因】

1. 胎儿体内维生素 K 不足。维生素 K 不易通过胎盘,而胎儿肝脏不成熟,在月龄 2~3 个月以前肝脏不能合成维生素 K。

2. 胎盘转运维生素 K 的能力有限。孕产妇血中维生素 K₁ 的水平是脐血中的 30 倍。

3. 人乳中维生素 K 含量不足。维生素 K₁ 的含量约 1~4μg/L,不能满足婴儿的需要,特别是纯母乳喂养的婴儿。

4. 维生素 K 的合成需要肠道正常菌群,新生儿尚未建立。母乳喂养儿肠道细菌主要为双歧杆菌,合成维生素 K 能力较差。

5. 肝脏疾病或不成熟影响维生素 K 的吸收。

6. 母亲产前或产时应用抗凝血、抗癫痫、抗结核等药物,影响维生素 K 的合成或促进维生素 K 降解。

【临床特点与诊断】

分为特发性和继发性。特发性 VKDB 通常除了纯母乳喂养,没有其他病因;继发性 VKDB 通常存在某种疾病如肝脏疾病、胆道闭锁、α-1-抗糜蛋白酶缺乏等,或者使用抗凝血药物。此外,维生素 K 依赖的常染色体隐性遗传的凝血因子基因缺乏,或者谷氨酸羧化酶基因突变等也可以表现为新生儿自然出血症。

【治疗原则】

对于已确诊新生儿维生素 K 缺乏症的患儿应立即补充维生素 K,并治疗导致维生素 K 缺乏的原发病因,以及由于维生素 K 缺乏所造成的并发症如颅内出血等。

【保健与管理】

第三届国际卫生和营养调查推荐的 6 个月以内婴儿日需量为 2μg/d,7~12 个月为 2.5μg/kg,1~3 岁的幼儿为 30μg/d,青春期为 75μg/d。母乳中通常只含有 1~4μg/L 的维生素 K,而配方奶中维生素 K 的量常大于 50μg/L。故单纯母乳喂养的患儿常有维生素 K 的缺乏而致晚发型 VKDB 的发生率高达 4.4/10 万~7.2/10 万。

肝脏内贮存的维生素 K₂ 占人体总量的 90%,

新生儿特别是早产儿由于肝功能发育未成熟,可能影响维生素 K 的合成,因此特别要重视高危新生儿维生素 K 的补充。

【随访】

门诊随访需重视新生儿维生素 K 缺乏所造成的并发症,如颅内出血所造成的神经系统损伤,定期进行神经行为评估,尽早开展神经康复。

【预防】

在生后 6 小时内注射维生素 K_1 是有效预防经典型及晚发型自然出血症的方法。国际上足月新生儿生后肌注维生素 K_1 的推荐剂量为 1mg,婴儿每天需要维生素 K_1 大约 2μg/kg。维生素 K 为脂溶性,可在体内储存,1mg 的维生素 K_1 可供使用 100 天(每天 10μg 计算)。

也有一些国家采取口服维生素 K 的方式来预防维生素 K 缺乏症。口服相同剂量的维生素 K_1 对经典型 VKDB 有与肌注相同的预防效果,但是对迟发型 VKDB 预防效果较差。所以可以采用每周口服维生素 K(1~2mg/次)直至生后的 8~12 周。

对于预防 WKDB 的最佳方案目前仍存在较大的争议。1990 年报道了两项回顾性的调查,显示新生儿期肌内注射维生素 K 可能与儿童期白血病或其他实体肿瘤有关。为了进一步探讨其相关性,美国和瑞典均进行了前瞻性的调查研究,均未发现维生素 K 注射与儿童恶性肿瘤的相关性。在对 6 项病例对照研究的 2431 名患有肿瘤的儿童进行 meta 分析时,相比 6338 名无肿瘤的儿童,未发现与维生素 K 注射的相关性。2003 年美国儿科学会和 2009 年加拿大儿科学会均建议所有的新生儿均应在生后 6 小时内接受单剂 0.5~1mg 维生素 K_1 肌内注射(1500g 以下注射 0.5mg)。欧洲各国也逐渐形成了相对统一的预防措施,英国 2008 年推荐 2500g 以下婴儿的剂量为 400μg/kg,2500g 以上婴儿统一给予 1mg 肌内注射。如果婴儿的父母拒绝通过肌内注射给药,可以口服 2mg 两次,分别在生后 6 小时内和生后 4~7 天。应该注意,未成熟早产儿(胎龄 28 周以下)给予 1mg 维生素 K 肌注后,在生后 14 天血浆维生素 K 水平非常高。有研究显示,早产儿给予 0.5~1mg 维生素 K 后,生后 2 天的血浆水平比健康成人(0.5μg/L)高 1900~2600 倍,生后 10 天高 550~600 倍。

(刘江勤)

参 考 文 献

1. Witt M, Kvist N, Jørgensen MH, et al. Netherlands Study group of Biliary Atresia Registry (NeSBAR). Prophylactic Dosing of Vitamin K to Prevent Bleeding. Pediatrics, 2016, 137(5).

2. McNinch A, Busfield A, Tripp J. Vitamin K deficiency bleeding in Great Britain and Ireland: British Paediatric Surveillance Unit Surveys, 1993 94 and 2001-02. Arch Dis Child, 2007, 92(9): 759-766.

第三节 新生儿贫血

生后一周内的贫血定义为血红蛋白值 <140g/L。出生时足月儿平均血红蛋白为 170g/L,早产儿略低为 160g/L。随后逐渐下降,到生后 6~12 周时血红蛋白浓度约为 9.5~11g/dl。足月儿的血红蛋白含量渐下降到一个稳定水平并在生后一年内维持不变(表 21-3-1)。

表 21-3-1 不同孕周新生儿的红系指标

孕周 (周)	血细胞比容 (%)	血红蛋白 (g/L)	网织红细胞 (%)
37~40	53	16.8	3~7
30~32	47	15.0	3~10
28~30	45	14.5	5~10
26~28	41	13.4	—

(引自旧金山加利福尼亚大学儿童医院 NICU 临床手册)

【病因】

失血性贫血原因为:胎儿出血、胎母输血、双胎输血综合征、胎盘早剥、脐带失血、巨大头颅血肿、帽状腱膜下出血、消化道出血、凝血功能障碍性出血、外伤出血、医源性失血等。

红细胞破坏增加:Rh、ABO 或其他血型不合、母亲自身免疫性疾病、药物引起的溶血、感染(包括先天性或获得性感染)、维生素 E 缺乏、红细胞膜异常如球形红细胞增多症、红细胞酶异常如 G-6-PD、血红蛋白异常如地中海贫血、遗传代谢性疾病如半乳糖血症、巨大血管瘤等。

血红蛋白和红细胞生成不足:缺铁性贫血、营养性巨幼红细胞性贫血(缺乏叶酸、维生素 B_{12})、维生素 C 缺乏、铜缺乏、蛋白质摄取不足、再生障碍性贫血、感染、Diamond-Blackfan 贫血、儿童期短暂幼红细胞减少症(TEC)、先天性白血病等。

【预防】

1. 延迟脐带结扎可以增加新生儿血比容,可能有一定的临床益处。

2. 新生儿或早产儿的脐血回输在手术中应用。

3. 减少医源性失血。

4. 应用 EPO 提高内源性血细胞的生成。

5. 地贫家族史孕妇应进行完善的产前检查及监测。

6. 母乳喂养新生儿应添加元素铁 3mg/(kg·d)。配方奶喂养婴儿应采用富含铁的奶方喂养。

【临床特点与诊断】

1. 临床特点 新生儿中度失血或慢性失血导致的贫血通常没有症状。唯一的体征是皮肤黏膜苍白。慢性失血性贫血的婴儿表现为苍白,可以没有其他临床征象。急性失血可导致低血容量休克,其临床状态与新生儿重度窒息相似。

2. 诊断 诊断急性出血性贫血主要根据体征和失血的依据。贫血的原因通常能从医疗病史和体格检查中明确。特别重要的是家族史(贫血、胆石症和不明原因的黄疸、脾大)、母孕史(特别是感染)及孕产科病史(既往妊娠史、妊娠期的长短以及分娩的途径和难产史)。贫血发生最显著的年龄在诊断上很重要。出生时显著的贫血通常是因为失血和同种异体免疫性溶血。在 24 小时后,主要是因为内出血和其他原因的溶血。出现在生后数周的贫血可能由于多种病因所致,包括血红蛋白 β 链的合成异常、RBC 发育不全以及婴儿或早产儿的生理性贫血。

外周血涂片检查对于贫血的诊断有很大帮助。因为血涂片能评估红细胞大小和形态改变,还有白细胞和血小板的异常。大部分新生儿溶血性贫血是同种免疫所致。直接抗球蛋白试验(DAT),或称为直接 Coombs 试验,检测红细胞上是否有抗体存在。间接抗球蛋白试验检测血浆中是否有抗红细胞抗体存在。

【治疗原则】

1. 对于无症状的儿童,通常给予补铁,口服铁元素 2mg/kg,一天三次共 3 个月。

2. 当出现临床症状如心动过速、气促、易激惹、喂养困难时,使用红细胞替代疗法。对于严重急性失血临床早期识别很重要,因为需要紧急处理。治疗是要直接快速扩容(20ml 液体 /kg)。通过快速输注生理盐水或 5% 白蛋白完成,然后根据可行性选择全血或浓缩红细胞。在严重贫血和低氧的新生儿,可紧急采用未交叉配型的 O 型 Rh 阴性红细胞。快速的扩容和及时输注红细胞可显著改善急性外失血导致的低血容量休克,但对严重内出血的新生儿治疗效果较差。

3. 新生儿重症监护室的输血指征和最佳血细胞比容尚存争议。过去一旦血细胞比容低于 0.40,就需要输血。但如今人们认识到输血不一定有益和输血的风险性,输血的指征较以前要严格。多数研究将严格的输血指征和宽泛的指征进行比较,发现维持较高的血红蛋白水平对早产儿并无益处。但是,其中有一项研究发现,严格的输血指征可增加脑室周围白质损伤和严重脑室内出血的发生率。

【保健与管理】

1. 对于宫内失血或者溶血,良好的孕前和孕期检查、遗传咨询可早期发现和预防严重贫血、胎儿水肿和溶血。在胎儿医学中心可以开展宫内输血,延长妊娠和纠正贫血。

2. 完善新生儿疾病筛查。美国关于镰状红细胞增多症调查显示,疾病的筛查使 0~3 岁镰状红细胞增多症患儿的死亡率下降了 68%,特别是对于高危种族人群的筛查。

3. 管理感染高危新生儿。对于围产期感染高危新生儿,制定管理规范如产前 GBS 筛查和抗生素使用,分娩后监测等等。特殊的感染如早期免疫接种流感嗜血杆菌和共价肺炎链球菌疫苗可以预防该细菌引起的新生儿败血症。

4. 对于早产儿贫血的管理参见《早产儿贫血和保健》章节。

5. 遗传性疾病建议根据特定的疾病类型,在血液或遗传专科定期随访。

【随访】

新生儿出生后应定期体检,以发现和处理营养性贫血。由于母乳中铁含量偏低,母乳喂养新生儿建议在生后 6~12 个月进行红细胞计数、血红蛋白和网织红细胞计数检查,排查营养性贫血。

(刘江勤)

参 考 文 献

1. Patel RM, Meyer EK, Widness JA.Research Opportunities to Improve Neonatal Red Blood Cell Transfusion.Transfus

Med Rev,2016,30(4):165-173.

2. Jakacka N,Snarski E,Mekuria S.Prevention of Iatrogenic Anemia in Critical and Neonatal Care.Adv Clin Exp Med, 2016,25(1):191-197.

3. Wang M.Iron Deficiency and Other Types of Anemia in Infants and Children.Am Fam Physician,2016,93(4):270-278.

第四节　早产儿贫血

与足月儿相比,早产儿发生贫血的原因更多,在出生后第一周,首先面临的是医源性失血。早产儿贫血并非生理性,其血红蛋白最低水平通常发生在生后 4~6 周,极低出生体重儿血红蛋白浓度可降至 80g/L,超低出生体重儿可下降至 70g/L,水平远低于足月儿。由于大多数超低出生体重儿伴有显著的临床问题,通常需要红细胞输注。

【病因】

1. **生理性因素**　出生后早产儿氧代谢需求减少,造成血红蛋白的生理性减少;早产儿铁储备减少。超低出生体重儿在孕晚期前分娩,而铁的获得大部分来自孕晚期。同时缺乏叶酸、维生素 B_{12} 或维生素 E 会加重贫血。早产儿在出生时维生素 E 显著较足月儿低,除非补充维生素 E,这种缺乏状态将持续至 2~3 个月。早产儿产生的促红细胞生成素(EPO)不足。尽管早产儿贫血会促进 EPO 的产生,但水平较足月儿低。

2. **病理性因素**　在生后前几周内,医源性失血是最为重要的原因。据统计,早产儿每天的医源性失血大约为其血容量的 4%~5%,在前六周内估计因穿刺引起的早产儿失血量约 11~22ml/(kg·周)。感染和溶血详细的内容见前一章节。

【预防】

根据早产儿发生贫血的生理和病理因素,预防贫血的方法如下:

1. **延迟结扎脐带**　胎盘内的血量大约占胎儿血容量的 1/3,如果出生时脐带延迟结扎 2~3 分钟,这些血量的大部分可以输注到胎儿体内。延迟结扎脐带 30~120 秒可以减少早产儿贫血和输血的次数,同时可以降低颅内出血和坏死性小肠结肠炎的风险。但是在剖宫产时进行延迟结扎脐带比较困难,因为分娩时胎盘的位置要比婴儿低 20~30cm,技术上存在困难。此时可以采用短暂的(10 秒)脐带挤勒法(milking),将胎盘内的血输送给婴儿。

2. **胎盘血回收输血**　如果不能进行延迟结扎脐带,可以在分娩时立即收集胎盘血,需要输血时进行自体血输注。但这项技术的难度在于早产儿可收集到的血量较小(10~30ml/kg),特别是极低出生体重儿,采集的过程存在困难,此外还有污染、溶血和血栓形成等问题亟待解决。

3. **微量血检验技术革新**　由于医源性失血是早产儿贫血的重要病因,也是导致婴儿需要多次输血的重要因素。一名 1kg 的婴儿采血 6~7ml 进行化验检查,相当于 60kg 成年人失血 450ml。因此,采用微量血进行化验室检查可以减少医源性失血。但微量血技术存在测量误差较大,适用范围窄的问题,需要检验技术的革新。

4. **生后给予充足的蛋白质**　大量的临床数据表明,早产儿蛋白质摄取不足是发生贫血的重要原因。早产儿每天摄取 3.5~3.6g/kg 蛋白质,相比每天摄取 1.8~1.9g/kg 的早产儿血红蛋白少下降 10~16g/L。对于极低出生体重儿,需要每天摄取充足的蛋白质,才能保证体重的合理增长,为骨髓造血提供充足的原料。

5. **通过胃肠道补充铁**　早产儿补充元素铁目前尚缺乏最佳方案。一些临床研究表明,在给予 EPO 的同时,小剂量补铁可以促进造血。在生后第一年,每天需要元素铁 2~3mg/kg。建议早产儿随访过程中定期监测血清铁和血红蛋白水平,并给予补铁。建议早产儿在生后 3 个月、6 个月、12 个月定期监测。

6. **重组人类促红细胞生成素**　由于早产儿贫血中存在促红细胞生成素相对缺乏,有较多的研究评估了重组人类促红细胞生成素(rHuEPO)防治早产儿贫血的安全性和有效性。目前的研究采用两种不同的用药方法:早期治疗(在生后 8 天内)和"晚期"治疗。前者是为了预防早产儿贫血,而后者是为了治疗早产儿贫血并减少急性期输血。两种方法都能适当减少红细胞输注,两者之间无显著差异。

【临床特点与诊断】

早产儿输血的临床指征　早产儿输血的临床指南存在较大的争议,各医疗中心采取的方案不一。由于约 40%~60% 的成人 CMV 血清阳性,出生体重小于 1250g 的早产儿通过输血,容易获得严重巨细胞病毒(CMV)感染。大部分 NICU 采取低氧血症或显著的贫血且造血功能不佳作为输血的指征。表 21-4-1 是上海市第一妇婴保健院采用的输血指征。

表 21-4-1　早产儿输血标准

血红蛋白和血细胞比容水平	同时具备的任一条件
HB<80g/L 或 HCT<0.2	
HB<90g/L 或 HCT<0.3	头罩吸氧,给氧浓度<35% nCPAP 治疗,需要低浓度给氧 机械通气下,MAP<6cmH$_2$O 频繁呼吸暂停或心动过缓 显著心动过速(>180 次/分)或气促(>80 次/分),超过 24 小时 体重增长不佳[<10g/(kg·d)]超过 4 天[热卡>100kcal/(kg·d)]
HB<100g/L 或 HCT<0.35	头罩吸氧或 nCPAP,给氧浓度>35% 机械通气下,MAP≥6~8cmH$_2$O
HB<110g/L 或 HCT<0.45	生后 24 小时内,急性失血引起,网织红细胞计数低 需要 ECMO 或 iNO 先天性发绀型心脏病 超低出生体重儿体重在 1000g 以下时

【保健与管理】

1. 完善孕期检查,预防早产。

2. 对早产儿实施出生时脐带延迟结扎。

3. 减少医源性失血。

4. 早产儿使用强化铁的母乳或配方奶喂养。

【随访】

1. 早产儿随访时应定期监测血红蛋白、红细胞等数值。

2. 贫血是早产儿生长发育缓慢原因之一,如早产儿体重增加不理想,需除外贫血。

3. 早产儿随访时需补充各种铁及各种维生素。

(刘江勤)

参 考 文 献

1. Chapman J,Marfurt S,Reid J.Effectiveness of Delayed Cord Clamping in Reducing Postdelivery Complications in Preterm Infants:A Systematic Review.J Perinat Neonatal Nurs,2016,30(4):372-378.

2. Brion LP,Bell EF,Raghuveer TS. Vitamin E supplementation for prevention of morbidity and mortality in preterm infants. Cochrane Database Syst Rev,2003,4:CD003665.

3. Strauss RG. Controversies in the management of the anemia of prematurity using single-donor red blood cell transfusions and/or recombinant human erythropoietin. Transfus Med Rev,2006,20(1):34-44.

第五节　新生儿血小板减少症

血小板由巨核细胞产生,平均寿命为 10 天,体型小(平均 7.5fl),血小板减少症是新生儿重症监护中常见的情况,很多原因可以导致新生儿血小板减少。胎儿血小板计数随胎龄增加而增加,胎龄 15 周平均血小板计数为 187×10^9/L,足月时平均为 274×10^9/L。早产儿血小板计数较成人低,但仍在正常范围内[$(100~450) \times 10^9$/L]。

【病因】

血小板减少症的原因见表 21-5-1。

表 21-5-1　血小板减少症的原因

先天性	小血小板	Wiiskott-Aldrich 综合征、先天性血小板减少伴桡骨缺失(TAR)综合征
	正常血小板	先天性无巨核细胞血小板减少症(CAMT)、血小板减少伴三倍体症(13,18)
	大血小板	MYH-9 相关血小板减少症(May-Hegglin 异常、Fechtner 综合征、Epstein 综合征、Sebastian 综合征)、Bernard-Soulier 综合征、X-性连锁巨血小板减少症
获得性	免疫介导	被动转运的免疫介导的血小板减少症(ITP)、新生儿同种免疫性血小板减少症、肝素引起的血小板减少症、母亲系统性红斑狼疮
	非免疫介导	感染(细菌、病毒、TORCH)、DIC、Kasabach-Merritt 综合征、药物、母亲先兆子痫、血栓形成、围产期缺氧、呼吸窘迫综合征、坏死性小肠结肠炎

【预防】

1. 加强高危儿管理。对有高危因素母亲(如先兆子痫等)所生新生儿,需加强血小板计数监测。

2. 新生儿阶段的预防重点是防止严重颅内出血的发生。需要结合孕期的病史、血小板减少可能的病因、血小板的水平等制订管理方案。

【临床特点与诊断】

1. 临床特点　新生儿血小板减少可以表现为出血症状,多数为皮肤黏膜出血点。当新生儿血小板计数显著降低($<30 \times 10^9$/L)时,可因为血小板减少而出现出血症状。瘀点、瘀斑也可以出现在身体其他部位。

2. 诊断　在进行实验室检查前,获取新生儿详细的病史、母亲孕期前后的健康状况以及妊娠史至关重要。母亲血小板减少症通常都是 ITP,常常会导致新生儿血小板减少。此外,妊娠期并发症如妊娠高血压、先兆子痫以及 HELLP 综合征也会造成新生儿血小板减少症。前一次妊娠新生儿期血小板减少强烈提示 NAIT 的可能,尤其是前一胎血小板减少在婴儿期缓解。家族成员尤其是一级亲属存在慢性血小板减少,提示先天性血小板减少症,特别是肌球蛋白重链 9(MYH-9)相关的疾病。因为这是常染色体显性遗传。围产期缺氧常常导致一过性血小板减少。

全面的体格检查是另一个关键的方面,不仅判断血小板减少的原因,也帮助评估出血并发症的风险。

如果血小板减少显著,应当结合婴儿的临床表现进行以下检查:血小板抗体、TORCH、染色体分析(核型分析、原位杂交荧光)、代谢异常或遗传性血小板减少症(MYH-9 异常,先天性无巨核细胞血小板减少症)的诊断。NAIT 的检查对今后怀孕更有意义,因为血小板减少会再次出现,并且通常更为严重。

【治疗原则】

1. 新生儿血小板减少症的治疗更多取决于诊断和是否有出血,而非血小板计数。DIC 导致的血小板减少较先天性血小板减少症更容易在较高的血小板计数时出血。

2. 除了治疗原发病以外,血小板减少症主要的治疗手段包括:观察、血小板输注、静脉丙球 IVIG、糖皮质激素。

3. 出血的辅助治疗包括抗纤溶药物、局部用药和局部加压包扎。先天性血小板减少症的新生儿血小板计数的范围很大,其出血风险与血小板减少的程度相关。这些患儿大多数不会有很严重的血小板减少(血小板计数 $<10 \times 10^9$/L),因此出血风险低,建议观察。这些疾病出现出血时唯一可以升高血小板计数的方法是输注血小板,因此

需要权衡治疗的风险和获益。

4. 对继发性血小板减少症,治疗重点应当是处理基础疾病。

【保健与管理】

1. 完善的孕期产检,及时发现引起血小板减少的高危因素。

2. 临床研究显示,母亲抗血小板抗体水平可用于预测和筛查胎儿 - 新生儿因血小板减少引起的严重出血,但尚无国家开展抗血小板抗体的筛查。目前需要更多的研究证实开展这项筛查的临床价值。

3. 对于有严重的胎儿 - 新生儿血小板减少症引起的死胎、新生儿死亡或者严重出血的病史的孕妇,可以从孕中期开始每周注射 IVIG,降低胎儿 - 新生儿发生严重血小板减少症的风险。

4. 也可以采用糖皮质激素治疗。但应避免使用大剂量的地塞米松,因为可以导致羊水过少。常用的药物为泼尼松。

5. 有血小板减少症高危的新生儿,分娩方式的选择尚不明确。一些医疗中心采用胎儿血小板低于 50×10^9/L,考虑剖宫产。但该方案需要在分娩前采集胎儿血进行血小板计数。

【随访】

1. 动态监测血小板指标。

2. 动态监测导致血小板减少的原发病。

3. 动态监测血小板减少症导致的并发症,如颅内出血等。

4. 对于血小板减少症的婴儿,应定期在儿童血液专科随访。

(刘江勤)

参 考 文 献

1. Tiller H,Husebekk A,Ahlen MT,et al.Current perspectives on fetal and neonatal alloimmune thrombocytopenia-increasing clinical concerns and new treatment opportunities.Int J Womens Health,2017,9:223-234.

2. Wang Q,Yang J,Stevens L,et al.Research Progress of Platelet Transfusion in China.Transfus Med Rev,2017,31(2):113-117.

3. Hayashi T,Hirayama F.Advances in alloimmune thrombocytopenia: perspectives on current concepts of human platelet antigens,antibody detection strategies,and genotyping.Blood Transfus,2015,13(3):380-390.

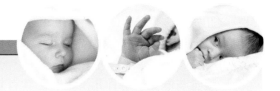

第二十二章　新生儿神经系统疾病的预防和保健

第一节　正常新生儿神经系统发育特点

人类的脑发育从胚胎形成一直延续到生后，从结构完备到功能完善，是一个复杂连续的动态过程。胎儿期、围产期、新生儿期直至以后数年，基因异常、环境改变以及病理因素影响，均可能对发育中的脑造成威胁，导致脑发育畸形、结构损伤或功能异常。因此，了解胎儿及新生儿神经系统发育特点，正确评估脑发育状况，预防各种高危因素对新生儿脑组织和功能造成损伤，对于临床诊治和早期干预都十分重要。

【脑的正常发育过程】

人脑发育起源于外胚层，孕 3~4 周形成神经胚，至 8 周左右神经管形成，并逐渐分化出端脑、间脑、中脑等结构。12 周起进入神经细胞和胶质细胞的快速增殖期，原来的端脑脑泡形成最原始的两侧脑半球，同时间脑两侧向后、向上、向前扩展。16 周起神经元开始移行。约 20 周左右出现了端脑外形，之后由于脑组织生长迅速，而颅骨发育相对较慢，脑表面开始形成沟回。至 28 周主要的脑沟回已存在，但脑回很宽，脑沟浅。28 周以后神经元的树突增多，轴突延长并髓鞘化，建立神经元间的突触联系。至 40 周足月分娩时，神经细胞数目已达成人水平，具备正常的脑沟回，但脑沟仍浅于成人。在出生时已有的神经突触并非一成不变，会发生一个"修剪"的过程。新生儿期、婴儿期以及之后，进一步完成脑的分化，形成复杂的神经功能网络，这一过程一直延续至 5~6 岁，轴突的髓鞘化可延续至生后若干年甚至成人期。

由此可见，胎儿期不同阶段的高危因素对脑发育的影响不同：12 周以前主要引起脑结构畸形；12~20 周左右是神经细胞的增殖与移行障碍，使神经细胞、胶质细胞数目不足而造成脑皮层异常甚至脑容积减少；20 周以后则是更精细的脑结构与功能的异常，如少突胶质前体细胞发育受损，会导致髓鞘化障碍、白质容积减少，影响运动、学习及认知功能。

【新生儿神经生理功能特点】

一、感觉系统的生理特点

1. 触觉　孕 7 周时胎儿触觉即开始发育，是最早发育的感觉系统。胎儿在子宫内羊水中的规律运动，形成了对触觉、压力、温度的感觉，其中面部、口周和手部的发育更为完善，因此出生后觅食反射、吸吮反射、握持反射都能正常引出，对寒冷能做出哭吵或寒战等反应。新生儿喜欢被拥抱的感觉，对于哭闹的新生儿，最好的体位应该是将其靠在母亲的肩膀上。

2. 视觉　正常足月新生儿生后既有完整的视觉传导通路，可以对光刺激做出眨眼反射，能短暂注视人脸或鲜艳的物品，眼睛能对光或眼前 20cm 左右鲜艳的红球有明确的追随动作，目光可转动 90° 左右，即视觉定向反应。

3. 听觉　正常足月新生儿的听阈已达成人水平，约为 25~30 分贝，听觉传导通路的功能也较为完善。对声音有定向反应，眼睛和头部能随着声源转动。能对外界声音刺激做出反应,如停止啼哭、终止正在进行的动作等。新生儿对低频、低调的声音表现出安静,对高频、高调的声音表现出警觉和焦虑。

4. 嗅觉与味觉 足月儿出生时已具有较好的嗅觉和味觉,能自动寻找母乳,能对不同浓度的糖水或不同味道的配方奶(如较涩的水解蛋白配方奶)表现出不同的吸吮强度和吸吮量。当舌接触苦味或酸味时,表现出皱眉、闭眼、张口等不悦动作,甚至拒绝吸吮和吞咽。

二、运动系统的生理特点

新生儿的运动功能是神经系统发育成熟程度的重要检查指标。正常新生儿生后即有自发运动,肘、髋、膝关节均能进行主动伸展、屈曲和交替性动作。上下肢均有主动和被动张力,屈肌张力较高。颈肌有一定张力,俯卧位能稍稍抬起。

三、行为能力

新生儿行为能力全面反映了新生儿神经系统的发育水平和功能状态。正常足月儿出生时已经具备了基本的视听触觉和运动功能,能对周围环境变化做出反应,能适应生存环境。如新生儿能对人脸或声音做出注视、追随动作,对微笑、和蔼的面孔表示出亲近。对父母特别是母亲有潜意识的选择性。哭闹时被拥抱、抚慰,能够安静下来。

四、觉醒与睡眠

完整的觉醒和睡眠周期的形成,也是新生儿神经系统发育成熟的标志。胎龄28周以下的早产儿,难以确定觉醒期,持续刺激后可睁眼,并有数秒觉醒状态。28周以后的早产儿觉醒期可持续数分钟。32周以后的早产儿已有觉醒和睡眠交替,可自发睁眼,并有眼球转动。37周以后的新生儿觉醒的时间逐渐延长。正常的足月新生儿具有正常的觉醒睡眠周期,一般分为六个状态:深睡、浅睡、瞌睡、安静觉醒、活动觉醒和哭。

(李志华)

参 考 文 献

1. 邵肖梅,叶鸿瑁,丘小汕.实用新生儿学.第4版.北京:人民卫生出版社,2012.
2. Volpe JJ. Neurology of the Newborn. 5th ed. W.B. Saunders, 2008.
3. 周丛乐.新生儿脑发育评价的意义与方法.临床儿科杂志,2008,26(3):161-164.

第二节　新生儿缺氧缺血性脑病

新生儿缺氧缺血性脑病(hypoxic ischemic encephalopathy,HIE)是指各种围产期窒息导致脑的部分或完全性缺氧缺血损害,临床出现一系列中枢神经系统异常的表现,严重者可死亡或遗留后遗症。其病理机制包括脑血流改变、脑细胞能量代谢衰竭、自由基损伤等一系列瀑布式发生的病理生理过程。我国HIE的发病率约为活产儿的3‰~6‰,其中15%~20%在新生儿死亡,存活者中25%~30%可能遗留不同程度和类型的远期神经系统后遗症。

【病因】

围产期的缺氧缺血是HIE发生的主要病因。其中出生前缺氧约占20%,出生前并出生时缺氧约占35%,出生时缺氧约占35%,出生后缺氧约占10%。出生前缺氧缺血即胎儿宫内窘迫,病因包括母亲疾患如妊娠高血压、贫血、糖尿病、胎-母输血等;胎盘因素如胎盘早剥、前置胎盘大失血;脐带因素如脐带过短或扭曲打结等影响到胎儿血供。出生时的缺氧主要是各种原因导致的新生儿产时窒息。出生后缺氧的病因主要包括导致机体和脑部氧合和供血不足的新生儿疾患,如严重的呼吸窘迫综合征、呼吸暂停、休克、心脏疾病等。

【预防】

1. 预防宫内缺氧 加强孕期保健,规律产检,及时发现并治疗孕母的合并症如妊娠高血压、糖尿病、贫血等,硫酸镁是治疗妊娠期高血压疾病的药物之一,近年来许多研究报道硫酸镁对于新生儿也具有神经保护作用。注意监测胎儿生长受限,寻找病因,必要时终止妊娠,防止宫内进一步缺氧加重对胎儿造成影响。对于单绒毛膜双胎妊娠应警惕胎-胎输血,可行宫内介入治疗。还应注意胎盘早剥、前置胎盘大失血、脐带异常等导致的产前急性缺血缺氧,及时终止妊娠,争分夺秒,避免胎儿遭受缺氧打击。

2. 预防产时缺氧 应定期对儿科和产科团队进行规范的新生儿窒息复苏技能培训,能熟练应对突发状况。高危妊娠如宫内窘迫、难产等应提前通知有经验的儿科医师到场,采取正确有效的手段进行复苏抢救。

3. 预防新生儿期缺氧　生后对高危新生儿需密切监护生命体征,积极治疗新生儿呼吸窘迫综合征、新生儿湿肺、胎粪吸入综合征等呼吸系统合并症,及时发现并治疗发绀性先天性心脏病、重度溶血、休克等能导致缺氧缺血的严重合并症。加强新生儿的护理和观察,防止出现呛奶、气道分泌物堵塞、呼吸暂停、惊厥等情况导致的缺氧。

【临床特点与诊断】

1. 临床分度　见表 22-2-1。

2. 诊断标准　临床表现为主要诊断依据。同时具备以下 4 条者可确诊 HIE,第 4 条暂时不能确定者可作为拟诊病例。

(1) 有明确的可导致胎儿宫内窒息的异常产科病史,以及严重的胎儿宫内窒息表现[胎心 <100 次 / 分,持续 5 分钟以上,和(或)羊水 Ⅲ 度污染],或者在分娩过程中有明显窒息史。

(2) 出生时有重度窒息,指 Apgar 评分 1 分钟 ≤3 分,并延续至 5 分钟时仍≤5 分,和(或)出生时脐动脉血气 pH≤7.00。

(3) 生后不久出现神经系统症状,并持续至 24 小时以上,如意识改变(过度兴奋、激惹、嗜睡、昏迷),肌张力改变(增高或减弱),原始反射异常(吸吮、拥抱反射减弱或消失),病重时可有惊厥、脑干症状(呼吸节律改变、瞳孔改变、对光反应迟钝或消失)和前囟张力增高。

(4) 排除电解质紊乱、颅内出血和产伤等原因引起的抽搐,以及宫内感染、遗传代谢性疾病和其他先天性疾病所引起的脑损伤。

3. 辅助检查

(1) 实验室检查:行脐动脉血气及新生儿血气分析了解产前及产时的缺氧情况,可查肝肾功能、心肌酶、血糖、电解质等评估脏器损伤程度。

(2) 脑电生理检查:脑电图、振幅整合脑电图。

(3) 脑影像学检查:如颅脑超声、头颅 CT、头颅 MRI。

【治疗原则】

核心内容是"三支持、三对症"。

1. 三项支持疗法

(1) 维持正常的血气:可以给予氧疗、无创或有创机械通气等呼吸支持方式来维持良好的通气和换气功能,维持血气及 pH 在正常范围。

(2) 维持脏器血流灌注,维持正常的血压和心率,必要时可以给予血管活性药物如多巴胺、多巴酚丁胺、米力农等。

(3) 维持血糖在正常高值(5~7mmol/L):保证神经细胞代谢所需能量。

2. 三项对症处理

(1) 控制惊厥:危重病例可行床旁脑电图监护,及时发现惊厥。治疗可首选苯巴比妥,必要时可加用咪达唑仑联合止痉。

(2) 降颅压:典型颅高压可给予呋塞米或者小剂量甘露醇减轻脑水肿,但合并颅内出血时应慎用甘露醇。

(3) 消除脑干症状:当重度 HIE 出现呼吸节律异常、瞳孔改变时,应警惕脑疝,必要时给予气管插管、机械通气支持治疗。

表 22-2-1　HIE 临床分度

分度	轻度	中度	重度
意识	兴奋、抑制交替	嗜睡	昏迷
肌张力	正常或稍增高	减低	松软,或间歇性伸肌张力增高
原始反射			
拥抱反射	活跃	减弱	消失
吸吮反射	正常	减弱	消失
惊厥	可有肌阵挛	常有	有,可呈持续状态
中枢性呼吸衰竭	无	有	明显
瞳孔改变	正常或扩大	常缩小	不对称或扩大,对光反射迟钝
脑电图	正常	低电压,可有痫样放电	爆发抑制,等电线
病程及预后	症状在 72 小时内消失,预后好	症状在 14 天内消失,可能有后遗症	症状可持续数周,病死率高,存活者多有后遗症

3. 亚低温治疗 亚低温的作用机制为降低脑组织氧耗,保护血-脑屏障,抑制兴奋性氨基酸、自由基、钙内流、炎症介质等的损害,从而起到脑保护的作用。目前亚低温主要用于胎龄大于35周的中重度 HIE 患儿,治疗的时间窗为缺氧缺血损伤后6小时。可采用全身降温或选择性头部降温。目前正在开展亚低温联合促红细胞生成素治疗 HIE 的有效性和安全性研究,有望将来有更多的循证医学证据。

(4) 干细胞移植:干细胞移植对于 HIE 的治疗提供了新的思路,各种干细胞如胚胎干细胞、诱导多能干细胞、脐血干细胞、神经干细胞及间充质干细胞治疗新生脑缺氧缺血损伤的有效性获得肯定,但目前大多数仍局限于动物实验,还需今后进一步的深入研究及临床试验。

【保健与管理】

1. 孕期保健 孕母规律产检,及早发现孕期合并症如 TORCH 感染、妊娠高血压、糖尿病等,及时给予相应治疗,避免对胎儿造成影响。对高危孕母必要时转运至有相应资质的产院进行围产期保健,密切监护胎儿宫内情况,必要时及时终止妊娠,确保母婴安全。

2. 分娩时处理 高危妊娠需提前通知新生儿医师到场,进行熟练有效的产时复苏。分娩过程中出现胎儿缺氧,应采取必要措施如产钳助产、剖宫产等方式尽早娩出胎儿。

3. 新生儿期管理 有窒息病史的患儿应转运至新生儿重症监护室进行密切监护,观察生命体征,给予"三支持、三对症"治疗,符合亚低温指征者尽早开展亚低温治疗。

4. 早期开展康复干预 各种研究证实,丰富适当的环境刺激对损伤后脑功能的恢复十分重要。对于中重度 HIE 患儿,要做好家长的病情解释及后期康复干预的宣教工作,教导家长尽可能地参与到实际的康复治疗中,坚持随访。

【随访】

1. 出院计划

(1) 出院标准:当患儿生命体征平稳,内环境稳定,能自主进食,没有抽搐等异常神经系统表现,损伤的脏器功能基本恢复正常时,可以考虑出院。

(2) 出院前评估:病情稳定后进行 NBNA 评分和全身运动评估(GMs),完善头颅 MRI、脑电图、视觉诱发电位和听觉诱发电位检查,全面评估脑损伤及脑功能,指导预后干预。

(3) 医患沟通:在治疗过程中及出院前都及时将患儿病情及可能存在的预后如实告知家长,并给予理解、支持和鼓励,指导家长开展家庭康复训练,树立信心,持之以恒。

2. 随访工作

(1) 出院时告知家长门诊随访的必要性和长期性,协助家长做好随访预约工作。

(2) 体格发育评估:定期测量头围、身长、体重,指导喂养方式,保证营养摄入,促进体格发育。

(3) 神经发育评估:可采用全身运动评估以及 Peabody 运动发育量表评估运动功能发育情况,可通过 Gasell、Bayley 或 Griffith 等发育量表全面评估认知、语言、运动、社交等方面的发育情况,针对性地给予康复指导和训练。定期复查头颅 MRI,评估脑结构及脑发育状况。

(4) 家庭康复干预:鼓励家长坚持门诊随访的同时积极开展家庭康复训练,给予个体化的指导,如识别惊厥、运动训练、音乐疗法、手法按摩等。

(李志华)

参 考 文 献

1. 邵肖梅,叶鸿瑁,丘小汕.实用新生儿学.第4版.北京:人民卫生出版社,2012.
2. 中华医学会儿科学分会新生儿学组.新生儿缺氧缺血性脑病诊断标准.中国当代儿科杂志,2005,43:561-563.
3. Tagin MA,Woolcott CG,Vincer MJ,et al. Hypothermia for neonatal hypoxic ischemic encephalopathy:an updated systematic review and meta-analysis. Arch Pediatr Adolesc Med,2012,166(6):558-566.
4. Chicha L,Smith T,Guzman R. Stem cells for brain repair in neonatal hypoxia-ischemia. Childs Nerv Syst,2014,30(1):37-46.

第三节 新生儿颅内出血

新生儿颅内出血(intracranial hemorrhage, ICH)是新生儿特别是小早产儿较常见的神经系统合并症,与其自身发育特点和围产期的高危因素密切相关。临床表现可较隐匿,需借助颅脑影像检查确诊。严重的颅内出血会危及生命或遗留神经系统后遗症。依据出血部位可分为脑室

周围 - 脑室内出血（periventricular-intraventricular hemorrhage,PIVH），脑实质出血包括大脑灰白质和小脑出血，颅内脑外出血如蛛网膜下腔出血、硬膜下出血等，以及混合性出血。

【病因】

1. 早产　早产儿最常见的颅内出血类型为 PIVH，与其脑组织发育的成熟度相关，胎龄越小发病率越高。在极低出生体重儿中的发病率约为 15%~40%。

2. 缺氧缺血　孕期合并症中容易导致颅内出血的依次是子痫前期 - 子痫、胎盘早剥和子宫异常。围产期窒息史是导致颅内出血的最常见病因，其常见的颅内出血类型为脑室周围 - 脑室内出血、脑实质出血和蛛网膜下腔出血。

3. 产伤　胎儿娩出困难或者采用产钳、胎头吸引器等装置时，容易引起颅内出血或颅骨骨折。产伤所致颅内出血较常见的部位是硬膜下出血、脑实质出血和蛛网膜下腔出血。

4. 出凝血功能异常　各种原因导致的血小板减少、凝血功能异常等也是新生儿颅内出血的常见病因，如维生素 K_1 缺乏导致早发性和晚发性颅内出血。

5. 血管畸形　新生儿脑血管发育异常，常见大脑前动脉、中动脉囊性动脉瘤破裂，后颅凹脉络丛等处动静脉畸形及不同部位的海绵状血管瘤、星形胶质细胞压迫所致阻塞性出血。

【预防】

1. 产前预防

（1）治疗孕产妇合并症：规律产检，及时发现高危妊娠，孕母有血小板减少、凝血功能异常者应及时查明原因，如需除外母亲有无妊娠高血压、特发性血小板减少性紫癜、肝功能异常、结缔组织疾病等，及时对因、对症治疗，控制症状，减少对胎儿的影响。

（2）预防早产：防治宫内感染，孕期常规进行 TORCH 筛查，治疗孕母绒毛膜羊膜炎、阴道炎、子宫附件炎症及全身感染，降低因宫内各种病原感染导致早产的风险。有早产倾向者，给予硫酸镁保胎，可降低早产及颅内出血风险。

（3）高危孕母产前维生素 K_1 预防：妊娠期使用过抗凝药、抗癫痫药或抗结核药等影响出凝血功能药物的孕妇，在妊娠最后 3 个月内肌注维生素 K_1，每次 10mg，共 3~5 次；临产前 1~4 小时再次肌内注射或静脉注射维生素 K_1 10mg，或于孕 32~36 周起开始口服维生素 K_1 10~20mg，每天 1 次，直至分娩。可以预防新生儿早发性维生素 K_1 缺乏。

2. 产时预防

（1）酌情选择分娩方式，尽量避免产伤及胎头长时间卡压。必要时行剖宫产，避免因子宫切口过小而使用产钳助产。

（2）避免围产期窒息：有明确胎儿窘迫者，及时终止妊娠。高危分娩提前通知有经验的新生儿医师到场，做好复苏准备。

（3）延迟结扎脐带：对于不需要复苏的新生儿特别是早产儿，适当延迟结扎脐带 45~60 秒可以降低后期颅内出血的风险。

（4）生后维生素 K_1 预防：新生儿需在出生时和出生后 3 个月内补充维生素 K_1，这样才能完全避免发生维生素 K_1 缺乏导致的颅内出血或其他部位出血。常用方案有两种：生后立即肌内注射维生素 K_1 1mg 或口服维生素 K_1 2mg 一次，然后每隔 10 天口服 2mg，直至生后 3 个月，共 10 次；生后肌注维生素 K_1 2mg 一次，然后分别于 1 周和 4 周时再口服 5mg，共 3 次。

3. 产后预防

（1）护理：高危新生儿收入 NICU 监护管理，转运过程中应采用避震措施，减少体位震动。体重低于 2000g 的早产儿或小于胎龄儿应常规置于暖箱保暖，避免低体温致颅内出血。早产儿、小于胎龄儿、糖尿病母亲新生儿等高危儿应常规监测血糖，避免血糖过高造成颅内出血。早产儿的暖箱应以遮光材料覆盖，模拟宫内环境，减少声光刺激。喂养、换尿布、采血、体检等各项操作应尽量集中进行，减少不必要的打扰，刺激性操作前应给予适当安慰，减轻疼痛，避免剧烈刺激导致颅内出血。

（2）积极治疗各系统合并症：特别是早期呼吸及循环系统合并症，如新生儿呼吸窘迫综合征、气胸、肺动脉高压及动脉导管未闭、室间隔缺损等先天性心脏病，避免反复缺氧、酸中毒、血压及血流剧烈波动造成颅内出血。小早产儿进行高频震荡通气时应注意调整振幅及其他参数，降低颅内出血风险。

（3）高危儿维生素 K_1 预防：对于不能耐受肠道营养的新生儿，静脉营养中应注意常规添加维生素 K_1 等水溶性和脂溶性维生素。对于慢性腹泻、肝胆疾病、脂肪吸收不良或长期应用抗生素的患儿,应每月肌内注射维生素 K_1 1mg。

（4）乳母维生素 K_1 应用：晚发性维生素 K_1 缺乏是导致新生儿晚期颅内出血的主要病因,且主要见于纯母乳喂养儿,因为母乳中维生素 K_1 的含量仅为牛乳中的 1/4。目前推广乳母口服维生素 K_1 5mg/d,乳汁中的维生素 K_1 含量可提高至配方奶水平。或者乳母多进食富含维生素 K 的食物如绿叶蔬菜、水果等,提高母乳中维生素 K_1 的水平,有利于预防晚发性维生素 K_1 缺乏致颅内出血。

【临床特点与诊断】

1. 病史　注意追问母亲孕产史、出生史以及有无血小板减少和凝血因子缺乏的家族史。

2. 临床表现　新生儿的颅内出血 95% 都发生在生后第一周内,特别是生后前 3 天。颅内出血患儿的临床表现与出血的量、部位及进展速度密切相关,出血量少、进展缓慢,临床表现可较隐匿;如出血量大且进展迅速,会在短期内出现典型神经系统症状体征。初期多表现为皮层兴奋性增高,如烦躁激惹、尖叫、震颤、呕吐等,进而转向皮层抑制症状,如嗜睡、昏迷、肌张力减低、反射减弱或消失等。呼吸暂停或不规则是严重出血的最常见症状,应注意鉴别。

3. 诊断　颅内出血的确诊需要依靠颅脑超声、CT 或磁共振等影像学检查手段。对于有高危因素的早产儿,特别是出生体重低于 1500g 的极低和超低出生体重儿,应该常规进行床旁颅脑超声定期检查,情况允许时进行头颅 MRI 或 CT 检查。

【治疗原则】

急性期主要是止血、降颅压、解除脑组织压迫;后期主要是治疗脑积水等合并症,早期康复训练。

1. 一般治疗　止血,纠正血小板减少和（或）凝血功能异常;控制惊厥,急性期给予苯巴比妥、咪达唑仑等止痉药控制惊厥;降低颅内压,出血急性期应慎用脱水剂,以防加重颅内出血;对症处理,保持安静,集中操作,避免剧烈震动及哭吵。维持血气正常及内环境稳定。

2. 特殊针对性治疗　急性期外科治疗:对于危及生命的较大血肿,尤其有脑疝形成的,应尽快手术清除血肿,减轻对脑组织的压迫和损伤,减轻神经系统后遗症。出血后梗阻性脑积水的治疗:Ⅲ度以上 IVH 后,经影像学检查确诊存在梗阻性

脑积水,且侧脑室进行性增大,呈现高张力改变者。急性期可采用连续腰椎穿刺放液、脑室外引流和埋置储液囊反复放液等方法减轻脑积水症状。若经上述操作后,梗阻性脑积水仍难以缓解,出血稳定、无感染征象,且患儿体重较大时,可以考虑行侧脑室 - 腹腔分流。

【保健与管理】

1. 母孕期保健　做好高危孕母的产前保健工作,筛查、诊治孕期合并症,如有肝功能损害、结缔组织疾病、凝血功能异常、血小板减少等病史或家族史的孕妇应积极查明原因,对症治疗,定期监测出凝血指标,必要时及时终止妊娠。

2. 围产期保健　尽量避免早产。高危孕妇情况允许时转运至有相应治疗条件的产院或综合性医院分娩,提前通知儿科医师会诊,做好高危儿的抢救复苏准备。避免胎头长时间卡压。可延迟结扎脐带或挤压脐带以降低颅内出血风险。宫内大量失血的新生儿娩出时,应及时补充容量、输血及纠正出凝血功能异常,防止出血加重或低血容量性休克。

3. 新生儿期保健

（1）温柔护理:做好保暖,降低光线、噪声等环境刺激。常规进行新生儿疼痛评分,评分高者给予抚慰或相应治疗。尽量减少刺激性操作。维持内环境稳定,避免体温波动、血糖波动、电解质紊乱等导致颅内出血。

（2）避免缺血缺氧:积极治疗各系统合并症,特别是呼吸、循环、神经系统合并症。积极纠正凝血功能障碍、血小板减少。常规给予维生素 K_1 预防颅内及其他部位出血。

（3）影像学筛查:高危儿如早产、有缺氧缺血病史者生后第一周起常规行颅脑超声筛查,之后定期复查,有颅内出血者病情稳定后行头颅磁共振检查,全面评估颅内出血及脑损伤情况。必要时也要完善脑电图、视觉诱发电位、听觉诱发电位等脑功能评价。

（4）早期康复干预:对于颅内出血患儿,病情稳定后应尽早进行发育评估,开展早期康复干预。鼓励亲子交流、皮肤接触等。

【随访】

1. 出院计划　新生儿颅内出血绝大多数发生在生后早期。当出血稳定、生命体征平稳、其他原发病治愈时,可以考虑出院,但要注意出院前需完善颅脑影像检查及脑功能评价。对于较大范围

的颅内出血,应及时请儿保康复科医师会诊,进行早期发育评估。还应将病情及可能预后及时详细地告知家长,嘱专科门诊长期随访。

2. 随访工作　监测头围变化,定期复查颅脑超声或磁共振,评估出血后脑组织的结构及发育变化。监测患儿的神经系统发育情况,定期通过全身运动、Peabody、Gasell 或 Bayley 等发育评估量表进行运动、语言、认知及社交等方面的发育评估,监测视觉、听觉功能,及时发现发育异常,积极干预指导。

(李志华)

参 考 文 献

1. Zuccaro G,Arganaraz R,Villasante F,et al. Neurosurgical vascular malformation in children under 1 year of age. Child Nerv Syst,2010,26(10):1381-1394.

2. Ballabh P.Pathogenesis and prevention of intraventricular hemorrhage. Clin Perinatol,2014,41(1):47-67.

3. Shah NA,Wusthoff CJ.Intracranial Hemorrhage in the Neonate.Neonatal Netw,2016,35(2):67-71.

第四节　早产儿脑病

早产儿脑病(encephalopathy of prematurity,EOP)是指早产儿未成熟脑在围产期各种高危因素作用下,不仅发生脑白质损伤,也会导致脑灰质及其他部位脑组织的同步损伤;从而干扰未成熟脑的发育进程,造成神经细胞继发性成熟障碍,导致远期脑性瘫痪、视听异常、认知障碍等神经系统后遗症,多见于 32~34 周以下的早产儿,脑室周围白质软化(PVL)是早产儿脑病的较严重损伤形式。早产儿脑病的概念于 2005 年由美国著名儿童神经病学专家 Volpe 教授提出,从新的高度全面认识早产儿脑各部位的损伤及其对脑发育的影响,强调要采取综合防治措施,减轻中远期神经系统后遗症。

【病因】

早产儿脑病与未成熟脑自身的结构特点(内因)以及围产期高危因素(外因)有关。

1. 未成熟脑的结构特点　包括:发育过程中的脑易受到损伤打击,特别是少突胶质前体细胞具有选择性易损性;局部供血不足,如脑室周围白质等区域,长穿支少,交通支少,为供血盲区;早产

儿脑血流调节机制不完善。

2. 围产期高危因素　主要包括:缺氧缺血,如宫内窘迫、产时窒息和产后缺氧缺血;感染及炎症反应,如绒毛膜羊膜炎是早产儿囊性脑室周围白质软化(c-PVL)和脑瘫的高危因素。

【预防】

1. 产前预防

(1)预防早产:早产儿脑组织发育不成熟,其自身结构特点导致容易发生脑损伤,因此预防早产是降低脑病发生率的主要因素。应做好孕期保健,对于 24 周以下有早产风险的孕妇可以给予孕酮或进行宫颈环扎以避免早产。在条件允许时将有严重合并症或有早产风险的高危孕母转运至有经验的围产中心进行系统管理,积极治疗孕母合并症,降低早产及脑病的风险。

(2)硫酸镁:近年来许多研究报道了硫酸镁对胎儿脑神经的保护作用及可能的生物学机制,接受产前硫酸镁治疗组的新生儿远期脑瘫的发病率下降 32%。

(3)类固醇激素:近年来产前应用类固醇激素对于减轻炎症反应、预防 RDS、降低脑损伤风险等的作用也已经得到证实。2016 版欧洲 RDS 指南中已经明确提出产前激素应用的指征,目前推荐对所有妊娠 34 周前先兆早产的孕妇进行产前激素治疗,可以减少因缺氧引起的脑损伤以及减轻炎症反应,具有一定的神经保护作用。

(4)防治宫内感染:宫内 TORCH 或细菌、病毒感染,都可能通过产生炎症因子如 IL-1、IL-6、TNF-α 等,以及兴奋性氨基酸、氧自由基等,抑制少突胶质细胞和神经元的分化成熟,导致髓鞘形成障碍、神经元发育异常,形成脑损伤。因此,孕期常规进行 TORCH 以及 GBS 等感染指标筛查,对高危孕妇给予相应抗生素治疗,对于减轻脑损伤发生非常重要。

2. 产时预防

(1)产房复苏:围产期窒息缺氧仍是早产儿脑损伤的主要致病因素。因此,加强产时监护,做好产房复苏,对降低脑病发生风险、改善神经系统预后至关重要。主要包括:按照新生儿复苏指南规范操作步骤;使用空氧混合仪控制吸入氧浓度;有 RDS 风险的早产儿生后应立即使用 CPAP;有 RDS 症状者早期使用肺表面活性物质,可以采用 INSURE 技术,对于有自主呼吸者可使用 LISA 或 MIST 技术替代 INSURE 等。

（2）延迟结扎脐带：目前复苏指南中推荐对于不需要复苏的新生儿可以延迟结扎脐带 45~60 秒，促进胎盘 - 胎儿供血。如果不能延迟结扎脐带，可以挤压脐带血代替。

（3）合理把握气管插管指征：尽管目前提倡无创通气，但仍有部分患儿无法依靠无创通气获得完全复苏或稳定，因此，产房内要把握好气管插管指征，及时果断、熟练操作，减少早产儿缺氧。

3. 产后预防

（1）稳定安全转运：目前认为，一些高危早产儿如极低、超低出生体重儿如果能在具备相应技术的孕产中心出生，在有经验的三级 NICU 进行生后初期救治及系统管理，则后期合并症发生率会明显降低，远期预后也会大大改善。因此，做好高危孕母及高危儿的早期转运至关重要。转运需要有经验的新生儿专业医师及专业护士承担，转运途中要注意保暖、避免震动、开放静脉通路、监护生命体征、及时处理病情变化，做到稳定及时安全的转运。

（2）NICU 环境：噪声、光线、过多的触觉刺激、疼痛、母婴分离等都会对早产儿的生理状况造成影响，影响听觉、视觉发育，睡眠周期的形成和情绪波动等，从而导致脑损伤或颅内出血，对脑发育造成影响。因此，应采取措施降低 NICU 噪声，环境噪声强度应控制在 50dB 以下，暂时性增强也不应超过 70dB。可用遮光罩覆盖暖箱，并可根据新生儿睡眠或活动等情况逐步调整光线强度，避免光线直接照射在早产儿脸上。减少打扰，将各种医疗护理操作集中进行，减少侵入性检查或治疗，尽量减少患儿睡眠中断。进行疼痛评分，并根据结果给予相应措施减轻疼痛感受。创造条件进行母乳喂养，加强亲子接触、父母陪伴等。这些措施的有力实施，都可以减少早产儿脑病的发生率，促进疾病恢复，改善远期预后。

（3）合理用氧：新生儿特别是早产儿合理用氧对于减少脑损伤、肺损伤及 ROP 的发生密切相关。目前早产儿最理想的用氧目标尚不明确，仍在研究探索中，比较得到认同的是将吸氧患儿的目标血氧饱和度控制在 90%~94%，并避免血氧大幅波动。

（4）机械通气策略：机械通气的目的是保持可接受的血气分析结果，减少肺损伤、避免低碳酸血症。具体策略包括温和通气、允许性高碳酸血症，以及给予咖啡因、激素等治疗利于早期撤离呼

吸机等。

（5）控制感染及炎症反应：许多研究表明，出生后感染及炎症反应对早产儿远期的神经系统预后有不良影响。特别是新生儿坏死性小肠结肠炎（NEC）合并感染者。因此，应积极治疗新生儿期的败血症、NEC、中枢感染、肺炎、尿路感染等各种感染性疾病，并积极控制炎症反应，减少炎症感染对早产儿脑的损害及对脑发育的影响。

【临床特点与诊断】

1. 病史 重点追问孕期及新生儿期有无缺氧缺血病史及感染或炎症损伤病史。

2. 临床表现 早产儿在脑损伤早期常常缺乏典型的神经系统症状体征，严重者可能会出现反应差、呼吸暂停、肌张力低下等非特异表现，较少出现惊厥。因此早产儿脑病的诊断基本依赖于头颅影像学检查。

3. 影像学诊断 对于早产儿脑病的发现和诊断具有重要价值。头颅超声可用于早期床边筛查和随访，如有条件进行磁共振检查，则能够获得更加全面的信息。

（1）早期水肿阶段：超声较为敏感，表现为局部粗糙、不均一的较强回声。弥散加权成像（DWI）对早期水肿的诊断较常规序列更加敏感和特异，呈现典型的高信号影。

（2）软化灶形成阶段：超声对直径 2mm 以上的囊肿即可清晰显示为低回声或无回声影，较磁共振敏感。但磁共振除显示较大的软化灶外，还可显示局部异常信号、脑内外间隙增大、髓鞘化延迟等，还可间接测量脑容积变化，能够提供更为全面的脑发育信息。

【治疗原则】

预防为主，目前无特效药物。高危患儿应早期开展发育评估、康复干预和综合管理。

1. 促红细胞生成素 近年来许多研究报道促红细胞生成素（EPO）对早产儿及足月儿脑具有神经保护作用，主要机制包括通过神经营养、抗炎、抗凋亡和抗氧化来促进损伤后脑细胞的存活；并通过促进红细胞生成、血管生成、减少铁离子、增加氧气的运输，同时促进少突胶质细胞和神经元的再生、分化和成熟，促进脑组织的修复。目前有一些正在进行的 EPO 对早产儿脑保护作用的临床研究，其中几项已进入Ⅲ期试验，前期结果较为满意。

2. 干细胞移植 近年来，干细胞移植治疗早

产儿脑损伤、促进神经再生成为研究热点之一。主要有神经干细胞、间充质干细胞、造血干细胞等,通过替代原有受损细胞、减少炎症反应并释放营养因子等作用促进细胞存活、再生、分化、迁移。可采用自体脐血干细胞或间充质干细胞减少排斥反应,但还需就移植时间、细胞数量、传递路径、移植监控、免疫反应等进一步开展深入研究。

3. 其他 有研究报道一氧化氮、自由基清除剂等可能对未成熟脑损伤有治疗作用,但多数尚在动物实验阶段,尚无明确的临床证据。

【保健与管理】

1. 孕期管理 筛查孕母 TORCH 等感染性疾病,必要时孕期给予治疗。做好妊娠高血压、糖尿病等孕期合并症的管理工作,减少对胎儿的影响。子痫前期或早产倾向者可酌情给予硫酸镁治疗。34 周以下有先兆早产者常规给予地塞米松促进肺发育及脑保护。

2. 防治围产期缺氧,降低感染性疾病发生率 做好窒息复苏抢救,及时发现并控制感染,减轻炎症反应。

3. 影像学筛查 对于高危的早产儿(如胎龄小于 34 周),生后第一周起常规进行床旁颅脑超声检测,之后无异常者每 2 周复查一次直至出院,有脑损伤或颅内出血者每周复查一次,直至病变稳定。高危早产儿在出院前或纠正胎龄足月时常规进行头颅 MRI 检测。尽早发现脑损伤及脑发育异常。

4. 早期干预 病情稳定后,可早期进行发育评估,如在 NICU 期间就进行全身运动评估(GMs),发现异常者可在住院期间就开展早期干预。条件允许时鼓励父母对孩子进行袋鼠式护理,增加亲子交流,指导父母学习抚触、按摩及康复治疗。

【随访】

1. 出院计划 早产儿住院期间应常规进行头颅超声筛查,高危儿如极低 / 超低出生体重儿、头颅超声检查异常、先天畸形、有反复低血糖、严重感染、支气管肺发育不良、坏死性小肠结肠炎等合并症者,出院前完善头颅磁共振检查,并请康复科进行全身运动评估。

2. 随访工作 新生儿专科门诊随访,主要包括以下方面:

(1)体格发育:监测头围、体重、身长等体格发育指标。

(2)营养评估及喂养指导:存在宫外发育迟缓者,应详细询问喂养方式及喂养量,改进喂养方案,促进其追赶生长。

(3)神经发育评估:康复科和(或)儿保科定期随访,运用全身运动评估、Peabody、Gasell、Bayley 等发育量表进行运动、认知、语言、社交等方面的发育评估。定期复查头颅磁共振,评估脑发育及脑损伤修复情况。

(4)相关疾病的后续随访治疗:如甲状腺功能减退、支气管肺发育不良、先天性心脏病、贫血、胆汁瘀积等合并症,需要定期随访检查,调整治疗方案。

(5)家庭干预指导:将门诊康复与家庭康复相结合,由新生儿专业康复师门诊进行康复指导,以早产儿父母或其他抚养者为主进行家庭康复训练,可录制视频反馈训练效果。

(李志华)

参 考 文 献

1. Volpe JJ. Encephalopathy of prematurity includes neuronal abnormalities. Pediatrics,2005,116(1):221-225.
2. Sweet D,Carnielli V,Greisen G,et al. European consensus guidelines on the management of neonatal respiratory distress syndrome in preterm infants -2016 update Neonatology,2017,111(2):107-125.
3. Magnesium sulfate for women at risk of preterm birth for neuroprotection of the fetus. Cochrane Database of Systematic Review,2009,21(1):1-99.
4. 林洁,陈超. 出生后感染 / 炎症与早产儿脑病相关性研究进展. 中华医学杂志,2016,96(22):1796-1800.
5. Juul SE,Pet GC. Erythropoietin and Neonatal Neuroprotection. Clin Perinatol,2015,42(3):469-481.
6. Berger R,Söder S. Neuroprotection in preterm infants. Biomed Res Int,2015,2015:257139.

第五节 新生儿运动功能的检查和评估方法

运动功能指的是身体肌肉的活动。分为粗大运动(gross motor)和精细运动(fine motor)两种。粗大运动是指以身体移动为最终目的的运动,包括坐、站、走、跑跳等。精细运动相对于粗大运动而言是相对较小的运动,主要体现在手的功能方面,如抓、握、捏、拿以及唇舌的运动等。两方面的协调发展使儿童获得正常的运动功能。运动发育的基础是中枢神经系统功能的日趋成熟,包括神经纤维髓鞘化的逐渐完成,有一定的顺序和规律,同时还需要骨骼和肌肉的参与,因此运动发育与神经系统的发育以及全身各个器官系统的发育紧密相关。

一、运动发育规律

运动发育主要遵循以下规律:

1. 头尾规律　儿童的动作发育总是从头至脚或从上至下,即按"抬头→翻身→坐→爬→站→走"这一顺序逐渐发育成熟的。即最早是头部的动作,先抬头,再转头,以后开始翻身,6个月左右会坐,在后是手臂和手的运动,最后才是站立和行走——腿和脚的控制。

2. 由近及远　躯干为中心,动作发育越接近中心部位的动作发育越早,而离中心较远部位的动作发育相对较晚。以上肢为例,先是肩部和上臂动作的发育,接着是前臂、肘、腕部的运动发育,最后是手指的运动。

3. 先粗后细　即粗大运动的发育先于精细运动的发育,先是抬头、翻身、坐等躯体大运动的发育,后是小肌肉运动如手指的抓、握、捏、拿等精细动作。

4. 先整体后局部　小婴儿最初的动作是全身性的、泛化的,而后逐渐发育成局部的精准动作。如对于3个月左右的小婴儿,若给他一个感兴趣的玩具,他的可能表现为手的乱动乱抓,5个月大的婴儿,则可以比较准确地抓握住玩具。

5. 先正后反　如学习走路时,先学会向前行走,再学会倒着走路。

二、新生儿运动发育评估

尽管新生儿期获得的明显的运动功能尚十分有限,但是很快他就会通过试错法获得一定的肌肉控制能力。因此,对于新生儿的运动评估主要包括被动肌张力、主动肌张力。

1. 被动肌张力(位相性肌张力)　与孕龄(conceptional age,CA)相关,见表22-5-1。检查应在新生儿静息状态下进行,头置于中线位置,四肢对称,观察其姿势和体位,在肢体被动运动时的抵抗。主要通过以下检查:

表 22-5-1　姿势与孕周的关系

孕周(周)	被动肌张力/姿势
28	四肢被动伸展开
32	从膝关节开始可以有稍微屈曲,以后是髋关节,上肢伸展开
34	膝关节和髋关节进一步屈曲,上肢伸展开
36	四肢轻微弯曲
40	四肢有力弯曲

(1)腘角度(popliteal angle):腘角度是临床上用于检查新生儿神经肌肉发育程度的一个指标。将大腿屈曲到腹部,拉伸婴儿的膝关节,到感觉有阻力时测量大小腿之间的角度。28周的早产儿,腘角度可到150°,而40周的足月儿在80°左右。

(2)围巾征(scarf sign):检查者一手托住新生儿的颈部和头部,使保持正中半卧位姿势,将新生儿手拉向对侧肩部,观察肘关节和中线的关系。对于28周的早产儿,肩部可以内收,使肘部触及对侧肩部;40周的足月儿肘部只能至身体中线。

2. 主动肌肉张力(姿势性肌张力)　是指对地心引力的抵抗力。32~34周的新生儿可以显示四肢对称、流畅和自主的运动。如果持续存在不对称的运动,往往提示活动较少的一侧相对较弱。例如,新生儿臂丛神经损伤,受损的上肢活动很少。在大多数正常的足月新生儿,可见手的小幅度的舞蹈样运动。在主动睡眠相,通常会看到从一个肢体到另一个肢体的断续性肌阵挛,面部肌肉的抽搐和不规律的呼吸。在正常的清醒状态下的新生儿可以有惊跳和抖动。如果在日龄4天以后,还出现持续的抖动则提示皮质功能的异常。

早产儿和足月儿的身体大运动的数量和质量可以通过Prechtl教授的全身运动法(GMs)进行评估。GMs要求最初四周每周1小时,以后每3~4周每次15分钟对婴儿录像,并通过录像评估神经运动发育。检查耗时长,因此在临床的广泛应用很受限。出生后,正常的新生儿在6~9周龄时即从扭动运动(writhing movement)转变为不安定运动(fidgety movement)。包括颈、躯干和肢体的小幅度的旋转运动。伴随神经发育的成熟,不安定运动在20周龄时消失。在特定的时间区间缺乏不安定运动通常预示远期神经系统后遗症的可能。传统的神经系统检查和GMs相结合应用能够获得比较理想的临床评估和预测结果。

主动肌张力可以通过四肢肌肉运动来评估，常用以下检查方式：

直立托起（vertical suspension）：两手置于新生儿腋下，环绕其胸廓，将其扶成直立位，然后向上举起。正常时小儿上臂近端肌肉有足够的力量将检查者两手向下压，以致小儿不会从检查者两手中间滑脱，托起时，小儿头部竖直于中线位，可维持短暂时间，下肢膝、踝关节均呈屈曲位。主要评估新生儿肩胛带肌肉的张力，也可以发现下肢肌张力轻微的增高。如果下肢肌张力增高，可以发现髋关节的内收和膝关节、踝关节张力的增加，使下肢呈交叉状。

头控制（head control）：40周的新生儿，颈部和躯干的肌肉力量能够维持当其从仰卧位拉起时，头能与躯干保持在水平线上1~2秒。

水平托起（Ventral suspension）：主要检测婴儿躯干部和颈部的力量。婴儿呈俯卧位，检查者托住其胸部呈悬空状。正常足月新生儿举起时头可以短暂保持水平，上下肢均呈屈曲状。

踏步反射（stepping reflex）：检查时手环抱于小儿腋下呈直立位，使其一侧足踩在桌面上，将全身重心移到此脚，这时可引起下肢屈曲，然后伸直、抬起，这时将小儿重心移到另一只脚，又引起相同的动作，类似步伐交替的运动。32周的早产儿已经具有此原始反射，与足月儿不同的是他们通常脚尖着地。正常婴儿5~6周踏步反射即消失，如3个月后仍持续不消失，属异常。

3. 异常运动功能检查

（1）肌张力降低：是最常见的运动功能异常。如果肌张力降低伴随松软或腱反射消失，多提示脊髓前角细胞或周围神经肌肉（运动单元）疾病。如果肌张力降低但相对还存留运动功能且腱反射亢进，多提示中枢神经系统损伤。在胎龄小于28~30周的早产儿，要注意特别鉴别是由于自身发育不成熟还是疾病所致。足月新生儿肌张力降低，仰卧位时呈"青蛙样"，髋部外展，肢体异常伸展开，自主运动减少。在直立托起时，由于肩带肌肉张力降低，婴儿可以从检查者手中滑落，下肢张开。水平托起，婴儿头和肢体都无力地下垂。头控制能力差，从仰卧位拉起至坐位时，头始终后仰。

（2）肌张力增高：见于椎体和椎体外系的疾病。痉挛型是伴随有椎体系疾病的肌张力增高。远端肌肉受累明显，被动运动肢体时常有"折刀"样抵抗感觉，肢体活动受限。上肢表现为屈肌张力增高，动作僵硬、不协调；下肢伸肌、内收肌张力增高，僵硬，内收呈交叉状。新生儿期最常见的原因是缺氧缺血性脑损伤和先天性脑部异常的疾病。如果背部肌肉的强直性痉挛，使头和下肢后弯而躯干向前成弓形的状态，在临床上称为"角弓反张"。这也是在新生儿期可见到的肌张力异常增高的表现之一。通常与中-重度急性脑病或严重的广泛的皮质功能异常有关。

在新生儿期进行运动的评估具有很大的挑战性。通常是通过对主动肌张力、被动肌张力等的结合来判断的。检查应避免在新生儿饥饿、哭闹或激惹时进行。由于检查受多种因素的影响，往往单次的结果并不能反映其真实情况，需要多次的评估才能获得比较客观的结论，同时需要随访远期预后。

（杨　凡　卢　游）

参 考 文 献

1. Adolph KE, I Weise, L Marin. "Motor Development," in Encyclopedia of Cognitive Science. London：Macmillan, 2003.
2. 宁宁，郭佑民，杨健. 新生儿脑发育神经学评估方法. 中国当代儿科杂志，2011，13（1）：72-76.
3. JoAnna Leyenaar, Peter Camfield, Carol Camfield. A schematic approach to hypotonia in infancy. Paediatr Child Health, 2005, 10（7）：397-400.

第六节　新生儿神经智能检查

新生儿期和婴儿早期在神经系统的发育过程中是一个相对特殊的时期，一方面发育极为迅速，不良因素的影响容易造成损伤；另一方面代偿机制活跃，可塑性较强，可以通过早期科学的干预改善预后。20世纪60年代以前，普遍认为新生儿出生后只会吃、睡及啼哭。此后，随着科学的进步，研究发现新生儿具有感知、记忆与习惯形成等多种能力，并在此基础上逐渐形成一些评估方法对新生儿神经行为的发育情况进行评判。

一、新生儿行为评估量表

美国儿科医师 Brazelton 及其团队于1973年首先提出了"新生儿行为评估量表"（Neonatal

Behavioral Assessment Scale，NBAS） 或 Brazelton Neonatal Assessment Scale（BNAS）。目的用于评估出生后 3 天 ~4 周的新生儿的能力。NBAS 总共包括 47 项评分，其中 27 个行为项目和 20 个神经反射。它评估了神经、社会和行为等方面。

1. 行为 分为以下 4 个方面：

（1）相互作用：新生儿对简单或复杂环境因素的反应能力，包括对非生物或生物性声音的定向能力、情绪反应等。

（2）状态控制：如何维持其安静或觉醒状态，对感觉刺激的习惯形成的能力等。

（3）运动能力：肢体的肌张力、活动范围、活动成熟度等。

（4）生理应激反应。

2. 神经反射 包括足抓握、踝阵挛、自动踏步、侧弯反射、四肢被动运动、手抓握、拥抱反射、吸吮反射等。

二、新生儿 20 项行为神经评估（NBNA）

我国儿科教授鲍秀兰通过简化 Brazeton 的 NBAS，研究建立了一套适合中国国情的简易的 20 项新生儿神经行为评估方法（neonatal behavioral neurological assessment，NBNA），于 1988 年完成了全国常模，用于足月新生儿的评估。NBNA 从新生儿的行为能力包括视、听觉定向反应（6 项）、被动肌张力（4 项）、主动肌张力（4 项）、原始反射（3 项）、一般状态（3 项）五个方面对新生儿神经行为发育进行评估。每项评分分别为 0 分、1 分和 2 分，满分 40 分。结果判定：生后 7 天 <35 分为异常；生后 12~14 天 ≤35 分为严重异常。NBNA 有助于早期发现脑损伤所致的神经行为异常，但应注意，其结果易受新生儿状态的影响，特别在有高危因素导致新生儿肌张力增高时，NBNA 评分会出现偏差，此时对评分结果的解释应谨慎。迄今，NBNA 的效度研究仍欠充分，因此在临床应用中，其阴性预测值的意义高于阳性预测值。

三、全身运动评估（GMS）

全身运动 GMs（General Movements）评估，源自欧洲"发育神经学之父"Prechtl 教授。它通过记录并评估婴儿仰卧位时的全身运动录像，对早期的神经发育进行评估。是一种非侵袭性、非干扰性的检查技术，可反复多次进行。主要用于高危儿筛查，筛查时间按照预产期计算，第一次评估在 1 月龄（实际 44 周龄）左右，第二次评估为 3 月龄（实际 53 周龄）左右。不安宁运动（fidgety movements）缺乏可以预测脑性瘫痪和严重发育迟缓，具有较理想的阳性预测值。但 GMs 评估是基于评估者的主观评判，因此必须由经过专门培训的人员进行，在大量的练习和不断的经验积累基础上，才能获得比较客观的结论。

（杨 凡 卢 游）

参 考 文 献

1. Brazelton TB，Nugent JK. The Neonatal Behavioral Assessment Scale. Mac Keith Press，Cambridge，2011.

2. 吴卫红，鲍秀兰，等 . 0~1 岁 52 项神经运动检查和简化 20 项相关性研究 . 中国儿童保健杂志，2014，03：310-312.

3. 鲍秀兰 . 新生儿行为能力和测查方法 . 实用诊断与治疗杂志，2003，06：441-443.

4. Einspieler C1，Prechtl HF. Prechtl's assessment of general movements：a diagnostic tool for the functional assessment of the young nervous system. Ment Retard Dev Disabil Res Rev，2005，11（1）：61-67.

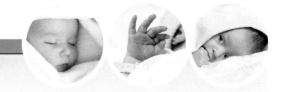

第二十三章　新生儿内分泌系统疾病的预防和保健

第一节　新生儿血糖异常

一、低血糖症

新生儿低血糖症（hypoglycemia）是指新生儿血糖值低于正常新生儿的最低血糖值。许多疾病都会导致低血糖的发生，低血糖可使脑细胞失去基本能量来源，脑代谢和生理活动无法进行，如不及时纠正会造成永久性脑损伤。目前认为不论胎龄和日龄，低于 2.2mmol/L 诊断低血糖症，而低于 2.6mmol/L 为临床需要处理的界限值。

【病因】

病因见表 23-1-1。

表 23-1-1　新生儿低血糖病因

（一）糖原和脂肪储备不足
1. FGR（胎儿生长受限）或 SGA 儿
2. 早产儿
3. 巨大儿
（二）耗糖过多
1. 围产期应激
2. 败血症
3. 窒息或 HIE
4. 低体温
5. 红细胞增多症
6. 休克
7. 妊娠糖尿病或胰岛素依赖性糖尿病母亲的婴儿
8. 糖摄入量不足
9. 母亲用药

续表

（三）高胰岛素血症
1. 糖尿病母亲新生儿
2. 新生儿溶血病
3. Beckwith 综合征
4. 巨大儿
5. 功能性胰岛 β 细胞增生
6. 胰岛 β 细胞瘤
7. 胰岛细胞增殖症
8. 亮氨酸敏感
9. 母亲用药
（四）内分泌疾病
1. 垂体功能低下
2. 生长激素缺乏
3. 肾上腺皮质功能低下
4. 甲状腺功能减退
5. 胰高血糖素缺乏
（五）遗传代谢障碍
1. 糖代谢障碍　半乳糖血症、糖原贮积症、果糖不耐受
2. 氨基酸代谢障碍　枫糖尿病、甲基丙二酸血症、丙酸血症、遗传性酪氨酸血症
（六）伴随其他疾病
1. 医源性　静脉输注葡萄糖液骤停、交换输血后
2. 其他

【临床特点与诊断】

1. 临床特点　新生儿低血糖常缺乏症状，同样血糖水平的患儿症状轻重差异也很大，原因尚不明。无症状性低血糖较症状性低血糖多 10~20

倍。症状和体征常非特异性,多出现在生后数小时至1周内,或伴发于其他疾病过程而被掩盖,主要表现为反应差、阵发性发绀、震颤、眼球不正常转动、惊厥、呼吸暂停、嗜睡、拒食等,有的出现多汗、苍白及反应低下等。

2. 诊断 主要根据病史、临床表现、血糖确诊。

(1)病史:母亲糖尿病史,妊娠高血压疾病史,婴儿患红细胞增多症、ABO或Rh血型不合溶血病、围产期窒息、感染、硬肿症、RDS等病史,特别是早产儿、SGA儿以及开奶晚、摄入量不足等情况。

(2)临床表现:有上述临床表现,特别是经滴注葡萄糖液症状好转者或具有无原因解释的神经系统症状、体征的患儿均应考虑本症。

【治疗原则】

新生儿血糖的监测和低血糖的预防及早期治疗对防止神经系统损伤有重要作用。

1. 任何处理方法需要考虑新生儿的整个代谢和生理状态,而不应中断母婴联系和母乳喂养。

新生儿血糖处在哪一个浓度应干预,必须符合其临床状态和特点。从实用的角度考虑,图23-1-1所述的管理方法中的"处在危险中"的新生儿仅包括小于胎龄儿、大于胎龄儿、糖尿病母亲新生儿、晚期早产儿。

2. 如用上述方法补充葡萄糖仍不能维持血糖水平,可加用氢化可的松5~10mg/(kg·d)静脉滴注,至症状消失、血糖恢复后24~48小时停止,激素疗法可持续数天至1周。

3. 持续性低血糖可用胰高血糖素0.1~0.3mg/kg肌注,必要时6小时后重复应用。同时进一步检查排除高胰岛素血症,必要时应用二氮嗪和生长抑素。

4. 积极发现及治疗原发病。如半乳糖血症患儿应完全停止乳类食品,代以不含乳糖食品;亮氨酸过敏婴儿,应限制蛋白质;糖原累积症患儿应昼夜喂奶;先天性果糖不耐受症应限制蔗糖及水果汁等摄入。

5. 治疗期间还需保持一定环境温度以降低热能消耗。

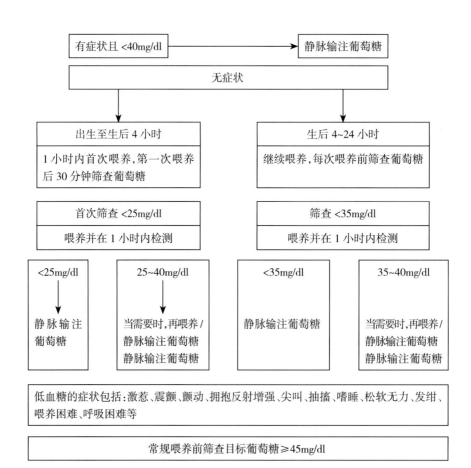

图 23-1-1 小于胎龄儿、大于胎龄儿、糖尿病母亲新生儿、晚期早产儿低血糖处理流程

【预防】

1. **血糖筛查对象**　新生儿低血糖症最容易发生在葡萄糖生成和生酮作用受损的新生儿。低血糖最常发生在小于胎龄儿、糖尿病母亲新生儿、晚期早产儿。母体和胎儿的其他因素也可使新生儿处在发生低血糖的危险中,临床医师可对有这些因素的患儿进行监测血糖。健康足月儿在完全正常的怀孕和分娩之后,不需要常规筛查和监测血糖浓度。

2. **血糖筛查时间**　出生后最初 1~2 小时,新生儿血糖浓度降低到 1.6mmol/L,然后升高并达到更稳定的浓度,生后 12 小时一般在 2.5mmol/L 以上。在正常生理性最低点期间,是否筛查具有发生低血糖高危因素的无症状新生儿,仍有争议。糖尿病母亲新生儿在生后 1~12 小时都可能发生无症状低血糖症。相反,大于胎龄儿或小于胎龄儿生后 3 小时血糖浓度就很低,这些新生儿到了生后 10 天仍有发生低血糖症的危险。因此应根据与新生儿个体有关的危险因素的频率和持续时间对这些高危儿进行筛查。

3. **无症状性高危儿的筛查**　应在生后 1 小时内进行,并持续到经过多次稳定的喂养周期以后。晚期早产儿和小于胎龄儿应每 2~3 小时喂养,并至少在最初 24 小时每次喂养前进行筛查。2 小时后,如果血糖浓度仍然低于 2.5mmol/L,喂养前应继续筛查。

二、高血糖症

新生儿高血糖症(hyperglycemia)的标准目前尚未统一,国内学者多以全血血糖 >7.0mmol/L 作为诊断标准。由于新生儿肾糖阈值低,当血糖 >6.7mmol/L 时常出现糖尿。

【病因】

1. **血糖调节功能不成熟,对糖耐受力低。** 新生儿,尤其早产儿、小于胎龄儿,缺乏成人所具有的 Staub-Traugott 效应,与胰岛素 β 细胞功能不完善、对输入葡萄糖反应不灵敏和胰岛素的活性较差有关,因而葡萄糖清除率较低。

2. **疾病影响**　在应激状态下,如处于窒息、感染或寒冷的新生儿易发生高血糖。

3. **医源性高血糖**　常见于早产儿,由于补液时输入葡萄糖量过多、速度过快,母亲分娩前短时间内应用糖和糖皮质激素,以及婴儿在产房复苏时应用高渗葡萄糖、肾上腺素及长期应用糖皮质激素等药物所致。

4. **新生儿暂时性高血糖**　病因和发病机制尚不清楚,可能与胰岛 β 细胞暂时性功能低下有关。

5. **真性糖尿病**　新生儿少见。

【临床表现】

1. 高血糖不严重者无临床症状,主要防治引起高血糖的病因及控制葡萄糖输入速度。

2. 血糖显著增高或持续时间长的患儿可发生高渗血症、高渗性利尿,出现脱水、烦渴、多尿等,呈特有面貌,眼闭合不严伴惊恐状,体重下降,严重者可发生颅内出血。

3. 血糖增高时,常出现糖尿。医源性高血糖,糖尿多为暂时性和轻度。暂时性糖尿病糖尿可持续数周或数月。除真性糖尿病外,以上两者酮体常为阴性或弱阳性,伴发酮症酸中毒少见。

【早期诊断和预防】

1. **诊断**　由于新生儿高血糖症常无特异临床表现,诊断主要依据血糖和尿糖检测,但应及时查清引起血糖增高的原因,以利治疗。

2. **预防**　预防措施主要是防治引起高血糖的病因及控制葡萄糖的输注速度,临床上应注意以下几点:

(1) 对母亲分娩前短时间内和新生儿在产房复苏时使用过葡萄糖者,入病房后先查血糖然后决定所需输注葡萄糖速度。

(2) 在新生儿重症感染、窒息及低体温等应激情况下,血糖往往不低,且易有高血糖的可能,应慎用高渗葡萄糖静脉推注,稀释药物用 5% 葡萄糖为宜。

(3) 对早产儿、小于胎龄儿,尤其有中枢神经系统损害时,输注葡萄糖速度勿大于 5~6mg/(kg·min),应监测血糖、尿糖,并用以调整葡萄糖输注速度和浓度。

(4) 进行肠道外营养的新生儿,补充热量不能单纯依靠提高葡萄糖浓度,应加用氨基酸溶液和脂肪乳以达全静脉营养的目的。

【治疗】

1. 医源性高血糖要根据病情暂停或减少葡萄糖入量,严格控制输液速度,监测血糖、尿糖。

2. 重症高血糖症伴有明显脱水表现应及时补充电解质溶液,以迅速纠正血浆电解质紊乱状况,并降低血糖浓度和减少糖尿。

3. 当葡萄糖浓度已降至 5%,输注速度降低至 4mg/(kg·min)时,空腹血糖浓度 >14mmol/L、尿糖阳性或高血糖持续不见好转时可试用胰岛素,具体如下:①间歇胰岛素输注:0.05~0.1U/kg,每 4~6 小时 1 次,必要时通过输液泵输注(15 分钟);②持续胰岛素滴注:滴注速率 0.01~0.2U/(kg·h);如果发生低血糖,停止胰岛素滴注,并静脉供给 10% 葡萄糖 2ml/kg,1 次;③皮下注射胰岛素现已很少应用(新生儿糖尿病除外);④胰岛素滴注期间,每 6 小时监测血钾水平。

4. 持续高血糖,尿酮体阳性,应做血气监测及时纠正酮症酸中毒。

5. 同时去除病因,治疗原发病如停用激素、纠正缺氧、恢复体温、控制感染、抗休克等。

(李占魁 柯华)

参 考 文 献

1. Kelly JC, Murata P. AAp Sets Guidelines for Neonatal Hypoglycemia. http://www.medscape.org/viewarticle/738314.

2. Adamkim DH and Committee on Fetus and Newborn. Clinical report-Postnatal glucose homeostasis in late preterm and term infants. Pediatrics, 2011, 127 (3): 575-579.

3. 陈昌辉,李茂军,吴青,等. 美国儿科学会胎儿和新生儿委员会《新生儿低血糖症筛查和后续管理指南(2011 年版)解读》.实用医院临床杂志,2011,8(6):70-72.

4. Trefz FM, Feist M, Lorenz I. Hypoglycaemia in hospitalized neonatal calves: Precalence, associated conditions and impact on prognosis. Vet J, 2016, 217: 103-108.

5. Gregory KE. New Approaches to Care of the Infant With Hypoglycemia. J Perinat Neonatal Nurs, 2016, 34 (4): 284-287.

6. Nakamura T, Hatanaka D, Nakamura M, et al. Serial investigation of continuous glucose monitoring in a very low birth weight infant with transient late-onset hyperglycemia. Fukushima J Med Sci, 2016, 62 (2): 108-111.

第二节 新生儿甲状腺功能异常

一、先天性甲状腺功能减退症

先天性甲状腺功能减退症又称克汀病或呆小病,由于甲状腺先天缺如、发育不良或甲状腺激素合成途径缺陷而引起者称为散发性甲状腺功能减退症,因母孕期饮食中缺碘引起者称地方性甲状腺功能减退。主要表现为体格和精神发育障碍,早期诊断和治疗可防止症状的发生或发展,否则可导致严重的脑损害和智力低下。

【病因】

1. 散发性甲状腺功能减退症

(1) 原发性甲状腺功能减退:包括甲状腺缺如和发育不良;甲状腺激素合成障碍:多为常染色体隐性遗传,由于酶的缺陷所致;甲状腺或靶器官反应低下;暂时性甲状腺功能障碍:①暂时性甲状腺功能减退:其共同特点是暂时性甲状腺激素分泌减少,TSH 代偿性分泌增加;②暂时性低甲状腺素血症:多为早产儿,胎龄越小发病率越高,为下丘脑功能不成熟所致。一般在 1~5 个月恢复正常;③低三碘甲状腺原氨酸(T₃)综合征。

(2) 继发性甲状腺功能减退:常伴有脑发育异常。包括促甲状腺素释放激素(TRH)缺乏;TSH 缺乏。

2. 地方性甲状腺功能减退症 多见于地方甲状腺肿流行区,由于水土和食物中含碘不足,母孕期饮食中缺碘,使胎儿在胚胎期因碘缺乏而导致甲状腺激素合成与分泌减少,导致胎儿各器官系统尤其脑发育障碍。垂体 TSH 代偿性增多,甲状腺常肿大,亦可发生萎缩,与甲状腺受到长期过度刺激所致的衰竭性萎缩或甲状腺缺乏生长所需的碘有关。

【临床表现】

多数先天性甲状腺功能减退患儿出生时无特性临床症状或症状轻微,但仔细询问病史及体格检查可发现可疑线索,例如母亲怀孕时常感到胎动少、过期产、巨大儿,生后可出现黄疸较重或者黄疸消退延迟、嗜睡、少哭、哭声低下、食欲缺乏、吸吮力差、皮肤花纹(外周血液循环差)、面部臃肿、前后囟较大、便秘、腹胀、脐疝、心率缓慢、心音低钝。如果中枢性甲减合并其他垂体促激素缺乏,可表现为低血糖、小阴茎、隐睾及面中线发育异常,如唇裂、腭裂、视神经发育不良等。

【早期诊断与筛查】

1. 新生儿筛查

(1) 原卫生部规定新生儿先天性甲减筛查方法为足月新生儿出生 72 小时后,7 天之内,并充分哺乳,足跟采血,滴于专用滤纸片上测定干血滤纸片 TSH 值。该方法只能检出原发性甲减和高

TSH 血症,无法检出中枢性甲减、TSH 延迟升高的患儿等。

(2) 对甲减筛查阴性病例,如有可疑症状,临床医生仍然应该采血再次检查甲状腺功能。

(3) 危重新生儿或接受过输血治疗的新生儿可能出现筛查假阴性结果,必要时应再次采血复查。

(4) 低或极低出生体重儿由于下丘脑-垂体-甲状腺轴反馈建立延迟,可能出现 TSH 延迟升高,为防止新生儿筛查假阴性,可在生后 2~4 周或体重超过 2500g 时重新采血复查测定 TSH 和 FT_4。

2. 确诊性检查 测定血清 FT_4 和 TSH,FT_4 浓度不受 TBG 水平影响。若血 TSH 增高、FT_4 降低者,诊断为先天性甲状腺功能减退症;若血 TSH 增高、FT_4 正常,可诊断为高 TSH 血症;若 TSH 正常或降低,FT_4 降低,诊断为继发性或者中枢性甲减。

【综合防治】

无论是原发性或者继发性先天性甲减,一旦确定诊断应该立即治疗。对于新生儿筛查初次结果显示干血滤纸片 TSH 值超过 40mU/L,同时 B 超显示甲状腺缺如或发育不良者,或伴有先天性甲减临床症状与体征者,可不必等静脉血检查结果立即开始左甲状腺素钠($L-T_4$)治疗。不满足上述条件的筛查阳性新生儿应等待静脉血检查结果后再决定是否给予治疗。治疗首选 $L-T_4$,新生儿期先天性甲减初始治疗剂量 10~15μg/(kg·d),每天 1 次口服,尽早使 FT_4、TSH 恢复正常,FT_4 最好在治疗 2 周内,TSH 在治疗后 4 周内达到正常。对于伴有严重先天性心脏病患儿,初始治疗剂量应减少,治疗后 2 周抽血复查,根据血 FT_4、TSH 浓度调整治疗剂量。

【随访】

1. 随访时,甲状腺激素维持剂量需个体化。血 FT_4 应维持在平均值至正常上限范围之内,TSH 应维持在正常范围内。$L-T_4$ 治疗剂量应随静脉血 FT_4、TSH 值调整,婴儿期一般在 5~10μg/(kg·d),1~5 岁 5~6μg/(kg·d),5~12 岁 4~5μg/(kg·d)。药物过量患儿可有颅缝早闭和甲状腺功能亢进临床表现,如烦躁、多汗等,需及时减量,4 周后再次复查。

2. 对于 TSH 大于 10mU/L,而 FT_4 正常的高 TSH 血症,复查后 TSH 仍然增高者应予治疗,$L-T_4$ 起始治疗剂量可酌情减量,4 周后根据 TSH 水平调整。

3. 对于 TSH 始终维持在 6~10mU/L 的婴儿的处理方案目前仍存在争议,在出生头几个月内 TSH 可有生理性升高,对这种情况的婴儿,需密切随访甲状腺功能。

4. 对于 FT_4 和 TSH 测定结果正常,而总 T_4 降低者,一般不需治疗。多见于 TBG 缺乏、早产儿或者新生儿有感染时。

5. 对于幼儿及年长儿下丘脑-垂体性甲减,$L-T_4$ 治疗需从小剂量开始,如伴有肾上腺糖皮质功能不足者,需同时给予生理需要量皮质素治疗,防止突发性肾上腺皮质功能衰竭,如发现有其他内分泌激素缺乏,应给予相应替代治疗。

二、先天性甲状腺功能亢进症

新生儿甲状腺功能亢进症(hyperthyroidism)或称新生儿甲状腺毒症(thyrotoxicosis)见于患自身免疫性甲状腺病尤其是甲状腺功能亢进症母亲所生的婴儿,可为暂时性或持续性。本病在新生儿期少见,但若不能及时发现和治疗,重症患儿的甲状腺激素急剧增高,病情迅速恶化,病死率可达 15%~20%,为新生儿急症。

【病因】

1. 暂时性甲状腺功能亢进症 母亲多在孕期或孕前不久发生甲状腺功能亢进症,可伴发突眼和(或)甲减。由母亲血浆中的甲状腺刺激抗体(TSAb)经胎盘被动传递给胎儿所致。

2. 持续性甲状腺功能亢进症 即始发于新生儿期的真正甲状腺功能亢进症,在生后亦可同时存在经胎盘由母亲传递来的 TSAb。

【临床表现】

早产儿多发,症状多在 24 小时内出现,表现兴奋、活动过多、震颤、皮肤潮红、出汗、食欲亢进,可有呕吐、腹泻、体重增长减少、不增或下降。眼睛常睁大,可有突眼,一般较轻。多有甲状腺肿,可以很小不易觉察,肝脾可增大。重症可出现体温升高、室速、节律不齐、充血性心力衰竭和黄疸等。暂时性甲状腺功能亢进症的病程为自限性,3~12 周后自然缓解,亦有长达 6 个月者。甲状腺肿可在所有甲亢症状消失后尚持续一段时间。真正甲状腺功能亢进的症状可持续数月或数年才缓解,缓解后可再发,亦有一直不缓解者。某些患儿可有骨龄超前和颅缝早闭。

【早期筛查与诊断】

1. 母亲在孕期或孕前患自身免疫性甲状腺疾病尤其甲状腺功能亢进症的病史对诊断很重要,对其所生婴儿要密切观察。

2. 虽然甲状腺功能亢进的某些症状与神经系统疾病、先天性心脏病及败血症相似,但若有母亲甲状腺功能亢进病史和新生儿甲状腺肿的存在,应考虑到本病。

3. 正常新生儿扪不到甲状腺,如扪到即是甲状腺肿。血清 T_4、T_3 增高,TSH 降低。必要时可测 RT_3U 和计算 FT_4I,以除外 TBG 变化的影响。检测母子血清 TSAb 均明显增高。亦可有其他抗甲状腺抗体存在,如甲状腺抑制抗体、甲状腺球蛋白抗体和微粒抗体等。孕妇血清 TSAb 浓度是预测胎儿甲状腺功能亢进的指标。

【治疗及随访】

治疗原则与其他年龄甲状腺功能亢进症相同,根据病情而定。硫脲类药物主要是抑制甲状腺激素的合成,故用药后需经过一段时间,待已合成和贮存的甲状腺激素释放与代谢后,症状才减轻,需数天或更长。症状中、进展快者需合用碘剂和(或)普萘洛尔,以便迅速控制病情。应用 PTU 1~3 个月后可减量或暂停,进行临床观察,测定 T_4、T_3 和 TSH,以判定是否为暂时性甲状腺功能亢进症,并考虑继续治疗方案。

(李占魁 柯华)

参 考 文 献

1. 中华人民共和国卫生部. 新生儿疾病筛查技术规范(2010).2011-11-10.

2. Grasberger H. Defects of thyroidal hydrogen peroxide generation in congenital hypothyroidism. Mol Cell Endocrinol, 2010, 322:99-106.

3. Beltrao CB, Juliano AG, Chammas MC, et al. Etiology of congenital hypothyroidism using thyroglobulin and ultrasound combination. Endocr J, 2010, 57:587-593.

4. 艳华,秦玉峰,赵正言. 中国新生儿先天性甲状腺功能低下症与苯丙酮尿症筛查 22 年回顾. 中华儿科杂志, 2009,47:18-22.

5. 中华医学会儿科学分会内分泌遗传代谢学组,中华预防医学会儿童保健分会新生儿疾病筛查学组. 先天性甲状腺功能减低症诊疗共识. 中华儿科杂志,2011,49(6):421-424.

第三节 先天性肾上腺皮质功能异常

先天性肾上腺皮质增生症(congenial adrenal hyperplasiaing,CAH)是一组因肾上腺皮质激素合成途径中酶缺陷而引起的常染色体隐性遗传病,在世界范围内的活产新生儿发病率为 1/15 000~1/10 000。CAH 是最常见的女性外生殖器性别难辨的病因,也是在未开展新生儿筛查的发展中国家新生儿猝死的常见病因。

【病因】

肾上腺皮质激素的缺乏导致下丘脑促皮质激素(ACTH)分泌增加,从而刺激肾上腺皮质增生。不同类型的酶缺乏导致皮质激素前体堆积及旁路代谢产物增多,从而导致机体出现皮质功能不全或性激素合成障碍。常见的 CAH 类型有 P450c21(21- 羟化酶)缺乏症、P450c11(11β- 羟化酶)缺乏症、3β-HSD(3β- 羟类固醇脱氢酶)缺乏症、P450c17(17α- 羟化酶)缺乏症、P450scc(胆固醇侧链酶)缺乏症等类型。肾上腺类固醇激素合成所需的酶,除 3β- 羟类固醇脱氢酶外,其余均为细胞色素 P450 蛋白超家族成员。

【预防】

1. **新生儿筛查** 主要是 21- 羟化酶缺乏症的筛查。其目的在于防止新生儿肾上腺危象、休克及其后遗症的发生,减低病死率,防止女性男性化,预防过多雄激素作用导致的不良后果(身材矮小、性别不明及性心理发育障碍)。方法:采用干血滴纸片法,生后 2~5 天采集足跟血,检测 17-OH 浓度,正常新生儿出生后 17-OH 水平较高,12~24 小时后降至正常,此外,低出生体重儿 17-OH 水平也会上升,应注意鉴别,见表 23-3-1。

2. **产前诊断** 21-OHD 的产前诊断已开展得比较活跃,但产前治疗仍停留在实验阶段并存在争议。CAH 是常染色体隐性遗传病,每生育一胎就有 1/4 几率为 CAH,所以 CAH 患儿的母亲每次怀孕时均需通过产前诊断鉴别该胎儿是否有患病的可能,必要时应进行早期干预治疗,在胎儿生殖器发育之前给孕母用地塞米松(DXM)就能阻止增高的雄激素对外生殖器发育的影响和防止出生后失盐症状的出现,故产前诊断较新生儿筛查能更早地进行干预,达到理想的预防效果。

表 23-3-1　不同出生体重 17-OH 浓度异常的判断标准

出生体重（g）	可能异常的 17-OH 浓度（nmol/L）	肯定异常的 17-OH 浓度（nmol/L）
<1299	≥408.51	
1300~1699	347.99~405.48	≥408.51
1700~2199	196.69~296.31	≥272.34
≥2200	121.04~269.31	≥272.34

【临床特点与诊断】

1. 类型

（1）21- 羟化酶缺乏症（21-OHD）：为最常见类型，占本病的 90%~95%，发病率约为 1/15 000~1/5000。其临床特征为皮质醇分泌不足、失盐及雄激素分泌过多而引起的各种表现。

（2）11β- 羟化酶缺乏症（11β-OHD）：约占 CAH 的 5%~8%，11β- 羟化酶缺乏时，使 11- 脱氧皮质酮和 11- 脱氧皮质醇分别向醛固酮和皮质醇的转变通路被阻断，后两者合成障碍。临床可分为典型和非典型。典型者雄激素合成过多导致女性外生殖器男性化（假两性畸形）和男性假性性早熟。

（3）3β- 羟类固醇脱氢酶缺乏症（3β-HSD）：本型较罕见，是由于 3β-HSD Ⅱ 基因突变所致。3β- 羟类固醇脱氢酶缺乏时，皮质醇、醛固酮及性激素均合成受阻。

（4）17α- 羟化酶缺乏症（17α-OHD）：本型较罕见，由于孕烯醇酮和孕酮分别向 17α- 羟孕烯醇酮和 17α- 羟孕酮的转变通路被阻断，所以皮质醇及性激素合成障碍。

（5）胆固醇侧链裂解酶缺乏症：又称先天性类脂质性肾上腺皮质增生症，罕见，肾上腺细胞内积聚大量胆固醇及其他脂类。

2. 诊断　主要根据：外生殖器性别不清，男性阴茎大或尿道下裂、隐睾，女性外生殖器男性化；生后早期出现水盐代谢障碍或高血压；家族中有过本病患者；实验室检查是确诊的重要依据；基因诊断：采用直接 PCR、寡核苷酸杂交、限制性内切酶片段长度多态性和基因序列分析可发现相关基因突变或缺失。

【治疗原则】

1. 对于肾上腺皮质分泌不足进行替代治疗。

2. 抑制垂体分泌过多的 ACTH，减少皮质激素的前体类固醇异常增加和减少肾上腺皮质雄激素的过度产生，使男性化症状不再进展。

3. 抑制垂体对黑色素细胞过度分泌的促进作用，减轻皮肤色素沉着；对失盐型还需要补充盐皮质激素。

【保健管理】

孕前咨询：21-OHD 的携带者频率大约是 1：62，经典型女性 CAH 患者，其再生育一胎患有 CAH 的几率约为 1：120；在不同人群中非经典型 CAH 的携带者频率为 1：161~1：5，非经典型 CAH 母亲生育女性经典型 CAH 胎儿的几率约为 1：720。但实际的患者发生情况不一定与理论计算一致，患者的通婚方式等因素也影响后代的发生率。

（李占魁　柯华）

参 考 文 献

1. Peiser Pw, Azziz R, Baskin Ls, et al. Congenital adrenal hyperplasia due to steroid 21-hydroxylase deficiency: an Endocrine Society clinical practice guideline. J Clin Endocrinol Metab, 2010, 95 (9): 4133-4160.

2. Auchus RJ, Witchel SF, Leight KR, et al. Guidelines for the Development of Comprehensive Care Centers for Congenital Adrenal Hyperplasia: Guidance from the CARES Foundation Initiative. Int J Pediatr Endocrinol, 2010: 215-218.

3. Reichman DE, White PC, New MI, et al. Fertility in patients with congenital adrenal hyperplasia. Fertil Steril, 2014, 101 (2): 301-309.

4. 罗飞宏. 先天性肾上腺皮质增生症诊断治疗进展. 中华实用儿科临床杂志, 2015, 30 (8): 564-569.

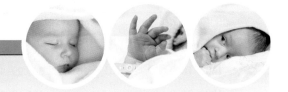

第二十四章 新生儿感染性疾病的预防和保健

第一节 先天性巨细胞病毒感染

人巨细胞病毒（humancytomegalovirus，HCMV）感染是最常见的先天性病毒感染性疾病之一，随访中10%~20%的患儿存在神经系统后遗症。先天性HCMV感染是指受CMV感染的母亲所生育的婴儿在出生后14天内证实HCMV感染。

【病因】

主要由宫内感染和宫颈逆行感染所致。巨细胞病毒感染是最常见的围产期病毒感染。巨细胞病毒感染可能发生在宫内（先天性CMV感染），可能由于分娩时接触了母亲生殖道的分泌物，还可能是出生后感染（产后CMV感染）。婴儿产后CMV感染通常是因为接触母乳里的病毒。在CMV病毒阴性的去白细胞血液制品于早产儿中广泛应用前，输血也是婴儿产后CMV感染的一大原因。

【预防】

1. **HCMV疫苗** 动物模型和人群观察研究表明，原发性HCMV感染的孕妇注射HCMV-HIG，可有效预防胎儿感染。一项回顾性观察研究表明，对孕妇注射HCMV-HIG可降低HCMV宫内传播发生率，且孕期使用HCMV-HIG还可改善神经系统发育结局，但尚需进行大样本的临床研究来进一步证实。

2. **筛查和预防** 目前一些国家已使用干血片检测HCMV-DNA筛查先天性HCMV感染，其优点是可及早发现，以尽早实施预防干预来减低

对语言发育的损害，早期发现脑损伤，进行康复治疗，但会对那些结局正常的父母造成不必要的焦虑。

3. **孕期保健** CMV特异性免疫球蛋白被动免疫可用于治疗原发性CMV感染的孕妇，从而预防先天性CMV感染。一项在意大利进行的前瞻性队列研究表明，使用CMV特异性免疫球蛋白降低了先天CMV感染的风险。但是随后的另一项同样在意大利进行的随机、安慰剂对照的双盲试验未能证实上述结果。目前不推荐CMV特异性免疫球蛋白用于除研究以外的先天性CMV感染的预防措施。对一些确诊的母体CMV感染的病例，推荐转诊到具有产前诊断资质的母胎医学专家处进行妊娠期的咨询和随访，定期进行系列超声，评估胎儿脑室和胎儿生长情况。孕妇要尽可能降低暴露于HCMV的风险，因为尚无有效疫苗对新生儿进行主动免疫。

4. **喂养方式** 母乳喂养好处多。然而在美国，母乳喂养也是婴儿获得CMV的主要途径。大约1/2的孕妇CMV血清反应是阳性的，这些人中80%的母乳中含有CMV。若用巴氏灭菌法为母乳灭菌，病毒是被消灭了，但乳汁中的有益成分也大幅度减少。而低温灭菌法只能减少、不能完全阻断CMV经由乳汁的传播。

【临床特点与诊断】

1. **新生儿的先天性HCMV** 感染患儿中有85%~90%的患儿出生时并无任何症状，先天性HCMV无症状性感染的定义为出生后前3周从患儿的任何分泌物中检测到病毒，但症状体征、实验

室检查和影像学检查均正常。仅有 10%~15% 的先天性 HCMV 感染患儿出生时会有明显的症状，出生时有症状的先天性 CMV 感染患儿主要携带巨细胞包涵体。症状性先天性 HCMV 感染患儿伴发先天畸形的可能性较高，病死率为 5%~10%，常因肝功能失代偿、出血、DIC 或继发细菌感染等死亡。CMV 感染胎儿主要表现为超声改变，如脑室扩大或脑积水、小头畸形、小脑发育不全、严重胎儿生长受限、胎儿水肿，甚至导致流产、死胎等表现。在原发性感染中，有近 50% 的感染胎儿有超声异常。

2. 诊断　具备活动性 HCMV 感染的实验室确诊证据，可明确诊断。CMV 在出生后 14 天内证实为先天性感染。出生后 3~12 周内证实为围产期感染，12 周后证实为出生后感染。病毒分离是诊断 HCMV 活动性感染的"金标准"。

【治疗原则】

更昔洛韦（ganciclovir，GCV）是治疗 HCMV 感染相关疾病的首选药物。在新生儿 HCMV 感染的治疗中更昔洛韦具有安全、耐受性良好等特点，尤其对终末器官疾病的患儿疗效很好。症状性 CMV 感染倾向于采用早期、高剂量、足疗程的个体化治疗方案。目前常用方案为：7.5mg/（kg·次），Q12h，疗程 6~12 周。

目前国外已有口服缬更昔洛韦制剂上市，在早产儿巨细胞病毒感染的治疗上取得与静脉注射一样的疗效，而副作用明显低于后者。对于无症状的先天性 HCMV 感染的新生儿治疗目前仍有争议。治疗过程中应注意药物不良反应，严密监测相关检查指标（血常规、肝功能、肾功能），治疗中可能出现的不良反应有骨髓抑制、性腺抑制、肝功能异常及抽搐等，有 2/3 的患儿可能出现中性粒细胞减少。必要时应停药观察，并给予对症治疗。

【随访】

先天性 HCMV 感染患儿应尽可能定期随访及监测，以便早期发现异常进行干预治疗。

1. 听力随访　SNHL 可在出生时即存在，也可呈进展性发展，因此需要出生后第 1 年每 3~6 个月检测 1 次，以后每 0.5 年 1 次直到 3 岁，此后每年 1 次直到 6 岁，以尽早发现和判断听力恶化。

2. 眼科随访　症状性先天性 HCMV 感染患儿有迟发型脉络膜视网膜炎和斜视的风险，因此应该坚持每年进行 1 次随访，到 5 岁左右。

3. 口腔科随访　先天性 HCMV 感染患儿有牙釉质发育不全和钙化不全存在的风险，因此有必要进行定期的口腔科随访。

4. 神经系统随访　在随访中发现 10%~20% 的先天性 HCMV 感染患儿中，包括症状性的及无症状性的患儿有神经系统后遗症。出生时怀疑小头畸形的患儿应该定期监测头围，脑瘫患儿需听取专科临床医师的建议进行必要的康复治疗，症状性先天性 HCMV 感染患儿应尽量坚持定期随访以便早期发现异常进行早期干预治疗。

（张雪峰）

参 考 文 献

1. Matthew S Kelly，Daniel K Benjamin，Karen M Puopolo，et al. Postnatal Cytomegalovirus Infection and the Risk for Bronchopulmonary Dysplasia. JAMA Pediatrics，2015，169（12）：e153785.
2. 张菊，方峰. 先天性巨细胞病毒感染研究新进展. 中华实用临床儿科杂志，2013，28（22）：1747-1750.
3. 杨慧霞.《妊娠期巨细胞病毒感染的临床实践指南》解读. 中华围产医学杂志，2015，11：805-807.
4. 美国妇产科医师协会. 妊娠期巨细胞病毒、微小病毒B19、水痘带状疱疹病毒和弓形虫感染的临床实践指南（第 151 号）.2015.

第二节　母婴 HIV 感染

HIV 母婴传播是指 HIV 阳性的妇女在妊娠、分娩以及母乳喂养的过程中，所生的婴儿被 HIV 感染。预防 HIV 母婴传播的措施包括孕期抗病毒药物阻断、产时干预和婴儿生后阻断。母亲的病毒载量是病毒传播的独立危险因素，当病毒复制被充分抑制住时，传染率会大幅下降。

【病因】

HIV 母婴垂直传播是新生儿 HIV 感染的主要途径。其中孕期宫内传播占母婴传播的 20%，分娩时传播占 40%，母乳喂养传播占 40%。非母乳喂养婴儿，25%~30% 的母婴传播发生在孕期，主要在妊娠后期，70%~75% 发生在分娩期。

【预防】

1. 孕期抗病毒药物阻断

（1）孕期或临产发现感染、尚未接受抗病毒治疗的孕产妇，应即刻给予抗病毒治疗。治疗方案推荐选择以下两种方案中的任意一种，也可根据实际情况进行调整。方案一：齐多夫定（AZT）+拉米夫定（3TC）+洛匹那韦/利托那韦（LPV/r）；或方案二：替诺夫韦（TDF）+拉米夫定（3TC）+依非韦伦（EFV）。

表 24-2-1　常用抗病毒药物剂量及使用方法

药物	单次剂量	使用方法
AZT	300mg	1 天 2 次
3TC	300mg	1 天 1 次
LPV/r	200mg/50mg/ 片，2 片	1 天 2 次
TDF	300mg	1 天 1 次
EFV	600mg	1 天 1 次

（2）孕前已接受抗病毒治疗的孕产妇，根据病毒载量检测结果进行病毒抑制效果评估。如果病毒抑制效果理想（即病毒载量小于最低检测限），可保持原治疗方案不变；否则，需调整抗病毒治疗用药方案。

（3）孕产妇应用抗病毒药物注意事项：

1）抗病毒治疗时间：一旦发现 HIV 感染孕产妇，无论其是否进行 CD4$^+$T 淋巴细胞计数和病毒载量检测，也无论其检测结果如何，都要尽快开始抗病毒治疗。

2）分娩结束后，无论采用何种方式婴儿喂养，均无需停药，尽快将其转介到抗病毒治疗机构，继续后续抗病毒治疗服务。

3）特别强调，对于选择母乳喂养的产妇，如因特殊情况需要停药，应用抗病毒药物至少持续至母乳喂养结束后一周。

4）当孕产妇血红蛋白低于 90g/L 或中性粒细胞低于 0.75×10^9/L，建议不选或停用 AZT。应用 TDF 前，需进行肾脏功能评估。

2. 产时干预

（1）选择性剖宫产：是预防 HIV 母婴传播的一种非常有效的保护性措施，一般择期剖宫产的时机选择在 38 周末临产前进行。如果等待出现宫缩进入临产后再行剖宫产对预防 HIV 母婴传播无明显作用，因为临产后胎儿已暴露在感染状态下。

（2）阴道分娩：除非有必要的产科指征，否则应避免阴道分娩及采用会阴侧切术、产钳或吸引器助产等有创性助产措施，尽量缩短产程。

3. 婴儿生后阻断

（1）新生儿出生时的处理：新生儿出生后注意保暖，清理呼吸道时避免咽喉部黏膜损伤。及时清除（洗）（用流动的温水进行清洗）新生儿皮肤黏膜，用吸耳球清理鼻腔、口腔、眼内、耳内的母血、羊水及分泌物。清洗新生儿时手法轻柔，避免损伤新生儿皮肤和黏膜。新生儿脐带严格消毒处理，避免母血污染。

（2）婴儿生后药物阻断：抗病毒药物：对于 HIV 感染的新生儿，早期即可发生严重的免疫抑制，需及早进行抗反转录病毒药物干预，以最大程度抑制病毒复制、减少耐药产生及保护免疫功能。婴儿可以选择以下两种抗病毒药物方案中的任一种。无论选用哪种药物，都应在生后尽早（6~12 小时内）开始服用。

奈韦拉平（NVP）方案：新生儿出生体重 ≥2500g，服用 NVP 15mg（即混悬液 1.5ml），每天 1 次；新生儿出生体重 <2500g 且 ≥2000g，服用 NVP 10mg（即混悬液 1.0ml），每天 1 次；新生儿出生体重 <2000g，服用 NVP 2mg/kg（即混悬液 0.2ml/kg），每天 1 次；至出生后 4~6 周。

表 24-2-2　婴儿预防用药建议剂量（奈韦拉平，NVP）

出生体重	用药剂量	用药时间
≥2500g	NVP 15mg（即混悬液 1.5ml），每天 1 次	母亲孕期即开始用药者，婴儿应服药至出生后 4~6 周；
<2500g 且 ≥2000g	NVP 10mg（即混悬液 1.0ml），每天 1 次	母亲产时或者产后才开始服药者，婴儿应服药 6~12 周；
<2000g	NVP 2mg/kg（即混悬液 0.2ml/kg），每天 1 次	母亲哺乳期未应用抗病毒药物，则婴儿持续应用抗病毒药物至母乳喂养停止后 1 周

齐多夫定（AZT）方案：新生儿出生体重 ≥2500g，服用 AZT 15mg（即混悬液 1.5ml），每天 2 次；新生儿出生体重 <2500g 且 ≥2000g，服用 AZT 10mg（即混悬液 1.0ml），每天 2 次；新生儿出生体重 <2000g，服用 AZT 2mg/kg（即混悬液 0.2ml/kg），每天 2 次；至出生后 4~6 周。

（3）控制机会性感染：预防性使用复方新诺明（SMZ），预防肺孢子菌肺炎（PCP）。艾滋病感染孕产妇所生儿童符合下列条件之一者也应当预防性应用 SMZ：艾滋病感染早期诊断检测结果为阳性；CD4$^+$T 淋巴细胞百分比 <25%；反复出现艾滋病机会性感染临床症状；母亲应用抗艾滋病病

表 24-2-3　婴儿预防用药建议剂量(齐多夫定,AZT)

出生体重	用药剂量	用药时间
≥2500g	AZT 15mg(即混悬液 1.5ml),每天 2 次	母亲孕期即开始用药者,婴儿应服药至出生后 4~6 周;
<2500g 且 ≥2000g	AZT 10mg(即混悬液 1.0ml),每天 2 次	母亲产时或者产后才开始服药者,婴儿应服用 6~12 周;
<2000g	AZT 2mg/kg(即混悬液 0.2ml/kg),每天 2 次	母亲哺乳期未应用抗病毒药物,则婴儿持续应用抗病毒药物至母乳喂养停止后 1 周

毒药物时间不足 4 周。(详见《预防艾滋病母婴传播技术指导手册》)儿童用药剂量根据体重计算。对体重小于 10~12kg 的儿童推荐使用糖浆(每 5ml 含 40mg TMP 和 200mg SMZ)。具体剂量:TMP 4mg/kg+SMZ 20mg/kg。

(4) 生后喂养方式及生活习惯:①提倡人工喂养,避免母乳喂养,杜绝混合喂养。人工喂养可以完全杜绝 HIV 通过母乳传播给新生儿的可能,是最安全的喂养方式。由于各种原因无法提供人工喂养的,可采用单纯母乳喂养,但一定要将母乳挤出并加热消毒处理,单纯母乳喂养最好不要超过 3 个月。无论何种喂养方式,都应按时有序添加辅食,增加能量和营养素,养成良好的饮食习惯。②避免与母亲的血液、体液的接触;保护好婴幼儿柔嫩的皮肤、黏膜,避免皮肤、黏膜损伤。③血液、唾液不要直接接触伤口。④注意个人卫生,勤洗澡、洗手。⑤采取适当的家庭内隔离措施。⑥避免口对口喂孩子。⑦孩子的餐具要分开专用,经常消毒。⑧新生儿与母亲分床。

【随访】

1. 临床观察　随访时间:艾滋病感染孕产妇所生儿童应于儿童满 1、3、6、9、12 和 18 月龄时分别进行健康随访和体格检查。随访内容:①生长发育情况;② HIV/AIDS 的症状和体征;③阻断药物的副作用。

2. HIV 检测　出生后 6 周及 3 个月内血液 HIV 病毒学检测(即 HIV 感染早期诊断检测)。生后 9~12 个月时 HIV 抗体检测。生后 18 个月时 HIV 抗体检测。

(张雪峰)

参 考 文 献

1. MG Fowler, et al. Benefits and Risks of Antiretroviral Therapy for Perinatal HIVPrevention. N Engl J Med, 2016, 375: 1726-1737.

2. World Health Organization. Towards universal access: scaling up priority HIV/AIDS interventions in the health sector: progress report, April 2007. Geneva: World Health Organization, 2007.

3. World Health Organization. Antiretroviral drugs for treating pregnant women and preventing HIV infection in infants in resource-limited settings: towards universal access. Recommendations for a public health approach. Geneva: World Health Organization, 2006.

4. Volmink J, Siegfried N, Merwe L V D, et al. Antiretrovirals for reducing the risk of mother-to-child transmission of HIV infection. Cochrane Database of Systematic Reviews, 2007, 7(1): CD003510.

第三节　乙型肝炎病毒母婴传播阻断

乙型肝炎病毒(hepatitis B virus, HBV)感染的主要诊断依据是乙型肝炎表面抗原(hepatitis B surface antigen, HBsAg)阳性。母婴传播是我国慢性 HBV 感染的主要原因,如果不做预防,乙肝母亲生出的婴儿,80%~90% 会最终变为慢性感染。HBV 母婴传播,即 HBsAg 阳性孕产妇将 HBV 传给子代,主要发生在分娩过程中和分娩后,故强调对婴幼儿的预防,所有孕妇均需产前筛查乙型肝炎血清学标志物(俗称乙肝两对半)。

【病因】

乙型肝炎母婴传播的途径包括宫内感染、分娩时传播和产后传播。其中 90% 的病例是在分娩时母血渗入胎儿血中而传播,或胎儿吞咽病毒污染的羊水而感染。

【预防】

1. 分娩前阻断

(1) 孕前准备:HBV 感染的女性应在孕前由感染科或肝病科专科医师评估肝功能做较详细的检查,肝功能始终正常的感染者可正常妊娠;肝功能异常者,如果经治疗后恢复正常,且停药后 6 个月以上复查正常则可妊娠。经过检查,确定能否承受妊娠及估计对胎儿传染性。当血清 HBV-

DNA>8pg/μl 时，即使主被动联合免疫也不能阻断其母婴传播。因此，降低母血中病毒含量有望减少宫内感染及免疫失败的发生。

（2）孕妇随访：慢性 HBV 感染者妊娠后，必须定期复查肝功能，尤其在妊娠早期和晚期。首次检测肝功能正常者，如无肝炎临床症状，每 1~2 个月复查 1 次；如谷丙转氨酶（alanine aminotransferase，ALT）升高但不超过正常值 2 倍（<80U/L），且无胆红素水平升高时，无需用药治疗，但仍需休息，间隔 1~2 周复查；如 ALT 水平升高超过正常值 2 倍（即 >80U/L），或胆红素水平升高，需请相关专业医师会诊，必要时住院治疗，严重时需终止妊娠。

（3）孕期抗病毒治疗：孕妇体内高水平 HBV 是发生母婴传播的主要危险因素，降低病毒量可减少母婴传播。孕妇 HBsAg 阳性，但 HBeAg 阴性时，其新生儿经正规预防后，保护率已达 98%~100%。因此，对 HBeAg 阴性的感染孕妇，无需使用抗病毒治疗以预防母婴传播。抗病毒治疗期间妊娠必须慎重。干扰素能抑制胎儿生长，使用期间必须避孕。阿德福韦和恩替卡韦对胎儿发育有不良影响或致畸作用，妊娠前 6 个月和妊娠期间忌用。替诺福韦和替比夫定妊娠中晚期使用对胎儿无明显影响。尽管如此，如在使用任何抗病毒药物期间妊娠，须告知患者所用药物的各种风险，同时请相关医师会诊，以决定是否终止妊娠或是否继续抗病毒治疗。

2016 年《新英格兰医学杂志》刊登了替诺福韦（tenofovir）预防高病毒载量的乙肝孕妇传播乙肝的研究。该研究在中国乙肝流行高发的五个城市开展。研究指出，孕晚期妊娠妇女运用替诺福韦抗病毒治疗，能够将乙肝母婴传播的几率降至 5% 以及更低。

（4）孕期注射 HBIG：孕期使用 HBIG 是否有助于减少母婴传播，各家观点不一致。但多项研究结果表明妊娠晚期使用 HBIG 不能降低病毒载量，2013 年中华医学会妇产科学分会产科学组的指南中也提出孕晚期应用 HBIG 无预防母婴传播的作用，因此不推荐妊娠晚期使用 HBIG。

2. 分娩时阻断

（1）分娩方式的选择：剖宫产不能降低 HBV 的母婴传播，剖宫产还是自然分娩应根据产科情况决定。

（2）分娩过程中尽量避免婴儿吸入羊水、血液和其他分泌物，以减少感染。避免侧切、产钳、抬头吸引等手术产损伤新生儿皮肤和黏膜。

3. 分娩后阻断

（1）产后迅速脱离污染：新生儿娩出后应立即用流动的温水清洗，使其尽快脱离污染环境，减少感染机会。

（2）联合免疫阻断：所有 HBsAg 阳性母亲所生的新生儿，均应于生后 24 小时内（最好是 12 小时内，越早越好）肌内注射 100IU 或 200IU 的 HBIG，同时在不同部位注射 10ug 乙型肝炎疫苗，此后在 1 月龄和 6 月龄分别再注射 1 次乙肝疫苗。

早产儿免疫系统发育不成熟，通常需接种 4 针乙型肝炎疫苗。对于 HBsAg 阳性母亲所生的早产儿，无论出生体重如何，都应在生后 12 小时内尽早注射 100IU 的 HBIG，如果生命体征平稳，无需考虑体重，尽快接种第 1 针乙肝疫苗；如果生命体征不稳定，待生命体征稳定后，尽早接种第 1 针疫苗。出生体重 ≥2000g 的早产儿，按"0，1，6 月"方案接种乙肝疫苗；出生体重 <2000g 的早产儿，待出生体重达到 2000g 后，再按"0，1，6 月"方案全程接种 3 针乙肝疫苗，首针疫苗不计入。

（3）喂养方式的选择：母乳为新生儿最重要的健康和营养基础，还可以提供多种生物活性蛋白，包括具有一定抑菌、杀菌和抗病毒作用的乳铁蛋白，因此对乙肝母亲不应完全禁止母乳喂养。目前，美国和中国的最新指南均建议，新生儿经主、被动联合免疫后，可以正常接受 HBsAg 阳性母亲的哺乳，但产妇应加强对乳头的护理，避免裂伤或出血。母乳喂养期间，如果婴儿口腔、咽喉、食管、胃肠黏膜等处有破损、溃疡，则应暂时停止母乳喂养。为了阻断 HBV 的母婴传播，一些 HBV 感染的妊娠妇女在妊娠后期使用抗病毒药物治疗，由于这些药物是否会分泌到乳汁中，是否会对孩子造成不良反应尚未明确，故服药母亲是否母乳喂养还有争议。

（4）预防母婴间生活上密切接触传播：①应避免婴儿与母亲的血液、体液接触；②注意个人卫生，勤洗澡、洗手，特别是在喂养和护理婴儿前；③避免口对口喂养孩子；④孩子的餐具要分开专用，经常消毒；⑤采取适当的家庭内隔离措施，比如与新生儿分床等。

【随访】

1. 健康孕妇的新生儿，无需定期检查乙型肝炎血清学标志物。

2. 检测脐带血或新生儿外周血中 HBsAg 和 HBeAg，阴性也不能排除母婴传播，因为 HBV 感染的潜伏期较长；阳性也不能确诊宫内感染或围产期感染，因为 HBsAg、HBeAg 以及相关抗体可通过胎盘进入胎儿。此外，新生儿接种疫苗后 2~3 周内也可出现血清 HBsAg 阳性。因此，对无肝炎症状的新生儿，不建议在 6 月龄前检测 HBV 血清标志物。

3. 一般首次检测是在新生儿生后即取静脉血，检测血中乙肝病毒标志物和 HBV-DNA 滴度明确是否存在宫内感染。如果新生儿出生时外周血 HBsAg 和 HBV-DNA 均阳性，则可诊断宫内感染。

4. 注射三针乙肝疫苗后 1~2 个月检测血中乙肝病毒标志物和 HBV-DNA 滴度。如果乙肝五项检测结果提示抗 -HBs 抗体阳性，表示已获得免疫。当结果为抗 HBs 抗体是阴性或弱阳性，则应该加注一针乙肝疫苗，或者重新按 0，1，6 程序接种乙肝疫苗。检测结果有：

（1）HBsAg 阴性，抗 -HBs 阳性，且 >100mU/ml，说明预防成功，应答反应良好，无需特别处理。

（2）HBsAg 阴性，抗 -HBs 阳性，但 <100mU/ml，表明预防成功，但对疫苗应答反应较弱，可在 2~3 岁加强接种 1 针，以延长保护年限。

（3）HBsAg 和抗 -HBs 均阴性（或 <10mU/ml），说明没有感染 HBV，但对疫苗无应答，需再次全程接种（3 针方案），然后再复查。

（4）HBsAg 阳性，抗 -HBs 阴性，高度提示免疫预防失败；6 个月后复查 HBsAg 仍阳性，可确定预防失败，已为慢性 HBV 感染。

5. 预防成功后无需每年随访。对 HBeAg 阳性母亲的子女，隔 2~3 年复查；如抗 -HBs 降至 10IU/L 以下，最好加强接种 1 针疫苗；10 岁后一般无需随访。

（张雪峰）

参 考 文 献

1. Calvin Q Pan，Zhongping Duan，et al.Tenofovir to Prevent Hepatitis B Transmission in Mothers with High Viral Load. N Engl J Med，2016，374：2324-2334.

2. 中华医学会妇产科学分会产科学组 . 乙型肝炎病毒母婴传播预防临床指南（第 1 版）. 中华妇产科杂志，2013，

48（2）：153-158.

3. 张雪峰 . 乙型肝炎病毒母婴传播阻断策略 . 中华实用儿科临床杂志，2014，29（14）：1051-1054.

第四节　先天性梅毒

先天性梅毒（congenital syphilis，CS）是孕妇体内的 TP 由胎盘垂直传播给胎儿所致，也可由产道传染。WHO 估计在世界范围内大约有 100 万孕妇感染有梅毒。这些孕妇中的 40% 会导致胎儿或围产期死亡，存活的新生儿中 50% 遭受严重的身体、发育和感觉损害。

【病因】

传播途径　CS 主要由 TP 通过血源垂直传播：①经过胎盘脐静脉进入胎儿体内，发生胎儿梅毒感染，累及胎儿的各器官；②感染胎盘发生动脉内膜炎，形成多处梗死灶，导致胎盘功能严重障碍，造成流产、死胎、死产，一般发生在妊娠 16~18 周，亦可导致新生儿死亡及 CS。胎儿的感染与母亲梅毒的病程及妊娠期是否治疗有关。人类对 TP 无先天性或自然免疫力，只有机体感染 TP 后才逐渐产生免疫力，对梅毒的免疫为传染性免疫。梅毒主要的病理改变是肝、脾、胰及胎盘等脏器的纤维化。胎盘增大、变硬和苍白，镜检可见纤维结缔组织增生，小动脉壁变硬，胎盘镜检表现为局灶性绒毛膜炎、绒毛血管内膜炎或周围血管炎。胎儿肝脏体积变大，出现明显的纤维化及髓外造血。相似的病变也可出现在胰、脾和心脏，这些脏器的镀银染色切片中可以找到 TP，其他还有骨软骨炎、骨组织树胶样肿、肾炎、间质型角膜炎、脉络膜视网膜炎及慢性脑膜炎等。先天性梅毒患儿的感染多在妊娠后 4 个月被感染的婴儿出生时有症状者约 40%。

【预防】

CS 可以通过有效的产前筛查并对感染孕妇加以治疗而得以消除。足够的产前保健，合理的梅毒筛查，对妊娠梅毒进行规范的治疗及随访管理，健全的传染源追踪，可以减少 90% 以上的 CS 出现（图 24-4-1）。

【临床表现与诊断】

30%~40% 的先天性梅毒胎儿是死胎，将近 75% 活产婴儿出生时没有症状的。大多数受感染的婴儿在生后 3~4 周出现临床症状，严重 TP 感染者可在出生后即有临床症状。根据发病年龄是

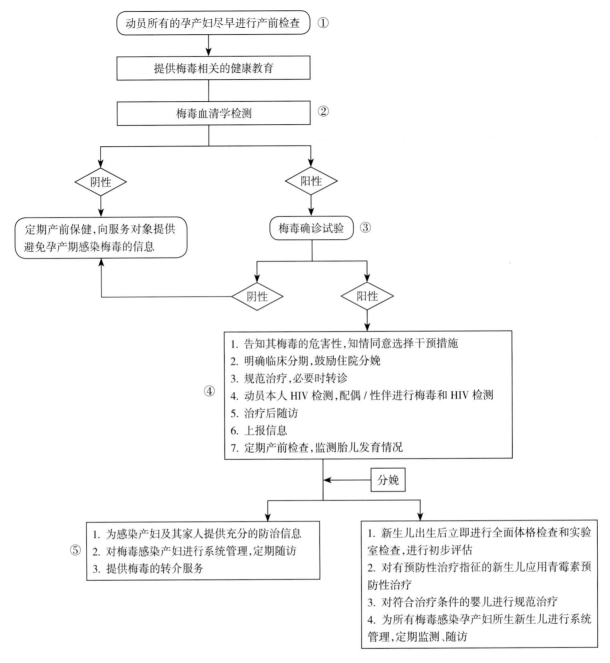

图 24-4-1 先天梅毒防治流程图

(摘自:王临虹,王玲,王爱玲,等.先天梅毒防治指南(二).中国妇幼卫生杂志,2010,1(5):238-244)

否在 2 岁内,分为早发型和晚发型。

1. 早期先天梅毒 是指 2 岁以内发病者,患儿往往早产,生命力低下,极易诱发并发症。早期先天性梅毒的临床特征依次为:皮肤损害、肝脾大、低体重、呼吸困难、鼻腔分泌物增多、黄疸、腹胀及贫血、血小板减少以及梅毒性假性肢体麻痹、骨骼损害等。最常见的皮损开始是粉红色、椭圆形的丘疹,接着变成铜棕色,伴有脱屑。中枢神经系统临床表现包括脑膜炎、脉络膜炎、脑积水以及

惊厥。神经梅毒患儿症状要在 3~6 个月后出现,其中 8% 为无症状神经梅毒,需引起高度警惕(图24-4-2,图 24-4-3)。

2. 晚期先天梅毒 是指出生时正常的患儿,在 2 岁后发病者。发病率约占未治疗儿童的40%,症状与多系统脏器病变有关。

3. 诊断 根据母亲感染梅毒的病史、婴儿的临床症状、体检及实验室检查等进行综合分析,作出诊断。

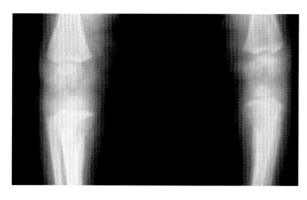

图 24-4-2　先天性梅毒近端胫骨炎

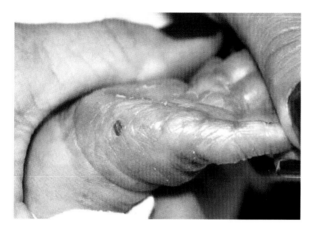

图 24-4-3　先天性梅毒手脱皮

1. **确诊诊断**　生母为梅毒患者或感染者,经实验室诊断病例;<2 岁发病的早期 CS 类似于二期梅毒表现,≥2 岁发病的晚期 CS 类似于三期梅毒的表现,胎传隐性梅毒可无症状,具备以下一条可诊断:

(1) 皮肤损害或胎盘检查 TP 暗视野显微镜检查阳性。

(2) 血清筛查实验快速血浆反应素环状卡片实验(RPR)/甲苯胺红布加热血清实验(TRUST)阳性,抗体滴度≥生母 4 倍(2 个稀释度)和血清确诊实验 TP 乳清凝集实验(TPPA)/TP 血细胞凝集实验(TPHA)阳性。

(3) 妊娠梅毒母亲所生的新生儿,出生时 RPR 阳性,但滴度小于母亲的 4 倍,应进行随访,每两个月检测 1 次至 6 个月(0、2、4、6 个月各查 1 次)。任何一次血清学检测(RPR)滴度不下降或反而上升者,结合临床症状可进行诊断。

(4) FTA-ABSIgM 阳性者可诊断,但结果阴性不能排除梅毒感染。5、6 个月以后梅毒血清学检测(RPR)阴性者可排除先天梅毒感染。6 个月后

若 RPR 未转阴,始终维持在低滴度 1∶1 水平,应每 3 个月检测 TPPA 至产后 18 个月,若 TPPA 转阴,可排除感染,否则,可以诊断先天梅毒。

2. **疑似诊断**　以下情况不诊断为 CS,也不作为 CS 病例报告:①生母曾有 TP 感染,经过规范的长效青霉素治疗,RPR/TRUST 阳性,但滴度<1∶4;②所生婴儿没有任何症状与体征,生母 RPR/TRUST 阳性,但滴度<1∶4,TPPA/TPHA 阳性。要注意的是 TP 抗体可被动转移给婴儿,且能维持到 15 月龄。如果婴幼儿在 18 月龄时 TP 血清学实验呈阳性则可诊断为 CS。

【治疗原则】

1. 诊断或高度怀疑早期先天梅毒的患儿按如下治疗方案进行治疗:①水剂青霉素:出生 7 天内的婴儿,5 万 U/(kg·次),静脉滴注,1 次 /12h,连用 10 天;出生 7 天后的婴儿,5 万 U/(kg·次),静脉滴注,1 次 /8h,连用 10 天。或②普鲁卡因西林:5 万 U/(kg·次),肌注,1 次 /d,连用 10 天。

2. 婴儿体检正常,非 TP 血清学抗体滴度与母亲的滴度相同或升高未达 4 倍同时:①母亲未接受治疗,或治疗不充分,或没有治疗的证据。②母亲用红霉素或其他非青霉素药物治疗;或母亲分娩前不足 4 周才接受治疗。推荐实验室检查:①脑脊液做 VDRL、细胞计数和蛋白定量;②全血细胞计数、分类及血小板计数;③长骨 X 线片。如给予 10 天青霉素注射治疗,则无必要对婴儿进行全面检查,但若腰椎穿刺检查发现脑脊液亦有助于 CS 诊断。若仅予苄星青霉素单剂治疗,则须对婴儿行全面检查(脑脊液检查、长骨 X 线片、全血细胞及血小板计数),并能保证随访。如果检查中有任何一项不正常或未做,或脑脊液检查结果由于血液污染难以解释,婴儿则需要接受 10 天疗程的青霉素治疗。推荐治疗方案同上。

3. 婴儿体检正常且非 TP 血清学抗体滴度与母亲的滴度相同或升高未达 4 倍,同时母亲在怀孕期间接受了与病期一致的治疗,治疗时间在分娩 4 周前;且母亲无再感染或复发的证据。无需做任何实验室检查评价。推荐治疗方案:苄星青霉素每次 5 万 U/kg,单剂肌内注射。

4. 婴儿体检正常,非 TP 抗原血清学抗体滴度与母亲的滴度相同或升高未达 4 倍同时:母亲在妊娠前经过充分的治疗,并且母亲非 TP 血清学抗体滴度在妊娠前、妊娠期间及分娩时均维持较低的水平(VDRL<1∶2;RPR<1∶4)。无需做

任何实验室检查评价。推荐治疗方案:无需治疗;但某些专家建议在不能保证随访时可应用苄星青霉素每次 5 万 U/kg,单剂肌内注射。

5. CS 特殊注意事项

(1) 青霉素过敏:对于需抗梅毒治疗,但有青霉素过敏史或发生过可疑青霉素过敏反应的患儿,必要时应首先进行脱敏而后用青霉素治疗。其他抗生素治疗的资料不够充分;如果应用非青霉素方案,则应行血清学和脑脊液随访。

(2) 梅毒的存在可使艾滋病传播的危险性增加 3~5 倍。HIV 与 TP 感染之间的关系、梅毒与艾滋病防治的关系是目前中国性病艾滋病防治研究的重点,目前正在开展这方面的流行病学研究,期待不久的将来会有这方面的研究结果。对于 TP 和 HIV 同时感染母亲的 CS 婴儿,是否需要采取与一般推荐方案不同的检查、治疗或随访,此方面的资料非常有限。

【随访】

1. 梅毒感染孕产妇所生儿童的随访

(1) 婴儿出生时梅毒血清学检测结果阴性,应于出生后每 3 个月进行复查,至 6 个月时仍为阴性,且无临床症状,可除外梅毒感染,停止观察。

(2) 婴儿出生时梅毒血清学检测结果阳性,且未超过母亲的血清滴度 4 倍,应追踪,每 2 个月复查 1 次,6 个月时,如呈阴性,且无先天梅毒的临床表现,可除外梅毒感染,停止观察。任何一次血清学检测(RPR)滴度不下降或反而上升者,结合临床症状可进行诊断,给予规范治疗。治疗后随访参照"先天梅毒的婴儿的治疗后随访"。

(3) 6 个月后若 RPR 未转阴,始终维持在低滴度 1:1 水平,应每 3 个月检测 TPPA 至产后 18 个月,若 TPPA 转阴,可排除感染,否则,可以诊断先天梅毒,给予规范治疗。治疗后随访参照"先天梅毒的婴儿的治疗后随访"。

(4) 婴儿出生时 RPR 阳性,滴度大于等于母亲的 4 倍,有或无临床症状均可诊断为先天梅毒,并给予规范治疗。治疗后随访参照"先天梅毒的婴儿的治疗后随访"。

2. 先天梅毒的婴儿的治疗后随访

(1) 先天梅毒的婴儿应随访 2~3 年。第 1 次治疗后隔 3 个月复查,以后每 3 个月复查 1 次,1 年后每 6 个月复查 1 次。如 RPR 由阴性转为阳性或滴度升高 4 倍以上,或出现临床症状,考虑为

复发,应延长疗程(增加 2 个疗程,疗程间隔 2 周)。并需要作腰椎穿刺进行脑脊液检查,以确定有无中枢神经系统梅毒感染。

(2) 少数患儿治疗后,RPR 滴度下降至一定程度(一般≤1:8)即不再下降,而长期维持在低滴度(甚至终生),即为血清固定现象。对于这类患儿,如因药物剂量不足或治疗不规则者应该补治 1 个疗程;并进行全面体检,包括神经系统和脑脊液检查,以早期发现无症状神经梅毒、心血管梅毒。必要时作 HIV 检测。严格进行定期观察,包括全身体检及血清随访。如滴度有上升趋势,应予复治。

(3) 在随访中发现未经充分治疗或未用青霉素治疗的梅毒孕产妇所生婴儿,或无条件对婴儿进行随访者,可对婴儿进行预防性梅毒治疗,对产妇进行补充治疗。

(张雪峰)

参 考 文 献

1. 王临虹,王玲,王爱玲,等. 先天梅毒防治指南(一). 中国妇幼卫生杂志,2010,1(4):185-188.

2. 王临虹,王玲,王爱玲,等. 先天梅毒防治指南(二). 中国妇幼卫生杂志,2010,1(5):238-244.

3. 薛如君,张锡宝. 中外最新梅毒指南的解读、比较及更新内容. 皮肤性病诊疗学杂志,2017,24(1):52-56.

4. Komal Fayyaz Satti, Syed Asad Ali, Jörn-Hendrik Weitkamp. Congenital Infections, Part 2: Parvovirus, Listeria, Tuberculosis, Syphilis, and Varicella Neoreviews, 2010,11: e686-688.

5. Workowski KA, Berman S. Centers for Disease Control and Prevention(CDC).Sexually transmitted diseases treatment guidelines MMWR Recomm Rep,2010,59(RR-12): 1-110.

第五节　新生儿淋病奈瑟菌感染

淋病奈瑟菌感染(gonococcal infection)是指由淋病奈瑟菌所致的泌尿生殖系统感染和生殖器以外感染的总称,前者称为淋病,主要通过性接触传播;后者指经过血液或其他途径感染,可引起全身播散。

【病因】

新生儿主要经过产道感染。当婴儿经阴道娩出时,淋病奈瑟菌可感染新生儿结膜、咽部、呼吸道和肛管,甚至可发生淋病奈瑟菌菌血症。胎膜

延迟破裂可增加污染的危险。

【预防】

1. 注意个人卫生,成人患者应注意与婴儿隔离,不与儿童同床、同浴。

2. 对孕妇的性病检查和新生儿预防性滴眼制度,防止新生儿淋菌性眼炎。

3. 淋病奈瑟菌产妇所生新生儿,处于感染的高度危险中,需做预防性治疗,可应用头孢曲松25~50mg/kg,一次肌注或静脉注射,总量不超过125mg。应用硝酸银溶液或其他抗生素滴眼液点眼,防止新生儿淋病奈瑟菌眼炎。

【临床特点与诊断】

1. **临床特点**　新生儿眼炎较为常见,多于生后4天内出现症状,起病急,可双眼同时受累。开始为结膜炎,分泌物较多,24小时后呈脓性,结膜水肿、充血,病情迅速发展,可出现角膜混浊、溃疡、虹膜睫状体炎,可致失明。从结膜分泌物中见到典型革兰阴性双球菌时高度提示淋病奈瑟菌眼炎,培养出淋病奈瑟菌即可确诊,同时应做衣原体检测。新生儿其他淋病奈瑟菌感染:新生儿也可发生淋病奈瑟菌菌血症、关节炎、头皮脓肿及其他类型淋病奈瑟菌感染,如脐、肛门、生殖器和鼻咽感染。

2. **诊断**　新生儿淋病奈瑟菌感染主要结合母亲淋病奈瑟菌感染病史、相关临床表现及实验室检查确诊:细菌涂片,细菌培养,聚合酶链反应(PCR)。

【治疗】

1. **淋病奈瑟菌眼炎**　应用敏感抗生素,头孢曲松25~50mg/kg(单剂量不超过125mg),静注或肌注。每天1次,连续7天(高胆红素儿,尤其未成熟儿慎用);或头孢噻肟25mg/kg,静注或肌注,每天1次,连续7天。眼部处理:生理盐水冲洗眼部,每小时1次,冲后用0.5%红霉素或1%硝酸银液点眼。疗效不好者应考虑有衣原体感染。

2. **新生儿其他淋病奈瑟菌感染**　治疗原则是选用敏感有效的抗生素,连续用药,给予足够疗程。

【随访】

出院一周,门诊随访。如结膜再次充血,分泌物多,需警惕复发。警惕淋病奈瑟菌结膜炎对视力的影响,远期随访时关注视力发育。

(张雪峰)

参 考 文 献

1. WHO Guidelines Approved by the Guidelines Review Committee, World Health Organization. WHO Guidelines for the Treatment of Neisseria gonorrhoeae. 2016.

第六节　先天性结核

先天性结核(congenital tuberculosis),亦称宫内感染性结核,指母亲在妊娠期患有结核病,结核分枝杆菌经胎盘通过脐带垂直传播,使胎儿在宫内感染了结核,生后几天或几周出现临床症状和体征。不治疗的新生儿TB约有40%~50%可致命。WHO估计世界人口1/3感染耐酸杆菌(AFB)结核(tuberculosis,TB)分枝杆菌,每年新增800万,200万死亡。近年来儿童中TB发生率的下降不如成人明显。

【病因】

母亲患有结核分枝杆菌菌血症,可通过脐带感染胎儿,或者母亲患有结核性羊膜、蜕膜、绒毛膜炎,胎儿通过产道时吸入或吞入了结核分枝杆菌。结核分枝杆菌通过胎盘损伤部位由脐静脉进入胎儿肝脏,是发生先天性传播最常见的原因。

【预防】

1. **提高对本病的认识**　先天性结核的早期诊断非常困难,在进行诊断和鉴别诊断时要想到本病。先天性结核患儿细胞免疫功能低下,PPD试验在刚刚出生的早期常为阴性,在生后3~5周或更长时间才有阳性反应,假阴性结果导致诊断错误。

2. **孕期保健,做好高危妇女的筛查与治疗**　先天性结核来自孕母的血行传播,死亡率极高。故对有结核感染高危因素的妇女的筛查,尤其孕母的筛查十分重要。若发现孕母有活动性肺结核,应进行母婴隔离,直到母亲痊愈为止。先天性结核患儿的母亲患有结核性胸膜渗出、脑膜炎或在妊娠期间有播散性结核,大约50%的母亲是在分娩时或分娩后才被诊断出来。

3. **卡介苗接种问题**　Giditz等在1995年总结世界1264篇有关结核的文章,取其中70篇资料完整者进行统计分析,结果发现,婴儿期接种卡介苗后可使其预防结核感染的保护作用持续10年,从而使TB发病率降低50%以上。

【临床表现与诊断】

临床表现缺乏特异性。血行性感染可在出生时即有症状,其病情凶险,发展迅速,更常见的是生后2周或3周才有临床表现。常见的症状为发热、喂养困难、呕吐、腹胀、黄疸、肝脾及淋巴结肿大、咳嗽、气促、嗜睡或激惹、耳流分泌物、皮肤损害。不同的临床表现与病变损害的部位及大小有关。

婴儿必须被证明是结核病,并至少具备下列条件之一:①在生后第1周内发病;②肝脏原发综合征或干酪样肝肉芽肿;③胎盘或母亲生殖道结核感染;或④通过详细的接触调查来排除出生后传播的可能性。

【治疗原则】

先天性TB 抗结核治疗:新生儿治疗首选异烟肼(INH)、利福平(RIF)、吡嗪酰胺以及氨基糖苷类如阿米卡星。如果诊断肺外TB,婴儿应接受2个月的广谱治疗以及随后的7~10个月的INH及RIF治疗。如果证实有结核性脑膜炎应当加用皮质激素。如果婴儿存在TB广泛耐药,建议4联用药,延长疗程(12~18个月)。

【随访】

1. 新生儿无症状、母亲活动期感染 每天接受INH治疗。如果细菌对INH耐药,改用RIF,疗程6个月。

2. 新生儿无症状、母亲PPD阳性及CXR异常 在除外母亲TB前隔离母亲与孩子。如果母亲在肺结核静止期,婴儿感染风险低,不需要治疗。如果母亲过去未进行治疗,此时需要治疗防止复发。注意家庭成员是否有TB。通过PPD实验密切监测新生儿(1年内每3个月1次,以后每年1次),并且进行临床检查。

3. 新生儿无症状,母亲PPD阳性,痰液检查及CXR正常,无需分开母子,虽然母亲产后需IHN治疗,但是婴儿不需要治疗。注意家庭成员有无TB。如果家庭成员不能除外TB或家庭中发现TB,新生儿需要进一步皮肤实验。

4. 在婴儿室中接触TB 虽然新生儿在婴儿室中接触TB的可能性非常低,但却可能发生。如果有明显的接触,婴儿应接受皮肤实验,如果阴性,应用INH治疗3个月后,重复皮肤实验。如果还是阴性,可停止治疗。如果皮肤实验阳性,应当接受INH治疗9个月,并且临床密切监护。为了预防婴儿室中TB传播,工作人员每年应进行皮肤实验。

(张雪峰 郭果)

参 考 文 献

1. 陈克正.先天性结核.小儿急救医学,2003,10(1):50-51.
2. CDC STD Guidelines and Recommendations. Sexually Transmitted Diseases Treatment Guidelines,2015.

第七节 新生儿败血症

新生儿败血症(neonatal septicemia)指新生儿期细菌侵入血液循环,并且生长、繁殖、产生毒素而造成的全身性炎症反应综合征。其发生率占活产婴的1‰~8‰。出生体重越轻,发病率越高,极低出生体重儿(VLBW)可高达164‰,长期住院者可更高达300‰。常见病原体为细菌,但也可为霉菌、病毒或原虫等其他病原体。败血症是新生儿发病率和病死率的重要原因。《中华儿科杂志》于2003年定义新生儿败血症:有重度感染的临床表现,加上血培养阳性即可确诊;有重度感染的临床表现,但是血培养阴性,而符合新生儿败血症非特异性检查标准≥2项,则可临床诊断。

【病因】

病原菌:国外研究显示B族链球菌(Group B streptococcal,GBS)和大肠埃希菌(Escherichia coli,E. coli)是新生儿早发败血症的最常见病原菌。最常见的晚发败血症病原菌是凝固酶阴性葡萄球菌(coagulase-negative staphylococcus,CoNS)。研究显示足月新生儿败血症(早发和晚发)发病率是占活产婴儿的1‰~2‰。晚期早产儿比足月儿的发病率高。国内的致病菌与国外并不一致,多年来以葡萄球菌最多,其次为大肠埃希菌等肠道细菌。

【预防】

一、早发败血症的预防

早产儿早发败血症的主要病原菌是GBS,目前能证明有效的用于减少早发败血症的产前预防措施就是母亲静脉应用抗菌药物(IAP)来预防GBS的感染。且有研究显示产前应用IAP不但可以降低GBS早发败血症,也可以降低其他病原菌败血症的发病率。

1. 产前抗生素的预防性应用 美国疾控中

心 2010 年对于 GBS 宫内预防性应用抗生素的指南指出，对于 35~37 周的孕妇进行 GBS 的普查，包括预期要进行剖宫产的孕妇。对于怀孕过程中不论任何时段监测出 GBS 菌尿的孕妇在分娩时预防应用抗生素。一线药物是青霉素 G 或者氨苄西林，如果青霉素过敏，可以选用克林霉素、头孢唑林或万古霉素。宫内预防应用抗生素的指征：① CBS 筛查培养阳性的孕妇。②对于没有获得 GBS 培养结果的，以下情况需要应用：胎龄小于 37 周；胎膜早破大于 18 小时；体温超过 38℃的孕妇。③可疑早产的孕妇：当确定没有产程启动或者 GBS 筛查结果阴性的可以停止预防性应用抗生素。可疑早产且 GBS 筛查阳性但是当时没有产程启动的，在产程启动的时候应该进行 GBS 预防性治疗。④核酸扩增试验阳性的孕妇(如果有)。

2. 产后抗生素的应用　目前缺乏证据支持，对具有新生儿败血症高危因素的足月新生儿进行抗生素预防性治疗。对于早产儿，预防性应用万古霉素可以降低新生儿败血症的发病率，但对死亡率没有影响。应用氯己定进行孕妇阴道和新生儿身体擦拭物不能预防新生儿败血症，不建议应用。

3. GBS 疫苗　GBS 相关疫苗从早期的荚膜多糖疫苗到荚膜多糖结合疫苗再到蛋白疫苗，已经取得非常大的进步，其中荚膜多糖蛋白结合疫苗的相关研究最为成熟，已经完成了Ⅰ、Ⅱ期临床试验，但仍然面临巨大挑战，例如疫苗免疫效果尚未完全证实，亦缺少疫苗预防与目前实施的 IAP 的随机双盲试验。但是，随着 GBS 相关疫苗研究的不断深入，特别是保护性抗体水平临界值的确立及与抗体浓度对应的疫苗剂量的建立，GBS 疫苗对于预防新生儿 GBS 感染将发挥重要作用。

二、晚发败血症的预防

美国儿科学会推荐以下控制措施：

1. 手卫生仍然是最有效的减少医疗人员相关的感染的方法之一。世界卫生组织推荐的手卫生包括以下：①用肥皂和水清洗可见污染物(脏污、血液或其他体液)。②对于没有明显污染物的手，可以使用含有酒精的消毒液。产品应该有低致敏性，并且放置在适合随时取用的位置，放置在辅助分配器中。③在洗手前要摘除首饰和手表，在接触新生儿之后方可带上。在进行手卫生或者护理病人时衣服的袖子要保留在肘部以上。每个病人一个听诊器，且在使用前后要用酒精消毒。④直接接触病人的前后都要进行手卫生，包括：接触侵入性器械(无论是否戴手套)；接触病人的体液、不完整的皮肤、黏膜或者污染的异物；从同一个病人脏的部位到干净的部位，接触无生命物体后，以及移除手套后，使用手套并不能代替手卫生的需要。研究显示手卫生加上无菌手套的应用可以减少革兰阳性细菌的血行感染，减少中心置管相关的血行感染。⑤不可以戴美甲，指甲要短。指甲不能超过指尖。⑥定期对健康护理工作人员的手卫生进行检查及反馈。制定相关流程及规范。

2. 对于有中心静脉置管的新生儿，防止置管相关的血行感染的策略包括：①制定置管的指南及制度。指南应该包括无菌器械的使用以及在置管部位抗感染药物的使用，每天监测导管位置，每周重新标记及清洁置管位置。用于注射糖和氨基酸的输液管应该每 4~7 天更换一次。当不需要使用的时候要积极撤除，以免增加感染风险。②使用封闭的药物输入管路系统。③积极母乳肠内喂养，减少中心静脉置管使用的时间。

3. 正确判断抗菌治疗的使用，减少耐药菌感染及真菌感染的风险。包括限制抗生素的使用，当排除感染时应及时停止经验性用药。根据药敏选用最窄普的抗生素。严格限制使用万古霉素，减少耐万古霉素肠球菌的流行，限制三代广谱头孢菌素的使用可能会减少 β 内酰胺广谱耐药的发生。

4. 其他控制感染的措施包括避免拥挤、监测及监督院内感染，包括细菌种类和抗生素敏感性。持续有质量地提高健康护理人员的预防意识及教育，建立预防感染的目标、培训、环境以及病人护理的指南。

5. 潜在的预防性治疗　乳铁蛋白，益生菌，目前尚无高等级的证据，不作为常规推荐。意大利以及后来土耳其的一项研究显示口服乳铁蛋白可以降低晚发败血症的发病率。但是也有研究显示并没有显著作用，所以这里不作为推荐常规使用。

6. 母乳喂养是另一个有效地减少感染几率的手段。母乳中含有多种抗感染、抗炎及免疫因子。乳铁蛋白就是这些因子之一。

【临床特点与诊断】

临床特点：临床症状从轻微的症状到明显的败血症休克症状均存在。败血症的症状和体征为非特异性,包括体温不稳定、易激惹、嗜睡、呼吸症状(例如呼吸促、呻吟、低氧血症)、喂养困难、心动过速、灌注差和张力低等。

诊断:只要是有一个阳性的血培养结果即可诊断。除了血培养,没有特异性的特点或者实验可以明确婴儿感染的诊断。结合母亲的高危因素以及新生儿临床表现可以进一步预测新生儿败血症可能。

【治疗原则】

早产儿败血症的治疗由支持治疗及抗生素治疗组成,包括起始的经验性治疗及病原菌特异性治疗。

1. 支持治疗 支持治疗的初始目标在于确保足够的系统氧合以及外周灌注。保证理想的氧合,维持良好的灌注,维持适中环境温度:减少组织的氧消耗,尽早移除导管。延迟移除或者没有移除导管显著增加并发症的风险(例如终末器官损伤以及血小板减少),以及持续的菌血症。

2. 抗生素治疗 抗生素治疗包括初始的经验性治疗以及病原菌特异性治疗。然而,由于抗生素耐药性增加的问题,抗生素的选择要谨慎。早发败血症:联合使用氨苄西林和庆大霉素对于常见的早产儿早发败血症病原菌是有效的。对于患有革兰阴性菌脑膜炎的病人,可使用三代头孢,因其透过血-脑屏障功能好。晚发败血症:早产儿晚发败血症的经验性用药应该根据医疗机构的常见病原菌来选择。

3. 病原菌特异性治疗 根据培养结果选择抗生素。治疗时间:无并发症的血行感染通常使用10~14天。然而,伴有脑膜炎的需要更长时间,革兰阳性菌要2~3周,革兰阴性菌至少3周。革兰阴性菌脑膜炎的治疗时长取决于临床判断。

【保健与管理】

1. 预防性治疗比任何一项检查的敏感性都高,因此观察初期症状非常重要。败血症的初期症状包括呼吸窘迫、体温不稳定、心动过速、抽搐、低张力、嗜睡、外周灌注不良、低血压以及酸中毒。在一个2785例的症状性和无症状性婴儿的比较中发现,临床症状的敏感性和阴性预测值分别是92%和99%,而低中性粒细胞计数和I:T比率下降的敏感性<50%。由于感染性疾病进展迅速,所有有败血症症状的婴儿均应该立即给予静脉抗生素治疗,并积极地进行相关检查,包括CBC、血培养、腰穿,如果有呼吸窘迫需进行胸部放射线检查。

2. CDC最新预防指南指出,任何有败血症症状的新生儿需进行全面评估(包括全血细胞检查、血培养,能耐受腰椎穿刺者行脑脊液培养,有呼吸道症状时行胸片检查),等待结果期间需使用抗生素以预防新生儿败血症。特别强调无论母亲携带情况如何,临床症状是败血症的敏感指标,都要重视临床症状。若新生儿表现良好,但母亲患有绒毛膜炎,此时需进行有限的诊断检测(包括全血细胞检查、血培养,有呼吸症状时行胸片检查),并进行经验性药物治疗;表现良好的足月婴儿,若母亲分娩前胎膜破裂<18小时仅需住院观察48小时;母亲存在胎膜破裂≥18小时的足月儿,以及所有的早产儿均需进行血培养和全血细胞检查,住院观察至少48小时。

3. 呼吸窘迫症状是许多足月新生儿常见的症状,特别是剖宫产分娩的新生儿,通常在生后几个小时内缓解。所以,对于有呼吸系统症状,但比较稳定,缺乏围产高危因素的婴儿可以先观察6小时再决定是否应用抗生素。

4. 经验性用药应该针对早发败血症最常见的病原菌。要结合产妇的症状以及培养结果,选择当地敏感的抗菌药物。当怀疑脑炎的时候,要使用能够穿透血-脑屏障的药物。血培养结果回报后要根据结果来调整用药。

5. 绒毛膜羊膜炎 患有绒毛膜羊膜炎的母亲分娩的足月儿EOS的发病率低。三个研究共1892个胎龄≥34周的母亲患有绒毛膜羊膜炎的新生儿中,15个新生儿血培养阳性,而更进一步的研究显示组织学的绒毛膜羊膜炎的无症状的足月儿中没有发生早发败血症。宫内广谱抗生素的应用减少了早发败血症的发病率通常达82%。尽管CDC和AAP目前建议所有母亲患有绒毛膜羊膜炎的足月儿都应该进行培养及抗生素治疗,但最近建议应进行选择性的治疗。如果足月儿生后检查良好,应住院密切监护至少24小时。当母亲有多种高危因素,包括绒毛膜羊膜炎、没有接受宫内预防性抗生素治疗及(或)婴儿有症状,应该进行检查及抗生素治疗。

6. 对于胎龄小于37周的晚期早产儿,如果GBS情况不详,应该进行IAP。这些晚期早产儿在出院前至少监护48小时。

【随访】

1. 患有新生儿败血症的患儿,出院后要定期随访神经系统发育情况,做好出院后喂养的指导。

2. 对高危儿加强监测　可能发生败血症的高危新生儿应严密监测。注意观察新生儿面色、吮奶、精神状况及体温变化。

3. 宣教新生儿相关护理知识　做好皮肤、黏膜护理应特别注意保持口腔、皮肤、黏膜、脐部的清洁,避免感染或损伤。如有感染性病灶,应及时处理,并应用适量抗生素预防感染。

(郑　军)

参 考 文 献

1. American Academy of Pediatrics. Group B streptococcal infections//Red Book: 2015 Report of the Committee on Infectious Diseases. 30th ed. Kimberlin DW(Ed): American Academy of Pediatrics, 2015: 745.

2. Centers for Disease Control and Prevention. Active Bacterial Core Surveillance Report, Emerging Infections Program Network, Group B Streptococcus. 2013.

3. Verani JR, McGee L, Schrag SJ. Division of Bacterial Diseases, National Center for Immunization and Respiratory Diseases, Centers for Disease Control and Prevention (CDC). Prevention of perinatal group B streptococcal disease—revised guidelines from CDC, 2010. MMWR Recomm Rep, 2010, 59: 1.

4. Kaufman DA, Blackman A, Conaway MR, et al. Nonsterile glove use in addition to hand hygiene to prevent late-onset infection in preterm infants: randomized clinical trial. JAMA Pediatr, 2014, 168: 909.

5. Anand V, Nair PM. Neonatal seizures: Predictors of adverse outcome. J Pediatr Neurosci, 2014, 9: 97.

6. Fisher D, Cochran KM, Provost LP, et al. Reducing central line-associated bloodstream infections in North Carolina NICUs. Pediatrics, 2013, 132: e1664.

第八节　新生儿化脓性脑膜炎

新生儿化脓性脑膜炎(neonatal purulent meningitis)是指在新生儿期由于细菌感染引起的脑膜炎症,由于新生儿血-脑屏障不成熟,有较高的通透性,易破坏使细菌侵入繁殖,本病常为败血症的一部分或继发于败血症,一般新生儿败血症中25%会并发化脓性脑膜炎。其发生率约占活产儿的0.2‰~1‰,早产儿可高达3‰。其临床症状常不典型(尤其早产儿),颅内压增高征出现较晚,又常缺乏脑膜刺激征,故早期诊断困难,该病有较高的并发症发生率及病死率,对患儿的生命安全造成极大的威胁。

【病因】

本病的感染途径:①出生前感染:极罕见。母患李斯特菌感染伴有菌血症时该菌可通过胎盘导致流产、死胎、早产,化脓性脑膜炎偶可成为胎儿全身性感染的一部分。②出生时感染:患儿多有胎膜早破、产程延长、难产等生产史,病原菌可由母亲的直肠或阴道上行污染羊水或通过产道时胎儿吸入或吞入而发病。③出生后感染:病原菌可由呼吸道、脐部、受损皮肤与黏膜、消化道、结合膜等侵入血液循环再到达脑膜。有中耳炎、感染性头颅血肿、颅骨裂、脊柱裂、脑脊膜膨出、皮肤窦道(少数与蛛网膜下腔相通)的新生儿,病原菌多由此直接侵入脑膜引起脑膜炎。

【临床特点与诊断】

1. 一般表现　临床表现常不典型,尤其是早产儿,包括精神、面色欠佳,反应低下,少哭少动,拒乳或吮乳减少,呕吐、发热或体温不升,黄疸、肝大、腹胀、休克等。

2. 特殊表现　呕吐、前囟隆起或饱满等颅内压增高表现出现较晚或不明显,颈项强直甚少见。神志异常:烦躁、易激惹、惊跳、突然尖叫、嗜睡、感觉过敏等。眼部异常:两眼无神,双眼凝视、斜视、眼球上翻或向下呈落日状,眼球震颤,瞳孔对光反射迟钝或大小不等。惊厥:眼睑抽动,面肌小抽动如吸吮状,也可阵发性青紫、呼吸暂停,一侧或局部肢体抽动。颅内压增高:前囟紧张、饱满或隆起已是晚期表现,失水时前囟平也提示颅内压增高。

3. 并发症　临床疗效不佳,或治疗过程中脑脊液检查好转而体温持续不退、临床症状不消失;病情好转后又出现高热、抽搐、呕吐,前囟饱满或隆起,应考虑发生并发症。硬脑膜下积液:硬脑膜下腔液体超过2ml,且蛋白定量大于0.6g/L,红细胞<100×10^6/L,可确诊。脑室膜炎:其发生率可达65%~90%,甚至100%,年龄愈小、化脓性脑膜炎的诊断和治疗愈延误者,则发病率愈高。行侧脑室穿刺液检查提示异常。

4. 实验室检查

(1)周围血象:白细胞计数和中性粒细胞计数升高,严重病例白细胞计数降低到4×10^9/L以下,血小板计数减少。

(2)细菌培养:血培养和病灶分泌物的细

菌培养,血培养阳性率可达 45%~85%,尤其是早发型败血症和疾病早期未用过抗生素治疗者较高,尿培养和病灶分泌物的培养有时也可阳性。

(3) 脑脊液检查:对疑有脑膜炎者,应立即做腰椎穿刺,用测压管测脑脊液压力,并留取脑脊液送检:压力常 >3~8cmH$_2$O,外观不清或浑浊,涂片可发现细菌、蛋白。足月儿 >0.1~1.7g/L,早产儿 >0.65~1.5g/L。白细胞数 >10~30×10^6/L,分类以多核或单核细胞为主。葡萄糖降低、乳酸脱氢酶增高。培养阳性。

【治疗原则】

1. **抗生素治疗** 尽早、大剂量、足疗程,选择易进入脑脊液的杀菌剂。

2. **并发症治疗** ①如积液量较大引起颅内压增高时,应做硬脑膜下穿刺放出积液。②脑室膜炎:进行侧脑室穿刺引流以缓解症状。

3. **对症和支持治疗** 严密监测生命体征,控制惊厥发作,维持内环境稳定,酌情使用肾上腺糖皮质激素。

【保健与管理】

1. **科室环境与布局** 新生儿科(室)的科学布局与设计、严格的分区、合理的流程、健全的规章制度、正确的消毒隔离和无菌操作,及做好环境卫生工作和严格的手卫生,是预防和控制新生儿感染的主要措施之一。

2. **物品管理** 每天清洁、消毒。严格做到一人一用一清洗一消毒、灭菌。新生儿室所用奶具,严格做到一人一用一清洗一消毒/灭菌。一次性医疗用品用后,尤其是沾有血液、体液的用品严禁任意扔弃,严格按感染性医疗废物处理。

3. **暖箱管理** 每天用消毒液擦拭,减少暖箱内物品,进入暖箱内物品必须消毒;储水槽每天消毒,24 小时更换无菌蒸馏水。暖箱使用 3~7 天后终末消毒 1 次,消毒时应卸下一切可卸部件,用无菌布仔细擦抹干净。定期更换空气过滤器。

4. **人员管理** 工作人员上班更衣后,护理前、后必须用洗手液及流动水按六步洗手法洗手。定期抽查作细菌培养。手消毒要求培养非致病性细菌总数≤5cfu/cm^2。

5. **呼吸机管理** 正确处理管道中冷凝水,专业人员做终末消毒,使用中的呼吸机螺纹管、雾化器、金属接头、湿化罐等可拆卸部分定期更换,交由专门部门清洗,高水平消毒。

6. **围产期保健管理** 加强围产期保健工作,对发生或者可疑感染的孕产妇进行积极治疗,主要包括胎膜早破≥18 小时,母亲产前发热≥38℃,以及可能存在绒毛膜羊膜炎的孕产妇,给上述高危孕产妇分娩前给予抗生素治疗。

【预防】

预防及降低新生儿化脓性脑膜炎发生率的原则是坚持早发现、早诊断、早报告、早隔离、早治疗。有效做到控制感染源、切断传播途径、保护易感人群,具体做法为:

1. 重视基础护理,做好消毒隔离。

2. 密切监测患儿病情变化,及时发现患儿病情变化,及早作出判断。

3. **严密隔离感染患儿** 对发现疑似感染的患儿,要做到尽快隔离,防止感染扩大。

4. 减少气管插管天数,尽量早撤机,准备呼吸机备用管道。

5. **合理使用抗生素** 合理使用抗生素是减少院内感染的重要环节。

6. **减少侵袭性操作** 减少导管相关性感染。

7. **保护易感人群** 避免与感染患儿有直接或间接接触。

8. **积极治疗局灶性感染** 预防新生儿化脓性脑膜炎重在杜绝细菌入侵机体并向脑部蔓延。

【随访】

1. 出院后随访,通过 Gesell 及贝利发育量表可评估小儿神经系统的发育完善和成熟情况。

2. 随访期限为出院后至学龄期,根据患儿临床表现决定随访的次数及频率,对有发育异常的新生儿应积极进行早期干预治疗,减少后遗症的发生。

(郑 军)

参 考 文 献

1. 陈宏香,温伟珍,江栋昌.新生儿重症监护病房早产儿医院感染的临床特点及病原菌分析.中华围产医学杂志,2012,15(2):119-120.

2. Furyk JS,Swann O,Molyneux E. Systematic review:neonatal men-ingitis in the developing world. Trop Med Int Health,2011,16:672-679.

3. Christie D,Viner RM,Knox K,et al. Long-term outcomes of pneumococcal meningitis in childhood and adolescence. Eur J Pediatr,2011,170:997-1006.

第九节　B 族链球菌感染

B 族链球菌(group B Streptococcus, GBS)是一种 β 溶血性革兰染色阳性链球菌,亦称无乳链球菌。

【病因】

据报道,20%~25% 孕妇携带 GBS,40%~70% 孕妇将 GBS 传染给新生儿,导致严重的新生儿感染。B 族链球菌可引发胎膜早破、晚期流产、早产、胎儿宫内发育不良等一系列不良妊娠结局,也可引起新生儿败血症、肺炎、脑膜炎甚至死亡等不良预后。感染后存活的新生儿,还有可能有严重的神经系统后遗症,包括脑积水、智力障碍、小头畸形、耳聋等。故 GBS 在围产期感染性疾病中占据重要地位。

【临床特点与诊断】

临床特点:GBS 感染表现为菌血症、泌尿系统感染、胎膜感染、子宫内膜感染以及切口感染,早产。根据发病时间将新生儿 GBS 感染分为早发及晚发型感染,早发 GBS 感染的疾病有肺炎、败血症,少数发生脑膜炎。GBS 晚感染多发生于出生 1 周~3 个月内,由垂直传播、院内感染、家庭接触或其他因素所致,常表现为隐匿性发病,约 60% 表现为脑膜炎症状。

诊断:B 族链球菌直接培养法是确诊 B 族链球菌感染的金标准,可同时明确敏感抗生素的种类,是新生儿 B 族链球菌感染的首选检测方法。聚合酶链反应(polymerase chain reaction, PCR)快速诊断比免疫学检测和细菌直接培养方法的敏感性和特异性显著提高,但价格相对昂贵。

【治疗原则】

1. 无论母亲携带情况如何,都要重视临床症状,若新生儿表现良好,但母亲患有绒毛膜炎,此时需进行必要的诊断检测,并进行经验性药物治疗。

2. 表现良好的足月婴儿,若母亲分娩前胎膜破裂 <18 小时仅需住院观察 48 小时。

3. 母亲存在胎膜破裂≥18 小时的足月儿,以及所有的早产儿均需进行血培养和全血细胞检查,住院观察至少 48 小时。

4. 对于一般情况良好但具有临床感染风险新生儿是否经验性用药极具争议,需大量临床研究得出有预测价值的实验室诊断指标反映新生儿感染情况,将感染指标与临床感染风险相结合以指导培养阴性者抗生素规范使用。

5. 有症状的婴儿,即便母亲 GBS 培养阴性或者预防性使用了抗生素,包括 GBS 的宫内预防性用药,都不应该改变其治疗。GBS 感染也会发生在母亲 GBS 培养阴性的患者身上,偶尔也会出现在给予充足 IAP 的患儿身上。而且,IAP 对于由其他病原菌引起的败血症是没有作用的。

【保健与管理】

1. 从妊娠期抗菌药物预防(IAP)到疫苗,美国疾病预防控制中心于 2010 年颁布了《围产期 GBS 预防指南》,针对妊娠期 GBS 的预防和控制提出了两种方案。

(1) 方案一:对所有孕妇于妊娠 35~37 周时进行 GBS 筛查。方法是将阴道前端及直肠采集的标本进行细菌培养。对培养结果为阳性的孕妇进行青霉素预防性治疗。

(2) 方案二:对下列高危情况者直接给予青霉素预防性治疗:妊娠 37 周之前分娩、产时体温≥38℃、破膜时间≥18 小时、上胎 GBS 感染史、本次妊娠有 GBS 菌尿。青霉素 G 作为 IAP 和治疗 GBS 感染的首选药物。氨苄西林为广谱抗生素,为备选药物。对有青霉素或 β 内酰胺类抗生素过敏高风险者,根据药敏试验选用克林霉素,但对无药敏试验结果或对克林霉素和红霉素均耐药者,可选万古霉素直至分娩。目前认为,IAP 最佳治疗时间至少维持 4 小时,能使新生儿早发型 GBS 发病率降到最低。

2. 细菌培养阴性的孕妇分娩出的新生儿,仍存在感染 GBS 的可能,对任何有早发型感染症状的新生儿均应提高警惕。

3. 孕产期筛查,预防新生儿 GBS 的策略在一些发达国家得到了实施,但由于经济等原因,预防措施在发展中国家难以推广。

4. IAP 对晚发型 GBS 感染发病率影响不大,侵袭性 GBS 疾病负担还在增加,还需要积极研究其他预防策略。

5. GBS 疫苗不仅可以减少 IAP 的应用并可有效预防新生儿 GBS 的发病。研发阶段的 GBS 疫苗主要有以下几种:①荚膜多糖疫苗:为第一代 GBS 疫苗,因其免疫原性在成人体内不稳定,加之其非 T 细胞依赖性,不能产生免疫记忆,限制了这类疫苗作为人类疫苗的使用和发展;②荚膜多糖-蛋白结合疫苗:结合蛋白质载体而成的结合疫苗;

③蛋白疫苗：以 GBS 菌体表面的蛋白质成分为抗原的蛋白质疫苗，这类疫苗可同时抗多种血清型 GBS 的感染。前两种疫苗的有效抗原成分是细菌的荚膜多糖抗原。由于 GBS 血清型的多样性以及地区分布的差异性，使得生产普遍有效的疫苗难度增加。从道德和伦理方面考虑，把疫苗应用于孕妇也是一大难关。

【随访】

1. 对 GBS 感染后的新生儿均应进行出院后随访，通过神经发育评估及常规体格检查可评估新生儿的生长发育情况，必要时应行头颅磁共振检查。

2. 随访期限为 2 个月~3 岁，对有发育异常的婴幼儿应积极进行早期干预，减少后遗症的发生。

【预防】

1. GBS 阳性母亲，宫内预防感染治疗充分，婴儿没有症状，没有必要进行检查和治疗。

2. GBS 阳性母亲，宫内预防感染治疗不充分，要在出院前进行重新评估。最好监护 48 小时后出院。

3. GBS 阳性母亲伴有额外的危险因素，母亲发热及胎膜早破均增加 GBS 定植母亲所分娩婴儿的 EOS 的发病率。

4. 孕妇预防 GBS 感染应从生活用品、阴道清洁、生活习惯综合预防。勤换内衣，用开水烫煮或太阳暴晒，避免重复感染。注意外阴清洁。如有炎症应当积极治疗。

5. 避免院内感染、家庭接触，良好的卫生习惯是预防晚发新生儿 GBS 感染的有效途径。

（郑　军）

参 考 文 献

1. Verani JR, Mc Gee L, Schrag SJ. Prevention of perinatal group B streptococcal disease revised guidelines from CDC, 2010. MMWR Recomm Rep, 2010, 59（RR10）: 1-36.

2. Jones N, Oliver K, Jones Y, et al. Carriage of group B streptococcus in pregnant women from Oxford, UK. J Clin Pathol, 2006, 59: 363-366.

3. Valkerburg-van den Berg AW, Sprij AJ, Dekker FW, et al. Association between colonization with group B Streptococcus and preterm delivery: a systematic review. Acta Obstet Gynecol Scand, 2009, 88: 958-967.

4. 时春艳, 曲首辉, 杨磊. 妊娠晚期孕妇 B 族链球菌带菌状况的检测及带菌妊娠结局的影响. 中华妇产科杂志, 2010, 45（1）: 12-16.

5. Verani J R, Mc Gee L, Schrag SJ. Prevention of perinatal group b streptococcal disease-revised guidelines from CDC, 2010. MMWR Recomm Rep, 2010, 59（R R -10）: 1-36.

6. 王茜, 马良坤, 宋英娜, 等. 妊娠晚期 B 族链球菌感染的筛查方法及妊娠结局分析. 中华医学杂志, 2016, 96（15）: 1188-1191.

7. Baker CJ, Byington CL, Polin RA. Policy statement recommendations for the prevention of perinatal group B streptococcal（GBS）disease. Pediatrics, 2011, 128（3）: 611-616.

第十节　新生儿破伤风

新生儿破伤风（neonatal tetanus）是破伤风杆菌由脐部侵入人体，在创口繁殖产生外毒素而引起的一种急性感染性疾病，是一种严重危害新生儿生命的疾病。它通常通过未愈合的脐带残端发生感染，特别是当用非无菌剪刀断脐时。新生儿破伤风大多发生在发展中国家，特别是卫生基础设施不健全的国家。在发达国家目前是罕见的。

【病因】

破伤风梭状杆菌为革兰阳性厌氧菌，广泛分布于土壤、尘埃和人畜粪便中，其芽孢抵抗力极强，感染方式常为用未消毒的剪刀、线绳来断脐，结扎脐带；接生者的手或包盖脐带残端的棉花纱布未严格消毒时，破伤风杆菌即可由此侵入，新生儿破伤风偶可发生于预防接种消毒不严之后，破伤风杆菌不是组织侵袭性细菌，仅通过破伤风痉挛毒素致病。破伤风毒素是已知毒素中排位第二的毒素，仅次于肉毒毒素，其致死量约 10~6mg/kg。

【预防】

1. 破伤风类毒素免疫接种　破伤风类毒素疫苗是迄今为止最有效、安全、稳定和廉价的疫苗之一，在孕前或怀孕期间，在育龄期间或怀孕期间，间隔接种三剂疫苗。推荐的疫苗接种时间表因国家而异。WHO 建议从婴儿期开始，在 12~15 年内至少注射 5 剂破伤风类毒素疫苗，建议在成年早期给予第六剂，确保长期保护。

2. 母亲接种疫苗的预防性作用　拥有抗破伤风抗体的母亲会为新生儿提供相应的保护。IgG 能够通过胎盘传播给胎儿，抗体的传播随着胎龄的增加而增加,在孕晚期达到最大效果。两剂之间间隔的时间越长,产生的抗体越多,建议间隔至少6周。母亲的破伤风抗体传播峰值是在第二剂接种后的60多天,所以建议在分娩前几周给予确保新生儿体内有足够的抗体滴度的疫苗接种。

3. 影响母亲疫苗接种效果情况 疟疾、HIV感染、早产、严重的母亲高丙种球蛋白血症。

【临床特点及诊断】

1. 潜伏期 通常是3~21天(中位数是8天),但有些病例报道潜伏期可以短至1天,长至1个月。新生儿破伤风的潜伏期通常短于非新生儿病人。大约90%的新生儿在生后的3~14天出现症状,最常见的是在6~8天。这是新生儿破伤风区别于其他新生儿致死性疾病的特点。潜伏期与出现症状到首次抽搐的时间越短,预后越差。

2. 典型症状 一般以哭闹不安起病,口张不大,吸吮困难,随后牙关紧闭,眉举额皱,口角上牵,出现"苦笑"面容,双拳紧握,上肢过度屈曲,下肢伸直,成角弓反张状。

【治疗原则】

破伤风治疗的具体目标是停止在感染部位产生毒素,进行适当的伤口护理和抗生素使用;用抗坏血酸免疫球蛋白中和循环毒素;并对症治疗肌肉痉挛、呼吸衰竭、自主神经功能障碍等并发症。

1. 一般治疗及护理 保持安静、保温、避声、光及一切不必要的刺激。必需的操作可先给予镇静、止痉剂。静脉输液,维持入量,补给营养,痉挛减轻后即可鼻饲。做好口腔、皮肤清洁护理。

2. 抗毒素 人破伤风免疫球蛋白(TIgG或TIG)500IU深部肌内注射一次,无TIG时用破伤风马血清抗破伤风毒素(TAT)1万~2万IU静脉滴注一次。TAT用前需做皮肤过敏试验,阳性者按脱敏法给药。脐部感染严重者可局部注射TAT 500IU一次。

3. 止痉剂 止痉剂的应用效果是治疗关键,用药时以患儿不受刺激时无痉挛发作,受刺激时仅有肌张力增加为宜。

4. 抗生素 青霉素20万 IU/(kg·d),分次静脉滴注,疗程7~10天。甲硝唑15~30mg/(kg·d),分2~3次静脉滴注,疗程5~7天。

5. 脐部处理 局部用3%过氧化氢溶液或1:4000高锰酸钾溶液清洗,再涂以碘酊后,以生理盐水拭洗。每天1~2次。

【保健与管理】

产妇和新生儿破伤风预防取决于避免不安全的分娩,流产和脐带护理措施,以及促进母体破伤风免疫。

1. 普及消毒接生 消毒接生的基础是推广"三消毒"即:手消毒;接生器械、敷料消毒;产妇外阴、新生儿脐带断端消毒。

2. 提高住院分娩率 住院分娩由于卫生设施及设备完善,消毒严格,可以避免由于脐带污染所造成的破伤风的感染。

3. 由于接种破伤风疫苗是预防新生儿破伤风最可靠的途径。所以建议育龄期妇女或孕期妇女实施破伤风类毒素(TT)免疫接种。目前国家推荐免疫接种程序是:目前重点对高危县18~35岁育龄期妇女实施。育龄妇女首先采用三针TT基础免疫,三针间隔时间为第1针至第2针之间不少于四周,第2针至第3针间隔至少6个月。孕期妇女采用两针TT免疫,第1针至第2针间隔不少于四周。加强免疫视生育情况而定,第4针与第3针最短间隔1年;第5针与第4针最短间隔1年。

4. 对于在家中分娩,或未使用无菌器械进行断脐,以及在污染环境下分娩的新生儿要及时接种人破伤风免疫球蛋白。

5. 对于在乡镇卫生院分娩的新生儿,如果出现破伤风感染,要及时按照《传染病防治法》进行上报,以便于卫生行政部门掌握并进行调查,以预防医源性感染事件发生。

【随访】

1. 对于未在医院分娩,在污染环境下断脐的新生儿,住院期间无破伤风症状或住院不满3天出院的新生儿,嘱其密切观察新生儿情况。一旦出现喂养困难立即医院就诊。满月进行随访观察神经发育情况。

2. 对于患有破伤风的新生儿,经治疗后存活者,出院后需定期进行神经系统发育随访,对于有脑瘫及运动障碍的患者需去往专业的康复机构进行运动康复。定期对智力及认知发育水平进行评估,给予相应治疗干预。

3. 预后 几项关于新生儿破伤风的长期预后研究显示偶见神经系统损伤,范围从脑瘫到严重的神经运动迟缓,以及轻微的智力和行为异常均存在。可获得的研究显示神经系统认知障碍的发病率在4%~50%;严重的功能障碍是

10%~20%。这种并发症的发生频率很高,与医疗设施的质量有很大差异。

（郑　军）

参 考 文 献

1. Roper,Martha H,Vandelaer,Jos H,et al. Maternal and neonatal tetanus. The Lancet,2015,370:1947-1959.

2. Maternal and Neonatal Tetanus Elimination by 2005. UNICEF. Retrieved 17 February 2014.

3. Elimination of Maternal and Neonatal Tetanus.UNICEF. Retrieved 17 February 2014.

4. Balmer P,Borrow R,et al. The immunological basis for immunization series,Module 3:Tetanus. 2007 Update: World Health Organization,Geneva,2007.

5. Tetanus.CDC Pink Book. Retrieved 19 January 2014.

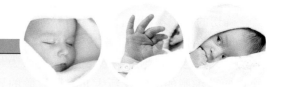

第二十五章　新生儿外科疾病的预防和保健

第一节　臂丛神经损伤

新生儿臂丛神经损伤(neonatal brachial plexus injury,NBPP),主要是胎儿在发育和分娩过程中,受到各种力的因素影响导致出生后小孩一侧或双侧臂丛神经损伤,临床主要表现为伤侧上肢功能障碍。其发病率为 0.16‰~4‰,通常认为发展中国家的发生率更高。

【病因】

NBPP 主要是在分娩过程中臂丛神经受到头肩分离暴力作用而发生的牵拉性损伤引起,少数可由子宫强烈收缩、急产等宫内因素或先天性臂丛神经发育不全等因素引起。在分娩过程中造成 NBPP 的危险因素分为 3 类:新生儿自身因素、母亲因素及与产程相关因素。

【预防】

臂丛神经损伤严重影响患者的心理发育健康,给社会及家庭带来沉重负担,因此,对孕产妇做好科学宣教,规律产检,根据胎位选择正确的分娩方法预防臂丛神经损伤,降低肩难产致臂丛神经损伤的发生率。疾病发生后,及早治疗,科学治疗,从而降低致残率,改善患儿预后。

【临床特点及诊断】

上臂丛麻痹表现为上肢伸直位,肩关节内收、内旋、前臂旋前位,外观似"接力手",一般腕关节和手指功能正常。前臂型麻痹,累及腕屈肌、指屈肌及手内在肌,因第一胸神经中的交感神经纤维损伤,可出现 Horner 综合征,表现为眼球下陷、瞳孔缩小、眼睑下垂,临床上不多见。全臂丛型麻痹表现为整个上肢无力,感觉消失。少数患儿合并锁骨骨折、肱骨上端骨骺分离以及肱骨干骨折。

根据分娩情况及出生后出现新生儿上肢两侧运动不对称或有功能障碍,如上肢不能上举、肌力减退等临床表现时容易作出诊断。有运用 MRI 及神经电生理检测诊断 NBPP 的报道。

【治疗原则】

对于明确诊断病例,建议一出生即行有效的综合治疗,治疗方法有肢体功能锻炼、穴位针刺疗法、神经营养药物供给以帮助神经再生,促进运动功能和感觉功能的恢复。

(朱小春)

参 考 文 献

1. 秦本刚,顾立强,向剑平,等.MRI 在产瘫中的诊断价值.中华显微外科,2014,35(2):126-128.
2. 徐娜,曹洁,王莉,等.臂丛神经损伤的神经电生理检查.实用儿科临床杂志,2010,25(18):1413-1515.
3. 王艳,唐强,陈国平.神经松动术结合头穴丛刺与康复训练对臂丛神经损伤后上肢功能的影响.中国康复医学杂志,2011,26(6):575-576.

第二节　新生儿胃穿孔

新生儿胃穿孔是一种危及患儿生命的新生儿外科急腹症,多见于早产儿、低体重儿,男女比例约为 3:1。

【病因】

确切的病因不明,目前认为胃壁肌层缺损是新生儿胃穿孔的主要病因,其他如早产、窒息缺氧、胃肠道感染、胃肠道畸形,还有研究认为与胃壁 C-KIT⁺ 细胞的缺乏及新生儿时期胃酸的异常增高有相关性。另外,有认为新生儿胃穿孔还与喂养不当及医源性损伤等有关。

【临床表现】

多见于早产儿、低体重儿,在生后 1 周内,最常在生后 3~5 天发病。早期可见厌食、呕吐等前驱症状。也有突然出现腹胀、呼吸困难,病情迅速恶化,出现面色苍白、体温不升、四肢花纹等中毒性休克体征。体格检查:腹部高度隆起,腹式呼吸消失,腹壁皮肤发亮、水肿、发红,腹肌紧张,肝浊音界消失,可有移动性浊音。

【临床特点与诊断】

新生儿,尤其是早产儿在生后 2~7 天内突然出现进行性腹胀,伴有呼吸困难、肝浊音界消失应考虑本病。腹穿可抽出大量气体。X 线检查:①膈下大量游离气体;② 90% 以上无胃泡;③部分有皮下气肿、阴囊积气、胃肠减压胃管不在胃内等。

诊断过程中须与下列疾病鉴别:①新生儿自然气腹:多见于早产低体重儿,伴有肺部疾病,腹胀较轻,无休克表现,一般情况尚可,腹部立位片膈下较少游离气体;②胎粪性腹膜炎:出生后即有腹胀、腹肌紧张表现,腹部平片可见有钙化斑块可确诊。

【治疗原则】

1. 围术期治疗

(1) 术前:保暖、补充血容量,纠正水电解质紊乱及酸碱失衡,抗感染,持续低压胃肠引流,术前腹胀严重可在剑突下腹腔抽气,改善呼吸困难。

(2) 术后:加强呼吸、循环、营养支持、抗感染治疗,持续胃肠减压,间歇性回抽胃管,不建议行持续负压吸引。

2. 手术治疗　根据穿孔部位及大小,患儿全身情况决定手术方式。无论是巨大或微小的缺损胃壁,原则上均应作修补缝合术。

【预防】

新生儿胃穿孔总的病死率在 25%~50%,其疗效,一方面取决于诊断治疗是否及时,另一方面与穿孔的原因及全身情况,以及是否有伴发畸形有关。手术治疗是该病目前唯一有效的治疗方法。

强调早期诊断、积极手术,术后给予有效的呼吸、循环支持、全肠道外营养及控制感染,可提高患儿的预后。

【随访】

新生儿胃穿孔好发于早产及低体重儿,术后随访应注意神经、营养等发育情况,及时发现问题并给予纠正。

(朱小春)

参 考 文 献

1. 施诚仁,金先庆,李宗智 . 小儿外科学 . 北京:人民卫生出版社,2010:272.
2. 刘磊,夏慧敏 . 新生儿外科学 . 北京:人民军医出版社,2011:433.
3. Ohshiro K,Yamataka A,Kobayashi H.Idiopathicastric-perforationin neonates and abnormal distribution of intestinal pacemaker ceils.J Peeliatr Surg,2000,35(5):673-676.
4. 裴洪岗,毛建雄,张翅,等 . 新生儿胃穿孔伴肠旋转不良临床特征分析 . 中华小儿外科杂志,2013,34(4):259-261.

第三节　先天性肥厚性幽门狭窄

先天性肥厚性幽门狭窄(congenital hypertrophic pyloric stenosis,CHPS)是由于幽门环肌肥厚、增生,使幽门管腔狭窄而引起的机械性幽门梗阻,是新生儿常见外科疾患之一。发病率国内统计占消化道畸形的第三位,以男性居多,男女之比约 4~5:1,多见于第一胎,且多为足月儿。

【病因】

CHPS 的病因至今不清,曾有多种学说,归纳起来大概有以下几种:

1. 先天性幽门肌层发育过度　在胚胎的 4~6 周幽门发育过程中,肌肉发育过度,导致幽门环肌肥厚。

2. 肌间神经丛发育不全　孕期幽门肌间神经发育不全,肌肉动力紊乱,导致幽门狭窄。

3. 消化道激素紊乱　CHPS 患儿常可见高胃泌素血症,而胃生长抑素浓度降低。

4. 遗传因素　有家族性发病的报道。

此外,本病发生有季节性高峰,以春秋两季多见,推测可能与病毒感染有关。

【临床特点及诊断】

1. 呕吐　为早期主要症状,出现呕吐时间不尽相同,多数在出生后2~4周发生。该病呕吐是典型有规律的进行性加重,开始为食后溢奶,日渐频繁,逐渐发展成喷射状呕吐,呕吐物均为奶水而不含胆汁,呕吐后有很强的求食欲。长期呕吐,可出现脱水及营养不良。

2. 腹部体征　体检时可见上腹部较膨隆,而下腹部则平坦柔软,约95%的患儿上腹部可见胃蠕动波,可触及橄榄样幽门肿块。

3. 并发畸形　约7%的幽门肥厚狭窄患儿同时伴有其他畸形,其中食管裂孔疝和腹股沟疝最常见。

4. 诊断　根据患儿典型呕吐病史,即生后2~4周出现呕吐,进行性加重,呈喷射状,呕吐物不含胆汁,仅是奶液及奶块,即应疑为先天性肥厚性幽门狭窄;上腹部可见胃蠕动波并能扪及橄榄样肿块,即可诊断。若不能扪及肿块,则须进行B超检查及上消化道造影检查,见到典型影像表现即可诊断。

(1) 超声检查:主要测量幽门肌层的厚度、幽门直径和幽门管长度。诊断标准为:幽门肌肥厚≥4mm,幽门管内径<3mm,幽门管长度>15mm。目前一般通过病史采集和超声检查可确诊。

(2) 上消化道造影检查:典型影像可见胃蠕动波、鸟嘴征、线样征及双轨征、幽门小突征、肩样征及蕈伞征等。

【治疗原则】

1. 本病绝大多数需外科手术治疗,极少数患儿因发病晚,呕吐症状不严重选择保守治疗或伺机手术。

2. 并发症及处理

(1) 消化道穿孔:术中一旦黏膜破裂应立即修补,并用邻近网膜覆盖。术后胃肠减压、禁食5天以上,加强支持治疗。

(2) 切口裂开:少见,加强营养,腹壁适度加压包扎保护。

(朱小春　原丽科)

参 考 文 献

1. Peters B,Oomen MW,Bakx R,et al. Advances in infantile hypertrophic pyloric stenosis. Expert Review of Gastroenterology & Hepatology,2014,8(5):533-541.

2. 樊剑锋,王达丰,浦晓,等．先天性肥厚性幽门狭窄的治疗策略．中华小儿外科杂志,2015,36(11):818-823.

3. Takeuchi M,Yasunaga H,Horiguchi H,et a1.Pyloromyotomy versus i.v.atropine therapy for the treatment of infantile pylorie stenosis:nationwide hospital discharge database analysis.Pediatr Int,2013,55(4):488-491.

第四节　先天性膈疝

先天性膈疝(congenital diaphragmatic hernia,CDH)是单侧或双侧膈肌缺损,导致腹腔内脏器疝入胸腔的一种先天性疾病,常伴其他畸形和心肺发育异常。其包括后外侧膈疝(Bochdalek孔疝,又称胸腹裂孔疝)、食管裂孔疝(Hiatus hernia)、Morgagni疝。后外侧膈疝是最常见的膈疝,本节主要讲述后外侧膈疝。

【病因】

胎儿膈肌大约于妊娠第四周开始发育,来源于腹侧原始横膈的皱襞形成中心键,来源于后外侧壁的一对皱襞构成上下胸腹膜。胸腹腔通道的闭合是靠原始横膈延伸并围绕食管、食管韧带,最后连接在胸腹膜上完成的。这一过程大约在妊娠第八周结束,右侧膈肌闭合早于左侧。CDH胎儿膈肌缺损发病机制尚不明了,其病因不明,可能与遗传因素、药物和环境中的化学物质相关。

【预防】

产前治疗:有报道产前宫内胎儿镜下胎儿气管球囊堵塞术,以此促进肺血管发育来改善胎儿肺发育,由于治疗时间短、病例数少,其远期疗效有待更多的循证医学证据来判断。

产前超声与评估:羊水过多;纵隔移位,胎儿心脏向健侧移位;上腹部正常解剖消失,左侧膈疝胃泡移位至心底与脊柱间上至心底水平,管状液性暗区移位至左胸腔,与腹腔连续,短条索增强反射回声区(脾脏)移位至左肺下半部,右侧膈疝见实性肿块(肝脏)延续于胸腹腔。

【临床特点及诊断】

1. 症状及体征　主要是呼吸道症状,出生后出现呼吸困难,发绀,且进行性加重。胸廓饱满,患侧出现呼吸运动减弱,心尖冲动向健侧移位,叩诊呈浊音或鼓音,呼吸音减弱或消失,有时可闻及肠鸣音。腹部因内容物少而呈舟状腹。有44%~66%的先天性膈疝患儿有合并其他的畸形,常见为心血管和泌尿生殖系统畸形。

2. 检查　生后X线检查:为首选的检查方法。在左侧膈疝,胸片见心脏纵隔向对侧移位,患侧胸腔内有透明的肠段充气阴影。在右侧膈疝,平片可见胸腔内有一软组织团块。生后超声检查:超声可了解裂孔的大小及疝入的内容物。

【治疗原则】

1. **手术时机** 术前应使患儿在平稳状态 24~48 小时以上(主要根据血气分析指标接近正常或明显有改进),一般认为血气分析 pH 7.35~7.45,$PaCO_2 < 40mmHg$,$PaO_2 > 100mmHg$,$SaO_2 > 90\%$ 是合适的手术时机。

2. **术前处理** 主要是改善全身情况,使其生命体征相对稳定,为手术顺利进行及术后恢复打好基础。措施:保暖、胃肠减压、机械通气、维持酸碱平衡及水电解质平衡、使用血管活性药物等。

3. **手术方式** 右侧膈疝多经胸行修补手术,左侧多经腹行修补手术,近年来,胸腔镜下膈疝修补术在全国各地陆续开展,作者医院近几年也已开展此项手术,效果满意。

【随访】

早产儿、低体重、肺发育不良和合并畸形是决定存活率的主要因素。随着诊疗水平的不断提高,患者成活率不断上升,膈疝复发、肺功能、胃食管反流、生长发育迟缓、胸廓畸形、神经精神问题等日益受到关注。

1. **膈疝远期复发** 常发生于术后 2 年内,见于缺损大、膈肌发育不良患者。一旦复发需再次手术修补。

2. **肺功能低下** 表现为反复肺部感染住院,程度取决于肺发育不良的程度及慢性肺病的严重性。随着年龄增长,肺功能会逐渐改善。

3. **胃食管反流** 临床表现为呕吐、吞咽困难、营养不良,治疗多采用体位疗法、胃肠动力药和制酸药,仅有少部分需做防反流手术。有报道超过 50% 的膈疝患者有病理性胃食管反流,但临床上为此就诊的患者没有那么多,考虑为大部分轻症患者被我们忽略。

4. **胸廓畸形** 如漏斗胸、脊柱侧弯等,大多为轻症病例,仅行功能锻炼,严重的患儿需手术,但病例不多。

5. **神经精神问题** 据报道多为严重膈疝患儿使用 ECOMO 的病例,主要表现为不同程度的肢体瘫痪、肌张力异常、动作迟缓、学习力差。

(朱小春 原丽科)

参 考 文 献

1. Jani J,Cannie M,Sonigo P,et al. Value of prenatal magnetic resonance imaging in the prediction of postnatal outcome in fetus with diaphragmatic hernia.Ultrasound Obstet Gynecol,2008,32(6):793-799.

2. 俞钢. 临床胎儿学. 北京:人民卫生出版社,2016:199-208.

3. Xu c,Liu W,Chen Z,et al.Effect of prenatal tetrandrine administration on transforming growth factor-betal level in the lung of nitrofen-inducedcongenital diaphragmatic hernia rat model.J Pediatr Surg,2009,44(8):1611-1620.

第五节 新生儿腹股沟斜疝

腹股沟斜疝是小儿常见的先天性疾病,是腹腔内脏器进入未闭的鞘状突而形成,早产儿中发病率较高,发生率为 16%~25%。

【病因】

据报道新生儿有 80%~94% 鞘状突管未闭,但有疝的新生儿不多,据此认为鞘状突管未闭是疝发生的基础,另外,腹腔内压力增高及腹壁肌肉薄弱是腹股沟斜疝的促发因素。

【临床特点与诊断】

患儿在腹股沟或阴囊内出现一个柄蒂连腹的可复性包块,常常在哭闹或排便时出现,安静或睡眠时消失。斜疝无嵌顿时除可复性包块外无明显不适。

腹股沟或阴囊可扪及可复性包块病史者即可诊断,需了解包块的性质、上极边缘是否清楚、可否回纳,诊断困难者可行肛门指诊、超声检查、腹部 X 线检查有助诊断。

【治疗原则】

腹股沟斜疝很难自愈,手术是主要的治疗方法。早期患儿因特殊原因不能手术,也可暂时保守治疗,需注意发生嵌顿的可能。早期有使用疝气带的方法,目前无论是国际还是国内绝大多数外科医师均不主张使用。

手术时机:手术治疗已相当安全,可不受手术年龄的限制。新生儿尤其早产儿腹股沟斜疝有较高的嵌顿风险,可导致肠坏死、睾丸梗死等可能,国外主张诊断后尽早手术。国内有推荐在 3~6 个月后手术治疗,由于麻醉及新生儿外科手术技术水平的提高,现在越来越多的家长接受新生儿期手术治疗。

【随访】

绝大部分手术后可达到痊愈，国内统计术后复发率为 1%~2.5%。术后医源性隐睾偶尔可见到，睾丸萎缩较多发生于新生嵌顿性腹股沟斜疝的患儿，发生率为 2.6%~5%。

（朱小春）

参 考 文 献

1. 李索林,刘琳,杨晓锋.腹腔镜技术诊治小儿腹股沟斜疝的现状与评价.中华小儿外科杂志,2014,35(6):406-408.
2. 殷易钰,刘斌,刘丰丽.腹腔镜治疗新生儿腹股沟斜疝可行性分析.腹腔镜外科杂志,2010,15(8):586-587.
3. Schier F. Laparoscopic inguinal hernia repair:a prospective personal series of 542 children.J pediatr Surg,2006,41(6):1081-1084.

第六节　新生儿隐睾

隐睾（cryptorchidism）也称睾丸未降或睾丸下降不全,是小儿泌尿外科常见畸形之一,是指睾丸未能按正常发育过程从腰部腹膜后下降至阴囊底部,中途停留在下降过程中的某一部位。隐睾在早产儿中的发生率约为 30%,足月新生儿约为 3.4%~5.8%。

【病因】

在睾丸下降过程中,任何环节发生障碍都可能导致隐睾的发生,内分泌异常或多基因缺失可能是主要原因。

【临床特点与诊断】

患侧或双侧阴囊发育差,阴囊空虚,未及睾丸。约 80% 的隐睾可触及,约 20% 的隐睾不能触及,约 80% 的隐睾在腹股沟管内或腹腔内被手术探查中发现。隐睾可能出现以下并发症:

1. **隐睾扭转**　未降睾丸发生扭转的几率较正常阴囊内睾丸扭转的几率高 21~53 倍,其表现为腹股沟疼痛性包块,似腹股沟嵌顿性斜疝,但无胃肠道症状。在阴囊内及正常睾丸可排除隐睾扭转。

2. **睾丸损伤**　由于隐睾部位表浅、固定,容易损伤。

3. **隐睾恶变**　隐睾恶变的几率比正常睾丸高 18~40 倍,高位隐睾恶变的几率比低位隐睾高 6 倍。

诊断:患侧或双侧阴囊发育差,阴囊空虚,未及睾丸可诊断,术前判断有无睾丸及其所在位置,除体格检查外,可通过超声、CT、MRI检查来判断。

【治疗原则】

1. **手术时机**　有效保留生育能力的理想年龄是出生后 1~2 年。

2. 隐睾的治疗分为激素治疗和手术治疗,1 岁以内可用激素治疗,激素治疗无效和就诊年龄超过 1 岁者应行睾丸下降固定术。隐睾治疗须在 2 岁前完成。

（1）激素治疗:在生后 6~10 个月间进行,治疗常采用绒毛膜促性腺激素（hCG）或下丘脑促性腺激素释放激素（LHRH）或两者合用,LHRH 一般喷鼻使用,hCG 肌注,其使用剂量及使用周期目前无统一定论,文献报道其治疗成功率为 6%~75%,总体约 20%。

（2）手术治疗:分为开放手术睾丸下降固定术、腹腔镜下睾丸下降固定术、睾丸移植术和睾丸切除术。

【随访】

1. 门诊观察睾丸下降情况。出生后睾丸自行下降可发生于生后 6 个月以内,之后下降的可能性很小,1 岁以后已无可能自行下降。回缩睾丸多需观察而不是手术,它们多随患儿生长降入阴囊并保留在阴囊内。

2. 主要涉及生育能力及睾丸恶变。

（朱小春　方元龙）

参 考 文 献

1. Pettersson A,Richiardi L,N ordenskjold A,et al. Age at surgery for undescended testis and risk of testicular cancer. N Engl J Med,2007,356: 1835-1841.
2. Sonne SB,Kristensen DM,Novotny GW,et al. Testicular dysgenesis syndrome and the origin of carcinoma in situ testis. Int J Androl,2008,31: 275-287.
3. Hutson JM,Clarke MCC. Current management of the undescended testicle. Semin Pediatr Surg,2007,16: 64-70.
4. Murphy F,Paran TS. Puri Orchidopexy and its impact on fertility. Pediatr Surg lnt,2007,23: 625-632.
5. Kojima Y,Mizuno K,1mura M,et al. Laparoscopic orchiectomy and subsequent internal ring closure for extra-

abdominal testicular nubbin in children.Urology,2009,73：515-519.

6. 何大维,林涛,李旭良,等.腹腔镜下手术治疗腹股型隐睾.中华泌尿外科杂志,2009,30：133-135.

第七节 先天性肾盂积水

先天性肾盂积水是指胎儿期就存在的肾集合系统异常扩张,是产前诊断最常见的异常。国际胎儿泌尿协会定义胎儿24周前肾集合系统分离超过0.5cm,而24周后及新生儿期肾集合系统分离超过1.0cm诊断为肾积水。

【病因】

先天性肾盂积水分为梗阻性和非梗阻性两类,梗阻性包括先天性肾盂输尿管连接部梗阻(ureteropelvic junction obstruction,UPJO)(44%)、膀胱输尿管交界处梗阻(21%)、输尿管囊肿和异位输尿管(12%)、神经源性膀胱、后尿道瓣膜(9%)、尿道闭锁和阴道积液;非梗阻性包括原发性膀胱输尿管反流(14%)、生理性肾盂肾盏扩张和Prune-Belly综合征。UPJO是新生儿肾积水最常见原因,占85%以上,男女发病比例为2：1,其中2/3发生在左侧,10%左右的患儿为双侧发病。

【预防】

产前干预治疗(宫内治疗):产前宫内治疗有

风险,存在争议,现在国外有报道,国内尚未开展。

【临床特点及诊断】

新生儿肾盂积水主要由产前超声检查发现,以及腹部包块。新生儿及小婴儿大部分以腹部包块就诊。符合上述临床表现并结合辅助检查可确诊。常见的辅助检查为超声、核素扫描(ECT)、静脉尿路造影(IVU),其次为CT尿路造影检查(CTU)和磁共振尿路照影检查(MRU)(图25-7-1)。

【治疗原则】

手术指征:明显梗阻症状;全肾功能损害或分肾功能损害;并发泌尿系结石或感染、高血压等。

【随访】

1. 围产期检查出的肾积水,如不合并羊水量过少,则于出生后1周超声复查,轻中度的肾盂肾盏扩张,可随诊观察,观察期出现下列情况需行手术治疗:肾功能损害,分肾功能降至35%~40%以下;肾盂进行性扩张;虽无肾功能进行性损害,但是梗阻持续4~5年不缓解。

2. 轻中度肾盂积水未手术患儿,根据积水程度及发展情况给予间隔1~2个月或5~6个月随访,项目包括尿常规、超声、肾图、IVP造影;术后患儿开始1~2个月一次随访,情况好,在6个月后3~6个月随访一次,2~3年后1年随访一次,项目包括尿常规、超声,必要时肾图及IVP造影

UPJO诊断和治疗步骤如下:

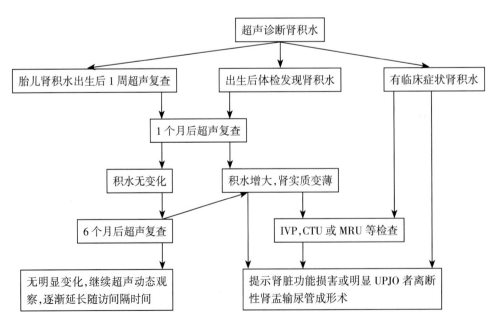

图 25-7-1 先天性肾盂积水的诊断流程

检查。

（朱小春）

参 考 文 献

1. Tekg S，Riedmiller H，Dogan HS，et al. EAU Guidelines on Paediatric Urology，2013：61-64.
2. Kaye JD，Ost MC，Eisenberg ER. Crossing vessels are not important in the etiology of ureteropelvic junction obstruction. Nat Clin Pract Urol，2006，3（11）：568-569.
3. Williams B，Tareen B，Resnick M 1，et al. Pathophysiology and treatment of ureteropelvic junction obstruction. Curr Urol Rep，2007，8（2）：111-117.
4. Canes D，Berger A，Gettman MT，et al. Minimally invasive aroaches to ureteropelvic junction obstruction. Urol Clin North Am，2008，35（3）：425-439.
5. 陈志，陈湘，齐琳，等．小儿肾盂输尿管连接部梗阻．中南大学学报（医学版），2011，36（5）：430-434.

第八节　新生儿鞘膜积液

睾丸大部分有鞘膜包裹，脏层与壁层之间形成固有鞘膜，里面常有少量浆液，使睾丸自由滑动，如鞘膜腔内液体过多，即形成鞘膜积液，在精索部位的腹膜未完全闭塞，其残留部位也可积留液体，形成精索鞘膜积液。新生儿期鞘状突管未闭发生率为80%~94%，可随着年龄的增长逐渐闭塞，有报道出生6个月后闭塞的可能越来越小。

【病因】

胚胎发育早期，如在鞘状突闭塞过程中出现异常，因闭塞平面不同而形成不同类型的临床鞘膜积液。

【临床特点与诊断】

体格检查见包块位于腹股沟或阴囊，质软，上极边缘清楚，轻挤无变化或缓慢变小，透光试验阳性。在一侧或两侧腹股沟和（或）阴囊内可及一囊性包块，不能还纳腹腔，透光试验阳性即可诊断。

【综合防治】

1. 手术是治疗鞘膜积液的主要方法

2. 对于体积小，包块张力不高，1岁内尤其是新生儿，部分有自行消退可能，可随访观察，不必急于手术。对于包块体积大，张力高可能影响睾丸的血供导致睾丸萎缩，可不受年龄限制，尽早手术治疗。

（朱小春　方元龙）

参 考 文 献

1. 杨志林，徐万华，尹鉴淳，等．腹腔镜手术治疗小儿鞘膜积液1220例报道．中华小儿外科杂志，2013，34（10）：788-789.
2. Endo M，Watanabe T，Nakano M，et al. Laparoscopic completely extraperitoneal repair of inguinal hernia in children：a single-institute experience with 1257 repairs compared with cut—down hemiorrhaphy. Surg Endosc，2009，23（8）：1706-171.
3. 沈文浩，张恒，周占松，等．一种改良单孔单通道腹腔镜技术治疗小儿睾丸鞘膜积液的远期临床疗效观察．微创泌尿外科杂志，2013，2（5）：313-315.

第九节　新生儿睾丸扭转

睾丸扭转（torsion of testis）是指睾丸、精索结构在腹股沟管内及腹股沟管以下水平的扭转，引起睾丸的血液循环障碍，最终可能导致睾丸萎缩、坏死等严重后果的外科急症。其好发于新生儿早期和青春期儿童，新生儿睾丸扭转分为产前睾丸扭转和产后睾丸扭转，也有人统称为围产期睾丸扭转。

【病因】

病因不清，睾丸解剖异常可能是一因素，新生儿早期睾丸鞘膜囊与阴囊肉膜粘连松弛，在围产期睾丸下降过程中，容易发生整个睾丸及精索扭转。

【临床特点及诊断】

新生儿睾丸扭转以局部症状为主，缺乏全身症状表现。通常睾丸扭转是急性发病过程，但新生儿产前睾丸扭转表现为患侧阴囊一硬的无痛性包块，表面皮肤颜色加深，皮肤与包块间粘连固定，而新生儿产后睾丸扭转表现为皮肤发红、包块有明显的触痛等急性炎症的特点。另外有报道新生儿期睾丸扭转患儿体重较重。

新生儿睾丸扭转缺乏主诉，主要是依靠局部体征和相应的检查来诊断。了解有无臀位产、宫内或产道受压、产伤、多胎妊娠、出生时超重等病史，局部出现阴囊暗紫色，伴有阴囊内不透光的包块，体查睾丸附睾均肿大、界限不清，透光试验阴性。彩色多普勒血流显像发现精索呈螺旋形则是睾丸扭转的直接征象，其他显示受影响区域无血流信号或血流信号少，准确率高达90%。

【综合防治】

急诊手术治疗,行睾丸扭转复位。对于患侧睾丸,扭转复位后观察睾丸有活力的应积极的给予保留,已经丧失活力的睾丸,多数学者还是主张予以切除。

（朱小春　方元龙）

参 考 文 献

1. 陈嘉波,杨体泉.新生儿睾丸扭转的争论与治疗策略进展.实用儿科临床杂志,2011,26(23):1839-1841.

2. Graham SM,Gatti JM.Painful testicle in a young boy.CMAJ,2010,182(14):1543-1544.

3. Marulaiah M,Gilhotra A,Moore L,et al.Testicular and paratesticular pa-thology in children:A 12year histopathological review.World J Surgery,2010,34(5):969-974.

4. Chmelnik M,Schenk JP,Hinz U,et al.Testicular torsion Sonomorphological appearance as a predictor for testicular viability and outcome in neonates and children.PediatrSurgery International,2010,26(3):281-286.

第十节　新生儿先天性巨结肠

先天性巨结肠(Hirschsprung's disease,HD),又称肠无神经节细胞症,是病变肠管神经节细胞缺如的一种消化道发育畸形,是新生儿肠梗阻最常见的原因之一,其发病率为1/(2000~5000),以男性多见,男与女之比为4∶1。

【病因】

先天性肌间神经节细胞的缺如将使病变肠段失去正常蠕动,即间歇性收缩和放松的推进式运动,而发生一个总的收缩,使肠段经常处于痉挛状态,所以粪便通过发生障碍,导致便秘。

【临床特点及诊断】

1. **不排胎便或胎便延迟排出**　有90%以上的患儿生后24小时内不排便,出现不完全性、低位、急性或亚急性肠梗阻,一般在灌肠后好转,但多在几天后又出现严重便秘。少数病例经过新生儿几天的肠梗阻期后,可有几周甚至几个月的"缓解期",但后再出现顽固性的便秘。

2. **腹胀**　程度不等,为全腹胀,严重的可影响呼吸。

3. **并发症**　小肠结肠炎、肠穿孔、腹膜炎及全身抵抗力下降易感染等。

4. **并发畸形**　无神经节细胞症可以合并有其他一些畸形,其发生率比正常人群高,据文献报道在5%~19%。尤其在双胞胎病例更为明显。无神经节细胞症可合并下列一些畸形:未成熟儿与极低体重儿3.5%~10%,Down综合征3%~5%,泌尿系畸形3%,肛门直肠发育畸形2.5%~3.4%,心血管畸形1%。

5. 根据患儿的临床症状、体征,结合钡灌肠检查(CE)、直肠肛管测压(ARM)、直肠黏膜吸引活检(RSB)及直肠全层活检组织学检查等综合判断。

【治疗原则】

1. **保守治疗**　纠正营养不良、开塞露通便、灌肠、中西药泻剂等治疗。

2. **手术治疗**　除少数短段型和超短段型的HD外,一般均需根治手术治疗。诊断明确,即使在新生儿期也可完成根治手术。

3. **预后**　资料显示,除少数全结肠巨结肠外,绝大部分患儿术后近远期预后良好,并发症的发生率较低,报道主要的有:①便秘复发(约10%);②污粪(10%~20%);③小肠结肠炎(10%~18%)等。

（朱小春　原丽科）

参 考 文 献

1. De La Torre L,Langer JC.Transanal endorectal pull-through for Hirschsprung disease:technique,controversies,pearls,pitfalls,and an organized approach to the management of postoperative obstructive symptoms.Semin Pediatr Surg,2010,19(2):96-106.

2. Langer JC.Laparoscopic and transanal pull-through for Hirschsprung dis-ease.Semin Pediatr Surg,2012,21(4):283-290.

3. Dorre ML,Ortega-Salgado JA.Transanal endorectal pull through for Hirschsprung's disease.J Pediatr Surg,1998,33(8):1283-1286.

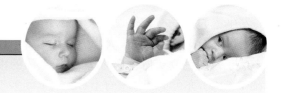

第二十六章　新生儿皮肤疾病的预防和保健

第一节　正常新生儿常见皮疹

本节主要介绍新生儿常见皮疹及保健要点，包括：新生儿粟粒疹、新生儿口腔黏膜囊肿、皮肤汗疹、皮脂腺增生、新生儿毒性红斑及新生儿痤疮等。需要注意的是，皮疹的外观差异性比较大，即使是同一种皮疹，在不同种族人群及不同环境下也会出现明显的差异，给识别带来难度，已有相关文章对这些表现进行了比较好的综述。

一、新生儿粟粒疹

新生儿粟粒疹（milia，milium）是早期新生儿面部及头皮常见的皮疹。

【病因】

原发性粟粒疹是表皮内的含角质的微小包涵囊肿，产生于毳毛的漏斗形皮脂腺毛囊，原因不明。继发性粟粒疹一般继发于损伤，可源于各种上皮结构，比如毛囊、汗管、脂管或者表皮的损伤。

【临床特点与诊断】

粟粒疹一般十分微小（最多 2mm 大小），为白色、表面光滑的丘疹，呈同心圆形的、有一定程度角质化的角质层的表皮内的微小包涵性囊肿，一般呈分散性发布，数量从几个到几十个不等，多发于面部，也可在全身其他部位出现，可以出生时即存在，或者在新生儿晚期出现（图 26-1-1）。新生儿粟粒疹一般认为是原发性的。诊断依据临床表现，如果要确诊，可使用 11 号刀片切开皮疹顶端，见到光滑、白色球状的内容物或者角质化的残片

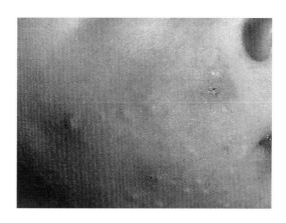

图 26-1-1　新生儿粟粒疹

可帮助确诊。

【治疗及保健措施】

粟粒疹通常会在几个月内自行吸收消退，一般不需要治疗及采取特别的保健措施。

【随访】

需要随访，如果粟粒疹在新生儿期呈递增加的趋势，需要进一步排查相关综合征，如：交界性和营养不良性大疱表皮松解症、口面手综合征 1 型等。

二、新生儿皮肤口腔黏膜囊肿

【病因】

皮肤口腔黏膜囊肿（oral mucosal cysts of newborn）病因尚不清楚，Bohn 等人曾推测这些囊肿为黏液腺囊肿。

【临床特点与诊断】

最近中国台湾省的一项研究显示，由一名牙

医检测的 420 名日龄为 3 天的新生儿中，口腔囊肿的发生率为 94%。其外观与粟粒疹十分相似，存在于口腔内，一般 1~2mm 大小、光滑，为单个或成簇存在的黄色或灰白色丘疹，常见于上颚的中缝（68%~81%），亦可见于牙槽脊上（22%），上颌多于下颌，几乎不会在上下颌同时出现。当口腔黏膜囊肿出现在上颚，它们被称为 Epstein 珠，出现在齿槽者被称为 Bohn 结节。一个关于 60 名早产儿和 60 名足月儿的口腔黏膜囊肿对比研究显示，早产儿的发生率更低。其他常见的表皮囊肿多位于阴茎腹侧面的包皮和阴囊处（图 26-1-2），这些皮疹往往比头颈部的粟粒疹更大，常常在整个婴儿期逐渐增长，可在新生儿期之后出现，一部分皮疹可出现着色。

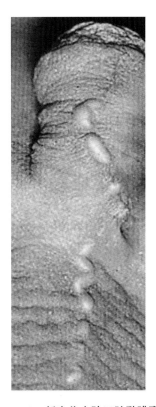

图 26-1-2　新生儿皮肤口腔黏膜囊肿

【治疗原则及保健措施】

囊肿一般是良性的，往往没有临床症状，一般不需要治疗。保健方面：保持口腔及皮肤清洁即可，等待其自行吸收，不要用针挑破囊肿或用擦拭的方式弄破囊肿，以免继发感染。

【随访】

据一个关于 1021 名瑞典新生儿的随访研究报道：大部分的口腔上颚囊肿在 5 月龄时自行消退，其中有 17 名儿童出生后出现了新的上颚囊肿；大部分的齿槽囊肿退而复现，因此随访是必要的。

三、皮肤汗疹

【病因】

皮肤汗疹（miliaria）俗称痱子，为汗腺管梗阻或断裂导致汗液滞留所致。汗疹常发生于高温季节、保暖过度以及发热的新生儿。

【临床特点与诊断】

根据皮疹外观，汗疹分为白色汗疹（白痱）、红色汗疹（红痱）、脓疱性汗疹（脓痱）三种。新生儿汗液滞留在表皮角质下的为白色汗疹（白痱），在皮肤上产生典型的类似于水滴状的透明小囊泡（图 26-1-3），这些囊泡十分容易破裂，清洁皮肤时可能会被擦破。白色汗疹常见于新生儿初期，主要是由于环境温度过高或发热导致。红色汗疹（红痱）汗液仍是滞留在表皮，常见于过度包裹和发热的新生儿中，皮疹分布在头、颈、面部、头皮和躯干部，为约 1~3mm 大小的红斑样丘疹或脓疹（图 26-1-4），

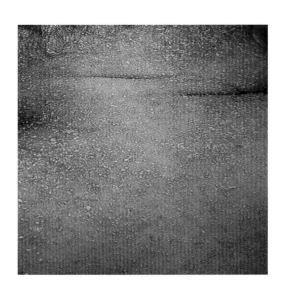

图 26-1-3　白色汗疹

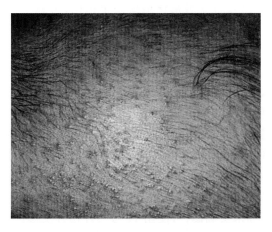

图 26-1-4　红色汗疹

好发于前额、躯干上部和有皮肤褶皱及被覆盖的部位,有时在监护仪导线和绷带覆盖下的部位可出现脓疱,这种有脓疱出现的情形称为脓疱性汗疹(脓痱),此时皮肤局部有炎症反应。

白色汗疹应与其他更严重的水疱或脓疱病变鉴别,如单纯疱疹感染。红色汗疹的红斑样丘疹应注意与新生儿痤疮、真菌、葡萄球菌及皮肤单纯疱疹病毒感染相鉴别。

【治疗原则及保健措施】

注意室内通风,尤其是夏季,要散热、保持凉爽,皮肤保持清洁干燥,衣服不可过厚,经常洗澡,尤其是出汗以后,洗澡后可使用痱子粉或爽身粉,以上措施既是预防,也是治疗,采取这些措施后通常可以控制汗疹,如果出现脓痱,可以局部外用红霉素软膏。

【随访】

出现脓痱时应随访,避免局部感染扩散。

四、皮脂腺增生

【病因】

皮质腺增生(sebaceous hyperplasia)由于来自于母亲或婴儿的宫内激素(雄性激素)的刺激所产生。

【临床特点与诊断】

皮脂腺增生外观为排列整齐的光滑囊泡,呈斑块样排列的黄白色脓疱,其基底部没有红斑(图26-1-5),最常见于面部,尤其是鼻子及上唇周围皮脂腺密集处。大约50%的足月儿会出现皮脂腺增生,而早产儿很少见。

注意与皮肤粟粒疹鉴别:皮脂腺增生一般是单发的、不连续的,颜色更白一些。

【治疗原则及保健措施】

皮脂腺增生一般不需要治疗及给予特殊皮肤

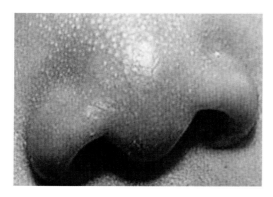

图 26-1-5　皮质腺增生

护理,通常在生后的几周内会逐渐消失。

五、新生儿毒性红斑

【病因】

新生儿毒性红斑(erythema toxicum neonatorum)发生的原因仍不清楚,目前认为可能是对母亲传给的某些物质产生的过敏反应。与出生体重和胎龄密切相关,大约50%的足月儿会出现,估计发生率21%~72%,早产儿及出生体重小于2500g的新生儿几乎不发生,没有性别差异。其他相关的环境因素包括:初产、夏秋季节、奶粉喂养、阴道分娩及分娩时间。

【临床特点与诊断】

新生儿毒性红斑是新生儿期最常见的良性皮疹,大部分皮疹在生后24~48小时时出现,一般持续一周或更短时间,也有持续7天以上的情况。典型的皮疹特征为:不突出皮肤表面的淡黄色丘疹,或者直径1~3mm脓疱周围绕以不规则红斑,或者直径1~3cm的红斑风团,这种不规则的红斑很像跳蚤的咬痕(图26-1-6a),其特征性皮疹为不连续的、分散的红斑(图26-1-6b)。严重的病例可出现成簇的脓疱、融合成片的丘疹,或脓疱周围的红斑形成大面积红斑样皮疹(图26-1-6c)。皮疹首发于面部(图26-1-6d),逐渐蔓延到躯干和手足,但手掌和足底部位不出现皮疹是新生儿毒性红斑的特点。

应注意与新生儿的其他皮肤脓疱病鉴别:如婴儿肢端脓疱病(肢端皮疹比躯干分布多);皮肤单纯疱疹(有更多的水疱,以及随之而来的结痂);葡萄球菌脓疱病(有较多发育成熟的脓疱);先天性念珠菌感染;新生儿一过性脓疱性黑皮病(渗出物中主要是中性粒细胞,出生时即可见,脓疱很快消失,遗留着色斑点);红痱(也可表现为丘疹脓疱性的红斑,但是更好发于头颈部,病灶更小,并且没有红斑样丘疹)。

【治疗原则及保健措施】

皮疹多持续5~7天会自行消失,没有其他影响,一般不需要治疗。皮肤保健方面,给新生儿洗澡时用清水即可,应避免使用含羊毛脂及刺激物质的沐浴用品洗澡,以免加重皮疹。

六、新生儿痤疮

【病因】

新生儿痤疮(neonatal acne)又称新生儿头

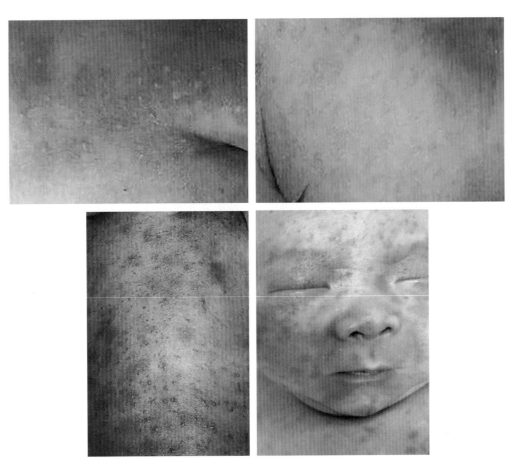

图 26-1-6　新生儿毒性红斑

部脓疱病(neonatal cephalic pustulosis),发病率约20%,男孩多见。目前认为与母亲或新生儿雄激素分泌增多有关。

【临床特点与诊断】

皮疹多于出生后 3~4 周出现,少部分出生时就有,表现为分布在额头、鼻子、脸颊的小的闭合的粉刺(内含角质、脂质、细菌的囊泡),基底部不发红,但新生儿很容易出现炎性痤疮,此时表现少数情况下可能发展为开放性粉刺,严重者可播撒到躯干部(图 26-1-7,图 26-1-8),皮疹可持续存在3~4 个月。

【治疗原则及保健措施】

痤疮一般不痛不痒,对新生儿多无影响,多随雄激素水平下降而渐消退,大部分约持续

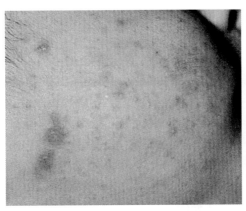
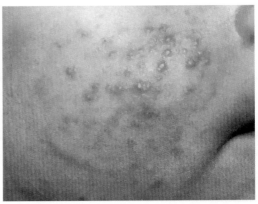

图 26-1-7　新生儿痤疮

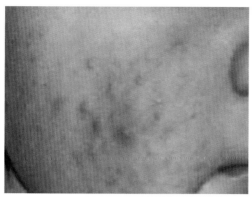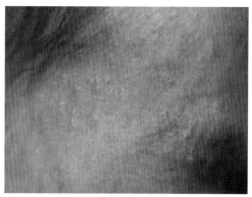

图 26-1-8　新生儿痤疮

3~4 个月消退,皮肤通常不会留疤,一般不需要治疗;如果皮疹确实严重,可以局部外用使用 0.025%~0.05% 维 A 酸软膏,通过使滤泡上皮正常脱落而减少粉刺形成。同时,为避免皮肤干燥,需要再涂上保湿软膏。如果为炎症性痤疮,可使用 2% 酮康唑软膏或 2% 红霉素软膏及 2.5% 的过氧化苯甲治疗,一般认为这类痤疮可能有局部马色拉霉菌或细菌感染。皮疹期间每天用清水清洗,不要使用其他洗剂或油剂。

【随访】

皮疹增多时应随访,注意识别是否合并马色拉霉菌或细菌感染。必要时给予相应治疗。

（曹蓓　李婷）

参 考 文 献

1. Donley CL,Nelson LP.Comparison of palatal and alveolar cysts of the newborn in premature and full term infants. Pediatr Dent,2000,22:321-324.
2. HarrisJR,Schick B.Erythema neonatorum.Am J Dis Child, 1956,92:27-33.
3. Bergman JN,Eichenfield LF. Neonatal acne and cephalic pustulosis:is Malassezia the whole story?Arch Dermatol, 2002,138:255-256.
4. William L. Weston,等,主编.项蕾红,姚志荣,主译.儿童皮肤病学.第 4 版.北京:人民军医出版社,2009: 293-294,296.

第二节　新生儿尿布皮炎

尿布皮炎指发生在肛周及臀部的接触性皮炎。在新生儿期比较常见,可给患儿带来疼痛不适,并且也会给护理人员增加压力,故积极预防、及时治疗十分重要。

【病因】

多为大小便浸湿的尿布未及时更换,尿液中的尿素被大便中的细菌分解产生氨刺激皮肤,以及粪便中的酶类对皮肤产生刺激并使 pH 增高,而导致肛周及臀部的皮肤出现炎症。

【临床特点与诊断】

皮疹位于接触尿布的部位,如臀部隆突处、外阴部、下腹部及腹股沟内侧,皮疹开始为轻度潮红色、肿胀,逐渐出现丘疹、水疱、糜烂、渗出等,边界清楚,可继发细菌或霉菌感染,出现脓疱或溃疡。

【治疗原则】

对继发真菌感染的尿布皮炎,可使用抗真菌药膏,如派瑞松,对于继发细菌感染的尿布皮炎,可使用莫匹罗星软膏、红霉素眼膏、金霉素眼膏等,使用以上药物后,仍应在其后涂上厚厚的一层护臀霜来隔离粪便及尿液,有利于尿布皮炎愈合。

【保健及预防措施】

1. 为减少皮肤与大小便接触时间,应勤换尿片,通常建议每 2~3 小时换一次,或只要排便就换掉尿片,建议使用纸尿裤,布尿片并不比纸尿裤好,原因在于布尿片一旦尿湿,湿布紧贴皮肤,更容易出现尿布疹;此外,布尿片清洗时常常会用到有刺激性的洗涤剂,也会导致尿布皮炎的发生。

2. 更换尿布时,要用清水清洁臀部,之后擦干臀部。现在很多家长选用湿纸巾擦拭臀部,要注意的是湿纸巾含消毒剂且不能干燥臀部,反而可导致尿布皮炎的出现。

3. 为避免粪便及尿液直接刺激皮肤,可在擦干水分后使用皮肤保护剂,这类保护剂通常是油脂类物质,如麻油、橄榄油、鱼肝油,及含氧化锌、凡士林成分的护臀膏等,利用的是隔离的原理。注意涂护臀霜时不能涂太薄,要厚厚地涂一层才能有效隔离刺激物。不要用爽身粉代替护臀霜使用,爽身粉一般含有滑石粉或者玉米淀粉两种成分之一,两种成分均容易结块,玉米淀粉使真菌更快繁殖,这两种情况均可导致尿布皮炎加重,滑石粉可能致癌,也不宜使用。

【随访】

如果治疗有效,一般 2~3 天尿布皮炎开始好转。如果皮疹蔓延致腹、背部,或皮疹中出现水疱、溃疡及开始化脓,以及出现发热等情况应及时就诊,在医师指导下治疗。

(曹蓓 李婷)

参 考 文 献

1. Prevention, Treatmentand Parent Education for Diaper Dermatitis. Lisa Merrill. Nursing for Women's Health. 2015(4).
2. William L. Weston,等,主编. 项蕾红,姚志荣,主译. 儿童皮肤病学. 第 4 版. 北京:人民军医出版社,2009: 315.

第三节　新生儿湿疹

新生儿湿疹(eczema)是一种常见的变态反应性皮肤病。

【病因】

病因复杂,许多外界因素如日光、湿热、化学品、肥皂、皮毛可诱发湿疹,进食鱼、鸡蛋等也可使湿疹加重,而湿疹患儿多为过敏体质,是罹患湿疹的重要原因。患儿表现为皮肤过度敏感而容易出现皮肤刺激症状。

【临床特点与诊断】

皮疹的好发部位主要在面颊、眉部、耳后、头皮及臀部,可出现瘙痒、发红、流水,日久局部皮肤变厚且硬。湿疹有明显的特征:皮疹左右对称、容易出水、瘙痒严重,反复持续发作,是一种过敏性炎症性皮肤疾病(图 26-3-1)。

【治疗原则】

没有单一的疗法可治愈湿疹,对轻症的湿疹,可外用保湿剂和润肤剂,能保持皮肤湿润、柔软,恢复皮肤弹性,有助于减少瘙痒及抓痕。症状较重的可选择含皮质激素的软膏局部外用。瘙痒严

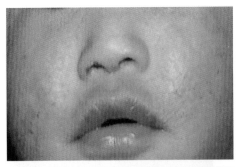
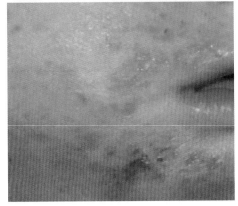

图 26-3-1　新生儿湿疹

重影响睡眠者,可适当口服抗组胺药治疗。对慢性顽固性湿疹可用紫外线照射疗法治疗。

【预防及保健措施】

预防比治疗重要。要尽量寻找并去除发病原因。喂养和饮食方面:

1. 提倡母乳喂养,可以减轻湿疹的程度。

2. 有牛奶过敏的儿童,可用豆浆、羊奶等代替牛奶喂养,还可以把牛奶煮沸几分钟以降低过敏性。

3. **衣物方面**　衣被不宜用丝、毛及化纤等制品,贴身的衣服用棉质的,以柔软浅色的棉布为宜,所有的衣服领子最好是棉质的,避免接触羽毛、兽毛、花粉、化纤等过敏物质。

4. **洗浴方面**　以温水洗浴最好,选择偏酸性的洗浴用品,避免用去脂强的碱性洗浴用品。护肤用品选择低敏或抗敏制剂护肤,用前最好进行皮肤敏感性测试,以了解皮肤对所用护肤用品的反应情况,预防过敏的发生。

5. **环境方面**　室温不宜过高,否则会使湿疹痒感加重。环境中要最大限度地减少过敏原,家里不养宠物,如鸟、猫、狗等,室内要通风,不要在室内吸烟,室内不要放地毯,打扫卫生最好是湿擦,避免扬尘,或用吸尘器处理家里灰尘多的地方,如窗帘、框架等物品。保持大便通畅及睡眠充

足,睡觉前可为小儿进行节奏性肢体运动20分钟左右,既可增加机体抗过敏能力,又有利于改善胃肠功能和提高睡眠质量。

【随访】

湿疹一般通过正确的护理及治疗,常常可以很快改善。大部分患儿随年龄增长,湿疹会逐渐好转及消失,仅少部分湿疹会持续到成年期。湿疹期间应随访,查找过敏原、指导合理用药及正确护理皮肤。

(曹蓓　李婷)

参 考 文 献

1. Eichenfield LF, Hanifin JM, Luger TA, et al. Consensus conference on pediatric atopic dermatitis. J Am Acad Dermatol, 2003, 49:1088-1095.

第四节　新生儿脓疱疮与脓疱疹

【病因】

新生儿脓疱疮(crusted tetter)为急性化脓性皮肤病。致病菌常常为金黄色葡萄球菌或乙型溶血性链球菌,往往同时存在有利于细菌局部繁殖的环境,或皮肤屏障功能遭到破坏,或皮肤发育不全,或长期应用皮质类固醇激素,或有免疫功能缺陷者为易感因素。

【临床特点与诊断】

新生儿脓疱疮为黄色疱疹,散在分布,直径1~9mm,往往在红疹基础上发生,红疹和脓疱可同时存在,脓疱壁薄、易破溃,破溃后可露出鲜红色的糜烂面,脓液会慢慢渗出,形成黄褐色痂皮,脓疱可出现在身体任何部位,好发于暴露部位如面部、躯干及四肢,由于皮疹瘙痒,抓破后可蔓延到身体其他部位(图26-4-1~图26-4-5)。具有传染性,可通过亲密接触或共用物品传给他人。分为轻症及重症两型,轻症脓疱疮皮疹仅局限于较小区域而不再陆续发生新的脓疱疮,且无全身症状;重症表现不断出现新的脓疱疮,可合并败血症、脑膜炎,此时有严重的感染中毒症状及体征。新生儿出现皮肤脓疱疮应考虑存在细菌性败血症的可能,如果出现败血症其他症状及体征,或者有胎膜早破的病史,则应考虑存在细菌性败血症,应进行脓疱液、尿液、脑脊液及血液细菌培养;败血症更多发生于早产儿。

【治疗原则】

新生儿脓疱疮一经发现应立即隔离和就医。病情轻者可以肌注抗生素或口服抗生素。较重的脓疱疮,处理时除皮肤患处涂药外,还应肌内注射抗生素,并给予充分的营养和水分,一般需要1~2周时间治愈。在医院治疗期间,应对患儿采取隔离措施,因皮疹具有传染性,要尽量避免搔抓,以免脓疱扩散,新生儿指甲较长时,要小心剪掉指甲,医务人员、家长及新生儿均要保持手卫生;患有化脓性皮肤病的医务人员或家长均不能与新生儿接触,避免交叉感染。平时尽可能给新生儿穿棉质透气的宽大衣服,避免因摩擦导致脓疱破溃,新生儿穿的衣服应高温消毒处理。保持皮肤卫生,每天洗澡。

【预防及保健措施】

天热时小儿不要包被过严,勤洗澡和勤换内衣,每次洗澡后要注意拭干颈部、耳后和腋下等部位,保持皮肤干净及相对干燥。新生儿娩出后,如皮肤覆盖的脂肪厚,用棉球蘸液状石蜡将腋下脂肪轻轻擦去,以免脂类氧化成脂肪酸而刺激皮肤。应给新生儿穿着宽松的棉布睡衣,不要裸身直接包裹在襁褓里,以避免皮肤与皮肤紧贴,造成局部

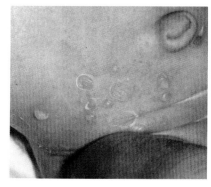
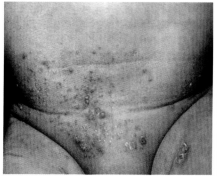
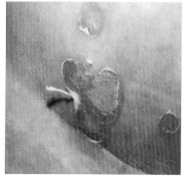

图 26-4-1　新生儿脓疱疮

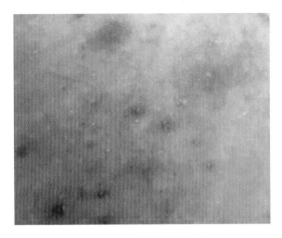

图 26-4-2 新生儿脓疱疮

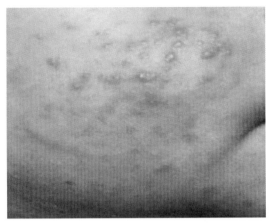

图 26-4-3 新生儿脓疱疮

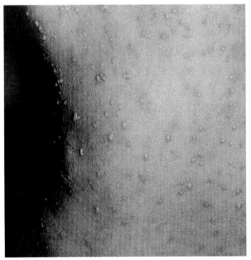
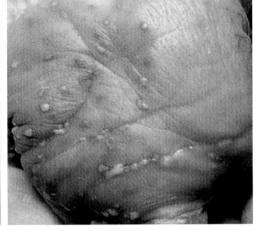

图 26-4-4 新生儿脓疱疮

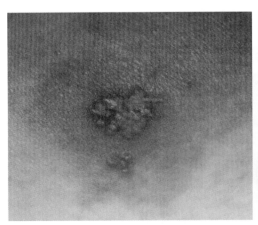
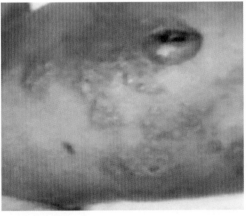

图 26-4-5 新生儿脓疱疮

潮湿而导致细菌侵入。

新生儿脓疱疮如采取家庭护理及治疗,首先要排除合并败血症的情况,合并败血症时需要住院给予系统的抗生素治疗。家庭治疗方面:应在医师的指导下口服抗生素或局部使用抗生素软膏治疗。

【随访】

患儿需要给予密切随访,指导家庭治疗及护理,随访至脓疱疹完全消失。

(曹蓓 李婷)

参 考 文 献

1. William L. Weston,等主编.项蕾红,姚志荣,主译.儿童皮肤病学.第4版.北京:人民军医出版社,2009:301.
2. 邵肖梅,叶鸿瑁,丘小汕.实用新生儿学.第4版.北京:人民卫生出版社,2011:867-868.

第五节　新生儿血管瘤

婴幼儿血管瘤(infantile hemangioma,IH)是婴幼儿最常见的良性血管肿瘤,发病率为4%~5%,且呈逐年增高的趋势。女性多见,约60%发生于头颈部。

【病因】

主要是胚胎发育过程中血管发育失常,血管发育或分化失常导致的血管畸形,一种因血管内皮细胞异常增殖产生的真性肿瘤。病因尚不清楚。

【临床特点与诊断】

血管瘤往往在出生几天至1个月内发现,出生时血管瘤可能看不出来,表现为局部皮肤发白伴毛细血管扩张,这常常表明有血管瘤存在(图26-5-1)。到出生2~4周,皮肤隆起、出现红色或紫红色的结节(图26-5-2),随后瘤体迅速增大,然后在生后15个月左右开始进入自然消退过程,红色结节内开始出现苍白色区域,之后结节变平,可持续2~8年或更长时间。新生儿弥漫性血管瘤病比较罕见,表现为多发性隆起的皮肤小血管瘤(图26-5-3),多在出生时即存在,随年龄增长而增多,血管瘤直径一般在2~15mm大小,有自行消退的报道。

【治疗原则】

根据血管瘤生长部位及大小选择不同的治疗方法:

1. **激光治疗**　血管瘤较大,且生长在颌面部及其他重要部位的,可选择脉冲激光治疗。

2. **手术治疗**　根据病情选择,血管瘤较大,可先予硬化剂栓塞后,再手术切除血管瘤。

3. **药物治疗**　口服普萘洛尔治疗,对象为小于1岁婴幼儿血管瘤患者(没有禁忌证、完成治疗

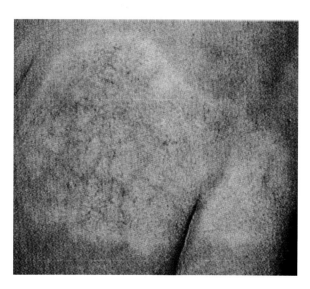

图 26-5-1　婴幼儿血管瘤

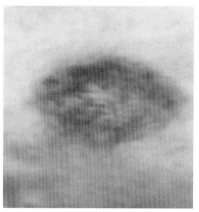

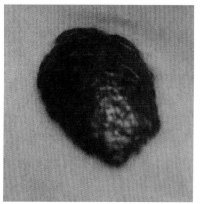

图 26-5-2　婴幼儿血管瘤

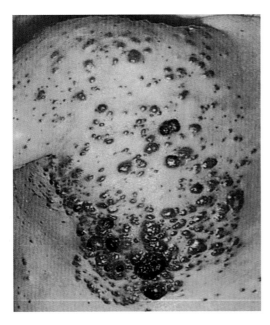

图 26-5-3　婴幼儿血管瘤

前检查),目前认为普萘洛尔安全有效,副作用小,应成为婴幼儿血管瘤的一线治疗方法,但应该在医师的指导及密切监测下用药,药物治疗必须持续至少 6 个月,过早停药会导致血管瘤反弹性生长。家庭护理方面,注意保持血管瘤表面皮肤清洁,避免摩擦,勤剪指甲,以免抓破瘤体表面皮肤引起出血。家庭应自备无菌纱布,一旦抓破瘤体皮肤,可用无菌纱布压迫止血。虽然血管瘤可自行消退,但消退后局部往往遗留红斑、色素改变、毛细血管扩张、萎缩性瘢痕和纤维脂肪组织赘生物等,影响外观,会给患儿及家长带来心理负担,甚至有的造成患者孤僻、性格内向、极端等,注意做好心理疏导工作。

【保健措施与管理】

日常保健及手术前应做好以下几点:

1. 毛细血管瘤有浅表皮血管瘤,表皮极薄,若长时间浸在汗液中易破烂,因此,需要保持小儿身体清洁,常洗澡,以免汗液浸湿血管瘤表皮。在洗澡时父母也要特别注意,不要划破血管瘤。

2. 经常给小儿修剪指甲,因为婴幼儿喜欢用手乱抓挠,特别是面部。因此要经常修剪婴儿指甲以免抓破血管瘤处皮肤,必要时戴上护手套。

3. 发现小儿有血管瘤,要及时到专科医师处就诊,确定血管瘤类型,做好日常护理。

【随访】

血管瘤随访特别重要,因为皮肤血管瘤外观变化多样,可出现毛细血管扩张、脸色苍白、瘀伤样外观,典型的血管瘤大约在出生 2 周左右出现,6~10 个月出现快速增殖,7~10 年才缓慢自然地消退。

出生后如发现有血管瘤,必须强调及时随访,以及早制订治疗方案,一般血管瘤在病变早期瘤体较局限时,采用手术等治疗基本可较彻底消除病变,预后较好,因此出生 1 个月内必须到专科医师处随访一次以上,因为血管瘤治疗的最佳时间在 1 月龄时,只要身体健康,即可开始治疗,且及时随访还可确定手术时间,并在充分准备的情况下手术,可最大程度降低手术风险。血管瘤特别强调越早治疗效果越好,及时随访可根据每个患者的自身情况来制订最佳治疗方案。

(曹 蓓　李 婷)

参 考 文 献

1. 口服普萘洛尔治疗婴幼儿血管瘤专家共识. 上海口腔医学, 2016, 25(3): 257-260.

2. 王开, 顾瑛, 刘凡光, 等. 光动力疗法治疗鲜红斑痣在临床应用中应注意的几个问题. 中国激光医学杂志, 2002, 11(3): 190-192.

3. 艾君, 黎昌强, 许飏. 婴幼儿血管瘤发病机制的最新进展. 中国美容医学, 2013, (20): 2080-2083.

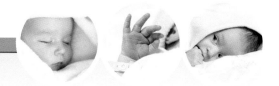

附录　母乳捐赠知情同意书

捐赠者姓名：　　　　　年龄：　　　　G__P__　　　　产后_____月

健康状况：

拟行的项目：☐ 捐乳采集
　　　　　　☐ 捐乳消毒
　　　　　　☐ 捐乳储存及复温

施行该项目的目的：

　　早产儿(特别是极低出生体重儿、超低出生体重儿)、疾病新生儿等高危儿及术后患儿，因各种原因所致肠道功能发育不完善，喂养不耐受发生率高。人乳喂养可显著降低喂养不耐受、坏死性小肠结肠炎及感染的发生率，增加抵抗疾病的能力。

捐赠母乳的优点

　　优点：①母乳不挤或不吸，少挤或少吸，或每次没有排空都可能导致奶水越来越少；②对乳头的刺激越多，乳母体内的泌乳素分泌越多，奶水也会越来越多；③因为你的捐赠母乳帮助了其他需要人乳喂养的宝宝并促进了她们的疾病愈合以及健康成长，会带给你自豪愉悦的心情，反过来保证了捐赠者的母乳质量。

　　缺点：无

捐赠者陈述：

　　我已详细阅读以上内容，自愿捐赠母乳以帮助住院的患儿。

签名：_____ 电话：_____ 身份证：_____

医生 / 营养师 / 护师签名：_____

日期：20____年____月____日____时

（韩树萍）